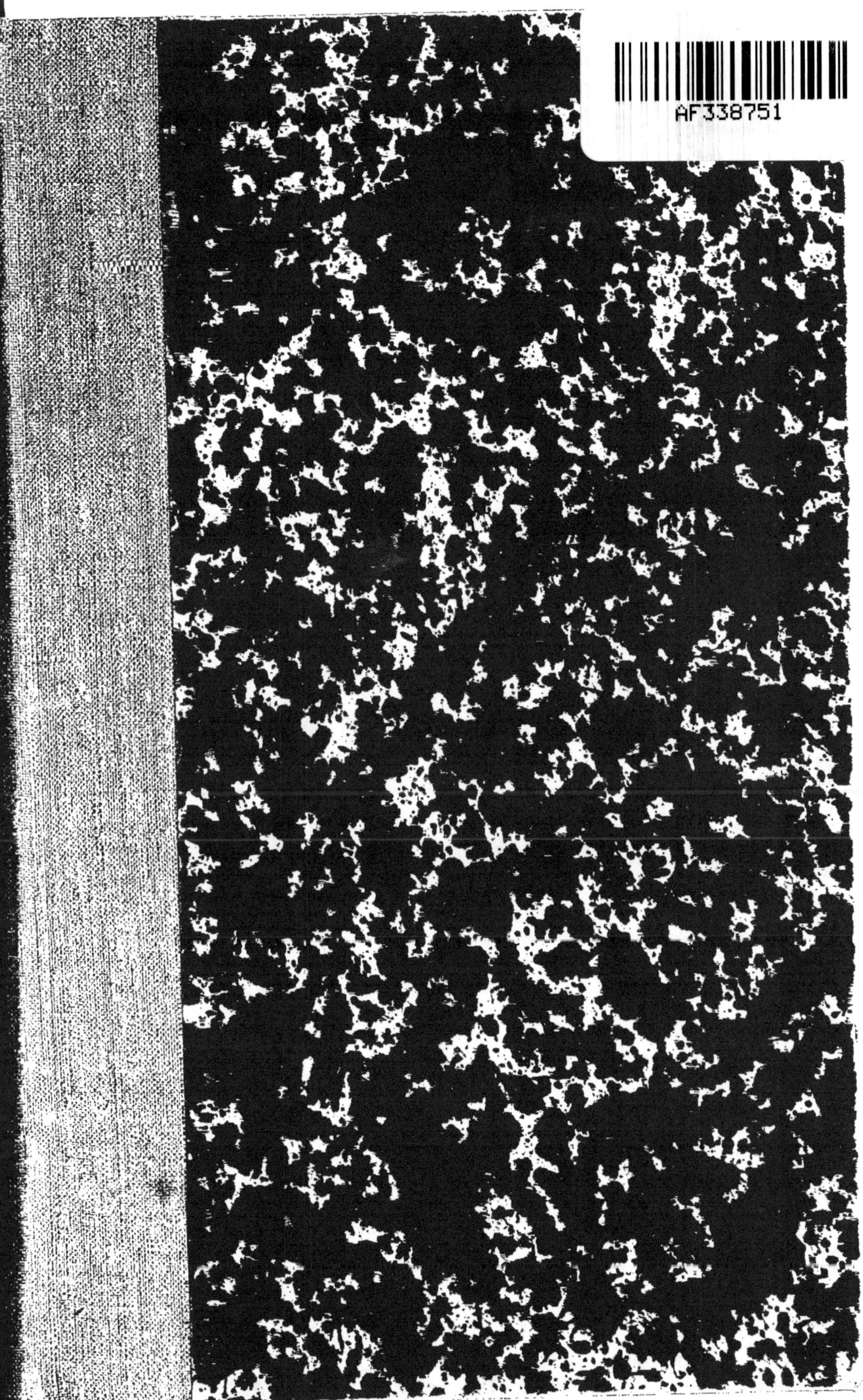

ENTRETIENS FAMILIERS

SUR

LA SANTÉ

HYGIÈNE USUELLE

ÉTUDIÉE

D'APRÈS LES ACTES DE LA VIE NORMALE

SUR

LA SANTÉ

HYGIÈNE USUELLE

ÉTUDIÉE

D'APRÈS LES ACTES DE LA VIE NORMALE

PAR

Le Docteur Félix BREMOND

Professeur d'hygiène à l'Association polytechnique

Ouvrage orné de 244 figures gravées sur bois
et contenant un atlas de 12 planches lithographiées et coloriées à la main.

PARIS

H. LAUWEREYNS, LIBRAIRE-ÉDITEUR

G. STEINHEIL, Successeur

2, RUE CASIMIR-DELAVIGNE, 2

1884

AVANT-PROPOS.

L'hygiène est l'art de conserver la santé.

Pour parvenir à son but, elle enseigne à éviter les choses nuisibles et à faire un bon usage des choses utiles.

Les moyens de l'hygiène sont tous les agents qui exercent une certaine influence sur l'organisme. L'air que les poumons inspirent, l'aliment que l'estomac digère, la boisson que reçoit la bouche, la lumière qui impressionne l'œil, l'odeur que sent le nez, le vêtement qui couvre la peau, le mouvement qu'exécutent les membres, le sommeil qui repose les muscles, les sons qu'articule la langue, les traits que trace la main, le toit qui nous abrite, le véhicule qui nous transporte, le labeur et l'inaction, la joie et la tristesse, le froid et le chaud, l'humide et le sec : tout cela est du domaine de l'hygiène. Son étendue est si grande que l'hygiéniste parfait serait celui qui, ayant étudié la nature entière, et, possédant l'universalité des connaissances humaines, les appliquerait à l'abolition des maux physiques, dont toutes les causes lui seraient connues. La causalité dont il s'agit présente encore, malheureusement, bien des points obscurs, mais leur nombre tend à diminuer de jour en jour, grâce aux efforts persévérants des hygiénistes modernes, qui s'appliquent à compléter l'œuvre des hygiénistes anciens.

Hippocrate, Moïse, Mahomet, Charlemagne, Bacon, formulèrent des prescriptions utiles à la santé publique. Tissot, Thouret, Ramazzini, Parmentier, Parent-Duchatelet, Condorcet, Lavoisier, passèrent la majeure partie de leur existence à la recherche du moyen de prévenir les maladies : Rostan, Tourtelle, Londe, Pinel, Richerand, Béclard, Tardieu, Vernois, Becquerel, Lévy, Chevallier, ont écrit des centaines de volumes sur le même sujet; Proust, Fonssagrives, Bertillon, Bouchardat, Marjolin, Trélat, Arnould, Napias, etc., ont encore augmenté la masse des documents relatifs à la conservation de la vie humaine; enfin, les Sociétés d'hygiène continuent brillamment la suite des mêmes problèmes, sans épuiser le sujet, qui est inépuisable.

Dans ce vaste champ de la science qu'ont ensemencé ou cultivé tant de travailleurs, des fruits ont mûri que chacun doit pouvoir cueillir. Je veux les montrer à ceux qui ne les voient pas, les faire connaître à quiconque les ignore, les présenter sans grands mots grecs ni latins, en quelques pages familières à la portée de tous, villageois et citadins, artisans et bourgeois, pauvres et riches, jeunes et vieux, femmes et hommes.

Dans le titre que j'adopte pour ce volume, je mets, bien intentionnellement, un qualificatif indiquant son esprit et son but. Je l'ai maintes fois dit ailleurs, je le répète ici : Je n'écris pas pour les savants, je fais de l'*hygiène* USUELLE. Je dirais de l'*hygiène* VULGAIRE, si cet adjectif n'était pas pris parfois dans le sens de *trivial*. Or, il n'y a pas de trivialité dans la science. Pour tout homme sérieux, l'épithète « vulgaire » ne fait songer qu'à ce mot respectable « vulgarisation ».

La vulgarisation de l'hygiène est-elle opportune ? Est-elle réalisable ?

La réponse à ces deux questions a été faite par Daremberg, un des membres les plus distingués de l'Académie de médecine.

— Je ne crois pas, disait cet auteur, trop tôt enlevé à la science, je ne crois pas qu'il y ait nécessité ou utilité à tenir la médecine cachée dans un sanctuaire, à l'envelopper de mystères. Je ne crois pas non plus qu'il soit impossible d'initier le public à quelques-uns des secrets de l'anatomie, de la physiologie et de la pathologie, puisqu'on a pu l'intéresser aux merveilles de la physique, de la chimie, de l'astronomie et de l'histoire naturelle.

Etendant ce raisonnement à l'hygiène — qui est la synthèse des sciences médicales — je viens dire à mon tour : faire l'éducation de la santé publique est chose utile et intéressante. Les peuples enfants pouvaient se contenter de préceptes formulés au nom de la religion, il faut mieux que cela pour la génération actuelle. Elle n'accepterait plus, avec la foi aveugle du passé, les prescriptions dont on ne lui démontrerait pas bien l'origine scientifique ; elle accueille toujours favorablement les conseils que l'expérience dicte, que l'étude et le raisonnement contrôlent.

Ces conseils, formulés par les maîtres, j'ai voulu les redire simplement aux familles et c'est pour cela que ce *Traité d'hygiène usuelle* porte pour sous-titre *Entretiens familiers sur la Santé.*

HYGIÈNE USUELLE

ENTRETIENS FAMILIERS SUR LA SANTÉ

DIVISIONS, PLAN. — Dans les livres d'hygiène à l'usage des médecins, les matières traitées sont généralement divisées en quatre grandes sections à dénominations latines (*circumfusa, ingesta, secreta et excreta, acta*), forts propres à montrer aux étudiants les conflits de l'organisme humain, avec les agents extérieurs, groupés par séries méthodiques. Dans un ouvrage de vulgarisation, cette classification ne saurait être adoptée. Il faut au lecteur ordinaire, désireux de s'instruire sans fatigue ni perte de temps, autre chose que de la synthèse savante. Des chapitres très courts, pouvant être lus en un instant; des esquisses rapides, n'exigeant pas une grande tension de l'esprit; des conseils pratiques, accompagnés — quand l'occasion s'en présentera — d'un détail historique qui intéresse, voire d'une anecdote qui déride : voilà le plan de ce modeste traité d'hygiène. Ses divisions les voici : suivant un ordre tracé par les actes de la vie ordinaire, je vais prendre l'homme au saut du lit, pour ne le plus quitter jusqu'au moment où il devra de nouveau se livrer au sommeil.

J'assisterai à son lever et à l'exercice prosaïque des fonctions qui accompagnent le réveil; je l'étudierai pendant qu'il fait sa toilette; je critiquerai sa façon de se vêtir ou de s'orner; je regarderai ce qu'il y a dans son verre, sa tasse ou son assiette; j'irai avec lui au bureau, au magasin ou à l'atelier; je goûterai à son déjeuner; je respirerai la fumée de son cigare et je mettrai les doigts dans sa tabatière. En sa compagnie, mes lecteurs et moi nous nous promène-

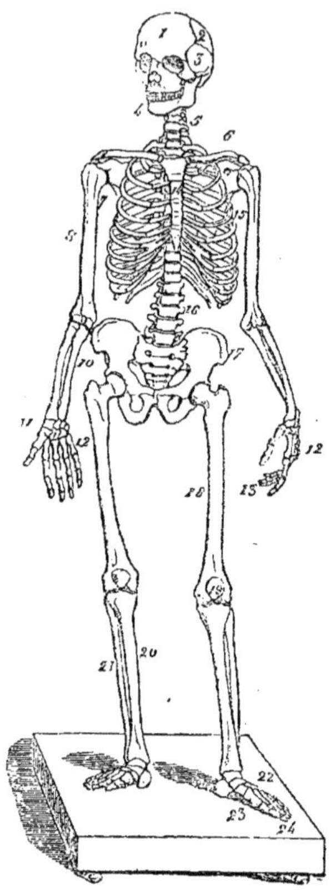

FIGURE 1. — LA MACHINE HUMAINE. *Le squelette.*

1, os frontal. — 2, pariétal. — 3, temporal. — 4, maxillaire inférieur. — 5, vertèbres cervicales. — 6, clavicule. — 7, omoplate. — 8, humérus. — 9, radius. — 10, cubitus. — 11, carpe. — 12, métacarpe. — 13, phalanges. — 14, sternum. — 15, côtes. — 16, vertèbres lombaires. — 17, os iliaque. — 18, fémur. — 19, rotule. — 20, tibia. — 21, péroné. — 22, tarse. — 23, métatarse. — 24, orteils.

rons; nous monterons en fiacre, en omnibus, en tramway, en chemin de fer, en bateau à vapeur; s'il va au café, nous demanderons à analyser les liqueurs qu'on lui servira ; nous l'accompagnerons de même au cercle, au théâtre, au bal. Enfin, depuis le lever jusqu'au coucher, nous dirons à notre héros ce que l'hygiène pense de sa manière de vivre. Aux actes accomplis conformément aux règles de la raison scientifique, nous applaudirons ; aux pratiques vicieuses, nous protesterons, en disant pourquoi et comment il faut les modifier. Dans le cours de cet examen intime de la machine humaine, nous glisserons quelques conseils pratiques sur ses dérangements.

Maintenant que l'itinéraire est connu, en route pour notre voyage hygiénique.

I

LEVER. — Quiconque se lève de bonne heure fait bien.

Le sommeil, cet état de repos des organes pendant lequel le système nerveux recouvre son aptitude à agir, émoussée par les fatigues de la journée, ne pourrait, sans inconvénients, être prolongé au delà d'une certaine mesure.

De l'homme qui ne dort pas assez et de celui qui dort trop, le premier est sans doute le plus à plaindre, à tous les points de vue ; mais, la santé des deux pâtit, qu'il y ait excès ou insuffisance.

Si les gens privés de sommeil deviennent pâles, maigrissent et présentent les signes d'une vieillesse prématurée ; s'ils sont portés à demander aux boissons alcooliques une énergie factice, stimulation funeste hâtant le terme de leur vie ; ceux qui restent trop longtemps au lit ne sont pas moins malheureux. Les gros dormeurs deviennent obèses, leurs chairs sont bouffies, ils souffrent de maux de tête fréquents, la paresse de leur esprit atteint des degrés incroyables, ils ne pensent plus, ils ne sentent plus, ils n'aiment plus. La moindre contrariété les irrite, le plus petit mouvement les fatigue. Ils vivent en égoïstes ou en misanthropes, jusqu'au jour où une bonne attaque d'apoplexie vient finir leur ennui et celui de leurs proches.

De tout cela, il résulte qu'il faut régler la durée de son sommeil.

Pendant combien de temps doit-on dormir ? A cette question, il est impossible de faire une réponse précise et surtout applicable à tous les cas. Ce qu'on peut dire, d'une façon générale, c'est qu'il est imprudent de reposer moins de six heures ou de dormir plus de dix. L'âge, la profession, les habitudes font varier, selon les individus, la durée du sommeil nécessaire, mais cette durée ne peut guère se mouvoir qu'entre les deux limites que nous venons d'indiquer, malgré les exemples, souvent cités, et du naturaliste Lacépède et du chanoine Santeuil. Le premier ne dormait que quatre heures par jour, le second passait dans son lit quatorze heures sur vingt-quatre : ils moururent tous les deux, sans décrépitude physique ni morale, à l'âge de 70 ans.

Il ne ferait pas bon se fier à ces faits isolés ; si l'histoire a pu retenir des noms d'hommes ayant impunément violé les règles d'hygiène, la science en a enregistré des milliers formant la liste trop longue, hélas ! des victimes de l'imprudence.

On se lèvera donc après six, sept, huit, neuf ou dix heures de sommeil. Quand on aura eu une grande fatigue la veille, on choisira les gros chiffres ; on se réglera sur les petits dans les cas contraires. En tout temps on se rappellera que, quelle que soit sa durée, le sommeil de la nuit repose mieux que celui du jour. C'est pour cela, remarque avec beaucoup de justesse le Dr Witkowski, qu'on a renoncé dans l'armée à l'idée de substituer les étapes de nuit à celles de jour, au moment des chaleurs excessives, parce qu'on a remarqué que la marche nocturne augmentait la fatigue et était plus lente. Le même auteur ajoute : Bacon avait raison de dire que « les nuits passées abrègent les jours » ; et il conclut en rappelant l'histoire du peintre Girodet, usant sa vie à travailler à la lumière, coiffé d'un chapeau garni de bougies, et celle de l'astronome Lacaille, qui passait les nuits à observer le ciel, la tête ajustée sur une fourche, et qui mourut épuisé à l'âge de 49 ans.

Écoutez ces enseignements, amis lecteurs. Dormez la nuit et non le jour, et dites, avec le Dr Pierre Bernard, de l'*Union médicale :* le sommeil est un effet de nuit ; voilà son premier caractère psychologique et physiologique.

En hiver, quand il gèlera bien fort le matin et que la douce chaleur du lit vous invitera à la paresse, faites ce calcul :

Si de l'âge de 20 ans à celui de 60, un homme se lève deux heures plus tôt, il vivra pendant ce temps vingt-neuf mille deux-cents heures de plus, soit douze cent dix-sept jours.

Pour ceux qui trouvent, avec Hippocrate, que la vie est courte si l'art est long, cela est à méditer.

EXCRÉTIONS. — Le premier besoin qui sollicite, le matin, l'homme qui vient de se lever, est connu sans qu'on le nomme : il a pour but de débarrasser l'économie des résidus de la digestion.

Cette expulsion des matériaux inutiles à la vie est une nécessité d'un ordre bien bas et bien grossier, elle est pourtant d'une importance considérable pour l'hygiéniste. Aller librement et régulièrement dans le réduit caché que les Italiens nomment *cessi* constitue les trois quarts de la santé. Bien que M. Thiers n'ait pas songé à la mettre au nombre des « libertés nécessaires », la liberté du ventre est la meilleure des libertés.

En général, on n'est pas assez pénétré des inconvénients qui s'attachent au séjour trop long dans l'intestin des matières excrémentielles; les dames surtout sont, sur ce point, d'une paresse allant parfois jusqu'à l'imprudence.

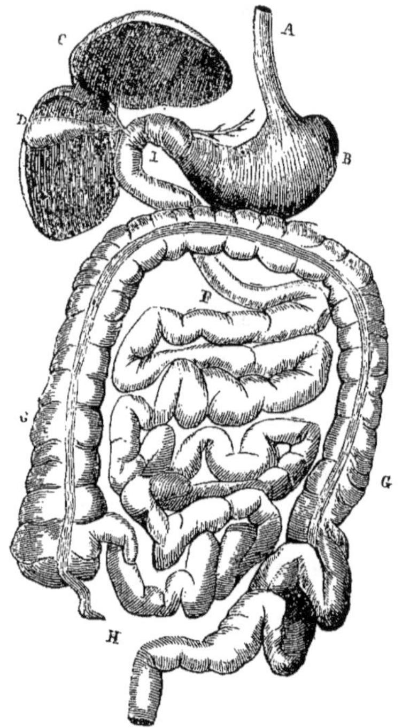

FIGURE 2. — *Appareil digestif.*

A, œsophage. — B, estomac. — C, foie. — D, vésicule biliaire. — F, intestin grêle. — G, gros intestin. — H, appendice iléo-cœcal.

Que mes lecteurs me pardonnent d'entrer dans ces détails, mais j'ai promis de parler avec eux de tous les actes de la vie organique, et celui que j'examine en ce moment ne pourrait être passé sous silence. On ne saurait s'imaginer, en effet, le nombre d'inflammations, d'entérites et de maladies de toutes sortes, aiguës ou chroniques, dues uniquement à ce qu'on a négligé de vider, quand il le fallait, la partie inférieure du tube digestif. Donc, sans insister outre mesure sur un sujet que je voudrais oublier comme homme, je l'indique comme médecin et je recommande :

1° D'aller chaque matin au cabinet ;

2° De prendre des mesures pour faire changer la situation, si on y est allé sans résultat, même une seule fois.

Les moyens propres à régulariser l'exercice de la fonction excrémentielle sont aussi nombreux que variés. Sans compter le simple usage d'aliments doux et acidulés, des végétaux herbacés, des fruits de la saison, des boissons émollientes, on obtiendra l'effet demandé en absorbant une des mille productions de l'élégante pharmacie moderne, capsules transparentes de ricin, pilules argentées de Franck, dragées sucrées préparées selon la formule d'Anderson, grains de Mesué, etc., à moins que l'on ne préfère l'usage méthodique de l'instrument odieux à M. de Pourceaugnac.

Il est, je le sais, quelques personnes qui trouveront inutiles les recommandations qui précèdent ; ce sont celles qui constituent la naïve clientèle des marchands de pilules suisses et autres remèdes secrets, présentés par la quatrième page des journaux comme préservant de toutes les maladies, en purifiant le sang, expulsant la bile, chassant les glaires, régularisant le cours des humeurs, etc., etc. A ces personnes, qui croient se préserver de tous maux en courant constamment de la casse au séné, de l'huile de ricin au sulfate de soude, de la scammonée à l'aloès ou du calomel à la coloquinte, l'hygiène dit ceci : si votre intestin est paresseux, vous faites bien de le stimuler ; s'il fonctionne normalement, ne le surmenez pas. Les purgations répétées ne sont pas seulement inutiles, elles sont dangereuses. On croyait autrefois à leurs vertus prophylactiques, les faits ont démontré que cette croyance est erronée.

Les médecins de Louis **XIV** conseillaient au grand roi de se purger au moins une fois par mois, il se conforma à cette prescription et jamais son tube digestif ne fut en bon état. L'intestin des simples mortels ressemble à l'intestin des rois, le contact des purgatifs l'irrite et l'enflamme : si ce contact se produit à des intervalles trop rapprochés, il détermine des phlegmasies diverses, allant de la colique simple à l'entérite chronique.

Conclusion : Pour le ventre — comme pour la politique — cette bonne chose qu'on appelle la liberté n'a pas de pire ennemie que la licence.

ABLUTIONS. — Rien ne se rattache plus directement à l'hygiène que les soins journaliers de propreté bien entendus.

Les médecins ne sont pas seuls à faire une obligation du lavage quotidien à grande eau : les poètes n'ont pas dédaigné de formuler dans leur langue harmonieuse des préceptes sur ce sujet, et les fondateurs de certaines religions ont eu l'heureuse pensée d'intro-

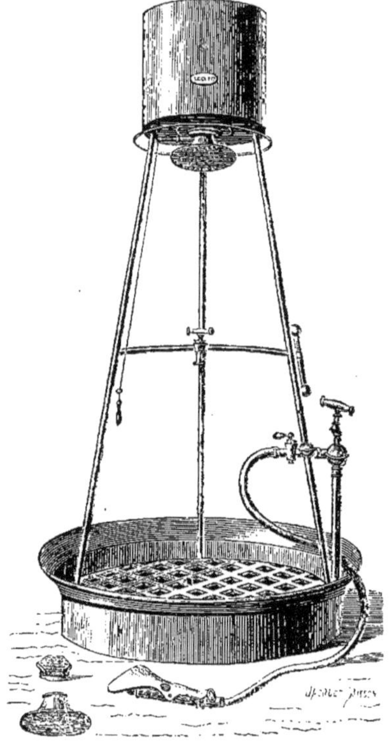

FIGURE 3. — Appareil à douche pour cabinet de toilette.

duire les ablutions parmi les obligations du culte. Properce dit for-mellement que la première chose à faire le matin, c'est de se débarbouiller largement ; les écrits de Moïse et ceux de Mahomet règlent minutieusement l'observation des lois divines de propreté.

Sans entrer plus avant dans ces considérations historiques qui nous écarteraient de notre but, essentiellement pratique, ajoutons que Montaigne — un ennemi des médecins — déclara toute sa vie à qui voulut l'entendre qu'il estimait le « baigner salubre », et disons, tout de suite, comment les personnes soucieuses de leur bien-être physique doivent faire leur toilette.

L'adulte, homme ou femme, se lavera largement, à l'aide d'une éponge imbibée d'eau froide, au moins la figure, le cou, les épaules. Plus il multipliera les régions d'arrosage, plus il augmentera les bénéfices de son opération. Il réalisera l'idéal de l'hygiène si toutes les parties de son corps sans exception ont leur part du liquide abluant.

Le plus souvent il devra ajouter au contenu de sa cuvette le premier des cosmétiques : le savon. Une toilette n'est guère complète sans ce précieux dissolvant des substances grasses, dont la peau est presque constamment chargée.

Il s'essuiera avec un linge rude. On trouve depuis quelques années, sur tous les lavabos, des serviettes, d'origine anglaise, moelleuses, souples, duveteuses : nous ne les aimons point. Elles absorbent trop facilement l'humidité ; elles n'aident pas assez à la propreté, elles ne remplissent pas le but de la friction consécutive au lavage, qui est de favoriser les fonctions de la peau et donner du ton aux chairs. Il faut laisser ces linges-éponges aux dames, pour les détails délicats de leur toilette intime. L'homme doit se contenter du bon vieil essuie-main de toile.

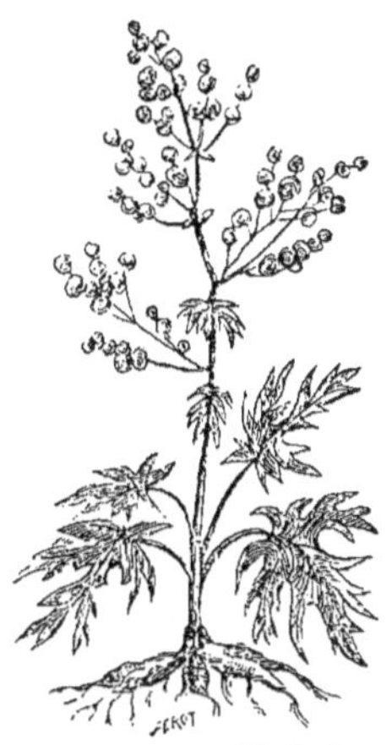

FIGURE 4. — Rhubarbe.

La grande toilette que nous conseillons a d'excellents effets tous fort appréciables.

Les gens qui se lavent tous les jours les pieds à l'eau froide n'ont jamais d'engelures ; les ablutions du siège rendent des services aux personnes menacées de congestions à la tête et aident à franchir la transition souvent douloureuse de l'enfance à la puberté ; le lavage du thorax combat le lymphatisme et les supersécrétions catarrhales des bronches ; le contact de l'eau et du savon sur toutes les parties du corps les rend moins disposées aux affections cutanées, en leur donnant une vitalité plus grande ; il réveille l'activité organique tout entière, augmente l'appétit et donne au cerveau une puissance de conception remarquable.

Les vieillards et les enfants doivent-ils se laver comme les adultes ? Hufeland, qui répondait par l'affirmative, me paraît avoir émis ainsi une opinion un peu trop absolue. Sans être paradoxale comme celle du médecin anglais Jean Floyer, qui assurait que si les rachitiques sont aussi nombreux en Europe, c'est parce que l'on a renoncé à l'usage de l'église primitive, qui ordonnait de

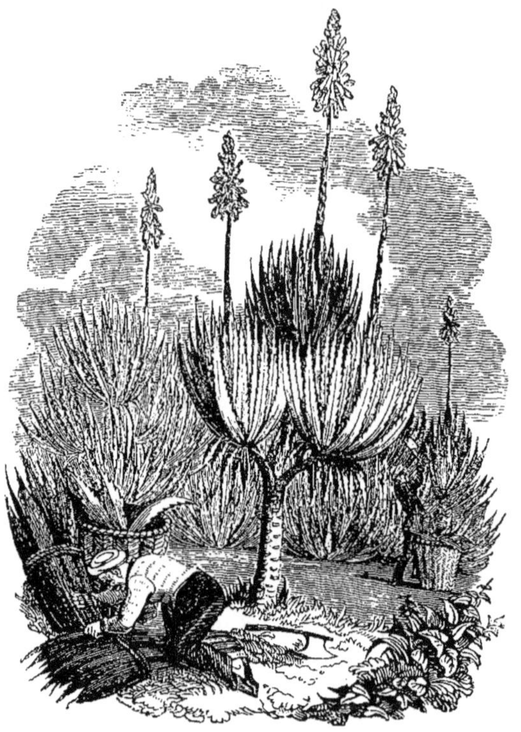

FIGURE 5. — Aloès.

baptiser par immersion dans un cours d'eau, la pensée de Hufeland me semble peu pratique. Sans doute, il est quelques enfants qui peuvent, sans inconvénients, être baignés à l'eau non chauffée, mais le plus grand nombre a besoin que ce liquide soit porté à une température supérieure à celle de l'air ambiant, avant de servir à mouiller leurs membres frêles.

A mesure qu'ils se développent, ils deviennent plus forts pour réagir et il est moins nécessaire de prendre des précautions ; pourtant, Michel Lévy estime que jusqu'à l'âge de cinq ans on doit s'abstenir, en hiver, de laver les enfants avec de l'eau sortant de la pompe.

Les vieillards, ces hommes qui s'en vont, ressemblent aux enfants, ces hommes qui viennent. Les uns n'ont plus ; les autres n'ont pas encore : tous sont physiquement des êtres incomplets. Leurs obligations en matière d'ablutions ne sont donc que partielles. On devra régler celles des personnes d'un grand âge proportionnellement à leur force et surtout à leur habitude.

Quel que soit l'âge de l'individu qui fait sa toilette, il doit essuyer bien exactement toutes les parties mouillées. La serviette remplit parfaitement cet office.

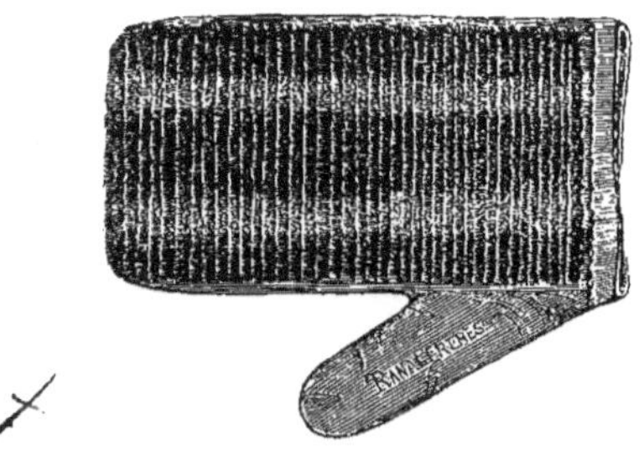

Figure 6. — Gant à friction pour la toilette.

Les dames s'imaginent généralement — nous savons sur ce point bon nombre d'hommes qui sont femmes — les dames s'imaginent que la peau est bien mieux essuyée si on a le soin de l'enfariner avec quelque poudre odorante à nom ronflant.

Nous en demandons humblement pardon au beau sexe, mais nous avons le regret de lui déclarer que nous ne partageons pas son enthousiasme pour tous ces produits pulvérulents plus ou moins parfumés. Qu'ils soient à base de talc, de blanc de zinc, d'amidon, de bismuth, d'albâtre, de craie, de chaux, de plâtre, de céruse ou de toute autre drogue, ils sont inutiles ou dangereux.

De l'eau, du savon et quelques gouttes d'eau de Cologne vraie, si l'on veut, voilà tout ce que nous permettons pour la toilette ordinaire.

Nous n'autorisons l'usage d'une poudre que dans les cas d'excoriation, succédant à une marche forcée, ou produite par un embonpoint excessif.

Et alors nous n'envoyons pas nos clients chez le parfumeur, c'est au pharmacien que nourrices, pansards et grands marcheurs doivent demander de la poudre de riz, faite avec du riz, ou la poussière jaune préparée naturellement par le végétal cryptogame appelé lycopode.

VINAIGRE DE TOILETTE. — Après avoir indiqué les soins journaliers de propreté, nécessaires au bien-être de tous, je dois parler des liquides odorants que tant de gens croient devoir ajouter à l'eau de leur cuvette.

Déjà, il y a quelques années, en traitant dans le journal l'*Evénement*, la question des parfums, j'ai carrément émis une opinion qui n'a pas été du goût de toutes les dames. J'ai dit que Solon et Lycurgue me paraissaient avoir agi sainement quand ils avaient lancé des édits contre les senteurs. Je me suis déclaré partisan de ces deux législateurs, pour réagir, dans la mesure de mes forces, contre l'abus véritablement effrayant que certaines personnes font des parfums, sous forme de lotions, d'onctions, de poudres, de pommades, d'opiats, d'huiles, de sachets, etc., etc. Sans rééditer ici mes considérations sur l'action stupéfiante des particules qui se dégagent des substances

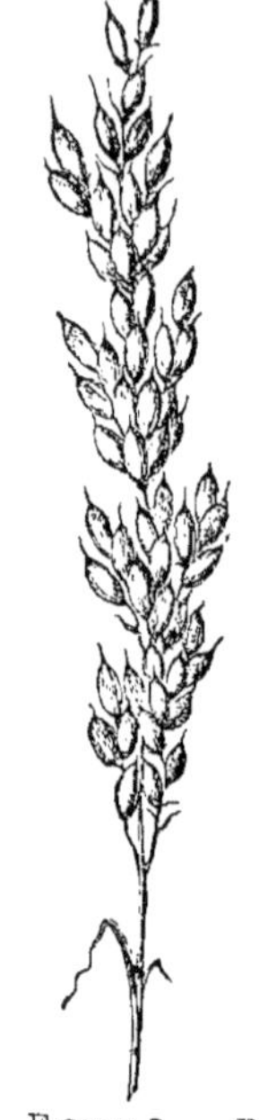

FIGURE 7. — Riz.

odoriférantes, il me sera permis de rappeler que ces petits corps, quelque ténus qu'ils soient, n'en produisent pas moins, sur la muqueuse nasale et sur les organes de l'innervation en général, un effet direct, très énergique, pouvant devenir funeste et donner naissance à toutes les névroses.

Ceci dit, pour ne plus revenir sur le côté « parfum » des vinaigres de toilette, ne nous occupons que des propriétés chimiques de ces liquides.

Quelle est leur composition? — De quelque nom qu'on les décore, les vinaigres de toilette de bonne qualité sont constitués par de l'alcool ou de l'acide acétique étendu, chargé d'essences diverses.

L'alcool exerce sur la peau une action excitante, utilisée en médecine quand il s'agit de déterminer sur quelque point une irritation superficielle; l'acide acétique étendu agit à la manière des substances rubéfiantes : ces effets de l'alcool et de l'acide acétique ne se produisent point dans les circonstances ordinaires de la vie, alors qu'on ne verse dans sa cuvette que quelques gouttes du liquide odorant. On n'a pas à les craindre si l'on se fournit dans une maison consciencieuse ne livrant à ses clients que des produits honnêtement préparés.

Mais si, par malheur, on recherche le bon marché en matière de parfums, oh! alors les choses changent de face.

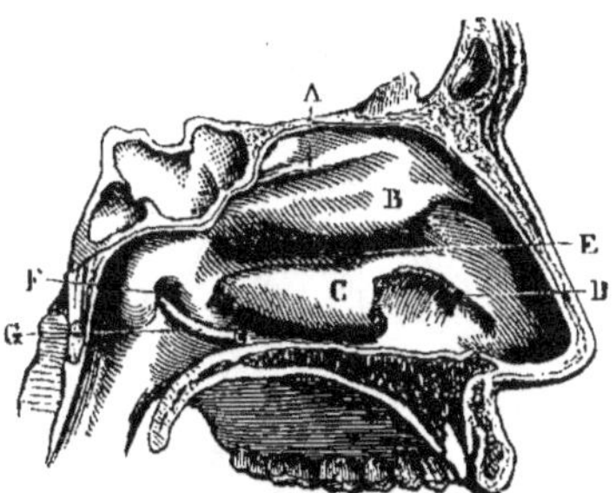

FIGURE 8. — *Coupe des fosses nasales.*

A B C, cornets. — D, orifice inférieur du canal nasal. — E, orifice conduisant dans le sinus maxillaire. — F, orifice de la trompe d'Eustache. — G, bout de sonde introduit dans la trompe.

Partant de ce fait, bien connu, que l'Eau de Cologne, ce type des eaux de toilette, doit blanchir au contact de l'eau de fontaine, par la précipitation et la décomposition des huiles essentielles qu'elle tient en suspension, les fournisseurs des boutiques musquées à treize sous ne s'occupent que d'un détail : donner à leur parfum de pacotille la propriété de troubler le contenu du vase à ablutions.

Ces industriels sans vergogne ont bien vite trouvé ce qu'ils cherchaient : un sel métallique existe qui, mis en très petite proportion dans l'eau du lavabo, lui donne l'aspect laiteux caractéristique de l'Eau de Cologne; ce sel est vénéneux, c'est un poison qui produit la paralysie et les coliques « de miserere », c'est l'acétate de plomb! Qu'importe! Il donne « de l'œil » à la marchandise, se vend bien, apporte de l'argent à la caisse : Il faut en fabriquer, en fabriquer beaucoup. — Où en serait le commerce, grand Dieu! s'il n'était plus permis, pour s'enrichir, de se moquer de la santé publique.

Les scrupules dont messieurs les empoisonneurs patentés ne chargent pas leur conscience, nos lecteurs en chargeront la leur au nom de l'hygiène. Ils commenceront par veiller à ce que les membres de leur famille, les personnes sur lesquelles ils ont autorité, n'abusent pas des eaux de toilette. Ensuite, s'ils croient pouvoir autoriser l'usage discret d'un vinaigre parfumé ou d'un alcoolat

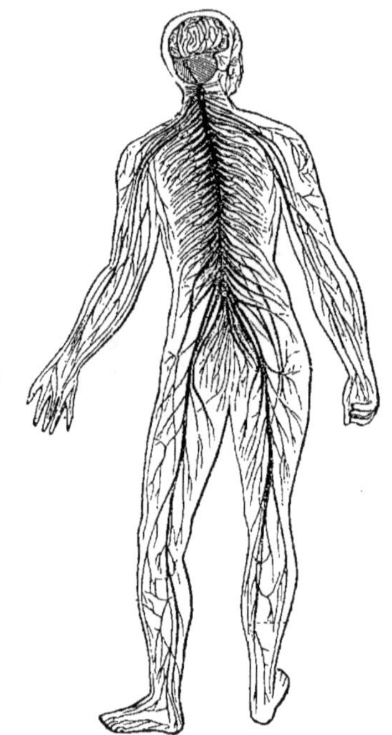

FIGURE 9. — LA MACHINE HUMAINE. *Les nerfs.*

balsamique quelconque, ils s'assureront qu'il n'a pas été adultéré au moyen d'une substance saturnée.

Un moyen sûr de reconnaître la présence du plomb dans une fiole suspecte, consiste à ajouter à son contenu une petite quantité d'eau de Barèges. Une coloration noire du mélange est le signe infaillible de la présence du poison métallique.

Aux lecteurs qui croiraient que j'ai, à plaisir, assombri le tableau des dangers inhérents à l'usage des eaux de toilette de mauvaise qualité, je recommande la lecture du travail publié en 1882 par M. Ch. Girard, directeur du laboratoire de la préfecture de police. Ils y verront que l'acétate de plomb n'est pas le seul produit toxique entrant dans la composition des cosmétiques odorants, journellement mis en vente. Des sels de mercure ont encore été trouvés dans certains liquides parfumés, tels que le lait antéphélique, l'eau de Lys ou l'eau de Ninon.

VÊTEMENTS. — Pour résister aux diverses intempéries de l'air les animaux ont des poils, des plumes, des écailles; l'homme est nu.

Pour mettre son corps à l'abri des variations atmosphériques, le roi de la création a inventé le vêtement. Le désir de plaire lui a fait donner à cette enveloppe protectrice des formes et des couleurs qui ne sont pas toujours en rapport avec les indications qu'il s'agit de remplir.

Les Grecs et les Romains, dont le costume fait rire bien des gens, s'habillaient à peu près selon les règles de l'hygiène. En 1828, le Provençal Rostan, professeur à l'école de médecine de Paris, avait le courage de déclarer qu'il aurait voulu nous voir revenir aux antiques vêtements amples et étoffés, sous lesquels membres et viscères doivent être tant à l'aise!

Ma haine du frac, du pantalon boudiné et des autres pièces du harnais fashionable moderne ne va pas aussi loin que celle de mon illustre compatriote.

Eussé-je son autorité, je ne m'exposerais pas à prêcher dans le désert, en demandant comme lui le retour à la robe, à la toge et au peplum : Je crois plus pratique de passer en revue les diverses parties de l'habillement actuel, masculin et féminin, et de les juger au nom de l'hygiène.

CHAPEAU. — Comme nous avons peu de compliments à distribuer au costume moderne, le sexe laid comparaîtra le premier devant le tribunal de l'hygiène.

Son chapeau, nous l'avons défini : « une coiffure bête à l'usage d'un peuple spirituel ». Nous maintenons cette définition.

Un couvre-chef doit couvrir le chef, le garantir de la pluie et du soleil ; notre affreux tuyau de poêle ne couvre rien du tout, ne garantit de rien.

Un vêtement destiné à la tête doit l'envelopper doucement : les tubes rigides, imposés par le bon ton, produisent une constriction

visible, amenant une gêne dans la circulation, propre à être la cause
de troubles cérébraux variés.

Est-ce assez de barbarismes hygièniques pour le seul chapitre
français des chapeaux ? — Vraiment non.

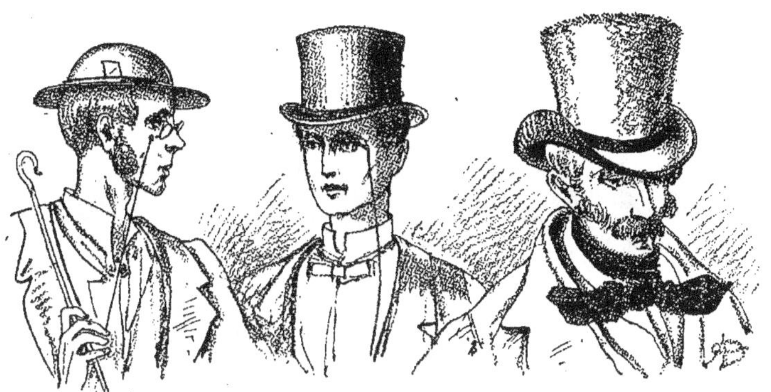

FIGURES 10, 11 et 12. — Les chapeaux masculins.

Une couleur existe qui a, plus que toute autre, la propriété d'absorber la chaleur. C'est celle-là que nous avons choisie pour en
teindre nos chapeaux.

Envoyons au diable ces récipients de maux de tête, ces nids
d'éblouissements, ces mines à tintements d'oreilles, ces causes les
plus sûres des accidents d'insolation, et prenons le léger feutre
gris à larges bords.

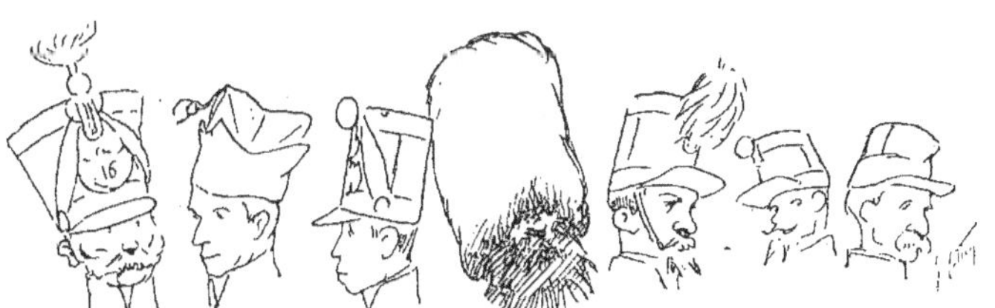

FIGURE 13. — Coiffures militaires françaises anciennes.

Au début, la nouvelle mode pourra étonner ; mais elle s'imposera,
si quelques élégants tiennent bon. Elle n'a pas seulement pour elle
l'utilité, elle a encore la grâce : j'en fais juges les dames.

La coiffure de l'armée française vaut mieux que le chapeau civil, fait de peluche collée sur un cylindre de carton. Si l'ancien shako et le bonnet à poil légendaire ont jadis dépouillé bien des têtes, le képi actuel respecte mieux le cuir chevelu des fantassins. Malheureusement, le casque métallique pesant est toujours imposé aux cavaliers. Dans la marine, la coiffure tend à se rapprocher de l'idéal hygiénique. Le casque en liége, revêtu de dril et semblable au modèle usité dans les troupes anglaises, a été mis en essai le 31 mai

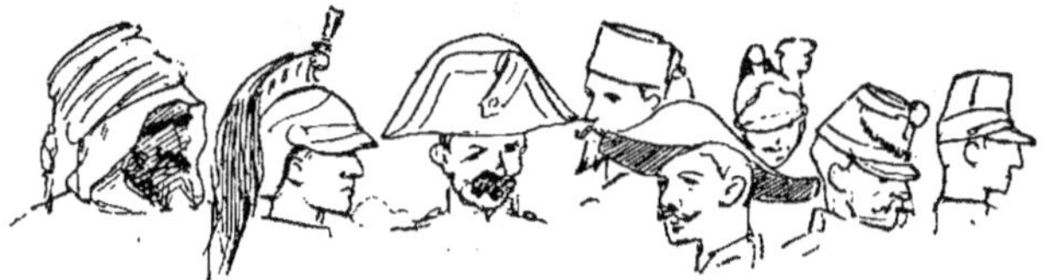

FIGURE 14. — Coiffures militaires actuelles.

1878, et, après une expérience de deux années, il est devenu réglementaire pour les troupes de la marine et pour les officiers embarqués à bord des navires en station dans les pays chauds et dans la Méditerranée. Dans les ports de France, ce casque est remplacé par la casquette de toile blanche.

CHEMISE. — La chemise, telle qu'on la porte à présent, n'a pas les inconvénients de celle qu'on portait il y a quelques années.

Aux cols carcans, qui nous étranglaient, ont succédé les cols évasés, laissant la région cervicale libre ; les poignets étriqués, qui serraient l'articulation radio-carpienne comme dans un étau, ont été remplacés par de larges manchettes, ne s'opposant plus à la circulation veineuse. La chemise est en progrès.

Elle trouverait grâce pleine et entière devant l'hygiéniste, n'était l'amidon dont on la sursature. Depuis que le vêtement intime a cessé d'être un outil de strangulation, nos blanchisseuses s'efforcent de le transformer en instrument tranchant. Nous avons observé de véritables coupures produites au cou par du linge trop empesé. Nous supplions les déesses du battoir et du fer à repasser d'être un peu plus avares d'un produit qui est précieux. car, il forme la base du blé et de la pomme de terre.

CRAVATE. — Ce que nous venons de dire des inconvénients résultant de l'étroitesse du col de chemise nous dispense de parler de la cravate. Ce lien, imposé par le bon ton, est absolument inutile, si ce n'est aux scrofuleux, dont il cache certaines cicatrices. On devra veiller à ce qu'il ne comprime pas le cou : des ecchymoses de la face, des congestions cérébrales et des apoplexies ont été occasionnées par ce garrot de soie. A ce propos, le Dr Arnould, professeur d'hygiène à la Faculté de Lille, écrit très judicieusement : « A de rares exceptions près, le cou n'a pas plus besoin de vêtement que la face ; les habitudes féminines le prouvent bien. Il gagne à être nu, pour assurer la liberté de la circulation des gros vaisseaux, et l'expérience démontre que les personnes qui usent le plus du cachenez et du boa sont les plus sujettes aux laryngites et aux angines. »

GILET. — Le gilet, quand il est bien fait, ne gêne sensiblement aucune fonction ; il n'est pas rare pourtant de le voir, surtout dans la forme dite « gilet en cœur », comprimer les dernières côtes. Une boucle très serrée peut empêcher la circulation du poumon et amener une stase sanguine, qui — les glaces obligées des soirées aidant — ne demande qu'à se transformer en pneumonie.

PANTALON. — Le pantalon porté sans bretelles est la pièce la plus détestable du vêtement masculin.

Pour empêcher la descente de ce que les pudiques anglaises nomment « un inexpressible », les ennemis des bretelles doivent se sangler fortement le ventre. Il s'ensuit une compression des organes contenus dans l'abdomen, une gêne des mouvements viscéraux, des digestions pénibles, parfois un engorgement intestinal. Pour éviter tout cela, il suffit de se munir de bretelles souples et élastiques.

Le pantalon doit toujours être large : la culotte de peau est mauvaise, en politique comme en hygiène.

CALEÇON. — Le caleçon est une annexe de la chemise, fort propre à prévenir les excoriations et les rougeurs qui résulteraient du contact direct de la peau avec le drap. On le portera de fil ou de coton, selon son goût, mais on refusera impitoyablement tout vêtement de ce genre qui se fermerait en bas par des cordons. Ces liens et les jarretières ont causé plus de varices en une seule année que n'en guériront en dix ans les bas élastiques inventés par feu Leperdriel.

HABITS. — Les habits, les redingotes, les vestons, les paletots doivent être peu lourds. Un vêtement n'a pas besoin de charger celui qui le porte d'un poids incommode pour le garantir des influences atmosphériques. Les tissus de laine souples, moelleux et à trame peu serrée, conviennent le mieux en toutes saisons. Il est bon que les manches soient amples et ne gênent en rien le mouvement des bras.

Le vêtement principal, qu'il s'appelle paletot ou redingote, affecte parfois des coupes qui n'ont rien d'hygiénique. Comme pendant du « gilet en cœur », il est une forme de jaquette qui laisse la poitrine absolument découverte ; cette élégance ne vaut rien. Tous les habits devraient couvrir la cage thoracique en avant, aussi bien qu'en arrière ; la fermeture que les tailleurs nomment « croisée » répond le mieux à cette indication. En été comme en hiver, au moment de quitter un local dont la température est élevée pour descendre dans la rue, il est indispensable de pouvoir boutonner son habit. Comment le boutonnerait-on, avec une jaquette dont un professeur de coupe économe a supprimé les revers ?

En pareille circonstance, un par-dessus est de toute nécessité, qu'il fasse froid ou qu'il fasse chaud, au mois d'août comme quand vient décembre.

LES BAS. — On a beaucoup discuté le point de savoir ce qui vaut le mieux pour la santé, des bas de fil, des bas de coton, des bas de soie ou des bas de laine.

Notre opinion sur ce sujet est d'un éclectisme absolu.

Que chacun choisisse la matière qui lui plaît, mais qu'il change de chaussettes tous les jours.

Pour la toilette des pieds, l'étoffe n'est rien, la propreté est tout. C'est pourquoi la prudence conseille de se méfier des bas de couleur foncée, en ce moment à la mode, qui « avantagent le mollet et sont peu salissants » au dire des chefs de rayon de la bonneterie.

On ne doit pas perdre de vue que chaussettes et bas n'ont point une destination unique. Ils servent, c'est évident, à protéger les jambes et les pieds ; mais ils ont encore pour charge d'absorber le produit de l'abondante transpiration cutanée déterminée par la marche. De ce que ce

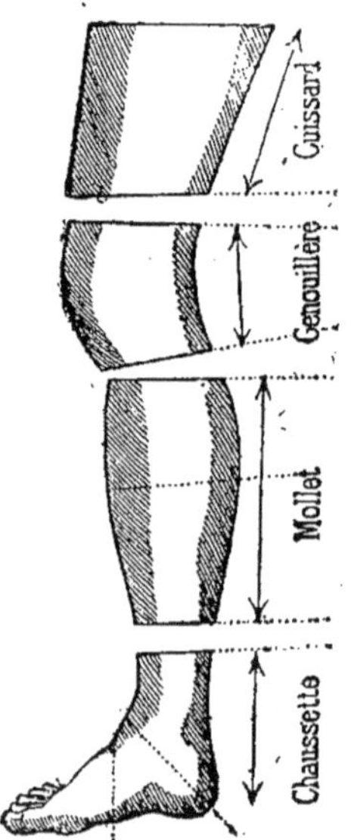

FIGURE 15. — *Bas élastique pour varices*, avec ses quatre divisions classiques.

produit n'est pas visible dans les bas de laine ou de coton à couleur sombre, on conclut trop facilement qu'il n'existe pas, et on arrive à oublier que le vêtement des pieds est celui qui doit être le plus souvent renouvelé.

Cessez, mères de familles, de songer aux économies de blanchissage pouvant résulter de l'usage des bas de laine ou de coton teints.

En 1870, le chroniqueur Henri Berthoud a appelé l'attention du public sur les bas rouges, teints à la coralline. Il n'est pas inutile de résumer ici la causerie de ce brillant vulgarisateur de la science. Au mois de mai 1868, dit-il, M. Tardieu fut consulté par un jeune homme, atteint aux deux pieds d'une affection eczémateuse, offrant ceci de particulier qu'elle se bornait à la partie du membre inférieur recouvert par les chaussettes. Sur toute la peau, violemment enflammée, tuméfiée, d'une rougeur uniforme, se détachaient des vésicules remplies d'un liquide séro-purulent. L'éruption s'accompagnait de malaise général, de fièvre, de mal de tête et de mal de cœur. Le siège et la forme particulière de l'éruption donnèrent à penser à M. Tardieu qu'il fallait attribuer cette dernière à une cause locale. Il examina les chaussettes que portait le jeune homme ; elles étaient faites d'un tissu anglais qui présentait, sur un fond teint en lilas, des lignes circulaires en soie d'un rouge vif. La couleur lilas provenait du violet d'aniline, le rouge de la coralline. M. Tardieu analysa le corps du délit et il put en extraire la coralline, poison qui tua en quelques heures des grenouilles et des lapins.

J'ai constaté moi-même l'action irritante de cette matière colorante sur un de mes clients qui présenta une éruption vésiculeuse très aiguë, après avoir porté pendant quelques jours un gilet de flanelle, teint en rouge par un procédé semblable à celui des chaussettes que portait le client de M. Tardieu.

LA CHAUSSURE. — Après avoir examiné les diverses pièces du vêtement masculin, il nous reste à parler de la chaussure. Nous allons en dire quelques mots, en déclarant que cette étude nous servira de transition naturelle pour passer du vestiaire du sexe laid au cabinet de toilette du beau sexe.

Nombreuses sont les dames qui se chaussent en dépit de l'hygiène, nombreux sont les hommes qui se montrent femmes en ce point.

Voici, sur la matière, quelques règles que feront bien de méditer les élégants et les élégantes.

Le soulier ne doit pas être trop étroit, il ne doit pas non plus être trop large ;

Il est utile que le dessus soit fait d'une peau souple et élastique, mais il est mauvais qu'on remplace cette peau par une étoffe ou un tissu sans résistance :

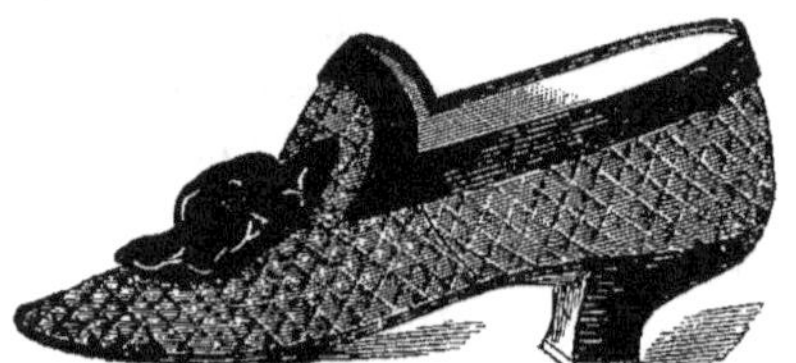

FIGURE 16. — Soulier de femme, en étoffe.

Il convient que la semelle soit imperméable ;
Il faut que le talon n'ait pas une grande hauteur ;
Il est indispensable que la forme du soulier soit celle du pied.

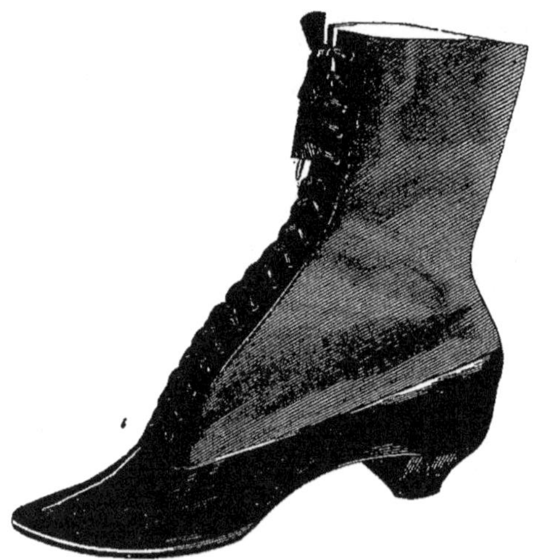

FIGURE 17. — Bottine de femme, en étoffe et en cuir.

Une chaussure trop étroite engendre toute la variété des excroissances épidermiques dites cors-aux-pieds, productions douloureuses dont Sydenham, l'Hippocrate anglais, a dit : « Si quelqu'un con-

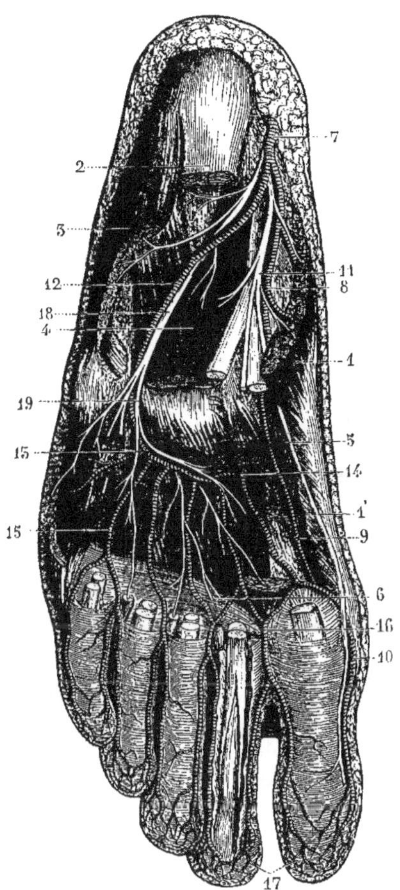

FIGURE 18. — *Plante du pied* (région profonde).

1, section du muscle adducteur du gros orteil. — 2, tendon du court fléchisseur commun. — 3, section de l'abducteur du petit orteil. — 4, fléchisseur profond. — 5, abducteur oblique du gros orteil. — 6, abducteur transverse. — 7, artère tibiale postérieure. — 8, artère plantaire interne. — 9, 10, artère collatérale interne du pouce. — 11, nerf plantaire interne. — 12, artère plantaire externe. — 13, 14, arcade plantaire.—15, 16, 17, artère collatérale des doigts.—18, 19, nerf plantaire externe ses ramifications.

sacrait toute sa vie à découvrir un spécifique pour la guérison des cors, il, mériterait bien de la postérité et aurait suffisamment servi le genre humain. »

La chaussure trop juste exerce de plus une constriction qui amène l'arrêt de la circulation du sang dans les extrémités inférieures, des fourmillements et une paralysie partielle.

Les bottines, les bottes ou les souliers dans lesquels les pieds sont trop à l'aise produisent un frottement continuel qui ramollit la peau et l'excorie douloureusement.

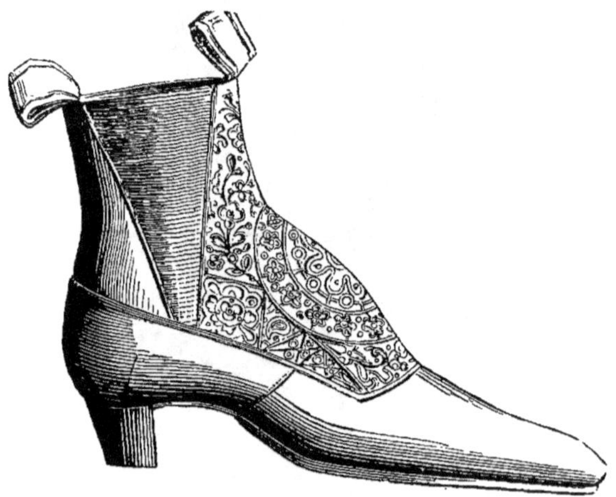

FIGURE 19. — Brodequin à élastiques, dit bas de soie.

Si le dessus de la chaussure est fait d'un cuir rigide et épais, les accidents que nous venons de signaler s'exagèrent ; ils sont moins à craindre si l'empeigne pèche par le défaut contraire ; mais, dans ce cas, la tige, trop faible, ne protège plus le pied contre les chocs extérieurs.

Une semelle qui n'est pas suffisamment épaisse laisse meurtrir la plante des pieds aux inégalités de terrain ou aux cailloux des chemins ; elle ne s'oppose pas assez à l'absorption de l'humidité, source de tant d'indispositions.

Tous ces inconvénients méritent qu'on en tienne compte ; ils ne sont rien pourtant à côté de ceux dus aux talons hauts.

Ce n'est pas d'aujourd'hui que date l'invention des escarpins-

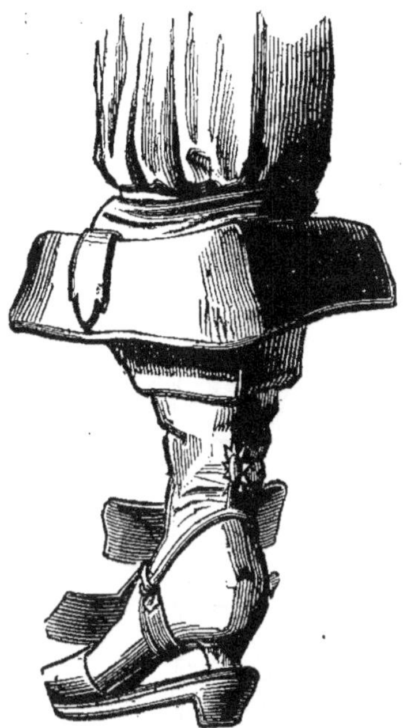

FIGURE 20. — Botte à patin du xviie siècle
(d'après Charles Vincent).

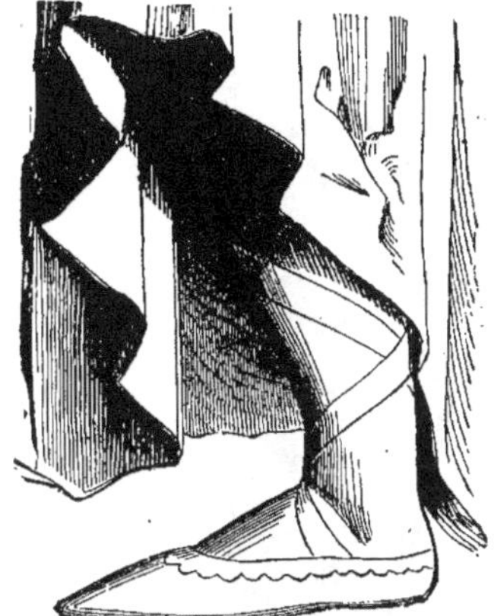

FIGURE 21. — Chaussure d'une femme
riche du ive siècle (d'après l'ouvrage
de Charles Vincent).

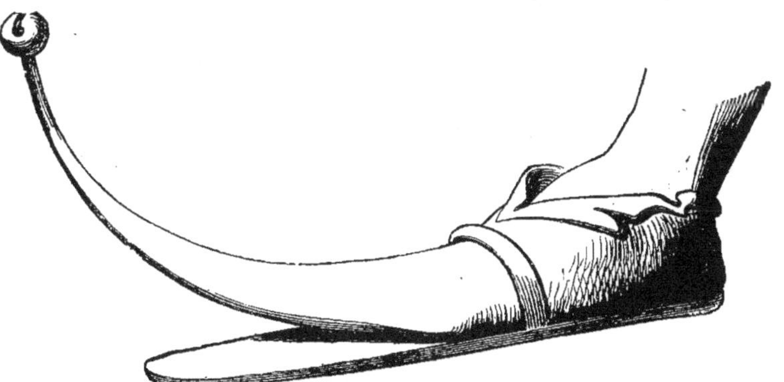

FIGURE 22. — Soulier à la poulaine avec grelot (d'après Charles Vincent).

échasses. Les femmes, qui ont tant d'autres moyens de s'élever, demandent, depuis des siècles, un élément de succès à quelques pouces de cuir ou de bois posés sous les talons. Nos vieux satiriques français ont exercé leur verve aux dépens de cette manie.

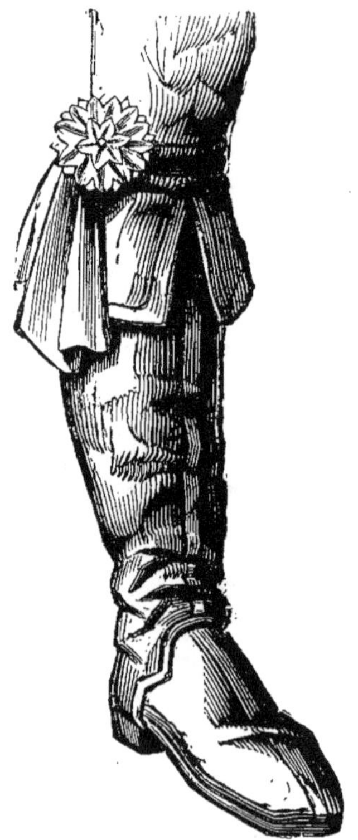

FIGURE 23. — Botte militaire de cour du XVIᵉ siècle.

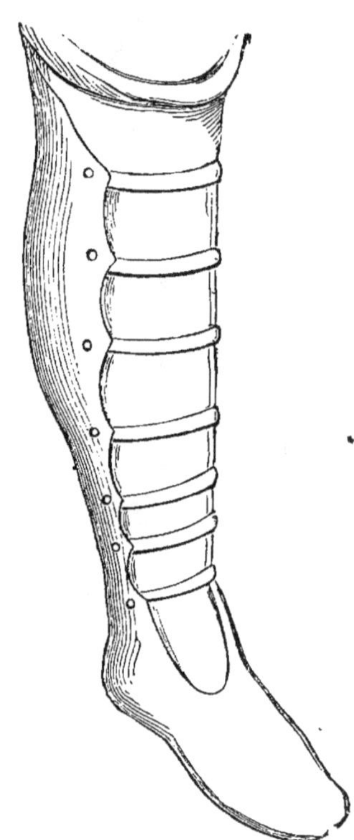

FIGURE 24. — Botte des Gépides.

En 1490, Coquillart écrit dans les *Droitz Nouveaulz* :

« Noz mignonnes sont si très-haultes,
Que pour sembler grandes et belles,
Elles portent pentoufles haultes,
Bien à vingt-quatre semelles. »

A une époque un peu plus rapprochée de la nôtre, en 1665, Collettet dit, dans les *Tracas de Paris* :

« ...., considérer leur patin,
Qui d'un demi-pied les eslève,
En vérité, cela me grève ;
Cette contraincte me desplaît :
Que ne se tient-on comme on est ?
Auraient-elles moins de mérites,
Pour paroître à nos yeux petites ? »

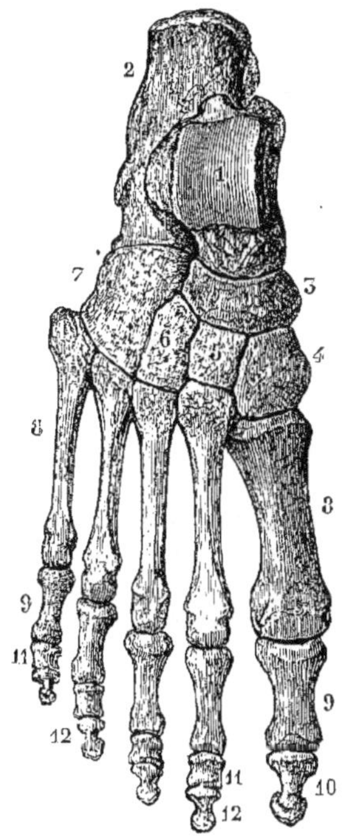

FIGURE 25. — *Squelette du pied vu par sa face dorsale.*

1, astragale. — 2, calcanéum. — 3, scaphoïde. — 4, 5, 6, cunéiformes. — 7, cuboïde. — 8, métatarsien. — 9, première phalange. — 10, 11, deuxièmes phalanges. — 12, troisièmes phalanges.

— Non vraiment, mesdames, nous vous aimerions tout autant si vous ne deviez point votre taille à l'art du cordonnier, et vous y gagneriez encore d'éviter bien des désagréments qui ne manquent pas d'importance.

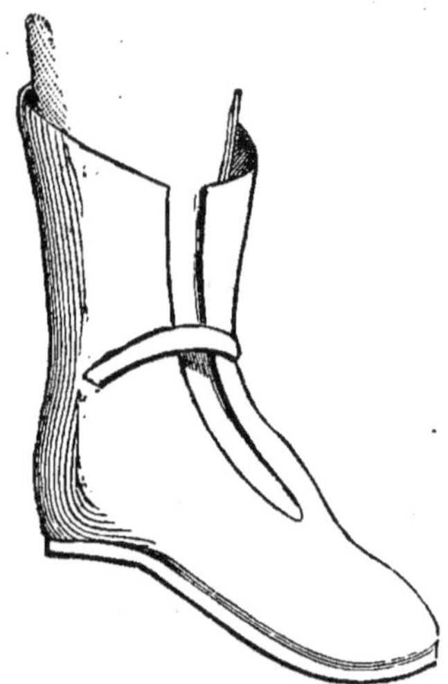

FIGURE 26. — Brodequin des Goths.

Je ne peux vous citer ici, parmi les dangers que vous courez, que les entorses, les luxations et les fractures, suites inévitables de la position anti-naturelle de vos jambes sur vos pieds; mais si vous

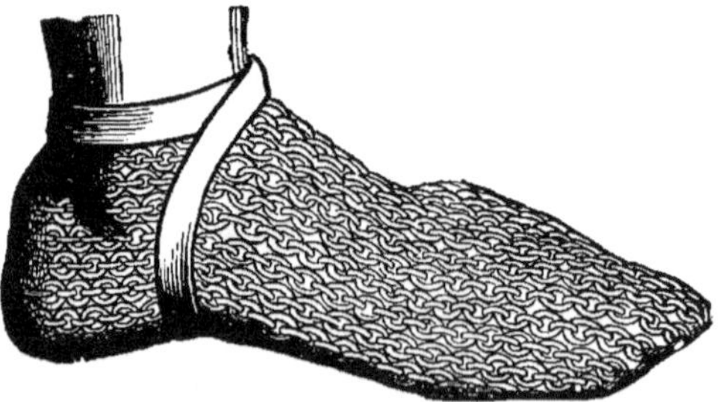

FIGURE 27. — Chaussure militaire du XIV° siècle, en mailles métalliques.

veniez dans mon cabinet, je vous en dirais plus long. Je ne vous apprendrais pas seulement que la mode dont vous raffolez diminue la base de substentation et fait osciller le centre de gravité du corps, je vous éclairerais de plus sur un point bien digne de votre sollicitude : il a trait à la sublime fonction de la maternité.

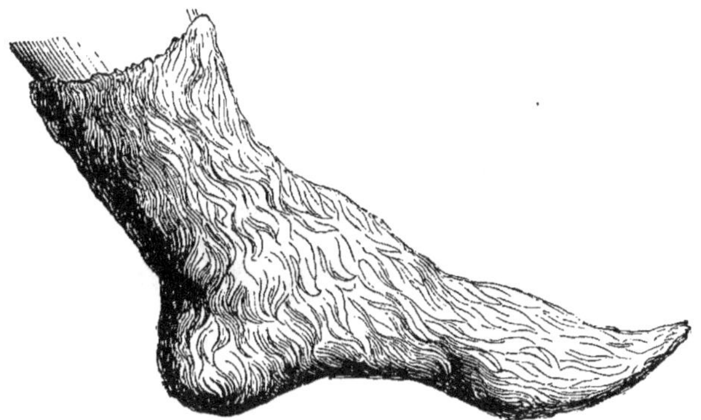

FIGURE 28. — Demi-botte d'Atilla.

La capricieuse déesse qui préside à l'ajustement a décrété qu'en l'an de grâce mil huit cent quatre-vingt-quatre les Français ne

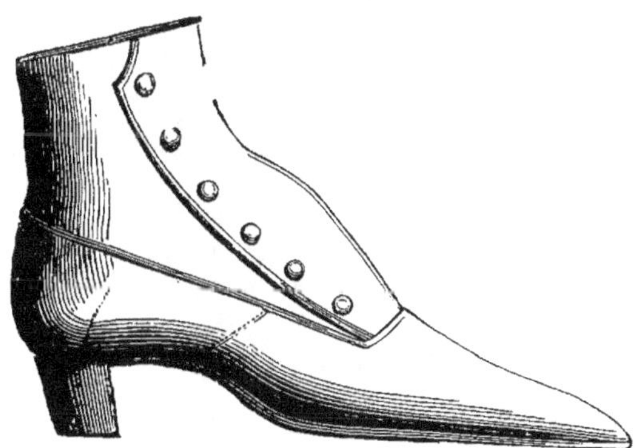

FIGURE 29. — Bottine à boutons, moderne (d'après le *Dictionnaire des arts industrie* de O. Lami).

riraient plus des Chinois estropiant les pieds de leurs jeunes femmes dans des brodequins. Nous aussi nous serrons dans des étaux les organes que la nature fit pour la marche. Si la pointe de nos souliers continue à aller en se rétrécissant, nous reviendrons bientôt à la

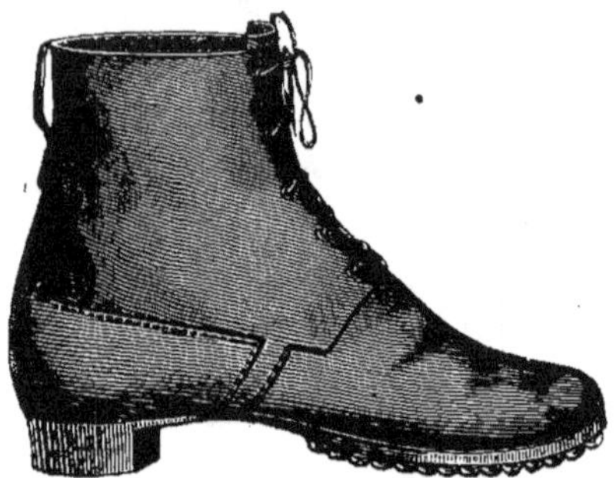

FIGURE 30. — Chaussure d'ordonnance du fantassin français.

poulaine aiguë du quinzième siècle. La mode d'autrefois, contre laquelle l'Église crut devoir lancer ses foudres, n'était que ridicule.

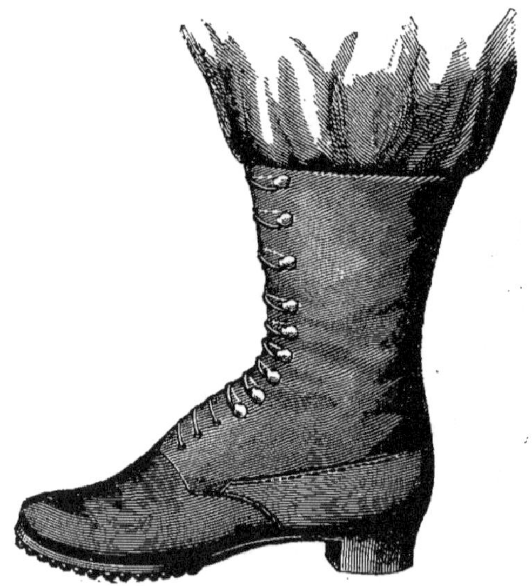

FIGURE 31. — Brodequin militaire déclaré le meilleur au concours de 1872.

celle d'à présent est dangereuse. Les végétations épidermiques, le chevauchement des orteils, l'ongle incarné, l'ulcération du derme sont les douloureuses conséquences de nos chaussures pointues.

Quand donc viendra le jour où les cordonniers feront des souliers pour les pieds ! A l'heure présente, les trois quarts des gens qui se chaussent en sont réduits à faire leurs pieds pour les souliers.

La mode applaudit à ces tours de force, l'hygiène proteste, et ainsi se réalise cette définition fantaisiste, digne de feu Commerson « les *cordonniers* sont des gens qui *donnent des cors* ».

LE CORSET. — Nous continuons l'étude des éléments du costume féminin par l'examen de l'instrument de torture appelé corset, dont le professeur Bouchardat dit dans son grand *Traité d'hygiène :* « Sauf quelques exceptions, nous pouvons dire que le corset est un

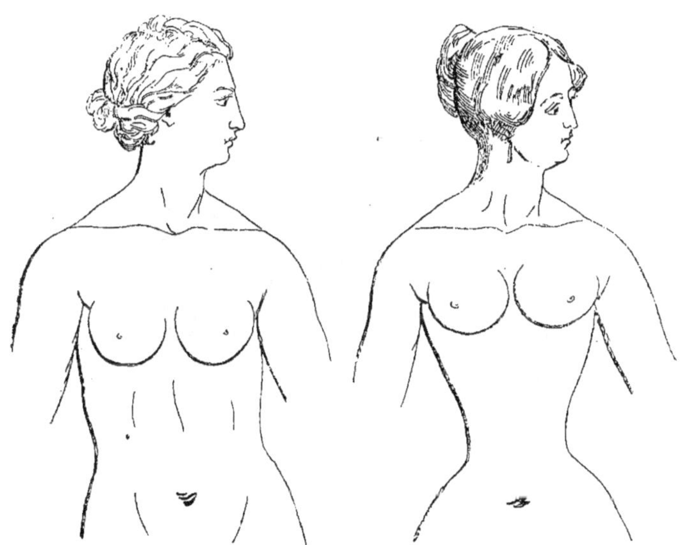

FIGURE 32. — Coutours naturels de la Vénus de Médicis.

FIGURE 33. — Contours d'une femme dont la base de la poitrine est comprimée par un corset.

vêtement nuisible, parce qu'il contribue à amoindrir l'acte de la respiration et qu'il nuit à la liberté des mouvements. »

S'il nous était permis d'entrer ici dans des détails anatomiques que ne comporte pas la nature de cette publication, nous ferions

voir clairement que, pour les neuf dizièmes des femmes, le corset
est une chose nuisible au point de vue de l'hygiène.

Cette cuirasse, avec son attirail de fer et de baleine, n'ajoute
absolument rien aux charmes naturels du beau sexe : la Diane
chasseresse et la Vénus de Milo en font foi ; elle ne fait qu'exercer
une constriction fâcheuse sur la poitrine et l'abdomen. Elle est, dit
le Dr Foy, de toutes les pièces d'habillement la plus nuisible et la
plus funeste.

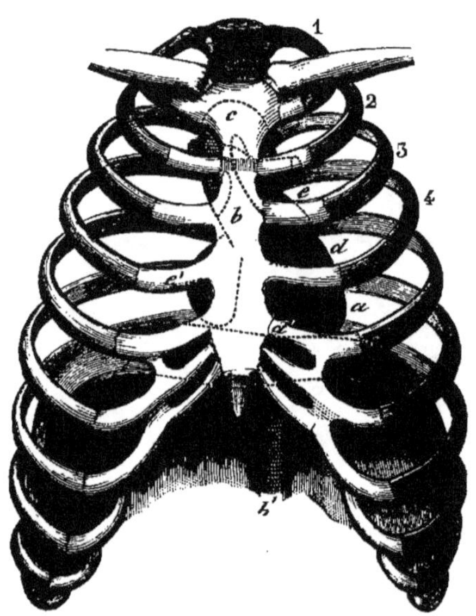

FIGURE 24. — *Rapports du cœur avec la cage thoracique.*
1 2 3 4, ces numéros représentent les côtes. — *a*, pointe du cœur. — *b b*, aorte. —
d d, ventricules. — *e e*, oreillettes.

Les femmes de la Grèce et de Rome, que personne ne songe à
citer comme des laiderons, ne cherchaient pas à rehausser leur
beauté en s'appliquant sur le thorax et sur les hanches des lames
rigides, semblables à des atelles solidement reliées par le plus résistant des tissus. Au lieu de se cercler comme des futailles, de se
sangler comme des chevaux, elles se contentaient généralement de
rester telles qu'elles étaient sorties des mains du Créateur. Quelques-unes, pour lesquelles la nature s'était montrée prodigue du

côté du corsage, portaient une sorte de ceinture pectorale, consis‑
tant en une simple bande d'étoffe élastique, appelée *strophium*.

Le strophium soutenait, suffisamment et sans violence, ce que le
corset moderne froisse, déforme et atrophie brutalement. Nous de‑
mandons qu'on revienne aux modes romaines, qui valaient bien
les nôtres au point de vue de l'esthétique, et qu'on proscrive impi‑

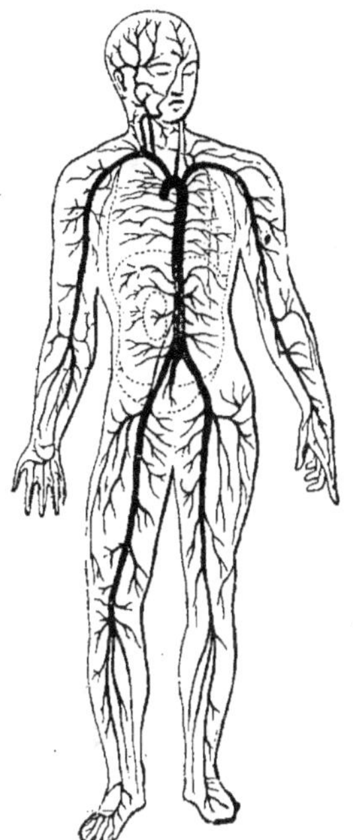

FIGURE 35. — LA MACHINE HUMAINE. *Les artères.*

toyablement le soi-disant indispensable objet de toilette qui contri‑
bue, dans des proportions considérables, à rendre nos femmes mai‑
gres et maladives. Chomel accuse la pression du corset sur les
intestins de produire ces borborygmes incommodes et bruyants, si
communs chez les femmes, tandis qu'ils sont rares chez les hommes.
Depuis Ambroise Paré, les médecins n'ont cessé de tonner contre
le corset, ce vêtement qui ne rend aucun service, mais qui peut,
par contre, faire survenir dans l'organisme une kyrielle de maux,
intéressant es cinq fonctions principales : respiration, circulation,

digestion, nutrition, reproduction. Les dames n'ont pas écouté les médecins, bien que, au dire du Dr Bouland, les femmes fassent, en avançant en âge, un usage de plus en plus modéré du corset.

Le Dr Réveillé-Parise leur a dit : « Si, par un caprice de la mode, le corset venait tout à coup à être proscrit, combien les femmes se trouveraient heureuses. Et si, plus tard, on infligeait comme peine corporelle le port d'un corset, ainsi qu'on inflige la cangue aux Chinois, à coup sûr les femmes jetteraient de hauts cris et se révolteraient contre la barbarie du supplice. » Le Dr Réveillé-Parise n'a pas été entendu.

Le serons-nous davantage en déclarant : que le corset, ne suivant pas les mouvements du corps, oblige la personne qui le porte, à inventer des mouvements faux, qui sont parfois des contorsions ; qu'il empêche le libre développement des muscles ; qu'il gêne l'oxygénation du sang ; qu'il amène des palpitations fréquentes ; qu'il prédispose à la chlorose et à l'anémie ? — Nous n'osons l'espérer.

C'est pourquoi nous terminons cette esquisse médicale par quelques aphorismes pris en dehors de la Faculté.

Ce que la science n'a pu vous persuader, mesdames, le désir de plaire vous le conseillera peut-être. Ecoutez donc ce que pensaient de votre cuirasse trois souverains, célèbres admirateurs des charmes qu'elle enserre.

Napoléon Ier disait :

« Le corset est un vêtement détestable ; il meurtrit les femmes, maltraite leur progéniture et n'annonce que des goûts frivoles. »

Louis XVIII écrivait à madame de Cayla :

« Vous seriez la plus jolie femme de mon royaume si, méprisant une mode absurde, vous abandonniez cet affreux corset qui enlaidit la nature. »

Charles X soupirait : « Il n'était pas rare de trouver autrefois en France des Diane, des Niobé ; aujourd'hui, grâce au corset, on n'y rencontre plus que des guêpes. »

Je pourrais continuer ici une énumération des plus intéressantes, dans laquelle figureraient de grands esprits de tous les pays, dont l'opinion vaut celle des porte-couronnes. Je ne le fais pas : Nous travaillons, depuis quelques années, mon ami Witkowski et moi, à un ouvrage spécial dans lequel trouveront place les pensées émises, sur cette charmante matière, par Cicéron, Térence, Erasme, Quillet, Montaigne, Rousseau, Didérot, etc., etc. — Nous y renvoyons nos lectrices et surtout nos lecteurs.

Pour le moment, je me borne à enregistrer la réponse d'une femme qui fut belle entre les belles.

On demandait à madame Tallien, parvenue à un âge avancé, comment elle s'y était prise pour conserver tant de fraîcheur et de beauté juvéniles.

Elle répondit :

« Je n'ai jamais sacrifié au mauvais goût, je n'ai jamais porté de corset. »

JARRETIÈRE. — Après avoir jugé, avec une sévérité qui n'a probablement pas été du goût de toutes nos lectrices, le petit soulier et le corset, il nous est agréable de déclarer que, ces instruments de pression mis à part, l'ensemble du vêtement des dames nous paraît assez rationnel.

Sans réaliser précisément notre idéal hygiénique, les robes, les jupons, les pantalons, les manteaux et les châles du beau sexe remplissent suffisamment leur rôle d'enveloppes protectrices flottantes.

La mode, cette souveraine aussi capricieuse qu'absolue, a bien voulu ne pas bannir le bon sens physiologique des ateliers des couturières ; grâces lui en soient rendues !

Remercions-la encore de ne pas s'occuper actuellement des jarretières, comme au temps du Roi-Soleil et de ses prédécesseurs. Pour les liens de soie, destinés à tenir le bas en place, elle veut bien ne rien ordonner de particulier ; les conseils du médecin ont donc chance d'être écoutés.

Les voici :

Que les jarretières soient larges, souples, élastiques, et facilement extensibles ; qu'elles ferment par une boucle mince sans ornement.

Les systèmes de fermeture compliqués ont l'inconvénient de présenter des saillies métalliques, susceptibles de meurtrir les parties charnues ; les jarretières trop étroites, comme celles qui manquent d'élasticité, agissent sur la jambe à la façon d'un lien de constriction véritable. Goullin, Foy, Bouchut ont cité des exemples de congestions sanguines, de varices, d'anévrysmes, d'engorgements lymphatiques, de gêne dans la marche et de paralysies partielles, n'ayant pas d'autre cause que l'usage de jarretières plus semblables à des ficelles qu'à des rubans.

On a discuté le point de savoir s'il fallait « jarreter » au-dessus ou au-dessous du genou. Dans le but de mettre tout le monde d'accord, je proposerais volontiers une jarretière large comme une genouillère, portant deux boucles, dont l'une se fermerait au-dessus et au-dessous de la rotule. Avec une pièce de ce volume, dont l'étoffe est toute trouvée chez les fabricants de tissus élastiques pour la cordonnerie, on peut être sûr que le bas est toujours bien tiré, que la compression se fait doucement et d'une façon uniforme, et qu'on n'a à craindre aucun des accidents dus à l'étranglement des membres.

On vend depuis quelque temps, sous je ne sais plus quel nom ronflant, des jarretières métalliques argentées, dont l'aspect séduit les jeunes personnes. J'engage les mères de famille à proscrire impitoyablement ces dangereuses mécaniques. Un ressort à boudin remplit parfaitement son office dans le canon de bois d'un petit garçon, il n'est pas du tout à sa place autour de la jambe d'une petite fille.

BRACELETS. — Le beau sexe montre, depuis longtemps, une véritable passion pour les bracelets. Il n'est pas bon de voir les bras féminins aussi chargés d'anneaux précieux.

Ces ornements métalliques, qui font valoir la blancheur d'un beau bras, sont-ils toujours exempts d'inconvénients ?

L'hygiéniste a le regret de répondre : non !

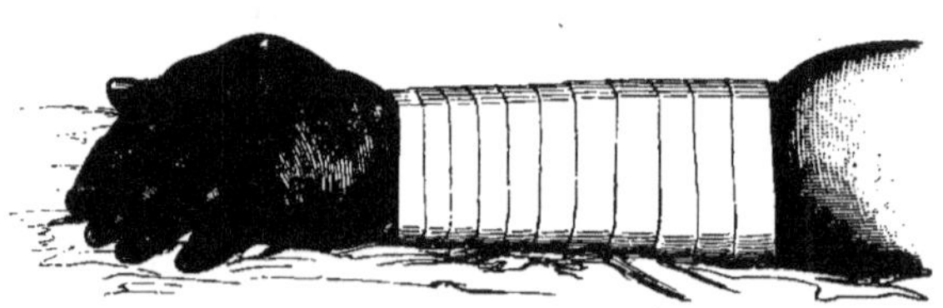

FIGURE 36. — Gangrène de la main causée par un bandage trop serré.

Il est des cas dans lesquels le bracelet peut devenir une cause de troubles circulatoires. Pour peu qu'il soit serré, il produit des phénomènes de compression, qui ne sont pas sans analogie avec ceux résultant du port de jarretières trop étroites. L'obstacle opposé par lui à la circulation veineuse amène une stase partielle du sang dans la main, et il n'est pas rare de constater sur celle-ci, quand elle est dégantée, des rougeurs et des marbrures, persistant tant que le porte-bonheur est maintenu en place.

Ce fait s'observe particulièrement sur les jeunes filles qui con nuent à porter leurs bijoux d'enfance; mais nous l'avons rencontré aussi chez quelques femmes faites, dont l'approche de la trentième année avait peut-être trop richement arrondi les contours. Chez l'une d'elles, il était survenu des fourmillements des doigts qui l'avaient fort terrifiée, parce qu'ils avaient été pris pour des symptômes précurseurs de l'apoplexie.

Si les bracelets devaient être portés continuellement, je signalerais les excoriations susceptibles d'être produites pendant l'équitation ou tout autre exercice un peu violent, par ceux qui sont ciselés à arêtes vives; je préfère croire qu'il n'y a pas de femmes ne quittant jamais ces faux emblèmes d'esclavage.

Un détail, que je ne saurais omettre, c'est la possibilité de pincer la peau, en fermant trop rapidement les bracelets faits de deux arcs de cercle rigide, réunis par une charnière; plus d'un mari est devenu malheureux, me disait naguère un vieux médecin philosophe, pour avoir mis trop de précipitation à fixer, sur le bras de madame, un cercle d'or, qui devait être le gage d'une éternelle félicité.

COIFFURE. — L'art de disposer les cheveux sur la tête a créé un si grand nombre d'arrangements, gracieux ou fantastiques, qu'il faudrait tout un volume pour énumérer les dangers inhérents à

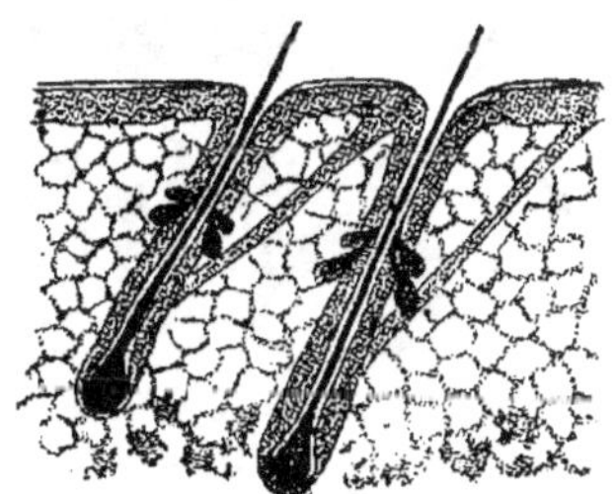

Figure 37. — Structure anatomique des cheveux.

chaque coiffure. Dans l'impossibilité où nous sommes de dire les inconvénients particuliers des innombrables combinaisons de boucles, d'anneaux, de tresses, de nœuds, de frisettes, de nattes, de crépés, de tortillons, de coques, de bouffettes, etc., etc., nous devons nous borner à présenter quelques considérations générales, applicables à toute espèce de disposition capillaire.

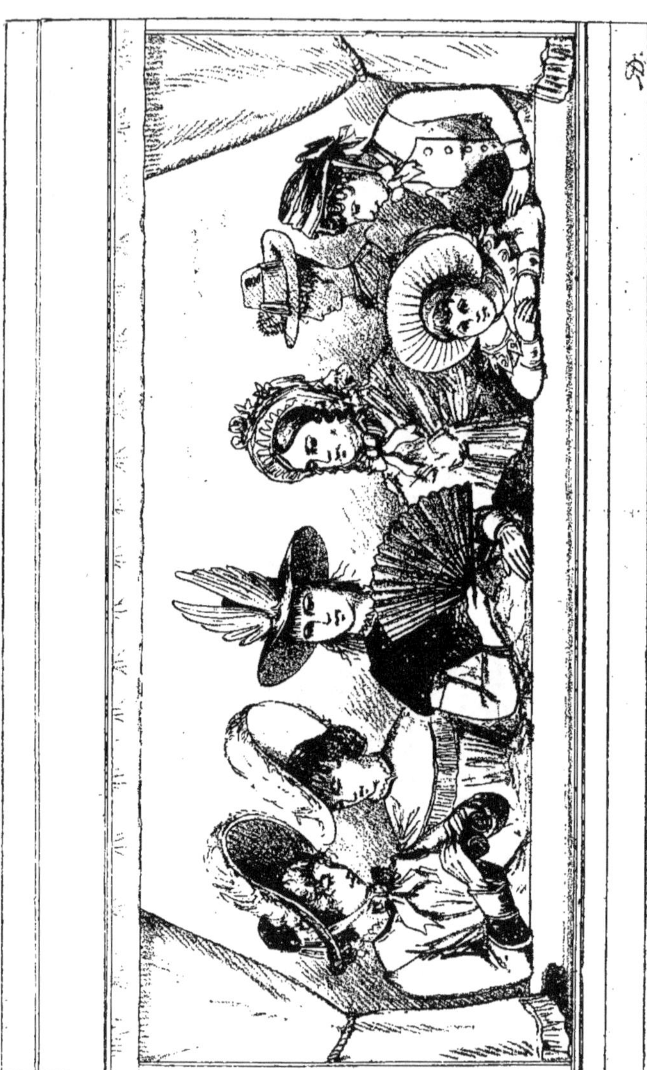

FIGURE 38. — Coiffures modernes.

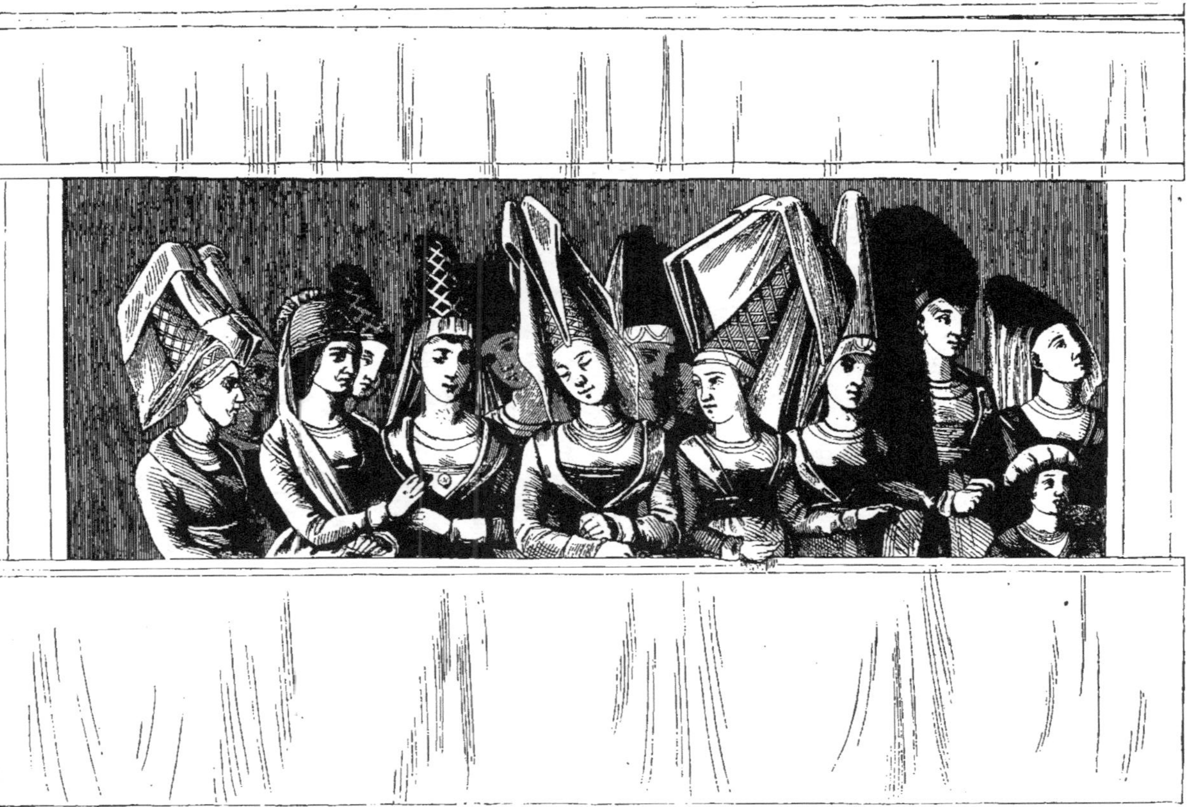

FIGURE 39. — Coiffures du xve siècle.

Quel que soit l'accommodage céphalique choisi par une femme, qu'elle n'oublie pas que le cheveu est une production animale fragile, semblable à un végétal délicat.

Si elle se rappelle que les végétaux ont besoin, pour vivre, d'air, de lumière et d'humidité, elle ne plaquera pas sa chevelure en masses compactes impénétrables aux fluides atmosphériques et aux rayons solaires ; elle ne la recouvrira pas de substances grasses ou poisseuses, plus ou moins odorantes, noyant le système pileux dans un flot d'axonge, le rendant imperméable à l'air.

Quand les dames se souviendront de la facilité avec laquelle une plante se dessèche et meurt, lorsque sa tige a été violentée et ses racines ébranlées, elles penseront, peut-être, qu'il y a quelque imprudence à adopter des coiffures tiraillant les végétaux pileux, au point de faire souffrir la tête qui les porte.

Il y a quelque temps, une jeune et jolie femme nous fit appeler pour une céphalalgie violente. Nous cherchions vainement à déterminer le trouble, fonctionnel ou organique, qui pouvait avoir amené les souffrances de notre cliente, lorsque l'idée nous vint, — les médecins ne respectent rien, — de plonger les doigts au milieu d'un élégant fouillis de frisettes mutines, occupant toute la tête, depuis la nuque jusqu'au front. Sous les boucles soyeuses de la malade, notre main sentit un corps dur : c'était une épingle à cheveux. Nous l'enlevâmes et nous poursuivîmes nos investigations. Nouvelle recherche, nouvelle épingle. Soixante fois nos doigts sondèrent les profondeurs de l'édifice chevelu, soixante fois ils en retirèrent des morceaux de fils de fer. Quand ce fut fini, quand les cheveux torturés eurent du repos, quand le crâne fut allégé du demi-kilo de métal qui le chargeait, la céphalalgie avait disparu, et la patiente. — elle ne voulut pas l'avouer, — n'en était que plus belle.

Morale de mon histoire : défaites-vous, mesdames, de tout l'attirail pesant qui vous torture. Relevez doucement l'ornement naturel de votre visage, démêlez vos cheveux matin et soir avec un peigne souple, brossez-les légèrement, enroulez-les mollement, ne les nouez pas, ne les serrez jamais.

La peau que les cheveux recouvrent laisse suinter naturellement une sécrétion qui, à l'état normal, suffit pour donner à la chevelure toute la souplesse désirable ; ce n'est que dans les cas d'insuffisance du smegma (la sécrétion dont nous parlons s'appelle de ce nom). qu'on peut, de temps en temps, faire quelques onctions avec un peu d'huile fraîche ou de moelle de bœuf purifiée. Le plus souvent, au lieu de se croire obligé d'ajouter quelque chose au cuir chevelu, il faut songer à lui enlever des produits organiques ou étrangers qui gênent ses fonctions. Il faut le débarrasser des écailles épidermiques qui s'attachent à la racine des cheveux, comme des malpropretés qui s'accumulent sur la tête, plus encore qu'aux autres régions du corps. Une brosse, un peigne et un morceau de savon suffisent pour ces soins hygiéniques.

Que nos coiffeurs, munis de ces seules armes, arrangent et varient, pour le plaisir des yeux, le gracieux édifice capillaire de nos élégantes, nous applaudirons; mais s'ils continuent à échafauder des nattes ou des tresses, à grand renfort de colle, de clous et de ficelle, ils seront toujours des... perruquiers !

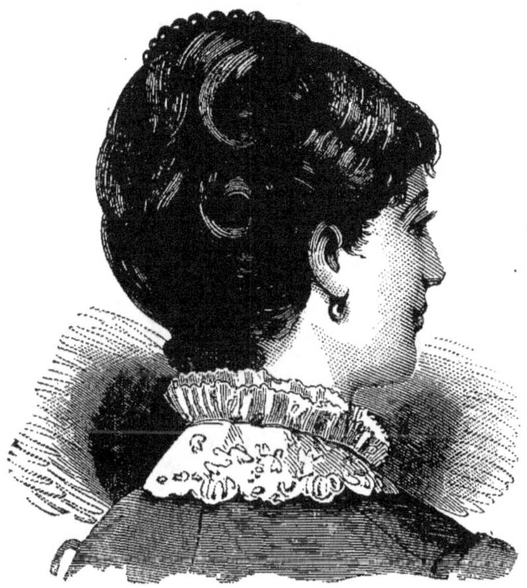

Figure 40. — Coiffure moderne, d'après le *Moniteur de la mode*.

LE CHAPEAU DES DAMES. — La variété des coiffures féminines est si grande qu'il serait difficile de les passer toutes en revue, au point de vue de leurs avantages ou de leurs inconvénients. Devant cette débauche fantaisiste des couvre-chefs du beau sexe des villes, l'hygiène se borne à rappeler que, si tous les chapeaux vont bien à un joli visage, quelques-uns, cependant, peuvent nuire à la santé : ce sont ceux qui sont trop lourds.

Aux femmes de la campagne, l'hygiène fait aussi une recommandation ; elle les prie de ne pas oublier que les coiffes trop serrées, comprimant les oreilles, peuvent devenir une cause de surdité, très fréquente chez les religieuses qui portent la cornette. Le Dr Moure, de Nantes, a signalé cet accident chez les femmes faisant habituellement usage du foulard noué sous le menton.

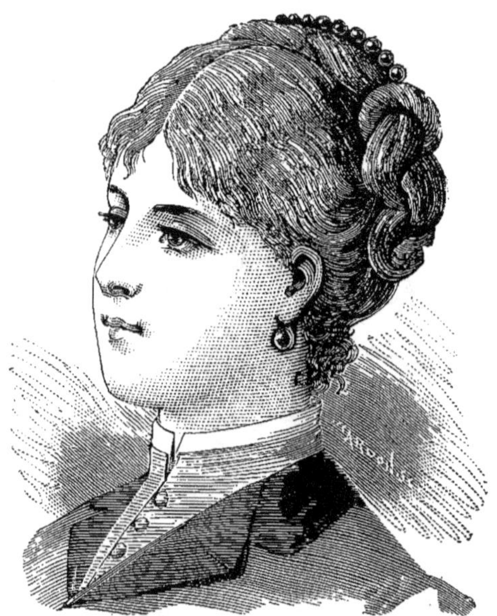

FIGURE 41. — Coiffure moderne, d'après le *Moniteur de la mode.*

LES FAUX CHEVEUX. — Deux catégories de gens chargent leur tête de faux cheveux : la première se compose des vieillards et des valétudinaires, qui ont besoin de protéger, par une perruque, leur crâne sensible et dénudé : la seconde comprend toutes les personnes qui, dans un but de coquetterie, ajoutent à leur chevelure naturelle des chignons artificiels, des tours de tête menteurs, des nattes factices, des anglaises achetées, des toupets faits sur mesure.

Les individus chauves, que des rhumes fréquents viennent visiter, que de violents maux de dents tourmentent, que des névralgies rebelles font souffrir, ont raison de se couvrir la tête. Qu'ils donnent à l'enveloppe protectrice de leur sinciput glabre la forme de la chevelure absente, plutôt que celle d'un bonnet de coton, c'est leur affaire, et nous ne voyons nul inconvénient à leur façon d'agir ; mais il n'en est pas de même des gens, bien portants, qui se condamnent volontairement à la perruque, totale ou particlle.

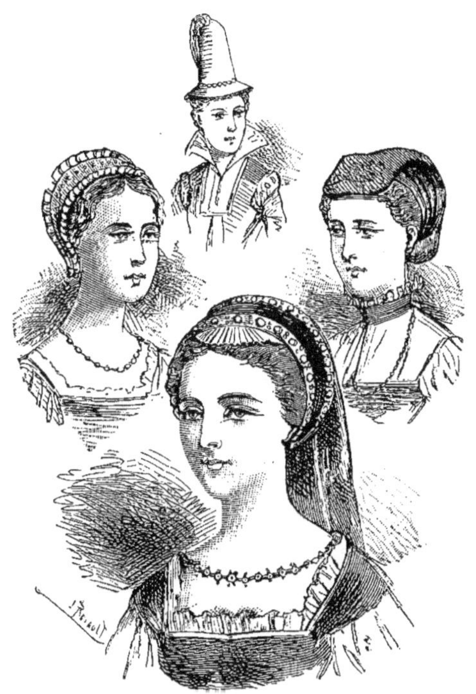

FIGURE 42. — *Coiffures du* XVIe *siècle* (figure empruntée à l'*Histoire de la coiffure* de Mme Gabrielle d'Eze).

Aux femmes, — et aussi aux hommes, — qui, dans l'espoir de plaire, entassent des pélions de cheveux d'occasion sur des ossas de crins de rencontre, il est de notre devoir de dire que leur élégante pratique n'est pas sans inconvénient.

La présence des postiches, quels qu'ils soient, nuit aux sécrétions normales du cuir chevelu et gêne en partie la perspiration cutanée. L'amas monstrueux de faux cheveux, sous lequel disparaît le visage d'une jolie femme, produit une compressions des tissus et, par suite, une gêne dans la circulation du sang, fort propre à amener des maux de tête, des éblouissements et des tintements d'oreilles.

Plus d'une femme charmante, qui était sujette à la migraine, a vu cesser son mal quand elle s'est décidée, sur nos indications, à renvoyer, en bloc, au ruisseau, d'où il était venu en détail, le paquet de filaments malpropres qu'elle appelait sa natte. Faites de même, aimables lectrices, contentez-vous de vos charmes naturels.

J'entends une objection. Une dame mûre prend la parole : « Docteur, dit-elle, voulez-vous que je jette aussi ma natte, moi dont les cheveux diminuent chaque jour? »

— Vous aussi, madame !

Vous perdez une partie de vos gracieux attraits, parce que les lois de l'évolution humaine le veulent ainsi ; l'épaisseur de vos cheveux diminue insensiblement à mesure que le printemps de votre vie fait place à une saison plus rigoureuse. Cette chute de vos cheveux, philosophiquement acceptée, sera lente, si la brosse et le peigne font tous les frais de leur toilette ; mais si vous les chargez d'un paquet filiforme étranger qui les écrase et les étouffe, si vous vous enrôlez dans les prêtresses du chignon supplémentaire, vous n'aurez plus à parler de chute, le mot qu'il faudra employer sera celui de *dégringolade*.

CHEVEUX TEINTS. — Les faux cheveux ne font que rendre les gens malades, les cheveux teints les tuent.

Un mot des teintures.

> .... Lorsque nos cheveux blancs
> Ont empreint sur nos fronts la Sainteté des ans,

nous paraissons vénérables, si nous acceptons de bon cœur notre calvitie ; si nous demandons à la chimie de nous rendre les attributs de la jeunesse envolée, si nous cherchons à

> Réparer des ans l'irréparable outrage,

nous devenons tout simplement risibles.

Quoi de plus ridicule, en effet, que la tête d'un vieillard qui se teint. Quel que soit le nombre des badigeonnages qu'elle subit, jamais elle n'arrive a être bien noircie : les cheveux croissant de leur base vers la pointe, par des dépôts successifs disposés les uns à la suite des autres, le pied du végétal capillaire reste blanc quand sa

cime a la prétention de rappeler l'aile du merle. Il faut renouveler
sans cesse les applications de matière colorante, pour prévenir en
partie ces disparates de couleur, de telle façon que le liquide tincto-
rial se trouve constamment en contact avec le cuir chevelu.

Or, de quoi sont faites les teintures employées par les vieux
beaux?

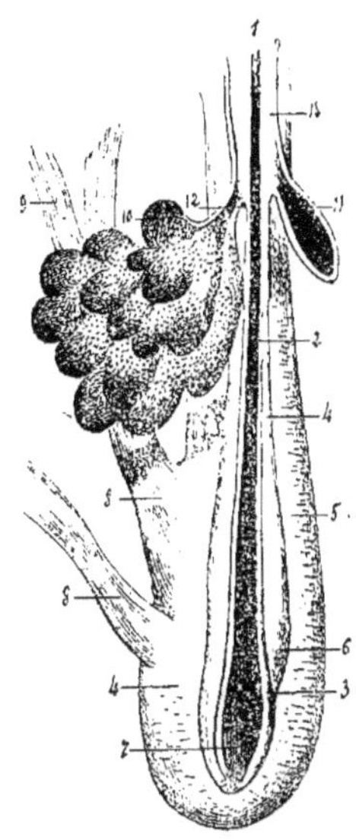

FIGURE 43. — *Follicule pileux et glande sébacée.*

1, 2, poil logé dans le follicule. — 3, 4, 6, gaines de la racine du poil. — 4, extrémité
profonde du follicule. — 5, parois du follicule. — 7, bulbe pileux. — 8, 9, fibres
musculaires s'implantant sur les parois du follicule pileux. — 10, 11, glandes séba-
cées. — 12, orifice d'une glande.

La jeunesse en flacon des élégants ridés, des joli-cœurs à la démarche affaissée, consiste en : céruse, plâtre, sel de Goulard, chaux
vive, nitrate d'argent, mercure métallique. Je défie un marchand de
cosmétique de me montrer une eau « régénératrice » qui ne contienne une de ces substances énergiques, teignant réellement les
cheveux, mais leur ôtant la souplesse, flétrissant la peau, irritant le
cuir chevelu, brûlant les glandes pilifères, pouvant donner lieu à
des accidents d'empoisonnement.

M. Augier, professeur d'anatomie pathologique, à Lille, a eu l'occasion d'observer un cas d'intoxication saturnine remarquable, allant jusqu'à la paralysie, dû à l'usage d'une préparation tinctoriale, contenant du sulfate, de l'iodure et du chromate de plomb.

En 1818, le Dr Planche communiqua à l'Académie de médecine l'observation d'un vieillard qui avait vu ses joues s'enfler et s'enflammer violemment après une application de teinture au nitrate d'argent ; le Dr Lodibert a vu une méningite produite par la même cause ; M. X..., de Nancy, m'a fait l'honneur de me consulter au sujet d'un malheureux que la passion des teintures a mené jusqu'à l'aliénation mentale.

Il n'existe pas de teinture *tenant solidement* exempte de dangers. L'*eau africaine* contient du nitrate d'argent ; l'*eau de la floride* composée, au dire du prospectus, de « suc de plantes exotiques et bienfaisantes », renferme de l'acétate de plomb et du soufre, ainsi que ses congénères, l'*eau de Castille*, l'*eau magique* et la *nuancine* ; l'*eau transmutative*, la *teinture Rafin* pour la barbe et l'*eau des Roches*, ne sont autre chose qu'une solution ammoniacale de nitrate d'argent et de sulfate de cuivre ; la *teinture américaine* est faite d'acide gallique et de pierre infernale, tout comme l'*eau Chárbonnier* ; le *chromachrome*, le *mélanogène* et toutes les autres teintures *solides* contiennent des substances nuisibles analogues.

Les cosmétiques inoffensifs tels que : infusion de fèves et de lierre, décoction de feuilles de noyers, de sumac, noir d'ivoire, charbon de liège, sont de *couleur infidèle* ; ils déteignent sur la figure, les mains, le linge.

Donc, au lieu de se salir avec ceux-là ou de s'intoxiquer avec les autres, que chacun garde sa tête. De cette façon, nous n'assisterons plus à ces contrastes grotesques de toitures remises à neuf sur des édifices étançonnés.

LES CHEVEUX SUPERFLUS. — Il y a des gens qui se plaignent de n'avoir pas assez de cheveux. Il en est d'autres qui gémissent d'en avoir trop. Les premiers recherchent les pommades philocomes (1), les seconds courent souvent après les pâtes épilatoires.

C'est pour ceux et celles que la nature a trop largement doués, du côté du système pileux, que le chapitre présent a été écrit.

A moins de posséder une exubérance capillaire semblable à celle de la Suédoise du temps de Charles XII, ornée d'une aune et demie

---

(1) En général, on ne doit pas compter beaucoup sur l'action des pommades destinées à faire *repousser* les cheveux. Cependant, ne fut-ce que pour éloigner nos lecteurs

de barbe, qui servit avec distinction parmi les grenadiers du roi, ou de ressembler à la blonde enfant munie de longs favoris, qui versait, il n'y a pas longtemps, des verres de rogomme aux habitués des Folies-Bergère, il est rare que l'on tienne à cette surabondance de poils.

A toutes les époques, pourtant, on a vu quelques individus faire parade de leurs trop abondantes toisons. Dans le premier journal qui ait été imprimé en France, le recueil de T. Renaudot pour l'année 1661, il est question d'une fille velue, « appelée Barbe Ursine, d'un nom et surnom fort accommodant à la chose » qui se faisait voir à Paris pour de l'argent ; Marguerite Muller, morte en 1732, amassa de gros sous, en montrant ses moustaches de grenadier ; Marie-Thérèse, qui fut chef d'escadron dans les hussards, absorba maintes rasades payées par l'exhibition de sa barbe de sapeur ; le paysan russe, Jeftichew, gagna beaucoup d'argent en faisant contempler le poil long et lisse qui tapissait son front, ses joues, ses paupières, ses oreilles et son nez ; la ballerine mexicaine, Julia Pastrana, n'eut pas moins de succès en montrant les crins rudes et durs qui tapissaient sa face ; une bohémienne, échouée en 1880 sur une table d'amphithéâtre de Fribourg, avait longtemps émerveillé les curieux par sa longue barbe à la Moïse ; le Dr Witkowski nous a donné le portrait de Marie-Madeleine Lefort, dont l'aspect extérieur avait trompé plusieurs chirurgiens qui la prenaient pour un sujet du sexe masculin ; enfin, à la dernière foire aux jambons, un public idolâtre assiégeait la baraque de Madame ***, femme à barbe extra-lucide, disant le passé et l'avenir aux admirateurs de son menton et de sa double-vue.

---

des charlatans dont les prospectus menteurs sont pleins de promesses, nous allons donner les formules de deux pommades qui ont rendu quelques services.

Les voici :

1° Pommade, *dite* de Dupuytren :

Moelle de bœuf...............	30 grammes.
Acétate de plomb cristallisé...	0.5 décigr.
Baume noir du Pérou	2 grammes.
Alcool à 21°...................	5 —
Teinture de cantharides.......	0.2 décigr.
Teinture de girofle...........	0.1 —
Teinture de cannelle..........	0.1 —

2° Pommade de Ricord :

Moelle de bœuf purifiée.......	16 grammes.
Cérat soufré.................	16 —
Turbith minéral..............	2 —
Essence de citron............	0.5 décigr.

Pendant ce temps Marseille, qui a une Cannebière de plus que Paris, n'avait pas une femme à barbe de moins. Marseille possédait Mademoiselle Mélaque, propriétaire légitime d'une moustache de cinquante centimètres, visible en son salon de la plaine Saint-Michel, à côté du Cirque.

Cependant, malgré la gloire indiscutable de tous les êtres ultra-barbus, dont un ouvrier de Montluçon serait en ce moment le plus bel échantillon (1), on n'aime pas, en général, la superfluité des poils sur soi-même.

Un rudiment de moustache ou de favoris au visage importune les jolies femmes; un peu de poil follet sur le cou les irrite; l'ombre d'une douce soie sur les bras les fait frémir.

Celles qui ont de l'esprit s'en consolent; les autres font appel à l'épilation.

L'épilation est mécanique ou chimique.

L'épilation mécanique se pratique à l'aide de la pince. L'opérateur, armé de cet instrument, arrache un à un les poils superflus. Il fait beaucoup souffrir le sujet; mais, comme au temps d'Ovide, qui chanta les charmes de l'épilation, il gagne beaucoup d'argent, parce que le client lui revient, l'extirpation des poils ne les empêchant pas de croître de nouveau. Une épileuse en vogue complète l'opération par une friction à la pierre ponce: c'est un raffinement, connu déjà du temps de Moïse, et. mettant rarement à l'abri de la récidive.

Cet inconvénient est prévu, de sorte que, en général, les gens importunés par un duvet superflu préfèrent l'épilation chimique.

Les procédés épilatoires mécaniques sont douloureux et inutiles; les épilatoires chimiques sont dangereux.

Toutes les drogues destinées à faire tomber le poil — jusques et y compris celle qu'Ambroise Paré inventa — agissent en ramollissant le tube pileux, suffisamment pour permettre de l'enlever avec un corps mousse, tel qu'un coupe-papier ou le dos d'un couteau ordinaire; mais cette action, elles l'exercent en vertu de leur causticité,

---

(1) Le cas de l'ouvrier de Montluçon a été communiqué à la Société d'anthropologie au mois de mars 1883. Sa barbe, qui n'a pas été coupée depuis sept ans, mesure un mètre soixante centimètres.

Cette barbe, rugueuse et d'un rouge fauve à son origine, est assez soyeuse et d'un blond pâle à son extrémité. Vers la moitié de sa longueur elle est divisée en deux parties et chacune de celles-ci forme une natte fort épaisse.

Cet ouvrier est âgé de 50 ans. Un impressario lui a proposé récemment de l'exhiber en public, mais sans pouvoir le convaincre.

de telle façon que, si elle est trop prolongée, elle produit de l'inflammation, des pustules, une plaie, des cicatrices indélébiles même, comme cela est arrivé à une actrice, dont les malheurs ont été racontés en détail dans le livre consacré par M. Reveil aux odeurs, aux parfums et aux cosmétiques.

De quoi sont faites, en effet, les pâtes épilatoires les plus connues ?

Le fameux *Rusma des Turcs* est un mélange de chaux vive et de sulfure d'arsenic ; la poudre de Laforest est faite de mercure, d'orpiment, de litharge et d'amidon ; la *pâte de Bœtger* a pour base le sulfhydrate de chaux ; l'*épiléine* contient du sulfure de sodium. Dans tous ces composés dominent des substances toxiques, dont la manipulation n'est pas exempte d'inconvénients pour les ouvriers obligés de les employer dans l'industrie, et notamment, pour les tanneurs chargés de depouiller les peaux.

Quelle que puisse être la puissance de la coquetterie, elle devrait bien baisser pavillon devant la possibilité d'accidents graves, d'empoisonnements même, enregistrés par des savants de toutes catégories, jusques et y compris M. Piesse, parfumeur-chimiste de la maison Piesse-Lubin.

Ma conclusion, lecteurs et lectrices, la voici :

Si pour vous la nature s'est montrée prodigue du côté des glandes pilifères, acceptez cette superfluité philosophiquement, sans rien faire pour vous en débarrasser. Les livres saints racontent qu'un peu de poil emprunté valut à Isaac une bénédiction des plus profitables ; les médecins, peu enclins à sacrifier aux doctrines bibliques, ne vous conseillent pas de vous avantager, ainsi. D'autre part, ils vous conjurent de ne point chercher à vous amoindrir, ils vous invitent à rester tels que la nature vous fit. En fait d'épilation, ils ne l'approuvent que dans une seule circonstance : c'est quand il s'agit de la guérison des teigneux.

LE TATOUAGE. — Il est des gens qui se teignent les cheveux, c'est pour cela que j'ai parlé des teintures ; il en est d'autres qui se font teindre le corps ; c'est pour eux que je consacre un chapitre au tatouage, ce vêtement des gens qui vont tout nus.

Le tatouage a un point de commun avec les beaux-arts, un seul : on ne sait pas qui en fut l'inventeur. L'antiquité nous le montre servant à marquer les esclaves ; l'histoire romaine nous le fait voir en usage pour imprimer sur le corps des soldats le nom de leur général ; les récits des voyageurs venus de loin nous le présentent, en certains pays, comme une distinction honorifique, servant à indiquer le rang ou la naissance. Dans la Nouvelle-Zélande, le tatouage est réservé à des guerriers pour lesquels chaque dessin cutané répond à de véritables décorations ; chez un grand nombre de tribus de l'Afrique et de l'Amérique, chez les habitants des rives de l'Amour en Asie et surtout chez les sauvages de l'Océan-Pacifique, ainsi que chez nos soldats, nos marins et nos compagnons, les figures de toutes sortes, imprimées dans la peau, sont considérées comme des ornements par les individus qui les portent.

Cela peut paraître bizarre aux gens de goût qui voient les images, généralement affreuses, créées par le tatouage, mais il faut croire pourtant que ces images plaisent singulièrement aux amateurs, puisqu'ils supportent, pour se les procurer, des souffrances impossibles à nier. En effet, chez les sauvages comme chez les gens civilisés, l'opération est également douloureuse.

Les tatoueurs primitifs se servent tantôt d'une espèce de ciseau-lance, fait avec l'os d'une aile de pigeon ou de poule sauvage, tantôt d'un fragment d'os d'albatros, monté à angle droit sur un manche de bois, comme la flamme des vétérinaires. D'autres fois, ils emploient une lame d'écaille de tortue, en forme de scie. Dans tous les cas, l'instrument aigu est appliqué sur la peau, en suivant un dessin préparatoire, et l'opérateur frappe dessus de petits coups secs, pour le faire entrer dans les chairs. A mesure que la peau est entaillée, on introduit dans les petites plaies de la poudre de charbon ou une matière colorante.

Les tatoueurs qui se croient civilisés opèrent avec des instruments un peu plus perfectionnés. Après avoir tracé, au moyen d'un papier troué appelé *poncif*, ou autrement, le dessin qu'il s'agit de produire sous la peau, ils enfoncent rapidement, sur les points indiqués, de fines aiguilles d'acier, solidement emmanchées, et trempées dans des godets contenant, selon les besoins, du noir, du bleu ou du rouge. Le noir est fait avec du charbon, de la poudre à canon, ou de l'encre de Chine ; le bleu avec de l'indigo ou des boules de blanchisseuse ; le rouge avec du vermillon. Quelques raffinés dermographes ajoutent a leur palette un peu de blanc, préparé à l'oxyde de zinc ou à la céruse, mais, par malheur, il ne tient pas.

Quelle que puisse être l'habileté manuelle de l'artiste qui exécute le tatouage, celui qui s'y soumet subit un vrai supplice. Il souffre beaucoup, pendant que les aiguilles traversent la peau ; il a à souffrir ensuite l'inflammation, qui ne manque pas de succéder à l'opération ; mais ces douleurs ne sont rien à côté des dangers réels

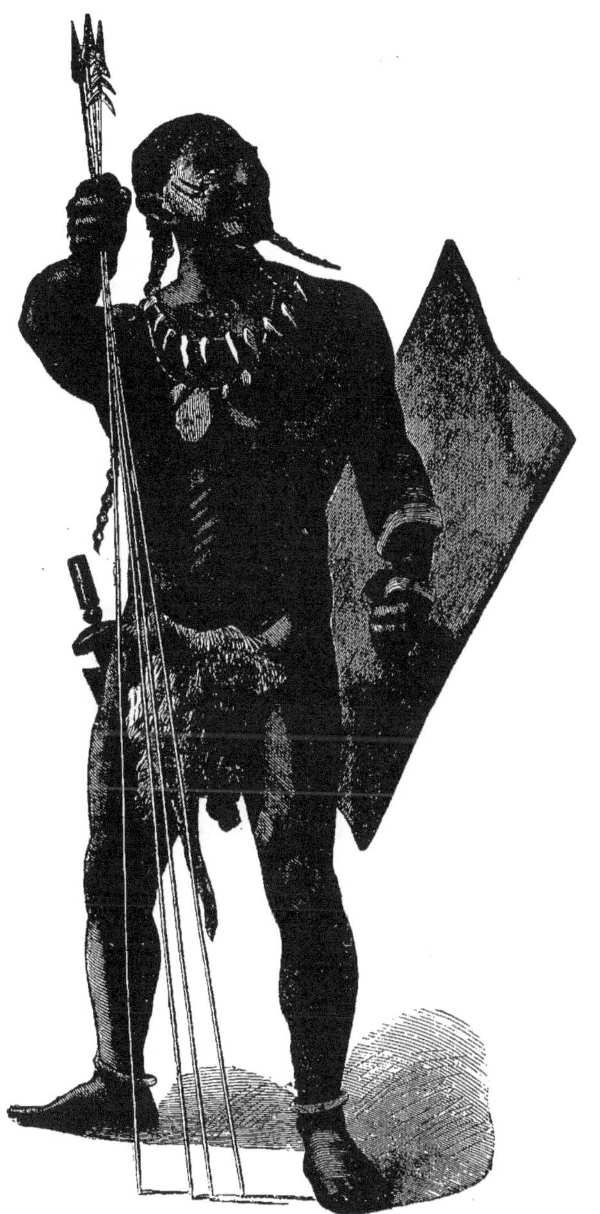

FIGURE 44. — Tatouage avec incision.

auxquels il s'expose. Erysipèle, abcès, phlegmon diffus, phlébite : tout cela a été observé après les manœuvres du tatouage.

Quelques tatoués ont été plus malheureux encore. Tel fut le marseillais, cité par le Dr J. Poilroux. Il avait demandé à un tatoueur, en réputation dans les environs de la Cannebière, de lui faire, sur le bras droit, un ange et deux cœurs enflammés ; les aiguilles de l'artiste lui donnèrent les images désirées, plus la maladie constitutionnelle dont mourut le roi galant François Ier. Le virus spécifique que Béranger appelait *poison de Cypris* avait été inoculé par l'acier du tatoueur, comme l'est le vaccin par la lancette du chirurgien. Le marseillais n'en mourut pas, mais il traîna, pendant huit mois, une existence misérable et ne dut son salut qu'à une forte dose du métal qui sert à remplir les baromètres.

Le tatoueur, cause de cette horrible maladie, s'excusa en disant que, pressé par la foule des individus qui réclamaient son ministère, il n'avait pas eu le temps de nettoyer ses aiguilles, et que, venant de s'en servir pour quelque client syphilitique, il avait innocemment transporté dans un organisme sain le poison puisé dans un corps malade.

On trouvera, tout au long, la liste des autres accidents provenant du tatouage, dans un rapport rédigé en 1860 par M. l'inspecteur général du service de santé de la marine française, pour engager le personnel de la flotte à renoncer à une pratique trop commune chez les matelots.

Les regrets qui suivent le tatouage naissent souvent sans qu'aucune maladie les provoque.

Dans un moment de folie on s'était maculé la peau (1) ; la raison revenant, on ferait tout pour se débarrasser de taches qui n'ont absolument rien de distingué. Brûlant ce qu'on avait adoré, on va alors consulter un médecin, mais, généralement, on s'entend dire par l'homme de l'art qu'il ne peut rien sur des taches indélébiles.

Il est très rare, en effet, que les images du tatouage s'effacent. Tardieu et Hutin, qui ont étudié la question au point de vue de

---

(1) Au mois de janvier 1880, j'ai lu ceci dans un journal de Paris :

« Il se confirme que les fils du prince de Galles se sont fait tatouer le nez. Gentillesse de mousses devenus leurs camarades, hélas ! indélébile ! L'héritier de la couronne est dans la désolation. Une chose peut le consoler, cependant. Alexandre le Grand avait une épaule plus haute que l'autre. Ses courtisans affectèrent de porter l'épaule à la hauteur de celle de leur maître. La cour d'Angleterre en sera quitte pour se tatouer le nez. »

la médecine légale (constatation de l'identité des personnes) ont
cité des exemples de tatouages disparus spontanément; mais ils
ont dû ajouter qu'ils avaient été faits exceptionnellement avec des
liqueurs végétales peu solides, bleues ou rouges, susceptibles d'être
absorbées par la circulation sanguine. Le plus ordinairement, la
disparition de l'image ne se produit que par une sorte de substitution.

Il est possible en effet, en appliquant sur la peau des liquides
caustiques ou des vésicatoires, de donner à la surface cutanée un
aspect différent de l'aspect primitif, mais ce que nul ne peut arriver à obtenir, c'est que ce résultat soit autre chose qu'un badigeonnage pathologique en masse, *masquant les figures anciennes,
mais ne les effaçant pas*. Quant à une opération qui, ne portant
absolument que sur les lignes du tatouage, aurait pour effet de les
enlever, comme la gomme enlève le crayon, elle peut passer pour
facile dans le monde des prisons et dans les demeures étudiées
par Parent-Duchatelet. Pour moi, je n'y crois pas; bien plus, j'estime que le médecin légiste retrouvera toujours les traces d'un
tatouage fait par les procédés ordinaires, — cela a été possible
plus d'une fois sur des noyés dont la putréfaction était très avancée, — ou que, à défaut, il constatera les marques de la substance
chimique irritante employée pour dénaturer la région tatouée.

Les médecins, qui trouvent des médicaments précieux dans les
poisons les plus violents, transforment tout en lance d'Achille ; il
ne faut donc pas s'étonner si du tatouage, pratique morbifique, ils
ont essayé de faire une méthode curative.

L'affection contre laquelle ils ont tenté de mettre en œuvre le
tatouage n'est pas une maladie à proprement parler, c'est une infirmité que les gens du monde appellent des *Envies* et les médecins
des *Nœvi materni*. Lorsque ces taches siègent à la figure ou sur le
cou et qu'elles donnent à la personne qui les porte une physionomie trop disgracieuse; on peut, au dire du Dr Cordier, faire disparaître ou affaiblir les inconvénients qui en résultent, en introduisant sous la peau, avec des aiguilles de tatoueur, des matières colorantes propres à refaire la nuance des parties voisines.

J'ignore si la méthode de mon confrère, M. Cordier, a été expérimentée bien souvent, depuis trente ans qu'elle a été communiquée à l'Académie des sciences; tout ce que je sais, c'est que, comme
les honnêtes filles, elle a fait fort peu parler d'elle.

Une autre application curative du tatouage a été imaginée, il y a
deux ou trois ans. J'en ai rendu compte en ces termes, dans le

Journal d'hygiène : « La science qui sait tirer parti de tout vient d'élever le tatouage à la hauteur d'une véritable institution philanthropique. Jusqu'à ce jour, les peintres sur peau humaine ne faisaient servir leurs aiguilles qu'à tracer, sur l'avant-bras de nos troupiers, quelques emblèmes belliqueux avec le numéro d'un régiment, ou des devises amoureuses telles que : *à Françoise pour la vie* (1) ; désormais, les artistes dermographes deviendront les précieux auxiliaires de la chirurgie des camps.

« Pourquoi, en effet, meurt-il tant de soldats sur les champs de bataille? — Parce qu'il s'y produit un grand nombre d'hémorrhagies difficiles à arrêter. La compression des artères étant le meilleur moyen de faire cesser l'écoulement sanguin, il faut apprendre à chaque soldat quels sont les points sur lesquels on doit exercer une pression salutaire, en attendant les secours du chirurgien. Ces points, M. le D\ Comte, médecin d'un régiment de dragons, les a fait tatouer sur la peau des hommes confiés à ses soins. Le nouveau procédé, qui transforme les défenseurs de la France en planches d'anatomie descriptive, a reçu le nom d'*artériographie*. Il est gratuit, cela va de soi ; laïque, il n'en faut pas douter ; mais je désirerais, malgré son utilité évidente, qu'on ne le rendît pas obligatoire. »

Aujourd'hui, comme toujours, je suis partisan de la liberté cutanée et j'ai la ferme conviction que mon avis est partagé au moins par les femmes des réservistes.

— Tout ce qui précède a trait au tatouage simple, à la peinture sur peau humaine. Il en est un autre, plus raffiné, qui complète la douleur par la forme, Zeuxis par Phidias : c'est le tatouage

---

(1) M. Lacassagne, professeur à la Faculté de médecine de Lyon, a étudié les dessins du tatouage sur 378 prisonniers. Il les a observés, par ordre de fréquence :

Aux deux bras seulement, 127 fois ;

Au bras droit seulement, 88 fois ;

Au bras gauche seulement, 59 fois.

La poitrine, les cuisses, le ventre sont bien plus rarement le siège de dessins ou d'emblèmes. La poitrine est réservée pour les grands dessins : les inscriptions amoureuses, les poignards dans le cœur, les portraits des personnes aimées, etc.

Le plus souvent, chez les criminels, on observe, à côté d'emblèmes professionnels, des inscriptions caractéristiques : « Pas de chance, — Enfant du malheur, etc. »

Les dessins les plus curieux qu'il a constatés sont les portraits de Garibaldi, Napoléon, Mac-Mahon, Paul de Cassagnac, Lafayette, Anne d'Autriche et Mlle Jeanne Granier.

Au Japon, dit le D\ Magitot, les plongeurs se couvrent d'un tatouage très serré, dans le but étonnant d'effrayer les poissons anthropophages ? De même, les Annamites se font imprimer sur le mollet une figure de tigre, dans le but d'arrêter les attaques du grand carnassier.

en relief, très estimé en Australie. On l'obtient en faisant dans les
chairs des incisions larges et profondes, dont la cicatrisation forme
des saillies et des enfoncements. On l'obtient encore par ulcération ou brûlure. Cela se fait chez les Zoulous, dont le dos et les
cuisses sont ornés de bizarres champignons, formés par les bour-

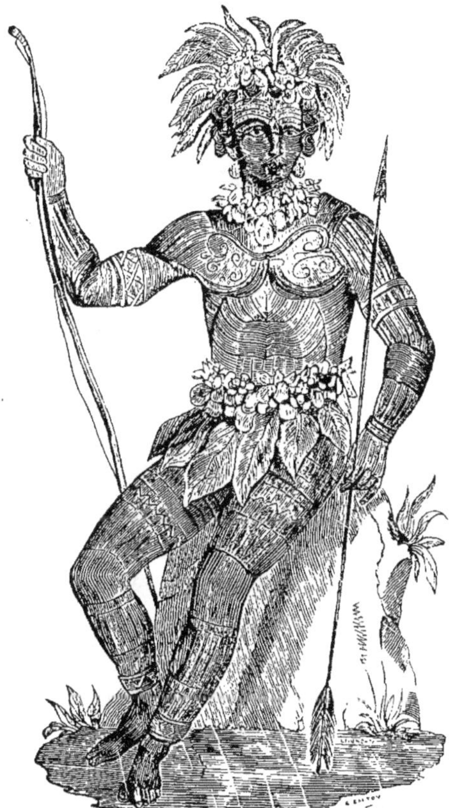

FIGURE 45. — Naturel des Nouvelles-Hébrides tatoué sur tout le corps.

geons charnus cicatriciels. D'après le Dr Magitot, ces bizarres
productions ornent le front des Tasmaniens, les épaules des Austra-
liens et s'observent chez les Papous et les Néo-Guinéens. En Afrique,
elles se trouvent au Soudan, d'après Castelnau, en Mozambique où
elles affectent la forme d'étoiles.

Au point de vue médical, il est à peine nécessaire de dire que ces procédés perfectionnés sont fertiles en accidents, plus encore que le procédé ordinaire ; philosophiquement, il est permis de déclarer que les ornements qu'ils créent ne sont ni plus ni moins absurdes que les ancres dont les matelots maculent leurs bras, ou les pendants dont les femmes chargent leurs oreilles. Il est aussi étrange de se trouer la peau au niveau du biceps, pour y mettre de la poudre à canon, que de la percer près de l'ouverture du conduit auditif, pour y suspendre un morceau d'or ou de caillou brillant.

La mode des combles n'étant pas morte, n'oublions pas, pour finir, de mentionner le comble du tatouage. On le trouve dans les îles Sandwich.

A Honolulu, les Sandvichiens de distinction se font tatouer même sur la langue, si F. Arago dit vrai.

C'est le cas de déclarer que voilà un pays où le tatouage est réellement *goûté*.

Voici pour terminer le chapitre, déjà trop long, du tatouage, une anecdote assez curieuse sur l'aïeul du prince Oscar de Suède, Bernadotte :

Ce roi n'avait jamais voulu se faire saigner, bien que son médecin, disciple du docteur Sangrado, lui eût dit plusieurs fois que c'était nécessaire à sa santé. Enfin, un jour que Bernadotte se trouvait très souffrant, le médecin lui déclara que, s'il ne se laissait pas saigner, il ne répondait pas de sa vie. « Je veux bien, dit alors le monarque, mais auparavant, jurez-moi que vous ne direz à personne ce que vous allez voir sur mon bras. »

Le docteur, très intrigué, fit le serment demandé. Bernadotte alors retroussa la manche de sa chemise et laissa voir au disciple d'Esculape un tatouage représentant un bonnet phrygien avec cette devise au-dessous : « Mort aux rois ! »

Lorsque le simple soldat avait gravé sur son bras cette apostrophe régicide, il ne se doutait guère qu'un jour il deviendrait roi lui-même.

VÊTEMENTS DES ENFANTS. — Ce n'est plus que dans quelques campagnes, perdues au fond des bois, qu'on serre le corps des enfants dans l'étroite et douloureuse prison appelée *maillot*.

Ce barbare procédé d'enveloppement, qui faisait d'un bébé un saucisson vivant, a cessé, presque partout, de préparer de la besogne aux bandagistes ; mais il ne faudrait pas croire que la façon de vêtir les enfants est aujourd'hui irréprochable.

Qu'ils aient quelques mois ou quelques années, qu'ils tettent encore leurs nourrices ou qu'ils jouent déjà au cerceau, les jeunes
Français sont, en général, trop habillés.

Je pardonne à la jeune mère de noyer son nouveau-né dans un
flot de dentelles, mais je lui interdis les collerettes empesées, les
bonnets à mentonnières et les couches à cordons.

Quant au pauvre bambin, qui marche et qui parle, qui est avide
de mouvement et de liberté, et que vous condamnez à se déguiser
en *petit homme*, je le plains de tout mon cœur et je fais chorus avec
lui lorsqu'il proteste instinctivement contre les gants de peau trop
étroits et les cols trop amidonnés.

Mais, dira-t-on, si le costume moderne viole souvent les règles de
l'hygiène, nous ne le subissons que pour ne pas nous singulariser. A
cela je réponds : soit, mais rien ne vous force à le faire subir aux
enfants.

Couvrons leurs membres d'enveloppes amples, faites d'un tissu
souple et moelleux, suffisamment chaudes sans être jamais lourdes,
et moquons-nous de la mode. Elle ne viendra que trop tôt leur imposer les vêtements « bien faits », qui serrent la cage thoracique,
empêchent la dilatation complète du poumon, pressent les viscères
du bas-ventre, obstruent la foie et congestionnent la tête.

Nos fils et nos filles, arrivés à l'âge *de raison*, se montreront aussi
peu raisonnables que nous, s'ils ne rompent pas avec la routine du frac
et du corsage décolleté ; mais pendant la période de leur vie où nous
pensons pour eux, ne les faisons pas inintelligents par procuration.

LA FLANELLE. —Mesdames, n'habituez pas vos enfants à porter
de la flanelle sur la peau. Ne les condamnez pas à se cuirasser de
laine, à moins d'une nécessité absolue et bien évidente, constatée
par votre médecin.

. . . .

Habent sua fata... civitates...
Les villes aussi ont leurs destins.

Les rois seuls allaient autrefois à Reims pour s'y faire oindre le
front ; aujourd'hui, de tous les comptoirs du Marais partent des industriels qui vont, dans la ville de Saint-Remi, chercher de quoi
nous frotter la peau. Rue de Mulhouse et rue du Sentier, rue du
Mail et rue de Cléry, l'arrivée des premiers froids fait entasser,
chaque année, des pyramides de *frises* sur des montagnes de *bolivars* ;
dans les magasins où l'on vend ce qui remplace la feuille de figuier
de nos premiers parents, les passants ne voient plus, quand vient

décembre, que flanelles mousseline, flanelles teintes, flanelles imprimées, flanelles tartans, flanelles irrétrécissables, flanelles de santé, flanelles perfectionnées, flanelles brevetées, flanelles médaillées. Un fabricant audacieux a même mis en montre, si je ne me trompe, une flanelle décorée de la croix des braves... et des heureux de l'exposition universelle. En vérité, Reims nous envahit, Reims nous inonde.

La ville qui vit, il y a environ deux cents ans, s'ouvrir la première fabrique de flanelle, à côté de la boutique dans laquelle aunait du drap le père de Colbert, contrôleur général des finances de Louis XIV, Reims, répand aujourd'hui sur la France vingt millions de francs de ses lainages tomenteux.

C'est trop, à un certain point de vue.

Le tissu laineux, tissé, cardé, tiré et foulé, qui porte le nom de flanelle, nous paraît convenir admirablement, en été et en hiver, aussi bien à la toilette des hommes qu'à celle des femmes et des enfants. Sa souplesse, sa douceur, sa légèreté, se prêtent fort bien à la confection de vêtements amples, couvrant les membres sans les comprimer, laissant leurs mouvements libres, les protégeant suffisamment contre les effets des variations atmosphériques. C'est pourquoi nous voudrions voir s'augmenter encore le nombre des ouvriers qui travaillent à faire l'article de Reims.

Qu'on taille dans les pièces de flanelle des vestons, des gilets, des pantalons, des pardessus pour le sexe laid : qu'on coupe dans la même étoffe des robes, des jupons, des mantelets pour le beau sexe, nous applaudissons au nom de l'hygiène ; mais nous ajoutons ceci : autant nous aimons voir la flanelle servir à faire des pièces d'habillement qui seront portées *sur le linge*, autant il nous déplaît de la savoir destinée à emmitoufler, *à nu*, une poitrine saine, un ventre normal ou des jambes solides.

Que la flanelle, appliquée immédiatement sur la peau, reste l'apanage exclusif des malades, des personnes faibles, des gens valétudinaires ; quiconque est bien portant doit proscrire absolument la cuirasse laineuse dont l'usage, se répandant de plus en plus, fera dire bientôt :

Le monde eut un âge d'or, puis un âge d'airain, plus tard un âge de fer ; en ce moment il est à l'âge de l'iodure de potassium — et de la flanelle.

Le gilet de flanelle est utile aux individus qui ont la poitrine délicate, aux gens qui ont déjà été atteints de bronchite, de pneumonie ; il est indispensable aux phthisiques. Il est plus chaud que la

chemise de fil ou de coton, à cause de sa conductibilité calorique,
moins grande que celle des tissus faits de matières végétales. Il
absorbe immédiatement les liquides de la transpiration et maintient
à la surface du corps une température toujours égale. Il rend donc
des services aux personnes faibles, aux convalescents, pour lesquels
il importe de ne rien négliger de ce qui peut empêcher les refroi-
dissements dangereux. Il faut le recommander à ceux dont les
organes respiratoires souffrent ou ont souffert ; il faut le défendre
à qui jouit de l'intégrité de ses fonctions vitales.

Après le choléra de 1832, qui mit à la mode la ceinture et le gilet
de flanelle, mon illustre compatriote Rostan protesta contre les
éloges outrés qui avaient salué l'apparition des ventrières et des
casaques de Reims. Il fit remarquer qu'en s'accoutumant sans
nécessité à la flanelle, on se privait d'une ressource précieuse, pouvant être rendue nécessaire par des circonstances ultérieures.

Ces sages préceptes, qu'on ne saurait trop rappeler, le directeur
du Val-de-Grâce, Michel Lévy, les a de nouveau formulés en ces
termes :

« Qu'une appréhension exagérée ne conduise pas à désarmer
l'économie par l'usage prématuré ou intempestif des moyens prophylactiques. »

Pour exprimer la même idée, d'une façon tout à fait saisissante,
nous dirons aux hommes valides qui se condamnent volontairement, eux et leurs enfants, à la flanelle à perpétuité :

La quinine est aussi bonne aux fiévreux que la flanelle peut l'être
aux pulmoniques ; puisque vous soignez vos poumons par anticipa-
tion, pourquoi n'en faites-vous pas autant de la fièvre à venir ? Que
n'avalez-vous, de temps en temps, quelques grammes du sulfate que
messieurs les pharmaciens vendent deux mille francs le kilogramme ? Se bourrer de quinine par précaution, ce serait cher ; se
couvrir de flanelle par prudence, c'est malpropre dans bien des cas.

Les personnes présentes étant toujours exceptées, quand on dit
quelque chose qui peut déplaire, je prie mes lecteurs de ne pas
écouter ma question, et je demande aux autres porteurs de flanelle :
Combien de gilets de flanelle donnez-vous chaque semaine à votre
blanchisseuse ?

Réponses :

A. crie : « Deux ! »

B. dit : « Un ! »

C. murmure : « Mme Javelle habite la campagne, je ne la vois qu'à
la fin de chaque quinzaine. »

D. baisse les yeux et se tait.

'— Que conclure de cet interrogatoire ? — Rien que ceci :

Que celui qui, faisant un pas en arrière, veut cesser de bénéficier des avantages du fil et du coton et revenir aux chemises de laine de l'antiquité, que celui-là aille, comme les anciens, qu'il veut imiter bénévolement, se plonger chaque jour dans un bain et livrer son corps au strigille de l'étuviste.

Il pourra faire des visites moins fréquentes au baigneur si celles de sa blanchisseuse sont fructueuses et répétées, mais toujours il se rappellera que, la netteté parfaite de la peau étant le commencement de la santé, et le bon linge de lessive le commencement de la netteté. — c'est travailler à se bien porter que d'envoyer son gilet de flanelle au diable.

Le lendemain du jour qu'il aura sagement renoncé à se barder de laine, l'ex-porteur de flanelle reconnaîtra volontiers tout ce qu'il a gagné de bien-être au contact de la fibre souple du fil ou du coton. Il avouera que son ancienne manie prophylactique était une cause d'irritation cutanée. Il nous permettra de lui en donner la raison. Il nous écoutera lui exposant que, quelque fine que soit la flanelle, elle n'en met pas moins la peau en contact avec d'innombrables aspérités, semblables à des espèces de microscopiques dents de scie. Il lui plaira d'être délivré de cette brosse fine qui frotte à chaque mouvement, qui pique l'un, donne des démangeaisons à l'autre, occasionne une chaleur cuisante à celui-ci, de la rougeur ou des excoriations à celui-là, ennuie inutilement tout le monde.

Mon excellent maître et ami le professeur Piorry a consacré une page de sa *Médecine du bon sens* aux inconvénients de la flanelle; je ne la rééditerai pas. J'aime mieux dire, pour finir, que l'histoire vient en aide à la science, et fournit un argument des plus puissants contre l'usage des vêtements de flanelle appliqués directement sur la peau.

Cet argument, le voici :

Un grand nombre de maladies cutanées ne s'observent plus aujourd'hui, qui étaient fréquentes autrefois. Quand ont-elles commencé à disparaître ? — Quand l'usage du linge s'est généralisé, quand la laine a fait place au chanvre, au lin, au coton.

Le coton, le lin, le chanvre, ont tué la lèpre ; prions saint Remi — et son cousin saint Lazare — que la flanelle ne la ressuscite pas.

LE BERCEAU. — Le berceau est la première et la plus importante demeure de l'être humain. « C'est là, dit Fonssagrives, qu'il subit cette sorte de seconde incubation qui est une froide continuation de la première, et qu'il s'essaye à la vie individuelle ; c'est le complément du foyer, le symbole de la perpétuité des générations, le pivot de la vie domestique, le centre des espérances, des joies et des regrets de la famille. » A ces titres divers, le berceau mérite bien la sollicitude éclairée de l'hygiéniste, et les mères doivent être instruites par lui des conditions requises pour faire du lit de l'enfant une couche saine et commode.

On fait des berceaux avec cent matières diverses. Depuis le modeste osier, jusqu'aux métaux les plus précieux, tout a été employé pour leur confection ; l'hygiène ne voit aucun mal à cela, à la condition que jamais les parois du petit lit ne seront pleines. Le berceau doit, quelle que soit sa richesse ou sa pauvreté, représenter toujours une corbeille à claire-voie, jamais une caisse impénétrable à l'air. Les mères peuvent donc donner libre carrière à leur fantaisie à cet égard, faire choix du noyer, de l'acajou ou du palissandre, préférer le filet de soie ou les réseaux métalliques ; l'important, c'est qu'elles fassent à Bébé un nid treillagé et non compacte.

Une boîte hermétique ne vaut rien pour le nourrisson. C'est pour cela que les médecins proscrivent, aussi bien que les berceaux pleins, les berceaux à grillage capitonné. Ils ne s'opposent pas, en farouches ennemis de l'élégance, à ce que le petit lit soit orné d'une étoffe légère, rose, blanche ou bleue, mais ils ordonnent que cette garniture soit renouvelée souvent. Malheureusement cette ordonnance est plus d'une fois oubliée.

La même raison qui fait des médecins les adversaires du berceau drapé, leur inspire une antipathie marquée pour les rideaux. Ils tolèrent volontiers la fine mousseline ou la dentelle déliée ; ils sont les ennemis impitoyables de la lourde étoffe, formant à la couche puérile une enveloppe impénétrable. Il y a environ un siècle, un médecin vulgarisateur, le Dr Duplanil, écrivait :

« La mode qu'on suit d'enfermer les enfants dans des berceaux bien couverts est très pernicieuse. On dirait que les nourrices ont peur que les enfants ne respirent un air pur, car les unes couvrent le visage de l'enfant tandis qu'il dort et les autres étendent une couverture sur tout le berceau, de sorte que l'enfant est obligé de respirer le même air tout le temps qu'il est couché... De tels berceaux sont, à tous égards, nuisibles aux enfants, il serait avantageux d'en abandonner l'usage. »

Ce que Duplanil pensait en 1789, il n'est pas mauvais de le redire en 1884 : on risque quelquefois d'asphyxier les enfants, on les prive d'oxygène toujours, lorsqu'on les emprisonne dans l'enclave atmosphérique formée par le berceau plein et les rideaux.

— Si nous entourons de rideaux épais le petit lit de nos enfants, vont m'objecter plusieurs mères, c'est pour les préserver du froid.

A cela je répondrai :

— Mesdames, placez le berceau à une certaine hauteur du sol (un mètre environ), pour qu'il soit à l'abri des courants d'air ; protégez, par un paravent mobile, le côté correspondant à l'ouverture de l'appartement ; évitez d'ouvrir en même temps la porte et la fenêtre : l'enfant n'aura rien à craindre du froid et ses poumons ne manqueront point d'air.

De ce qui précède, il résulte que le berceau aura une position variable selon les appartements ; je dois ajouter, pour être complet, que cette position devra être calculée par rapport à l'éclairage.

Dans la première période de la vie, l'être humain cherche constamment la lumière, comme le fait le végétal à toutes les époques de son existence. Dès son réveil, les yeux de l'enfant se dirigent instinctivement vers le point de la chambre d'où le jour arrive. C'est pourquoi on doit le coucher la face tournée directement de ce côté. Faute de prendre cette précaution, on force l'appareil oculaire à des efforts de vision latérale, que l'habitude finit souvent par transformer en infirmité.

Si vous voulez avoir la certitude que vos bébés ne loucheront pas, placez leur berceau de façon qu'ils puissent voir la lumière sans regarder de côté.

Après avoir parlé du meuble dans lequel l'enfant repose, de ses enveloppes et de sa position, il faut dire un mot des diverses pièces qu'il contient.

Une paillasse et un coussin de balle d'avoine, de petits draps souples, une ou plusieurs couvertures légères, voilà tout ce qu'il faut pour la literie d'un jeune enfant. Les feutres pour absorber l'urine, les herbes aromatiques pour neutraliser l'odeur des déjections, les sachets chimiques au charbon pour condenser les gàz, aucun de ces accessoires ne grossit ma liste.

Je n'ignore point que, par leur emploi, on économise des frais de blanchissage ; je dédaigne cet avantage et ne veux songer qu'à l'intérêt de l'enfant. Il existe un rapport direct et constant entre la santé de Bébé et le renouvellement de sa literie. Je suis l'adversaire irréconciliable de tous les palliatifs propres à rendre ce renouvellement moins fréquent. Je veux que les draps et les couvertures aillent tous les jours au lavoir, je tiens à ce que la paillasse soit faite de balle d'avoine et non d'un duvet précieux, afin qu'on puisse la changer toutes les fois qu'elle est humide.

Il est encore une raison qui me fait préférer la couche de paille aux matelas moelleux ; la voici formulée par l'auteur de l'*Emile :*

« Il importe d'accoutumer les enfants à être mal couchés : c'est le moyen qu'ils ne trouvent plus de mauvais lits. Les gens élevés trop délicatement ne goûtent le sommeil que sur le duvet ; les gens accoutumés à dormir sur des planches le trouvent partout. »

LES BOUCLES D'OREILLES. — « Les petites oreilles ne sont pas belles dans tous les pays ; chez les Chinois, on les aime grandes, longues et très pendantes. Ce peuple les perce et y suspend des matières fort pesantes. C'est également par ce moyen que les habitants de Laos en agrandissent tellement l'ouverture que l'on peut y passer le poing ; les Omagnas y placent un bouquet de fleurs... »

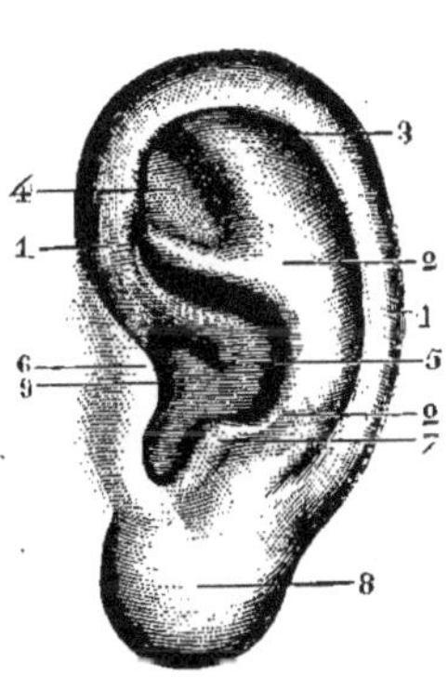

FIGURE 46. — *Pavillon de l'oreille normal.*

1, hélix. — 2, anthélix. — 3, fossette de l'hélix. — 4, fossette de l'anthélix. — 5, conque. — 6, tragus. — 7, antitragus. — 8, lobule. — 9, conduit auditif externe.

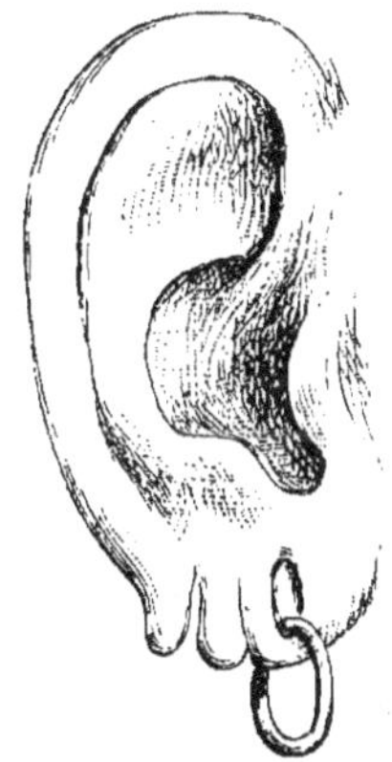

FIGURE 47. — *Pavillon de l'oreille anormal.*

Le lobule présente une rupture complète, une rupture cicatrisée et une rupture en voie de formation.

Ce qui précède, mesdames, est extrait d'un livre sur la mode, publié en 1846, par le docteur Goullin. Si vous voulez en rire, vous en avez le droit, à condition que vous ne ferez plus porter des pendants à vos filles. Il vous sera permis de vous moquer des oreilles trouées des Omagnas et de celles des Botocudos (1) lorsque nous ne verrons plus percer les oreilles des jeunes Françaises.

Vos aïeules disaient autrefois que les bijoux appelés « ronds, pendeloques, boucles, dormeuses, etc., préservaient des maux d'yeux, et elles s'empressaient d'en orner le pavillon acoustique de leurs enfants, pour leur conserver la vue. La vérité est que, loin de préserver du moindre accident, les pendants en provoquent plus d'un. Ils coupent souvent les oreilles, les font saigner fréquemment, les ulcèrent parfois, les allongent toujours.

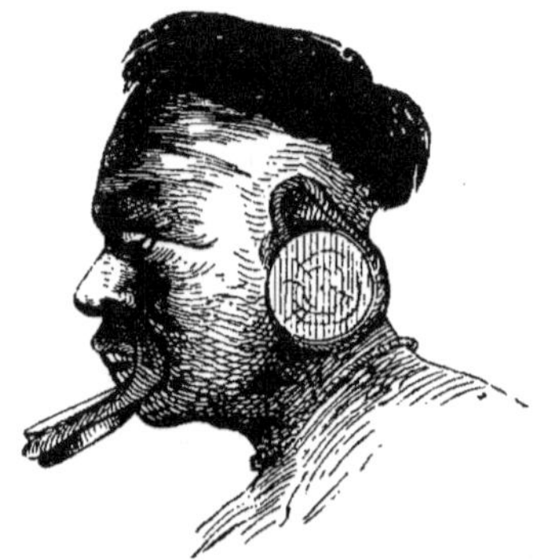

FIGURE 48. — Botocudos.

On a cru éviter ces inconvénients, en remplaçant le pendant antique par la fine boucle moderne perfectionnée ; on n'a fait que leur en substituer d'autres. Composée d'une tige terminée en dehors par un brillant quelconque, et en dedans par un pas de vis qui reçoit une petite virole plate, le nouveau bijou serre le lobule entre ses deux parties : il ne coupe plus l'oreille, il l'écrase. Le docteur de Saint-Germain a communiqué à la Société médicale de Paris un fait de sa pratique, dans lequel le moderne bouton à vis avait produit

---

(1) Les Botocudos du Brésil, en s'introduisant dans les lèvres des rondelles de bois, et, au centre de l'Afrique, les femmes des Bertas, des Bongos, des Nuers, des Mittus, dès Manganjas, etc., en s'introduisant également dans les lèvres des brins d'herbe, des coins en fer et en bois, des chevilles de bois, etc., et en s'aiguisant les dents incisives de manière à les rendre pointues, se donnent un aspect repoussant. La vieille femme manganja porte, encastré dans sa lèvre supérieure, un énorme anneau qui, par son poids, barre continuellement la bouche et découvre des dents pointues semblables à celles des bêtes féroces.   (*Le Praticien.*)

des désordres tels que le bistouri dut être employé pour les combattre.

On ne se fait plus percer les oreilles dans la famille de cette malade. Que les lectrices de ce volume fassent de même. Qu'elles épargnent à leurs bébés une mutilation inutile, qui n'ajoute absolument rien à leur charme, et que les Romains infligeaient aux peuples vaincus, comme une marque d'esclavage.

En parcourant les riches galeries où sont rassemblés les tableaux de nos plus grands peintres et les marbres immortels que nous ont livrés les divins ciseaux grecs, nous cherchons en vain, dit le docteur G. Pini, les figures poétiques et les Vénus voluptueuses ornées de pendants aux oreilles. Donc, pas plus au point de vue de l'esthétique qu'au point de vue de l'hygiène, nous ne devons sacrifier à la mode des bijoux auriculaires.

Cependant, pour être impartial, je dois reconnaître que les pendants ont, une fois, rempli un office médical, si la *Gazette de Baltimore* dit vrai. En 1882 ce journal raconta l'histoire suivante : Une jeune dame de Baltimore, quelques jours après s'être fait vacciner, emprunta pour une soirée les boucles d'oreilles d'une de ses amies. Le lendemain ces ornements furent rendus à la propriétaire, qui les remit à ses oreilles avec un résultat qu'elle était loin de prévoir. En effet, le surlendemain, elle eut les oreilles endolories et son médecin y constata la présence de l'éruption jennérienne. Un peu de virus de l'emprunteuse s'était attaché aux bijoux et l'inoculation s'était produite. Voilà sans doute, dit la *Gazette de Baltimore*, le premier cas de vaccination par les oreilles. Comme il est peu pratique, je crois pouvoir dire que ce cas surprenant restera unique en son genre. Je l'ai cité pourtant, parce que je le crois capable de faire songer à des accidents locaux d'un autre genre, dont le docteur Constantin Paul a entretenu ses collègues de la Société médicale des hôpitaux, au mois de janvier 1881.

Voici, en abrégé, la communication de M. Constantin Paul : J'ai été frappé de ce fait que ce léger traumatisme, le percement des oreilles, pouvait donner lieu à des phénomènes ultérieurs inhérents à la constitution de l'enfant ou de l'adulte auquel on pratiquait cette petite opération. L'un des premiers faits de ce genre que j'ai observés se rapporte à une jeune femme de ma famille, belle personne, et ayant présenté jusque-là toutes les apparences de la santé la plus satisfaisante, chez laquelle le percement des oreilles, que j'avais fait avec toutes les précautions désirables, détermina ultérieurement l'apparition d'un eczéma constitutionnel. En effet, depuis, cette

femme fut prise, chaque année, d'un eczéma herpétique, dont le point
de départ avait été manifestement la petite plaie faite au lobule de
l'oreille. Frappé de ce phénomène, je fis des recherches et ne trouvai
que quelques mots sur ce sujet dans le livre de Triquet sur les Maladies des oreilles. Encore, dans cet ouvrage, n'était-il question que des
phénomènes immédiats et non des phénomènes ultérieurs, analogues
à celui que je venais de rencontrer. A partir du moment où mon attention fut sérieusement appelée sur ces faits, j'examinai, au bureau
des nourrices, puis plus tard dans les services que j'eus à diriger, les
oreilles d'un grand nombre d'individus, et fréquemment je constatai
que, chez les scrofuleux, le percement des oreilles donnait lieu à
l'apparition de petits lupus au niveau du lobule. Le fait est si fréquent que, dans l'espace de deux ans, je pus rassembler cent vingt
observations. Voici ce qui se passe habituellement : lorsqu'on perce
les oreilles à une scrofuleuse dans l'enfance, il se fait un peu de
suppuration au bord inférieur, tandis que le bord supérieur de
l'orifice se cicatrice régulièrement : il se fait ainsi une section qui
ne s'arrête que quand elle a coupé le lobule en entier et que le lobule tombe. Plus cette légère suppuration laisse de traces, plus la
femme désire les cacher par des boucles, et elle se fait alors percer
de nouveau les oreilles; c'est ainsi qu'on rencontre des femmes chez
lesquelles on constate plusieurs sections du lobule de l'oreille. J'en
ai compté jusqu'à huit sur une seule et même personne. Dans certains cas, la cicatrisation se fait sans réunion, sans soudure, et il y
a véritablement division, séparation du lobule de l'oreille.

III

LE REPAS DU MATIN. — Nous continuons à assister en hygiéniste aux actes de la vie de notre sujet, homme, femme ou enfant.

Nous l'avons vu se lever, faire sa toilette, se vêtir, s'orner ; nous allons le voir introduire dans son estomac les aliments constituant ce qu'on appelle « le premier déjeuner ».

L'habitude de manger au saut du lit n'est pas générale. La nature en fait une loi aux enfants, aux convalescents et aux personnes délicates, mais l'adulte bien portant peut s'en dispenser. Ils ne sont pas rares les individus qui laissent écouler plusieurs heures entre le moment du réveil et celui de la réfection : les occupations particulières de chacun jouent à cet égard le plus grand rôle ; l'employé pressé d'arriver à son bureau avec le premier omnibus, le médecin attendu chez ses malades, l'ouvrier se rendant à son atelier ne peuvent songer à se lester aux mêmes heures que le journaliste noctambule, l'avocat consultant, le petit rentier oisif. Chacun fait comme il peut.

A celui qui est libre de faire comme il veut nous déclarons que le premier déjeuner est une bonne chose. Qu'il se compose d'un morceau de pain trempé dans du vin pur, comme l'*ariston* des anciens Grecs, qu'il consiste en une simple croûte, rappelant le *jentaculum* des Romains, — qu'il soit fait d'une grosse soupe de maçon, d'une tasse de moka parfumé, d'un bol de café au lait ou de deux doigts de chocolat — le repas léger du matin a droit à l'approbation de l'hygiéniste.

Le grand chirurgien Dupuytren mangeait un petit pain d'un sou en se rendant, dès l'aube, à son service de l'hôtel-Dieu ; le professeur Fouquier, médecin de la Charité, interrompait sa visite à neuf heures très précises pour absorber une soupe et un doigt de vin. Cela, disait-il, dissipe et annihile les miasmes nosocomiaux. Dassoucy, l'auteur fantasque des *Aventures d'Italie*, avait déclaré avant lui, en style moins scientifique, qu'on chasse le mauvais air « en coupant un jambon et décoiffant une bouteille ». Rabelais n'a pas oublié, dans son *Gargantua*, la recommandation de « bien antidoter l'estomac de cotignac de four et d'eau bénite de cave ». Conteurs et philosophes, savants graves et savants sérieux ont noté, chacun à sa manière, les bons effets de la collation qui suit le lever.

Le jeûne, dont une religion a fait un acte d'hommage à la divinité, peut être utile, de temps en temps, aux heureux de la terre, qui ont toujours à satiété une nourriture succulente, mais il ne convient nullement à l'homme qui travaille, pas plus à l'artisan de l'établi ou du comptoir qu'à l'ouvrier du pinceau, du crayon ou de la plume.

Ceci posé, nous allons dire un mot des aliments constitutifs par excellence du déjeuner : le café, le thé, le chocolat.

CAFÉ. — Le café, dont nous reparlerons plus longuement quand nous étudierons les matériaux du second déjeuner, se prend, le matin, seul ou mélangé avec du lait.

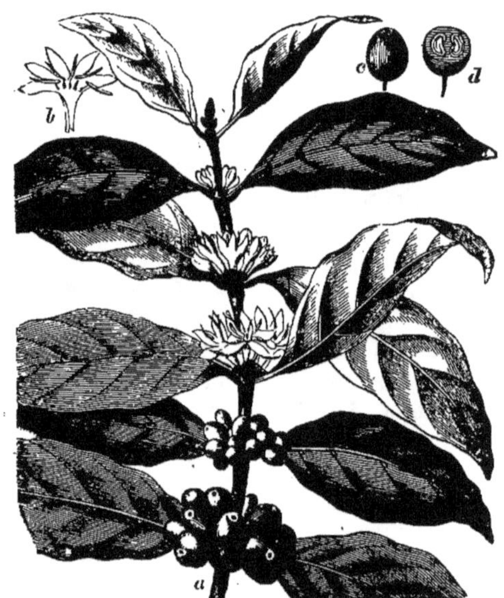

FIGURE 49. — Caféier.

a, tige. — *b*, fleur. — *c*, baie. — *d*, baie coupée pour faire voir les graines.

Le café noir, ou café à l'eau, infusion de semences torréfiées du *coffea arabica*, convient peu aux personnes nerveuses chez lesquelles la sensibilité est très exaltée. Les hommes tourmentés par les passions tristes, ceux qui ont des affections congestives de l'extrémité inférieure de l'intestin, les individus atteints de quelque inflammation chronique, doivent soigneusement s'abstenir de l'usage de cette boisson parfumée. Elle est, au contraire, recommandée à quiconque digère péniblement et mange sans appétit, aux gens faibles, aux asthmatiques, aux convalescents de fièvres miasmatiques, et en général à tous les individus dont l'organisme paresseux réclame une stimulation douce et soutenue.

Le café au lait, moins tonique que le café noir, convient à peu près à tout le monde, les femmes blondes comprises; quoi qu'en puisse dire un préjugé idiot, qui voudrait attribuer à son usage la production d'un flux pathologique trop fréquent. Cette maladie, ou mieux cette incommodité, que le lecteur devine sans que nous la nommions, est le plus souvent engendrée par l'insuffisance de l'alimentation, l'insalubrité de l'habitation, la vie confinée.

Prendre un peu de café au lait ne la produit point; en prendre beaucoup sert à la guérir, surtout si on y joint de bonnes tartines de pain beurré ou simplement grillé, de l'air pur et quelques rayons de soleil.

Sans vouloir faire ici l'histoire du café, — je rappellerai, pour être impartial, que ce breuvage n'est pas estimé par tous les savants. Si Harvey aima passionnément l'infusion de Moka, Linné l'appela « la liqueur des chapons »; si Liebig, Fonssagrives, Gubler ont vu dans le café un aliment doué de propriétés nutritives sérieuses, Rabuteau, Carron, Macé ne l'ont considéré que comme une drogue peu estimable. Chomel a signalé, sous le nom de dyspepsie des boissons, une forme particulière de troubles digestifs que le café au lait, pris comme unique repas du matin, peut produire, mais Husson a eu le soin, en rapportant cette opinion, d'ajouter que le café n'agit pas de la même manière sur tout le monde.

C'est sagement parlé.

Depuis Zacharie-Mahomet-Rhazès, le vieux médecin arabe, jusqu'au docteur Edouard Carrière, qui chronique trop rarement à l'*Union Médicale*, bien des pages ont été écrites pour ou contre le café; sa consommation n'a fait que croître pendant leur publication : aujourd'hui elle s'impose à toute la terre.

CHICORÉE. — Faute de grives, dit le proverbe, on mange des merles. La chicorée est au café ce que le merle est à la grive. Sa racine torréfiée supplée les graines du caféier, quand elle ne les accompagne pas. En réalité, on les trouve si souvent l'une avec l'autre, depuis le blocus continental, qu'il n'est plus permis de considérer leur mélange comme une falsification.

Le temps est passé où l'on disait de la chicorée : « C'est une plante employée à sophistiquer le moka » ; aujourd'hui on l'appelle naïvement « un succédané du café ».

Quand on sait qu'il a existé un industriel de génie, fabricant de boutons de son état, qui était parvenu à vendre pour des grains de café torréfiés, des espèces de boutons de guêtres, faits dans des moules compresseurs, avec un peu de gomme et beaucoup de vieux marc recueilli à la porte des limonadiers, on trouve toute naturelle la bonne réputation de l'honnête chicorée. Cette opinion flatteuse ne fait que s'accroître, lorsqu'on entend Becquerel déclarer que la racine de chicorée grillée, astringente comme le café, contient des principes azotés, et, en particulier de la caséine, qu'elle est légèrement tonique, qu'elle facilite la digestion, et qu'il y a avantage à l'employer chez les enfants faibles, délicats et lymphatiques.

Malheureusement, Hamelin ne voit pas les choses en beau comme Becquerel. D'après lui, le seul mérite *positif* de la chicorée serait de colorer fortement le liquide dans lequel on la fait bouillir ou infuser, et de donner ainsi l'apparence infidèle d'une boisson précieuse. Il est vrai que le même auteur admet encore un mérité négatif : celui d'atténuer les propriétés excitantes du café.

Cet effet n'est pas à dédaigner.

Quoi qu'il en soit, qu'on en fasse un agent nutritif vrai, une simple matière colorante ou un utile modérateur, la chicorée est entrée triomphalement dans la consommation habituelle des Français. En 1772, seul le département du Nord faisait cuire quelques paquets de chicorée. Aujourd'hui la chicorée infuse dans presque toutes les cafetières françaises : l'année dernière il en été vendu trente-cinq millions de kilogrammes !

Dans ce chiffre, puisé aux sources officielles, les faiseurs de statistique ont-ils compris la brique pilée, l'ocre rouge, les vieilles croûtes de pain, les débris de vermicelle, les cossettes de betteraves, la sciure de bois, la cendre de houille, le marc d'olives et les autres ingrédients propres à allonger la chicorée à petits frais ?

— Je l'ignore. Ce que je sais bien cependant, c'est que Dubois, Chevalier, Marquis, Lassaigne, Wislin, Baudrimont, Wurtz, etc., ont expérimentalement démasqué l'audace de tous ces mélanges infâmes.

THÉ. — Le thé est la feuille d'un abrisseau du Japon et de la Chine appelé dans ces pays *tcha*.

On a cru pendant longtemps que les diverses sortes de thés provenaient de plusieurs végétaux différents, mais il est reconnu, au dire de Robin et Littré, qu'il ne faut admettre qu'une seule espèce comme souche de toutes les variétés que l'on trouve dans le commerce. Ces variétés résulteraient tout simplement de l'époque à laquelle on a recueilli les feuilles et du mode de leur dessiccation.

D'une façon générale on peut, au point de vue de la consommation, diviser les thés du commerce en deux catégories, celle des thés verts et celle des thés noirs. Les thés de la première catégorie (skin, twoukey, young, chulan, poudre à canon, etc.) n'ont subi aucune fermentation ; ceux de la deuxième (boni, souchong, pekao, aukay, etc.) ont été exposés pendant quelque temps à l'humidité après la cueillette.

Les amateurs qui, avec Custine, voient dans le thé un breuvage raffiné, savent distinguer le goût particulier et le parfum spécial de chacune des variétés que nous venons de désigner. Le commun des mortels ne fait pas de différence entre l'infusion de chulan et celle de souchong. Qu'elle soit préparée avec

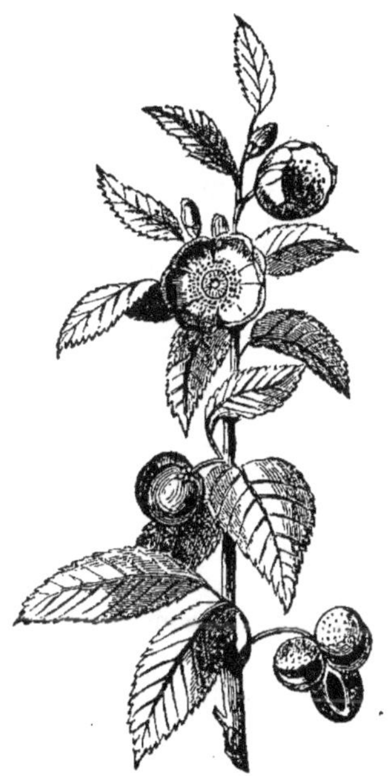

FIGURE 50. — Thé.

du thé noir ou du thé vert, la boisson Japonaise lui paraît toujours délicate, aromatique et légèrement excitante.

Quant aux médecins, que pensent-ils, en définitive, de cette préparation aqueuse, devenue depuis longtemps d'un usage général en Angleterre, ainsi qu'aux États-Unis, et en train de s'imposer dans maintes familles françaises ?

Pour juger le thé, les médecins interrogent la chimie et l'expérience clinique.

La chimie leur apprend qu'il existe dans le thé, indépendamment d'une huile essentielle, d'une gomme et d'une assez forte proportion de tannin, un principe riche en azote, la théine, isolé pour la première fois par Oudry; ils attribuent à sa présence — et aussi à celle du sucre qu'on ajoute à l'infusion — les effets nutritifs indiscutables du thé.

La clinique enseigne que l'infusion de thé prise à jeun excite légèrement les personnes qui n'en ont pas l'habitude, et que cette action s'émousse très rapidement. Elle ajoute que si l'on doit conseiller le thé aux individus replets et d'une constitution molle, il faut l'interdire aux gens maigres et irritables; à tout le monde elle recommande de ne pas rechercher le thé trop fort. Huit ou dix grammes de la feuille que la Chine nous envoie suffisent pour préparer la boisson dont les Anglais s'inondent; ils en consomment, au dire du professeur Baudrimont, vingt-cinq millions de kilogrammes !

Ce chiffre seul semblerait prouver, par son énormité même, qu'il n'y a aucun danger à abuser du thé. Il n'en est malheureusement pas ainsi. Un savant distingué, exerçant la médecine dans un pays ou le thé est considéré comme une boisson banale, le Dr J. W. Morton, de New-York, a publié un travail des plus intéressants sur ce sujet. Le *Journal de médecine et de chirurgie pratiques* qui l'a analysé nous permet d'en donner le résumé; le voici :

« Beaucoup de gens ressentent de l'abus du thé des effets très fâcheux que l'on n'a pas coutume d'attribuer à cette substance. Sur une classe particulière d'individus on observe ces troubles à leur maximum : ce sont les dégusteurs de thé. Le vulgaire paraît avoir bien conscience des dangers de cette profession et admet que l'on ne peut l'exercer que pendant un certain temps. Cependant en apparence le procédé de dégustation paraît innocent; il consiste à prendre un peu moins d'un gramme de thé, sur lequel on verse environ 60 grammes d'eau bouillante. Après un quart d'heure d'infusion, le dégusteur prend dans sa bouche quelques cuillerées du liquide, et le plus souvent ne l'avale pas ; il le recrache. Mais cette expérience est renouvelée souvent; dans la journée elle peut comporter l'essai fait sur deux cents grammes de thé environ.

« Voici les résultats de ces essais répétés. Tout d'abord il se produit un état d'excitation cérébrale agréable, avec congestion faciale; sentiment d'exagération des forces. Il se fait bientôt de la réaction, il survient de la céphalalgie et les yeux se creusent.

« Plus tard la congestion est passée ; elle fait place à un sentiment de refroidissement, avec ou sans tremblement nerveux; les mains et les pieds sont froids; l'affaiblissement mental est manifeste, l'impressionnabilité du système nerveux est très augmentée. Il y a des troubles digestifs.

« Ces accidents longtemps répétés laissent après eux des troubles définitifs, parmi lesquels figure au premier rang la dyspepsie, puis des accidents nerveux trahissent une excitabilité exagérée, impressionnabilité au moindre bruit, insomnie, terreurs, craintes sans motifs des accidents, hallucinations de l'ouïe, sifflements dans les oreilles.

« M. Morton a constaté dans des expériences sur lui-même la réalité de ces faits. Il conclut que le thé à dose modérée, stimulant utile, aliment d'épargne, amène, lorsqu'il est pris avec excès, des accidents sérieux. »

Ajoutons un détail important : à la longue, l'abus du thé diminue la sécrétion urinaire. Cet accident dans ce cas est souvent attribué à la dyspepsie et traité par de nouvelles doses de thé. Cette confusion doit être évitée, pour épargner au patient une absorption souvent dangereuse et toujours inutile.

THÉ FRAUDÉ. — Les Anglais, qui n'ont pas de vin, ont divinisé la bouilloire. Ils boivent du thé du matin au soir, cela se comprend jusqu'à un certain point. Ce qui est moins compréhensible, c'est l'augmentation toujours croissante de cette boisson, dans le pays du Bourgogne et du Bordeaux.

En 30 années la consommation du thé a monté en France, de 168,000 à 300,000 kilogrammes.

Ce chiffre fait réfléchir l'hygiéniste. Il se demande combien, sur le poids total, il faut enlever de tare, en graphite, plâtre, cachou, craie, chromate de plomb, sable, talc, sulfate de cuivre, feuilles d'osier, et bois de campêche. Toutes ces substances, en effet, sont employées pour colorer le thé ou le rendre plus pesant. Les unes sont ajoutées à la feuille du *tcha* au moment de son arrivée en France, les autres sont mariées avec elle au pays même de la production. D'après M. Méhu (*Annuaire pharmac.*, 1874), on a trouvé le thé mélangé de fil de fer fin coupé en petits fragments.

Il a été fait à l'Académie des Sciences, au mois de mai 1879, une communication des plus intéressantes constatant que la Chine elle-même falsifie sa marchandise nationale et livre au commerce du thé coloré artificiellement à l'aide de substances diverses, dont quelques-unes sont toxiques.

L'habitant du Céleste-Empire, dit le Dr Avezou, consomme le thé le meilleur, et nous expédie les feuilles de second choix qu'il roule

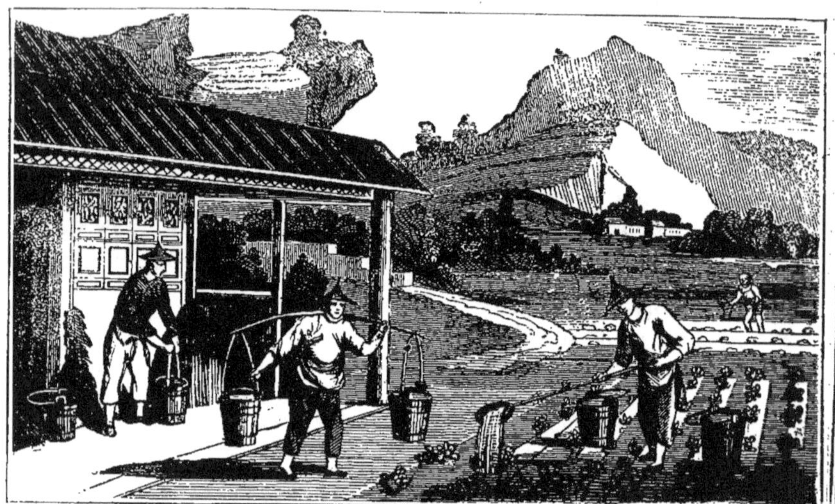

FIGURE 51. — Culture du thé.

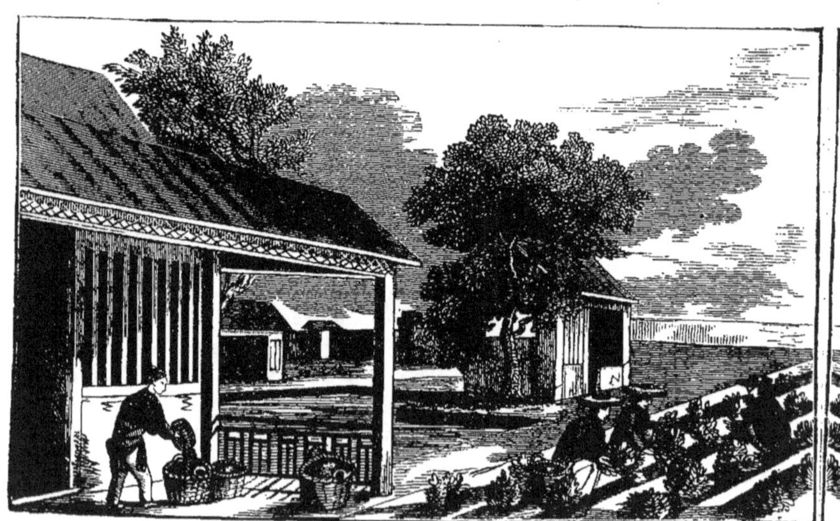

FIGURE 52. — Récolte du thé.

avec art dans une couleur agréable à l'œil des Européens. Tout d'abord, il se servit de l'indigo et du curcuma. Aujourd'hui il ne

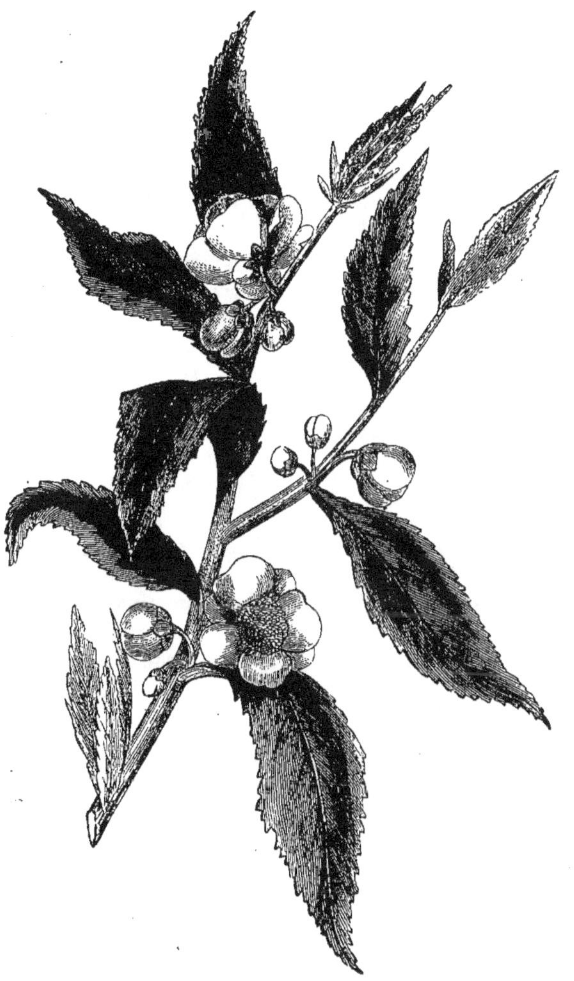

FIGURE 53. — Fleurs et feuilles de thé.

semble guère employer que le curcuma mêlé au bleu de Prusse et à la plombagine.

Ces teintures facilitent la fraude des industriels français et anglais, qui vendent, sous le nom de thé, les feuilles de toute nature colorées avec beaucoup moins de perfection que les précédentes. Parmi ces feuilles nous citerons : le prunier sauvage, le frêne, le sureau, le saule, le peuplier, l'aubépine, l'églantier, l'orme, le houx et même le marronnier.

Le professeur Chevalier, dans son *Dictionnaire des falsifications*, signale encore une substance inouïe employée par les fraudeurs de thé, c'est l'excrément des vers à soie.

— Il faut espérer, dit-il, que cette fraude repoussante est rarement pratiquée !

Espérons-le, ô mon Dieu ! et, pour ne pas rester sur ce détail malpropre, indiquons une dernière tromperie plus élégante, celle qui consiste à gommer et vernir de vieilles feuilles de thé, ayant déjà servi et dont les principes actifs ont été épuisés par une première infusion.

Ce thé ne se vend pas chez les fripiers, comme les vieilles nippes, mais il est à Paris l'objet d'un trafic assez important.

Je signale ce détail à l'auteur du *Ventre de Paris* : le thé d'occasion existe.

LES THÉS DE FANTAISIE. — Il existe, de par le monde pharmaceutique, une série de purgatifs célèbres décorés du nom de thé — avec une épithète — qui ont fait la fortune de leurs inventeurs. La feuille venue de la Chine et du Japon n'entre que bien rarement dans leur composition, hâtons-nous de le dire ; le plus souvent on ne la trouve que sur l'étiquette.

Au fond du sac il y a : des feuilles de séné, quelques fleurs de sureau, des semences de fenouil, un peu d'anis, trois brins de chiendent et un sel purgatif quelconque, sulfate de soude ou tartrate de magnésie.

Tout cela n'est pas du thé, quoi qu'en puisse dire le prospectus qui entoure la drogue, en indiquant la manière de s'en servir. C'est une préparation banale, que chacun peut confectionner sans frais, et que remplace très bien l'innocente *médecine du curé de Deuil*, dont voici la formule :

Racine de guimauve......... ..	15 grammes.	
Racine de patience.............	15	—
Racine de chiendent...........	15	—
Racine de réglisse	15	—
Feuilles de chicorée	7	—

Faites bouillir ces cinq substances pendant dix minutes dans deux litres d'eau et ajoutez :

Follicules de séné...............	20 grammes.
Rhubarbe concassée......... .	4 —
Sulfate de soude...............	4 —

Laissez infuser le tout pendant deux heures et passez a travers un linge.

Un verre ou deux de ce breuvage innocent, le matin, pendant quelques jours, régularise ordinairement les excrétions sans trop de coliques ; les amateurs de thés dits purgatifs peuvent s'en approvisionner.

LE CHOCOLAT. — La pâte préparée avec des amandes de cacao et du sucre est un excellent aliment du matin, doué de qualités fortement nutritives ; malheureusement beaucoup d'estomacs le digèrent avec difficulté. L'adjonction d'une petite quantité de vanille le fait passer un peu mieux, il est vrai, mais pourtant médecins et gens du monde daubent à qui mieux mieux le pauvre chocolat.

Nous ne prétendons pas dire que les reproches adressés au chocolat sont sans fondement, mais nous demandons la permission d'affirmer que la kyrielle des griefs formulés contre la boisson chère aux Espagnols diminuerait au moins de moitié, si tout ce qui se débite chez les marchands sous le nom de chocolat était réellement fait avec des graines de cacaoyer et du beau sucre blanc cristallisable.

Malheureusement il n'en est pas ainsi.

Le professeur Fonssagrives l'a déclaré d'une façon fort originale : le chocolat est l'aliment le plus sophistiqué, celui qui a pour les affiches des murs et la quatrième page des journaux la vocation la mieux accusée.

Les fabricants relativement honnêtes se contentent de mettre de la fécule dans leur chocolat pour pouvoir le vendre à bas prix ; les autres, retirent le beurre de leur cacao pour n'employer que les déchets et la coque pulvérisée. On a vu des artistes en sophistication faire du chocolat avec des tourteaux d'arachides, de la dextrine, du suif et de l'ocre ou du cinabre.

Conclusion : se méfier du bon marché en matière de chocolat. Malgré quelques défauts, l'aliment préparé avec le sucre et le cacao est un aliment précieux, l'important est de le bien choisir.

LES CHOCOLATS MÉDICINAUX. — Cru ou cuit, le chocolat est un déjeuner que nous aimons à voir servir aux enfants pour deux raisons. La première ressort de ses propriétés nutritives évidentes; la seconde tient à une facilité thérapeutique résultant de son usage quotidien.

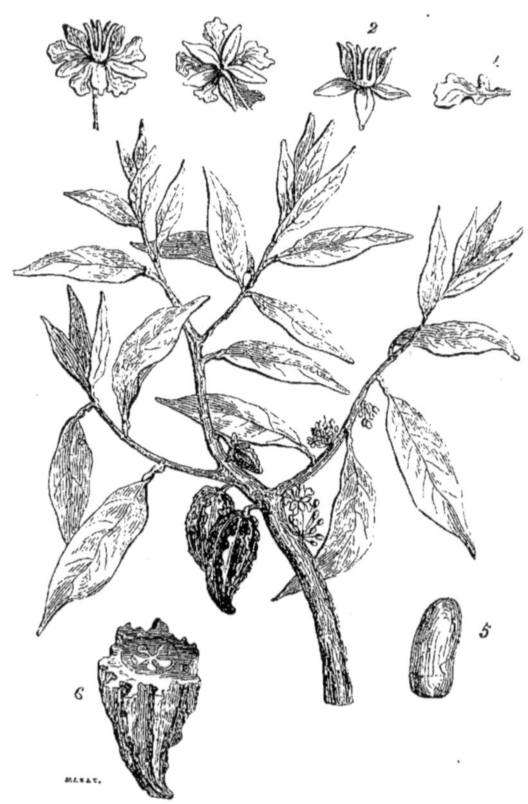

FIGURE 54. — *Cacaoyer*.

6, graine de cacao. — 5, section d'un fruit. — 2, fleur. — 1, pétale d'une fleur.

Toutes les mères savent combien il est difficile de médicamenter les enfants malades, toutes connaissent la liste des ruses, des artifices et des mensonges pieux qu'il faut mettre en œuvre pour faire absorber aux bambins les remèdes qui doivent les ramener à la santé. Les mères sont forcées d'aimer le chocolat, parce qu'il est appelé à devenir, dans leurs mains, un précieux auxiliaire de leur affection.

Pour les enfants, en effet, pour les enfants *seulement*, la pharmacie incorpore au chocolat certaines substances médicamenteuses, faisant de cet aliment usuel un purgatif, un vermifuge, un tonique, et même un dépuratif spécifique. Le bébé que l'on veut purger ne boirait pas de l'eau de Sedlitz, il croque le chocolat à la magnésie ; celui qui a des vers reculerait devant la mousse de Corse ou le Semen Contra, il n'hésite pas devant le chocolat à la Santonine ; le petit anémique, qui cracherait sûrement le fer porphyrisé, avale sans difficulté le chocolat ferrugineux ; enfin, le pauvre chérubin à l'air vieillot qu'empoisonna, dès le berceau, la sœur aînée de la petite vérole, accepte volontiers le chocolat mercuriel de Jourdan (1).

Aux hommes on dore la pilule, aux enfants on chocolate la drogue : en fin de compte, mesdames, aux petits hommes, comme aux grands enfants, on fait tout avaler.

LA GOUTTE. — La goutte dont nous allons parler ici n'est point l'affection douloureuse que Sydenham se contentait d'appeler : « la maladie des gens d'esprit » et que les médecins modernes guérissent — ou soulagent — avec les salicylates et les sels de lithine : la goutte qui va faire le sujet de ce chapitre doit s'entendre d'un vilain déjeuner : du petit verre d'eau-de-vie que trop de gens absorbent, le matin en se levant, pour *tuer le ver*.

Cette habitude, qui laisse la vermine parfaitement indifférente, fournit aux médecins de nombreux clients qui, ayant commencé généralement par besoin, continuent par plaisir et finissent par manie irrésistible.

Lorsqu'au point du jour le clairon réveille les soldats d'un camp et sonne l'appel aux armes, tous mettent sac au dos et vont se ranger en ordre de bataille. Nul ne songe au déjeuner. Une accolade au bidon du tafia suffit pour donner à chaque homme la chaleur qui fait les braves.

Quand le limousin, armé de sa pioche, est pressé d'arriver à son chantier par un froid glacial, et qu'il n'a pas le temps de manger sa soupe, il entre chez le marchand de vin du coin et prend un cognac

---

(1) Je place le *chocolat de Jourdan* sur la même ligne que le *biscuit Ollivier*. Ces deux médicaments rendent des services réels aux enfants dont l'organisme est vicié par le virus syphilitique ; mais, dans tous les autres cas, ils sont dangereux à employer, quoique semble dire certaine *approbation de l'Académie de médecine* habilement présentée.

de trois sous : il trouve dans son verre de quoi remplacer le bouillon et le pain de son écuelle.

Au moment de partir pour la chasse, le citadin qui est habitué a dormir la grasse matinée, se réveille tout de bon et se donne une énergie inaccoutumée en avalant un doigt de fine-champagne.

Ces trois buveurs, le démolisseur d'hommes, le démolisseur de maisons, le démolisseur de bêtes poilues ou emplumées, n'ont rien fait de répréhensible au point de vue de l'hygiène, s'ils ne recommencent pas le lendemain leur déjeuner liquide de la veille. L'alcool est un aliment respiratoire à action aussi prompte que sûre ; il est éminemment propre à entretenir la chaleur animale ; ceux qui lui ont demandé de suppléer, pour un instant, les matériaux nutritifs solides absents, ont agi comme le paralytique, qui, faute de bonnes jambes, marche sur des béquilles ; mais il leur est recommandé de ne pas continuer longtemps ce mode de nutrition factice.

On ne se bat pas tous les jours ; on n'est pas en retard tous les matins pour se rendre à l'ouvrage, la chasse n'est pas permise en tout temps ; rien n'oblige à saluer chaque soleil par une libation alcoolique.

Malheureusement, l'alcool a des charmes qui séduisent les soldats, les ouvriers, les chasseurs et les autres hommes encore.

L'alcool, dit Brillat-Savarin, est le monarque des liquides ; il porte au dernier degré l'excitation palatale. Ceux qui en ont goûté veulent y revenir. Les individus prudents se contentent d'un petit verre de loin en loin ; les gens irréfléchis, les routiniers, les faibles d'esprit s'enrôlent dans la bande des buveurs de gouttes.

Nous dirons, lorsque nous étudierons les compléments d'un bon repas, ce qu'on peut attendre d'une larme de cognac prise à propos au moment de la digestion ; en ce moment, nous devons nous borner à esquisser le triste tableau des désordres engendrés par l'ingestion, dans l'estomac vide, des liquides qu'on appelle : cognac, rhum, trois-six, fil-en-quatre, tafia, kirsch, genièvre, kummel, slibowitza, rack, criq, tord-boyaux et d'autres noms encore.

Quand l'alcool arrive dans un estomac vide, il agit chimiquement sur ses parois. Il crispe ses tuniques, ratatine la muqueuse et prédispose aux indurations et aux cancers de cette région. Une portion, dit Lallemand, se convertit en acide acétique sous l'action du suc gastrique et en présence du mucus qui joue le rôle d'un ferment.

Michel Lévy nous apprend que les gens qui ont l'habitude de

boire de l'eau-de-vie à jeun sont voués presque inévitablement aux phlegmasies chroniques de l'estomac et du foie, ainsi qu'aux altérations organiques qui en sont la suite; les organes digestifs finissent par exiger des quantités croissantes d'alcool pour l'accomplissement de leurs fonctions ; celles-ci ne tardent pas à se troubler, l'appétit s'éteint ; la dyspepsie, la flatulence, des douleurs gastralgiques, des vomissements nerveux surviennent ; — le buveur ne mange plus, ne peut plus manger.

Une pareille perturbation dans la digestion, fonction vitale réparatrice par excellence, entraîne fatalement d'autres désordres.

Bouchardat a démontré que l'alcool introduit dans la masse du sang détourne à son profit l'action comburante de l'oxygène apporté par la respiration, de façon à laisser au sang artériel la coloration noire du sang veineux. Orfila a fait voir que la présence de l'alcool dans le liquide nourricier le rend mou et gélatineux, en coagulant presque l'albumine, la fibrine, l'hématosine et les matières grasses de la chair coulante. Sandras a noté la fréquence et la courte durée des mouvements d'inspiration chez les individus grands buveurs de spiritueux.

Enfin tous les médecins connaissent le dévoiement des ivrognes, leur maigreur, leur tremblement, et, ce qui est plus affreux, l'état moral dont la lecture de « l'Assommoir » a vulgarisé le tableau.

Un chiffre pour finir.

Les Allemands sont grands buveurs de gouttes : il meurt en Allemagne, chaque année, quarante-cinq mille hommes d'alcoolisme.

Français, ne permettons pas que les faiseurs de statistique puissent nous inscrire, en gros caractères, sur un nécrologe qu'il convient de laisser à messieurs les Prussiens.

IV

LOCOMOTION. — Quand on s'est levé et qu'on a fait sa toilette ; lorsqu'on s'est coiffé, vêtu, chaussé et lesté par un premier déjeuner, que fait-on ? — On va à ses affaires ou à ses plaisirs.

Que l'on se déplace par besoin ou par agrément, on se transporte d'un endroit à un autre par divers modes de locomotion que nous allons examiner ici.

MARCHE. — Se rendre à pied de son domicile au but serait, pour un homme bien portant, le meilleur moyen de progression ; malheureu-

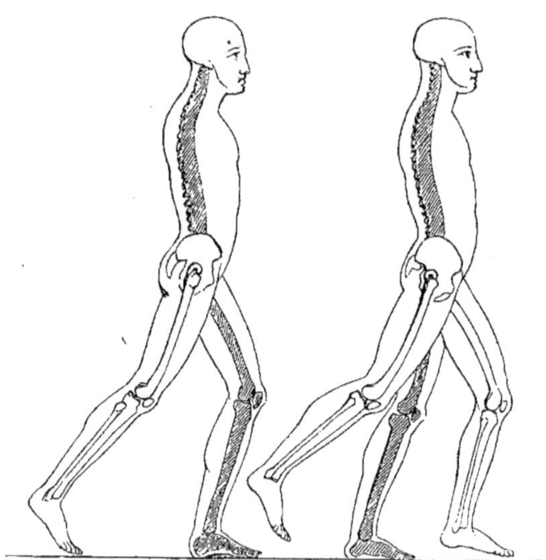

FIGURE 55. — *Mécanique de la marche.*

sement la longueur des distances à parcourir et la multiplicité des courses à faire ne nous permettent pas toujours d'user simplement de notre appareil locomoteur naturel. Les nerfs et les muscles, organes actifs de cet appareil, ne peuvent pas indéfiniment mettre en mouvement les os du squelette qui en constituent les parties passives. Les individus les plus robustes, les sujets les mieux habitués à la fatigue, les gens obligés par profession à rester debout la plus grande partie de la journée, voient tous arriver un moment où les jambes refusent de soutenir le corps et de le porter en avant.

La contraction musculaire, destinée à mouvoir les leviers osseux sur lesquels s'insèrent les muscles, est une force limitée. La mettre en jeu souvent est, en hygiène, une excellente chose, à la condition pourtant de ne pas dépasser une certaine mesure.

Quiconque marche tous les jours pendant quelques heures, favorise la nutrition du tissu musculaire, accélère la circulation générale, augmente la vitalité de l'arbre respiratoire. Les enfants que l'on habitue à faire de sérieuses promenades au grand air se développent régulièrement sans être tourmentés par les mille petites indispositions du jeune âge ; les femmes qui vont quotidiennement par la ville chercher les provisions de leur ménage, porter de l'ouvrage, visiter un parent malade, ou simplement admirer les étalages des magasins en vogue, gagnent à cet exercice de l'appétit, de la fraîcheur et un brevet d'assurance contre le lymphatisme : les vieillards qui savent ne point se condamner à l'immobilité, sont, bien moins que leurs contemporains rivés à un fauteuil, ennuyés par le besoin fréquent d'expulser le contenu de leur vessie ; les hommes, en général, retirent de la marche plus que des avantages physiques ; leur vitalité intellectuelle semble s'accélérer chez eux avec la vitalité physique. « La marche, disait Jean-Jacques Rousseau, a quelque chose qui anime et avive mes idées ; je ne puis presque penser quand je reste en place : il faut que mon corps soit en branle pour y mettre mon esprit. » L'auteur du *Contrat social*, affirmant ainsi les effets de la promenade pédestre, ne faisait qu'imiter les disciples d'Aristote qu'on appelait *péripatéticiciens*, c'est-à-dire *promeneurs*, parce qu'ils n'étudiaient la philosophie que debout, en parcourant les galeries du Lycée.

Le défaut d'exercice, a écrit Chomel, est l'une des causes les plus fréquentes de la dyspepsie. Un exercice modéré est un auxiliaire indispensable, pour les bonnes digestions ; on pourrait dire proverbialement qu'on digère avec ses jambes autant qu'avec son estomac.

Si quelques heures de marche procurent du bien-être à l'économie, l'abus de cet exercice, dit Michel Lévy, tend à l'épuiser et brise les liens de l'harmonie physiologique. Les heureux de ce monde qui, une fois par hasard, ont un peu trop usé de leurs jambes, en sont quittes avec quelques douleurs musculaires, de la gêne dans les mouvements, un peu de gonflement articulaire, et rarement de la fièvre; ils se reposent, se réconfortent et reviennent bien vite à leur état normal. Les pauvres qui marchent trop sont autrement à plaindre.

Le garçon de magasin qui sillonne mille fois Paris, le placier qui frappe à toutes portes, le soldat qui additionne des étapes forcées, le porte-balle qui s'en va le long des sentiers sans fin, le roulier qui a des clous à sa chaussure comme il y en a aux sabots de son cheval, ne peuvent continuer longtemps leur métier si les forces qu'ils dépensent ne sont pas largement balancées par une réfection solide.

On l'a dit avant nous, la disproportion du travail avec l'aliment — et le sommeil — résume peut-être, aux trois cinquièmes près, la pathologie et la mortalité des classes inférieures. Ne nous attardons pas devant ce sombre tableau, et voyons — spectacle plus consolant — ce qui a été fait pour combattre « le mal de misère, » en rendant nombre de travaux plus faciles. Etudions à ce propos les philanthropiques voitures appelées omnibus et tramways, dont tout le monde peut se servir. Nous parlerons plus loin des moyens de locomotion réservés aux riches, sans oublier ni les chemins de fer, ni les bateaux à vapeurs, véhicules ailés qui font servir la même force à transporter à prix divers les Bias des troisièmes classes et les Crésus des Sleeping Cars.

LES OMNIBUS. — L'omnibus, a dit quelque part Edmond About, est le char du progrès !

Sans protester précisément contre cette définition emphatique, il est permis de demander au véhicule économique populaire s'il a fait un chemin suffisant sur la voie de perfectibilité que doit suivre toute institution démocratique et pour cela nous étudions les omnibus de Paris.

Certes, si nous comparons la voiture solide et presque élégante, qui, aujourd'hui, fait communiquer de cinq minutes en cinq minutes, la barrière Saint-Jacques avec la butte Montmartre, au lourd carrosse à cinq sols qui, au mois de mars 1672, transportait, d'heure en heure, les gens de la porte Sainte-Antoine au Luxembourg et de la place Royale à l'Eglise Saint-Roch, nous trouverons que l'espace parcouru est grand, mais notre rôle consistant à faire de l'hygiène et point de l'histoire, nous devons critiquer au lieu d'applaudir.

Depuis le jour où les diverses entreprises de voitures portant les noms de *Citadines, Hirondelles, Gazelles, Excellentes, Favo-*

rites, etc., se sont fondues en une seule et même famille, qui est la Compagnie générale actuelle, c'est-à-dire depuis le 12 février 1855, rien, ou à peu près rien, n'a été fait en vue de veiller à la santé des voyageurs. Ajoutons que les voyageurs, eux aussi, n'ont songé que très peu à la conservation de leurs personnes.

Formulons nos griefs contre la Compagnie. Nous allons l'interpeller :

Primo, pour le rez-de-chaussée, le sol de la rue ;

Secundo, pour le premier étage, l'intérieur de la voiture ;

Tertio, pour le deuxième étage, l'impériale.

1º Quiconque a assisté au départ des omnibus à une tête de ligne fréquentée a vu les bousculades les plus dangereuses.

Prenons un exemple.

Venez avec moi, dimanche matin, de bonne heure, au bureau du chemin de fer de l'Est et demandez un numéro pour le Trocadéro. La première voiture n'est pas partie, vous recevez pourtant un bout de carton sur lequel on lit le chiffre 8 ou même 9. Avez-vous le 8, cela veut dire, non pas que vous monterez le huitième, mais que vous prendrez place dans la huitième voiture.

C'est bien, vous prenez votre mal en patience et vous comptez les véhicules qui défilent devant le bureau. Le huitième « char du progrès » est là, vous vous présentez, votre papier à la main ; le conducteur le regarde et vous dit :

« Un 8, trop tard, les 9 ont déjà commencé à monter ; il fallait répondre à l'appel de votre numéro.

« — Mais...

« — Il n'y a pas de mais, débarrassons le plancher et plus vite que ça. »

Et il faut le débarrasser. Ainsi le veut la Compagnie, ainsi l'exige le conducteur, ainsi l'ordonne le municipal de service.

Vous auriez avec vous une femme, un enfant, un malade, la règle, est la même dans tous les cas. Chaque fois qu'une voiture arrivera vous vous précipiterez derrière elle, au risque de faire écraser les personnes débiles ou impotentes que vous accompagnez.

Lorsqu'enfin votre numéro sera appelé, votre gymnastique devra devenir plus active, car il s'agira alors de monter avant ceux qui ont le même numéro que vous. Vous pourrez, dans ce but, élégamment projeter vos coudes dans la poitrine des voisins, marcher sur la jupe des femmes, prendre un point d'appui sur la tête des enfants, faire le moulinet avec votre parapluie, tout cela se voit.

Ce qu'on n'a pas encore vu c'est que la Compagnie songeât à faire cesser un pareil état de choses. Tandis que MM. les administrateurs sont occupés à additionner les millions que leur apporte ce public dont ils se soucient si peu, nous allons indiquer ici un moyen bien simple d'éviter les contusions, les entorses, les ecchymoses, les fractures même, qui sont la conséquence du stationnement actuel des voyageurs devant les bureaux.

La Compagnie veut délivrer des fiches par série et non pas par place, soit ! Qu'elle les fasse payer en les prenant, et qu'elle appose, d'une façon très apparente, un numéro sur la première voiture à partir. Exemple : J'arrive à la Bastille, l'omnibus qui va partir pour la Madeleine porte le numéro 50, je reçois en échange de mes trois ou de mes six sous, un ticket sur lequel je lis 64, je sais que j'ai à laisser filer 13 voitures sans y monter, mais à la 14ᵉ je me présente hardiment et je suis sûr de pouvoir prendre place sans m'être grillé au soleil s'il fait chaud, gelé à la bise s'il fait froid, trempé s'il pleut, contusionné quelque temps qu'il fasse.

La Compagnie, qui a des objections prêtes pour tous les projets d'amélioration, n'acceptera pas celui-ci. Passons à un autre étage.

2° L'intérieur des omnibus pèche par le manque d'espace, le défaut d'aération, l'insuffisance des soins de propreté.

Le manque d'espace est surtout sensible dans le sens de la largeur de la voiture. Le couloir qui se trouve entre les deux banquettes devrait être élargi. Il faut des genoux autres que ceux portant des rotules d'administrateur pour s'accommoder d'une position dans laquelle tibias et péronés sont comme la belle Dijonnaise.

Le défaut d'aération, on ne s'en plaint pas en été; on ouvre les vasistas, et tout est dit. Mais en hiver, lorsque chacun a barricadé son carreau, quand se développe dans la boîte roulante l'odeur complexe qui vient du parapluie moisi et du cigare mal éteint, de la poudre de riz et des cervelas, du cabas venu des halles et du paquet allant chez le blanchisseur, de cela et d'autre chose encore, oh ! alors un médecin plongé en cette atmosphère trouve insuffisante l'ouverture rectangulaire dans laquelle apparaît, comme en un cadre, le conducteur vu de face — ou autrement. Il veut plus d'oxygène et moins d'acide carbonique, en cet espace confiné. Il cherche par où pourraient s'échapper les vapeurs que ses compagnons et lui émettent par la perspiration pulmonaire et cutanée, et il ne trouve pas. Il pense aux bonnes diligences, ayant, au-dessus des portières, des espèces de ventouses découpées servant à l'ornementation et à l'hygiène, il songe aux wagons de première classe de nos grandes lignes de chemins de

fer, tous munis de deux mignonnes persiennes latérales, mettant les
voyageurs en communication avec l'air extérieur, et il descend
en répétant ce mot d'un cocher fort en gueule :

Les gens de l'intérieur, c'est des colis à 30 francs le cent.

L'insuffisance des soins de propreté que nous reprochons aux
omnibus se rencontre peut-être plus encore dans les fiacres. Disons
simplement ici que le drap antique qui recouvre les banquettes peut
emprisonner dans sa trame autre chose que de la poussière, et ré-
servons la question pour le chapitre des voitures de place.

3º Montons un étage de plus, nous sommes à l'impériale

Cette ascension est plus facile à écrire qu'à exécuter. Les individus
jeunes, agiles, sans parapluie aux mains ni rhumatisme aux jambes,
escaladent assez lestement la muraille mobile qui mène aux sièges
de bois : les autres hésitent : ils ne veulent pas se casser le cou. Les
premiers montent sans faire arrêter la voiture, les seconds réclament
le coup de cordon du conducteur. L'effet de cette manœuvre de concierge ambulant n'est jamais prolongé. Un coup de fouet cingle les
flancs des chevaux, et le véhicule s'ébranle avant que le voyageur,
vieux ou jeune, ait gagné sa place. Pour s'y rendre, il doit s'aider
de la tringle de fer qui forme le garde-fou de la galerie aérienne.

Cette balustrade primitive est-elle toujours assez haute, toujours
suffisante ? Hélas ! les membres fracturés et les poignets démis témoignent de la nécessité qu'il y aurait d'exhausser et surtout de
perfectionner ces barres d'appui.

Nous demandons pour les impériales d'omnibus, balcons mobiles,
des rampes comme on en met aux balcons, impériales fixes. Ce que
l'on juge nécessaire au bord des petites terrasses de pierre, faisant
corps avec de solides bâtiments, nous le croyons indispensable à la
limite d'un plancher de bois, mouvant et fragile.

Nous demandons encore au nom de l'hygiène que l'impériale des
omnibus soit couverte. On ne s'imagine pas ce qu'une simple petite
toiture de tôle peinte éviterait d'angines, de bronchites, de névralgies, de pleurésies, de fluxions de poitrine et même d'insolations,
aux pauvres diables qui n'ont pour se faire voiturer que le véhicule
de monsieur Tout-le-monde. Char du progrès, mon ami, orne-toi
d'une tente qui abritera la tête de tes voyageurs.

La Compagnie générale prend la parole et répond :

Nous y avons songé, mais la chose n'est pas pratique.

— Elle est pourtant pratiquée depuis plus de dix ans, belle dame,
sur les omnibus du chemin de fer de l'Ouest !

Le nouveau modèle d'omnibus, essayé en 1880 sur plusieurs lignes et adopté définitivement pour quelques-unes (Batignolles-Odéon ; Trocadéro-Gare de l'Est, Passy-Bourse, etc.) réalise un progrès immense. Dans ces grandes voitures, où l'aération se fait mieux, les voyageurs sont plus à l'aise et l'ascension aux places d'impériale est bien moins dangereuse. Notre critique doit donc s'adoucir devant cette tentative heureuse de la Compagnie, nous le reconnaissons ; mais, par cela même que nous rendons justice aux améliorations déjà faites, nous nous croyons plus encore le droit de signaler celles qui restent à faire.

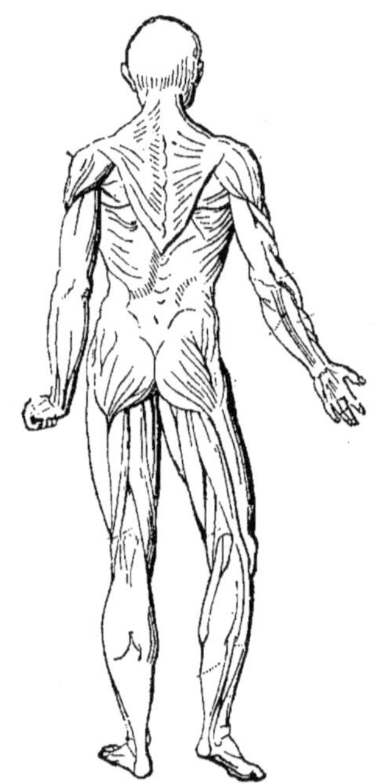

Figure 56. — La machine humaine. *Les muscles* (région postérieure).

LES TRAMWAYS. — Le tramway, fils de l'omnibus, vaut mieux que son père. Comme il permet une réduction telle de l'effort de traction que deux chevaux de force médiocre suffisent pour traîner une voiture très grande, les voyageurs y gagnent d'être moins pressés et de respirer un air moins vicié.

Les gens de l'intérieur bénéficient et de l'espace plus large, qui

leur donne la possibilité de détendre les membres et de les étirer à
l'aise, et de la disposition intelligente qui ventile suffisamment
la boîte roulante par en haut, sans établir des courants d'air gê-
nants.

Les gens de l'impériale sont moins exposés à se casser le cou, en
accomplissant leur ascension, grâce à un escalier d'une courbe assez
développée pour rendre la montée facile, et muni d'une rampe solide et commode à saisir.

Quand nous aurons ajouté que les voyageurs d'en haut, comme
ceux d'en bas, sont soumis sur les tramways à une trépidation
moindre que sur les omnibus, qu'ils sont moins susceptibles, par
conséquent, d'éprouver les maux de tête, les coliques ou les nausées
que les commotions provoquent parfois, nous en aurons fini avec
le chapitre des avantages.

Pour le chapitre des inconvénients on n'a qu'à relire celui des
omnibus, en notant de plus que l'Administration a tort d'entasser sur
la partie du véhicule dite *plate-forme* une quantité de voyageurs
qui jure avec ce principe géométrique : le contenant doit être plus
grand que le contenu.

LES VOITURES DE PLACE. — Des véhicules philanthropiques à
deux ou quatre places qui sillonnent Paris par milliers et qui rendent, il faut l'avouer, d'innombrables services, nous ne voulons étudier ni l'attelage fringant ou fourbu, ni l'automédon grossier ou poli,
ni les coussins moelleux ou durs, encore moins la vitesse variable.
Laissant aux chroniqueurs le soin de formuler les desiderata du public en matière de transports confortables à quarante sous, nous bornons notre rôle à appeler l'attention de qui de droit sur l'hygiène
des chars numérotés.

En Angleterre, un cocher est passible d'amende s'il néglige de désinfecter son cab après qu'il a servi à transporter un malade; en
France, nous ne songeons pas à prendre ces précautions. La même
voiture, qu'on est allé chercher à la station voisine pour conduire un
varioleux à l'hôpital, prendra très bien, au retour, un nouveau-né
avec sa nourrice partant pour la campagne.

Sait-on si cette pratique ne fera pas d'un malade deux, ou même
trois ? Pour n'avoir pas à résoudre cette question on aime mieux ne
pas la poser. On a tort.

Plusieurs hygiénistes éminents ont affirmé, dans la presse médicale, dans les congrès, dans les sociétés savantes, la nécessité qu'il y
a de créer dans les hôpitaux des pavillons isolés pour les individus

atteints d'affections contagieuses ; tout le monde reconnaît l'utilité d'une loi prescrivant que toute maison, tout appartement, toute chambre, après avoir été occupés par des malades, soient désinfectés à la satisfaction d'un médecin, dûment qualifié et chargé de délivrer un certificat de garantie ; il faut qu'une satisfaction soit donnée sur ce point à l'opinion publique.

Sur les rives de la Tamise on condamne à la prison le propriétaire qui, interrogé sur la question de savoir s'il a logé chez lui une personne affectée de maladie contagieuse, fait une réponse contraire à la vérité. Sur les bords fleuris qu'arrose la Seine, ne condamnons personne, mais veillons à ce qu'on applique aux habitations sur roues, — faites essentiellement de tissus de laine retenant fortement l'air dans leurs porosités et se débarrassant avec peine des miasmes qu'ils recueillent — des mesures de salubrité publique jugées utiles pour les maisons de pierre, justiciables du balai et de l'éponge.

Voici, à titre de document, le texte des articles du *public health* qui protègent depuis 1875 les Anglais voyageant dans des voitures anglaises :

Art. 126. Quiconque souffrant d'une maladie infectieuse s'expose, faute des précautions convenables, à répandre la maladie dans les rues, les boutiques, les auberges, les voitures publiques, ou bien monte dans une voiture sans donner avis de sa maladie au propriétaire ou conducteur de ladite voiture, sera passible d'une amende de 125 francs au maximum, et, de plus, devra payer les frais de la désinfection.

Cet article s'applique à toute personne ayant en charge un malade atteint d'affection contagieuse.

Art. 127. Tout propriétaire ou cocher de voiture publique fera immédiatement désinfecter sa voiture, dès qu'il saura qu'il a transporté un malade atteint d'affection contagieuse. S'il y manque, il sera passible d'une amende de 125 francs au maximum.

Nous nous reprocherions de clore le chapitre des fiacres sans noter un inconvénient sérieux dû à un mode spécial de chauffage de ces véhicules en hiver, sur lequel le Dr Gallippe a appelé l'attention de la Société de Médecine publique.

Depuis 1880, tous les Parisiens le savent, les voitures de place sur lesquelles se lit le mot *Chauffée* ont singulièrement augmenté de nombre. Cette augmentation est due à la rigueur exceptionnelle de l'hiver et, plus encore, à l'adoption d'un appareil spécial dont l'entretien est moins coûteux que celui de l'ancienne boule d'eau chaude. Malheureusement le nouveau procédé économique constitue un nouveau mode d'intoxication par l'oxyde de carbone.

La chaufferette actuelle, en effet, se compose d'un tiroir dans lequel on introduit une brique de charbon dit de Paris, du poids d'environ 300 gr. et pouvant brûler près de quatorze heures, en dégageant une chaleur considérable. Ce tiroir entre dans une enveloppe métallique, aux deux extrémités de laquelle sont ménagées des ouvertures permettant l'accès de l'air, qui s'échauffe et s'échappe par les trous disposés à cet effet. Latéralement, cette enveloppe métallique communique également *avec le tiroir au charbon* par plusieurs ouvertures, par lesquelles s'échappent les gaz produits par la combustion. Celle-ci est alimentée également par l'air extérieur qui pénètre dans le tiroir par quelques trous. Ainsi donc, l'acide carbonique, l'oxyde de carbone, qui résulte selon toute probabilité de la combustion du charbon, sans préjudice des autres produits volatils odorants, se dégagent dans l'espace clos et restreint où fonctionne l'appareil, dont nous venons d'emprunter la description au *Journal des connaissances utiles*.

De là, pour les personnes qui restent un certain temps dans un pareil milieu, production d'un ensemble de phénomènes plus ou moins marqués, suivant le temps, l'aération de la voiture, la susceptibilité personnelle, et qui consistent en migraines, vertiges, nausées, et quelquefois même des vomissements, comme cela a été observé par le rédacteur de la feuille citée et par le chroniqueur scientifique de la *France*.

Qu'on se souvienne donc, quand on prendra des voitures chauffées, des inconvénients dus à la combustion du charbon dans un espace clos et qu'on n'oublie pas d'ouvrir fréquemment les vasistas. On sera mieux pénétré encore de l'importance d'aérer les fiacres munis des chaufferettes nouvelles si l'on se rappelle que, dans le combustible qui les garnit, un chimiste distingué, M. Tanret, a trouvé, il y a quelques années, un sel de plomb destiné à assurer la combustion lente.

Messieurs les voyageurs transis, gare donc aux gaz carboniques et aux vapeurs plombifères !

CHEMINS DE FER. — De tous les moyens de transport, le plus commode est, sans contredit, le chemin de fer, cet instrument de civilisation et de progrès qui restera comme l'honneur éternel de la science et de la volonté de l'homme.

En ma qualité de médecin, j'aime à me rappeler qu'un membre de la famille médicale a fourni un nom à la liste des savants illustres qui ont doté le monde des railways, et il me plaît de rapporter à Denis Papin le tribut de reconnaissance que nous devons aux chemins de fer, pour les éléments de bien-être introduits par eux dans la santé publique.

Sans sortir de mon rôle d'hygiéniste, je pourrais m'étendre sur les avantages des chemins de fer, aux divers points de vue du facile changement de climat, des excursions rapides aux bains de mer ou aux eaux minérales, de la prompte venue d'un médecin attendu, d'un instrument nouveau ou d'un remède indispensable; mais il me paraît plus profitable de formuler simplement les règles de l'hygiène du voyageur.

Au Parisien, qui use des chemins de fer comme des omnibus, pour aller de la porte Maillot à la place du Havre ou de la Bastille au bois de Vincennes, il suffit de recommander: de ne pas descendre de voiture avant l'arrêt complet du train; de ne pas mettre la tête à la portière au passage des ponts et des tunnels, d'éviter de regarder du côté de la locomotive, pour ne pas s'exposer à recevoir des grains de charbon dans les yeux; de fermer les vasistas s'il fait froid; de se préserver des courants d'air si le corps est en sueur.

Au voyageur proprement dit, qui franchit des distances considérables et qui passe de longues heures dans les wagons, il faut des préceptes hygiéniques plus détaillés. Les voici indiqués dans l'ordre naturel du voyage :

Préparatifs à la maison. — Les précautions à prendre avant de se mettre en route ont trait à l'habillement.

Tous les costumes ne sont pas bons pour voyager. En toute saison le vêtement de laine est de rigueur ; on fera bien d'y ajouter, même à l'époque la plus chaude de l'année, un pardessus et une couverture. Depuis que j'ai eu froid en plein mois d'août, en me rendant de Nice à Gênes, je n'oublie jamais ces deux objets indispensables. Si je pénètre dans un wagon à l'heure de midi, armé du lourd paquet que forment dans leur courroie ces enveloppes supplémentaires, il se trouve toujours quelqu'un pour rire de ma prudence excessive; mais, si la longueur du chemin à parcourir est telle que les voyageurs doivent passer la nuit entière dans la boîte roulante, il est rare que le rieur ne regrette pas son premier mouvement; à l'aube, la petite bise qui vient le caresser d'une manière un peu vive, fait infailliblement de mon sceptique de la veille un convaincu du lendemain.

Les vêtements du voyageur doivent être amples et commodes : il ne faut pas qu'une constriction fâcheuse vienne joindre ses effets à ceux qu'entraîne l'immobilité prolongée. Le sang a déjà de la peine à circuler régulièrement quand le corps conserve longtemps la même attitude; le mouvement régulier du fluide nourricier sera donc un peu moins entravé, chez le voyageur, s'il fait choix d'un costume flottant, de chaussures larges et souples, et chez la voyageuse, si elle laisse aux bagages l'instrument compressif intime qu'on appelle un corset.

Départ pour la gare. — Sans pousser la prudence jusqu'à vouloir arriver à la gare à onze heures quand le train doit chauffer à midi, il est bon de quitter le logis de façon à ne pas être trop pressé.

Tomber comme une bombe devant le guichet, à l'instant précis où se délivre le dernier billet, voler à l'enregistrement des bagages, traverser la salle d'attente en courant, franchir le quai d'un bond et prendre triomphalement possession d'une place, au moment même où le chef de gare va souffler dans son sifflet d'argent : tout cela constitue une gymnastique témoignant d'une grande habitude de la locomotion; mais l'hygiène prise peu cette brillante façon de faire.

Le voyageur qui a le soin de se diriger vers la gare, sans être obligé de tirer sa montre à tous les coins de rue pour s'assurer qu'il ne manquera pas le train, jouit de plusieurs avantages : s'il va à pied, il n'arrive pas en nage, le corps tout disposé à contracter quelque bon refroidissement; s'il va en voiture, il n'est point exposé à se faire casser quelque membre par un cocher rapide qu'il a couvert d'or. Qu'il marche avec ses jambes ou qu'il emprunte celles du quadrupède divinisé par Buffon, le voyageur non pressé a le cerveau tranquille; son encéphale n'est point tourmenté par les orages intimes qui grondent sous le crâne de quiconque craint de manquer le train.

Ces orages ne sont pas sans importance, puisqu'ils ont donné lieu, en Angleterre, à la publication d'un travail spécial, dû à la plume du Dr Werm, membre distingué du Collège royal de Médecine de Londres. Ne courez donc pas et partez à point, ô vous qui voulez éviter les effets fâcheux que produisent sur le système nerveux les appréhensions d'un voyage raté !

A la gare. — Après avoir pris leurs billets et fait enregistrer leurs bagages, les voyageurs prudents vont généralement se recueillir quelques minutes dans un réduit utile. Cela fait, les uns entrent immé-

diatement dans les salles d'attente, les autres se dirigent du côté de
la bibliothèque ou du débit de tabac. Je suis grand liseur et grand
fumeur; mais la vérité m'oblige à déclarer qu'en voyage on s'ap-
provisionne trop et du papier à Guttenberg et d'herbe à Nicot. Il
n'est pas bon de lire beaucoup en route; il est mauvais de brûler
beaucoup de tabac. Deux journaux et deux cigares devraient suffire
dans la journée; on dévore des volumes, on incendie des paquets !

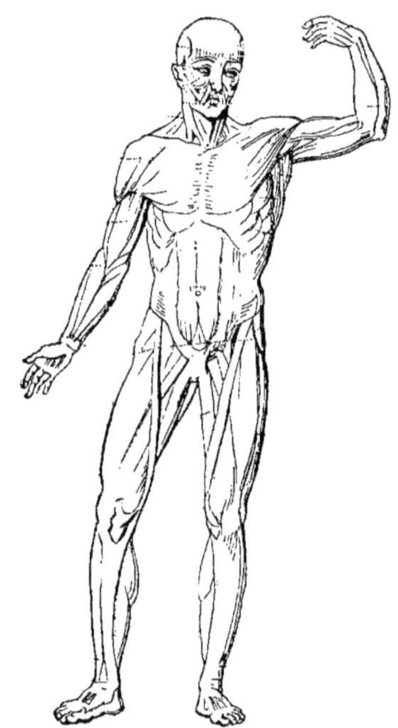

FIGURE 57. — LA MACHINE HUMAINE. *Les muscles* (région antérieure).

La lecture prolongée, en wagon, amène promptement la fatigue
de l'organe visuel; un peu plus tard, elle produit des maux de tête et
même des bourdonnements d'oreille. On diminue considérablement
ces inconvénients en ayant soin de laisser son livre toutes les dix
minutes, et ne recommencer à lire qu'après avoir fermé les yeux
pendant quelques instants.

La fumée du tabac ajoute un élément de plus à l'insalubrité
de l'air confiné. Au lieu de répéter ici aux voyageurs de chemins

de fer ce que j'ai dit plus haut aux voyageurs d'omnibus, j'aime
mieux faire entendre à mes amis les fumeurs ces paroles d'un hygiéniste éminent, qui fume comme eux et comme moi : « Ne craignez jamais l'air actif ni tonique, dit le Dr de Pietra Santa ; dispen-
sez largement des bienfaits d'un air pur ; donnez ample satisfaction
à cette règle absolue du renouvellement constant de l'air restreint ;
ne laissez jamais tous les carreaux entièrement fermés ; conser-
vez-en au moins un ouvert, au quart supérieur de sa hauteur pour
vous faire un vasistas naturel, peu susceptible de vous incom-
moder. »

En route. — Les portes du quai viennent de s'ouvrir, on monte
en voiture. La seule précaution dictée à ce moment par l'hygiène
s'adresse aux personnes qui craignent le mouvement à reculons.
Comme elles sont en petit nombre, elles trouvent toujours un compagnon de route complaisant, qui veut bien changer de place et leur
permettre de voyager en regardant la tête du train.

Quand le train est en marche, on fera bien de ne pas regarder perpendiculairement les sites se dérouler le long de la ligne. Celui qui
s'appliquerait, avec une attention soutenue, à ne pas perdre un seul
point de vue, aurait bien vite une sorte de vertige, suivi d'accidents analogues à ceux déjà signalés à propos de la lecture prolongée.

En 1843, un médecin belge, le Dr Florent Cunier, fit grand bruit
d'un inconvénient attaché au voyage en wagon. Grains de poussière,
cendres, fragments de coke, cailloux, devaient déterminer des con-
jonctives, des ulcérations de la cornée, des atrophies du globe oculaire, etc., chez les malheureux condamnés aux railways. Le public
savant s'émut, il demanda au Dr Florent Cunier de vouloir bien
livrer ses observations à la publicité, et le Dr Cunier (Florent) déclara
que rien n'était plus aisé que d'éviter les calamités annoncées : il
suffisait de se munir d'une paire de lunettes inventées par lui. Prenez, si vous voulez ces bésicles belges, elles ont du bon ; mais on
peut protéger ses yeux avec n'importe quel lorgnon, ou pince-nez.
L'important est de mettre le globe oculaire à l'abri des poussières
venues de la tête du train.

Cinq minutes d'arrêt. — Descendez à toutes les stations faire provision d'air pur et de détente musculaire. Remuez-vous, étirez-vous,
fatiguez-vous ; vengez-vous par une gymnastique générale de la
contrainte imposée à vos muscles et à vos articulations : vous étiez à

l'état de ligne deux fois brisée à angle droit, assurez-vous bien que votre corps est toujours capable de représenter la majestueuse verticale.

Buffets. — Si vous avez la prétention de faire au buffet un repas complet, si seulement vous voulez toucher à tous les plats qui forment le menu des grandes tables d'hôte des gares où vous vous arrêtez, je ne vous garantis pas une digestion bien parfaite.

Ce que l'on mange dans les buffets coûte cher, mais est toujours sain et de très bonne qualité ; on peut donc hardiment avaler de confiance, mais il ne faut pas oublier ce vieux proverbe :

Tota digestio in ore,

que nous traduisons librement par l'adage plus moderne :

Viande bien mâchée est à moitié digérée.

Or, comment voulez-vous bien mâcher, si vous avez la prétention de faire passer sous la meule dentaire, en dix minutes, une quantité d'aliments qu'elle ne broie d'ordinaire qu'en plusieurs quarts d'heure?

Dans ces repas rapides, les morceaux arrivent entiers dans l'estomac, et vous souffrez fatalement en remontant en wagon, parce que le suc gastrique ne peut suffire à rendre solubles, c'est-à-dire assimilables, les matériaux dont il doit opérer la coction.

Conformez-vous donc à cette règle dont je me suis toujours bien trouvé : se contenter d'un potage et d'un plat substantiel, tel que rostbeef à la purée de pommes ou tranche de gigot cuite à point; le temps d'arrêt suffit pour le manger sans voracité et l'arroser de la fine tasse de moka qui est, dit Brillat-Savarin, le correctif d'un mauvais dîner, et le complément d'un bon. Ajoutez-y, si cela vous plaît, une larme de cognac, vous pourrez regagner votre compartiment sans craindre les reproches du pylore, ce concierge de l'intestin.

Arrivée. — Aussitôt arrivé à destination, votre premier soin sera de chercher un établissement de bains. L'eau tiède et le savon vous débarrasseront de la poussière qui s'était profondément incrustée dans votre épiderme ; la baignoire et le linge blanc vous procureront un sentiment de calme et de bien-être tels que vous oublierez en un instant les petits ennuis de la route, pour ne vous souvenir que des avantages immenses des chars ailés employés à la parcourir (1).

____

(1) Dans ce chapitre, j'ai oublié d'aborder bien des points. Il en est un qu'on ne me

LES BATEAUX A VAPEUR. — Le bateau dont il va être parlé ici n'appartient pas à la famille des steamers majestueux qui font communiquer en quelques jours l'ancien monde avec le nouveau; c'est le pyroscaphe d'eau douce, l'omnibus aquatique qui, pour vingt centimes (vingt-cinq le dimanche!), transporte le Parisien du pont d'Austerlitz à Auteuil : c'est le bateau-mouche.

Les voyages qu'on effectue sur ce navire léger ne sont ni bien longs ni bien terribles, ils méritent pourtant la sollicitude de l'hygiéniste.

L'hygiène publique, représentée par une réunion d'hommes expérimentés, que préside un ingénieur des ponts et chaussées, dicte des règlements relatifs à la bonne construction du bateau, à la solidité de son moteur, à la pression de sa chaudière, au nombre maximum des voyageurs qu'il peut transporter, aux précautions nécessaires pour prévenir les chances d'incendie et d'abordage, à la capacité professionnelle et à l'instruction technique du mécanicien, du capitaine et, en général, de tout individu préposé à la manœuvre.

Quand la prévoyance administrative a ainsi protégé le passager, lorsqu'elle a pris tant de peine pour veiller à sa sécurité, le passager peut, à son tour, faire quelque chose pour sa conservation personnelle. Qu'il écoute donc les conseils suivants que lui donne l'hygiène privée :

1° Ne montez pas sur le bateau, n'en descendez pas avant son arrimage complet au ponton d'embarquement;

2° Ne restez pas debout sur le pont si vous craignez le vertige et si vous venez de dîner; quiconque redoute les perturbations visuelles et les secousses viscérales est exposé à donner, à quelques mètres des quais, le spectacle désagréable d'une maladie qui semblerait ne devoir se montrer que bien loin des terres : le mal de mer;

3° Évitez le voisinage de la machine et son irradiation calorifique, qui donne la migraine;

4° Descendez dans le salon ou le fumoir, si vous êtes trop légère-

---

pardonnerait peut-être pas d'avoir passé sous silence, c'est le chapitre des accidents.

Les accidents !... pour les gens qui tremblent encore en pensant aux horribles catastrophes causées par les chemins de fer, voici quelques chiffres scrupuleusement exacts :

Les voyages en diligence donnaient un mort sur 27,555 voyageurs. Les voyages en chemin de fer donnent un mort sur 335,491 voyageurs. Conclusion : il y a treize fois moins de chances d'arriver sain et sauf par la patache que par la locomotive.

ment vêtu ; méfiez-vous toujours de la sensation de fraîcheur délicieuse que fait éprouver une course en bateau-mouche par un beau
soir d'été : une névralgie ou un rhumatisme ont bientôt fait de
naître après la brise qui vous charmait;

5° Un dernier conseil à l'adresse des dames : privez-vous du bateau, ô femmes qui êtes sur le point de devenir mères !

EQUITATION. — L'illustre médecin Sydenham, qu'on a surnommé l'Hippocrate anglais, ayant déclaré, dans ses *Lettres sur.la
variole, l'hystérie et l'hypochondrie*, que l'équitation est un moyen

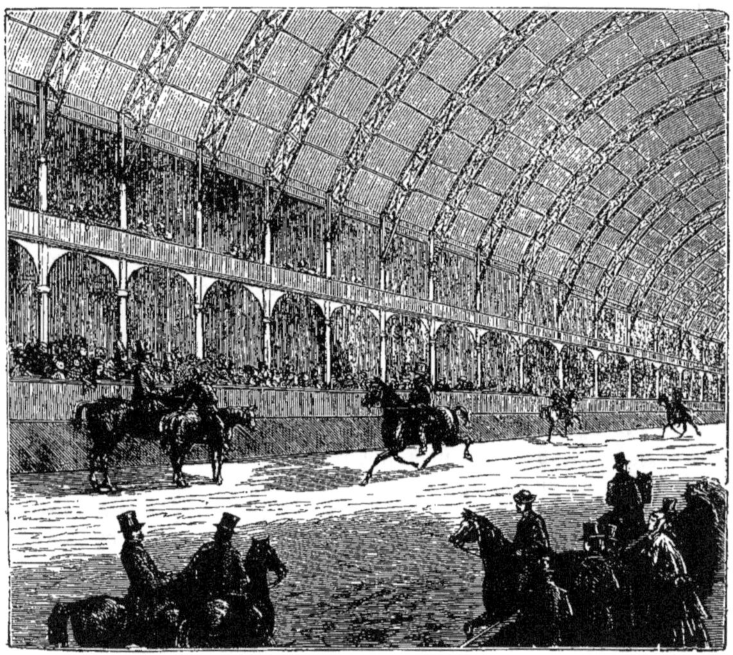

FIGURE 58. — L'équitation au manège.

héroïque de régénérer le sang, je n'ai garde d'oublier l'exercice du
cheval dans la série des modes de locomotion que j'examine au
point de vue de l'hygiène.

Sans avoir pour l'équitation l'enthousiasme de Sydenham, enthousiasme qui a déteint sur ses compatriotes en faisant d'eux les

amateurs de courses les plus enragés de l'univers, il faut avouer que la chevauchée, modérément faite, exerce sur l'économie une action réellement salutaire. Par les ébranlements répétés qu'elle imprime à tous les organes, elle favorise la progression des fluides dans leurs tissus et l'égale répartition des matériaux nutritifs; par les efforts musculaires qu'elle nécessite, elle oblige le cavalier à faire des aspirations plus grandes, qui dilatent largement la poitrine et fournissent au sang le moyen de mieux s'oxygéner; par cette suractivité de combustion de la lampe vitale, l'appétit s'augmente, les forces s'accroissent, la santé générale devient meilleure.

Quand on connaît les heureux effets de l'exercice du cheval, on ne s'étonne plus de voir des médecins le conseiller aux individus faibles et nerveux, pour relever leur vitalité organique, tonifier leurs muscles et redresser leur sensibilité déviée. Plus d'un viveur, usé avant l'âge, a retrouvé sur la selle dure d'un arabe ou d'un mecklembourgeois, la vigueur qu'il avait laissée sur les divans moelleux des prêtresses de l'amour facile; plus d'un penseur, pâli par l'étude et les veilles, a repris un teint vermeil, grâce à quelques heures d'amble ou de petit trot trot d'un maigre locati de manège.

Le professeur Broca a toujours aimé l'exercice du cheval. Un jour de mauvaise humeur il proposa, dit l'*Union médicale*, de remplacer la thèse du doctorat par une épreuve d'équitation, en expliquant que les médecins de campagne ont plus besoin de savoir se tenir solidement à cheval que d'écrire correctement.

Toute médaille ayant son revers, voyons, après le beau, le vilain côté de l'équitation.

L'équitation est chose mauvaise quand on en use sans discernement.

L'abus de l'équitation, dit Nysten, prédispose aux hémorrhoïdes, au varicocèle, aux varices des jambes et amène au membre inférieur une courbure repoussant le genou en dehors; l'excès de l'exercice équestre, ajoute Michel Lévy, prononce le ventre, donne lieu à des hernies, occasionne des maux de reins. Corvisart, Layet, Patissier et Dauvé enseignent que les cavaliers de profession sont exposés particulièrement aux maladies suivantes : excoriations, furoncles, ecthyma, abcès, hydrocèle et même anévrysme. Les écrits hippocratiques disent plus encore.

Dans un chapitre du *Livre des eaux et des lieux*, le père de la médecine insinue que les Scythes sont presque insensibles aux charmes du beau sexe, parce que ces barbares passent la moitié de leur vie à parcourir la campagne au galop de leurs chevaux.

Les plus grands génies sommeillent parfois; il y a là une erreur.

Les exploits de la chevalerie française avaient attesté expérimentalement déjà la fausseté de l'accusation formulée par Hippocrate, quand Cabanis vint la réfuter, par la théorie, de la façon la plus nette. Les dames qui vont au bal peuvent donc continuer à appeler leur danseur « mon cavalier ». Ce terme n'a rien de blessant, j'ose le leur assurer, quoi qu'en ait pu penser l'oracle de Cos, le fils d'Héraclide.

LA LOCOMOTION CHEZ LES ENFANTS. — L'hygiène de la locomotion serait incomplète si un chapitre spécial n'était pas consacré à l'enfance.

Voici, sur ce sujet, quelques conseils utiles aux mères :

Ne vous hâtez pas de faire marcher vos bébés. Gardez-vous d'user du chariot, dans lequel l'enfant ne se tient debout, les trois quarts du temps, que parce qu'il s'y trouve suspendu; ne vous servez pas davantage de l'engin de cuir ou de toile, appelé *brassière* ou *promenoir*, qui fait porter le petit être au bout d'une lanière, comme un paquet à l'extrémité d'une ficelle.

Les appareils inventés pour exciter les enfants à marcher ne valent absolument rien. Loin de hâter d'un jour l'instant où le petit homme se tiendra sur ses jambes tout seul, ils ne servent qu'à le retarder. Ils ont de plus l'inconvénient d'exercer sur les jeunes organes des pressions et des tiraillements fâcheux, qui causent de fréquents accidents.

Le meilleur moyen de faire marcher les enfants de bonne heure, c'est de ne pas s'en occuper et de laisser agir la nature.

Quand le bébé pourra quitter la robe longue, placez en un coin de l'appartement un bon tapis, épais, mais ferme, et faites-en le théâtre de ses ébats. Sans provoquer d'aucune manière ses efforts naissants, bornez-vous à les observer, vous éprouverez des surprises délicieuses en suivant les progrès incessants du petit être qui, un jour, vous émerveillera en venant à vous, bravement planté sur ses pieds mignons.

Ce moment de joie et d'orgueil maternel arrive d'autant plus vite que l'enfant est plus fort, mais, quelle que soit sa constitution, on peut être absolument sûr que celui qui a ainsi appris à marcher, n'aura ni les épaules ailées, ni les genoux cagneux, ni les jambes « en manche de veste ».

LES VOITURES D'ENFANTS. — Quand on sait avec quelle impatience est attendu, par la mère, le moment joyeux ou bébé marchera tout seul, on a quelque raison de s'étonner de l'empressement que l'on met à lui acheter une voiture pour qu'il ne marche plus.

Le petit véhicule élégant, que possèdent aujourd'hui tous les enfants des villes, a un immense avantage : il permet aux parents de conduire, sans frais ni fatigues, leurs bambins dans les promenades, les squares et les jardins publics les plus éloignés; mais à côté de cet avantage, il ne manque pas de défauts, sur lesquels le Dr Simplice, de l'*Union médicale*, a, le premier, appelé l'attention.

L'enfant paraissant se trouver bien dans la voiture, les bonnes l'y laissent, au lieu de le faire jouer sur le sable des allées. Ses muscles, qui ne demandent qu'à s'exercer, sont condamnés au repos; le gamin ne risque pas de tomber dans un bassin, bouclé qu'il est dans sa boîte roulante, et, sa gardienne en tablier blanc, peut écouter, sans frémir, les doux propos de son cousin, le caporal Brindamour, ou de son « pays » le fusilier Lescariou.

Cet usage abusif de véhicules d'enfant n'est pas le seul. Le Dr Brochard en a signalé d'autres par la voie de la *Gazette des hopitaux*.

On a, dit le savant spécialiste, mis, dans ces voitures, des nourrissons de quelques semaines, et on les traîne ainsi cahotés sur les pavés; on expose à des soubressauts continuels, et souvent très violents, ces petits êtres dont le cerveau est encore si fluide et si mou.

On voit, chez ces enfants ainsi secoués sur les pavés pendant des heures entières, les yeux toujours en mouvement, les bras et les jambes toujours agités. Je crois que ce doit être une cause de convulsions pour ces petits malheureux. Ajoutez encore qu'en hiver on les voiture ainsi, en oubliant qu'ils ont froid, malgré les cruchons d'eau chaude, etc.

Que les mères se souviennent des observations qui précèdent; qu'elles aient le soin de faire rouler la voiture doucement; arrivées au jardin, qu'elles prennent l'enfant sur leurs genoux ou qu'elles le laissent jouer par terre ; enfin qu'elles voient toujours dans la voiture de bébé, autre chose qu'un berceau sur roues, et l'hygiène les félicitera d'en avoir fait emplette, pourvu que la capote ne soit pas faite d'une étoffe chargée d'un sel métallique vénéneux.

Mon excellent confrère le Dr Charreton de San-Remo, rédacteur en chef du journal *le Littoral*, a publié en 1880 l'observation d'un malheureux enfant empoisonné par les sels de plomb contenus dans la capote d'une petite voiture.

Le *Journal de médecine de Bruxelles* avàit, depuis plusieurs mois, signalé la fréquence de ces accidents en Allemagne, où on se sert beaucoup pour les enfants de petites voitures de promenade, garnies avec du cuir américain de diverses nuances.

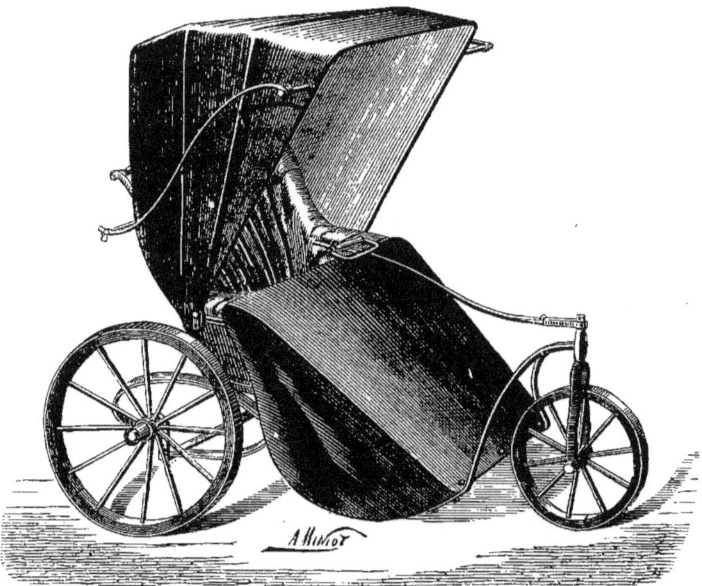

FIGURE 59. — Voiture de malade Dupont.

Après de nombreux accidents, présentant tous des symptômes d'intoxication saturnine, des analyses furent faites par le bureau d'hygiène sur divers échantillons de ces étoffes suspectes, et les résultats révélèrent une proportion de plomb métallique s'élevant jusqu'à 43 p. 100. D'un fragment de cuir américain pesant 10 gr., on put même obtenir un grain de plomb de 4 grammes 30 centigrammes.

Au bout de cinq ou six heures de l'exposition de cette étoffe à l'action des rayons solaires, le vernis qui la recouvre s'écaille et se détache; dès lors des parcelles de plomb sont absorbées très faci-

lement, et de là des empoisonnements par intoxication saturnine,
dont nous ne saurions assez signaler le danger, d'autant plus grand
qu'il est plus ignoré.

La question des toiles cirées chargées de plomb a fait l'objet d'un
rapport du comité consultatif d'hygiène publique de France, dont
voici la substance : Il est résulté d'analyses confiées à M. Girard, directeur du laboratoire municipal, que les toiles cirées vernies dont

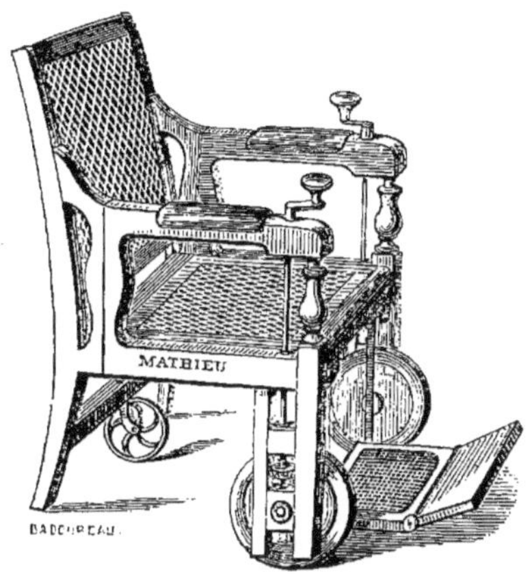

FIGURE 60. — Fauteuil automoteur pour malade.

on tapisse ordinairement les voitures d'enfants sont le plus souvent
recouvertes d'un enduit plombifère. Il en est surtout ainsi pour les
toiles de couleur bleue, grise et verte, claires ou foncées. La quantité de plomb par mètre carré, calculée à l'état métallique, atteint
facilement le poids énorme de 277 grammes. Les analyses de
M. Gautier, rapporteur au conseil d'hygiène, montrent que ces
doses peuvent encore être dépassées. Or, l'enfant se trouvant en
rapport avec les écailles ou les poussières, qui se détachent constamment des différentes parties de la toile où se font toujours les
mêmes plis, la sueur acide peut dissoudre une certaine quantité
de sels de plomb, que la peau absorbe facilement dans ces conditions.

Enfin, il n'est pas de bébé qui, abandonné quelque peu à lui-
même, ne cherche à prendre, porter à la bouche et sucer les
différents objets dont il peut approcher. Ces toiles sont donc évi-

demment nuisibles et peuvent devenir une source d'accidents graves. C'est pourquoi le comité, adoptant la jurisprudence qu'il a toujours suivie (combattre le plomb partout où il se trouve), a déclaré à M. le ministre du commerce qu'il y avait lieu d'interdire les préparations plombiques dans la fabrication des toiles cirées et vernies devant servir à tapisser les voitures d'enfants ou de malades.

V

LES APÉRITIFS. — Depuis que notre héros se promène à pied, en omnibus, en tramway ou autrement, l'appétit a dû lui venir. Il va sans doute, après ses nombreuses courses, prendre le chemin de la salle à manger. Suivons-le. Il entre dans une salle à boire.

Avant de songer au déjeuner, une ingurgitation préliminaire le réclame : il faut qu'il absorbe un *apéritif*.

Les apéritifs sont des liquides qui augmentent ou passent pour augmenter l'appétit; les plus employés sont : le madère, le bitter, le vermouth et l'absinthe.

Nous allons dire un mot de ces boissons, entrées dans nos habitudes et dont on fait un abus qui a, dit M. Foussagrive, maintes fois et avec raison, éveillé la sollicitude de l'hygiéniste.

LE MADÈRE. — Les vignes de l'île de Madère donnent deux espèces de vin qui s'exportent dans tous les pays du monde : le madère sec et le madère malvoisie.

La récolte totale du madère sec étant évaluée à environ 50,000 hectolitres, la France seule en consomme annuellement au moins 100,000. Cette multiplication miraculeuse, que les négociants de Cette et de Montpellier trouvent toute naturelle, explique la diversité des jugements portés sur l'apéritif servi sous le nom de madère sec.

Excellent dans les maisons de premier ordre, passable dans les restaurants en renom, détestable dans la plupart des cafés, le madère ne mérite pas, en somme, la réputation que lui ont faite quelques privilégiés.

Qu'après avoir dégusté un verre de pur Sercial, un Brillat-Savarin déclare que son palais est voluptueusement chatouillé et que son estomac, doucement ému, soupire après un bon déjeuner, on le lui pardonne; mais qu'un quidam, enthousiaste à froid, célèbre les vertus d'un madère bâtard, on lui dit, comme M. Jourdain à l'orfèvre : « Monsieur Josse, vous êtes... du département de l'Hérault ! »

Et l'on se rappelle que les sucres de mauvaise qualité, entrant dans la drogue de son pays, émoussent l'appétence pour les aliments azotés, c'est-à-dire pour les aliments réparateurs.

LE BITTER. — Un fabricant de bitter a été décoré à l'Exposition universelle de 1878; le bitter doit avoir du bon.

Sa composition plaide pour lui. Fait de gentiane, d'orangette, de cannelle, de calamus, de quinquina, d'aunée et de coriandre, en macération dans de l'eau-de-vie de genièvre édulcorée, le bitter type (bitter de Hollande) contient bien les principes amers qui donnent à un breuvage des propriétés réellement apéritives. On ne les retrouve certes pas tous dans les bitters ordinaires, mais ils y sont toujours en nombre suffisant pour produire l'effet physiologique remarquable dû aux boissons amères.

Si donc un homme prend, avant le repas, une petite quantité de bitter, largement étendu d'eau, l'hygiène le regarde faire sans murmurer. Elle applaudit presque. Elle murmure si le bitter est absorbé pur; elle protesterait bien haut si, au premier verre de bitter, succédait une deuxième ou une troisième lampée amère.

Nous connaissons un bitter fameux dans la composition duquel entre la fève de Saint-Ignace; il ne faudrait pas en boire beaucoup ni bien longtemps pour voir se produire les effets de son principe actif la strychnine. Donc ne soyez pas ivrognes de bitter si vous voulez éviter les convulsions tétaniques intermittentes que donnent les végétaux vénéneux de la famille des loganiacées.

LE VERMOUTH. — De toutes les liqueurs que l'on peut prendre avant le dîner, en guise d'apéritif, le vermouth est, à mon avis, la moins mauvaise.

Cette opinion m'étant personnelle, je dois faire connaître celle des autres.

Comme au temps de Gluck et de Piccini à propos de rigodons, la discorde règne à propos de beuverie. Paris est divisé en deux camps : celui des vermouthophiles et celui des vermouthophobes.

Les premiers ont parlé par la voix du *Dictionnaire encyclopédique des sciences médicales* du Dr Dechambre, les seconds se font entendre dans le *Dictionnaire universel du XIXe siècle* de Pierre Larousse.

Oyons d'abord les vermouthophobes :

« Depuis vingt ans environ, le vermouth partage avec l'absinthe, sa cousine germaine, le triste honneur de contribuer à l'abrutissement de la nation française, quoique à un moindre degré cependant. Ses prétendues vertus apéritives ont su s'insinuer dans les bonnes grâces de tant de personnes, que la vogue en est devenue à peu près universelle. Au lieu d'un bain dans l'Eurotas, on prend un ou deux verres de vermouth, avant dîner; et il paraît qu'après cela on peut tenir tête à Gargantua. Nous ne connaissons pas de préjugé aussi radicalement faux que celui-là. »

Ecoutons maintenant les vermouthophiles.

Les vins d'absinthe se présentent sous des garanties favorables d'utilité et d'innocuité, entre autres le vermouth préparé par la macération de 400 gr. de feuilles et de sommités d'absinthe, pour un litre de vin de Tokay ou de tout autre vin blanc de Hongrie. Celui de *Turin*, principalement usité en France, se prépare en laissant macérer dans du vin blanc une douzaine au moins de plantes amères, parmi lesquelles le quinquina, l'aulnaie, la tanaisie, l'écorce d'orange, etc., et des condiments aromatiques (girofle, coriandre, badiane, muscade). C'est une boisson saine, et qui, prise une heure avant le repas, excite l'appétit et tend en même temps à augmenter les forces digestives de l'estomac. »

Les deux parties entendues, qui se chargera de résumer les débats?

— Moi, répond un praticien exerçant dans un pays de buveurs de vermouth, le Dr Maurin, rédacteur en chef du *Sud Médical*. Et il prend la parole pour dire :

« Le vermouth fabriqué avec de l'excellent vin blanc et un choix irréprochable des dix-sept plantes qu'on y fait macérer, n'est qu'un excitant de bonne qualité, qui se vend de 60 à 75 francs l'hectolitre. Mais il est un autre vermouth à 30 ou 35 francs, c'est-à-dire à 5 ou 10 centimes le canon ; or, celui-là doit aux vins frelatés, avec lesquels on le prépare, des propriétés corrosives, dénudatives de la muqueuse intestinale et dont on ne saurait dénoncer trop haut les fâcheux effets. »

L'affaire est jugée. Nos lecteurs ne boivent pas « des canons », ils peuvent se permettre un verre de vermouth authentique.

L'ABSINTHE. — La liqueur alcoolique connue sous le nom d'absinthe est une drogue meurtrière, dont l'hygiène défend l'usage de la façon la plus formelle.

Le médecin peut tolérer un doigt de madère, permettre un verre de bitter, laisser boire une larme de vermouth ; il doit être inflexible devant l'absinthe. En aucune façon il ne saurait se faire le complice d'une boisson dont les qualités apéritives sont problématiques, mais dont l'action désastreuse n'est douteuse pour personne.

Que l'absinthe contienne un agent particulier d'intoxication, comme l'ont professé Dumas, Motet, Marcé, Ancelmier, Magnan, Figuier, Barella et d'autres, ou qu'elle ne crée qu'un mode spécial d'ingestion de l'alcool, et rien de plus, ainsi que l'a soutenu Moreau, dans un mémoire plein d'intérêt, publié en 1861, après une pétition demandant au Sénat de provoquer des mesures contre un abus qualifié de fléau, il est un point sur lequel tous les observateurs sont d'accord : il existe de nombreux exemples de personnes mortes par l'usage de l'absinthe ; il existe des exemples, non moins nombreux, d'individus que l'absinthe a réduits à un degré d'abrutissement pire que la mort.

La maladie spéciale dite « alcoolisme », qui frappe le buveur d'absinthe, a un début insidieux. En général, dit Lancereaux, ce sont les troubles digestifs qui commencent la scène. L'appétit diminue d'abord et finit par se perdre ; la digestion devient pénible ; il y a une distension gazeuse de l'estomac après le repas. Chaque matin, le buveur rend, par regurgitation ou par vomissement, un liquide bilieux qu'il décore du nom pittoresque de « pituite ».

Un peu plus tard, les doigts se mettent à trembler, la main se refuse à tenir solidement l'instrument de travail, les muscles sont affaiblis, les tics nerveux se montrent.

Dans la période qui suit, la vue s'obscurcit, le sommeil se perd, la parole s'embarrasse, le caractère s'aigrit, les traits se tirent, les yeux s'injectent, les sentiments moraux s'abolissent : le délire s'établit et le buveur d'absinthe va grossir la liste des pensionnaires de Bicêtre, de Sainte-Anne ou de Charenton, à moins qu'une pneumonie ne l'ait conduit directement au cimetière.

Quand on lui a montré la possibilité d'une telle fin, un homme qui se respecte ne peut plus boire d'absinthe.

— Si la liqueur appelée absinthe est une drogue meurtrière, la plante qui lui a donné son nom peut être considérée comme un végétal utile à la santé. La médecine humaine comme l'hippiatrique en fait un assez grand usage. Je n'en signalerai qu'un aux mères de famille : à la dose de 5 à 10 grammes en infusion dans un bol de lait, l'absinthe maritime (*sanguenille*) est un excellent vermifuge, fort apprécié avec raison des habitants du littoral occidental français, de Bayonne à Cherbourg et du Havre à Boulogne.

VI

LE DÉJEUNER. — Après avoir sacrifié à la mode de l'apéritif, notre héros se met enfin à table.

Que va-t-il manger?

Il est au restaurant; il consulte la carte. Étudions-la avec lui, en ne nous arrêtant qu'à ses articles les plus usuels : beurre, radis, œufs, côtelette et bifteck, poisson, porc frais et porc salé. rognons, légumes, dessert et café, sans oublier certaines menues bestioles de terre ou de mer, figurant dans maints déjeuners : huîtres, crevettes, moules et escargots, ni les accessoires condimentaires qui se trouvent sur toutes les tables : poivre, sel et moutarde.

LE POIVRE. — Le poivre est un condiment aromatique âcre, dont l'odeur forte et la saveur piquante sont connues de tout le monde; il est constitué par une petite baie sphérique, un peu moins grosse qu'un pois ordinaire, fruit de l'arbrisseau sarmenteux appelé *poivrier aromatique* ou *poivrier noir* (*piper nigrum*).

D'abord verte, puis brune, enfin noire au moment de la maturité, cette baie fournit à volonté les deux variétés d'épices nommées *poivre noir* ou *poivre blanc*. Le poivre noir est la poudre préparée au moyen du fruit brut, le poivre blanc est celui que l'on obtient en broyant le grain dépouillé de son enveloppe brune.

Qu'il soit blanc ou noir, le poivre est un des assaisonnements les plus répandus dans toutes les parties du monde. C'est en Asie qu'on en fait la plus grande consommation ; mais les Américains en sont aussi très friands, et les Européens ne le dédaignent pas, ainsi que le prouvent les chiffres suivants, empruntés au journal *le Petit Marseillais :* c'est par le port de Marseille que la plus grande quantité de poivre consommé en France est introduite ; en 1878, il en a été débarqué 2,684 tonnes ; en 1879, ce chiffre s'est élevé à 2,702 ; il a été enfin, en 1830, de 2,316 tonnes. Par toutes les frontières de France, y compris le port de Marseille, le total des importations, pendant ces trois mêmes années avait été de 13,355 tonnes. — En Angleterre, la consommation a été, pour l'année 1860, de 5 millions 800,000 kilogrammes.

Quand on lit ces chiffres formidables, on est heureux de savoir que le poivre est assez bien vu des hygiénistes modernes. En effet, si le médecin populaire Tissot tremblait autrefois pour les gens de lettres amis de cette épice (1), les savants de nos jours ne la redoutent plus. Le poivre, dit le professeur Bouchardat, rend de grands services, non seulement pour assaisonner les mets, mais aussi pour assurer la conservation des viandes que les charcutiers apprêtent de tant de manières. Le poivre excite l'appétit, il contribue aussi à régulariser la digestion en détruisant la vitalité des ferments vivants.

D'autres hygiénistes recommandables ajoutent que le poivre favorise la sécrétion du suc gastrique et qu'on doit le conseiller aux anémiques comme un apéritif précieux, faisant accepter nombre d'aliments reconstituants qui, sans lui, seraient repoussés avec dégoût.

Tout cela est parfaitement vrai. Le poivre, pris en petite quantité, est un accessoire heureux de l'alimentation ; ce n'est que l'abus de ce condiment qui peut devenir nuisible.

Pour indiquer les effets nocifs de la baie du poivrier, le vieux Matthiole disait, dans son style naïf : « Que les dames qui ont coutume de nourrir de petits chiens pour leur plaisir, se gardent bien de leur donner à manger des soupes contenant du poivre, car ladite épice étant excessivement chaude et sèche, aussi pourrait-elle causer la rage à ces animaux, ni plus ni moins que ferait la chaleur du temps. » C'est en des termes plus précis et plus conformes aux progrès de la science que nos hygiénistes formulent leurs craintes. Ils déclarent que, pris en excès, le poivre peut déterminer des irritations gastro-intestinales et favoriser l'apparition de certaines dermatoses. Ils professent que, dans les pays chauds, la dyspepsie rebelle n'a souvent pas d'autre cause que l'usage trop large des aliments surépicés.

Les effets que nous venons d'étudier sont ceux du poivre naturel, c'est-à-dire fait avec la seule baie du poivrier. Quels sont les effets des poivres fabriqués ? Il serait difficile de le préciser, tant est longue la liste des tromperies imaginées par les négociants en épices, depuis l'antiquité jusqu'à nos jours. En effet, déjà, du temps des Grecs et des Romains, les marchands ayant cherché les moyens de

______

(1) Tous les gens de lettres devraient, comme Horace, haïr l'ail et éviter l'usage de la moutarde et du poivre, qui sont remplis d'une huile essentielle presque brûlante.

Tissot (Santé des gens de lettres).

faire entrer dans le poivre diverses poussières sans valeur, cette recherche, continuée par leurs successeurs, a fini par produire les mélanges les plus surprenants. C'est ainsi que la terre, l'argile, la craie, le sable, le laurier pulvérisé, la sciure de bois, les coquilles de noix, le son, les balayures de grenier, la fécule, le fleurage de pomme de terre, le seigle torréfié, les tourteaux de navette ou de lin, etc., ont été ou sont employés pour la sophistication du poivre en poudre. Les noyaux de date broyés sont aussi métamorphosés en épices ; mais, depuis quelques années, la plus fréquente de toutes ces métamorphoses poivrées, est celle du grignon d'olives.

Le grignon est le noyau de l'olive, écrasé par la meule du moulin d'huile et lavé par la ressence. Il y a quinze ans, de grands tas de grignon s'amoncelaient au voisinage de toutes les huileries de Provence et, l'hiver, les pauvres gens venaient, pour un petit sou, en remplir un grand sac. Cela leur donnait un combustible économique, produisant peu de calorique, mais suffisant pour réchauffer la soupe et égayer le foyer villageois. Aujourd'hui, les tas de grignon n'obstruent plus l'avenue des moulins ; les noyaux d'olive sont enlevés par de gros négociants de la ville, qui en font une poudre baptisée de ce nom ingénieux : *poivrette*. La poivrette, poudre inerte, sans valeur, sert non seulement à *allonger* le poivre véritable, mais encore à fabriquer un poivre vierge de toute parcelle de *piper nigrum*. Ce poivre de fantaisie contient tout simplement du grignon avec un peu de piment de la Jamaïque et de farine de moutarde.

Les personnes qui connaissent tous ces raffinements malhonnêtes croient se mettre à l'abri de la fraude en ne faisant usage que de poivre en grains. Elles font emplette d'un de ces jolis petits moulins, au moyen desquels on peut moudre son poivre sur la table, et elles sont persuadées qu'elles saupoudrent toujours leurs aliments avec du vrai poivre. Elles se trompent quelquefois ; en voici la raison :

Depuis l'époque du blocus continental, il existe dans le commerce des grains de poivre artificiels, fabriqués au moule, avec un mélange de farine de seigle, de tourteaux, de piment, de moutarde et de pyrèthre. L'année dernière, il a été présenté au laboratoire municipal un échantillon de poivre en grains, composé de plâtre, de gomme et d'une trace de poivre contenue à l'intérieur du grain, ressemblant à une pilule.

En général, les grains fabriqués se composent, d'après M. Girard, de graines de navette recouvertes d'une pâte faite de farine de seigle, de débris de poivre ou de poudre de moutarde. En 1853, M. Chevallier, professeur à l'École de pharmacie, fut chargé d'examiner 40 balles de poivre saisies : elles contenaient 15 ou 20 p. 100 de poivre artificiel en grains, dit *poivre de Lyon*. On signale encore la falsification du poivre en grains par l'addition des baies de nerprun ou des fruits de maniguette ou graine de paradis.

Parfois, la fraude est moins grossière, mais elle est toujours aussi curieuse. En 1861, le tribunal correctionnel de Lille condamna à 50 francs d'amende un fabricant de Paris, pour avoir vendu, sous la nom de *poivre blanc*, du poivre ordinaire, enrobé d'une couche de talc gommeux, qui changeait son aspect et augmentait son poids de 7 p. 100.

Bien que l'examen de tous ces mélanges ne soit pas exempt de difficultés, la science arrive toujours à reconnaître la fraude ; c'est pourquoi nous prions nos lecteurs de ne pas oublier qu'il existe, à Paris et dans d'autres villes de France, des laboratoires d'analyse, institués pour protéger le public contre les sophistications qui le menacent. Ces laboratoires font la guerre aux voleurs de santé, comme les gendarmes la font aux voleurs de porte-monnaies. La vie vaut la bourse : que des malfaiteurs mettent en danger l'une ou l'autre, il est toujours utile d'appeler les gendarmes.

LE SEL. — Dans l'armée française, il est alloué à chaque homme 16 grammes de sel par jour. Cet article des règlements militaires est très sage, car le sel, que Lucrèce appelait *panacée* et Platon *corpus divinum*, est un objet de première nécessité.

Composé de chlore et de sodium, le sel commun ou sel de cuisine est aussi appelé *sel marin*, parce que les eaux de la mer le fournissent en abondance ; on le trouve encore en grande quantité dans le sein de la terre, particulièrement à la partie inférieure des terrains secondaires, où il constitue les mines de *sel gemme*. On distingue le sel marin en *sel gris*, dont la teinte varie du gris foncé au gris clair, et en *sel blanc*. Le sel blanc a été ordinairement raffiné et artificiellement débarrassé des matières terreuses ou organiques qui le coloraient ; cependant, il y a des salines dont le sel est naturellement blanc : telles sont celles des Basses-Pyrénées ; celles des côtes de l'Ouest ne donnent que du sel gris.

Qu'il soit extrait des eaux de la mer ou qu'il vienne des mines, le sel est un condiment qui plaît à tout le monde. En une seule année, la France en consomme 216 millions de kilogrammes. On ne s'étonne pas de ce chiffre, quand on sait que le chlorure de sodium fait partie de presque tous les liquides organiques humains. La salive en con-

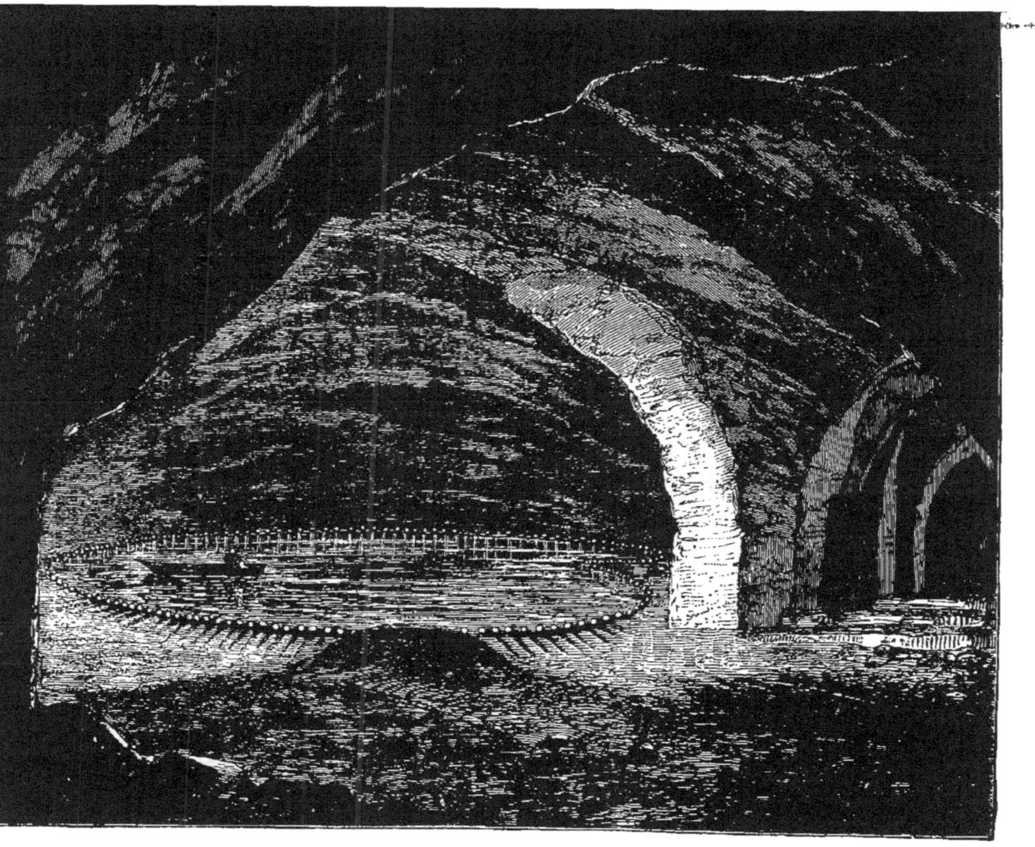

FIGURE 61. — Mines de sel de Begwerke : la Grotte du Lac.

tient 0 gr. 58 p. 100 ; le sang, 0 gr. 42 ; la sueur, 0 gr. 22 ; le suc gastrique, 0 gr. 13 ; le lait lui-même, ce premier aliment du nouveau-né, en renferme une certaine quantité. On s'explique ainsi, dit le professeur J. Arnould, l'appétence de tous les animaux et de l'homme pour le sel marin ; la physiologie nous apprend, en outre, qu'il fait appel aux sécrétions de l'estomac, qu'il favorise la circulation de cellule à cellule, et, par conséquent, qu'il facilite la séparation des produits de décomposition et des matières excrémentielles.

L'expérience démontre que le sel est un condiment indispensable, sans lequel la digestion ne s'effectue que difficilement ; elle prouve, de plus, que toutes les fonctions organiques sont troublées ou deviennent languissantes, lorsque le sel vient à manquer. Dans quelques provinces de Russie, l'autorité ayant supprimé le sel aux serfs, tous devinrent faibles et anémiques ; leur affaiblissement physique prit fin lorsqu'on leur eut rendu le condiment dont ils avaient été privés.

Malgré ses bonnes qualités évidentes, le chlorure de sodium doit être pris dans des proportions convenables. Absorbé à trop haute dose, il produit des effets purgatifs et entretient, sur toute la muqueuse digestive, une irritation qu'il faut savoir éviter. La ration de sel de l'armée française est, — je l'ai dit plus haut, — de 16 grammes par jour ; j'ajoute que cette quantité indique une sage moyenne. On peut la dépasser sans en être incommodé, mais il serait dangereux d'aller au delà de 30 grammes. Le plus sage est d'écouter les avertissements d'un moniteur toujours fidèle : la soif. Si le besoin de boire se fait sentir d'une manière normale, c'est que la dose de sel n'a pas été trop forte ; si, au contraire, la soif est exagérée et se reproduit à des intervalles rapprochés, c'est qu'on a usé trop largement de la salière.

On disait, autrefois, que l'abus du sel pouvait produire le scorbut ; on le dit moins, et on n'a pas tort. On affirmait aussi que le sel donne la pierre ; on le nie aujourd'hui et on a raison. L'école de Salerne enseignait que l'abus du sel donne la gale ; personne ne répète plus cette absurdité.

La vérité, c'est que, au lieu de voir dans le sel une cause de maladie, la médecine moderne voit en lui un remède. Demange l'a recommandé contre la scrofule, Simon l'a conseillé aux chlorotiques, Gubler aux individus à tempérament lymphatique atteints d'anémie, Amédée Latour a voulu en faire la base du traitement de la phtisie pulmonaire; enfin, Martin-Solon a placé le sel parmi les médicaments du diabète.

L'histoire d'un produit alimentaire est incomplète, quand elle ne dit rien des falsifications. J'ai signalé les fraudes qui se pratiquent sur le poivre, je dois énumérer les artifices commerciaux imaginés par les marchands de sel.

A Bruxelles, à Liverpool, à Paris et à Nantes, on a falsifié le sel avec du plâtre cru pulvérisé et du varech; à Marseille on a mélangé au chlorure de sodium de l'argile blanche; dans l'Aube et dans la Côte-d'Or on a allongé le sel de cuisine avec du sablon et du sulfate de soude; en d'autres pays, la fraude s'est faite au moyen des résidus des salpêtrières ou des sels ayant servi à la salaison des morues; partout on a essayé d'augmenter le poids marchand du sel de cuisine en le conservant dans un endroit humide.

Toutes ces combinaisons malhonnêtes ont dû faire tressaillir dans sa tombe Pline le Naturaliste, l'auteur de cet aphorisme hygiénique : Il n'y a dans la nature rien qui soit aussi nécessaire et utile que le soleil et le sel.

Que ceux qui s'indignent avec lui contre la fraude apprennent à la découvrir. Ils y parviendront facilement en prenant pour guide l'excellent ouvrage de M. Hureaux, l'*Histoire des Falsifications*.

LA MOUTARDE. — La plante nommée *sinapis* en latin, *Senf* en allemand, *mustard* en anglais, *senapa* en italien, *mostaza* en espagnol et tout simplement *moutarde* en français, est appelée *sénevé* par les curés en chaire et par les poètes. Allez au sermon, si vous voulez vérifier l'assertion relative aux prédicateurs; quant à la démonstration de celle qui regarde les gratteurs de lyre, la voici, extraite des *scolies alimentaires* du chevalier de la Feutrie :

> Le *Sénevé*, ce grain si petit, qui tant arde
> Que pour cette raison on l'a nommé moutarde,
> Le Sénevé brûlant, céphalique et nervin,
> Purge l'œil et la tête, et résiste au venin.

Dans ce quatrain aphoristique d'un rimeur médecin, on a, je le constate avec peine, oublié la propriété principale de la moutarde, celle qui a fait dire à Grimod de la Reynière : « La moutarde c'est la pierre à aiguiser de l'appétit, le digestif par excellence ». L'omission que je signale est d'autant plus regrettable que les qualités proclamées par le plus gourmand des écrivains fantaisistes sont bel et bien reconnues par les savants les plus sérieux.

Voici, en effet, ce qu'on peut lire dans le *Dictionnaire encyclopédique des sciences médicales*, à la page 242 du tome dixième :

« La moutarde est un assaisonnement de nos mets, qui relève la fadeur des uns, qui facilite la digestion des autres. Sa principale propriété paraît être d'exciter, à la surface du tube digestif, la

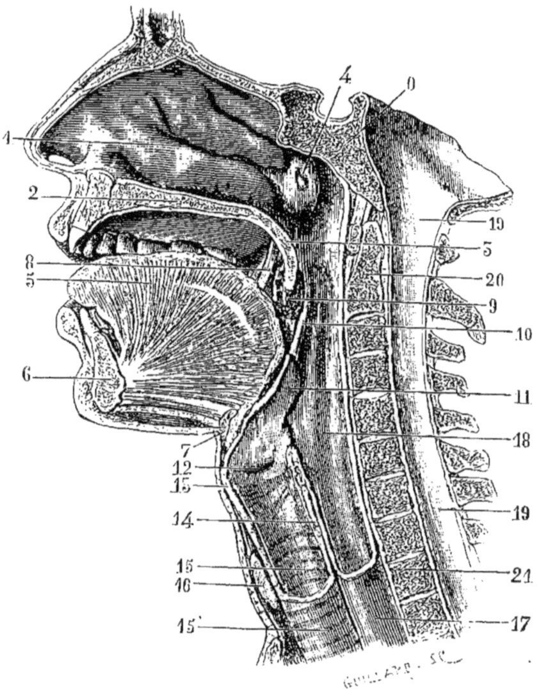

FIGURE 62. — *Coupe antéro-postérieure de la bouche et de l'arrière-gorge.*

1, Fosse nasale. — 2, voûte palatine. — 3, voile du palais. — 4, trompe d'Eustache. — 5, langue. — 6, symphyse du menton. — 7, os hyoïde. — 8, 10. Piliers du voile du palais. — 9, amygdales. — 11, épiglotte. — 12, glotte. — 13, 14, cartilages du larynx. — 15, trachée. — 16, corps thyroïde. — 17, œsophage. — 18, pharynx. 19, canal vertébral. — 20, 21, corps des vertèbres.

sécrétion des sucs destinés à la dissolution des aliments. La moutarde doit donc accompagner de préférence les substances dont l'assimilation est lente, difficile, ou qui même se montrent plus ou moins réfractaires à l'action des forces digestives, telles que les charcuteries, les viandes salées ou fumées, l'anguille, le homard, etc. En pareilles circonstances, et sous l'influence de ce stimulant, une hypersécrétion de suc gastrique, un surcroît d'activité stomacale, triomphent des qualités indigestes de l'aliment ingéré. Mais, grâce à sa composition complexe, la bonne moutarde condimentaire ne fait pas seulement appel aux humeurs digestives; elle tonifie aussi les plans musculeux du tube gastro-intestinal, prévient ou combat les pneumatoses et favorise les évacuations. C'est un bon conseil à donner aux sujets habituellement flatulents et constipés, que de les engager à user largement de la moutarde à leurs repas.»

La moutarde, on le voit, a pour elle le témoignage des savants. Elle possède encore la consécration des siècles, car son usage en cuisine se perd dans la nuit des temps. S'il n'est pas nettement prouvé que les Hébreux mettaient de la moutarde parmi leurs aromates alimentaires, il est indiscutable qu'elle était en honneur dans la vieille Egypte, et nous savons que les Grecs et les Romains usaient de la moutarde en poudre, comme nous du poivre, et en jetaient de fortes pincées dans leurs ragouts.

En France, l'existence seule de la corporation des « crieurs de moutarde » suffirait pour prouver que ce condiment fut toujours en honneur, si de vieilles Chartes ne nous avaient appris qu'en l'an 1336, lors des fêtes que le duc de Bourgogne donna au roi Philippe de Valois, à Rouvres, on consomma, *dans un seul jour*, trois cent litres de moutarde.

Je ne connais pas les chiffres de la consommation actuelle, mais à en juger par le nombre et l'importance des maisons de Dijon, de Bordeaux, de Chalons et de Paris, qui se livrent à la fabrication de la moutarde comestible, j'estime que cet assaisonnement de nos mets doit se vendre par centaines de tonnes.

Tous ces flots de moutarde font-ils du bien au consommateur? Non. Une partie nuit à ceux qui en usent inconsidérément. La préparation culinaire, qui a rendu feu Bornibus illustre, augmente l'appétit et favorise la digestion quand on en prend raisonnablement, mais elle amène des désordres sérieux si on en absorbe de trop grandes quantités.

Quelques détails sur la composition chimique de la moutarde feront comprendre facilement la possibilité des accidents résultant de son abus.

Depuis Boerhaave, on sait que la moutarde contient deux espèces d'huiles : une fixe, parfaitement douce, que l'on peut obtenir par pression : l'autre volatile, âcre et caustique, qui apparaît par distillation. MM. Robiquet, Thibierge, Fauré, Guibourt et d'autres chimistes ont encore noté la présence dans la moutarde du soufre, de l'albumine, de la gomme et du ligneux, mais c'est l'huile volatile brûlante qui doit seule nous occuper ici. Or, ce liquide, véritable essence concentrée, agit sur la peau à la façon des vésicatoires ; en le mélangeant avec de la glycérine et de l'amidon, il produit encore l'effet des meilleurs sinapismes, il est donc naturel de conclure qu'il ne faut pas l'introduire en grande quantité dans les organes digestifs.

Quant la moutarde est ingérée raisonnablement, son huile caustique ne se développe pas, ou bien elle se trouve diluée par le bol alimentaire, dans des proportions telles que les muqueuses n'ont pas à en souffrir ; lorsque, au contraire, on dépasse la dose ordinaire, l'huile âcre manifeste sa présence par des phénomènes particuliers.

L'exagération est-elle momentanée ? on dit que la moutarde *monte au nez*, ce que le D\u1d63 Delioux de Savignac exprime ainsi : « L'impression sur le palais réagit très vivement sur la pituitaire et sur la conjonctive, soit par action réflexe, soit par diffusion de quelques molécules d'huile essentielle transportées sur ces deux muqueuses. Le sujet éprouve alors un double sentiment de piqûre, tant dans les narines qu'à la surface de l'œil, avec provocation de flux nasal et de larmes. »

L'abus se renouvelle-t-il ? Le mangeur persiste-t-il dans son intempérance en matière de « pierre à aiguiser l'appétit », la moutarde cesse de lui monter au nez, mais elle manifeste sa présence ailleurs. Elle échauffe la bouche, dessèche la langue, rend les gencives douloureuses et saignantes, irrite l'intestin, multiplie les envies d'uriner, provoque des sueurs fatigantes et, chose plus grave, fait du roi des organes, l'estomac, un fainéant qu'on a toutes les peines du monde à rendre au travail physiologique.

Conclusion : usez de la moutarde, n'en abusez pas. Si cela vous plaît, faites comme Louis XI qui portait toujours son pot de Dijon avec lui, mais rappelez-vous en même temps que ce pot n'était pas renouvelé trop souvent.

Pour compléter l'histoire de la moutarde, il nous reste à examiner ses usages thérapeutiques : cet examen fera l'objet des paragraphes suivants ; mais, en vertu de l'adage

Quand on prend *du rimeur,* on n'en saurait trop prendre.

Ce chapitre, commencé par des vers, doit finir par des vers. En voici donc quatre autres, de Sallentin, dans lesquels la moutarde n'est plus appelée « Sénevé ».

> De trois choses Dieu nous garde :
> De tout boudin sans moutarde,
> D'un valet qui se regarde,
> D'une femme qui se farde.

LA MOUTARDE DES MÉDECINS. — Dans les pages qui précèdent, j'ai parlé de la moutarde de la salle à manger, je vais dire un mot ici de celle de l'officine, en établissant les différences qui existent entre la moutarde noire et la moutarde blanche. Je n'ai pas cru devoir faire cette distinction, quand j'ai traité de la moutarde alimentaire, parce que, généralement, les fabricants mélangent les deux espèces, quoique les livres assurent que la blanche seule est employée.

De la moutarde noire, comme de la moutarde blanche, les médecins n'utilisent que la semence.

La graine de moutarde blanche, qui fut la triomphante revalescière de son temps, est un laxatif assez commode. A la dose de quinze à trente grammes, elle purge doucement, ne cause aucune colique et peut rendre de réels services aux personnes habituellement constipées. Détail curieux : les graines de moutarde blanche paraissent n'agir que par leur seule présence, puisqu'on les avale dans un peu d'eau, sans les mâcher, et qu'elles sont rendues sans avoir changé de forme ni d'état.

Pulvérisée, la graine de moutarde blanche est assez souvent ordonnée, en Angleterre, comme vomitif, à la dose d'une cuillerée à café dans une pinte d'eau.

La moutarde noire est employée comme médicament interne. A l'intérieur on l'a administrée contre le scorbut, notamment pendant le siège de la Rochelle ; Marie de Saint-Ursin l'a donnée dans du vin blanc à des hydropiques ; Callisen la prescrivait dans la fièvre putride et Swediaur — le Ricord anglais — dans la paralysie. L'huile grasse retirée des graines par pression passait pour un bon purgatif dans l'opinion de Cullen.

Les services que rend, ou qu'a pu rendre, la moutarde noire, administrée par la bouche, ne sont rien à côté des bons offices qu'en éprouve la médication externe. Il faudrait passer en revue presque tous les chapitres de la pathologie pour indiquer les cas nombreux dans lesquels elle est utile. D'une façon générale, on peut dire qu'il est permis de songer à la moutarde noire toutes les fois que l'on a besoin de produire une révulsion rapide, de stimuler vivement une région tégumentaire, d'attirer le sang vers les extrémités.

Dans ces circonstances, la moutarde est employée en poudre, délayée avec un peu d'eau tiède et *et non avec du vinaigre*, comme trop de gens le croient ; cela s'appelle un sinapisme.

Le vinaigre, mis en contact avec la moutarde, développe instantanément son principe volatil ; la personne qui prépare ainsi le sinapisme, peut le croire actif, parce que ce principe en s'évaporant, vient piquer ses yeux et son nez, mais le malade sur lequel la pâte rubéfiante est appliquée y perd beaucoup. La vérité, c'est qu'un sinapisme à l'eau tiède vaut au moins deux fois un sinapisme au vinaigre.

Comme la moutarde condiment, la moutarde médicament ne date pas de ce siècle : le sinapisme se trouve mentionné dans l'*Histoire naturelle* de Pline. Du temps de cet écrivain, plus fécond que délicat, on préparait une pâte révulsive avec de la farine de moutarde noire, des figues écrasées et du vinaigre. De nos jours, le sinapisme est devenu infiniment plus propre ; il est même élégant. On vend, en effet, aujourd'hui, dans toutes les pharmacies, un papier sur lequel est étendue et fixée une couche de moutarde, et qu'il suffit de tremper dans l'eau pendant une demi-minute pour le transformer en un sinapisme des plus actifs.

Je ne dis point le nom commercial de ce sinapisme en feuille — d'abord parce qu'il est connu sans qu'on le nomme — ensuite parce qu'il me fait songer, malgré moi, à Améric Vespuce devenant le parrain du continent découvert par Christophe Colomb.

Sic vos non vobis...

Qu'il soit fait de papier perfectionné ou de moutarde pétrie étendue sur un linge, le sinapisme exige dans son application quelques précautions recommandées spécialement aux mères de famille. Je les copie textuellement, à leur intention, dans le *Manuel de la petite chirurgie*, de mon regretté maître, le Dᴿ Jamain :

« La durée du temps pendant lequel le sinapisme doit rester appliqué est importante à déterminer ; car, enlevé trop tôt, il ne produirait presque rien ; laissé trop longtemps, il pourrait amener la vésication. Il faut, en général, laisser le sinapisme un quart d'heure à une demi-heure (1), suivant le degré d'irritation qu'on veut produire, suivant le degré de sensibilité des individus. D'ailleurs, on est averti, le plus souvent, par les malades qui se plaignent de douleurs très vives aux points où le sinapisme a été appliqué. Chez les individus qui ont perdu connaissance, il faut surveiller ce

---

(1) Quelques papiers-sinapismes agissent beaucoup plus vite.

topique avec soin; car, non seulement les malades ne sentent pas
son action, mais encore le sinapisme paraît ne pas avoir agi
sensiblement, et ce n'est que lorsque la sensibilité est revenue ou
quelque temps après l'application du sinapisme, que la rougeur,
même la vésication et les eschares se manifestent...

« Lorsqu'on a retiré le sinapisme, il faut laver la place avec de
l'eau tiède et l'essuyer avec un linge sec; si l'irritation était trop
vive, on couvrirait la partie avec un linge enduit de cérat. »

Les mêmes précautions doivent être prises après le simple bain
de pied à la moutarde, bon agent de révulsion dont les jeunes
femmes feront bien de se méfier en tout temps.

LA MOUTARDE FALSIFIÉE. — La fantaisie se donne libre carrière dans la préparation du condiment appelé moutarde. On y
ajoute, selon les pays, du sucre, du miel, de l'ail, de l'estragon,
des clous de girofle, des anchois, du gingembre, du citron, de la
cannelle, des truffes, du persil, du cerfeuil, du céleri, du thym, de
la ciboule, de l'oignon, du bouillon, de l'huile d'olive, etc., etc.;
tout cela ne constitue pas la falsification.

La falsification apparaît lorsque, à la farine de moutarde comestible, on mélange quelque farine féculente, mais là s'arrête, je crois.
la supercherie des sauciers moutardiers fraudeurs.

Celle des moutardiers droguistes va beaucoup plus loin. Dans
différents échantillons de farine de moutarde à sinapisme on a
trouvé : des tourteaux de colza, de lin et de navette; des farines de
blé, d'orge, de féveroles et de maïs; des fécules de pommes de terre
et de riz, de l'ocre jaune, du plâtre, du curcuma et même de la terre
à poêle.

Toutes ces falsifications sont déplorables. Elles permettent à certains industriels de vendre leurs produits à un prix relativement
inférieur; mais il est fâcheux de penser que cette économie de
quelques sous peut être la cause d'un malheur. Le sinapisme étant
un de ces médicaments sur l'énergie desquels le médecin doit être
en droit de compter, parce que la vie du malade dépend souvent de
la rapidité de son action, Chevallier a eu raison de dire que le fal-
sificateur devrait être considéré, dans ce cas, comme l'auteur d'un
homicide volontaire.

Conclusion pratique : achetez votre moutarde chez les pharmaciens qui broient eux-mêmes la graine de *sinapis nigra*.

LES RADIS. — A la famille végétale des crucifères, l'homme doit divers aliments « qui servent plus à donner appétit qu'à donner nourriture ». Le premier d'entre eux est le petit radis rose, doux condiment frais, qui charme à la fois et l'œil et la bouche.

Le radis a une saveur légèrement piquante, qui excite à manger et stimule l'action digestive. Tous les estomacs le supportent bien, quand il est jeune et tendre; mais, lorsqu'il est devenu dur ou creux, il fait, dit Monselet, penser à l'île d'Elbe : Il *revient*.

Le radis blanc durcit plus vite que le radis rose, il doit être mis au second plan.

Le radis noir n'est jamais tendre, il faut le proscrire presque absolument; neuf fois sur dix, il fatigue les organes digestifs des personnes que tente sa saveur pimenteuse.

Le raifort, très en honneur en Alsace, ne convient qu'à un bien petit nombre d'estomacs; ses propriétés le mettent sur le même rang que la moutarde et les autres condiments acres dont on ne doit user qu'avec circonspection.

Radis rose, radis blanc, radis noir et raifort ont fourni ou fournissent encore à la médecine des agents curatifs.

Tissot conseillait la décoction de radis roses comme topique contre les engelures.

Matthiole vantait la tisane de radis blancs pour la rétention d'urine.

Le jus de radis noir, instillé dans les oreilles avec du vin blanc, faisait cesser les bourdonnements au dire de Dioscoride; la rapure de son écorce appliquée sur la peau tient lieu de sinapisme léger, s'il faut en croire Loiseleur-Deslongchamps.

Quant au raifort, il a servi à guérir les meurtrissures, du temps de Galien; Bergius l'a recommandé aux goutteux, et Murray le conseillait aux gens atteints de la pierre; mais tous ces usages sont à peu près abandonnés de nos jours.

La pharmacie moderne fait entrer le raifort dans la composition du « sirop antiscorbutique ».

Voilà à quoi se réduit aujourd'hui la thérapeutique par les radis de toutes couleurs.

LE BEURRE. — La matière grasse que la baratte sépare du lait constitue un aliment de premier ordre.

Qu'il vienne de Saint-Germain ou d'Isigny, de La Loupe ou du Prévallais, le beurre est toujours, pour quiconque a le foie et l'estomac sains, un agent précieux de nutrition respiratoire. Il est fort bon, mangé en tartines sur du pain ; il est précieux, associé aux préparations diverses de la cuisine ; il est exquis, combiné aux farines sucrées du pâtissier. Ce qui le prouve, c'est que les Parisiens mangent, chaque année, pour trente millions de francs de beurre.

C'est de l'argent bien employé.

De cette somme, dépensée à propos par le ventre de Paris, j'excepte pourtant les beaux écus allant tomber dans le sac des marchands qui falsifient leurs produits.

Je voue donc aux dieux infernaux : les artistes qui *dérancissent* le beurre fort, au moyen du bicarbonate de soude ; ceux qui jaunissent le beurre blanc, avec souci, rocou, safran ou orcanette ; sans oublier les maîtres filous qui incorporent à leurs mottes grasses des corps pulvérulents aussi pesants que variés, allant de la pomme de terre au plâtre, en passant par la craie.

Les divinités infernales que j'évoque ici pour venger les mangeurs de beurre adultéré sont peu redoutées, me dira-on, des artisans de la sophistication.

Erreur, messieurs.

Les juges d'enfer font réellement trembler les vendeurs sans vergogne, mais leurs noms ont changé. Ils s'appelaient autrefois Eaque, Minos et Rhadamante ; nous les nommons aujourd'hui : Baudrimont, Hureaux, Chevalier, Lhote, Schutzenberger, Wurtz, Riche, Gautier, Girard, etc. Ils ont écrit avec la plume et l'alambic, l'histoire complète des falsifications alimentaires : ils apprennent à la police correctionnelle les moyens chimiques de les reconnaître.

LA MARGARINE. — Avez-vous remarqué, non loin des Halles centrales, une riche boutique, ornée d'écussons mystérieux, représentant *ad libitum* la déesse Minerve ou une vieille anglaise coiffée d'un casque ?

Si la curiosité vous est venue, en passant devant ce magasin, d'examiner l'onctueux comestible jaune qu'on y vend, vous connaissez la *margarine* de vue. Vous la connaissez d'une façon plus intime, s'il vous est arrivé de fréquenter les restaurants à trente-deux sous. Dans les deux cas, spectateur simple ou agent actif de consommation, oyez ce qui a été dit de la margarine, dans l'après-midi du 11 mai 1880, en un local de la rue des Saints-Pères, — qui devrait être un palais, qui n'est qu'une bicoque, — à l'Académie de médecine.

Dans le courant de l'année 1877, la lettre suivante avait été adressée, par le ministre de l'intérieur, au secrétaire perpétuel du corps savant qui a pour mission d'éclairer le gouvernement sur les questions intéressant la santé publique :

« *Monsieur le Secrétaire perpétuel,*

« Dirigée par des considérations dont j'apprécie l'importance, mais qui ne doivent passer, à mon avis, qu'après l'intérêt hygiénique des malades, l'administration des asiles publics d'aliénés de la Seine a généralement, depuis quelque temps déjà, substitué l'emploi de la margarine à l'emploi du beurre ou du saindoux, dans la préparation des aliments des malades.

« J'avais cru devoir adresser des observations à la Préfecture de la Seine, touchant l'emploi de ce composé industriel; mais la margarine coûtant seulement 2 fr. 25 le kilogramme, tandis que le beurre ne peut être obtenu qu'aux prix de 3 fr. 25, 3 fr. 10 et 2 fr. 80, la Commission de surveillance desdits établissements a décidé qu'on continuerait à se servir de margarine au lieu de beurre ou de graisse.

« Or, avant de répondre à M. le Préfet de la Seine, je désirerais être renseigné sur les avantages ou les inconvénients que peut présenter l'emploi de cette substance.

« En conséquence, je vous serais obligé, monsieur le Secrétaire perpétuel, de vouloir bien soumettre la question à l'Académie de médecine, et de me faire connaitre l'avis que cette assemblée aura formulé.

« Agréez, etc. »

L'Académie a répondu à peu près en ces termes :
« La Commission ne pense pas que la substitution proposée doive être admise. Les gens de service et les malades ne tolèrent pas la substitution de la margarine au beurre, pour la majeure partie des mets (soupes maigres, œufs, légumes frais, etc.). De plus, cette substitution constitue, pour les malades, un changement de régime qui pourrait avoir pour certains de véritables inconvénients.

« La margarine primitive n'existe plus dans le commerce (1), elle est trop chère; la margarine actuelle est un produit industriel qui se prête à diverses fraudes ; on y introduit notamment des huiles végétales, de l'huile d'arachides en particulier.

« Les essais physiologiques de M. Berthé ont démontré que les

---

(1) Cette opinion est trop absolue. Pour l'honneur de l'industrie française, j'affirme qu'on fabrique encore de la margarine honnête.

huiles végétales sont d'uue digestibilité plus difficile que les graisses animales. Les essais chimiques de M. Lallier et la pratique culinaire ayant démontré que la margarine s'émulsionne moins bien que le beurre et que l'émulsion est moins stable, on est en droit de conclure, puisque les corps gras sont absorbés dans l'organisme à l'état d'émulsion, que l'absorption de la margarine se fera dans de moins bonnes conditions que celle du beurre. »

En répondant ainsi, l'Académie de médecine a rendu un grand service, et aux pensionnaires des asiles d'aliénés, et à cette partie pauvre de la population parisienne qui s'habituait à beurrer ses épinards avec de la margarine.

Grâce à Dieu, — et à nos milliards, — le temps du siège est passé. On ne présente plus à l'Académie des sciences des notes chantant, à un public affamé, les louanges du suif à chandelles restitué à l'alimentation (1). Notre estomac est devenu plus difficile; nous voulons connaître et bien connaître les étrangers qui doivent loger dans notre panse.

C'est pourquoi, à propos de la margarine, nous interrogeons la chimie, le commerce et la cuisine.

Chimiquement, la margarine se trouve dans la majeure partie des corps gras, tels que le beurre, l'huile, la graisse de porc ou saindoux, la graisse de bœuf, le suif, etc. Dans les laboratoires et pour le besoin des études scientifiques, on l'extrait de l'huile d'olive par l'alcool et l'éther, avec l'aide de la pression et de la chaleur. On obtient ainsi un produit absolument pur, qui n'est pas du tout la margarine des restaurateurs.

Pour celle-là, voici comment opérait M. Mège-Mouriès (je prends la description de son procédé dans un article publié en 1872, par M. Troost, dans le *Moniteur Scientifique*) :

« M. Mège-Mouriès prend la graisse de bœuf fraîche et la divise en menus fragments, en la faisant passer entre des cylindres garnis de pointes; il en met 1,000 kilogrammes dans une cuve avec 300 kilogrammes d'eau, aiguisée par 1 kilogramme de carbonate de soude, et avec un estomac de mouton ; puis il maintient, pendant une heure ou deux, le mélange à une température de 40 à 45°, en le brassant continuellement. Dans cette opération, une digestion artificielle des membranes qui enveloppent la graisse pure s'opère ; la

_____

(1) Voir le *Bulletin de l'Académie des sciences*, séance du 2 janvier 1871. Communication de M. Dubrunfau.

dissolution et la fusion sont complètes, et la graisse, dépouillée de tout corps étranger, surnage à la surface.

« Lorsque cette opération est terminée, on fait écouler la graisse, qui forme une couche superficielle, dans une cuve maintenue à la même température de 40°; de là elle est versée dans des cristallisoirs, qui en contiennent 25 kilogrammes chacun, et où elle se fige à la température de 25°.

« Les pains ainsi obtenus se composent d'un mélange d'oléine, de margarine et de stéarine. On les divise en petits gâteaux qu'on soumet, dans des sacs en toile, à l'action d'une puissante presse hydraulique ; la stéarine reste dans les sacs, et on recueille environ 50 à 55 p. 100 d'oléo-margarine. Enfin, on soumet cette substance à l'action de cylindres, qui la malaxent et en font une pâte homogène, et on a ainsi un produit propre aux usages domestiques.

« Cette graisse n'a pas d'odeur, elle a une consistance butyreuse; elle se conserve sans altération pendant de longs mois et elle est propre à tous les usages culinaires. » (1)

De ce corps gras ainsi préparé, la gastronomie pourrait se plaindre, mais l'hygiène n'aurait pas grand reproche à lui adresser. Malheureusement, ce corps gras honnête n'existe plus guère que comme rareté.

Autrefois, en suivant la formule de Mège-Mouriès, on fabriquait une margarine assez passable, en retirant environ 50 p. 100 des suifs frais de Paris ; aujourd'hui, on utilise les suifs de tout âge et de tous pays, on opère à des températures et à des pressions plus élevées, on diminue les déchets, on augmente le rendement, et cela donne un produit odorant, ayant l'inconvénient de se solidifier avec une rapidité extrême sur les assiettes et les fourchettes.

Devant cet écueil, qui mettait la fabrication en danger, n'allez pas croire, dit M. Riche, de l'École de pharmacie, qu'on soit revenu à l'indication première de M. Mège. On a évité l'écueil par un procédé qui augmente encore le rendement, aux dépens de la qualité :

---

(1) Cette margarine a un aspect semblable à celui du beurre, mais il suffit de la faire fondre pour la reconnaître : sa fusion a lieu à 27°, tandis que celle du beurre vrai exige une température de 36°. M. Schmitt vient de proposer à la société industrielle du Nord un procédé très simple pour déceler la présence de la margarine. Il consiste à faire fondre le beurre suspect, puis à y plonger une mèche de veilleuse. On laisse se *prendre* la masse, et l'on allume la mèche que l'on éteint ensuite, après deux minutes environ de combustion. Si l'on a eu affaire à du beurre pur, on sent une réjouissante odeur de beurre fondu. S'il y a eu mélange de margarine, c'est une odeur de chandelle éteinte qui vous monte aux narines.

on a ajouté à la graisse de l'huile de saindoux pressés, venus d'Amérique, ou plus simplement de l'huile d'arachides, dont la fluidité corrige la solidification trop facile de la prétendue margarine.

Ce produit industriel, que l'Académie a exclu des asiles, la gastronomie moderne l'a flétri ; les religieuses des cuisines de Ville-Évrard l'ont condamné dans la préparation des principaux mets : seuls, quelques marchands de beurre en disent du bien toujours et quand même. Ce sont ceux qui, familiarisés avec l'art subtil des falsifications, ne lisent jamais les lois édictées en matière de tromperie sur les marchandises vendues (1).

LES HUITRES. — Le coquillage marin bivalve que Linné appelle « Ostrea edulis » a une réputation vieille comme le monde. Les anciens, aussi bien que les modernes, ont regardé l'huître comme un mets exquis. De tout temps, ce testacé a fait bonne figure sur la table des gens riches, bien que son aspect peu engageant explique la répugnance qu'il inspire à quelques personnes. Horace a fait l'éloge des huîtres du cap de Circé, Pline a célébré celles du lac Lucrin ; les amas de coquilles que l'on rencontre dans les lieux qu'habitaient les premiers ancêtres de l'humanité montrent que, si les Romains ne dédaignaient pas les mollusques, des peuples, venus bien longtemps avant eux sur la terre, devaient en faire le principal élément de leur nourriture.

Aujourd'hui, les huîtres ne forment guère, en France surtout, qu'un accessoire de l'alimentation. Pourtant, la ville de Paris consomme annuellement, à elle seule, une centaine de millions de ces animaux. Londres en absorbe cinq fois autant ; les villes de l'Amérique en dévorent plus encore. On trouve bien, chez nous, dit Brillat-Savarin, quelques bons vivants, qui s'administrent comme avant-garde de leur dîner douze douzaines de marennes ou d'ostendes ; mais ils sont rares les héros gastronomiques qui mangent, comme le maréchal Junot, trois cents huîtres avant leur déjeuner. Généralement, les amateurs modernes se contentent de quelques douzaines.

---

(1) Au mois de juin 1882, l'ordonnance suivante, rendue par M. le préfet de police, a été affichée sur les murs des halles et marchés de Paris :

« Art. 1er. — La margarine et les produits similaires, mis en vente dans le ressort de la préfecture de police, devront porter, sur chaque morceau, une étiquette contenant, en caractères suffisamment visibles, une indication conforme à la nature réelle du produit.

« Art. 2. — Il est interdit d'introduire sur le marché des halles centrales des beurres artificiels. »

La chair de l'huître est saine, savoureuse, légère et analeptique.
Elle convient parfaitement aux estomacs délicats et aux convalescents. Cloquet en conseillait l'usage dans certaines diarrhées chroniques et dans la jaunisse ; Adolphe Pasquier l'a recommandée dans
la dyspepsie ; Sainte-Marie, dans les maladies de poitrine ; Favrot a

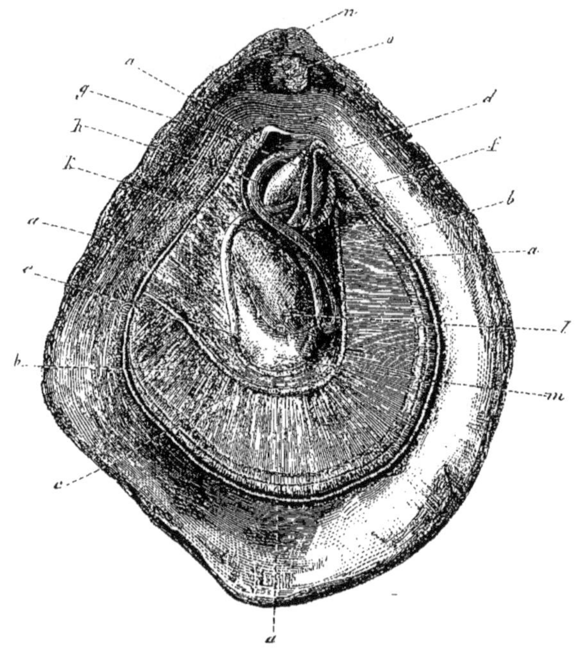

FIGURE 63. — *Huître dans sa valve inférieure.*

a a, lame inférieure du manteau. — *b b*, branchies. — *c*, manteau inférieur. —
d, bouche. — *e*, anus. — *f*, palpes. — *g*, estomac. — *h*, intestin. — *k*, place du
cœur. — *l*, muscles des valves. — *m*, partie blanche. — *n*, talon. — *o*, place du
ligament.

cité des faits montrant qu'on peut nourrir avec des huîtres, pendant
longtemps, des malades atteints de dégénérescence squirrheuse du
conduit alimentaire, qui ne permettrait à aucune autre nourriture
de passer. Ainsi serait justifié le nom de *nobilissimus cibus*, donné
par les Romains au coquillage trop aimé de Vitellius.

Si, comme l'écrit Reveillé-Parise, l'huître est le premier degré de l'échelle des plaisirs de la table, réservés par la Providence pour les estomacs malades ou convalescents, il ne devait pas rester beaucoup d'échelons à franchir à la panse impériale de celui qui disait : « Un cadavre ennemi sent toujours bon. » L'ancien compagnon de débauches de Néron, devenu son successeur au trône, mangeait, en effet, jusqu'à douze cents huîtres tous les jours.

De cet exemple auguste, mais malpropre, une conclusion découle tout naturellement : les huîtres sont de facile digestion.

Cela n'est pas toujours vrai, cependant.

Autant l'estomac s'assimile avec facilité les principes salins, le phosphate de fer, l'osmazome et les autres matières animales de l'huître crue, autant il se montre paresseux et rebelle si l'huître a été cuite. Parmi les diverses préparations culinaires dans lesquelles la chair des acéphales d'Etretat, de Cancale ou de Dieppe est soumise à l'action du feu, il n'en est qu'une dont nous permettons l'usage à nos clients : c'est le bouillon d'huîtres, qui rend quelques services aux gens anémiques et surtout aux jeunes personnes chlorotiques ; mais nous proscrivons impitoyablement de la table de quiconque n'a pas une santé robuste, et les huîtres frites, et la sauce aux huîtres à la choucroute, et toutes les combinaisons du même genre écloses dans le cerveau des Vatels modernes.

Nous sommes de l'avis de Moquin-Tandon : « L'huître cuite est toujours indigeste. »

Quelques personnes arrosent les huîtres avec du jus de citron, d'autres les saupoudrent de poivre ; on trouve même des gens, en Bretagne, qui croient devoir assaisonner le précieux mollusque avec de l'ail. Toutes ces méthodes gastronomiques ne valent pas la méthode naturelle du singe. Détacher, comme lui, la chair de la coquille et l'avaler avec l'eau qu'elle contient, voilà la meilleure façon d'apprécier à leur juste valeur les qualités gustatives de la truffe de mer. Quant à ses propriétés nutritives, les condiments ajoutés ne les font guère varier.

Il est utile de prévenir, cependant, les amateurs d'huîtres épicées, d'un danger qui s'attache à la trop grande absorption de mignonnette. Ce poivre grossièrement concassé, que l'on sert intentionnellement avec les huîtres aux habitués des établissements bien tenus, est susceptible, si l'on en absorbe trop, de produire, au col de la vessie, une chaleur cuisante, fort désagréable, qui peut être le point de départ d'une véritable maladie.

Dans le cours de mai, juin, juillet et août, les huîtres sont généralement proscrites ; elles ont, pendant la durée de ces mois sans R, un goût désagréable, que l'on n'est pas parvenu à expliquer parfaitement.

Les huîtres sont malsaines l'été, disent les uns, parce que c'est l'époque de la ponte ; elles ne sont pas propres à l'alimentation, disent les autres, à cause de l'introduction, dans les valves de l'animal, d'un petit crabe appelé *pinnothère ;* quelques-uns invoquent une influence lunaire. Ferrand semble être le plus près de la vérité, quand il attribue la mauvaise qualité des huîtres de la saison chaude à l'infiltration, dans leur chair, du frai, réellement toxique, des *astéries* ou étoiles de mer.

Si, l'été, les huîtres ont un goût désagréable, et si leur ingestion, à cette époque, est parfois suivie d'accidents, nous devons ajouter que, pendant l'hiver, les ostréophages ne sont pas à l'abri de certaines indispositions, dues à l'absorption de leur mets favori. Nous connaissons une jeune dame qui raffole des huîtres et qui ne peut en manger, en quelque saison que ce soit, sans éprouver sur tout le corps une démangeaison insupportable. Une autre cliente est prise de coliques toutes les fois qu'elle avale deux ou trois ostendes.

Tous ces symptômes d'empoisonnement, sur lesquels nous reviendrons dans le chapitre consacré aux *moules,* ne doivent point faire trembler.

Quelques tasses de thé et un peu de citrate de magnésie triomphent aisément, en effet, d'une maladie qui n'a pas diminué d'une unité le nombre des mangeurs d'huîtres.

Il y a une trentaine d'années, pourtant, les habitants du Havre jurèrent de ne plus se laisser tenter. Un grand nombre de personnes avaient été très malades pour avoir mangé des huîtres ayant séjourné dans un parc des fossés de la citadelle, situé non loin d'une bouche d'égout ; il fut décidé qu'on renoncerait à ces animaux infects. Serment d'ivrogne. Un mois après, on mangeait plus d'huîtres que jamais. Les habitants du Havre avaient renoncé à celles de leur parc, mais ils en demandaient d'autres à tous les voisins du littoral de la Manche.

EAU ET ÉCAILLE D'HUITRES. — Les charcutiers faisaient autrefois peindre sur leur boutique un compagnon de saint Antoine avec cette inscription :

> Tout en est bon,
> Depuis la tête jusqu'aux pieds.

Les gens qui vendent des huîtres pourraient imiter la corporation

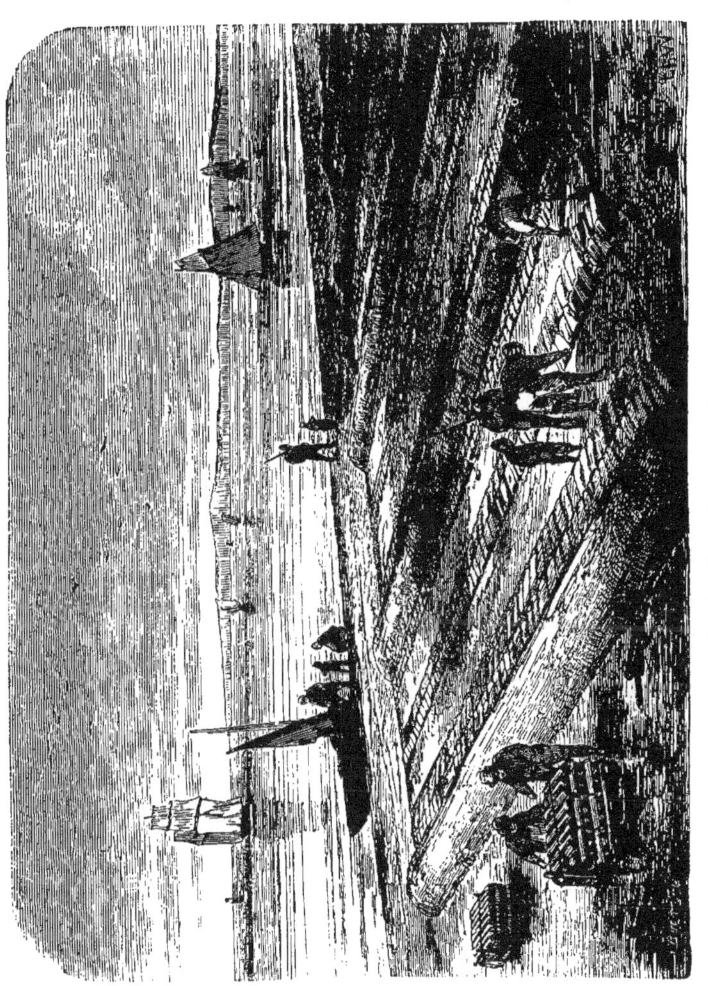

FIGURE 64. — Parc aux huitres.

qui nous fournit de boudins ; les écaillères, elles aussi, auraient le droit de mettre sur leur enseigne :

Tout en est bon.

En effet, si la chair de l'huître est un aliment précieux, propre à réparer les forces et facilement assimilable, sa coquille et l'eau qu'elle contient jouissent, elles aussi, de propriétés bienfaisantes.

L'eau des huîtres, plus agréable à boire que l'eau de la mer, dont elle n'a pas la saveur bitumineuse, est recommandée par Merat et Delens dans les affections chroniques de l'estomac. A la dose de quelques cuillerées par jour, elle agit à la manière des eaux de Vichy.

L'écaille des huîtres a un peu perdu de son ancienne vogue. Crollius la disait fébrifuge ; Wit et une demoiselle, qui aurait mieux fait de s'occuper de pot-au-feu que de thérapeutique, lui croyaient des vertus lithontriptiques ; Bourgeois la conseillait contre l'hydropisie ; d'autres, — ils étaient assez dans le vrai, — l'ordonnaient pour guérir le goitre ; enfin, les médecins du siècle dernier la préconisaient, avec raison, comme un médicament absorbant des plus puissants.

Nous ne calcinons plus l'écaille d'huître à cet effet, nous donnons la préférence à la magnésie, qui a les mêmes propriétés ; mais, en somme, si nous avons cessé de faire servir l'habit pierreux des lamellibranches aux usages naïfs d'autrefois, nous en avons créé de nouveaux qui ont aussi leur mérite.

Avec des écailles d'huîtres pulvérisées et de l'acide sulfurique, on fabrique une eau de seltz artificielle, aussi bonne que celle de la source des Allemands.

Avec l'écaille pulvérisée et associée à divers parfums, on fait d'excellent opiat propre à nettoyer et à blanchir les dents ; enfin, — ce n'est pas le plus beau de l'histoire, — avec de la poudre d'écailles d'huîtres, on fait de la poudre de riz !

Grandeur et décadence des choses humaines ! Enchaînement mystérieux des faits ! L'ostracon, bulletin de vote primitif, sur lequel, il y a plus de vingt siècles, Eurybiade écrivait le bannissement de Thémistocle, quelque belle impure l'avait peut-être hier soir sur les épaules, étalé en poudre impalpable et aromatique.

Vanitas vanitatum !

LES MOULES. — A la fin de l'automne et dans le cours de l'hiver, les moules constituent un élément de déjeûner recherché dans beaucoup de pays. Sans avoir la réputation des huîtres, ces bivalves sont consommés avec plaisir par certains gourmets : nous devons leur consacrer quelques lignes.

Fort en honneur chez les médecins du temps jadis, qui leur attribuaient des propriétés évacuantes, relâchantes, anti-bilieuses, cicatrisantes, etc., les moules ne sont aujourd'hui pour l'hygiéniste qu'un mets vulgaire, dont la digestion est assez difficile, surtout quand la cuisson les a durcies. Les estomacs vigoureux et riches en suc gastrique peuvent s'offrir sans danger un plat de moules, à la marinière ou à la maître-d'hôtel ; les panses moins robustes se contenteront prudemment d'une demi-douzaine de belles moules fraîches, absorbées telles que la mer les fit, ou simplement additionnées d'un peu de jus de citron : les personnes atteintes de la moindre affection des voies digestives se priveront absolument de la chair, crue ou cuite, de l'animal sans tête que les savants classent parmi les conchyfères lamelli-branches, section des mytilides.

Les estomacs vierges comme les estomacs qui ont eu des malheurs, les ventres puissants comme les ventres débiles, peuvent, toute question de digestibilité à part, douloureusement subir l'effet des moules. De tous les mollusques comestibles, ce sont ceux qui occasionnent le plus fréquemment des accidents.

Dans maintes circonstances, que nous n'expliquerons pas, parce que les théories contradictoires des Chevalier, des Bouchardat, des Heckel, des Burows, et *tutti quanti*, s'opposent à toute explication, l'ingestion des moules est suivie d'accidents à forme toxique, plus ou moins intenses selon les individus. Chez les uns on constate, quelques heures après le déjeuner, la présence sur la peau d'une quantité innombrable d'élevures mamelonnées, s'accompagnant d'un prurit insupportable. Chez les autres on observe d'horribles coliques, des maux de cœur, de la fièvre, des vomissements et même des syncopes.

Tous ces symptômes d'empoisonnement se dissipent assez vite, généralement à la suite d'un purgatif. Bien que le journal *Paris Médical* ait publié, le 13 mai 1880, l'observation d'une paralysie spinale consécutive à l'ingestion d'un plat de moules, nous pensons que les amateurs de ce mets peuvent s'en régaler, pourvu qu'ils ne soient pas tributaires obligés des sources de Vals ou de Saint-Galmier.

De septembre à février, la chair jaunâtre et nacrée des moules est savoureuse ; si elle vous donne mal au ventre, amis lecteurs, vous vous consolerez en songeant que du mollusque qui vous secoue le boyau, un pharmacien distingué d'Orléans a retiré un agent thérapeutique.

Le sirop mytilique fait du bien à l'intestin d'autrui ; la moule, base du sirop mytilique, torture votre intestin propre : buvez du thé et appelez votre médecin en disant : « Dieu est grand ! »

LES CREVETTES. — « A la crevette ! elle est bonne, à la crevette ! » Le Parisien qui va déjeuner a entendu ce cri retentir sur son passage, en se rendant au restaurant ; il demande des crevettes.

Le crustacé. du genre *palémon*, que les Allemands appellent *Stenercrable*, les Anglais *prawn*, les Italiens *scavamento*, les Espagnols *langostino*, et les Français *crevettes, salicoque, bouquet* ou *santé*, est estimé de tous les gourmands de l'Europe.

On mange la crevette au commencement du repas quand elle est simplement cuite dans l'eau avec du sel ; elle excite alors l'estomac à la manière d'un apéritif véritable. D'autres fois, on fait subir à la crevette une préparation plus compliquée, et on l'accommode de diverses façons, à la sauce blanche ou en pâté.

Cette dernière combinaison, que nous ne connaissons qu'approximativement, est déclarée admirable par notre savant confrère M. Stanislas Martin. Dans son intéressant ouvrage sur *la physiologie des substances alimentaires*, le lyrisme coule à jet continu devant chacune des merveilles que la nature créa pour le ventre ; ce lyrisme déborde au chapitre de la crevette en pâté. Pour donner une idée de son goût exquis, l'auteur invoque solennellement Berchoux et Brillat-Savarin, puis il ajoute :

« Si Calais n'était pas connu par son port de mer, ses nombreuses fabriques de tulle, et surtout le siège qu'il eut à soutenir contre les Anglais, il mériterait de l'être pour ses pâtés. Honneur donc aux pâtissiers de cette ville, qui savent chaque jour attirer leurs voisins d'outre-Manche par l'attrait d'un si excellent produit ! »

Sans partager l'enthousiasme de M. Stanislas Martin, les médecins reconnaissent généralement à la crevette des qualités sapides, bien propres à la faire rechercher des palais délicats. Les praticiens sérieux, qui ne se croient pas toujours obligés d'envoyer leurs clients chez un pharmacien, utilisent souvent les propriétés gustatives spéciales des crevettes, pour réveiller l'appétit des femmes pâles et maladives qui n'ont jamais faim.

Quel que soit le dégoût d'une dame pour les aliments ordinaires, elle accepte constamment de grignoter un petit crustacé rose, et il n'est pas rare de la voir, ensuite, attaquer avec plaisir la fine côtelette qu'elle avait bien juré de laisser intacte.

La crevette a donc toutes les sympathies de l'hygiéniste, quand elle constitue un simple hors-d'œuvre, dont on absorbe une petite quantité au commencement du repas ; mais elle cesse d'être en odeur de sainteté auprès des savants, si l'on prétend l'ériger en plat de résistance. Sa chair, trop serrée et trop dense, n'étant pas suffisamment broyée par la mastication, charge l'estomac d'une masse alimentaire dure, qui résiste bien souvent à l'action gastrique, et est assez fréquemment la source d'indispositions douloureuses.

Conclusion : usons des crevettes comme Alexandre Dumas de la modestie ; n'en abusons pas.

LES ESCARGOTS. — De tout temps l'escargot fut considéré comme un aliment. Chez les Romains, il brillait sur les tables les mieux servies ; Varron nous apprend que les gourmands, ses contemporains, engraissaient des escargots avec du blé et quelquefois du lin, dans des enceintes de maçonnerie construites spécialement pour cet usage. Pline rapporte dans son histoire naturelle, que le prix de ces

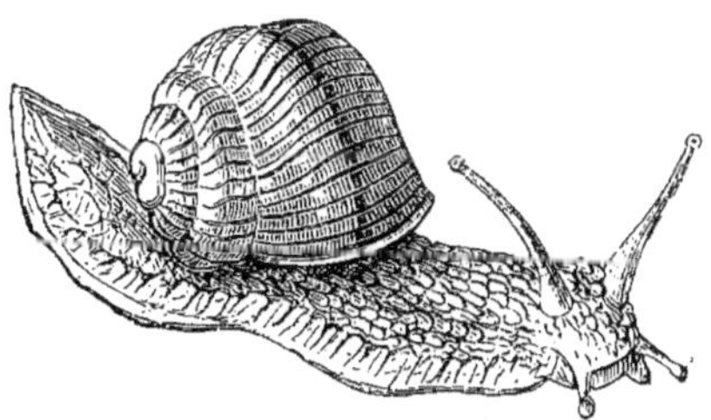

Figure 65. — Hélice vigneronne.

animaux devint très élevé à un certain moment. Les écrits laissés par Dioscoride permettent de préciser les espèces qui passaient pour les meilleures : c'étaient celles des îles de Sardaigne, de Sicile et de Chio.

Aujourd'hui on continue à manger l'escargot à peu près dans toute l'Europe ; mais cette nourriture a perdu une bonne partie de son ancienne renommée. On s'explique facilement cette décadence. L'escargot constitue, en effet, un mets à peu près insipide, si on ne l'associe pas aux condiments les plus forts, et sa nature visqueuse dit elle-même toute la difficulté qu'on a à le digérer, malgré l'adjonction des substances les plus propres à activer la sécrétion des sucs gastriques.

Les escargots se nourrissent de presque tous les végétaux, indifféremment ; ils peuvent manger impunément diverses substances vénéneuses.

D'ordinaire, ils conservent la saveur et le parfum des plantes qu'ils ont absorbées, et cela suffit, dans le plus grand nombre des cas, pour mettre en garde les consommateurs contre l'action toxique qu'exercerait, sur l'organisme humain, la chair de tels animaux. Il est pourtant des circonstances dans lesquelles le goût et l'odorat sont impuissants à distinguer l'aliment sain et l'aliment nuisible.

Moquin-Tandon a cité deux exemples d'empoisonnement produit par des limaçons qui avaient été recueillis, les uns, sur un pied de belladone, les autres sur un redoul ; la *Revue de littérature médicale* a publié, dans son numéro du 15 septembre 1875, l'histoire de trois personnes empoisonnées par des escargots ramassés sur la jusquiame et la datura stramonium ; au mois de mai 1877, *l'Union nationale*, de Montpellier, a fait connaître la fin malheureuse d'un habitant de Saint-Marcel, après l'absorption d'un plat de mollusques rampants encornés : ces divers faits montrent le cas qu'il faut faire des escargots au point de vue de l'alimentation.

Une chair sans goût, dont l'aspect n'a rien d'agréable, dont la puissance nutritive est presque nulle, dont la digestibilité laisse à désirer, cela n'est vraiment pas tentant, quand on sait surtout que cette chair peut joindre à toutes ces qualités négatives une propriété très positivement nuisible.

Messieurs les industriels qui président à l'alimentation publique, nous ont tellement habitués à l'absorption des comestibles les plus farcis de substances chimiques, que tout le monde en est arrivé à jongler avec le poison, comme feu Mithridate en personne ; il ne s'ensuit pas cependant qu'il faille mettre la déglutition des escargots dans le programme de nos exercices vénéno-gastronomiques journaliers, puisque les escargots n'ont point de goût.

Si nous faisons tant que de nous intoxiquer, intoxiquons-nous avec des choses agréables.

De ce que nous proscrivons l'escargot de nos tables, il ne faudrait pas conclure que nous méprisons systématiquement ce mollusque, bien que Galien ait écrit, au troisième livre *des lieux affectés* : « Les escargots engendrent un sang atrabilaire si l'on en fait un usage fréquent. » Nous sommes de l'avis de Cloquet, quand il dit

que le limaçon occupe une place distinguée parmi les moyens que
la thérapeutique appelle à son aide.

Sans croire, avec les auteurs de l'antiquité et ceux du moyen âge,
que l'escargot peut nous fournir des remèdes à une infinité de maux,
nous avons une confiance très grande en ses propriétés pectorales,
souvent expérimentées. Nous faisons grand cas, dans les affections
catarrhales chroniques et dans presque toutes les maladies des bronches, de la tisane, du sirop et de la pâte d'escargots.

La tisane doit être préparée avec la petite limace appelée, dans le
Languedoc et la Provence, *blanquette ;* elle est béchique, émolliente,
et arrête les progrès du travail inflammatoire des organes thoraciques.

Le sirop, dont la base est faite par l'*hélice vigneronne* (escargot des
vignes) et la pâte, dans la composition de laquelle entre l'*hélice cha-
grinée*, agissent comme la tisane. Ils ont sur le médicament aqueux
l'avantage d'être plus agréables à l'œil et au goût.

Le Dr Chrestien, de Montpellier, qui a publié plusieurs observations d'affections du poumon et du larynx, guéries par l'emploi des
escargots, n'usait ni de la tisane, ni du sirop, ni de la pâte. Il dépouillait simplement l'animal de sa coquille et le faisait avaler
vivant au malade. Il répétait cela trois, six, neuf, douze et même
vingt-quatre fois par jour. Les résultats remarquables qu'il a obtenus
ne doivent pas, à notre avis, être mis sur le compte de ce mode spécial d'administration par trop primitif.

D'autres médecins ont retiré des effets aussi satisfaisants que ceux
du professeur de la Faculté de Montpellier, sans condamner leurs
clients au supplice de l'escargot cru ; parmi ceux-là — nous sommes
du nombre — il s'en trouve qui, n'ayant pas éprouvé la moindre
difficulté à faire fondre une pâte ou glisser un sirop dans une
mignonne bouche rose, se seraient vu repousser avec horreur, s'ils
avaient proposé d'y introduire une bête gluante.

Reconnaissons donc l'utilité des escargots, bien choisis, contre
les ardeurs de la poitrine et de la gorge, dans le début des catarrhes
pulmonaires et même dans le catarrhe très avancé, mais laissons
à l'archéologie thérapeutique la méthode de Chrestien.

Pour épuiser le sujet de cette causerie, il est curieux de jeter un
coup d'œil rétrospectif sur l'ancienne matière médicale au chapitre
des escargots.

Hippocrate vantait les limaçons écrasés contre les maladies de
l'endroit où le gros intestin perd son nom.

Galien, qui n'aimait pas les escargots employés comme aliment, professait que, brûlés avec leurs coquilles, pris avec une galle verte et une pincée de poivre blanc, ils guérissaient la dysenterie.

Celse disait le plus grand bien des limaces vivantes appliquées sur les articulations des goutteux et sur le ventre des hydropiques.

Dioscoride écrivait, dans son traité de zoologie, que la coquille d'escargot, incorporée dans du miel, fortifiait la vue.

Pline notait, dans son interminable encyclopédie, qu'une pierre trouvée dans la tête d'une limace pourrait rendre de grands services aux petits enfants à l'époque de la dentition. Il fallait pour leur faire venir les dents plus tôt et plus aisément, leur suspendre cette petite masse calcaire au cou.

Il est encore d'autres fantaisies baroques écloses au cerveau des anciens à propos des escargots. Je crois inutile d'en faire ici une étude plus approfondie.

LES ŒUFS. — Les œufs employés dans l'alimentation sont les œufs de poule, de cane, de dinde, d'oie, de pintade, de paon, de vanneau, de mouette, d'autruche, de tortue et de certains poissons.

L'œuf de poule est celui dont on fait le plus fréquemment usage. Il fournit une des ressources les plus précieuses et les plus abondantes de la nutrition humaine. Paris seul en consomme chaque année pour plus de neuf millions de francs, et Marseille pour deux millions et demi environ.

Ces millions, qui font ici des plats au beurre, là des mets à l'huile, sont toujours bien employés. Les éléments dont se compose l'œuf : le jaune (*vitelline, margarine, oléine*, etc.) et le blanc (*albumine*) constituent, sous un petit volume, un aliment facilement digestible, essentiellement réparateur, agréable au goût et susceptible de s'associer avec toute sorte de substances. Le célèbre Grimod de la Reynière, qui consacra sa vie à étudier les délices de la table, affirme, dans son *Almanach des Gourmands*, que l'œuf peut être servi de six cents manières et toujours faire plaisir.

Sans compter par centaines les façons d'accommoder les œufs, il est permis d'affirmer que peu de substances alimentaires se prêtent aussi bien aux modifications culinaires. L'œuf a donc le grand avantage de pouvoir, pendant longtemps, constituer la nourriture des malades et des convalescents. L'homme affaibli, dont les œufs à la coque réparent les forces depuis huit jours, continue à faire usage du même aliment réconfortant, quand on le lui présente sous forme d'omelette. Tel est dégoûté de l'œuf sur le plat, qui ne fait nulle difficulté d'absorber une fondue au fromage.

P. Percy a consacré un long article à l'omelette dans le *Journal des Connaissances médicales*. Faisons lui un emprunt :

« Il paraît que l'omelette fut jadis le premier aliment qu'on osa donner aux convalescents, comme aujourd'hui, chez nos voisins, on commence par le pouding pour les exciter à prendre un peu de nourriture. Rien n'est plus léger pour eux qu'une petite omelette sucrée et médiocrement soufflée ; c'est ce que leur estomac supporte le mieux ; mais malheureusement c'est ce qu'il appète le moins. Tout ce qui est doux fastidie cet organe capricieux, c'est-à-dire voulant être servi selon son mode d'affection actuelle, qu'on n'étudie pas assez. Mais quand on s'aperçoit que cet aliment ne lui plaît guère, on y ajoute quelques gouttes de vinaigre, de verjus ou de jus de citron, et alors il s'en accommode mieux. C'est peut-être à cause de cette odeur et de cette saveur que, malgré sa pesanteur apparente, le pouding convient tant aux convalescents anglais.

« Dans l'état de santé, l'omelette est une préparation commode, facile et promptement réparatrice des forces. C'est la bonne chère des campagnards, des chasseurs, des voyageurs, et la ressource, ainsi que le grand supplément des tables trop minces, des repas improvisés et des convives de bon appétit. Personne ne se plaint de l'omelette ; on la digère, en général, assez bien. Cependant, si elle a ses avantages, elle n'est pas non plus exempte d'inconvénients ; lorsqu'elle est trop cuite, trop épaisse, trop compacte, elle est sujette à peser sur l'estomac et sa digestion est plus lente et plus pénible. Il ne faut donc la faire cuire que modérément et à un degré tel, qu'elle reste molle partout et qu'on soit, en quelque façon, dispensé de la mâcher. Un peu de poivre et de muscade la rendent plus sapide et la font digérer plus aisément. Le vinaigre, et surtout celui dans lequel il entre de l'ail et de l'estragon, etc., est un condiment qui plaît à beaucoup de palais. On trouve l'omelette simple bien meilleure quand elle est ainsi assaisonnée. Celle où l'on met force petites herbes bien hachées peut se passer de tout excitant, quoiqu'elle s'accommode toujours bien d'un filet de vinaigre. L'addition des herbes potagères et un peu odoriférantes, telles que le cerfeuil et le persil, outre le goût agréable qu'elle produit, fait que l'estomac l'élabore avec moins de peine. Mais il importe que ces plantes soient en quantité très modérée. »

Il y a vingt manières de faire l'omelette. La moins bonne de toutes est l'omelette au lard, quoiqu'elle fût fort du goût de Marot.

Elle est très pesante. très indigeste, et pour beaucoup d'individus, nauséabonde, à cause de la graisse toujours plus ou moins âcre dans laquelle elle nage et des morceaux de lard mal cuits dont elle est farcie. Les omelettes de rognons de veau, de mouton, etc.; celle de foie de volaille ou de lièvre, avec ou sans truffes, ont causé plus d'une indigestion; et il faut être pourvu de bonnes dents et d'un bon gaster pour ne pas en être incommodé.

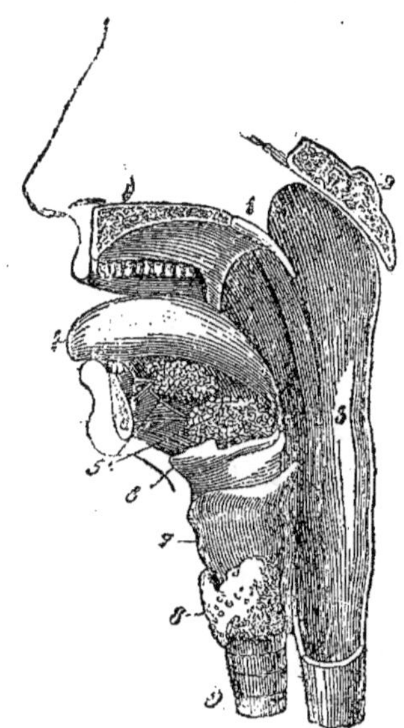

FIGURE 66. — *Coupe verticale de la bouche et du pharynx.*
1, voile du palais. — 2, base du crâne. — 3, pharynx et commencement de l'œsophage. — 4, langue. — 5, glandes salivaires. — 6, os hyoïde. — 7, larynx. — 8, glande thyroïde. — 9, trachée-artère.

Les préparations diverses que subit l'œuf font varier ses qualités hygiéniques. Vouloir les énumérer toutes serait entreprendre l'examen des innombrables substances auxquelles on l'associe; pour rester dans les limites tracées par notre titre, il nous suffira de dire que les œufs sont toujours utiles et de facile digestion, pourvu qu'on ne les ait pas fait durcir dans l'eau bouillante. Les œufs teints en rouge qui resplendissent à la porte des fruitiers peuvent, sans le moindre inconvénient, faire la base de l'alimentation des gens bien portants; ils ne sont pas digérés avec facilité par les convalescents et les personnes délicates qui s'en nourrissent, par cette raison que l'albumine, en se coagulant, se transforme en une matière compacte, sur laquelle les liquides de l'estomac n'agissent qu'avec lenteur.

Les œufs de cane sont semblables, en bien des points, aux œufs de poule. Comaille a affirmé pourtant, après expérience, qu'ils valent mieux pour l'alimentation, parce qu'ils sont plus riches en matières azotées et en principes gras.

Les œufs de dinde sont à peu près les mêmes.

La pintade pond un œuf excellent, mais un peu petit; c'est pour cette raison qu'on lui préfère la poule comme pondeuse.

Les œufs de faisan constituent un aliment de luxe. En automne, leur goût a quelque analogie avec celui de la chair de l'oiseau qui les fournit.

L'animal dont on a fait l'emblème de l'orgueil, le paon, a une femelle qui pond des œufs bien inférieurs à ceux de la poule, de la cane, de la dinde, de l'oie et de la pintade. Il a fallu l'imagination des Lucullus et des Héliogabale pour faire, d'un mets très ordinaire, un plat jugé inestimable, parce qu'on ne pouvait se le procurer qu'à prix d'or.

Les œufs du vanneau sont rares, mais très délicats, à la condition de ne manger que le jaune; ceux que l'on vend à Paris nous viennent presque tous de la Hollande. L'œuf de vanneau présente une particularité curieuse, ainsi notée par M. Louis d'Ambaloges : « Au lieu de devenir comme l'œuf des gallinacés et de la plupart des palmipèdes, opaque par l'action de la chaleur, le blanc de l'œuf des vanneaux devient transparent et d'un vert opalin ; le jaune apparaît alors dans l'intérieur, environné par cette substance cristalline, qui, lorsque l'œuf a été laissé plusieurs heures dans l'eau bouillante, devient tellement dure qu'elle peut être taillée comme une pierre. Dans certaines parties de l'Allemagne, on fabrique des petits bijoux avec le blanc ainsi durci des œufs de vanneau. »

Les œufs des mouettes ou vautours de mer sont désagréables au goût et à l'odorat; ils constituent pourtant un aliment sain, que les Groënlandais ne dédaignent point.

L'oiseau gigantesque appelé autruche pond un œuf pesant trois livres; ce géant des omelettes est sain et de facile digestion, à la condition de le manger peu de temps après qu'il a été déposé sur le sable.

LES ŒUFS DE REPTILES ET DE POISSONS. — La grande classe des oiseaux n'est pas seule à fournir des œufs pour l'alimentation. L'homme met aussi à contribution les embryons des reptiles et des poissons pour le service de sa table.

Dans plusieurs pays, les œufs de la tortue qui rampe remplacent ceux de l'oiseau qui vole. Ils contiennent un principe particulier, nommé, par Fremy, *Emydine*. Chose curieuse, ils sont, au dire du grand hygiéniste Michel Lévy, plus salubres un peu gardés que récents.

Les œufs de poissons sont servis seuls ou adhérents à l'animal qui les produit. Avec la chair des carpes, des harengs, des maquereaux, on mange le *frai;* c'est un aliment léger qui ne jouit pas de grandes qualités nutritives. Les œufs de l'esturgeon et ceux du muge, séparés du corps du poisson, forment des aliments particuliers. Les premiers, salés et fermentés, prennent le nom de *caviar;* les seconds, épicés, broyés et mélangés avec de l'huile d'olive, s'appellent *boutargue.* On fera bien de n'abuser ni de l'un ni de l'autre de ces mets hauts en goût, tous deux contiennent un principe âcre qui les rend excessivement excitants.

Nous trouvons dans le journal *la Nature,* de curieux détails sur le caviar, dont toute la saveur est concentrée dans la gelée huileuse que renferment les œufs d'esturgeon.

« Ces œufs, d'un volume considérable, mais à enveloppe mince, sont placés sur un filet à mailles serrées qui sert de tamis; ils tombent, après avoir été pressés, dans une petite cuve en bois disposée à cet effet. Pour rendre le caviar grenu, on le saupoudre d'une couche de sel dont la quantité varie suivant la saison. Enfin on entasse le caviar dans les petits barils de bois que nous offre le commerce parisien. »

Les noms de caviar à la serviette, caviar à sac, ne désignent guère que différents modes d'emballage.

LES ŒUFS ET LA THÉRAPEUTIQUE. — Pour épuiser notre sujet, nous avons à dire que les œufs de poule, — dont la consommation est telle que, dans la seule année 1877 et rien qu'à Paris, il en a été vendu à la criée 232 millions, — ne fournissent pas seulement à l'alimentation un élément précieux; nous devons ajouter que l'art de guérir utilise encore leurs propriétés autrement que comme analeptique et reconstituant.

Le blanc sert à clarifier les sirops et à préparer l'eau albumineuse, boisson dont les qualités émollientes sont appréciées de tous les médecins ; battu avec de l'huile, le blanc d'œuf est un des meilleurs remèdes que l'on puisse employer contre la brûlure. J'en ai vu de si bons effets, disait Tissot, que c'est presque le seul que j'emploie. Le blanc d'œuf est encore employé comme topique, pour le pansement de certaines excoriations. Enfin, administré à l'intérieur, il neutralise les sels de mercure, toujours vénéneux, et ceux de cuivre, qui n'empoisonnent pas toujours, quoi qu'en dise M. le procureur Bergeron.

Le jaune d'œuf entre dans la composition de plusieurs loochs, comme excipient, pour émulsionner les substances huileuses et résineuses. Associé au sucre, à la fleur d'oranger et à l'eau chaude, il constitue la meilleure des boissons pectorales connues : le lait de poule.

VII

LES COTELETTES. — De toutes les matières, quelle qu'en soit la nature, qui sont susceptibles de servir à la nutrition, la viande est la plus réparatrice. La partie la plus nourrissante de la viande, celle qui, en même temps, est de digestion la plus facile, est la fibre musculaire. La côtelette, qui consiste essentiellement en une *noix* charnue munie d'un manche osseux, est donc un excellent aliment. Ses qualités varient pourtant selon l'espèce de l'animal qui la fournit.

La côtelette de mouton, fibrineuse et riche en principes aromatiques, ne laisse que fort peu de résidus dans le tube digestif ; elle donne une somme considérable de matériaux réparateurs.

La côtelette d'agneau nourrit un peu moins ; elle se digère aussi facilement et convient parfaitement aux estomacs délicats. La côtelette de veau est, à peu de chose près, dans les mêmes conditions.

La côtelette de porc doit être réservée pour les tempéraments solides ; elle est d'une digestion difficile. Il faut, sans doute, attribuer cela, dit Becquerel, au mélange intime de sa graisse et de ses fibres musculaires, aussi bien qu'à la dureté et à la densité des fibres qui la composent.

La côtelette de chevreuil, constituée par de la fibrine presque pure mêlée d'un peu d'osmazome et d'une très petite quantité de graisse, doit être associée à une sauce vigoureusement épicée. Elle nourrit bien, mais il est prudent de n'en manger que fort peu.

LE BIFTECK. — Le bifteck est une côtelette sans manche, c'est donc aussi un excellent aliment fibrineux, à moins qu'il ne provienne d'un bœuf vieux et malade, ou d'une vache tuberculeuse.

Le bifteck est un peu moins digestible que la côtelette de mouton, mais il est un peu plus nourrissant.

Nous reviendrons, quand nous aurons à parler du dîner, sur les différences que présentent les viandes de bœuf, de mouton, d'agneau, de veau, etc.; nous nous bornons, en ce moment, à mettre sous les yeux du lecteur quelques chiffres intéressants, empruntés à Moleschott.

D'après cet auteur, 100 grammes de viande, privée de graisse et de parties tendineuses, renferment :

	Bœuf.	Veau.	Porc.	Chevreuil.
Albumine soluble et hématine...........	2.25	2.27	1.63	2.10
Musculine et analogues.................	15.21	11.36	15.50	16.68
Matières gélatinisant par la coction......	3.21	5.01	4.08	0.50
Graisses.............................	2.87	2.56	5.73	1.90
Matières extractives....	1.39	1.27	1.29	2.52
Eau....,.	73.39	73.35	70.66	75.17

Le tableau ci-après, dressé d'une façon plus pratique par Brandes, indique la quantité de matières azotées et nutritives contenues dans 100 parties de chair musculaire des animaux suivants :

	Eau.	Albumine et fibrine.	Gélatine.
Bœuf....................	74	26	6
Veau....................	75	19	6
Mouton.......	71	22	7
Porc.	76	19	5
Poulet..................	73	20	7

L'ordre de digestibilité de ces viandes est le suivant : 1º poulet, 2º mouton, 3º bœuf, 4º veau, 5º porc. Les circonstances qui modifient cette faculté digestive sont assez nombreuses. Elles dépendent de l'âge des animaux, de leur santé, de leur nourriture ordinaire, du temps qui s'est écoulé depuis la mort de l'animal, de la manière dont il a été tué, du mode de préparation culinaire de la viande, etc.

LA CUISSON DES VIANDES. — S'il faut s'en rapporter à certaine école, il fut une époque où l'homme était semblable au singe ; vêtus de leur seule innocence, comme de simples chimpanzés, nos premiers pères couraient le monde, sans autre souci que celui de trouver un aliment pour se repaître.

Reviendrons-nous jamais à cette simplicité de l'âge simien ? — Je ne le pense pas, mais je constate que, en notre siècle de lumières, une de nos pratiques usuelles semble tendre à ressusciter la barbarie d'autrefois.

Si les hommes sauvages dévoraient, sans préparation aucune, la chair des animaux qui tombaient sous leurs mains, les hommes civilisés leur ressemblent en un point : ils ne font plus cuire la viande venue de chez le boucher, ils la mangent crue.

La science médicale est la cause involontaire de ce mouvement rétrograde. Les médecins modernes ont célébré, sur tous les tons, les vertus admirables de la viande crue ; et la cuisine française a été bouleversée : la casserole dorée s'est ternie, l'imposante rôtissoire s'est rouillée, la braise ardente a pâli, la belle grillade est morte !

Au nom de l'hygiène, il faut la ressusciter.

Monselet a prononcé, en 1867, l'oraison funèbre de la broche, dans le *triple Almanach du Gourmand ;* cela ne suffit pas.

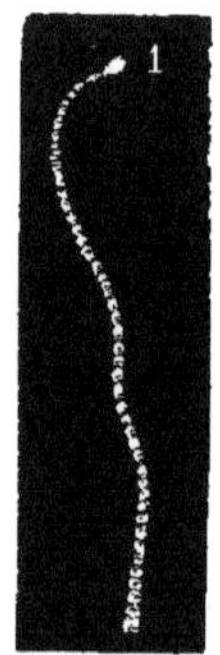

FIGURE 67. — *Tête de bothriocéphale grossie.*

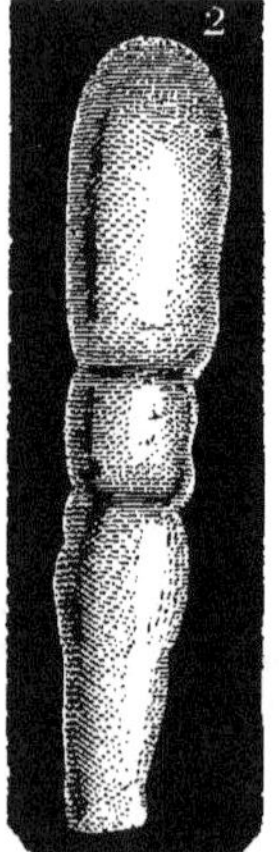

FIGURE 68. — *Tête de bothriocéphale, grandeur naturelle.*

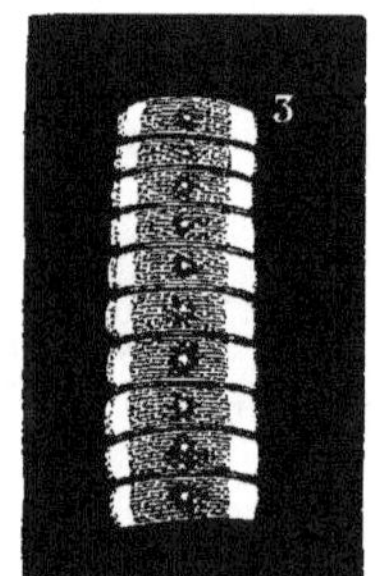

FIGURE 69. — *Anneaux de bothriocéphale.*

Pour remettre en honneur la viande bien rôtie, il faut dire les inconvénients de celle qui ne l'est pas assez ; pour faire aimer la chair réellement cuite, il est besoin de rappeler les défauts de la chair crue.

Les défauts, je les énumérerai un peu plus loin ; mais, en juge impartial, je dois faire précéder cette énumération accusatrice d'un examen consciencieux des propriétés thérapeutiques de la viande crue.

Vers l'année 1852, le Dr Weiss, directeur de l'hôpital des enfants trouvés de Saint-Pétersbourg, appela l'attention du monde médical sur l'emploi de la viande crue dans le traitement de la diarrhée chronique. Sa pratique, qu'on appelait alors « méthode moscovite », eut des imitateurs en Angleterre, en Allemagne, en Italie et en France. Dans notre pays, les Drs Trousseau et Bouchut furent les premiers à la mettre en honneur ; ils déclarèrent en avoir retiré de bons résultats contre la diarrhée incoercible du jeune âge, l'entérite et même le carreau. Un peu plus tard, le Dr Labadie, de Bordeaux, communiqua à ses confrères l'observation de trois enfants atteints de tubercules, traités et guéris par le procédé russe.

A ce moment, le public dressa l'oreille. Il trouvait encore bizarre une thérapeutique dont les formules s'écrivaient ainsi :

Prenez : Filet de bœuf........................... 100 grammes.

    Enlevez avec soin les aponévroses et toute la matière grasse ; hachez menu ; pilez dans un mortier en bois.

Ajoutez : Sucre en poudre........................ 50 —
    Chlorure de sodium..................... 1 gr. 50
    Chlorure de potassium................. 0 — 50
    Poivre noir pulvérisé................. 0 — 20
    A prendre par cuillerée à café dans la journée.

Paris, 29 juillet 1864.

Dr TROUSSEAU.

Cependant, les publications scientifiques continuant à enregistrer des succès, les gens du monde se familiarisèrent peu à peu avec les boulettes de chair roulées dans du sel ou du sucre en poudre, la viande broyée mélangée à la confiture de groseilles, le bifteck haché dans le bouillon, la côtelette râpée, mangée à la cuillère avec de la conserve de rose, ou à la main, entre deux lamelles de pain beurré, lorsque le soleil se leva sur la journée du 12 juin 1865.

Jusqu'alors, quelques médecins avaient gardé le silence sur le filet en marmelade ou l'entre-côte en pilules ; dès cet instant, ils furent obligés de donner leur note dans le concert laudatif, propre à charmer à la fois les échos de l'école de pharmacie et ceux des abattoirs de la Villette.

Le professeur Fuster, de Montpellier, venait de remettre à l'Académie des sciences une note sur l'application heureuse de la viande crue au traitement de la phthisie et de toutes les maladies consomptives. Il s'agissait, dans cette communication, de l'usage de la chair de mouton ou de bœuf, associé à celui de l'alcool très étendu et à petites doses.

Dans cette méthode, la viande crue, réduite en pulpe, en la pilant et en la passant dans un tamis pour la débarrasser des parties tendineuses, s'administre en boulettes roulées dans du sucre, ou en pulpe sucrée, par cuillerée à café, à la dose de 100 à 300 grammes par jour. Une boisson, faite en délayant une centaine de grammes de cette pulpe dans 500 grammes d'eau froide, sert à étancher la soif des malades. On leur donne en même temps, d'heure en heure, une cuillerée d'une potion faite de 100 grammes de bonne eau-de-vie et de 100 grammes d'eau édulcorée par un sirop quelconque.

La note du Dr Fuster eut un grand retentissement. Aux quatre coins de la France, les praticiens ordonnèrent de la viande crue à leurs malades, et, bientôt, les colonnes des journaux de médecine ne furent plus assez vastes pour enregistrer les histoires véridiques de diarrhéiques, de lientériques, de poitrinaires, de fiévreux, de pneumoniques, d'anémiés, d'albuminuriques, de cachectiques, d'impotents de tous genres, guéris radicalement, ou considérablement soulagés par la viande crue.

De cette époque date l'ère du bifteck saignant, qui est en train de se confondre avec la période de la viande crue.

Par un reste d'habitude, on laisse encore la viande stationner quelques minutes à la cuisine, mais, bientôt, on exigera qu'elle ne fasse qu'un saut de la boucherie à la salle à manger : la chair crue guérit tant de maux, qu'il paraîtra parfaitement inutile de la faire cuire.

Non, cela ne sera pas ; l'hygiène ne laissera point les fourneaux s'éteindre.

Les médecins continueront, quand ils le jugeront utile, à prescrire la viande crue à leurs malades, comme ils leur ordonnent du fer, de l'opium ou de l'arsenic ; mais les gens du monde cesseront, s'ils tiennent à leur santé, de s'imposer en tout temps un mode d'alimentation réservé spécialement à certains états pathologiques. Personne ne songe à s'administrer du laudanum sans l'avis du médecin. Le laudanum est pourtant un liquide médicamenteux précieux. Seulement, comme toutes les substances de l'arsenal pharmaceutique, il a ses indications et ses contre-indications qu'il faut savoir reconnaître. La viande crue est un remède, au même titre que le laudanum ; attendez, pour en prendre, que votre docteur l'ait ordonné.

Des bribes de notions médicales, tombées du monde scientifique dans le domaine public, ont présidé à la vogue de la viande crue ;

que la viande crue pâlisse et disparaisse devant une connaissance plus complète de la vérité pathologique.

Interrogeons les praticiens, en nous adressant à ceux-là mêmes qui furent les plus zélés partisans de la méthode moscovite.

Le médecin russe Weiss nous dit :

Je n'ai jamais considéré ma médication comme héroïque et d'un effet certain que dans le cas de diarrhée affectant des enfants sevrés depuis deux ou trois semaines. J'ai traité par la pulpe de viande crue plus de deux cents enfants, et j'ai enrayé constamment cette maladie destructive, *quand le mal a été pris à temps ;* j'insiste sur ce point, car si la maladie a fait des progrès considérables, c'est exceptionnellement qu'on observe la guérison.

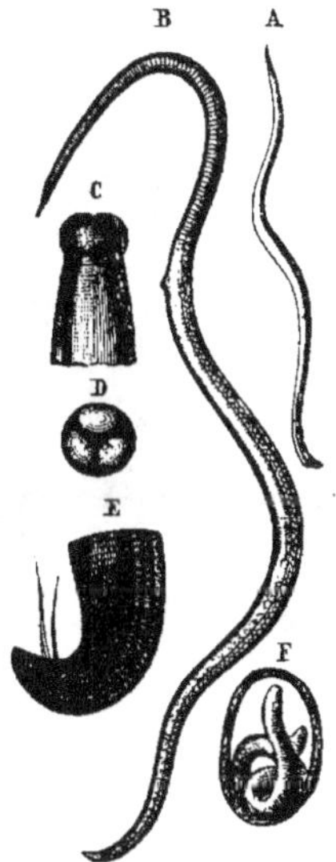

FIGURE 70. — *Ascaride lombricoïde.*

A B, ascarides. — C, tête. — D, bouche. — E, queue. — F, œuf.

Le Dr Braun déclare :

L'efficacité de la viande crue n'est démontrée que pour les enfants très jeunes ; il est rare que le même moyen réussisse chez les sujets plus âgés.

Le professeur Von Siebold, de Munich, ajoute :

Le mauvais côté de la médication par la viande crue, c'est le développement du tænia. Cela ne doit pas étonner, écrit Chatillon, quand on sait que ce parasite est très commun chez les peuples d'Abyssinie, qui se dispensent de soumettre leur viande à la cuisson.

Le même aveu a été fait par Trousseau, par Bouchut, par Grisolle et par tous les observateurs consciencieux.

Les Chartreux, qui ne prennent ni viande ni laitage, dit Ruppel, ne connaissent pas le ver solitaire ; par contre, ajoute Charlau, on a trouvé ce parasite, à Stettin, chez sept enfants auxquels on avait prescrit la viande crue.

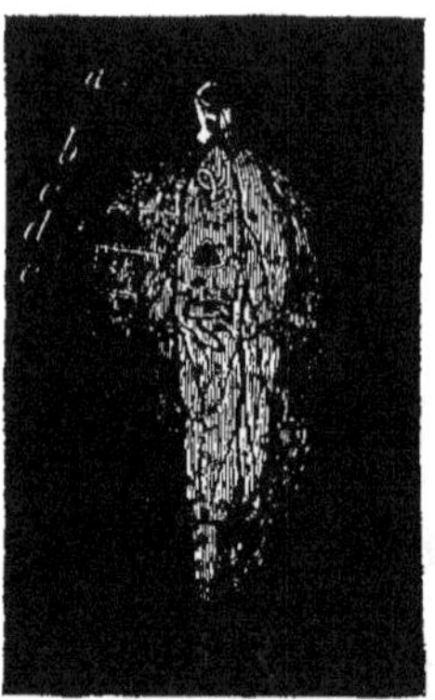

FIGURE 71. — *Douve du foie.*

a d, ventouses. — *b c*, organes de reproduction. — *c*, organe digestif.

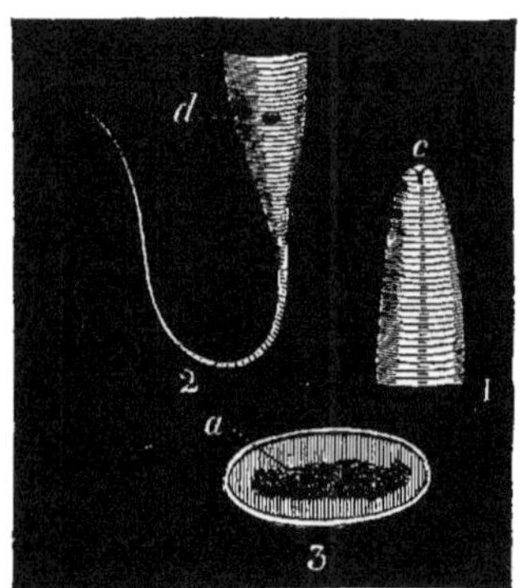

FIGURE 72. — *Filaire de Médine.*

1, partie supérieure. — 2, partie inférieure. — 3, corps coupé en travers.
— *a*, muscles. — *c*, bouche. — *d*, anus.

Cette médication, écrit Coulier, produit fréquemment le tænia, et le fait est tellement connu que les médecins russes ont le soin d'en prévenir les familles, avant de commencer le traitement. Les premiers jours, disent tous les livres classiques, la viande crue donne dès garde-robes rouges d'une odeur infecte ; souvent il faut suspendre son usage, malgré les difficultés qu'on avait dû vaincre pour l'établir.

Dans un mémoire sur les maladies parasitaires, présenté à la Société de médecine publique par M. le professeur Bouchardat, il est encore rappelé que le Dr Vidal contracta le tænia inerme, en Afrique, en consommant de la viande de bœuf non cuite.

Il serait facile de grossir indéfiniment la liste des auteurs qui ont noté les inconvénients de la viande crue. Je ne veux pas user de cette facilité ; il me paraît plus pratique de résumer, en un théorème biologique indiscutable, l'ensemble des accidents auxquels s'exposent les gens qui mangent la viande sans la faire cuire.

Ce théorème, le voici :

Les animaux dont l'homme se nourrit sont tous, accidentellement ou d'une façon permanente, *habités* par des parasites, qui vivent et se développent dans l'intérieur de leurs organes. Ces parasites se transforment, mais ne se détruisent pas, en passant d'un être à un autre plus élevé dans la série animale : ils pourront vivre dans l'homme, si l'homme les avale vivants ; c'est pourquoi l'homme doit avoir soin de les tuer, par une cuisson suffisante des viandes susceptibles de les contenir.

L'espèce humaine a déjà, pour son compte personnel, une série d'entozoaires propres suffisamment variée ; elle me paraît bien imprudente lorsqu'elle s'expose, de gaieté de cœur, à introduire dans son organisme ceux des espèces animales. C'est assez, à mon avis, de donner asile à nos parasites internes : les linguatules, les ascarides, les oxyures, les tricocéphales, les ankylostomes, les strongles, les spiroptères, les filaires, les thécosomes, les douves, les festucaires, etc., il est fort inutile de loger encore dans nos tissus : le tænia nain du bœuf, le cœnure du mouton, la trichine du porc, le cysticerque du lapin, le schistocéphale du canard, l'infundibuliformis du poulet, le tetrarhynque du poisson, sans oublier, — en souvenir du siège, — le crassicole du chat ou le fasciolaire de la souris.

Un bon feu ardent détruit infailliblement toutes ces petites bêtes immondes. Faites bien cuire votre viande.

LA VIANDE CRUE ET LA PHTHISIE. — La viande crue, que l'on conseille souvent aux individus faibles pour les empêcher de devenir phtisiques, a une propriété inverse incontestable : son usage donne la phthisie, quand elle provient d'animaux tuberculeux, ce qui n'est pas rare à Paris. Le fait a été démontré expérimentalement par M. Toussaint, de Toulouse, et signalé à l'Académie des sciences, en 1880, par M. Bouley. Ce savant a mis sous les yeux de ses collègues de l'Institut un flacon contenant des fragments de poumon et de foie d'un porc de cinq mois, tué soixante-sept jours après une inoculation de jus de viande pressée de vache tuberculeuse : ces fragments de poumon et de foie étaient tuberculeux.

En présentant ces pièces de conviction, palpables et visibles, le sympathique professeur du Muséum s'est exprimé à peu près ainsi :

Je pense que ce fait incontestablement démonstratif de la transmission de la tuberculose par l'inoculation du jus de viande crue, ne doit pas demeurer caché. Il n'est pas unique, du reste. Déjà, en Allemagne, des expériences de même ordre ont été faites, qui ont donné des résultats identiques, auxquels on ne semble pas avoir attaché une importance suffisante. Le danger est donc réel, et il est bon que le public en soit prévenu, pour qu'on se mette en garde contre l'usage alimentaire de la viande crue.

M. Bouley a ajouté : Il ressort de ceci que, dans les abattoirs, l'inspection doit se montrer rigoureuse à l'endroit des vaches phthisiques, et que, pour obvier à toute négligence à cet égard, il est indispensable de faire suffisamment cuire la chair ; la cuisson, qui éteint la vie cellulaire comme celle des parasites, rendant inoffensive la viande malade.

Le baron Larrey s'est associé à M. Bouley pour appuyer son judicieux réquisitoire.

Espérons que l'avis de tous ces illustres représentants de la science aura quelque chance de diminuer l'engouement du public pour le bifteck saignant. Quant à moi, ennemi irréconciliable de la viande non cuite, je me fais très volontiers l'écho du cri d'alarme parti de Toulouse, et, aux raisons positives formulées par messieurs de l'Institut, je joins cette opinion, que Paracelse formulait d'instinct, il y a trois siècles et demi : « Quoi de plus brute que de manger de la chair crue ? »

VIII

LE POISSON FRAIS. — Le poisson, en général, est un aliment précieux. S'il nourrit un peu moins que la viande, il flatte mieux le goût et sait réveiller l'appétit des individus difficiles et des convalescents. D'ordinaire sa digestion se fait bien ; mais, pour cette question de digestibilité comme pour celle de la puissance nutritive, on doit étudier spécialement chaque espèce, si l'on veut des renseignements précis.

Il y a, en effet, de grandes dissemblances dans les animaux de la mer, tant au point de vue de la forme extérieure de leur corps que de sa composition intime. Si la sole diffère du hareng par la couleur et l'aspect extérieur, elle en diffère bien plus encore par la proportion de son élément adipeux : en représentant par 1 la quantité de matière grasse de la sole, il faut monter jusqu'au chiffre 40 pour exprimer la proportion de ce même élément dans le hareng. De pareils écarts sont bien propres à rendre compte des différences de goût, de digestibilité et de pouvoir nutritif que l'on constate dans les diverses espèces de poissons d'eau douce, aussi bien que dans celles d'eau salée.

Voici, à ce sujet, un tableau dressé par Payen, qui en dira plus que tous les raisonnements :

Pour 100 parties de chair brute, c'est-à-dire telle qu'elle est livrée par le marchand de poisson, on trouve :

CHAIR NETTE (sans déchet).	Matière riche.	Protéine.	Matières grasses.	Matières minérales, phosphate, carbonate et chloroforme.
Raie................	80.72	26.23	24.06	0.47	17.06
Anguille de mer (congre)......	85.08	20.09	13.97	5.02	11.06
Merlan..........	59.12	17.05	16.59	10.38	2.08
Maquereau.....	77.87	34.72	23.12	6.76	1.84
Limande........	75.34	20.59	16.61	2.05	1.93
Saumon........	90.52	24.60	17.48	4.85	1.27
Brochet.........	68.12	22.47	20.58	0.60	1.29
Carpe..........	62.85	23.03	20.61	1.09	1.33
Barbillon.......	53.05	10.65	9.54	0.21	0.90
Gardon.........	» »	32.94	20.80	3.25	» »
Goujon.........	100 »	23.11	17.00	12.67	3.44
Anguille.......	75.80	37.93	13.38	3.86	0.77
Ablette........	100 »	27.11	15.83	28.03	3.25

Toutes choses égales d'ailleurs, nous devons ajouter que, plus les poissons sont gros, plus ils ont de gélatine entre leurs fibres et plus ils sont difficiles à digérer. En général, il faut donc donner la préférence aux petites espèces. Pour être facilement assimilé, le gros poisson a besoin, dit fort justement Becquerel, de l'addition d'une certaine quantité de sel, qui favorise la sécrétion du suc gastrique, destiné à dissoudre la chair. D'après le même auteur, la friture serait le mode de préparation donnant le degré le plus faible de digestibilité; nous ne sommes pas de cet avis. Pour nous, la cuisson la moins avantageuse est celle qui se fait dans l'eau (court-bouillon, bouillabaisse, etc.); la meilleure est le grillage, la friture tient le milieu. Dans la cuisson à l'eau, les épices ne doivent pas être épargnées; si elles flattent le palais, elles n'aident pas moins l'estomac.

Il est quelques poissons dont il est dangereux de faire sa nourriture. Galien recommandait d'éviter ceux des lieux bourbeux, dont l'ingestion est parfois suivie de violentes coliques; les médecins de la marine en signalent encore d'autres, qui se comportent comme de véritables poisons. Tels sont : la sardine dorée, le perroquet, la barbiane, la baliste et généralement les espèces des mers tropicales; leur liste n'étant pas très nettement arrêtée, la prudence conseille aux navigateurs de se priver absolument des produits de la pêche dans le voisinage de la ligne équatoriale.

Accidentellement, et sans qu'il faille en chercher la cause ailleurs que dans une prédisposition individuelle, les meilleurs poissons peuvent produire des coliques, des urticaires, des convulsions et même des défaillances. Il serait téméraire de vouloir réagir contre cette intolérance d'un organisme capricieux. Quand une fois on a constaté qu'on possède un estomac réfractaire à la sole, à la dorade, au maquereau ou au hareng, le plus sage est de s'en consoler en se rappelant, pour adoucir son affliction, que le grand écrivain philosophe Erasme était pris de la fièvre au seul aspect d'une sardine.

Un savant plus moderne, Louis Agassiz, qui travailla vingt ans à étudier l'icthyologie, a trouvé aux poissons des qualités bien propres à faire oublier la fièvre d'Erasme. Le poisson, dit-il, est un aliment qui rafraîchit l'organisme, surtout après une fatigue intellectuelle; aucun aliment ne pourvoit aussi complètement aux dépenses de la tête; ce n'est pas que l'usage du poisson puisse faire d'un idiot un savant ou un homme d'esprit, mais le régime icthyophagique ne peut qu'être très favorable au fonctionnement de la cervelle.

Cette action du poisson sur l'encéphale ne saurait être niée, pas plus qu'une autre influence à laquelle n'ont pas pensé les fondateurs de certains ordres religieux; le poisson contient du phosphore, il est hors de doute que la présence de ce principe excitant ne doive produire son effet.

Cet effet était-il connu des anciens? il est permis de le croire, puisque Hérodote et Plutarque ont noté l'interdiction du poisson aux prêtres égyptiens. Les modernes l'ont-ils oublié ou ne veulent-ils pas en tenir compte? On pourrait le penser, en songeant à nombre de moines qui sont tenus d'honorer Dieu en remplaçant la viande par du poisson.

Cette question de cuisine religieuse a suggéré à Brillat-Savarin une réflexion fort sensée, que je demande la permission de mettre sous les yeux de mes lecteurs, la voici :

« Le poisson contient une quantité notable de phosphore et d'hydrogène, c'est-à-dire ce qu'il y a de plus combustible dans la nature. D'où il suit que l'icthyophagie est une diète échauffante : ce qui pourrait légitimer certaines louanges données jadis à quelques ordres religieux, dont le régime était directement contraire à celui de leurs vœux déjà réputé le plus fragile. »

LE POISSON CONSERVÉ. — Les préparations que subit le poisson que l'on veut garder sont nombreuses et font varier beaucoup les effets de l'icthyophagie.

Au lieu d'étudier théoriquement les diverses méthodes de conservation en usage, il me paraît plus intéressant de dire quelques mots des poissons conservés qui apparaissent le plus souvent sur les tables françaises : la sardine, l'anchois, le hareng, la morue et le thon.

LA SARDINE. — On ne mange réellement la sardine fraîche que sur les bords de la Méditerranée, en Italie et en Provence. Celle que l'on pêche à l'embouchure de la Gironde, vis-à-vis de Royan, n'arrive à la cuisine des gourmands bordelais que roulée dans le sel. Quant aux parisiens, ils se montrent plus qu'amis de l'hyperbole en se laissant vendre comme « *toutes vivantes* » (c'est le cri des marchands de marée ambulants), de pauvres bêtes aquatiques défuntes, que le chlorure de sodium momifie depuis des semaines.

Ces sardines, relativement fraîches par rapport à celles en boîte, constituent un aliment sain et délicat, suffisamment nutritif. Les Anglais mangent encore, sous le nom de *pilchards*, des sardines fumées ; en France, où la pêche de ce poisson produit un revenu de plus de 10 millions de francs, la sardine est surtout conservée dans l'huile ; elle prend alors le nom de « sardine confite ».

Pour confire les sardines, on les fait frire très légèrement dans l'huile, après quoi on les range soigneusement dans des boîtes de métal qu'on achève de remplir avec de bonne huile ; on soude le couvercle des boîtes et on les soumet ensuite à l'action d'un bain-marie.

Grâce à cette préparation, qui occupe des centaines d'ouvriers à Nantes et à La Rochelle, les sardines conservent presque toute leur saveur et peuvent être transportées au loin.

Depuis de nombreuses années, les sardines, ainsi confites, figurent comme hors-d'œuvre sur toutes les tables, sans que personne ait songé à les accuser d'être un aliment dangereux. Pourtant, en 1851, un médecin de Bordeaux, le Dr Téléphe Desmartis, publia une observation d'empoïsonnement attribué à ces poissons ; en 1845, le Dr Lafargue avait fait connaître un cas analogue, en avouant que son malade avait eu une indigestion.

Ces deux exemples étant les seuls que la science ait enregistrés, depuis le moment où le roi Henri IV a mis à la mode les sardines à l'huile jusqu'à nos jours, nous ne voulons pas chercher si, par hasard, les poissons incriminés avaient avalé eux-mêmes quelque substance toxique ; nous préférons recommander aux négociants bretons de faire étamer leur boîte avec de l'étain bien pur.

En fait d'accidents consécutifs à l'ingestion des sardines, nous ne craignons que ceux qu'occasionne le plomb avec lequel on les met parfois en contact ; pour les médecins, il n'y a qu'une chose mauvaise dans la sardine : c'est le mauvais ferblanc dont on l'habille.

LES ANCHOIS. — La statistique des pêches maritimes, publiée par le ministère de la marine pour 1879, nous apprend qu'il a été pris, dans cette seule année, plus de quinze cents mille kilogrammes d'anchois. Chose curieuse, ce chiffre officiel de production est de beaucoup inférieur à celui de la consommation. La raison de cette anomalie apparente sera facilement comprise des Parisiens pénétrés de cet axiome : parler de gibelotte dans un restaurant à vingt-neuf sous, c'est réveiller le chat qui dort. Comme le mammifère rongeur du genre *lepus*, le petit poisson de la tribu *clupea* a un sosie, qui prend trop souvent sa place à la cuisine.

Du lapin, le chat est parfois le suppléant dans la casserole ; de l'anchois, la sardine usurpe le nom en maintes circonstances sur le ravier à hors-d'œuvre. Quand elle est petite, débarrassée de sa tête, vidée et lavée avec soin, la sardine peut être mise en baril ou en pots, par lits successifs de sel et de poisson, et acquérir un goût assez semblable à celui de l'anchois. La couleur de sa chair étant toujours un peu plus pâle, les artistes de la *saumure* obvient à cet inconvénient marchand, au moyen d'une matière colorante minérale qui n'est pas sans danger. Fort heureusement pour le consommateur, l'anchois salé, authentique ou douteux, n'est jamais servi sans avoir subi un lavage à grande eau, qui entraîne à peu près toutes les parties tinctoriales susceptibles de nuire.

Pris en petite quantité, l'anchois conservé excite l'appétit et favorise la digestion. A l'état frais, il fournit une friture délicieuse, très nourrissante, à laquelle Bouillet n'avait jamais goûté quand il écrivait : « Frais, les anchois sont peu estimés. » Toutes les poêles à frire du département du Var protestent contre l'assertion irrévérencieuse du *Dictionnaire des sciences, des lettres et des arts.*

LE GARUM. —Il n'est pas permis à un médecin de parler de l'anchois, sans rappeler que ses intestins entraient dans la composition de la sauce fameuse, à odeur détestable, dont les anciens Romains raffolaient, le garum.

Expliquer comment naquit la passion des fils de Rémus, pour ce condiment putride, serait chose difficile ; je ne veux pas l'essayer. Je me borne à noter ce détail curieux : le garum, qui emportait le palais et brûlait la langue, passait pour guérir les brûlures. Il fallait, dit Pline le naturaliste, verser la sauce sur le mal, sans prononcer le nom du remède ; faute de prendre cette précaution, le topique pharmaco-culinaire était sans efficacité.

On ne croit plus, aujourd'hui, à de telles absurdités — quoique la croyance aux choses absurdes ne soit pas morte — et le garum a cessé de figurer sur nos formulaires. J'ai pourtant trouvé dans un livre imprimé en 1572, *au prouffit et commodité des amateurs de la médicine*, cette mention, qui ne manque pas de charme :

Le garum engarde d'enchancrer davantage les ulcères corrosifs, si on les estuve, et est fort bon aux morsures des chiens. On le clystérise aux dévoyements de ventre, et aux sciatiques, et ce pour brûler les choses exulcérées ès dysenteries, et pour ulcérer et escorcher les parties non ulcérées, en la sciatique.

LES HARENGS. — Tout le monde connaît le poisson migrateur appelé hareng ; chacun sait qu'il en est fait dans le monde entier une consommation extraordinaire ; quelques personnes pourront pourtant être étonnées en apprenant que la France seule en a pêché dans une année 29.592.292 kilogrammes (1). Malgré cette destruction effrayante, la race de ces malacoptérigiens ne s'éteint point, grâce à la fécondité prodigieuse de ses femelles, qui pondent, en une saison, environ 30.000 œufs chacune. L'abondance constante des harengs fait qu'ils sont devenus la base de l'alimentation populaire, dans plusieurs pays du nord ; en Suède et en Norwège, cette abondance est parfois telle, que les harengs sont employés pour engraisser les porcs et même pour fumer les terres.

Originaire de la mer glaciale, le hareng se rencontre surtout dans les baies du Groenland, de l'Islande, de la Laponie, dans les golfes du Danemark, de la Suède, de la Norwège, des mers du nord et sur les côtes des îles Britanniques et de la France. La pêche, dans la Manche, s'étend du Pas-de-Calais à l'embouchure de l'Orne et dure depuis la mi-octobre jusqu'à la fin de décembre.

Une très petite partie des harengs pêchés est consommée à l'état frais ; les neuf dixièmes au moins sont *saurés*.

La chair du hareng frais est savoureuse, légère et de facile digestion ; la plus délicate, dit M. Stanislas Martin, est celle où se trouve la laite ou les œufs. On la mange cuite sur le gril, au beurre frais, au beurre noir, à la sauce moutarde et même en soupe, avec du safran et les épices de la bouillabaisse.

Le saurage des harengs inventé, dit-on, vers l'an mille, comprend diverses opérations. Tout d'abord le poisson est *habillé* (vidé), puis *braillé* (salé), ensuite *encaqué* (mis en baril avec le sel). Au bout de quinze jours on le retire, on le lave dans la saumure et on le livre ainsi au commerce, ou bien on le *fume* dans de grandes cheminées spéciales, où brûle un feu doux de hêtre ou d'aune.

Un hareng bien sauré doit avoir un aspect luisant, avec de beaux reflets jaunâtres. Il y a deux ans, on a saisi, chez divers épiciers de Paris, des harengs de qualité inférieure, auxquels une couche de bichromate de potasse avait donné la couleur et l'apparence recherchées par les amateurs.

Le hareng conservé ne convient en général qu'aux tempéraments robustes. Les estomacs solides peuvent seuls en ingérer une assez grande quantité et sans inconvénients. Prise modérément et comme

---

(1) *Statistique des pêches maritimes pour* 1879.

simple accessoire du repas, la chair du hareng fumé, cuite ou marinée dans l'huile, réveille l'appétit blasé et stimule légèrement la fonction digestive. Dans tous les cas, elle rend le buveur indulgent sur la qualité du vin qu'on lui sert.

Cette dernière particularité, qui n'est peut-être pas assez médicale, est destinée à faire passer celle-ci, qui, sûrement l'est trop : « Les leucorrhéiques aiment les harengs. » L'affirmation est du médecin allemand Kurt Sprengel ; je ne me charge pas de l'expliquer. Je ne sais pas davantage pourquoi Van Helmont conseillait de faire manger des harengs aux personnes mordues par un chien enragé.

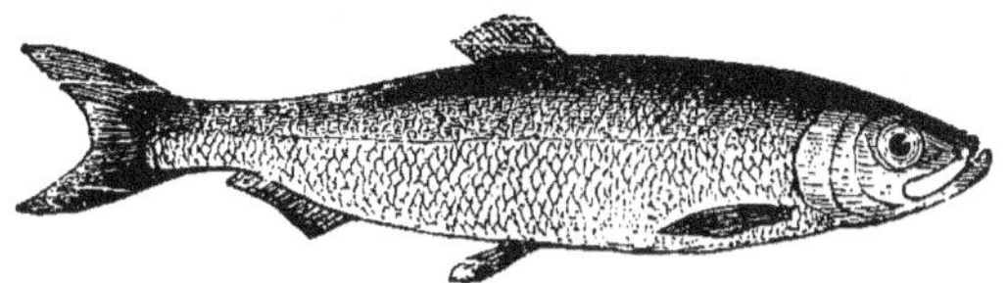

Figure 73. — Le hareng.

Nul n'aima plus les harengs que le docteur de la Mettrie, auteur de *la Pénélope en médecine*, si l'on en juge par ce passage de son curieux livre :

« Il y a si peu de dispute sur les grandes qualités du hareng, que son seul nom fait trembler les médecins et maigrir les apothicaires. Quelle plus féconde nourriture ! C'est la manne de quelques États. Que dis-je ? Est-il un meilleur remède dans tout l'art pharmaceutique, chimique, et qui plus est culinaire ? Car je tiens que la cuisine est au-dessus de tout ! Le hareng dissout tout ce qu'il trouve dans l'estomac de la plupart des Hollandais, le fromage, le lait caillé, le cumin, le pain semblable aux tourbes, les topinambours et autres bourres du fusil appelé par Cicéron *Gula*. D'ailleurs il relève le pouls, et donne au sang et à toute la machine une vivacité singulière, dans une nation toujours obumbrée d'un bain de vapeurs, et toujours pour obtenir la sécheresse. »

Après un tel débordement de lyrisme, il serait messéant d'ajouter le moindre commentaire. Je me contente de noter ce curieux détail de l'histoire des harengs :

S'il faut en croire l'*Encyclopediana*, il subsistait encore au XVIᵉ siècle, un usage assez bizarre, parmi les chanoines. Le mercredi saint, après les ténèbres, ils allaient processionnellement à l'église de Saint-Remi, rangés sur deux files, chacun d'eux traînant un hareng attaché à une ficelle. Chaque chanoine était occupé à marcher sur le hareng de celui qui le précédait, et à sauver le sien des surprises du suivant. Pour parvenir à abolir cet usage, il fallut supprimer la procession.

Tout le monde sait que le hareng rappelle un fait guerrier. En 1429, pendant le siège d'Orléans, le duc de Bourbon fut défait en voulant s'emparer d'un convoi de vivres destinés à l'armée anglaise. Le convoi se composant en grande partie de poissons salés, l'expédition fut appelée « la Journée des harengs. »

LA MORUE. — La morue, dit Macquart, est peut-être le poisson qui sert le plus abondamment à la nourriture des hommes de tous les pays. Cela doit être vrai, si l'on en juge d'après les chiffres suivants, donnés dans le *Dictionnaire encyclopédique des sciences médicales* par M. Gervais : le nombre des navires de toutes nations qui se livrent annuellement à la pêche de la morue est de cinq ou six mille environ, et l'on estime que celui des morues ainsi fourni à la consommation est de trente-six millions ; la somme mise en mouvement est évaluée, pour la France seule, à douze ou treize millions, sans parler du coût primitif des navires, qui ne jaugent pas moins de quarante-huit mille tonneaux et sont montés par douze mille matelots environ.

La consommation de la morue est donc extraordinaire, et, si Anderson a eu raison d'appeler ce type de la famille aquatique des *iades* « la providence des gens du Nord », les gens des trois autres points cardinaux n'auraient pas tort en donnant à sa chair une place honorable parmi les plus précieuses ressources de leur alimentation.

Ce n'est pas que la morue constitue un mets bien délicat ; mais, comme son prix la met à la portée de toutes les bourses, comme elle s'accommode à toutes les méthodes culinaires, comme on lui associe indifféremment l'huile, le beurre ou le saindoux, enfin, comme elle n'exige pas des cuisiniers des connaissances transcendantes, elle arrive à trouver place à peu près sur toutes les tables. Pour ma part, j'ai vu servir de la morue partout et jamais je n'ai rencontré quelqu'un qui refusât réellement d'y goûter, comme cela a lieu pour nombre d'autres aliments.

Une très petite part des morues pêchées est mangée à l'état frais, la plus grande partie est salée.

La morue fraîche, appelée aussi *cabillaud*, est assez agréable. Elle

nourrit beaucoup, se digère bien et convient à toutes les constitutions.

La morue conservée subit, avant d'arriver chez les marchands
de comestibles, les préparations suivantes : Elle est débarrassée de
la tête et des viscères, puis fendue longitudinalement en deux
moitiés ; on lui enlève ensuite l'épine dorsale, après quoi on la sale
largement. Un peu plus tard, on l'étend sur le sable et on la met à
sécher. Dans cet état, elle est devenue dure et coriace et il est de
toute nécessité, pour la rendre propre à l'alimentation, de la tenir
longtemps dans l'eau avant de la faire cuire.

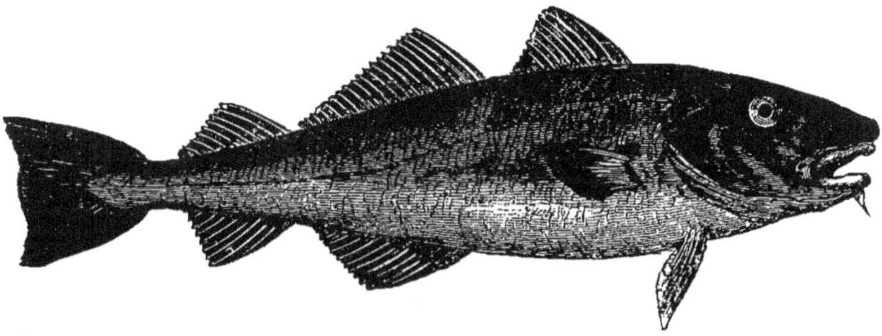

FIGURE 74. — La morue.

Si on a le soin de la ramollir suffisamment et de la bien des-
saler, la morue est d'une digestion assez facile pour les estomacs
ordinaires ; elle ne convient ni aux personnes délicates ni aux individus dyspeptiques. Son pouvoir nutritif n'est pas des plus considérables, il est vrai, mais sa saveur spéciale excite l'appétit d'une
façon sensible. Il n'est pas rare de voir des enfants et des femmes,
dégoûtés des côtelettes et des biftecks, revenir à la viande après
avoir mangé un peu de morue à la maître d'hôtel, au gratin, en
croquettes ou même en brandade, mode de préparation provençale
qui fit la fortune d'un restaurateur du Palais-Royal.

LA MORUE AVARIÉE. — Pour être bonne, la morue salée ne doit
pas avoir plus d'un an. En vieillissant, elle prend un goût fort et
une odeur désagréable, qu'une immersion plus prolongée dans l'eau
peut diminuer, mais qu'elle ne détruit pas. Cette vieille morue,
ainsi lavée et relavée, donne toujours des plats détestables. Parfois,
elle est pire : elle empoisonne les gens qui la mangent.

Le *Petersburg Medical* est, je crois, le premier journal qui ait appelé l'attention des savants sur ce mode d'intoxication. Après lui, les *Mémoires de Chirurgie militaire* et le *Journal d'Hygiène* ont traité la même question.

De tous les exemples publiés, le plus curieux est celui qui se produisit, la nuit du 19 au 20 avril 1878, dans une compagnie de la légion étrangère, en garnison à Sidi-bel-Abbès (province d'Oran).

Le 19, à neuf heures du soir, M. le Dr Schaumont, médecin-major, fut prévenu qu'une vingtaine d'hommes avaient été pris de coliques, de diarrhée et de vomissements. A onze heures, le nombre des malades était de 64, et les accidents chez les premiers atteints devenaient de plus en plus sérieux. Une heure plus tard, on comptait plus de 80 hommes malades. Tous se plaignaient d'abord de vertiges, de maux de tête, de nausées; la face devenait livide ; puis survenaient des crampes d'estomac, des coliques suivies de vomissements alimentaires, de nombreuses selles diarrhéiques ; enfin, en dernier lieu, se produisait le refroidissement des extrémités, s'accompagnant de crampes dans les mollets.

Après avoir administré les soins les plus urgents, le premier souci de M. Schaumont fut de s'enquérir de ce qui s'était passé dans la journée du 19 avril. Il apprit que les hommes étaient allés au tir pendant l'après-midi et qu'aucun d'eux ne s'était trouvé incommodé avant le dîner, quoique la chaleur fût assez forte ce jour-là; le soir, ils avaient pris leur repas, composé de morue, pommes de terre apprêtées au saindoux et quart de vin.

Le lendemain matin, plusieurs gamelles renfermant des rations, restées intactes depuis la veille, furent apportées à la pharmacie de l'hôpital militaire, pour être soumises à l'analyse, en même temps que des échantillons de vin, de graisse et de morue, saisis chez le fournisseur de la légion étrangère.

Il fut reconnu que le vin ne contenait aucune substance toxique, non plus que la graisse, qui était blanche et exempte de mauvaise odeur. Les pommes de terre étaient en bon état de conservation. Aucun ustensile en cuivre n'avait été employé pour la préparation des aliments. Mais, en ouvrant la gamelle, on était de suite incommodé par une odeur excessivement forte et désagréable, rappelant l'odeur des matières en putréfaction.

Il fut procédé à l'examen de l'échantillon de morue. Cette morue pouvait, par son aspect extérieur, tromper un œil peu exercé.

Soumise à une observation attentive, brisée en deux dans toute sa longueur, elle présentait, vers le milieu, une partie grisâtre, me-

surant à peu près 6 millimètres de diamètre, et complètement désor-
ganisée. Ouverte, elle répandait une odeur infecte.

Aucune substance toxique ne fut révélée à l'analyse. On se trouvait donc seulement en présence de morue avariée.

Des faits qui précèdent, M. le Dr Schaumont conclut que les accidents qui s'étaient produits dans la nuit étaient dus à un empoisonnement accidentel, après ingestion de comestible altéré (morue
en voie de putréfaction).

Ce qui le confirma dans son opinion, ajoute mon collègue de la
Société française d'hygiène, M. Joltrain, à qui j'emprunte cette
observation, c'est que, les sous-officiers ne vivant pas à l'*ordinaire*,
aucun d'eux ne fut indisposé.

Dans l'empoisonnement qui précède, il n'y eut que des coliques,
des diarrhées, des vomissements et des crampes. Dans un autre cas,
rapporté par le *Petersburg Medical*, il y eut mort d'hommes.

Ces histoires contiennent deux enseignements : l'un d'hygiène
pure ; l'autre de philologie. Le premier apprend à bien choisir les
aliments salés de carême ; le second fait voir combien est méprisante
l'apostrophe de « vieille morue » adressée à certaines femmes de
carnaval.

L'HUILE DE FOIE DE MORUE. — Quand la morue destinée à être
salée est débarrassée de ses viscères, son foie, très volumineux, est
mis à part pour faire de l'huile. On employait autrefois cette huile
pour l'éclairage et pour la chamoiserie, aujourd'hui on la destine
surtout aux usages médicaux.

On a distingué pendant longtemps, dit le professeur Moquin-
Tandon, trois variétés d'huile de foie de morue : 1° l'huile blonde ;
2° l'huile brune ; 3° l'huile noire. La première est couleur de vin
de Madère ou d'un jaune d'ocre ; elle a une odeur très faible. La
seconde est couleur de vin de Malaga ou d'une teinte d'ocre brune ;
elle a une odeur un peu marquée ; elle offre plus de consistance
que la première. La troisième est couleur de chocolat clair ou d'un
brun plus ou moins foncé ; elle a une odeur très forte ; elle est
encore plus épaisse que la seconde.

L'huile blonde est celle qui s'écoule naturellement des foies par
le simple tassement ; la pression est employée pour l'extraction de
l'huile brune ; quant à l'huile noire, elle n'est obtenue qu'à l'aide
de la pression et de la chaleur. Malgré ces différences de préparation, les trois qualités d'huile contiennent également un liquide
précieux pour la thérapeutique.

Si les médecins font grand cas de l'huile de foie de morue, et ils le prouvent en inscrivant souvent ce corps gras sur leurs ordonnances, les gens du monde ne voient pas toujours cette prescription avec plaisir.

Le docteur a ordonné l'huile de foie de morue, disent-ils, le malade doit être poitrinaire. Ce raisonnement est faux. L'huile de foie de morue s'adresse à toutes les débilités organiques, à tous les abaissements de la force plastique. La tuberculose, comme la scrofule, comme le rachitisme, comme la carie, comme les divers états cachectiques ou anémiques, trouve en ce produit un analeptique puissant, mais ce produit reconstituant n'est point un spécifique dont la venue dans les maisons doive mettre l'alarme au cœur des mères.

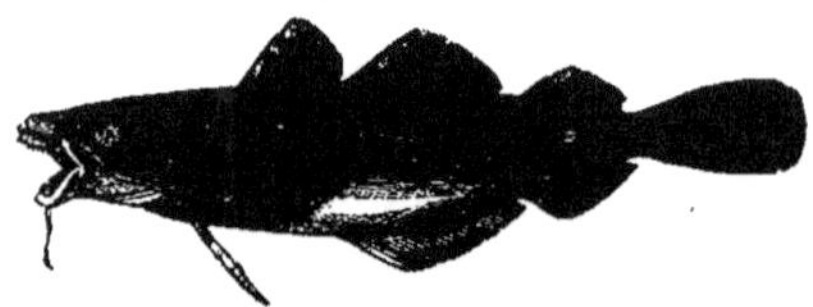

FIGURE 73. — La morue.

L'huile de foie de morue a si peu ce caractère spécial compromettant, que nombre d'auteurs, Pidoux entre autres, la considèrent comme un intermédiaire entre les comestibles et les médicaments. Il serait peut-être plus exact de dire que l'huile de foie de morue est un aliment d'abord, un médicament ensuite.

Médicament ou aliment, l'huile de foie de morue est à la fois plastique et respiratoire, à cause des principes divers qui entrent dans sa composition : oléine, margarine, chlore, iode, brome, soufre, phosphore, chaux, etc.

Pour que ces principes soient utilisés, il ne faut pas oublier certaines précautions, indiquées en ces termes par mon confrère Paul Rodet, dans son excellent *Manuel de thérapeutique :*

« Il est indispensable que les malades prennent de l'exercice, « sans cela l'huile ne produit pas d'effets heureux et s'accumule « dans les viscères. Il faut en outre activer les fonctions de la peau « par des lotions froides, des frictions, le massage, etc. »

Delioux de Savignac a admirablement résumé les indications thérapeutiques de l'huile de foie de morue lorsqu'il a écrit :

« C'est le tonique par excellence des jeunes sujets. On voit, en effet, ce liquide les relever, les soutenir merveilleusement dans les épreuves d'une dentition difficile, d'une croissance trop rapide. » Le même savant ajoute : « Dans l'adolescence, dans l'âge adulte encore, l'huile de foie de morue est l'un des meilleurs reconstituants que l'on puisse opposer aux ravages causés par les excès du plaisir ou du travail ; en résumé, langueur, insuffisance, perversion de la nutrition, affaiblissement des organes, telles sont les conditions qui créent les indications de l'huile de foie de morue, sans en faire en aucun cas un spécifique. »

Toute médaille a son revers. L'huile de foie de morue, qui combat si bien toutes les formes de la misère physiologique, a de graves défauts : son goût n'est pas bon et son odeur est désagréable.

S'il se trouve quelques jeunes enfants qui boivent l'huile de foie de morue avec une sorte de gourmandise, en général, les adultes répugnent à l'absorber ; c'est pourquoi divers artifices ont été imaginés dans le but d'obvier à cet inconvénient. Jeannel a conseillé de parfumer l'huile de poisson en l'agitant avec un peu d'eau de laurier-cerise (1); Ferrand prescrivait de mettre l'huile sur un peu d'eau, dans un verre, et d'avaler l'huile et l'eau d'un seul coup, en se bouchant le nez ; Duroy a ajouté à l'huile de la gomme arabique, du sucre et de l'icthyocolle, et a fait du tout une gelée assez commode à avaler dans du pain azyme ; Borke a eu l'idée d'émulsionner l'huile de foie de morue au contact du carbonate de soude ou de potasse, en l'additionnant d'un peu de sirop et de quelques gouttes d'essence; Loze a proposé de mêler l'huile de morue à la légumine ; quelques-uns ont voulu solidifier le corps gras liquide au moyen de la magnésie ; les médecins anglais ont associé l'huile de foie de morue aux acides minéraux; d'autres l'ont combinée avec le sel de cuisine, l'eau-de-vie, le kirsch, l'anisette, l'iodoforme, le vin de Malaga, etc., etc. Tous ces procédés, plus ou moins rationnels, sont souvent infidèles, et, en somme, l'expérience fait voir qu'il faut laisser à chacun le soin de trouver le meilleur moyen de diminuer, à sa façon, la saveur déplaisante de l'huile.

Pourtant, parmi les artifices divers qu'a imaginés la pharmacie moderne, la capsulation mérite une mention spéciale, bien que les doses auxquelles l'huile de foie de morue doit être prise diminuent un peu les avantages de ce mode d'administration. Enfermer une substance répugnante dans une enveloppe gélatineuse sans goût,

---

(1) 50 centigrammes d'eau de laurier-cerise pour 100 grammes d'huile, en ayant soin de jeter l'eau.

est toujours une pratique ingénieuse et profitable; cependant, on ne doit pas se dissimuler que ses profits diminuent lorsqu'il s'agit de mettre en capsules, au lieu d'un liquide énergique, agissant sous un très petit volume, un produit alimentaire devant être ingéré en assez grande quantité. Dites à un gastralgique de prendre une capsule d'éther, quand son estomac gronde, il vous écoutera toujours; ordonnez à un anémique d'avaler six ou huit capsules d'huile de foie de morue à chaque repas, il pourra vous arriver de voir sa patience en défaut, ou bien — pourquoi ne pas le dire? — sa bourse en désaccord avec sa docilité.

FALSIFICATIONS DE L'HUILE DE FOIE DE MORUE. — La morue n'est pas le seul poisson pouvant fournir une huile analeptique. Le merlan, la raie, la lotte, le squale, etc., sont dans le même cas. On peut même dire que, en raison de leur mode de préparation plus scientifique, les huiles provenant des foies de ces animaux ont généralement un aspect plus agréable, avec des effets identiques à ceux de l'huile de morue. Loin de constituer une falsification blâmable, leur substitution mériterait donc plutôt d'être encouragée. Malheureusement, à côté de ces succédanés, que la thérapeutique approuve, la droguerie met en vente d'autres produits oléagineux fort douteux.

« *On est dans l'habitude* (!), écrivent Robin et Littré, de mélanger « l'huile de foie de morue d'huiles de baleine, de phoque, d'œillette, « d'olive de qualité inférieure; de plus, depuis quelques années, « pour lui donner un aspect plus flatteur et en détruire l'odeur, on « lui fait subir des épurations qui ont pour premier effet de modifier « profondément sa constitution et ses propriétés; à Brème, Ham- « bourg et Cologne, on décolore l'huile noire en la traitant par « l'acide sulfurique et la potasse, pour lui donner une couleur « analogue à celle de l'huile d'œillette, et la colorer ensuite suivant « les besoins de la vente. »

La science des fraudeurs ne s'arrête pas là; ils falsifient encore l'huile de foie de morue avec l'huile de hareng ou de cachalot, à moins qu'ils ne la fabriquent artificiellement avec une huile végétale quelconque, rendue odorante par quelques gouttes d'huile de baleine et chargée d'un peu d'iodure de potassium.

Le professeur Baudrimont assure même que la colophane entre parfois dans les combinaisons savantes des virtuoses de la sophistication.

La chimie possède des réactifs propres à déceler toutes ces fraudes

ignobles. Dans l'impossibilité où je suis de les indiquer ici, je les
remplace par un bon conseil pratique : Ne visez pas à l'économie,
quand vous achetez de l'huile de foie de morue, et ne vous en
approvisionnez que dans les maisons sérieuses, dirigées par des
hommes dont l'honorabilité ne fait pas l'ombre d'un doute.

« Un peu de bonne casse est bonne », disait Molière, qui connaissait la casse moisie des apothicaires de son temps ; à mon tour,
je demande à parler comme Poquelin et je formule ainsi mon opinion : l'huile de foie de morue est excellente, quand elle est de
l'huile de foie de morue.

LE THON. — Le thon, qui abonde dans la Méditerranée, est un
beau poisson du genre *scombre*, dont la réputation remonte à la plus
haute antiquité. Saucerotte nous apprend que cet animal marin
figurait dans les sacrifices aux dieux du Paganisme ; on l'immolait
à Neptune pour en obtenir une heureuse traversée ou une pêche
fructueuse. En Grèce, le thon fut longtemps consacré à Diane.

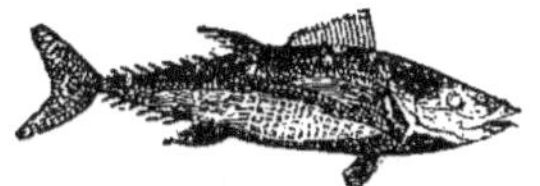

Figure 76. — Le thon.

Aristote, Pline, Strabon, Galien, Oribase et Oppien ont écrit sur
le thon, et l'ouvrage de ce dernier auteur fut magnifiquement
récompensé par l'empereur Caracalla. Comme je ne brigue pas la
moindre libéralité princière, en matière de cuisine, je me contente
de déclarer que le thon frais est un excellent aliment, très proche
de la viande de boucherie, et que le thon mariné constitue un
hors-d'œuvre assez bon.

G. Belèze décrit ainsi, dans son *Dictionnaire de la vie pratique*, la
préparation du thon mariné :

On coupe le thon par tranches d'environ trois centimètres d'épaisseur, en choisissant de préférence les parties du corps de ce poisson
comprises entre le ventre et la queue. On fait subir à ces tranches
deux bouillons dans de l'huile d'olive, en ayant soin de ne pas
chauffer trop fortement, et ensuite on y ajoute une certaine quantité
de sel. Lorsque le thon est entièrement refroidi, on le met dans de
petits tonneaux ou dans des vases de verre, avec de l'huile d'olive

très fine ; ces vases sont bouchés tout simplement avec du liège recouvert d'un parchemin.

Le thon ainsi préparé est un aliment qui ne peut, en aucune façon, faire la base d'un repas, mais qui, au commencement du déjeuner, réveille doucement l'appétit et excite la fonction digestive de l'estomac.

A l'état frais, le thon — turbot des pauvres — a une chair grasse, ferme et savoureuse, qui se prête à une infinité de combinaisons culinaires.

Bien que l'aristocrate gourmand Grimod de la Reynière ait dit que le thon est « très profitable à la faculté, comme la source de beaucoup de digestions pénibles », je conseille l'usage de ce poisson à toutes les personnes qui l'aiment : je leur recommande seulement de bien s'assurer de sa fraîcheur. En effet, autant le thon est un bon aliment lorsqu'il a été pêché depuis peu, autant il devient dangereux lorsqu'il commence à fermenter. On connaît, depuis Cuvier, les effets terribles occasionnés par la chair de thon altérée. Il ne se passe pas d'année sans que les journaux enregistrent quelques accidents de ce genre. Je les signale simplement ici, en faisant des vœux pour la prompte adoption en France d'une loi de surveillance des denrées alimentaires, semblable à celle qui a été édictée à Londres, au mois d'août 1875, et qui a déjà servi de modèle à l'Allemagne et à la Suisse.

IX

LA CHAIR DE PORC. — Les Romains faisaient, dit-on, manger de la chair de porc à leurs athlètes, jusqu'à six fois par jour, dans l'espoir de leur donner de la force et de la souplesse ; nous ne sommes pas citoyens de Rome, nous ne partageons pas les croyances des enfants de Rémus, et pourtant nous ne détestons pas la chair du sanglier réduit à la domesticité. Elle nous plaît à l'état frais, en filet ou en côtelette ; elle nous charme à l'état de conserve, sous le nom de charcuterie.

La charcuterie « qui contraint, dit Merlin Coccaie, de vider souvent les bouteilles » a des effets divers, selon qu'on en use modérément ou qu'on en fait sa nourriture exclusive ; les comestibles fournis par l'animal que chanta Monselet diffèrent, selon que le héros de son sonnet célèbre est mort en bonne santé ou en état de maladie.

Quand elle est prise en petite quantité, la charcuterie n'est point chose mauvaise. Elle exerce, au contraire, une action heureuse sur les organes digestifs. Par les condiments qu'elle contient, elle stimule les papilles gustatives, facilite l'insalivation et concourt au but final de la nutrition, en activant la sécrétion des sucs qui doivent dissoudre les parties assimilables des aliments.

Souvent il nous a suffi de conseiller, à des personnes atteintes d'anorexie, de commencer leur repas par quelques ronds de saucisson ou une tranche de galantine, pour les voir reprendre de l'appétit.

Autant nous approuvons l'usage des préparations de porc salé comme parties accessoires de l'alimentation, autant nous le repoussons s'il s'agit d'en faire la base de sa nourriture.

Les produits chéris des buveurs, vendus par les membres de la corporation qui fête saint Antoine, sont d'une digestion difficile ; ils constituent un aliment échauffant, rendant le sang âcre et prédisposant aux affections dartreuses. Les pauvres diables qui n'ont à manger, avec leur pain, que du fromage d'Italie, de la hure ou du boudin, ont une physionomie spéciale, pâle et maladive. Tous les matelots et les soldats en campagne, qui ne peuvent se nourrir que de salaisons, sentent leur énergie musculaire s'affaiblir. S'ils sont, de plus, dans de mauvaises conditions de vêture et d'habitation, ils jaunissent, une prostration insurmontable s'empare de leur être, leurs gencives se mettent à saigner, des ecchymoses se montrent en divers points de leurs corps, ils ont le scorbut.

Tout ce que nous venons de dire doit s'entendre de la bonne charcuterie, de celle dont le géant Paris engloutit environ dix millions de kilogrammes par an.

Il nous reste à parler de la mauvaise, — Lutèce ne sait pas com-

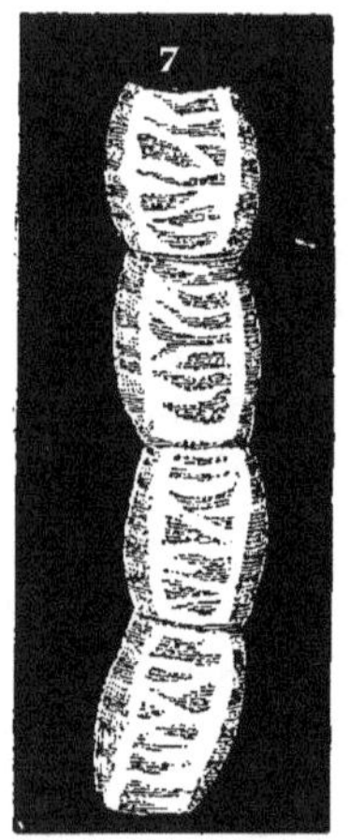

FIGURE 77. — *Anneaux du ténia.*

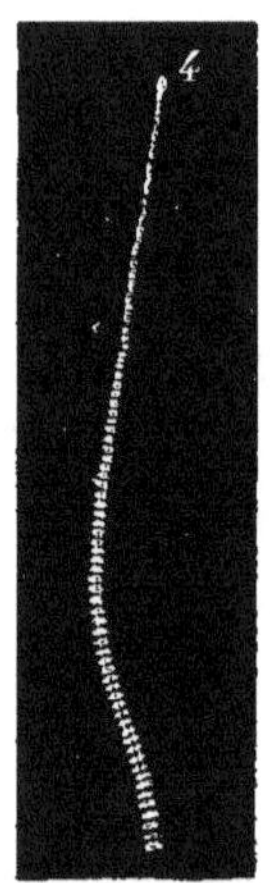

FIGURE 78. — *Extrémité céphalique du ténia so- lium* (grandeur natu- relle).

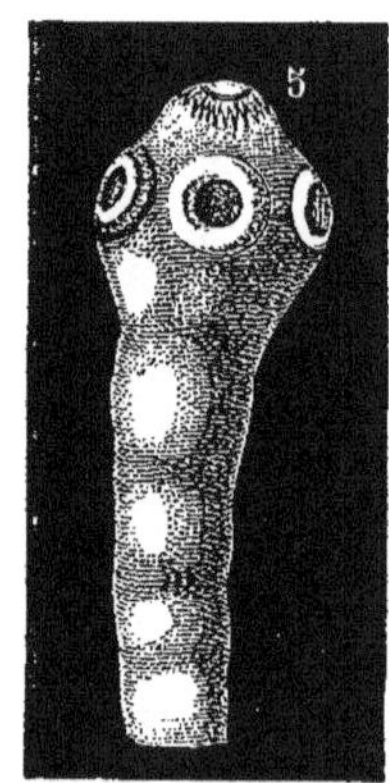

FIGURE 79. — *Tête du té- nia solium vue au mi- croscope.*

bien elle en avale. La mauvaise charcuterie la plus commune est celle qui est faite de mauvaise viande: la chair de porc, base des mille préparations comestibles salées et poivrées, connues sous les noms de saucisses, boudins, crépinettes, fromages, hures, galan- tines, langues, pâtés, jambonneaux, pieds truffés, etc., n'est pas toujours saine, bien qu'elle fournisse à elle seule la moitié de la viande consommée dans les campagnes ; elle a des propriétés malfaisantes quand elle provient d'un animal ladre ou trichinosé.

La ladrerie est une maladie caractérisée par la présence dans les chairs du porc d'un animal appelé cysticerque.

Quand ce curieux parasite, qui fait craquer la viande sous la dent comme si elle avait été roulée dans le sable, vient à passer du corps du cochon dans celui de l'homme, il subit une métamorphose qui le transforme en ténia. L'entozoaire ainsi produit est la cause, on le sait, de troubles digestifs sérieux. Il faut donc être prudent dans le choix des viandes fumées, salées ou marinées dont on veut faire sa nourriture et n'en user qu'avec ménagement. Ces précautions pourront paraître inutiles à ceux qui savent que la vente des porcs ladres est interdite par la loi, mais nous croyons devoir les conseiller quand même, parce qu'à Paris, et plus encore en province, il en est des règlements relatifs à la viande comme des professions de foi de nos honorables : on les viole de temps en temps.

Le porc trichinosé est celui dans les tissus duquel vit un animal-cule microscopique d'origine allemande, appelé *trichina spiralis*. L'œil nu ne peut distinguer une chair trichinosée de celle qui ne l'est pas. L'emploi d'un verre fortement grossissant est indispensable pour constater la présence dans les parties musculaires de ce petit entozoaire filamenteux.

La trichinose de porc se transmet à l'homme et peut amener la mort. Cette terminaison funeste s'observe fréquemment en Prusse ; elle est assez rare en France.

Nous avons déjà dit la raison de cette différence au chapitre de la *cuisson* des viandes, et indiqué du même coup le moyen de se pré-server et du ver solitaire et de la trichinose : les compatriotes de M. de Bismarck adorent la chair crue ; les Français, en général, pré-fèrent la chair cuite. Dans les jambons que les Allemands mangent après les avoir simplement salés, les parasites cysticerques vivent très bien ; ils sont morts dans les viandes de porc que les charcu-tiers de notre pays plongent dans l'eau bouillante pour les faire plus ou moins cuire.

Dans un article publié le 22 avril 1880, par le *Paris Médical*, et portant pour titre : « Du danger des viandes de porc trichiné venant de Chicago », les Drs Belfied et Atwood assurent qu'il suffit d'une petite quantité d'acide sulfurique, mélangée à la saumure dans laquelle sont conservés les quartiers de porc, pour tuer instantané-ment les trichines. — M. Paul Bert ne s'y fierait pas. Je vous en-gage à faire de même.

Les porcs américains trichinés sont, en moyenne, de 8 p. 100. Cela a été avoué par le conseil de santé de Chicago. Aussi, plusieurs épidémies de trichinose ont-elles été produites par la viande américaine. Voici celles que rappelait à la tribune du Sénat le D' Testelin, dans la séance du 20 juin 1882 :

1876. — Dans le Massachussets : 17 morts.

1879. — A bord du *Cornwall* : 4 morts.

1880. — A New-York : 1 mort.

1881. — A Madrid : 6 morts.

1882. — A Marshall : 3 morts.

A la fin de l'année 1883, M. le ministre de l'agriculture et du commerce chargea M. le professeur Brouardel d'aller étudier, en Allemagne, une épidémie de trichinose, dont je crois utile de faire connaître quelques particularités. Après les avoir lues, toute per-

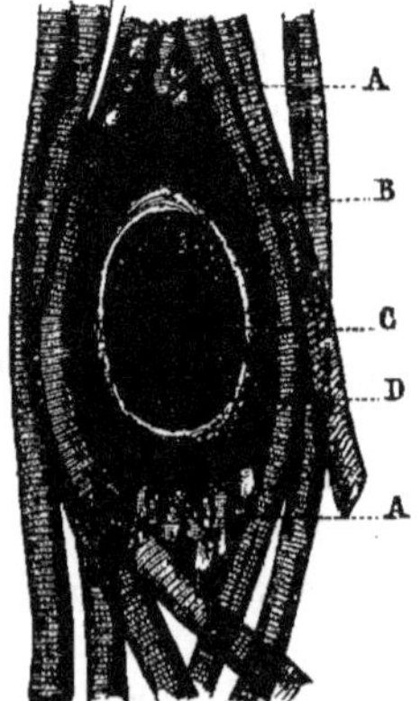

FIGURE 80. — *Trichine.*

A, kystes placés entre des fibres musculaires. — B, kyste ouvert. — C, trichine enroulée dans le kyste. — D, matière albumineuse.

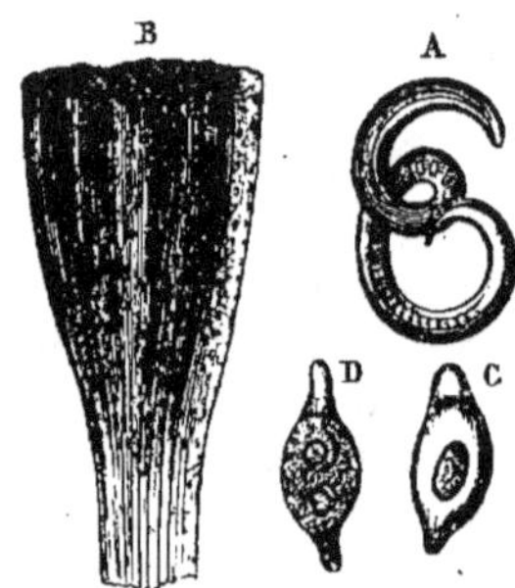

FIGURE 81.

A, trichine. — B, muscle attaqué par les trichines. — C D, kystes renfermant une trichine.

sonne soucieuse de sa santé renoncera, je l'espère, à manger le porc à la prussienne.

Voici les faits relatés dans le voyage de M. Brouardel :

Le 11 septembre 1883, un boucher de Emersleben acheta un porc à Nienhagen. Ce porc aurait été examiné par le boucher et par l'inspecteur d'Emersleben, qui déclarèrent qu'il ne contenait pas de trichine. La bonne foi de ces deux personnes est hors de doute, car toutes deux mangèrent de la viande de ce porc et toutes deux furent malades : l'inspecteur légèrement, le boucher très gravement.

Le porc fut tué le 12 septembre. Le boucher en donna une tranche à deux de ses voisins, qui la hachèrent eux-mêmes et la mangèrent crue, le 13 septembre. Tous deux tombèrent malades le 16 du même mois et moururent, l'un le 14, l'autre le 21 octobre. Ce sont les deux seules personnes qui mangèrent de la viande de ce porc non mélangée à celle d'un autre animal de même espèce.

En effet, le 12 septembre, le boucher hacha ce porc et en mélangea la pâtée qui en résulta avec la viande d'un second porc. C'est ce mélange qu'il vendit à ses clients pendant les journées des 13, 14, 15, 16, 17, 18 et 19 septembre.

Tous les consommateurs, à l'exception de cinq, firent usage de cette viande absolument crue, étendue, comme du fromage, sur du pain. Du 13 au 19, il y eut 250 malades, dont 42 moururent. A Diesdorf, le boucher ne vendit qu'un seul jour, le 13 septembre. 42 personnes furent malades et 9 moururent. Certaines familles furent cruellement frappées : l'une d'elles, composée de sept membres, comptait, au moment de la visite de M. Brouardel, quatre morts, un mourant et deux convalescents.

Le boucher ne vendit pas directement à Grœningen. Mais deux personnes de cette localité achetèrent, le 13 septembre, des saucisses à Diesdorf : toutes deux moururent. Deux autres, habitant le couvent de Grœningen, reçurent en cadeau des saucisses envoyées par leurs parents de Diesdorf : elles ne les mangèrent que deux ou trois jours plus tard, furent malades et guérirent.

Le 19 septembre, le reste de la viande ainsi hachée n'ayant plus l'aspect marchand, le boucher le mélangea à la viande fraîche d'un nouveau porc et alla le vendre à Nienhagen. Il y eut 80 malades peu gravement atteints ; aucun ne mourut.

— Si la cupidité porte quelques industriels peu scrupuleux à employer des viandes provenant d'animaux malades, il est des charcutiers honnêtes qui, employant des matériaux sains et de bonne qualité, fabriquent une marchandise nuisible.

En 1830, le Dr Ollivier, d'Angers, signala aux médecins de véritables empoisonnements survenus après l'ingestion de charcuterie.

A l'occasion d'accidents graves (vomissements, sueurs froides, soif ardente, douleurs abdominales, etc.) constatés sur toute une famille ayant déjeuné d'un pâté de jambon, l'autorité chargea MM. Baruel et Ollivier de rechercher les causes de cette intoxication. Ils croyaient la trouver dans la présence d'un sel de cuivre, produit au contact d'un ustensile malpropre : il n'en fut rien. Les experts cherchèrent vainement, et l'un après l'autre, les divers produits toxiques que fournissent le règne minéral et le règne végétal: ils furent obligés d'avouer qu'ils se trouvaient en présence d'une altération organique inconnue jusqu'à ce jour. Deux ans plus tard, le *Journal de médecine et de chirurgie pratiques* donnait l'histoire d'un empoisonnement par un morceau de porc salé et fumé. Peu de temps après, M. Chevalier réunissait, dans sa *Revue de chimie médicale*, plusieurs faits analogues. Dans l'un, il s'agissait d'une vieille femme et de sa fille, qui avaient mangé des couennes ; dans l'autre, d'une personne ayant fait son repas d'une tranche de fromage d'Italie.

Dans ces cas, et d'autres observés depuis, on a dû reconnaître qu'on se trouvait en présence d'une altération spontanée, due à la production de végétaux cryptogamiques, analogues à ceux de la moisissure. Ces petits champignons, fort bien étudiés par le chimiste Payen, qui a pu les examiner sur toutes les sortes de charcuterie, mais plus spécialement sur le fromage de cochon, les pâtés et les boudins, naissent à la surface des parties gélatineuses de ces comestibles, surtout quand on les conserve longtemps au contact de l'air chaud et humide.

Rabelais, mon maître, avait donc raison lorsque, parlant en médecin, des saucisses, des andouilles, des cervelats et autres conpulsoires de buvettes, il déclarait que « toute ceste tripaille n'estoit point viande moult louable ».

Terminons cette causerie sur le porc frais et salé par quelques particularités médicales sur le porc frais.

Moïse en défendait l'usage aux israélites. C'était une prescription hygiénique excellente, eu égard au climat des pays alors habités par les Juifs.

Hippocrate a consacré ce paragraphe au porc :

« Sa chair est bonne aux gens de peine et à ceux qui se livrent aux exercices athlétiques, comme leur donnant embonpoint et vigueur, mais pour les malades et les gens du monde elle est trop forte. La chair du cochon de lait est bilieuse et dérange le ventre. »

L'école de Salerne, dont la poésie nous fait toujours songer au *Jardin des racines grecques* de Lancelot, s'exprime comme suit :

> Le Porc avec du vin est mets comme remède,
> Mais   lui faut unir ce vaillant intermède ;
> Sans cela le cochon ne vaut pas le mouton.
> Remède est le cochon à la sauce d'oignon.

Le Christophe Colomb des truffes était ainsi apprécié par Oribase :

« Le cochon est très mauvais après le printemps jusqu'au coucher automnal des Pléiades; depuis cette époque jusqu'au printemps, il est très bon. »

Dans son traité de *Zoologie médicale*, Moquin-Tandon parle ainsi de la chair de porc :

« Les animaux très âgés donnent des éléments nourrissants, mais d'une pénible digestion, leur fibrine étant plus dure et plus dense, et leur osmazome plus abondant. Cependant le cochon de lait est moins facile à digérer que le cochon adulte, ce qui tient principalement à la prédominance de la gélatine. »

LES ROGNONS. — Les cuisiniers appellent « rognons » les reins du bœuf, du veau, du mouton et du porc, considérés comme comestibles.

Si l'on se rappelle que le rein, organe de l'élaboration de l'urine, est formé d'un tissu très dur, résultant de l'assemblage d'une infinité de petits tubes, on comprendra sans peine que nous mettions les rognons au nombre des aliments qui ne se digèrent pas avec une grande facilité. Nous avouons, pourtant, que les indigestions de rognons sont rares, quoique beaucoup de gens en mangent. C'est, probablement, parce que personne n'en mange beaucoup. Le rognon, en effet, est plutôt un plat de gourmet que de gourmand. Je le classerais volontiers entre le gibier faisandé et certains fromages odorants, que les profanes méconnaissent, quand ils ne les dédaignent pas. Je ne me nourris pas de rognons, disait le médecin grec Oribase, parce que cette viande est imprégnée de « mauvaises humeurs ». C'est en pensant à ces « mauvaises humeurs » que je suis généralement sobre de rognons, qu'ils soient sautés, grillés, à la maître d'hôtel ou en brochette, et c'est à l'étrangeté du goût communiqué au rognon, par le liquide qu'il élabore naturellement, que j'attribue la modération gastronomique des amateurs de ce mets. S'il m'était permis de rappeler un proverbe brutal, sur les dangers que courent les mangeurs de tripes, — mis par Rabelais dans la bouche de Grandgousier, au quatrième chapitre du livre Ier de *Gargantua* — je ferais voir que les mangeurs de rognons sont des imprudents d'un genre analogue. Dans l'impossibilité d'exprimer d'une manière propre une idée qui ne l'est pas, je me contente de noter ceci : l'inconvénient organique auquel je fais allusion est considérablement diminué dans les restaurants à bon marché, parce que les cuisiniers savent y fabriquer du rognon avec du cœur.

Au point de vue de la nutrition, les consommateurs n'y perdent rien. Si cœur et rognon ne sont pas des aliments très digestibles, en revanche ils nourrissent assez bien, qu'ils soient servis seuls, ou qu'on les associe aux végétaux qui sont leurs compagnons les plus ordinaires : le champignon, l'oignon ou la carotte.

Ces satellites du rognon et du cœur sont étudiés à une autre place. Ici, je me reprocherais d'oublier que cœur et rognon jouèrent un rôle dans la vieille thérapeutique. La médecine antique, qui trouvait partout des agents curatifs, recommandait l'os qu'on trouve au cœur des cerfs (?) aux gens atteints de palpitations et à ceux qui voulaient se préserver de la peste ; elle conseillait les rognons d'âne aux goutteux et aux rhumatisants. Dioscoride ajoute que les rognons de lièvre, crus et mangés tout chauds « aident merveilleusement les graveleux ». La chose est possible, m'a dit un spécialiste, à condition que le graveleux s'emparera du lièvre à la course.

X

LES LÉGUMES. — En botanique on appelle « légume » ou « gousse » un fruit bivalve, qui caractérise la famille des « légumineuses ». Dans la langue usuelle, « légume » se dit de tout végétal employé à titre d'aliment. Les légumes ainsi compris sont fort nombreux; nous allons, à propos du déjeuner, étudier les plus communs : ce sont les haricots, les asperges, les pois et la pomme de terre.

LES HARICOTS. — Le légume modeste, appelé haricot, possède une noblesse scientifique, qui remonte bien au delà des croisades. Le père de la médecine, Hippocrate lui-même, le cite dans ses ouvrages. En traitant du régime, il dit :

« Les haricots nourrissent bien. »

Cette mention, qui vaut le meilleur parchemin, fera réfléchir, je l'espère, quiconque a méprisé les grains farineux dont les Soissonnais sont fiers.

Le haricot, tout le monde le sait, est un végétal grimpant, de la famille des légumineuses, poussant aussi bien dans les jardins qu'en pleine terre, et produisant en abondance des gousses allongées. Jeunes, grêles, et encore herbacées, ces gousses sont consommées sous le nom de « haricots verts »; arrivées à maturité, dures et rebondies, elles s'ouvrent pour nous donner les semences lisses et polies que nous mangeons, au gras aussi bien qu'au maigre, et que nous appelons « haricots secs ».

Le haricot vert est un mets élégant; le haricot sec est considéré comme plus rustique. Le premier, dont Raspail disait : « C'est une friandise et non un aliment », plaît à chacun et est avoué de tous. Les gourmands de l'antiquité — c'est Galien qui nous l'apprend — se faisaient servir, au commencement du repas, des haricots verts, conservés dans le vinaigre, pour aiguiser l'appétit. De nos jours, les cuisiniers du bon ton clôturent leurs menus par des haricots verts à l'anglaise. Dans les diners plus modestes, on sert aussi les haricots verts, au gras, à la bretonne, à la lyonnaise, ou tout simplement à l'huile. Dans tous ces états, les jeunes gousses vertes constituent un mets délicat et de digestion facile, mais leur pouvoir nutritif n'est pas bien grand.

Au XVIe siècle, on professait que les haricots verts « font bon ventre, sont fort propices aux dévoyements d'estomac et aux vomissements ». Aujourd'hui, M. Stanislas Martin se contente de dire : « Ils conviennent surtout aux personnes faibles et nerveuses. »

Tout cela est-il bien démontré? — J'en doute.

Ce que je sais positivement, c'est que le bouillon de haricot vert, pris en guise de soupe, avec un peu de sel et d'huile d'olive, constitue un laxatif légendaire, connu de toutes les ménagères de Provence.

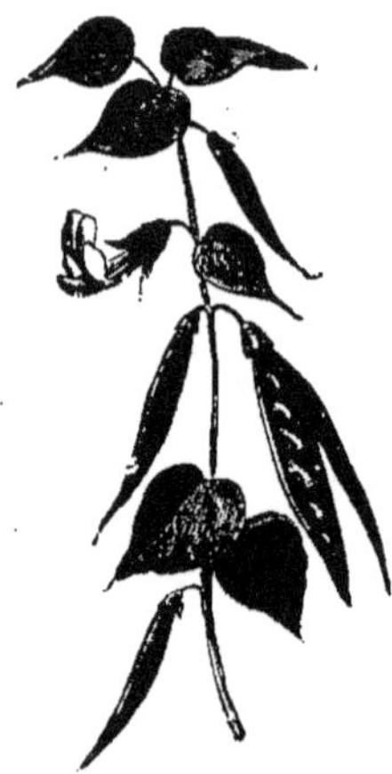

FIGURE 82.
Le haricot, fleur et fruit.

Les femmes de mon pays, qui savent se passer de remèdes minoratifs dans la saison des haricots, ignorent l'art de conserver à ces légumes la belle couleur verte qui plaît tant aux Parisiennes et aux Parisiens.

Dans les Bouches-du-Rhône, le Var, les Basses et les Hautes-Alpes, les cuisinières font bien cuire les jeunes haricots en gousse, sans se préoccuper du ton grisâtre que la cuisson prolongée va leur donner ; dans les départements du nord de la France, et notamment dans celui de la Seine, les vierges et les matrones du fourneau se croiraient déshonorées, si elles apportaient à la salle à manger des haricots ne possédant pas la couleur du vert-de-gris. Pour conserver cette verdure si chère, les artistes culinaires laissent les haricots sur le feu pendant quelques minutes seulement, et se hâtent de les plonger, à moitié cuits, dans l'eau froide.

En temps ordinaire, c'est-à-dire au moment de la récolte, cette méthode suffit ; aux autres saisons de l'année, elle serait impuissante. Grâce à des procédés divers de conservation (dont le plus connu porte le nom du chimiste Appert), nous pouvons avoir des haricots verts depuis la Circoncision jusqu'à la Saint-Sylvestre. Ces haricots conservés peuvent, d'un bout de l'an à l'autre bout, charmer l'œil et le palais des convives, grâce à l'honorable corporation des reverdisseurs.

Il y a des teinturiers qui ne teignent que des chapeaux, d'autres qui n'opèrent que sur des robes. Messieurs les reverdisseurs sont des teinturiers « en légumes ». La substance tinctoriale dont ils font usage est appelée vitriol de Chypre ou couperose bleue par les imprimeurs sur indiennes ; les savants la nomment « sulfate de cuivre » et ajoutent : C'est un poison des plus redoutables.

J'ai longtemps cru, d'après cette affirmation peu rassurante, qu'il y aurait avantage à mettre des haricots en boîte, sans les verdir au moyen du vitriol; il paraît que je me trompais. Il y a deux ou trois ans, une commission composée de MM. Brouardel, Decaisne, Gallipe, Rochard, a solennellement déclaré que les conserves reverdies ne causaient jamais d'accident.

Je tremble moins depuis, quand on me sert des haricots verts hors saison. Je serais rassuré tout à fait si la même commission cuprophile n'avait pas terminé son rapport comme suit :

« Il n'y a pas lieu d'interdire le reverdissage par le sulfate de cuivre, *sous la réserve que* ce sel ne sera employé que dans des limites que les fabricants ne devront pas dépasser...

« La commission est d'avis de fixer cette limite à 4 milligrammes de cuivre métallique par 100 grammes de légumes égouttés. »

— Les haricots secs, qu'ils soient rouges, blancs ou gris, n'ont rien à démêler avec la toxicologie. Quand la chimie s'est occupée d'eux, ç'a été pour faire connaître leur riche composition, que voici :

100 grammes de haricots contiennent

1. Enveloppe et squelette pulpeux	7 gr.	70
2. Amidon	42	34
3. Eau	23	00
4. Légumine (caséine végétale)	18	20
5. Matière animalisée, soluble dans l'eau	5	36
6. Acide pectique	1	50
7. Matière grasse	0	70
8. Sucre incristallisable	0	20
9. Phosphate et carbonate de chaux	1	00

A par l'enveloppe (faite de ligneux et de cellulose), non susceptible d'être digérée, tous les éléments du haricot sont essentiellement nutritifs et reconstituants. Son amidon se transforme en dextrine, puis en sucre, pour produire le calorique nécessaire à la lampe vitale ; ses autres principes ont tous les caractères des aliments plastiques. La matière animalisée, soluble dans l'eau, fait, du bouillon de haricot, un liquide excellent pour les potages maigres ; le haricot bien cuit, associé aux substances grasses, constitue une nourriture précieuse entretenant d'une façon très suffisante la santé et les forces.

Que les haricots, servis avec un gigot, selon la méthode de Berchoux, soient un mets des plus substantiels, personne n'en doute : mais que la vulgaire salade de haricots à l'huile (dont Napoléon Ier se régalait) ait un grand pouvoir nutritif, voilà ce que bien des gens refusent de croire. Je vais fort étonner ces incrédules, en leur apprenant que le légume dont ils font fi est plus riche en azote que certaines viandes. La chair de bœuf, par exemple, contient 3 p. 100 d'azote, le haricot en renferme près de 4 (3,92 d'après l'analyse de Payen).

Tout cela est bel et bon, disent les personnes qui n'aiment pas les haricots, mais n'empêche que leur digestion soit difficile, et quiconque s'en nourrit est exposé à des tempêtes intestinales fort désagréables.

— Je demande à plaider les circonstances atténuantes pour ces deux grands crimes du haricot : « fatiguer le ventre et engendrer ventositez ».

Quand le haricot est-il importun ? Lorsqu'il n'est pas assez cuit ou incomplètement broyé ; n'en mangez pas s'il garde sa forme dans l'assiette et s'il ne s'écrase pas sous la fourchette ; privez vous-en si vos maxillaires sont en mauvais état. Mais si votre dentition est bonne et le légume bien fondant, vous n'avez rien à craindre : le haricot est toujours discret pour les porteurs de molaires irréprochables, au grand complet.

Pour les personnes qui ont recours à l'art de Preterre, le haricot reste aussi silencieux, quand on a le soin de le réduire en purée, débarrassée de ses pellicules à la passoire. Le marquis de Cussy, qui n'avait plus toutes ses dents, abandonnait les perdreaux truffés et le salmis de bécasses, aussitôt que paraissaient sur la table les haricots de Soissons ; l'aimable gastronome les digérait toujours tranquillement, parce que, toujours, il s'assurait qu'on les avait soigneusement passés. Les estomacs vigoureux, disait Cruveilhier, peuvent seuls digérer les haricots *avec leur écorce*. Des haricots décortiqués, le professeur ne pensait pas mal. Ainsi font les Anglais.

Dans les hôpitaux de Londres, comme dans ceux de Paris, on sert force haricots aux malades, — preuve évidente de la bonté de ce farineux, — mais, tandis que notre Assistance publique livre les graines au cuisinier, telles que le paysan les récolte, l'administration hospitalière anglaise ne les donne à manger à ses pensionnaires qu'après une décortication mécanique préalable.

Je signale le fait en passant à l'honorable M. Quentin.

Pythagore interdisait l'usage des *haricots*, parce que, disait-il, les flatuosités qu'ils occasionnent gênent l'esprit et l'empêchent de se livrer à la méditation.

Le médecin grec Dioscoride, qui n'aimait ni les haricots ni les lentilles, assure, dans sa *Matière médicale*, que ces légumes causent des songes terribles et fâcheux. En un autre passage du même livre, il ajoute que les haricots sont favorables à l'amour! Son commentateur Matthiole chante une autre gamme. Les haricots verts, dit-il, sont doués d'une vertu propre et particulière pour la guérison des morsures de cheval; il faut les mâcher crus et les appliquer sur la plaie pour la mener à bien très rapidement.

La thérapeutique moderne a oublié cette belle propriété des haricots. Dans son article « Haricots » du Dictionnaire de médecine en trente volumes, A. Richard se borne à rappeler que sa graine peut être utilement employée pour faire des cataplasmes émollients. Un autre écrivain, dont j'ai oublié le nom (c'est peut-être Fabre, le fondateur de la *Gazette des hôpitaux*), m'a appris qu'on regardait autrefois les haricots comme emménagogues, diurétiques et apéritifs. Du dernier adjectif, je me porte garant; je me désintéresse des autres.

Je devrais clore ici ma trop longue élucubration sur les haricots. la cosmétologie s'y oppose. A mes contemporains et à mes contemporaines, qui ont vu naître le *lait Mamilla*, je dois donner la formule de l'*eau divine de haricot*, telle que je la trouve dans un gros in-folio savant, dédié au très puissant et invincible Empereur Maximilien.

La voici :

« Nos dames font de phasioles (haricots) une sorte de fard en ceste sorte : elles prennent de phasioles blancs, de pain de froment bien blanc émietté, de chascun une livre; une longue, tendre et verdoyante courge, laquelle mise en pièce, elles destrempent une nuict entière en laict de chièvre, avec les choses susdites, puis y adjoustent graines de melons, cinq onces; noyaux de pesches bien émondez, trois onces; noyaux de pines escorcés, demie livre. Le tout broyé en un mortier de pierre, et pour la fin y adjoustant un petit pigeonneau non plumé, tout entier hormis le ventre, et mis en pièces, on le met en alambic de verre au balneum Mariæ, d'où elles en distillent l'eau, de laquelle par après elles se servent. Ceste eau fait la face belle et nette, et la peau douce à manier. »

Si ce cosmétique, infiniment moins dangereux que le *lait anté-*

phélique, vient à faire la fortune d'un parfumeur malin, je ne lui demande qu'une chose : l'engagement de ne plus mettre de l'acétate de plomb dans les liquides odorants qu'il vendra sous le nom d'*eau de Cologne*.

LES ASPERGES. — L'asperge, que les Grecs appelaient « plante aux jets tendres » et qui faisait les délices de Fontenelle, est cultivée dans presque toute l'Europe. En hiver, elle reste à l'état de souche rampante, enterrée dans le sol ; après les premières pluies du printemps, sa racine donne naissance à des pousses ou *turions*, que l'on cueille de bonne heure, pour les faire cuire à l'eau et les servir sur nos tables. Ces tiges cylindriques, charnues, constituent un aliment très sain, d'une digestion très facile. On peut en permettre l'usage aux convalescents, mais il serait imprudent de compter beaucoup sur leurs qualités reconstituantes.

L'*asperge*, en effet, est supportée par les estomacs les plus délicats, mais elle nourrit fort peu, comme cela avait déjà été noté par Galien, dans son livre des substances bonnes à manger.

Si les anciens savants ne faisaient pas grand cas de l'asperge au point de vue de la nutrition, ils portaient cette plante aux nues quand il s'agissait de ses qualités thérapeutiques. Dioscoride assurait qu'elle guérissait du mal de dent, qu'elle était bonne contre les morsures de scorpions et d'araignées, qu'elle allégeait les douleurs de la sciatique. Pline professait que rien n'était meilleur pour éclaircir la vue. Matthiole, qui a commenté ces deux auteurs, n'a guère gardé de toutes leurs affirmations qu'une chose, reconnue véritable de nos jours, l'action spéciale des asperges sur la sécrétion rénale.

Toutes les personnes qui se sont nourries d'asperges ont pu constater que leur urine prenait une odeur particulièrement désagréable. Cette modification d'un liquide physiologique est l'indice d'un travail spécial, accompli au sein de l'organisme, et qui n'est pas limité à l'appareil vésical. Indépendamment de son action *diurétique*, l'asperge a encore, sur les contractions du cœur, un pouvoir observé par Broussais, rappelant celui de la digitale. Cette propriété *sédative*, à laquelle Bouchardat croit fort peu, a donné naissance à un sirop qui rend quelques services dans les palpitations simples.

La racine d'asperges fait partie des *cinq espèces apéritives*, avec le *fenouil*, le *petit houx*, l'*ache* et le *persil*.

A propos de l'odeur spéciale communiquée à l'urine par les asperges, le docteur Amédée Latour a raconté cette anecdote dans l'*Union médicale* : Un confrère très gourmand, mais très connu aussi par ses infortunes conjugales, passant un jour devant la boutique de Mme Chevet, y aperçoit une magnifique botte d'asperges. C'était en plein mois de janvier et par quinze degrés au-dessous de zéro. « Combien cette botte ? — Pour vous, Monsieur le docteur, qui êtes un client, ce sera 50 francs. — Trop cher pour moi. » C'était la seule botte qu'il y eût aux halles, ce matin. Le confrère ne se laissa pas tenter. Après un dîner pris à son cercle, le confrère demanda à sa femme : « Et toi, bonne amie, où as-tu dîné ? — Chez ma sœur », répond-elle avec aplomb. Mais, disant cela, l'odeur de l'*asparagus officinalis* se répand dans la chambre. Notre confrère ne souffle pas mot, n'en dort pas mieux, se rappelant ces paroles fatales de Mme Chevet : « C'était la seule botte qu'il y eût aux halles. » Rien de plus pressé, le lendemain, que de courir chez Mme Chevet et de lui demander à qui elle avait vendu, hier, sa botte d'asperges. « Au grand Véfour », lui fut-il répondu. Dans ce cabaret fameux, au moyen d'un louis séducteur habilement donné à un garçon, il fut facile au mari infortuné de connaître tous les détails de l'aventure, accompagnée de beaucoup d'anecdotes de ce genre, qui eut pour résultat final de provoquer et d'obtenir une séparation de corps. Et voilà comme, époux et épouses perfides, l'asperge peut fournir un témoignage dangereux de vos méfaits matrimoniaux.

LES POIS. — Je ne sais plus si c'est dans le *Figaro*, le *Gil-Blas* ou l'*Événement* que j'ai lu ceci : « Les petits pois sont si bons qu'on les salue à peine en fleur, car ce qu'il y a de plus exquis en hommes et en femmes, dans le beau monde, on l'appelle : *fleur des pois.* »

Bien que cette locution proverbiale ait sa contre-partie dans une autre formule laudative, celle qui dit d'un personnage haut placé : *c'est un gros légume*, il ne me déplaît pas de constater que la sagesse des nations honore les pois, petits ou gros, parce que, en réalité, les pois constituent une source précieuse de l'alimentation.

Selon que les pois sont cucillis après ou avant la maturité, on les appelle *pois secs* ou *petits pois*.

Les petits pois sont moins nutritifs, mais plus savoureux et d'une digestion plus facile ; leurs qualités ressemblent à celles des haricots verts. Ray dit qu'ils conviennent surtout aux personnes qui ont contracté le scorbut, ainsi qu'aux jeunes gens ; Aulagnier les recommande aux individus à tempérament sanguin. Les pois secs sont farineux, beaucoup moins agréables au goût, et plus difficiles à digérer.

Les cuisiniers font avec les petits pois une infinité de plats raffinés ; les pois secs sont toujours cuits prosaïquement dans l'eau, et, souvent il arrive qu'ils résistent à l'ébullition ; dans ce cas, il faut mettre dans la marmite qui les contient une petite pincée de carbonate de soude. En général il faut prendre, à l'égard des pois secs, la précaution déjà indiquée pour les haricots blancs : ne les servir que débarrassés de la pellicule qui les enveloppe. Le mieux est de les écraser et de les passer à travers un tamis. En cet état, ils constituent un farineux exquis, que connaissent et apprécient les amateurs du potage appelé « purée aux croûtons ». Les femmes qui veulent acquérir de l'embonpoint en font utilement usage. Bien que la farine de pois contienne peu de matière azotée, elle est très nourrissante, ainsi qu'on peut s'en assurer par l'analyse chimique, dont voici les résultats d'après Payen :

Composition des pois secs :

Amidon, dextrine, matière sucrée.............	58.7
Substances azotées.........................	23.8
Matières grasses...........................	2.1
Cellulose..	3.5
Sels minéraux...........	2.1
Eau.	9.8

Les pois verts, que Grimod de la Reynière appelait le plus délicat des légumes, font partie de la cuisine élégante. Comme Louis XIV les aimait passionnément, ses courtisans en raffolaient. Le 11 mai 1696, M^mo de Maintenon écrivait : « L'impatience de manger des petits pois, le plaisir d'en avoir mangé et la joie d'en manger encore sont les trois points que la cour traite depuis quatre jours. Il y a des dames qui, après avoir soupé chez le roi, et bien soupé, trouvent des pois chez elles pour manger avant de se coucher, au risque d'une indigestion. »

Les pois secs ne sont pas un mets de cour. Ils constituent un pauvre plat démocratique, qui partage avec les haricots blancs la triste réputation de déchaîner les vents intestinaux. Pour réagir contre ce reproche, souvent peu mérité, je transcris ici un passage de *la Médecine domestique*, de Buchan : « On a vu, dit l'auteur anglais, des personnes accablées de gaz se trouver très bien de manger des pois secs, quoique ce légume passe généralement pour être de nature venteuse. » Un auteur d'une autorité incontestable, Hippocrate lui-même, avait, sans être aussi affirmatif que Buchan, écrit ceci dans son *Traité du Régime :* « Les pois sont moins carminatifs que les fèves et passent plus facilement. »

Le vrai peut quelquefois n'être pas vraisemblable.

Est-il vraisemblable qu'on puisse falsifier les petits pois? Non. La chose est-elle vraie? — Oui, à moins que Hureaux ne mente. Or, voici ce que cet auteur écrit, à la page 525 de son *Histoire des falsifications :*

On croira à peine que le génie de la falsification ait pu vendre à Londres pour des petits pois nouveaux, des *pois gris communs*, colorés au moyen de l'ébullition dans une infusion de vert-de-gris et d'urine. On les donnait pour des petits pois de Hollande.

Cette fraude dégoûtante est en même temps dangereuse. Il serait facile heureusement de constater la présence du sel de cuivre, soit à l'aide d'une aiguille de fer décapée, qui se couvrirait d'une couche de cuivre métallique, soit par les réactifs appropriés aux sels de cuivre : l'ammoniaque, qui donne de belles colorations bleues ; le cyanure jaune, qui fait naître un précipité brun-marron.

Pois chiches. — Les ouvrages spéciaux mentionnent de nombreuses variétés de pois (goulu, prince Albert, Michaux, Auvergne, nain, Hollande, Nanterre, etc.) qui ne méritent pas de nous arrêter ; avec Michel Lévy, nous nous bornons à rappeler que, dans le commerce, les pois secs usuels se présentent sous deux aspects : les uns, égrenés de leurs gousses et desséchés à l'air après leur maturation complète, représentent des graines entières d'une nuance jaune grisâtre, souvent perforées en partie par les insectes ; les autres, séchés avant leur maturité, égrenés par le battage, décortiqués et concassés entre des meules un peu écartées, sont pour la plupart en fragments d'un beau vert teinté de gris. Nous n'avons pas besoin de dire que c'est à ceux-là qu'il faut donner la préférence.

De toutes les espèces particulières, une seule a droit à une mention spéciale : c'est la variété rugueuse, dure, marquée d'un point saillant, dite pois chiches (pois pointus, cezés, garbances).

Plus riches en azote que les autres pois secs, les chiches, vendus à Paris sous le nom de pois d'Espagne, faisaient très bonne figure dans les vieux livres de médecine. Hippocrate a vanté leur puissance nutritive; Oribase les croyait propres à combattre la stérilité et l'hydropisie; Chrétien, de Montpellier, les ordonnait contre la gravelle; Charles de l'Escluze en disait le plus grand bien contre « toute grattelle ». De nos jours, tout cela est oublié, le légume sec auquel Cicéron doit son nom, ne sert plus qu'à falsifier le café torréfié. Quant aux médecins qui disent encore du bien des pois chiches, on n'en connaît plus qu'un, c'est M. le Dr Fonssagrives, ancien professeur d'hygiène aux écoles de Rochefort et de Montpellier. Sa croyance aux propriétés reconstituantes des *garbanzos* n'étonne point les méridionnaux ; nous voudrions qu'elle fût partagée par les hygiénistes de tous les pays.

LE DESSERT. — Notre héros mange depuis bien longtemps.

Il doit être arrivé à ce moment du repas où apparaissent sur la table les aliments accessoires de la fin : compotes, marmelades, gelées, biscuits, meringues, massepains, macarons, fraises, pommes, oranges, raisins, figues, noix, amandes, noisettes, etc. Nous profitons de ce dernier acte de son déjeuner pour étudier les deux éléments classiques du dessert: la poire et le fromage. Nous reparlerons, à propos du dîner, de l'étalage de sucreries et de fruits, qui est, s'il faut en croire Théophile Gautier, tout le repas pour une jolie femme; nous ne voulons nous occuper, en ce moment, que du fruit qui servit d'emblème aux caricatures du temps de Louis-Philippe, et du produit lacté, odorant ou inodore, dont Brillat-Savarin était fou.

LES POIRES. — A la page 1265 du tome XII du Dictionnaire de Larousse, on voit un tableau avec ce titre : « Nomenclature, par ordre alphabétique, de cent quarante variétés *principales* de poires cultivées en France. »

Puisque la France possède, à elle seule, environ douze douzaines d'espèces, il n'y a pas à s'étonner si les auteurs qui ont écrit sur ce fruit n'ont pas toujours été d'accord.

On a dit des poires qu'elles étaient laxatives ou qu'elles resserraient; qu'elles calmaient la soif ou qu'elles donnaient envie de boire; qu'elles nourrissaient bien ou qu'elles étaient absolument dépourvues de qualités nutritives. Il y a du vrai dans tous ces sentiments.

Dans son livre *du Régime*, Hippocrate écrit: « Les poires fondantes, bien mûres, humectent et lâchent le ventre : les cassantes constipent. » Galien, au chapitre *des Médicaments simples*, s'exprime ainsi : « Les poires sont dessiccatives et bonnes à l'estomac; les sauvages sont plus astringentes ». Ces opinions, fort respectables du reste, sont trop vagues. La vérité scientifique absolue, la voici formulée par l'éminent hygiéniste Becquerel :

« La digestibilité des poires est plus ou moins grande, selon que ces fruits sont plus ou moins acides. Lorsque leur tissu est mou, leur acidité faible et leur saveur sucrée très prononcée, ils sont d'une digestion plus facile, et cependant ils fatiguent toujours un peu les organes digestifs. La cuisson influe peut-être davantage sur la digestibilité des pommes et des poires que sur celle de tous les autres fruits. Elle agit probablement en hydratant la chair du fruit, en pénétrant et en ramollissant les fibres nombreuses qu'il contient. Les poires cuites sont des aliments assez nourrissants que supportent souvent très bien les estomacs faibles, débiles, ainsi que les convalescents. »

Parmi les vieilles croyances relatives aux poires, il en est deux que je veux noter: l'une a trait à un défaut prétendu, l'autre se rapporte à une qualité problématique.

La fausse accusation, la voici : Les gens qui mangent trop de poires sont exposés à la formation d'une pierre dans la vessie. N'en croyez rien. Savonarole, Casaubon, Sydenham, Cromwell, Leibnitz, Rousseau, d'Alembert, Désaugiers et Napoléon III, qui furent calculeux, n'ont jamais été représentés comme faisant un usage abusif de la poire de Bon-Chrétien, de Saint-Germain, du Doyenné, d'Angoulême ou de Mouille-Bouche.

La louange non méritée, la voilà : Il suffit d'ajouter quelques tranches de poire à un plat de champignons douteux, pour pouvoir en faire sa nourriture sans danger. Ne vous y fiez pas.

Ce que vous pouvez croire sur parole, c'est l'affirmation du médecin Rabelais, disant au chapitre LIV de *Pantagruel:* « Faites en vos pays pépinières de poires de bon christian : elles sont très bonnes et de bonne eau. En les cuisant en casserons par quartiers, avecques un peu de vin et de sucre, c'est viande très-salubres ès malades comme ès sains. »

Pour compléter cet article, je dois ajouter qu'Oribase avait grande confiance dans le cataplasme fait avec les fruits du poirier sauvage, pour dissoudre les tumeurs spongieuses des articulations. Ce topique végétal, qui n'est pas fameux, vaut cependant autant que certaines pommades appelées « fondantes », uniquement, ainsi que le disait Velpeau, parce qu'elles « fondent » là où on les applique.

LE FROMAGE. — « Un dîner sans fromage, dit Brillat-Savarin, est une belle à qui il manque un œil. » La belle n'était pas borgne au dîner offert par M. Paul Bert, au mois de septembre 1879.

Quelques députés étaient réunis à la table de l'illustre physiologiste; la chère était exquise et le régal allait finir, lorsque le maître de la maison servit lui-même un minuscule fromage, en le recommandant spécialement à l'attention des invités. Tous le trouvaient excellent, quand l'un d'eux demanda le nom de l'animal dont il provenait. — Devinez, se contenta de répondre l'amphitryon.

— Ce fromage exquis, dit le questionneur, doit avoir été fait avec du lait de brebis? le maître de la maison hocha la tête négative ment. — Avec du lait de chèvre? reprit un deuxième convive. Même négation. — Serait-ce avec du vulgaire lait de vache, alors? hasarda un troisième. M. Paul Bert eut un sourire qui voulait dire : cherchez mieux.

Les invités nommèrent successivement les femelles des animaux les plus surprenants. La classe entière des mammifères fut passée en revue sans avoir donné le mot de l'énigme. — Messieurs, dit alors gravement le médecin-député, le fromage que je vous ai servi a été fait avec du lait de femme!

A cette déclaration les mines s'allongèrent, au dire du journaliste lyonnais, de qui nous tenons l'histoire caséeuse qui précède.

Qu'on me permette de le déclarer, avec la rude franchise d'un vieil... ennemi de tous les fromages. les grimaces des convives de M. Paul Bert, m'étonnent profondément.

Ce n'est pas que je trouve qu'il faille encourager l'industrie naissante, créée par le successeur de Claude Bernard, ni que j'aie la moindre sympathie pour le commerce du lait de femme à la tasse, qui se fait sur quelques marchés d'Amérique. — Il me paraît tout simplement étrange que des gens d'esprit, dînant chez un savant, n'aient pas compris la signification réelle du plat anormal qui leur était servi. A leur place, après avoir beurré mon pain d'un caséum venu des glandes mammaires d'une femme, j'aurais demandé à édulcorer mon café avec du sucre élaboré par le foie d'un homme glycosurique, et la physiologie expérimentale eût tout bonnement enregistré un essai de plus.

Je coupe court aux digressions et je reviens à mon sujet : le fromage.

Le fromage — on l'a vu par la déclaration du fin mangeur Brillat-Savarin — est un aliment d'un usage fort répandu, bien que Grimod de la Reynière l'ait appelé le « biscuit des ivrognes ». On en fabrique dans tous les pays et on en consomme des quantités extraordinaires. Un journal spécial américain, *La fabrique et la ferme*, assure que la production annuelle de fromage aux États-Unis est d'environ trois cent cinquante millions de livres (1); dans un tableau sur le commerce des fromages, publié par le *Petit Marseillais*, je lis que Marseille en a exporté, en Angleterre, en Italie, en Egypte, etc., plus de deux millions de kilogrammes, pendant la seule année 1879. Qu'on juge, d'après ces chiffres, des montagnes de lait caillé englouti par l'estomac humain, sous le nom de brie, gruyère, roquefort, marolles, neufchâtel, hollande, parmesan, sassenage, livarot, sept-moncel, édam, chester, etc.

Cet amas de mangeaille, que Virgile et Fulbert-Dumonteilh chantèrent, pourrait être partagé en quatre tas. Le premier serait formé des fromages frais et non salés, ayant pour type le vulgaire fromage blanc; on composerait le second avec les fromages frais et salés, portant le brie pour enseigne; dans le troisième on mettrait les fromages préparés par pression et soumis à l'action du feu, tels que le chester et le gruyère; enfin, le quatrième comprendrait les fromages fermentés, dont le roquefort est le plus beau représentant.

DIVERSES ESPÈCES DE FROMAGES. — « Trahit sua quemque voluptas... » Chacune des espèces fromagères, citées dans le paragraphe précédent, a ses qualités et ses défauts.

Les fromages frais et non salés sont doux et nourrissants et de facile digestion; on les mange souvent avec du sucre, des fraises, des framboises ou des fines herbes. L'adjonction du sucre est une bonne inspiration; les autres mélanges sont des combinaisons gastronomiques beaucoup moins heureuses.

Les vieux auteurs disent que le fromage frais engendre des tranchées et appesantit l'estomac; ils ajoutent que ces inconvénients sont moins à craindre si le fromage est mangé au commencement du repas.

Dessert ou hors-d'œuvre, le fromage frais se transforme parfois en topique pour les chirurgiens. On l'applique, à la manière d'un cataplasme et à titre d'antiphlogistique, sur les yeux rougis par l'inflammation ou à la partie terminale du tube digestif malade.

Les fromages frais et salés qui forment notre deuxième groupe pourraient, jusqu'à un certain point, se confondre avec ceux du quatrième, puisqu'ils ont subi déjà, quand on les mange, un premier degré de fermentation, reconnaissable à la couche de moisissure qui les borde. Leur digestion est assez facile, mais ils sont

____

(1) La livre américaine vaut 453 grammes.

toujours fort excitants. Il faut les réserver pour les estomacs robustes, et il ne fait pas bon les laisser vieillir trop longtemps.

Les fromages de la troisième catégorie (chester, gruyère, hollande, etc.), sont les plus indigestes. Ils sont très nutritifs, mais leur ingestion en quantité considérable est suivie assez souvent d'une fatigue douloureuse du tube digestif. On a tort, dans beaucoup de familles, d'en faire la base du goûter des enfants.

La classe qui reste à examiner est la pire de toutes : c'est celle des fromages « fermentés », qu'il serait plus exact d'appeler « décomposés ». Ces aliments odorants, dont la vogue défend de s'étonner de l'amour des Chinois pour l'huile de ricin ou du goût prononcé des Perses pour l'asa-fœtida, irritent vivement la muqueuse gastrique et déterminent une soif vive, tout simplement parce qu'ils piquent la langue et le palais. « Ils brûlent, disait Matthiole, et engendrent humeurs mélancholiques aux corps eschauffés ; la raison veut que les sages s'en donnent garde. »

L'école de Salerne ne repoussait pas de l'alimentation le fromage.

Qui doit tout son mérite aux outrages du temps.

Elle en disait même du bien, mais plutôt comme condiment que comme mets essentiel. Susceptibilité olfactive mise de côté, je ne fais nulle difficulté d'admettre qu'un peu de roquefort peut figurer parmi les accessoires d'un repas, au même titre qu'une cuillerée de moutarde.

Galien a fait avec le fromage fermenté et le jambon une préparation que ne connaissent probablement pas les amateurs de livarot et de camembert. En voici la recette : Vous prenez parties égales de jambon salé et de vieux fromage ; Vous mettez le tout dans un mortier de marbre et vous broyez longtemps. Quand votre pilon a formé une pâte bien homogène, vous avez une excellente pommade pour oindre les articulations des goutteux. Antoine du Pinet assure que c'est un topique souverain contre les nodosités de la goutte. J'ai beaucoup plus de confiance, je l'avoue, dans l'action dissolvante des alcalins.

FROMAGES FALSIFIÉS. — Considérés d'une manière générale, les fromages sont d'une digestion difficile, à cause de la proportion considérable de matières grasses qu'ils contiennent.

Les personnes qui en font abus se préparent des irritations gastriques fréquentes, quelle que soit la variété fromagère qu'ils préfèrent. Il peut leur arriver pis, si les artistes qui ont un pied dans le commerce et l'autre dans la chimie « ont travaillé la marchandise ». On a vu de ces industriels malins laver les fromages avec de l'eau arsenicale, afin de les soustraire aux attaques des vers, des insectes, et notamment des mouches. En 1841 et en 1854, des familles entières ont présenté tous les symptômes de l'empoisonnement par l'arsenic, pour s'être approvisionnées chez ces manipulateurs sans vergogne. A Châtillon, il y a quelques années, un médecin constata des vomissements rebelles et de violentes douleurs d'entrailles chez les clients d'un fruitier qui enfarinait ses fromages avec de la « mort aux mouches » ou cobalt arsenical.

Chevalier et Baudrimont ont noté une falsification inoffensive, consistant en une addition, au fromage, de pommes de terre ou de fécule, et une sophistication plus grave, source de nombreuses coliques. Dans cette seconde fraude, on mélange au fromage un peu de mie de pain, dans le but d'y faire naître des moisissures, qui donnent à ce comestible une couleur marbrée, recherchée des amateurs.

L'attention de M. le préfet de police a été appelée, il y a quatre ans, sur un mode spécial de conservation du fromage, qu'un arrêté a prudemment interdit. Je veux parler de l'usage, qui se répandait de plus en plus, d'envelopper les romatours, l'angelot et autres comestibles semblables, d'une feuille métallique pompeusement appelée « papier d'argent ». Dans cet argent, qui n'était pas même de l'étain, l'autorité a reconnu qu'il y avait un peu trop de plomb, et elle a jugé, fort à propos, qu'il convenait de diminuer d'une unité le nombre colossal des causes d'intoxication saturnine.

Cette sage mesure nous en fait espérer d'autres. On est disposé, paraît-il, à se souvenir en haut lieu de certaine ordonnance du 28 février 1853, sur les ustensiles de plomb, des laitiers, crémiers, épiciers, brasseurs et marchands de vin.

J'ai commencé ma causerie fromagère par une citation, je demande à clore de même ce paragraphe.

Voici ce que j'extrais du « Traité d'hygiène publique et privée » de Michel Lévy : « Les acides gras et les sels ammoniacaux développés dans la fermentation expliquent la saveur piquante et l'odeur forte des vieux fromages, qui peuvent devenir toxiques à la manière des viandes fumées et corrompues. »

C'est moins poétique que l'aphorisme célèbre de Brillat-Savarin, mais c'est plus vrai.

Les convives de M. Paul Bert ont eu tort de bouder au fromage

« de femme » ; c'est pour le fromage « sans épithète » qu'il est permis de faire les dégoûtés.

FROMAGE DE FANTAISIE. — On mange, en Chine, sous le nom de « fromage de légume » ou *taou-fou*, un aliment singulier, dont la préparation a été indiquée comme suit, en 1867, par M. J. Itier :

On fait tremper, dans l'eau froide, des haricots ou des pois, pendant douze heures environ, de manière à les ramollir au point de céder sous la pression du doigt ; on les place, avec de l'eau, sous une meule de granit, et l'on obtient ainsi une bouillie blanche, soumise ensuite à l'ébullition et jetée sur un filtre. Ce filtre, fait d'une toile à mailles peu serrées, retient les parties épaisses. Les parties liquides, traitées par le sulfate de chaux, donnent un précipité abondant : c'est le taou-fou. On le sale et on l'arrose de vin : il se produit une fermentation et, au bout de quelques jours, on débite ce comestible dans les rues de Canton.

Les Chinois, dit M. Itier, sont très friands de ce fromage rafraîchissant. Je n'y ai jamais goûté et je me méfierais volontiers de son goût, mais je ne fais nulle difficulté de croire aux qualités nutritives du taou-fou, d'après les éléments qui entrent dans sa composition.

Le grand mangeur Monselet, qui ne se délecte ni de pois gris ni de haricots rouges, n'a point mentionné le vulgaire fromage de légume dans son *Triple Almanach du gourmand*. En revanche, il y a donné une place d'honneur à la noble formule du « fromage aux truffes. »

De cette combinaison gastronomique, que l'auteur appelle « une composition magique, une sorte de philtre qui ferait parler un muet », je me contente de dire que c'est du fromage, plus des truffes. Du fromage, il a été assez parlé dans les paragraphes précédents. Des truffes, contentons-nous de dire, pour le moment, que si elles sont, pour les cuisiniers, un accessoire obligé des dîners d'apparat, pour l'hygiéniste, elles constituent tout simplement un champignon d'une espèce particulière.

XII

LE CAFÉ. — A propos des différents déjeuners du réveil, nous avons dit quelques mots du café et plus spécialement du café au lait. Nous allons, à présent, examiner, à un autre point de vue, le breuvage aromatique qui inspira les vers suivants à l'aimable Berchoux :

> Le café vous présente une heureuse liqueur
> Qui d'un vin trop fumeux chassera la vapeur.
> Vous obtiendrez par elle, en désertant la table,
> Un esprit plus ouvert, un esprit plus aimable.
> Bientôt mieux disposé par ses puissants effets,
> Vous pourrez vous asseoir à de nouveaux banquets.
> Elle est du Dieu des vers honorée et chérie.
> On dit que du poète elle sert le génie ;
> Que plus d'un froid rimeur, quelquefois réchauffé,
> A dû de meilleurs vers aux parfums du café.
> Il peut du philosophe égayer les systèmes,
> Rendre aimables, badins, les géomètres mêmes.
> Par lui l'homme d'Etat, dispos après dîner,
> Forme l'heureux projet de mieux nous gouverner.
> Il déride le front de ce savant austère,
> Amoureux de la langue et du pays d'Homère,
> Qui, fondant sur le grec sa gloire et ses succès,
> Se dédommage ainsi d'être un sot en français.
> Il peut, de l'astronome éclaircissant la vue,
> L'aider a retrouver son étoile perdue.
> Au nouvelliste enfin, il révèle parfois,
> Les intrigues des cours et le secret des rois ;
> L'aide à rêver la paix, l'armistice, la guerre,
> Et lui fait, pour six mois, bouleverser la terre.

Les graines que nous soumettons à la torréfaction, pour les broyer ensuite et les faire infuser dans l'eau, proviennent d'un arbuste originaire de l'Arabie et naturalisé dans les îles de l'Amérique. Si vous voulez savoir par le menu l'histoire de ce végétal chez les divers peuples de la terre, lisez les pages intéressantes écrites sur ce sujet par M. Olivier de Rawton, dans le *Journal des Connaissances utiles;* pour moi, je me borne à rappeler que le café fit sa première apparition à Paris sous Louis XIII, mais sans grand succès. Il s'en vendait alors quelques livres par-ci par-là, à Paris, à Nantes, à Bordeaux ou à Marseille; aujourd'hui il s'en débite plus d'un quintal dans le plus modeste canton, et la consommation générale annuelle pour la France dépasse cent millions de kilogrammes (1).

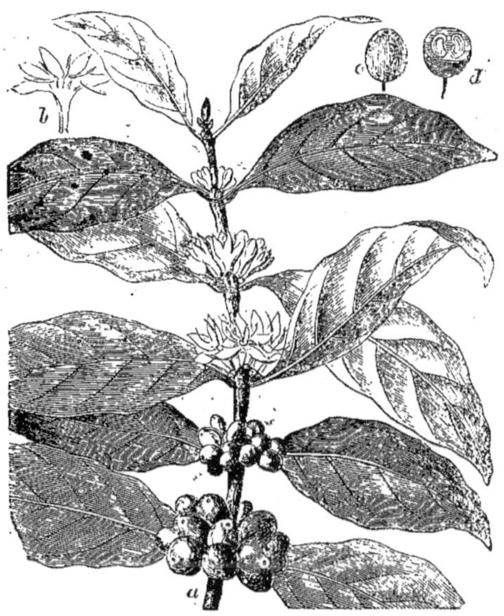

FIGURE 83. — Caféier.

a, tige. — b, fleur. — c, baie. — d, baie coupée pour faire voir les graines.

Une bonne partie de ce café, la plus grande probablement, sert à préparer la boisson qui est considérée comme le complément d'un bon déjeuner et le correctif d'un mauvais : voyons ce que l'hygiène pense de la demi-tasse qui clôt le repas.

En raison de sa composition riche en azote, le café joue d'abord le rôle d'un aliment. Il fournit à l'économie de véritables matériaux nutritifs; il ajoute donc un élément de réparation à ceux déjà in-

(1) Aujourd'hui, la consommation moyenne annuelle en France atteint environ 1 k. 500 gr. par individu. Il est des pays d'Europe cependant, tels que la Suisse et la Hollande, où cette consommation s'élève à 4 et 5 kilogr. par individu.

La ville de France après Paris qui fait la plus forte consommation de café est sans contredit Marseille.

(Joseph Mathieu, janvier 1881.)

troduits dans l'organisme : Cette propriété a été démontrée expérimentalement par l'amélioration observée dans la santé des matelots, depuis que le café fait partie de leur ration alimentaire journalière.

Indépendamment de cette action, que l'analyse chimique fait prévoir, le café produit deux autres effets incontestés : il accélère le travail digestif de l'estomac qui, sous son influence, élabore d'une façon plus complète et dissout plus rapidement les aliments qu'on lui confie; il stimule le cerveau, augmente le pouvoir de l'imagination, facilite les opérations de l'esprit. Quand il a absorbé une tasse de fin moka, un imbécile ne devient pas un homme de génie, pas plus qu'un dyspeptique n'acquiert la force digestive proverbiale des estomacs d'autruche; mais, quand le café est bu, l'homme sain de corps digère mieux, l'homme sain d'esprit pense mieux.

Faut-il conclure de cela que nous avons raison de prendre du café à tous nos repas? Hélas, non. Quand notre organisme s'est habitué à l'excitation physique et intellectuelle produite par cette liqueur, il est pénible, douloureux même, de s'en passer. Les amateurs ordinaires se contentent de dire qu'ils ne croient pas avoir fini leur déjeuner, lorsque le café vient à manquer; les buveurs passionnés affirment qu'ils ont des maux de tête, qu'ils dormiraient debout, qu'ils sont dans l'impossibilité de travailler, quand ils n'ont pas pris leur gloria ou leur mazagran.

Il y a du vrai dans ces affirmations. Le café appartient à cette catégorie, trop nombreuse, de substances qui créent les besoins factices de la vie moderne. On se trouve très bien quand on en prend; on est mal à l'aise lorsqu'on n'en peut plus prendre. Peutêtre serait-il préférable de n'en avoir jamais pris.

Évitons donc de donner du café aux enfants : d'abord pour leur épargner une servitude qui ne viendra que trop tôt; ensuite pour ne point soumettre leur frêle organisme à une stimulation intempestive. Les tempéraments irritables supportent mal le café; tous les enfants sont irritables : Conservons le café pour les grandes personnes.

On falsifie le café de cent façons; la fraude la plus fréquente est celle qui consiste à ajouter de la chicorée aux graines du caféier. Les amateurs se méfient de cette contrebande, mais ils ne réussissent pas toujours à boire du café pur hors de chez eux. Pourtant, ils ont parfois des inspirations qui éloignent d'eux le calice d'amertume. En voici un exemple auguste, cité par le *Voltaire* :

Le président de la République n'aime pas le vin; mais, en revanche, il adore le café.

Chassant un jour, il y a quelques années de cela, avec M. Bethmont, ils perdirent la route qui conduisait au ralliement, et après d'infructueux efforts pour la retrouver, épuisés de fatigue, mourant de soif, ils firent halte dans une méchante auberge.

Leur premier mot fut : A boire! On leur servit du petit bleu, que M. Bethmont but avec délices. M. Grévy fit la grimace et, s'adressant à l'hôtelier :

— Avez-vous de la chicorée, lui demanda-t-il?

— Oui, monsieur.

— Apportez-la moi.

L'hôtelier, ahuri, vida pourtant sur la table tout son stock de chicorée.

— C'est tout ce qui vous en reste? continua M. Grévy.

— Absolument tout.

— Eh bien! maintenant, faites-moi du café.

LE SUCRE. — Lorsqu'un Turc se marie, dit E. Jouan, un des engagements qu'il contracte est de ne jamais laisser manquer de café la femme qu'il épouse. Cette promesse devrait en entraîner une autre, à mon avis : en jurant à sa compagne de lui fournir le nectar cher à Mahomet, l'époux ferait bien d'ajouter qu'il lui donnera aussi l'accessoire obligé que les Bretons appellent : « la pierre de sucre » et le rimeur emphatique Delille :

> ....le miel américain,
> Que du suc des roseaux exprima l'Africain.

Ce serment supplémentaire serait d'autant plus utile que, même en Turquie, on prend fort peu de café sans sucre. L'infusion de moka est une boisson délicieuse, qui plaît aux chrétiens comme aux musulmans; mais, en général, elle aurait peu de partisans, dans les pays qui lisent le Coran aussi bien que dans ceux qui feuilletent la Bible, si sa saveur amère n'était pas adoucie par le sucre. A Paris, à Constantinople et ailleurs, on sucre le café avant de le boire; dans ces entretiens d'hygiène usuelle, le chapitre du sucre doit suivre, — puisqu'il ne l'a pas précédé, — le chapitre du café.

L'impôt sur le sucre, qui était autrefois de 70 francs les 100 kilogrammes, a été réduit, en 1881, à 40 francs. Je ne sais ce que pensent les raffineurs ou les épiciers de ce dégrèvement de six sous par kilogramme; ce que je peux affirmer, c'est que les médecins l'ont vu d'un bon œil, parce que le sucre est une substance précieuse, dont le prix de revient ne saurait être trop abaissé.

En effet, qu'on le considère comme aliment, comme condiment ou comme médicament, toujours on voit que le sucre rend de grands services.

Considéré comme aliment, le sucre appartient à la classe des matériaux nutritifs qu'on a appelés *respiratoires*, parce qu'ils fournissent du carbone à la respiration. Il nourrit donc à la façon de la fécule pure ou de la gomme; il contribue, de plus, à renouveler les tissus graisseux. Le sucre peut être regardé comme faisant cet office alimentaire dans le café, le chocolat, les biscuits, le nougat, la pâtisserie, les crèmes, les confitures, les marmelades, etc.

De l'usage du sucre comme condiment, disons, avec le grand hygiéniste Michel Lévy, que la nature nous l'enseigne, en nous montrant le sucre combiné presque toujours avec les gommes, les mucilages, etc., pour rendre agréables les substances fades, aqueuses, féculentes, acides et autres.

Dans cet état, il excite, depuis la bouche jusqu'à l'estomac, une sensation de chaleur douce et une sécrétion assez abondante de fluide muqueux; il stimule légèrement l'estomac, rend la digestion plus prompte, donne peu de résidu, fournit, d'après Magendie, un chyle abondant. Il favorise, d'après Chossat, la formation de la graisse ou la sécrétion biliaire.

Du sucre médicament je ne parlerai pas en ce moment. Je me borne à rappeler que Proud'hon a écrit, non sans raison : « Le sucre est toute la pharmacie du pauvre. »

Aliment ou condiment, le sucre a des qualités indiscutables.

N'a-t-il pas aussi des défauts?

Bouillet le croyait, et voici comment il l'a déclaré dans son dictionnaire : « Pris modérément avec d'autres aliments, le sucre est une substance bienfaisante; l'abus du sucre est nuisible à la santé; il échauffe, produit des ulcérations dans la bouche, détermine le ramollissement des gencives et pourrait même finir par développer le scorbut. »

Bouillet a oublié d'autres méfaits mis sur le compte du sucre. On avait encore dit de cette substance qu'elle engendrait des vers, qu'elle attaquait la poitrine, qu'elle disposait à l'apoplexie; mais on a affirmé sans preuve. Toutes ces accusations sont dénuées de fondement, et la science ne les admet pas; je m'en expliquerai plus loin.

Ce que la médecine ne fait nulle difficulté de déclarer, c'est que le sucre, absorbant une assez grande quantité de suc gastrique pour se dissoudre, peut fatiguer l'estomac si on lui en donne trop

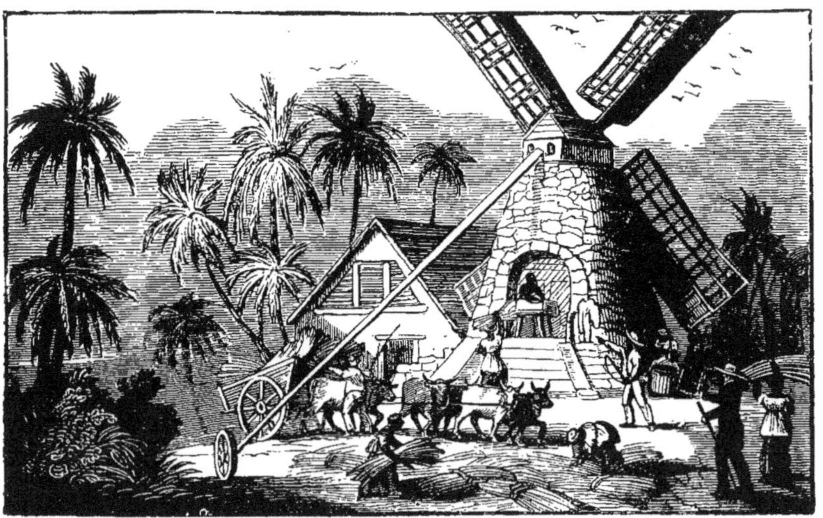

FIGURE 84. — Le sucre : moulin à broyer la canne.

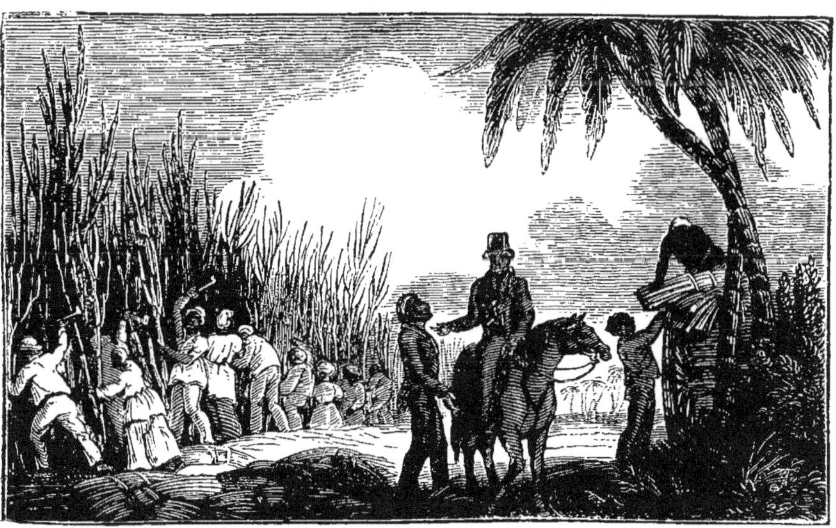

FIGURE 85. — Le sucre : récolte de la canne.

à la fois, comme le font malheureusement les bambins à l'époque
du jour de l'an. Que les jeunes gourmands et les fortes croqueuses
de pralines aient, au moment des étrennes, des indigestions de
sucreries, comme les vieux raffinés des indigestions de truffes, cela
n'enlève rien au mérite d'une substance dont Brillat-Savarin a
écrit : « On peut dire qu'il est le condiment universel et qu'il ne
gâte rien. »

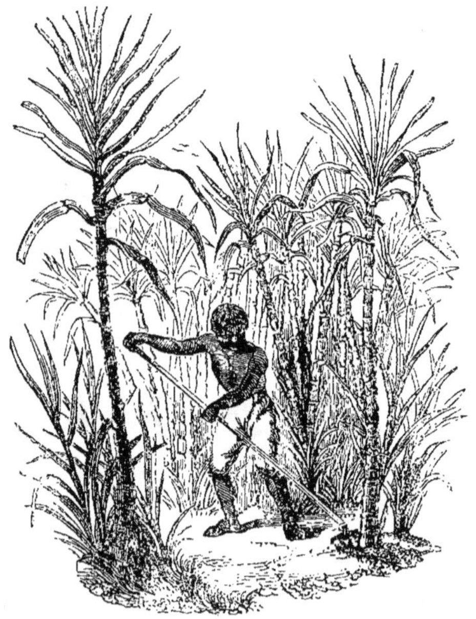

Figure 85. — Canne à sucre.

Au reste, nombre d'auteurs médecins, et des plus respectables,
ont pris la peine de protester contre les griefs formulés à l'égard
du sucre. Sans remonter à l'Arabe Ali-Abbas, ni à Valescus, de
Tarente, je citerai :

Le professeur Cruveilhier, de la Faculté de Paris, disant : « Le
sucre vaut infiniment mieux que sa réputation » ;

Le Dr Donné, recteur de l'Académie de Montpellier, déclarant
n'avoir jamais constaté que le sucre eût, comme on dit, l'inconvénient d'échauffer, de resserrer les enfants :

Pelletier, professeur à l'école de pharmacie, traitant de chimères les conséquences fâcheuses de l'usage du sucre;

Enfin Heil, Becher, Cartheuser et Coquelin affirmant les bons effets du sucre, niant ses inconvénients et arrivant, en définitive, à dire scientifiquement ce que les pauvres gens formulent ainsi, d'une façon pittoresque : « Le sucre ne fait du mal qu'à la bourse. »

Jadis on ne trouvait du sucre que chez les apothicaires, qui le vendaient à l'once; aujourd'hui, il est devenu une substance de première nécessité, dont la consommation s'accroît constamment; elle était, en France, d'une livre par tête en 1816, de trois livres en 1830, de trois kilogrammes en 1840, de huit en 1869; elle est d'environ 10 kilogrammes en ce moment.

Elle augmentera encore, grâce au dégrèvement voté par nos législateurs, de telle façon que, malgré la diminution des droits, le budget national ne perdra rien. Il y gagnera même, le jour où, comme de l'autre côté de la Manche, chaque citoyen consommera près de 30 kilogrammes de la substance usuelle, qui n'était qu'une curiosité gourmande pour les Français contemporains de Louis XIII.

LE SUCRE MÉDICAMENT. — Il y a à peine deux cents ans, on disait d'un marchand quelconque, mal fourni de marchandises : « C'est un apothicaire sans sucre. » Cette locution mériterait de rester dans la langue usuelle, car, aujourd'hui encore, une officine privée de sucre serait bien incomplète.

En effet, parmi les substances que la médecine emploie, le sucre tient sans contredit le premier rang. Il édulcore la plupart des boissons destinées aux malades, et il entre dans la composition de presque toutes les préparations pharmaceutiques, pour les rendre moins désagréables et plus faciles à prendre.

Si l'on voulait dire un seul mot des innombrables sirops, pastilles, pâtes, dragées, conserves, poudres, opiats, potions, loochs et autres médicaments composés, contenant accessoirement du sucre, il faudrait passer en revue la matière médicale tout entière. Je n'entreprends donc point ce travail gigantesque et je me borne à noter les usages thérapeutiques du sucre, considéré comme agent curatif essentiel.

Au point de vue de son action propre, spéciale, le sucre doit être étudié comme médicament interne et comme médicament externe.

Dans le premier cas, on trouve en lui le plus sûr des pectoraux, un stomachique sérieux, un digestif utile, un analeptique puissant et même un contre-poison précieux; dans le deuxième, on lui reconnaît plusieurs qualités comme topique et comme cosmétique.

Voici quelques détails sur ces diverses propriétés :

Parlons d'abord de l'usage interne.

Que le sucre soit un pectoral certain, cela ne fait l'ombre d'un doute pour personne. Quiconque a été enrhumé peut dire, par expérience, qu'un peu de sucre fondu dans la bouche lui a fait grand bien, en facilitant l'expectoration et en calmant l'irritation de la gorge. Il est donc inutile d'insister sur ce point; mais il convient d'ajouter que chez les anciens, comme chez les modernes, il s'est trouvé des médecins attribuant au sucre la vertu de guérir ou de pallier la phtisie. Si Avicenne conseillait le suc des végétaux saccharifères, appelé *sel indien*, dans la consomption pulmonaire, le Dr Calwerigth, de son côté, assure avoir guéri des tuberculeux avec du sucre à l'état natif, ainsi que cela a été rapporté, en 1853, par la *Revue de thérapeutique*.

Les qualités stomachiques et digestives du sucre sont proclamées par un grand nombre de savants. Au tome XIX du *Dictionnaire de médecine*, publié en 1844, le Dr Guérard dit : « Plus d'une fois, le sucre a été employé avec succès pour faciliter la digestion de subtances plus ou moins réfractaires à l'action de l'estomac. » Andral a cité l'exemple d'une jeune femme, atteinte d'affection chronique des voies digestives, qui vécut longtemps en ne mangeant chaque jour qu'une livre de sucre et en buvant une simple tasse de bouillon froid. Geoffroy, Bergius ont rapporté des faits analogues.

Burolleau, d'Angers, qui soutint, à la Faculté de médecine de Paris, une thèse sur le sucre, écrit : « Tous les auteurs qui se sont occupés du sucre ont reconnu ses avantages pour faciliter la digestion. »

Au sujet de l'aptitude du sucre à rétablir les forces, le Dr Fonssagrives, professeur d'hygiène à l'école de Montpellier, s'exprime ainsi : « Le sucre appartient à la classe des aliments dits analeptiques; son alibilité est extrême, et l'absence de résidu excrémentiel en est la preuve. D'où l'opinion vulgaire que le sucre constipe et son classement dans le groupe mal défini des aliments échauffants, comme la gomme, le jaune d'œuf, etc. Il ne constipe que parce qu'il est entièrement utilisable. »

Après cette déclaration, il ne faut pas s'étonner si Hunter a préconisé l'usage du sucre à la suite du traitement mercuriel, comme étant la substance la plus capable de rétablir la constitution délabrée; si Cullen a appelé le sucre « le principe nourrissant par excellence; » si Lemery l'a si souvent conseillé aux vieillards, et enfin si, prêchant d'exemple, Rouelle, le professeur de chimie, a eu toute sa vie le soin de bourrer ses poches de la substance nommée par lui « le pain le plus parfait ».

Le titre d'antidote a été reconnu au sucre par le rédacteur en chef, fondateur de la *Gazette des hôpitaux*, le Marseillais Fabre, d'après l'expérience que voici : On donna à deux chiens 15 grammes de vert-de-gris; l'un de ces animaux fut abandonné à lui-même, l'autre absorba du sucre en abondance : le premier fut trouvé mort au bout de sept heures, le second survécut. Je dois à la vérité de déclarer que, sur l'espèce humaine, les effets du sucre, administré comme contre-poison du cuivre, ont manqué quelquefois; mais les exceptions ne sauraient infirmer les nombreux exemples d'efficacité bien constatée.

Avant d'aborder la question de l'usage externe du sucre, je pourrais rappeler que son usage interne a encore été utile à des hydropiques, à des individus porteurs d'épanchements pleurétiques et à des équipages atteints de scorbut, ainsi que le rapportent Lullier, Winslow, Garnier de la Guadeloupe, Freind, etc.; mais la place me manque, et je me borne à noter l'emploi extérieur du sucre contre les taies de l'œil, l'insufflation de la poudre de sucre candi dans les narines pour combattre le coryza des nouveau-nés, l'application de vin sucré pour cicatriser les gerçures du mamelon des nourrices, l'usage de la poudre de sucre et de charbon comme dentifrice, et le lavement d'eau tiède chargée de cassonade pour obtenir la liberté du ventre (1).

Je résume ce chapitre et celui qui le précède par un aphorisme extrait de la *Toxicologie* de Duval : « Le sucre est une précieuse substance qui alimente, assaisonne, guérit. »

LES DÉFAUTS DU SUCRE. — J'ai dit un mot, dans les paragraphes qui précèdent, des prétendus inconvénients du sucre. Je reviens sur ce sujet pour protester contre l'opinion vulgaire, qui attribue à cette substance la triste propriété de gâter les dents. Dans ce but,

---

(1) Ce chapitre était écrit lorsque nous avons lu, dans la *Gazette médicale de Paris*, un travail très intéressant de M. Paul Berthoud sur « le pansement au sucre ». Le professeur Luecke, qui a mis ce pansement à la mode à l'hôpital de Strasbourg, justifie sa méthode par les propriétés antiseptiques du sucre. De même, dit-il, que pour conserver des fruits, substances fermentescibles au premier degré, on les met dans du sucre, de même je sucre les plaies pour en écarter les microbes.

je me borne à transcrire ce que Guérard publiait, en 1844, au tome XXIX du *Dictionnaire de médecine :*

« Parmi les inconvénients reprochés au sucre, celui de favoriser la carie des dents est plus généralement accrédité. Nous avons consulté, à ce sujet, plusieurs confiseurs, tant maîtres qu'ouvriers, et nous avons pu nous convaincre que l'opinion précitée n'avait aucun fondement réel, et qu'elle résultait, sans doute, d'observations faites d'une manière superficielle. Il paraît, en effet, bien démontré que, parmi les ouvriers qui manipulent le sucre, les seuls dont les dents s'altèrent, par suite de leur profession, sont ceux qui se trouvent dans le cas d'*essayer* le degré de cuite des sirops. Ils pratiquent ordinairement cet essai en plongeant rapidement, dans le bassin où cuit le sucre, le doigt préalablement mouillé, puis le reportent dans l'eau froide. Celle-ci solidifie la couche du sucre hydraté dont le doigt s'est recouvert; alors, l'ouvrier cherche à casser ce sucre avec les dents, et le degré de résistance qu'il éprouve lui sert de guide dans la conduite de son travail. Il n'est pas rare de voir chez ces hommes la carie des dents marcher avec une grande rapidité. Mais il nous semble qu'elle dépend de la température élevée du sucre, laquelle peut aller jusqu'à 130 degrés. Cette explication nous semble d'autant plus plausible que, parmi les effets de l'usage habituel des boissons très chaudes, on a signalé depuis longtemps la prompte altération des dents et en particulier de la mâchoire supérieure. »

Il y a bientôt cinquante ans, on le voit, que le tribunal de la science a rendu ce verdict : « Non, le sucre n'est pas le complice des dentistes, » et cependant l'opinion publique l'accuse toujours. L'opinion publique se laisse influencer par la pieuse supercherie des pauvres gens qui, n'ayant que quelques grains dans leur sucrier, disent à leurs enfants : « N'y touchez pas, bébés, cela vous ferait tomber les dents. »

Si les enfants avaient étudié l'anthropologie, ils pourraient répondre : « Les nègres de nos colonies ont tous de belles dents blanches; se privent-ils de sucre? »

Si les bambins avaient lu les œuvres du Dʳ Slare, ils auraient le droit d'ajouter : « Pendant quarante ans, le duc de Beaufort prit, chaque jour, au delà d'une livre de sucre et jouit d'une santé parfaite; à sa mort, arrivée à l'âge de 70 ans, il avait encore toutes ses dents très saines. Le sucre ne lui avait donc pas fait de mal? »

XIII

LES LIQUEURS. — Quand paraissent, à la fin du repas, la cafe-
tière et le sucrier, il est rare qu'on ne voie pas arriver avec eux le
carafon et le petit verre. Sur tous les menus correctement rédigés,
le mot « café » est constamment suivi de ses acolytes « et liqueurs » :
Je dois parler ici des liqueurs, pour me conformer à mon programme, lequel comprend, on le sait, tous les actes normaux de la
vie réelle.

Déjà, au chapitre intitulé *la Goutte*, j'ai noté les défauts de l'eau-
de-vie; je vais à présent dire ses qualités.

Absorbé en grande quantité, surtout à jeun, l'alcool exerce une
action désastreuse sur toutes les fonctions organiques; mais, pris
à dose modérée, après le repas, il facilite la digestion, active la
circulation périphérique, stimule les forces et augmente la sécrétion urinaire. Un dîner copieux passe mieux lorsqu'il se termine
par un petit verre de cognac ou de toute autre liqueur analogue,
ne marquant pas plus de 50 degrés à l'aréomètre.

M. Leven a communiqué à la Société de biologie le résultat de
recherches expérimentales fort curieuses, montrant nettement les
effets divers de l'alcool, ingéré en abondance ou absorbé à faible
dose. En faisant avaler à trois chiens, d'une taille comparable à
celle de l'homme, la même quantité de viande, seule pour le premier animal, additionnée de 75 grammes d'eau-de-vie pour le second, de 25 grammes seulement pour le dernier, et en les sacrifiant
peu de temps après le repas, M. Leven a constaté ce qui suit :

Chez le chien ayant pris 75 grammes d'eau-de-vie, l'estomac est
congestionné, la masse alimentaire n'a pas subi de digestion appréciable; au contraire, chez le chien n'ayant avalé que 25 grammes,
la paroi de l'estomac ne présente rien d'insolite, et les aliments
ont subi des modifications beaucoup plus avancées que chez le chien
absolument privé d'alcool.

La conclusion qui découle naturellement de ces observations expérimentales, c'est qu'il en est des liqueurs alcooliques comme
d'une infinité d'autres substances accessoires de l'alimentation : en
user est sage, en abuser est stupide.

Si je conseille, dans une certaine mesure, de mettre un peu d'alcool dans l'estomac replet, pour activer sa besogne physiologique, je dois faire suivre mon conseil de la recommandation essentielle que voici : en matière d'alcool, il ne suffit pas de surveiller la quantité, il faut encore vérifier la qualité. Vider, après avoir bien dîné, un petit verre d'eau-de-vie, retirée du vin par distillation, n'est point chose mauvaise; il est détestable d'avaler, à n'importe quel moment, une quantité quelconque du liquide brûlant et âcre que l'on extrait des céréales, des pommes de terre ou des betteraves. Il y a, entre les alcools provenant du raisin et les autres, des différences tellement tranchées au point de vue de leurs effets, que le Dr Bacle a eu cent fois raison d'écrire :

« La distinction des alcools en *bon goût* et *mauvais goût* n'est pas seulement commerciale, elle est aussi très physiologique. »

Malgré la similitude de leur composition avec celle de l'alcool de vin (éthylique), les alcools de pomme de terre (amylique) et de betterave (butylique) sont infiniment plus dangereux; cependant les distillateurs indélicats en livrent de grandes quantités à la consommation, et cette fraude, dont la santé publique pâtit, fait dire aux philanthropes :

Jusqu'au xvie siècle, l'alcool, considéré comme médicament, n'était vendu que par les apothicaires; l'humanité gagnerait à ce qu'il fût encore relégué dans les officines comme jadis.

L'ALCOOL ET LA MÉDECINE. — Je viens de dire que l'alcool, au xvie siècle, était considéré comme un médicament, et que, seuls, les apothicaires en faisaient commerce. Aujourd'hui, que des milliers de marchands de vin en trafiquent, l'alcool fait encore fort bonne figure dans les formulaires de thérapeutique, tant au chapitre de la pathologie interne qu'à celui de la pathologie externe.

A l'extérieur, l'alcool concentré est employé comme révulsif, dans le traitement de certaines tumeurs des articulations; étendu d'eau et associé au camphre ou à l'arnica, c'est le remède banal des contusions; pour le pansement des plaies, il détrônera, je l'espère, l'antique cérat de Galien, que nombre de pharmaciens savent préparer sans cire. Je ne suis point l'ennemi systématique des topiques gras en chirurgie, mais j'ai vu les pansements à l'alcool donner des résultats si remarquables, dans les hôpitaux et dans la pratique rurale, que je ne peux m'empêcher de les conseiller toutes les fois que l'occasion se présente.

A l'intérieur, l'alcool est très employé, depuis quelque temps. On se bornait, autrefois, à le prescrire aux anémiques, aux malades sans forces. Depuis les travaux des docteurs Todd, Behier, Lanzoni, Burdel et autres, l'alcool est devenu le remède de tous. C'est, dit M. Jules Simon, de l'Hôpital des Enfants, un agent thérapeutique de premier ordre, mais mystérieux, qui n'est pas encore bien connu dans ses effets, des plus complexes et des plus variés.

Après une telle déclaration, je ne cherche pas à faire la lumière sur un point de doctrine qu'un maître trouve obscur. Je me borne à énumérer les maladies qui ont été combattues par les préparations alcooliques. Ce sont: la fièvre typhoïde, la scarlatine, les fièvres intermittentes, la rougeole, la variole, les vomissements de la grossesse, le mal de mer, le choléra, les hémorrhagies, le purpura, les empoisonnements, la scrofule, le typhus, la phtisie.

DE QUELQUES LIQUEURS ALCOOLIQUES EN PARTICULIER. — Un médecin des hôpitaux, dans le service duquel il est consommé beaucoup d'alcool, ne manque jamais de dire à ses élèves : quand vous voudrez faire usage du cognac, vous devrez en bien connaître la provenance ; si vous l'employez bon, et si vous le maniez avec ménagement, vous en obtiendrez d'excellents résultats ; si vous employez, à tort et à travers, un cognac de mauvaise qualité, vous ferez une besogne détestable.

Ces conseils techniques d'un praticien à des médecins en herbe, je voudrais les transformer en préceptes d'hygiène usuelle ; et, pour cela, je vais dévoiler quelques-uns des mystères de la distillerie transcendante moderne, à propos des liqueurs alcooliques les plus usitées.

Cognac. — En bonne règle, on ne devrait appeler « cognac » que l'eau-de-vie extraite des vins récoltés dans l'arrondissement de ce nom, cependant il est permis de désigner ainsi toutes les bonnes eaux-de-vie de raisin, qu'elles proviennent d'Angoulême, de Barbezieux, de Saintes, voire même du Languedoc ou du Roussillon. Toutes les autres eaux-de-vie vendues à bas prix, chez les marchands de vin de Paris et de la province, usurpent indignement la dénomination de « cognac ».

Ces liquides, singeant plus ou moins l'eau-de-vie vraie, sont composés avec des alcools de pommes de terre ou de betteraves, étendus d'eau et chargés de poivre, de piment, de gingembre, de pyrèthre, de stramoine, d'alun et même d'acide sulfurique. A Rouen, sur trente-cinq échantillons saisis par la police, dans les faubourgs vingt-et-un contenaient de l'acide sulfurique, cinq de l'acide acétique (1).

Toutes ces drogues ont pour but de donner à la liqueur une saveur mordante. D'autres sont employées pour la colorer. Les matières tinctoriales dont il est fait l'usage le plus fréquent sont: le cachou, la fleur de genêt, la réglisse verte et le brou de noix. Pour donner aux cognacs de fantaisie l'onctuosité qui caractérise la vieille eau-de-vie de vin, on les charge encore d'un peu de savon. Quant au bouquet spécial des produits naturels de l'Angoumois et du Languedoc, on cherche à le provoquer par l'addition d'une certaine quantité d'ammoniaque. La chimie décèle, heureusement, l'existence de toutes ces combinaisons, aussi malpropres que malsaines.

Indépendamment des dangers inhérents à la présence des diverses substances introduites dans l'eau-de-vie du commerce, par fraude, il est encore des périls rendus possibles par la simple distillation. Le Dr Richard, médecin-major à l'hôpital militaire de Philippeville, signalait dernièrement plusieurs cas d'empoisonnement plombique, observés sur des soldats ayant fait usage d'eau-de-vie de marc ; nombre de praticiens ont fait des observations semblables, montrant que l'eau-de-vie se charge parfois, dans l'alambic, de particules métalliques toxiques. Il faut en conclure qu'il y a lieu de proscrire impitoyablement le plomb de tous les appareils distillatoires.

Rhum. — Le rhum véritable est le produit distillé de la mélasse de canne, après sa fermentation ; celui qu'on expédie de la Martinique est préparé avec le suc même de la canne à sucre ou *vesou* : on en boit fort peu en France.

Une grande quantité des liquides aromatiques bruns, consommés dans notre pays sous le nom de rhum, n'est autre chose que du tafia, eau-de-vie de canne plus commune, mais pourtant naturelle et non fraudée. Aussi, si toutes les fois qu'ils demandent du rhum, les buveurs avaient du tafia, ils ne devraient pas trop se plaindre. On se contente de merles quand on n'a pas de grives ; cette philosophie, professée par les gourmands en matière de gibier, doit être acceptée lorsqu'il s'agit du liquide alcoolique odorant que Magendie mit à la mode contre le choléra. Le rhum est la grive, prenez la grive quand on vous la sert ; le tafia est le merle, avalez le merle, si la grive fait défaut ; rebiffez vous énergiquement, par exemple, lorsqu'on vous présentera des breuvages mystérieux. n'ayant du rhum que l'éti-

---

(1) Alfred Fournier, *de l'Alcoolisme.*

quette, et ressemblant à l'alcool de la Martinique comme les corbeaux durs et puants ressemblent aux merles tendres, parfumés de genièvre.

Voulez-vous la formule d'un de ces rhums épouvantables, débités à deux sous le verre dans les établissements où M. Zola place ses héros ? Lisez :

Cuir neuf râpé...................	2 kil.
Ecorce de chêne pilée...........	0 kil. 500.
Clous de girofle................	0 kil 015.
Goudron ...,....................	0 kil. 015.
Eau-de-vie de betteraves........	80 litres.
Eau de fontaine.................	100 litres.

Voilà le beau mélange servi tous les jours sous le nom de rhum. Il y en a d'autres, plus savants ; un des plus curieux, signalé par Chevalier, consiste en une combinaison d'eau, d'alcool, d'acide et d'éther formiques.

Le rhum, que l'on fraude ainsi de cent façons, fait partie pourtant de l'arsenal pharmaceutique. J'ai dit plus haut que Magendie le recommandait aux cholériques, je dois ajouter ici que Lefoulon (de Nantes) l'a présenté comme un spécifique des affections catarrhales et Jules Guyot comme un excellent anti-nerveux. Ces usages divers sont approuvés par un bon nombre de médecins ; ils sont beaucoup plus rares les docteurs sérieux croyant qu'on peut faire repousser les cheveux avec une pommade composée de rhum et de moelle de bœuf. Plutôt que de croire à l'efficacité de ce douteux philocome, j'aimerais mieux prendre au sérieux cette boutade de lord Byron :

« Dans une tempête il n'y a rien, sans contredit, qui calme les esprits comme le vieux rhum et la vraie religion ».

Cet aphorisme de *Child-Harold* — impie parce qu'il met la bouteille avant la foi — amuse tout le monde ; la croyance à la régénération capillaire des crânes dénudés, par le rhum graisseux, ne divertit que la corporation dont le suave Lubin fait le plus bel ornement.

Kirsch. — Le Kirsch, qu'on appelle aussi Kirsch-Wasser, est l'eau de-vie obtenue par la distillation du jus de cerises. On le fabrique en grand dans la Forêt-Noire et dans la partie des Vosges comprise entre Colmar et Belfort.

Le kirsch naturel n'est pas une mauvaise liqueur. Pris à petite dose, à la fin d'un repas copieux, il facilite la digestion, mais l'abus en est plus dangereux que celui du rhum et du cognac, à cause de l'acide prussique qu'il contient et à la présence duquel il doit son arôme spécial.

S'il n'est pas prudent de boire plusieurs verres de kirsch autenthique, à plus forte raison faut-il éviter d'abuser du kirsch artificiel, parce qu'on fabrique très bien cette liqueur sans cerises, au moyen d'eaux-de-vie de grains ou de marcs, dans lesquelles on a fait macérer simplement des feuilles et des fleurs de pêcher ou de laurier-cerise. Pour aller plus vite, les liquoristes mélangent parfois tout simplement de l'eau-de-vie et de l'eau distillée de laurier-cerise. Dans tous les cas, le kirsch factice contient plus d'acide prussique que le kirsch vrai, et c'est probablement de celui-là que Grimod de la Reynière voulait parler quand il disait :

« Cet infernal kirsch-wasser n'est qu'un véritable emporte-pièce, aussi peu agréable au goût que funeste à l'estomac, dont il contracte les parois, et au système nerveux qu'il crispe et qu'il irrite. »

Quoi qu'il en soit de l'opinion de l'illustre gourmand, ce qui n'est pas douteux c'est que le kirsch contient de l'acide prussique, quelle que soit sa provenance. Or, l'acide prussique étant employé en médecine, il ne faut pas s'étonner si le kirsch fait partie de la matière médicale.

Nous croyons, d'après notre expérience, écrit M. Delioux de Savignac, que le kirsch, avec ses molécules d'essence d'amandes amères ou d'acide prussique, peut être introduit avec avantage dans certaines potions pectorales. Donné dans du lait, dit M. Lucas-Championnière, le kirsch m'a parut fort utile comme stimulant, dans les cas de scarlatinoïde puerpérale avec dépression.

D'autres auteurs, parmi lesquels je me bornerai à citer Krimer et Liebig, ont vanté le kirsch contre les fièvres intermittentes, la pneumonie, l'asthme, etc. La prudence la plus vulgaire conseille de ne donner à ces allégations que l'importance due à des rêveries d'Allemands.

Anisette. — L'anisette est une eau-de-vie, plus ou moins concentrée, plus ou moins chargée de sucre, aromatisée avec le fruit de l'anis vert, plante de la famille des ombellifères, que les botanistes appellent « pimpinella anisum ».

On fait de l'anisette partout et de diverses façons ; mais on n'est pas encore parvenu, que je sache, à en faire sans anis. Jusqu'à présent, les fraudeurs se sont contentés de mettre dans leurs sacs d'anis un peu de graine de fenouil et beaucoup de sable pour en augmenter le poids.

Les anisettes ordinaires sont le résultat d'un simple mélange d'essence d'anis, d'alcool, de sucre et d'eau ; les anisettes de choix ont une composition plus compliquée. On les préparait autrefois par distillation, on procède aujourd'hui plus sommairement. On obtient une anisette très passable en faisant macérer pendant un mois, dans deux litres de bonne eau-de-vie :

Sucre	1000	grammes.
Anis	60	—
Coriandre	30	—
Cannelle	2	—

Pour préparer l'anisette fine, dite de Bordeaux, on n'a qu'à se conformer à cette autre formule :

Prenez d'une part :

Essence d'anis	2	grammes.
— de badiane	1	—
— de cannelle	0 gr. 06.	
— de neroli	0 gr. 04.	
Alcool à 83°	2	litres.

D'autre part :

Sucre blanc	2500	grammes.
Eau chaude	1750	—

mélangez le tout et filtrez, vous aurez environ cinq litres d'anisette de première qualité.

Je ne répéterai pas, à propos de l'anisette, ce que j'ai dit dans les paragraphes précédents, au sujet des effets généraux de l'alcool ; il me paraît mieux à propos d'entrer dans quelques considérations sur le végétal qui a servi de parrain à la liqueur : l'anis.

La graine, ou plus exactement le fruit, dont l'odeur agréable et la saveur aromatique sont connues de tout le monde, a une réputation médicale qui date de longtemps. Hippocrate, Galien, Dioscoride, Oribase, Avicenne et tous les anciens auteurs ont vanté ses vertus à qui mieux mieux. Les traités de thérapeutique modernes font preuve de moins d'enthousiasme, pourtant ils enregistrent un assez bon nombre de propriétés sérieuses à l'actif de l'anis. Ils reconnaissent que ce médicament active les fonctions digestives et urinaires et que son emploi est favorable contre les coliques et les flatulences, dépendant de la faiblesse du canal alimentaire ou résultant de l'ac-

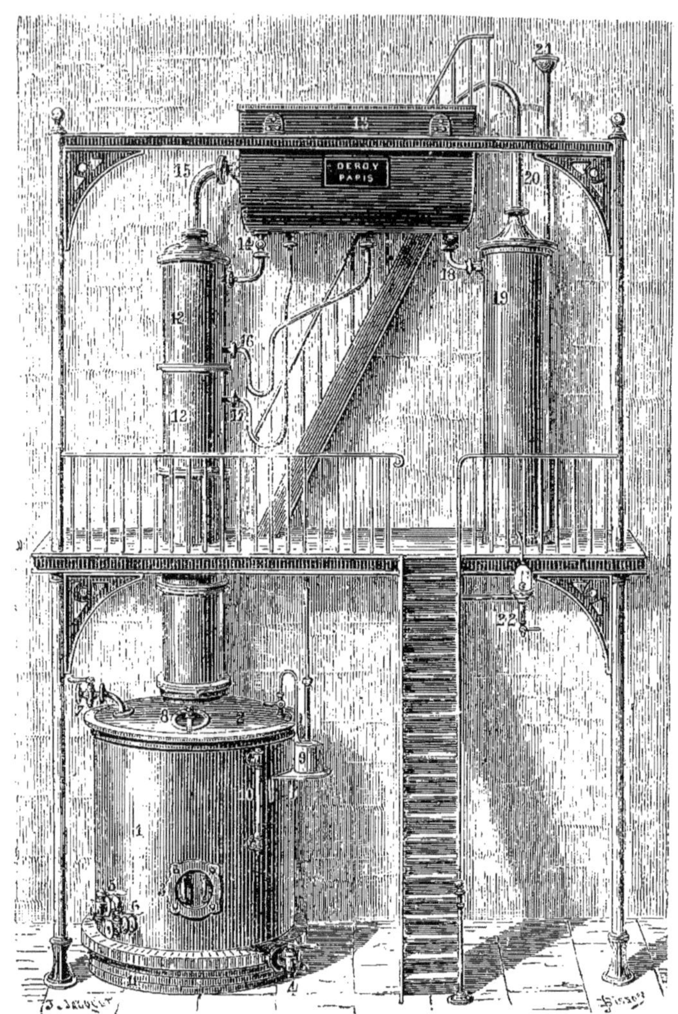

FIGURE 87. — *Appareil à rectifier l'alcool.*

1, chaudière. — 2, partie supérieure de la chaudière. — 3, tampon de nettoyage. — 4, robinet de vidange — 5, prise de vapeur. — 6. sortie des condensations. — 7, arrivée des flegmes. — 8, tampon. — 9, indicateur de pression — 10. indicateur de niveau. — 11, support en briques. — 12, colonne de rectification composée de 26 plateaux. — 13, enveloppe du serpentin rectificateur. — 14, robinet pour le lavage de la colonne. — 15, arrivée des vapeurs alcooliques dans le serpentin rectificateur. — 16, 17, tuyaux de rétrogradation. — 18, sortie des vapeurs alcooliques se rendant au serpentin réfrigérant — 19, enveloppe du serpentin réfrigérant. — 20, trop-plein de l'eau chaude du réfrigérant, se déversant dans le rectificateur. — 21, entonnoir et tuyau d'arrivée d'eau froide dans le bas du réfrigérant. — 22, éprouvette de sortie indiquant le degré alcoolique.

cumulation de gaz dans l'intestin. Nos livres classiques déclarent encore que l'anis rend des services dans quelques cas de hoquets, de vomissements spasmodiques et de diarrhée atonique et même qu'il donne du lait aux nourrices.

Cette dernière propriété me semble un peu douteuse. Je la placerais volontiers sur la liste de celles que célébra Pythagore. Le vieux philosophe grec, qui n'aimait pas la viande, faisait mettre de l'anis dans son pain, il était persuadé que ce condiment lui procurait un sommeil tranquille, le préservait des attaques d'épilepsie et rajeunissait les traits de son visage. Cela prouve, disons-le en passant, que les plus sages ont leur petit grain de folie, et que, cet aphorisme si vrai de madame Cornuel :

> Il n'y a pas de héros pour son valet de chambre.

a dû avoir pour aîné celui-ci :

> Il n'y a pas de grand homme pour son cuisinier.

Je reviens à mon sujet (dont ma folie à moi m'a un peu trop éloigné) en notant, pour finir, cette attestation du Dr Delioux de Savignac, mon ancien maître de l'hôpital de Toulon :

« Je me suis bien trouvé de l'emploi de la liqueur dite *Anisette de Bordeaux*, contre les vomissements des femmes enceintes ; mais je ne me dissimulais pas que l'alcool, très utile par lui-même dans l'espèce, devait avoir une part importante dans le résultat.

Chartreuse. — Depuis un certain nombre d'années, les moines de toutes couleurs, les reconnus et les autres, mènent de front les oremus et l'alambic. Autrefois, dit l'histoire, ils passaient tout leur temps à chanter la gloire du Très-Haut, aujourd'hui, ils fabriquent des liqueurs de dessert. Jadis, ils se saluaient, les uns les autres, avec cette phrase sépulcrale : « Frère, il faut mourir » ; maintenant leur formule de salutation tend à devenir à celle-ci : « Frère, il faut distiller. »

Je ne me plains point de cette transformation. Comme frère Jean des Entomeures, je respecte les moines qui travaillent, c'est pourquoi je vois avec plaisir l'état prospère de leur commerce. Pour le prouver, je n'oublie pas les liqueurs pieuses dans mes entretiens d'hygiène usuelle.

Toutes ces liqueurs, généralement estimées, se rapprochent plus ou moins de la chartreuse. Au début de son industrie, l'ordre religieux, que Saint Benoît institua sans songer à la distillerie, ne préparaît que l'*élixir de la Grande Chartreuse*; il a doté le monde gourmand des *chartreuses* (*verte*, *jaune* et *blanche*), lorsque a augmenté le débit des petites fioles enfermées dans des étuis en bois.

Voici, d'après Dorvault, la formule de l'élixir de la Grande Chartreuse :

Mélisse fraîche................	640	grammes.
Hysope fraîche............ ...	640	—
Angélique fraîche.............	320	—
Cannelle..............	160	—
Safran.....................	40	—
Macis (fleur de muscade).......	40	—

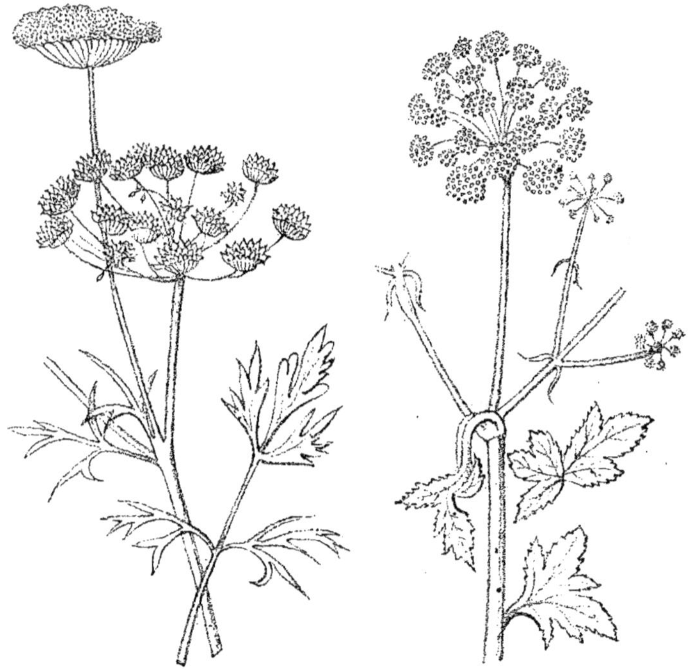

FIGURE 88. — Anis.   FIGURE 89. — Angélique.

Après huit jours de macération dans 10 litres d'alcool, on distille sur une certaine quantité de plantes fraîches : mélisse, hysope; au bout de quelque temps on exprime, on ajoute 1250 grammes de sucre et on filtre.

Les liqueurs se font avec·le résidu de cette distillation, auquel on ajoute des proportions variables de plantes fraîches, pour obtenir d'abord la verte, la jaune et enfin la blanche.

Un professeur·de l'école de pharmacie a publié une formule, plus pratique, et peut-être plus vraie, de la liqueur que l'on croit toujours fabriquée avec des plantes des Alpes Dauphinoises. La voici :

<pre>
Essence de mélisse citronée....   2 grammes.
    —   d'hysope..............   2   —
    —   d'angélique   10   —
    —   de menthe.............   20   —
    —   de muscade...........   2   —
    —   de girofle............   2   —
Sucre 400   —
Alcool..........................   2 litres.
</pre>

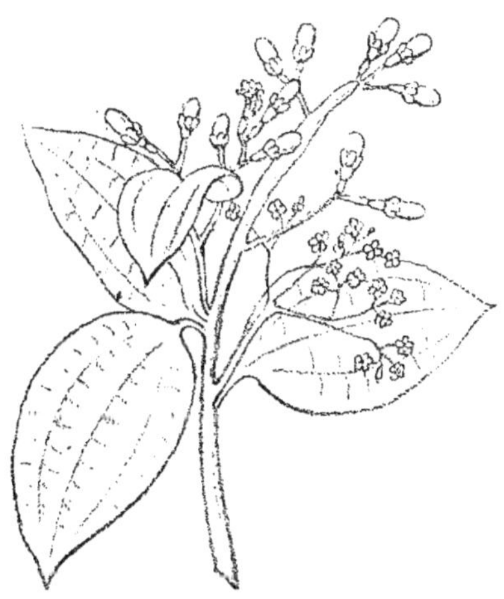

FIGURE 90. — Cannelle.

Je n'ai pas besoin de dire que les chartreuses à bon marché ont une composition encore plus élémentaire ; l'eau-de-vie de betteraves et la mélasse en font nécessairement partie.

La chartreuse véritable est un bon digestif, mais les personnes qui en abusent sont doublement incommodées. Indépendamment des accidents inhérents à la trop grande ingestion d'alcool, elles éprouvent encore un malaise spécial et des accidents nerveux particuliers, dus à la présence des essences végétales aromatiques.

L'élixir de la grande Chartreuse est un véritable médicament et non une liqueur. A la dose d'une cuillerée à café, au plus, il peut rendre quelques services dans les tranchées, les coliques et l'indigestion; mais il est dangereux d'en prendre à tout propos, à la moindre indisposition. Les enfants doivent s'en abstenir de la façon la plus absolue.

Curaçao. — Le curaçao est une des meilleures liqueurs digestives. Il peut, dit le Dr Dechambre, rendre un véritable service dans les affections fébriles, accompagnées d'une soif intense et où les malades se dégoûtent promptement de toutes les tisanes; celle qu'ils supportent peut-être le plus longtemps est une dissolution d'une petite quantité de curaçao, dans de l'eau à la température de la chambre.

Le curaçao est une liqueur connue depuis longtemps, dans l'île des Antilles, dont elle porte le nom. Elle est fabriquée spécialement par les Hollandais, à l'aide de formules qui ne nous sont pas très bien connues. En France, voici quelle est, dans les pharmacies, sa préparation usuelle :

Zestes secs d'oranges amères dits « curaçao ».	500 grammes.
Girofles	8 —
Cannelle	8 —
Eau-de-vie	10 litres.

On fait macérer pendant huit jours et on ajoute :

Eau pure	1 kilogr.
Sucre	2 k. 5.

Les liquoristes y ajoutent du fernambouc, qui lui donne la propriété de rougir par son exposition à l'air.

La distillerie Lyonnaise, qui approche de la Hollande, pour l'excellence de ses curaçaos, mélange généralement dix parties d'oranges amères et quatre d'oranges douces. Son manuel opératoire est le suivant :

Dans dix litres d'alcool à 33 degrés, on fait macérer, pendant quinze jours, l'écorce de 36 oranges, avec 8 grammes de cannelle de Ceylan et 4 grammes de macis; on distille au bain-marie, on ajoute un sirop fait avec 3 kilogrammes 500 grammes de sucre et 3 litres d'eau, et on colore avec divers produits végétaux.

Genièvre. — Par le moyen de la fermentation et de la distillation, on retire des fruits du genevrier (*Juniperus communis*) un alcool qui a une saveur très forte et qui mériterait seul le nom de *genièvre*. Ce liquide étant devenu d'une rareté extrême, on appelle *genièvres*, dans le nord de l'Europe, toutes les eaux-de-vie de céréales parfumées avec les baies du genevrier. Le froment, le seigle, l'orge, l'avoine et aussi le maïs servent donc à faire cette liqueur, peu estimée des buveurs français.

Si la médecine reconnaît aux fruits du genevrier des propriétés stimulantes, propres à relever les forces digestives de l'estomac, l'hygiène ne fait pas grand cas de la liqueur de genièvre. Composée, en général, d'une eau-de-vie horrible, dans laquelle on ajoute trop souvent de l'acide sulfurique, la boisson dont se grisent les Coupeaux de la Grande-Bretagne, mérite bien cette condamnation formulée par Banville :

> Laissons à l'Angleterre
> Ses brouillards et sa bière !
> Laissons-la dans le gin
>   Boire le spleen !

XIV

LE TABAC. — Après avoir déjeuné, pris une tasse de café et bu un verre de liqueur, que fait notre héros?

Hélas! il porte à sa bouche un rouleau d'herbe puante allumé et il en aspire la fumée : il savoure un cigare. Pendant qu'il se livre à cette occupation, délicieuse selon les uns, horrible selon les autres, nous allons parler du tabac.

LE TABAC A FUMER. — En l'an 1626, Barthélemy Vincent, libraire à Lyon, dans la rue Mercière, à l'enseigne de la Victoire, publiait un livre qu'on se disputait au sortir des presses. Ce livre, traduction d'une œuvre latine du médecin Jean Néander, portait ce titre caractéristique :

TRAICTÉ DU TABAC OU NICOTIANE

PANACÉE, PETUN,

autrement herbe à la Reyne.

avec sa préparation et son usage pour la plupart des
indispositions du corps humain.

Œuvre très utile, non seulement au vulgaire, mais à tous ceux qui font la médecine, et notamment à ceux qui, voyageant, n'ont moyen de porter quantité de médicaments.

En notre année 1884, une Société dont le siège est à Paris, rue Saint-Benoît, n° 5, adresse chaque mois, à quelques milliers de personnes — je suis du nombre — une belle petite brochure consacrée aux maux que produit l'action de l'herbe à Nicot, et portant pour épigraphe cet aphorisme de Balzac :

« Le tabac détruit le corps, attaque l'intelligence et hébète les nations. »

En l'an 1626, le tabac était au Capitole, en 1884 il est à la Roche Tarpienne ; au XVIIe siècle le pétun guérissait tous les maux, au XIXe il engendre toutes les maladies; autrefois la nicotiane était une panacée, aujourd'hui on doit la fuir comme la peste : cela est-il bien vrai?

N'a-t-on pas exagéré jadis les vertus de l'herbe à la reine? de nos jours n'augmente-t-on pas à l'excès ses défauts?

La question vaut la peine d'être étudiée; c'est pourquoi nous croyons devoir lui consacrer trois causeries. Celle-ci traitera du tabac à fumer, une deuxième roulera sur le tabac à priser, la dernière dira ce que la médecine pense du tabac mâché.

L'usage de respirer la fumée de certains aromates est vieux comme les origines de notre pays. Les chefs germains se délectaient à absorber, par le nez et par la bouche, la vapeur s'exhalant du chanvre projeté sur des pierres rougies au feu, de telle façon qu'elles ne faisaient qu'imiter leurs premiers ancêtres, les princesses que Saint-Simon nous représente fumant des pipes empruntées aux Suisses du corps-de-garde de Marly.

Quand le Nîmois Jean Nicot, ambassadeur en Portugal, eut introduit en France l'herbe dont les Indiens bourraient leurs calumets, les sujets de Catherine de Médicis ne devinrent pas immédiatement fumeurs. Ce n'est que sous le ministère du cardinal de Richelieu qu'on se mit à brûler, pour le plaisir de la bouche, la plante de la famille des solanées, rapportant aujourd'hui au fisc la bagatelle de cent millions de francs. Mieux inspiré que le schah de Perse Abba, qui faisait couper les lèvres des fumeurs, plus intelligent que le roi d'Angleterre, Jacques Ier, qui envoyait à la potence les malheureux nantis d'une pipe, le grand homme d'État auquel nous devons la tragi-comédie de « Mirame » et la création de l'Académie française, crut qu'il était préférable de monopoliser, au profit de l'État, la vente d'une drogue dont la consommation devait devenir universelle (1).

Aujourd'hui, il est presque permis de dire que tout le monde fume : la culture du tabac, en France, absorbe, en effet, plus de neuf mille hectares des meilleurs terrains, qui en fournissent environ douze millions de kilogrammes, lesquels occupent plus de sept mille ouvriers.

Au département de la Seine seul il faut, chaque jour, neuf mille cinq cent quatre-vingt-dix kilogrammes de tabac. Pendant l'année

(1) Le tabac est un des plus grands revenus du fisc. Le premier bail du tabac est du mois de novembre 1674. Il fut affermé pour 6 ans ; 500,000 francs pour les deux premières années, et les deux dernières 200,000 fr. de plus. En 1720, la ferme fut cédée à la Compagnie des Indes pour 1,500,000 fr. En 1771, elle était de 27 millions. En 1789, de 32 millions. De 1789 à l'an VII, la culture du tabac, la fabrication et la vente furent libres. Le 29 décembre 1810, Napoléon signa le décret qui instituait la régie.

1879, la consommation du tabac, à Marseille, a produit une somme supérieure à sept millions de francs (1).

Sans nous attarder plus longtemps aux considérations d'histoire ou de statistique, instruisons le procès du tabac, en donnant d'abord la parole aux témoins à charge.

Les feuilles de tabac prises en pippe (*sic*), écrit le vieux Gaspard Bauhin, ôtent la faim et la soif; le trop grand usage de cette plante dessèche le cerveau et menace de folie.

La fumée de tabac, dit A. Richard, dans le *Dictionnaire de Médecine* de Labé, contient une huile empyreumatique, produite par la décomposition de quelques-uns des principes du tabac et qui a une action extrêmement énergique : Brodie en ayant mis une goutte sur la langue d'un chat a vu des convulsions en résulter et la mort survenir en deux minutes.

Orfila déclare, dans sa *Toxicologie générale*, que les feuilles de tabac sont douées de propriétés vénéneuses énergiques.

Le tabac, disent les D⁰ˢ Payn, Lebert, Hurteaux, Bouisson, Roux, Lallemand et Leroy d'Etiolles, produit le cancer de la lèvre.

La pipe, le cigare et la cigarette diminuent la délicatesse du goût, usent les dents, enflamment la muqueuse buccale, ramollissent les gencives, causent des douleurs à l'épigastre, augmentent le nombre des maladies mentales, amènent des angines et des conjonctivites; tout cela est professé par Legrand du Saulle, Piorry, Délestre, Brochard, Laycook et d'autres.

Deux frères, raconte Heldwing, moururent dans un état léthargique, pour avoir fumé l'un dix-sept, l'autre dix-huit pipes de tabac.

M. le Dʳ Beau, médecin principal de la marine, écrit : « L'abus

---

(1) 7,125,931 francs (*Petit Marseillais*).

Voici quelle a été, depuis 1815, la progression de la consommation en France, le premier chiffre de ce tableau donnant la date du recensement; le second, le nombre d'habitants recensés ; le troisième, la consommation totale en kilogrammes ; et le quatrième, la consommation en grammes de chaque habitant :

1815	29.250.000	8.981.403	307
1826	31.673.858	12.595.084	3.6
1831	32.731.256	11.071.088	338
1841	34.018.715	16.461.934	484
1851	35.546.919	19.718.089	555
1864	31.133.424	28.019.803	735
1866	37.807.203	30.628.663	810
1872	35.844.414	27.031.000	754
1876	36.346.087	31.188.816	851

du tabac produit l'angine de poitrine », et il cite huit observations à l'appui de son assertion.

Un chirurgien du nom de Pausi, cité dans les « *Mémoires des curieux de la nature* », affirme gravement qu'il a trouvé le crâne d'un fumeur noir comme le tuyau d'une cheminée.

L'écrivain Tissot, qui cultiva l'hyperbole avec d'excellentes intentions, déclare n'avoir connu aucun fumeur passionné parvenir à la vieillesse.

Le médecin militaire Percy attribue à l'action de fumer l'induration squirrheuse et le cancer de l'estomac.

Dans son excellent *Traité d'hygiène publique et privée*, Michel Lévy rapporte : « J'ai été consulté par plusieurs malades atteints de dyspepsie avec vomissements d'abord glaireux, puis alimentaires, survenant peu de temps après le repas. J'ai réussi à les faire cesser, en exigeant des malades la renonciation complète à l'usage des cigares qu'ils fumaient immédiatement après leur repas, parfois au nombre de trois à six. »

En un autre passage de son livre, le même auteur ajoute : « Chez quelques fumeurs à outrance, les battements du cœur sont plus faibles et un peu irréguliers; la rapidité de l'action cérébrale et le libre cours des idées semblent ralentis. »

Samuel Wright peint comme suit les fumeurs acharnés : « Ils ont le teint d'une pâleur livide, les dents noires, les lèvres d'un bleu pâle, les mains tremblantes, les muscles sans vigueur, le caractère sans énergie ni décision. »

Au mois de juillet 1864, le Dr Emile Decaisne a signalé à l'Académie des sciences vingt et un cas d'intermittence du pouls sur quatre-vingt-huit fumeurs incorrigibles. Sept d'entre eux virent disparaître les désordres circulatoires en cessant de fumer, neuf n'éprouvèrent aucune amélioration. On ignore ce qu'il advint des autres.

Le journal *L'Avranchais* a publié, à peu près à la même époque, l'histoire d'un garçon de 14 ans qui mourut de congestion cérébrale, quelques heures après avoir fumé trois sous de tabac, dans le but de se guérir du mal de dent.

Le Dr Diday, de Lyon, reproche encore au tabac d'engendrer l'ivrognerie. Quant à notre grand savant Littré, qui va clore la liste des témoins à charge, il n'est pas tendre pour les fumeurs. D'après lui, ils ont une odeur repoussante, leur beauté physique (!) est compromise, ils ont des étourdissements, des mouches volantes, des rougeurs permanentes de la conjonctive et même des joues, ils ne sont plus possédés de la fièvre du travail, ils voient diminuer « l'excitation des facultés d'expression orale et mimique », ils ne connaissent plus l'amour (1)!

Après les témoins de l'accusation, il faut entendre ceux de la défense.

Le tabac à fumer, dit Millot, exerce une action très marquée sur le cerveau; il donne aux idées quelque chose de riant.

La nicotiane, écrit Fowler, est un moyen précieux dans le traitement de l'hydropisie.

Dans une réunion de la Société odontologique de la Grande-Bretagne, M. Hepburn a fait savoir à ses collègues qu'il considérait comme avantageuse l'action de la nicotine sur les dents, et la fumée du tabac comme propre à arrêter les altérations corruptrices de la carie dans les cavités dentaires (2).

---

(1) Si l'académicien Littré était ennemi du cigare, tous ses collègues de l'Institut ne partagaient pas sa répugnance pour l'herbe à Nicot. Parmi les académiciens fumeurs on cite :

MM. Emile Augier, duc d'Aumale, Gaston Boissier, Caro, Mézières, de Viel-Castel, Jules Favre, Octave Feuillet, Camille Rousset, Sardou, etc.

S'il fallait dresser la liste complète des hommes célèbres qui ont sacrifié au tabac à fumer on devrait y placer : Milton, Locke, Addison, Bolingbroke, Scott, Campbell, Wilson, Decamps, Corot, George Sand, etc., etc., sans oublier l'historien Prescot, dont le docteur Burgraeve a écrit :

« L'historien Prescot fumait; et avec quelle passion! c'est lui qui, condamné par son médecin à un seul cigare par jour, courait tout Paris pour trouver le plus gros que l'Europe pût fournir. La passion du tabac n'empêcha point Prescot d'être un bon historien. Que d'historiens somnifères qui ne fument point! »

Qui l'aurait dit! de la liste des fumeurs célèbres il faut rayer Jean-Bart. Cela résulte de la note suivante, publiée au mois de novembre 1880, par le journal *le Voltaire*.

O mes illusions !

On vient de retrouver une lettre de Jean-Bart, dans laquelle on lit ceci :

« Pour moi, je n'irai pas chez M. le duc, j'aimerois mieux fumer dix pipes de Hol-« lande, et vous sçavez si j'ai *horreur* du tabac ! »

Horreur du tabac?...

Mais alors, que devient la fameuse histoire de pipe fumée sur le baril de poudre !... »

(2) L'alcalinité de la fumée neutralise l'acidité qui peut se trouver dans la bouche ; les propriétés antiseptiques de la nicotine arrêtent les putréfactions dans les creux des caries. La coloration des dents chez les fumeurs est due principalement au charbon dont est chargée la fumée de tabac. Or, en raison aussi de ses propriétés antiseptiques, ce charbon ne peut être que favorable à la dent. D'autant plus qu'il se dépose exactement aux points où la carie se fait plus facilement, et qui échappent à l'action détersive de la brosse. Il se fixe interstitiellement dans les plus petites dépressions, dans les fissures de la couronne. Le nettoyage peut l'enlever des surfaces émaillées ; mais la dentine s'en imprègne et en garde une tache indélébile. En fait, c'est au point où

Chacun connaît l'aphorisme du grand chimiste Raspail : « La fumée de tabac est un préservatif certain des maladies épidémiques. »

Fumer, dit le Dr Barré, est utile aux personnes affectées de catarrhe et d'asthme : toutes les pastilles de Kermès et d'ipéca ne feront jamais mieux expectorer que ne le fait un cigare.

Pour le fameux cancer dit « des fumeurs », dont le nom a été prononcé pour la première fois en 1856, dans la *Gazette médicale de Paris*, Fleury, de Clermont, répond à Bouisson par une négation catégorique de l'influence du tabac. Turgan fait comme lui; de Pietra Santa ajoute que le cancer des lèvres existe chez des femmes et des enfants n'ayant jamais fumé; il lui paraît qu'on est allé beaucoup trop loin en voulant rendre le tabac responsable de maladies qui se produisent parfaitement sans lui.

Le *Dictionnaire universel* de Larousse constate que l'action nuisible du tabac a été exagérée.

Le Dr Jacquemart, d'Auteuil, lauréat de la Société contre l'abus du tabac, a fait une déclaration analogue. Dans un mémoire couronné en 1879, ce médecin écrit :

« On a beaucoup incriminé l'usage du tabac dans l'étiologie des affections respiratoires, mais, à part l'irritation locale qu'il détermine, son rôle dans la production de ces maladies est loin d'être démontré.

« On a prétendu qu'en paralysant le pneumo-gastrique, il pouvait occasionner, soit de l'emphysème par relâchement des muscles bronchiques, soit des semi-asphyxies par cessation du besoin de respirer, mais nous croyons que ces accusations sont plutôt théoriques que réelles. »

Le Dr Giacomini écrit que l'action mécanique irritante du tabac chez les fumeurs est tellement faible qu'on pourrait la regarder comme nulle, et il en donne cette explication : « On se tromperait, dit-il, si on voulait expliquer le fait par la salivation abondante qu'éprouvent les fumeurs. Si on réfléchit qu'en tenant entre ses dents un fétu de paille ou un caillou, la salive est sécrétée en abondance, on doit déduire que le surcroît de sécrétion qui a lieu chez les fumeurs tient à la présence d'un corps étranger entre les dents. »

manque l'émail et où le charbon peut atteindre directement la dentine que se fait le noircissement, et cela par les plus petites fêlures de l'émail, quand le nettoyage n'a pas été fait soigneusement ; ainsi, à travers la couche poreuse du tartre, accumulé à la face postérieure des incisives inférieures, il peut se produire sur la dent des taches d'un noir brillant. (C. du *Brit. med. Journ.*)

Le Dr Charles Gory, qui soutint en 1820, devant la Faculté de médecine de Paris, une thèse sur le tabac, a déclaré à de Jussieu, son président, et à ses juges, Dumeril, Richerand, Vauquelin et Désormeaux, avoir vu un Hollandais avaler tout le suc d'une éponge logée dans le tuyau de la pipe avec laquelle il fumait, sans pour cela en ressentir aucun symptôme sensible.

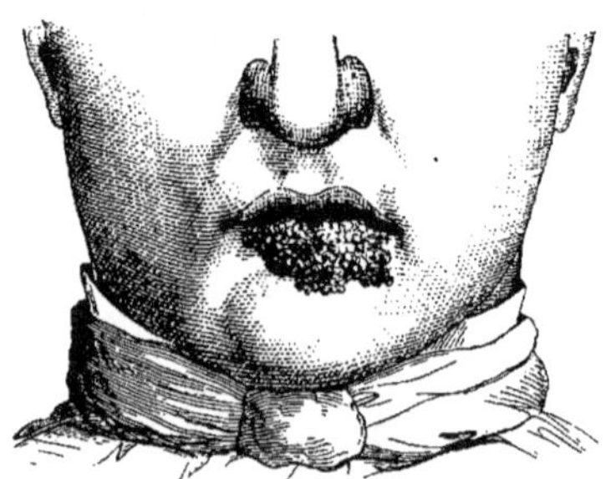

FIGURE 91. — Cancroïde de la lèvre.

Un médecin portant le nom prédestiné de « Fumey », auteur d'un travail sur l'usage du tabac, publié à la même époque, dit ne pas croire, comme Diemenbroëck, à la spécificité du fumage contre la peste; mais il conseille de ne pas négliger ce moyen de se garantir de l'impression des miasmes délétères, qui transmettent cette maladie ou d'autres affections contagieuses. L'air est, en effet, le véhicule de ces miasmes, et, comme il traverse la bouche et les fosses nasales avant de parvenir dans les poumons, plus ces cavités contiendront de mucosités dues au tabac, plus elles déchargeront l'air des molécules nuisibles qui le vicient et seront rejetées avec elles.

J'ai souvent entendu dire à mon premier maître de l'hôpital Cochin, le regretté Morel-Lavallée, qu'une petite quantité de salive chargée des principes actifs du tabac augmente les forces digestives.

Est-il vrai que les fumeurs perdent l'appétit? Nullement, répond Michel Lévy, mais le cigare trompe la faim commé ferait tout autre diversion. Il trompe aussi la douleur. Plus d'une fois, nous avons vu des malades fumer pendant qu'on leur coupait bras ou jambe, imitant en cela le général Moreau qui, au moment d'être amputé des deux cuisses, demanda à fumer sa pipe durant la sanglante opération.

M. Didiot, l'éminent directeur du Val-de-Grâce, dans son *Code sanitaire du soldat*, exprime l'opinion « qu'on doit considérer le tabac comme un moyen très utile de distraction et de compensation aux misères du soldat »; et il ajoute : « Ce serait affecter un rigorisme déplacé que de lutter contre un usage qui procure au moins des consolations dans les situations les plus critiques. »

M. Morache, professeur agrégé au Val-de-Grâce, dans son traité si apprécié d'*hygiène militaire*, avoue que, « pour le soldat fumeur, la privation de tabac, dans le cours d'une campagne, serait réellement désastreuse. »

Terminons ces témoignages, en ajoutant que le savant Haller ne pouvait se passer de sa pipe, et songeons au résumé des débats.

L'auteur de ces lignes étant fumeur, il lui manque l'impartialité nécessaire pour faire le résumé de l'accusation et de la défense. Il se borne à faire remarquer que les charges les plus accablantes s'adressent généralement à l'abus et non à l'usage du tabac, et il supplie les ennemis de la fumée de ne point mettre sur le compte de la pipe, du cigare ou de la cigarette, indistinctement, toutes les maladies physiques ou morales des fumeurs.

J'ai connu quatre individus, ayant brûlé beaucoup de tabac, dont l'un avait un cancer de la lèvre, l'autre était fou, le troisième est mort de la poitrine et le dernier de paralysie générale. Pour aucun d'eux je n'accuse le tabac : chez le cancéreux, je vois l'hérédité (la mère est morte d'un cancer au sein) ; de l'aliéné, je connaissais l'ambition insatiable ; du tuberculeux, je sais les nombreux sacrifices sur l'autel de la Vénus facile ; en ce qui concerne le paralytique, je n'ai pas oublié que, s'il donna or et argent aux contributions indirectes, comme consommateur de scaferlati, il en versa encore plus dans sa caisse, comme consommateur d'alcool et d'absinthe.

J'arrête là mon appréciation et, reconnaissant de nouveau mon incompétence, c'est à un maître que je demande une conclusion.

La voici formulée, en savant et en homme, par un des plus grands hygiénistes modernes, le professeur Michel Lévy :

« Le tabac berce l'esprit. Il s'élève au rang de modificateur moral ; et, dès lors, il faut l'apprécier, non plus avec les seules données de la chimie et de la physiologie, mais au point de vue des réactions morales, qui jouent un rôle si considérable dans l'hygiène humaine. »

HYGIÈNE DU FUMEUR. — Collégiens qui rêvez de fumer librement des cigarettes loin de l'œil du pion, enfants qui voulez jouer à l'homme en lui prenant un de ses défauts, sa pipe, ce n'est pas pour vous que ce chapitre est écrit : il s'adresse aux fumeurs, il ne tend pas à en augmenter le nombre. Il indique les précautions à prendre pour diminuer le plus possible les inconvénients de la *fumenbuccation* (1); mais ces inconvénients il les affirme, en déclarant qu'il est impossible de les annihiler complètement.

Le premier principe hygiénique, en matière de tabac, est donc celui-ci :

« Ne fumez pas, ne fumez à aucun âge. »

Plus d'un vieux fumeur avouera avec moi qu'il serait heureux de n'avoir jamais allumé un cigare, parce qu'il souffre, à présent, s'il ne peut en brûler une demi-douzaine dans le courant de la journée. L'habitude de fumer crée, en effet, un besoin factice, plus impérieux peut-être que les besoins réels, et, à chaque instant, cette passion engendre des ennuis pour ceux qui en sont possédés. Quand j'ai un rendez-vous pressé, après mon déjeuner, j'abrège mon repas pour avoir le temps de brûler un cigare, et je ne m'étonne pas, hélas ! de l'histoire suivante, racontée par Philibert Audebrand :

« Louis-Philippe aimait fort le parc Monceaux. Il avait placé là, pour en diriger la culture, le père Schoëne, qui ne connaissait au monde que deux choses dignes d'affection : les plantes et la pipe. Du matin au soir, il vivait donc dans son jardin ; et, du matin au soir, il avait un *brûle-gueule* à la bouche, ne l'ôtant pour personne.

« — Devant moi, disait Louis-Philippe, passe encore, mais fumer ainsi devant la reine et les princesses !

« — Sire, répondait Schoëne, c'est plus fort que moi. Si Votre Majesté est mécontente de mon service, qu'elle me fasse donner mon compte. J'en mourrai peut-être de chagrin; mais ce sera ma pipe entre les dents. »

Ne vous enrôlez donc pas, ô lecteurs imberbes, dans le bataillon de la Tabagie. L'initiation aux mystères de l'herbe à Nicot a des déboires douloureux ; son culte fervent est fécond en déplaisirs d'une autre nature.

Les fumeurs brûlent le tabac de trois manières : en cigare, en cigarette, en pipe.

---

(1) Ce terme bizarre de *fumenbuccation* a été proposé en 1864 par le Dr G.-A. Henrieck, dans un livre fort curieux sur le *tabac, son histoire, sa culture, sa fabrication, ses propriétés, son influence*. Paris, Desloges. in-8°.

LE CIGARE. — Le cigare est la feuille de tabac roulée sur elle-même et renfermant une quantité plus ou moins grande de débris ou de côtes, que les ouvrières de la régie appellent des *tripes*. Mis en contact direct avec la bouche, le cigare, toujours un peu mâché, colore la salive et la charge des principes toxiques du tabac. Ces éléments, dont la nicotine est le plus important, doivent être rejetés avec soin. Il est permis, à qui ne fume qu'un londrès, d'en voir la fin sans cracher; mais quiconque en consomme plusieurs doit cracher fréquemment. L'expulsion fréquente de la salive est rendue moins indispensable quand on se sert d'un *porte-cigare*. L'hygiène recommande l'usage de cet embout qui, empêchant le contact direct de la bouche avec le tabac, en diminue singulièrement les inconvé-nients. On fabrique des porte-cigares avec de l'ambre, de l'écaille. du verre, de la corne, du cerisier, du bouleau, du lilas, du jasmin, de l'érable et du roseau ; le porte-cigare fait de ce dernier bois est le meilleur, parce qu'il est généralement plus long que les autres (ce qui refroidit la fumée qui le traverse), et aussi parce que, ne coûtant que quelques sous, on ne craint pas d'en changer souvent ; le para-graphe consacré au *culotage* de la pipe dira pourquoi cet avantage n'est pas à dédaigner.

L'usage du porte-cigare n'a pas seulement l'avantage d'empêcher l'action directe du tabac sur la muqueuse buccale, il met aussi à l'abri de certains inconvénients dus à la malpropreté. Trop de mains touchent l'herbe à Nicot, pendant sa transformation en cigare, pour qu'on puisse affirmer qu'aucune n'était sale. Aux personnes qui me trouveraient trop méticuleux, je recommande l'observation publiée par le Dr Dunkan Bulkley, de New-York, dans le journal *Archiv. of dermatology*, au commencement de l'année 1880. C'est tout simplement l'histoire de deux malheureux médecins ayant con-tracté la maladie dont mourut François Ier, en fumant des cigares fabriqués par un ouvrier syphilitique.

Bonne odeur, bon goût, combustion facile et production d'une belle cendre blanche, telles sont, d'après les amateurs, les qualités des bons cigares. Ceux de la Havane les possèdent; mais il est pru-dent de se rappeler, à propos de ces produits fameux de l'île de Cuba, le vieux proverbe : « L'habit ne fait pas le moine. » Je lisais dernière-ment, à ce propos, dans le *Journal d'hygiène :*

« En France, en Angleterre et en d'autres pays, on a imaginé d'acheter des cigares à très bas prix à Hambourg, à Anvers, et à les envoyer à la Havane, où on les met dans des caisses étiquetées pour les renvoyer en Europe. Ces cigares, assez mauvais pour la plupart, nous sont ensuite vendus fort cher, sous le nom de cigares de la Havane. »

S'il faut en croire M. Cardon (1), les fraudeurs n'auraient pas besoin de faire faire à leur marchandise un aussi long voyage :

« Il se fait en Belgique, dit M. Cardon, à Hambourg et à Francfort, un très fructueux commerce de cigares *feuilles de choux*, vendus comme purs Havane, sous le cachet de la régie, qu'ils ont acquis le droit de porter, en payant les droits comme s'ils étaient de provenance directe. Le procédé est bien simple : aussitôt qu'un vaisseau est signalé à l'entrée de la Baltique ou dans la Manche, comme venant de Cuba, on expédie à sa rencontre des barques chargées de caisses de cigares exactement de même forme que ceux de la Havane, le bois des caisses est exotique, les bandes portent le nom de manufactures créoles, mais le tabac est hollandais ou allemand; qu'importe, le cachet de la douane change sa nationalité, et, le baptisant Havane, décuple sa valeur. Le tour est joué (2). »

C'est se conformer aux règles de l'hygiène que de rechercher les cigares bien secs : la nicotine, étant volatile, s'échappe peu à peu dans l'air pendant le séchage, et le fumeur en absorbe beaucoup moins; cette absorption est rendue encore plus faible quand on fume très doucement; au contraire, si l'on fume, très vite et sans cracher, des cigares frais, l'effet complet des ingrédients narcotiques de la fumée (huiles volatiles et nicotine) se produit dans la bouche et sur le système nerveux du fumeur, au point, dit le professeur Johnston, de lui faire trouver ensuite toute espèce de pipe fade et sans goût.

LA CIGARETTE. — Le tabac, enveloppé dans une substance combustible mince, brûlant comme lui, constitue la cigarette. Plusieurs médecins assurent que c'est la forme la plus dangereuse du tabac à fumer.

« Vous tous, qui en faites une grande consommation, disait dernièrement le Dr Barré aux lecteurs du *Peuple français*, faites-en la remarque et dites-nous franchement si, après avoir brûlé dix à douze cigarettes, et même davantage, vous ne sentez pas une gêne au côté gauche, et si vous n'êtes pas incommodé par de fréquentes palpitations cardiaques. — Plus nous avançons dans la pratique de la médecine, plus nous interrogeons nos confrères, et plus nous consta-

----

(1) *Le musée du fumeur*, Paris, in-8°, 1866.

(2) A Londres, quelquefois les cigares sont faits avec du foin et du papier brun. (Laffon-Ladébat, *Comité consultatif d'hygiène*, 1855.)

tons que l'abus de la cigarette est une des causes les plus fréquentes des maladies du cœur. »

Je n'ai jamais constaté, pour ma part, les accidents signalés ci-dessus ; mais j'en ai constaté d'autres, notamment l'angine inflammatoire et la laryngite. Cette irritation de l'arrière-bouche et des voies respiratoires doit provenir de l'habitude qu'ont les fumeurs de cigarettes d'avaler la fumée. Il faut éviter cette pratique, qui est forcément nuisible. « Quelques fumeurs, écrit le D' Henrieck, possèdent la faculté de pouvoir faire sortir la fumée par les narines, les points lacrymaux, le conduit auditif (!) ; mais, dans ce dernier cas,

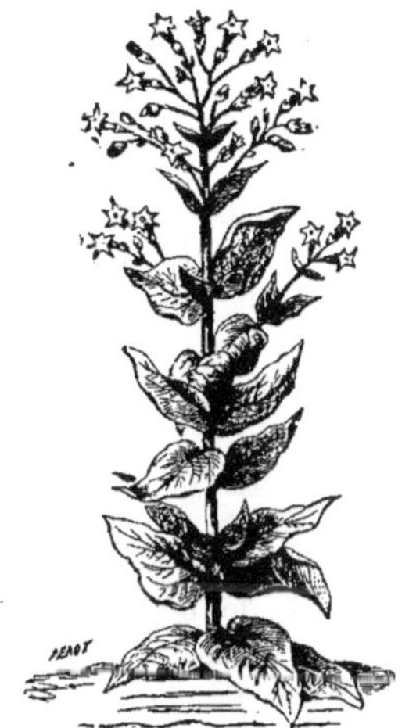

Figure 92. — Tabac.

il faut nécessairement admettre une perforation du tympan. Quelques-uns peuvent encore, après l'ingurgitation d'une bouffée, parler, cracher, boire. Les deux premiers cas s'expliquent par l'absence de fumée dans les bronches et dans la bouche ; le second, par ce fait, que la fumée, séjournant partie dans la bouche, partie dans l'œsophage, surnage les liquides qui se rendent dans l'estomac. » Je n'ai pas besoin de dire ce que l'hygiène pense de toutes ces stupides prouesses physiologiques.

Dans quelques pays, on roule les cigarettes dans des feuilles de maïs ou de platane ; en France, on les roule dans du papier. Nombre de gens pensent que les effets fâcheux de la cigarette sont dus à cette enveloppe.

Je dois à la vérité de dire qu'une telle accusation n'est pas démontrée. Si l'usage de la cigarette est réellement plus nuisible que celui du cigare, cela tient peut-être à ce que, dans cette façon de fumer, on est obligé d'employer du tabac plus humide et, par conséquent, plus chargé de nicotine. En 1875, le Dr Bertherand a publié sur l'hygiène du fumeur un travail dans lequel, entre les différentes manières de brûler le tabac, il paraissait donner la préférence à la cigarette « en raison de son peu d'importance quantitative et du papier *qui interdit le contact du contenu aux membranes buccales* ».

La question de l'enveloppe, on le voit, est loin d'être résolue. Ce qui n'est pas douteux, c'est que les fabricants de papier à cigarette ont grand soin d'entretenir dans le public l'idée du danger que fait courir au consommateur l'usage d'un papier de mauvaise qualité. Tous offrent au fumeur des papiers supérieurs *pur fil;* les raffinés mettent en vente le papier au goudron, pour prévenir les irritations de poitrine; le papier ferrugineux, pour combattre l'anémie, voire même — cette marque existe, je l'ai vue, — le papier à la pepsine, pour faciliter la digestion. Tout cela brûle, et tout cela passera, comme a passé la mode des papiers spéciaux, en forme de tubes dans lesquels les fumeurs bourraient leur tabac au moyen d'une baguette.

Faites donc usage du papier qui vous plaira, Messieurs; l'important pour l'hygiène, c'est que vous n'en consommiez pas trop.

Même recommandation est adressée aux dames; car il est des dames qui fument : la Société de médecine publique s'est occupée d'elles en 1880. MM. Decaisne, Delaunay, Thévenot, Bouley, Brouardel et Goyard ont dit à cette occasion des choses fort intéressantes ; mais à la suite d'une joute oratoire brillante, « plus riche d'arguments que de faits observés », la Société a conclu sagement « qu'il ne fallait rien conclure ». Ainsi ferai-je pour cette malheureuse question du papier à cigarette.

LA PIPE. — Bien qu'il soit admis en principe, dit Larousse, que le cigare seul est de bon ton dans la rue, la pipe est, à huis clos, le délassement des classes sociales les plus haut placées aussi bien que du peuple.

Cette observation est fort juste : tous les grands fumeurs font usage de la pipe.

Les pauvres se servent de la modeste pipe de terre; les riches usent de la pipe d'écume garnie d'argent et d'ambre, sculptée et ciselée comme un bijou précieux; pauvres et riches, consommant beaucoup de tabac, le brûlent dans un godet incombustible muni d'un tuyau : c'est toujours une pipe, et celle qui coûte le plus cher n'est pas la meilleure, au contraire.

Si toutes les pipes devaient avoir la même durée, voici comment il faudrait les classer par ordre de mérite : I. pipe de terre blanche tendre; II. pipe d'écume; III. pipe de terre dure, blanche ou colorée; IV. pipe de bois ; V. pipe de porcelaine; VI. pipe de métal.

La pipe de terre blanche, poreuse et perméable aux liquides, est mise au premier rang, parce qu'elle absorbe bien la nicotine ; la pipe de métal est placée tout à fait à la fin, parce qu'elle laisse arriver à la bouche du fumeur tous les produits nuisibles formés pendant la combustion du tabac. La pipe d'écume, qui vient immédiatement après la pipe de terre, ne mérite cette place qu'à la condition de ne pas être trop vieille. Quand elle est *culotée*, elle est aussi mauvaise que celles de bois ou de porcelaine.

Le *culotage*, qu'ont chanté le poète Barthélemy et le Dr Anselmier, peut être plein de charme pour l'amateur ; pour l'hygiéniste, il indique simplement que la pipe a fait son temps, qu'elle est saturée de jus de tabac; qu'il faut la remplacer par une autre ou bien la passer au feu pour la purifier, comme cela se fait dans les estaminets de Hollande. Toute vieille pipe, brunie par un long usage, amène sur les lèvres et la langue un liquide âcre et puant, qui irrite les tissus et corrode même les muqueuses.

Quand elle est dans cet état, la plus belle pipe d'écume ne vaut guère plus qu'un affreux *brûle-gueule*.

Indépendamment de la substance, la forme de la pipe influe sur la proportion des ingrédients nuisibles que contient la fumée de tabac. Les pipes turques et indiennes, dans lesquelles le tabac brûle lentement, en dégageant sa fumée à travers un liquide (1), arrêtent une large proportion des principes toxiques.

Le fourneau de la pipe allemande retient la plus grande partie des produits huileux ; les pipes de terre hollandaise et anglaise retiennent moins : les pipes de métal du Thibet, en s'échauffant, apportent

---

(1) La pipe à réservoir d'eau, appelée selon les pays *ouka* ou *narguilé*, a été décrite dès l'an 1600. Voici, en effet, ce qu'on peut lire dans un livre sur le tabac publié à cette époque :

« Les Perses et les Turcs coupent du bois d'aloès des menues pièces, qu'ils meslent parmi le tabac et en prennent la fumée par une longue canule de lothon (laquelle ils mettent dans l'eau froide, à fin que la fumée ainsi raffroidie se porte plus facilement dans le cerveau). Aucuns y ajoustent quelques gouttes d'huile d'anis, nous en avons veu d'autres qui y meslent des cloux de geroffle. »

à la bouche, non seulement des liquides brunâtres saturés de nicotine, mais encore une fumée à une température telle, que la brûlure de la langue peut résulter de son contact. Il faut donc que la pipe soit longue, et, pour que le fumeur en soit bien persuadé, je mets sous ses yeux ces lignes du Dr Bouisson, empruntées à son article « lèvres », du Dictionnaire encyclopédique des sciences médicales :

« Ce n'est pas sans raison que l'énergie du langage populaire a qualifié du nom de *brûle-gueule* la pipe à tube court. Non seulement ce tube s'imprègne de la matière empyreumatique qui brunit le culot des vieilles pipes, mais il s'échauffe quelquefois à un assez haut degré pour faire subir aux lèvres une élévation locale de température, une sorte de brûlure chronique, propre à épaissir la couche épithéliale, comme le contact des corps échauffés accroît la sécrétion épidermique des mains chez les sujets qui exercent certaines professions. »

Faut-il ajouter que chaque fumeur doit avoir sa pipe et ne point se servir indifféremment de celle du premier venu ?

Écoutez, à ce propos, l'histoire suivante, extraite des œuvres du grand chirurgien militaire Percy :

« Un garçon de 10 ans, fils du dépensier d'un de nos hôpitaux ambulants, curieux de fumer, rencontra une pipe qui, malheureusement, avait appartenu à un soldat qu'on venait de traiter pour des ulcères vénériens au nez, au palais, avec carie et perforation de la voûte palatine ; bientôt, il en eut lui-même à la bouche et au fond de la gorge. Nous fûmes quelque temps à douter du caractère et de la nature d'accidents et de symptômes si rares à cet âge ; la pipe nous les fit découvrir. On se pressa d'administrer les remèdes antisyphilitiques et, cependant, l'enfant perdit les os du nez et les os palatins, et il resta sourd de l'oreille droite. »

Cet exemple de contagion n'est pas unique dans les annales de la science : des faits semblables sont indiqués dans les œuvres des médecins spécialistes, dont M. Ricord est le plus illustre représentant.

La pipe de terre, qui présente sur les autres des avantages réels, a un inconvénient incontestable : elle use les dents aux points où elles sont en contact avec elle. Les fumeurs préviendront cette usure en garnissant le bout de leur pipe avec un peu de fil, un tuyau de plume ou une légère feuille de caoutchouc.

Considérations générales. — Que l'on fume le cigare, la ci-

garette ou la pipe, dans tous les cas il est deux préceptes hygiéniques que l'on ne doit pas perdre de vue :

Le premier est relatif à l'atmosphère et peut se formuler ainsi : il
y a moins d'inconvénient à fumer en plein air que dans un espace
clos, dans un appartement vaste que dans une petite chambre.

Ayez donc soin, fumeurs, mes frères, d'aérer largement et souvent les pièces dans lesquelles vous brûlez votre tabac. Si la fumée
n'incorpore pas des quantités appréciables de principes toxiques à
l'oxygène de l'atmosphère qu'elle envahit, toujours est-il, dit le
Dr Bertherand, qu'elle se substitue, par son volume et les poussières
qu'elle renferme, à l'air pur nécessaire à l'hématose. Il faut renouveler le plus souvent possible cet air souillé par le cigare ou la
pipe.

Un médecin militaire des plus distingués, M. Bodros, a fait de
la viciation atmosphérique produite par le tabac, dans les casernes,
un tableau un peu poussé au noir; je crois utile, cependant, de le
mettre sous les yeux de mes lecteurs :

« Le soldat, à part le temps des exercices à l'air libre, vit constamment dans une atmosphère viciée par sa propre respiration. Cette
viciation de l'air est complétée par un chauffage, un éclairage dé-
fectueux, et, en particulier, je ne saurais trop insister, par les produits éminemment toxiques dégagés par les fumeurs. Combien de
fois, en pénétrant dans une chambre, surtout la nuit, et même le
jour, quand les fenêtres sont fermées, n'ai-je pas été véritablement
suffoqué par cette odeur indéfinissable, à la fois nauséeuse et fétide,
qu'on respire dans cette agglomération d'hommes !

« Pour se convaincre qu'il ne s'agit pas seulement d'air confiné,
il suffit de regarder autour de soi : la fumée du tabac a épaissi
l'atmosphère ; des cendres, des culots de pipes, des bouts de cigarettes, sont épars sur le plancher humide.

« ... Tous ces détritus organiques, balayés très superficiellement
le matin, finissent par former dans les chambres une espèce de sol
miasmatique, foyer d'infection secondaire, dont l'action s'ajoute à
celle de l'air confiné et de la fumée de tabac répandue dans l'atmosphère.

« Une ventilation continue serait la mesure la plus propre à
atténuer ces conditions défavorables d'hygiène. Mais cette ventilation n'existe que dans quelques rares casernes. Dans les autres, il
est simplement recommandé d'y suppléer par l'ouverture fréquente
des portes et fenêtres, mesure complètement illusoire pour quiconque connaît l'insouciance du soldat en matière d'hygiène. Cela

va bien, l'été, pendant le jour; mais vienne l'hiver avec le froid et les longues veillées, les fenêtres resteront hermétiquement closes pendant dix à douze heures de suite. Jugez après cela ce que doit être, le matin, l'atmosphère d'une chambre où, toute la soirée, fumeurs et chiqueurs s'en seront donnés à cœur joie, autour d'un poêle en fonte, à la lueur d'une lampe fumeuse! Cette atmosphère, outre l'acide carbonique de la respiration, l'oxyde des foyers de combustion et des diverses excrétions du corps humain, contient aussi tous les produits délétères de la fumée de tabac, matières huileuses empyreumatiques, créosote, ammoniaque, acide carbonique, oxyde de carbone, hydrogène carboné, et enfin nicotine, d'après les analyses de Melsens et Heubel. Plus récemment encore, Vogel a même constaté, dans l'air expiré des fumeurs, de l'acide cyanhydrique. « *Aer pabulum vitæ*, » disaient les anciens hygiénistes; ce n'est pas la vie que donne une telle atmosphère, c'est la mort! »

Tous les troupiers ne meurent pas, heureusement, en respirant ces gaz effroyables; mais ce qui ne nuit point sensiblement à des soldats robustes, dans la force de l'âge, peut très bien rendre malades des fumeurs moins vigoureux ou plus âgés; la prudence la plus vulgaire commande donc de ne jamais fumer longtemps dans un espace clos.

Le deuxième précepte d'hygiène générale applicable à tous les fumeurs est relatif à la propreté.

S'il est utile à chacun de procéder souvent au lavage de la bouche et des dents, l'utilité devient une obligation rigoureuse pour quiconque s'adonne à la pipe, au cigare ou à la cigarette. Un linge mouillé, promené le matin sur les gencives et les dents, peut suffire, à la rigueur, aux personnes qui ne fument pas; la brosse est indispensable aux fumeurs. Ils la tremperont simplement dans l'eau aiguisé d'un peu de vinaigre, d'alcool camphré ou d'eau de Cologne, pour débarrasser la bouche des principes introduits par la fumée; ils s'opposeront à l'accumulation du tartre autour des dents en les frottant, au moins une fois par jour, avec une poudre à base de quinquina (1).

---

(1) Voici la formule d'une poudre dentrifice excellente pour les fumeurs :

Quinquina pulvérisé	15	grammes.
Charbon de peuplier	5	—
Sucre de lait	5	—
Pyrèthre	2	—
Essence de menthe	2	gouttes.

Il ne faut pas craindre de faire usage avec cette poudre d'une brosse un peu rude.

Quelques personnes, désireuses de faire disparaître rapidement l'odeur spéciale communiquée à l'haleine par le tabac, croient devoir user de certains petits losanges argentés, préparés avec de l'extrait de réglisse, de l'écorce d'acacia, de la gomme, du mastic, de la menthe, de l'ambre et du musc, vendus en boîtes portant l'étiquette « Cachou de Bologne ». Très à la mode en 1830, ces espèces de pastilles passaient pour neutraliser merveilleusement la senteur caractéristique du cigare et de la pipe ; l'expérience nous a appris qu'il n'y avait pas à compter sur cette admirable vertu. Le cachou, il faut le reconnaître, rend quelques services aux individus dont les gencives saignent facilement, et à ceux qui sont sujets aux aphthes ; mais, considéré comme désinfectant de la bouche, ses propriétés sont très problématiques.

En somme, un simple gargarisme à l'eau tiède aromatisée, aidé de la brosse à dents, corrige mieux l'odeur du tabac que le meilleur cachou « de Bologne », lequel est généralement fabriqué à Paris, dans les officines du quartier du Temple. Lavez-vous donc soigneusement la bouche et les dents, fumeurs qui voulez *diminuer* l'intensité de vos effluences nicotianées, mais n'espérez pas les *supprimer* complètement. Il n'est qu'un moyen de ne plus exhaler le triste parfum qui vous caractérise, c'est de renoncer au tabac.

Ce moyen radical de supprimer une odeur désagréable est-il à la portée de tout le monde ? Le docteur Bodros — qui est un ennemi déclaré du tabac — ne le pense pas. « Je ne nie pas, dit-il, qu'une fois l'habitude de fumer prise, il ne faille, jusqu'à un certain point, garder quelque ménagement avec elle ; car ce serait méconnaître la puissance tyrannique des vieilles habitudes, qui ne lâchent plus leur homme quand elles l'ont bien saisi, et je n'ignore pas que leur suppression brutale, quand elles sont invétérées, amène souvent de l'ennui et de la tristesse, sources de maladies. Mais ce qu'il ne faut pas oublier non plus, c'est qu'on peut s'attacher à les empêcher de naître. Il n'est déjà plus opportun de se récrier, quand l'ennemi est depuis longtemps dans la place. Ce qui est véritablement utile, c'est de signaler le danger longtemps à l'avance, et lui opposer, dès son apparition, les plus énergiques moyens de défense. *Principiis obsta...* »

LE TABAC A PRISER. — Si la priorité d'usage constituait un titre de préséance, il faudrait dire que le tabac à priser vaut mieux que le tabac à fumer, parce que le règne de la tabatière a précédé celui de la pipe. Par malheur, les deux procédés se valent, aux yeux de l'hygiéniste. Se bourrer le nez de l'herbe à Nicot est absurde, aspirer la fumée de cette plante n'est pas moins contraire à la raison. Le mieux serait, par conséquent, de ne contracter ni l'une ni l'autre de ces habitudes : tous les médecins le déclarent — et ensuite les uns fument et les autres prisent. Louis Peisse a noté, dans ses spirituelles Causeries, un exemple frappant de cette inconséquence. Voici le fait :

Le professeur Fagon, médecin de Louis XIV, devait présider une thèse de Claude Berger, intitulée : AN EX TABACI USU FREQUENTI VITÆ SUMMA BREVIOR? Mais, ne pouvant assister à l'acte, il se fit remplacer par un autre médecin. La conclusion de la thèse était affirmative, et le bachelier s'escrima de son mieux pour démontrer que tout priseur avait peu de temps à vivre. Il soutint son dire avec la plus grande vigueur. Le président, fougueux adversaire du tabac, ainsi que Fagon, approuvait chaque argument et encourageait le répondant de la voix, mais non du geste, car, pendant la séance, son nez ne fut pas d'accord avec sa langue; il ne cessa de priser.

Aujourd'hui, les médecins n'accusent plus, comme au temps de Fagon, le tabac en poudre d'abréger l'existence. Ils savent que le professeur Devergie a pu vivre jusqu'à quatre-vingt-deux ans en prisant tous les jours de trente à trente-cinq grammes de poudre à Nicot; ils se contentent d'énumérer les inconvénients réels de cette habitude, sans chercher à assombrir bénévolément le tableau. Gory rappelle aux priseurs qu'ils sont exposés aux polypes des fosses nasales et aux excoriations du pourtour du nez et de la lèvre supérieure. Fumey leur enseigne que des parcelles de tabac prisé peuvent monter, par le canal nasal, jusque dans le sac lacrymal et s'introduire dans les conduits lacrymaux, de façon à obstruer ou à enflammer ces parties et produire ainsi les maladies appelées épiphora et fistule lacrymale; dans les *Mémoires de la Société des Sciences de Lyon* (1877), M. Poncet a fait part d'un cas d'amblyopie qui était dû à l'abus du tabac à priser; d'autres médecins reprochent encore au tabac en poudre de pervertir le sens de l'odorat et même celui du goût; le docteur Briand me paraît avoir le mieux exposé la situation normale des priseurs, dans ce passage de son *Manuel d'Hygiène* :

« Les individus nerveux, bilieux, d'une constitution sèche, disposés à la phtisie pulmonaire ou aux hémorrhagies nasales doivent particulièrement s'interdire l'usage du tabac en poudre. Les individus lymphatiques, chargés d'enbonpoint, qui font peu d'exercice ou qui habitent les lieux froids et humides, peuvent à la rigueur en user quelquefois s'ils en éprouvent un grand désir, mais encore auront-ils souvent le regret d'avoir cédé à un penchant peu raisonnable. Douées d'une sensibilité nerveuse plus exquise, les femmes (1) éprouvent bien plus facilement les dangereux effets du tabac sur les facultés mentales. Douées aussi de formes plus gracieuses, elles en ressentent plutôt la funeste influence sur le physique. La rougeur et le volume de leur nez trahissent d'abord leur habitude; et ensuite, la sensibilité venant à s'émousser, leurs narines, étoupées d'une croûte noirâtre, laissent découler un liquide embruni qui n'attend même pas l'office du mouchoir. »

La forme modérée de l'acte d'accusation qui précède doit le faire accepter de tout le monde, même des personnes qui attribuent au tabac à priser certaines vertus curatives ou prophylactiques.

Voici l'énumération de ces qualités réelles ou prétendues :

On a vu quelquefois, écrit A. Richard, des ophthalmies chroniques disparaître, des douleurs violentes de tête céder à l'emploi du tabac prisé : on peut, dit Guersant, avoir recours au tabac comme sternutatoire, soit pour expulser quelques membranes développées dans les fosses nasales, soit pour débarrasser le larynx des mucosités qui pourraient y être accumulées; mon excellent maître, le docteur J. Giraud pensait que le tabac en poudre n'était pas à dédaigner dans le coryza chronique et dans quelques cas de surdité; le docteur Charles Gory croyait à l'efficacité de la poudre de tabac contre les affections hystériques, et à sa propriété d'aider l'accouchement et de favoriser la sortie du placenta; Larousse dit plus simplement : « Le tabac en poudre, prisé en quantité convenable, excite le cerveau dans une juste mesure, de manière à rendre plus actives et plus fortes les facultés auxquelles cet organe préside. »

Je ne crois que très modérément, pour ma part, à toutes ces belles qualités, mais je n'oserais les nier. Ce que je peux affirmer, c'est que l'habitude de prendre du tabac par le nez (2) est, comme

---

(1) Il est incontestable que le tabac à priser ne convient ni aux femmes enceintes, ni aux porteurs de hernies, ni aux gens affectés d'anévrysmes, à cause des ébranlements fréquents produits par les éternuements qu'il provoque.

(2) Le Dr Heurieck, qui a créé le mot *fumenbuccation* pour indiquer l'action de fumer, emploie le terme *herrination* toutes les fois qu'il veut indiquer l'action de priser.

celle des fumeurs, exigeante, impérieuse, absolue, lorsqu'elle s'est enracinée dans l'existence d'un homme. « Ceux, dit Sauvages, qui ont la passion du tabac, dans le temps même qu'ils étudient et qu'ils sont occupés de leurs idées, prennent du sable en forme de tabac, et cherchent leur tabatière dans leurs poches, après l'avoir enfermée pour ne plus s'en servir. J'ai vu une vieille mendiante, fanatique de la prise, prendre une pincée de marc de café sur un tas d'ordure pour l'introduire dans ses narines. J'ai lu, dans le *Journal de Médecine de l'Algérie*, l'histoire d'un vieux soldat priseur qui, dans les jours de disette de tabac, prisait la cendre des pipes de ses camarades. »

De l'exemple qui précède, il ne faudrait pas conclure que les soldats font une grande consommation de tabac en poudre. La prise est, au contraire, en discrédit complet dans l'armée française. Le docteur Bodros, médecin-major du 47e de ligne, a interrogé un à un les hommes de son régiment et il n'a trouvé que dix priseurs. Il s'est alors posé cette question : pourquoi cet abandon général d'une mode qui a eu nombre d'illustres habitués militaires, entre autres Napoléon Ier?

« La raison, dit le docteur Bodros, en est bien simple, c'est que l'État borne ses libéralités au seul tabac à fumer. S'il donnait au même prix du tabac à priser, il se créerait immédiatement dans l'armée une forte clientèle de priseurs. Cela est si vrai que plusieurs m'ont avoué avoir cultivé la tabatière, avant leur arrivée au régiment, et l'avoir bientôt abandonnée pour la pipe ou la cigarette. Aussi ne voit-on jamais la prise faire naître la même fièvre de besoin que la pipe. »

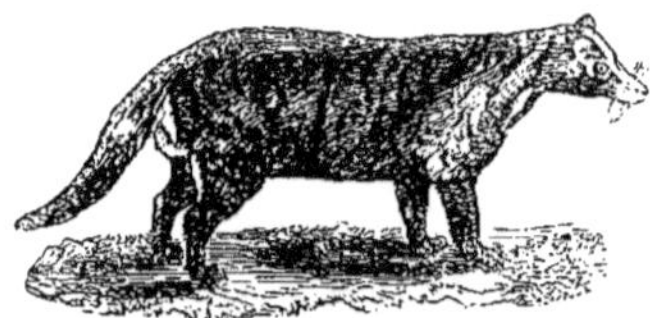

FIGURE 93. — Civette.

L'opinion du docteur Bodros me paraît des mieux fondées : la consommation du tabac augmente quand son prix diminue, et la santé publique n'y gagne rien. Je suis malheureusement un tributaire sérieux de la régie, et cependant je ne trouve pas mauvais que le tabac coûte cher. Ce que Mirabeau disait à un point de vue politique, je le répète volontiers au nom de l'hygiène :

« Quel impôt plus doux pouvez-vous proposer que celui du tabac? Il est impossible de trouver une imposition aussi équitable. »

La Civette. — Quand on parle du tabac, et surtout du tabac à priser, il est impossible de ne pas dire un mot de la Civette, à cause d'une enseigne fameuse dont tous les Parisiens connaissent l'existence, mais dont beaucoup ignorent la signification.

Depuis bientôt cent ans, il existe dans la rue Saint-Honoré, en face du Théâtre-Français, un débit renommé pour l'excellence de son tabac en poudre. Contrairement à ce qui a lieu pour les autres boutiques de la régie, sa clientèle ne se recrute pas seulement parmi les habitants du quartier; de tous les points de Paris, et même de la banlieue, les priseurs émérites viennent s'y approvisionner.

Quel est le motif actuel de cette affluence de chalands? — La vogue et rien que la vogue, puisque tous les tabacs de la Régie se ressemblent. Quelle a été l'origine du grand débit, qui se continue toujours malgré l'égalité des débitants devant le magasin général ? — La civette.

Depuis le jour où Charles IX crut s'être guéri de la migraine, en bourrant ses royales narines de petun pulvérisé, de nombreux essais ont été tentés par les marchands pour perfectionner l'odeur du tabac en poudre. On a mis dans les tabatières bien des produits végétaux, — feuilles de rose, fleurs d'oranger, écorce de citron, brins de jasmin, de tubéreuse, d'hysope et de romarin, racine d'iris et de réglisse, camphre, tonka (1), — et une seule substance animale, la civette; c'est celle-là qui a fait la fortune du débit voisin du Palais-Royal. La mère de Louis-Philippe trouvait exquis le tabac parfumé qu'on y vendait; les contemporains des enfants de ses enfants s'imaginent encore que le tabac en poudre qu'on y pèse fleure autrement que celui des bureaux ordinaires. Les priseurs de mon temps se trompent. Il y a environ vingt ans qu'une ordonnance ministérielle défend aux débitants de mettre quoi que ce soit dans le tabac à priser : donc, à la Civette du Palais-Royal, comme au Mouton à cinq pattes de la rue des Halles, l'animal n'est que sur l'enseigne.

La civette est une humeur naturelle élaborée, dans un organe

---

(1) Graine de coumarouna odorant. Son principe volatil, la *coumarine*, a quelque analogie avec l'acide benzoïque.

spécial, par un carnassier originaire du Congo et de la Guinée, grand comme le renard de France, mais plus allongé et moins haut sur pattes. D'après l'analyse de Boutron-Charlard, cette sécrétion contient les substances suivantes : ammoniaque, élaïne, stéarine, mucus, huile volatile et matière colorante jaune, carbonate et phosphate de chaux, oxyde de fer. Son odeur a quelque analogie avec celle du musc. Les parfumeurs modernes la font entrer seulement dans ce qu'ils appellent « la poudre de Chypre » ; leurs aînés du seizième et du dix-septième siècle la mettaient dans toutes leurs préparations. Il a été longtemps à la mode, en effet, pour les gens qui se piquaient d'élégance, de porter de la civette dans leurs vêtements, et on peut juger, par maints passages des vieux auteurs français, du prix inestimable attribué jadis à ce parfum douteux (1). Aujourd'hui, M. S. Piesse, un expert en la matière, me paraît avoir traduit fidèlement l'opinion dominante, — celle des priseurs exceptée, — en écrivant : « La civette a, pour presque tout le monde, une odeur répugnante (2). »

Que pense la médecine de la civette? — Elle en faisait grand cas autrefois, elle la dédaigne aujourd'hui. L'*officine* de Dorvault se borne à l'appeler « un antispasmodique inusité », et il faut, pour trouver quelques détails sur cette substance, remonter jusqu'aux œuvres de Fourcroy. Voici textuellement ce qu'en disait l'illustre conventionnel, en 1792 :

« Suivant Cartheuser, il n'y a presque point de différence (médicalement parlant) entre le musc et la civette; celle-ci excite seulement les nausées et les vomissements avec plus de facilité; l'un et l'autre agitent nos organes, augmentent la rapidité du mouvement du sang et des autres liqueurs; c'est à cet effet qu'il faut attribuer le mal de tête, le vertige, les faiblesses, les tremblements et les autres symptômes nerveux; il est même quelques personnes très sensibles qui ne peuvent pas supporter l'odeur de la civette sans se

---

(1) Le poète François Villon, mettant en scène un amoureux, dit que les carosses de sa mie

   « Plus doulces lui sont que *civettes.* »

Dans la comédie des *Contens*, représentée en 1584, Turnèbe fait dire à un de ses personnages :

« Si tu eusses pris plaisir au mestier des armes, tu trouverois la fumée des canons plus doulce et aromatizante que la *civette*, le musque et l'ambre. »

Dans les *Fantaisies de Bruscambille*, publiées en 1612, on lit :

« Parlons des parfums : que trouvez-vous de plus odoriférant que le musc, l'ambre gris et la *civette ?* »

(2) S. Piesse. *Des parfums*, édition française, 1877.

trouver mal assez promptement. On ne prescrit jamais actuellement
la civette en médecine, quoiqu'on l'ait employée autrefois comme
corroborante, cordiale, sudorifique, antispasmodique ; mais l'expérience a fait voir qu'elle est plus propre à faire naître les accès
hystériques et hypochondriaques qu'à les calmer. »

Le docteur Charles Gory assure que le tabac avait déjà donné
lieu, en 1560, à la publication de cent volumes, pour célébrer ses
louanges ou combattre son usage ; il y aurait donc encore beaucoup à dire sur le tabac à priser, si l'on voulait épuiser la question.
Comme je suis loin d'avoir cette prétention, je clos ici le chapitre
de la prise, en signalant, d'après Ludovic Lalanne, l'existence d'un
ouvrage religieux portant pour titre : « La Tabatière spirituelle
pour faire éternuer les âmes vers le Sauveur. » J'ignore si ce livre
singulier est compté dans la centaine du docteur Gory et s'il est
antérieur ou postérieur à cet autre, non moins curieux, intitulé :
« La Seringue spirituelle pour les âmes constipées en dévotion. »

LE TABAC A MACHER. — J'ai parlé du tabac que l'on fume et
de celui que l'on prise ; il me reste à dire un mot de... l'autre. J'en
demande mille fois pardon aux lectrices, mais il m'est impossible
d'omettre le chapitre du bitord.

Dans une brochure truculente sur les dangers du tabac, le docteur Blanchet, de Vichy, déclare qu'il ne parlera pas de la chique,
« car c'est là l'horreur des horreurs, l'ignominie des ignominies ;
c'est le crapuleux, l'homme tombé au dernier rang de la société qui
se permet ce genre de plaisir ». Pour avoir le droit de se montrer
aussi sévère, mon confrère de l'Allier doit avoir une conscience
immaculée. J'ai sur la mienne une infinité de cigares et de pipes,
je me crois obligé à plus d'indulgence.

Des diverses façons de consommer le tabac, la *machication* est,
je l'avoue, celle que je m'explique le moins, mais je ne me permet-
trais pas de dire qu'elle est l'apanage des gens malhonnêtes ou
grossiers. Le duc de Marlborough chiquait ; le professeur Forget, de
Strasbourg, faisait de même ; une femme, une princesse, Caroline
d'Angleterre « la patronne des arts et des sciences » mâchait aussi
du tabac. Les chiqueurs ne sont donc pas tous des gens abrutis.

Quelle que soit leur position sociale, qu'ils soient matelots, conducteurs d'omnibus ou ducs, les chiqueurs sont, comme les fumeurs
et les priseurs, solidement rivés à leur habitude (1). L'action de

(1) Le Dʳ Forget dit à ce propos :
« Je n'oublierai jamais ce matelot de l'*Antigone* qui vint un jour me trouver pour

mâcher, dit Delioux de Savignac, crée par sa répétition un besoin factice, souvent impérieux à ce point que, le masticatoire habituel venant à manquer, il est avidement remplacé par la première substance venue, fût-elle inerte, pourvu qu'elle puisse occuper momentanément la contraction maxillaire. Cette occupation, ajoute le même auteur, doit compter comme l'un des éléments du plaisir que procure l'habitude des masticatoires, habitude bizarre, singulière, injustifiable à plusieurs points de vue, mais qu'il faut bien constater, puisqu'on la retrouve chez tant de peuples divers : en Turquie et en Grèce, où l'on mâche avec passion le mastic; en Égypte et en Abyssinie, où l'on préfère la myrrhe ; au Pérou, en Bolivie, où les Indiens, de temps immémorial et sans cesse, broyent sous la dent la feuille de coca; dans l'Inde orientale, où le betel est particulièrement en vogue.

Mastic, myrrhe et coca ont des qualités et des défauts que nous n'avons pas à étudier ici. Disons quels sont les défauts et les qualités du seul masticatoire qui nous occupe, le tabac.

L'habitude de mâcher du tabac a pour premier effet de donner à la bouche une odeur désagréable. Le burlesque Scarron a noté ce détail, dans son *Virgile travesti*, en présentant au lecteur une personne :

> « ... ayant l'haleine importune
> Comme d'un homme qui petune. »

Les dents des chiqueurs se déchaussent, jaunissent et se corrodent ; leurs gencives se racornissent. Il se produit chez eux une exagération à peu près constante de la soif, coïncidant avec une diminution sensible de l'appétit. Des troubles intestinaux divers, allant parfois jusqu'à l'empoisonnement, sont occasionnés par l'huile naturelle et la nicotine que les chiqueurs absorbent involontairement.

Dans un travail fort bien fait, publié par le docteur Fanton, de Marseille (2), je lis que souvent l'inflammation de la bouche et du

---

un mal de gorge. Voyant à la saillie de la joue qu'il mâchait quelque chose : « Comment, lui dis-je, vous avez mal à la gorge et vous chiquez ! — Major, me répondit-il, depuis trois jours je n'ai plus de tabac ! Et en même temps il tire de sa bouche un peloton d'étoupe goudronnée... Les larmes qui roulaient dans ses yeux humectèrent mes paupières, et je partageai avec lui un peu de tabac qui me restait (nous étions depuis près de trois mois à la mer). Il me remercia dans des termes que je ne puis reproduire. »

(2) *De l'influence de l'usage du tabac sur l'organe de l'ouïe*, par le Dr M. Fanton. Marseille, 1879.

pharynx, produite par la chique, atteint les amygdales et les piliers du voile du palais, et devient la cause d'une hypertrophie de ces organes, dont le volume, amenant une obstruction mécanique de la trompe, est une cause de gêne de l'ouïe.

D'autres auteurs ont encore noté, parmi les effets nuisibles du tabac mâché, certaines maladies de l'appareil visuel, et, d'après le grand chirurgien Percy, les ulcères de la bouche ainsi que le cancer. Le cancer est peut-être de trop.

Les qualités (?) de la chique ne sont pas longues à énumérer.

Il y a des médecins, dit Buchan, qui recommandent de mâcher du tabac ; ils le regardent comme très utile, dans les cantons marécageux, pour prévenir les fièvres soit rémittentes, soit intermittentes. Ramazzini croyait — et cela a été souvent répété après lui — que la chique préservait du scorbut ; les clairons de l'armée d'Afrique ajoutent que, pour se faire « la lèvre » il n'y a rien de tel qu'un bon morceau de tabac en corde.

Tissot écrit, dans son *Avis au Peuple* : « Quand le mal de dents dépend d'une humeur catarrhale, les remèdes âcres, comme le tabac *ficelé*, la racine de pyrèthre, faisant saliver, évacuent une partie de l'humeur qui cause la maladie et diminuent la douleur. »

Ici s'arrête la liste des vertus du tabac mâché. J'aurais pu l'allonger sans peine, en mettant à profit la thèse sur les propriétés de la chique, présentée au collège de Magdebourg par le docteur Schulze ; je ne l'ai pas fait, pour une raison semblable à celle que le matelot Pitalugue donnait à son camarade Legoridec.

Legoridec (de Brest) et Pitalugue de (Marseille) se trouvaient sur le pont de *la Belle-Virginie* pendant une violente tempête :

— On m'a appris, dit le Provençal, une belle prière contre les naufrages.

— Pourquoi ne la récites-tu pas ? demanda le Breton.

— Parce que je ne crois pas à l'efficacité de cette patenôtre.

XV

Dans le programme de mes entretiens familiers sur l'hygiène, j'ai promis de suivre un ordre tracé par les actes de la vie ordinaire. « Prenant l'homme au saut du lit, ai-je dit, je ne le quitterai plus jusqu'au moment où il devra de nouveau se livrer au sommeil. J'assisterai à son lever et à l'exercice des fonctions prosaïques qui accompagnent le réveil; je l'étudierai pendant qu'il fait sa toilette; je critiquerai sa façon de se vêtir ou de s'orner; je regarderai ce qu'il y a dans son verre, sa tasse ou son assiette; je monterai avec lui en fiacre, en omnibus, en tramway, en chemin de fer, en bateau à vapeur; je goûterai son déjeuner, j'analyserai son tabac... »

J'ai rempli, je crois, cette première partie de mon programme; je vais passer à la deuxième, en suivant mon héros à son bureau, à son magasin ou à son atelier.

LE BUREAU. — Le Bureau, dont il va être ici question, doit s'entendre de tout local, appartenant à une administration ou à un particulier, dans lequel des employés, en nombre variable, se livrent à des travaux d'écriture.

Le papier, la plume, l'encre, les crayons et les pains à cacheter sont les outils des habitants du bureau; la chaise et le pupitre en forment le mobilier essentiel.

Nous allons dire quelques mots de chacun de ces éléments constitutifs.

PAPIER. — Le papier blanc à écrire ne présente rien de particulier pour l'hygiéniste, mais il est des papiers spéciaux qui intéressent le médecin.

Nous avons parlé, à la page 119, du papier-sinapisme, nous devons citer ici en passant :

Le papier à la cantharidine, pour l'entretien des vésicatoires;

Le papier à cautère, recouvert de cire, de blanc de baleine, de résine et de térébenthine de pin;

Le papier chimique révulsif contre les douleurs, préparé avec de l'huile de lin, de l'ail et de la litharge;

Le papier nitré, employé en fumigation contre la suffocation des asthmatiques;

Et enfin, le papier-soie ou papier-compresse, qui a remplacé la charpie assez avantageusement après la bataille de Sadowa.

Pour être complet, il nous reste à nommer le papier tue-mouches, fait de buvard trempé dans un décocté de noix vomique ou dans des liquides arsenicaux. Son usage n'est pas sans danger pour les personnes qui l'emploient. On peut préparer un papier tue-mouches, exempt de tout inconvénient, en faisant tremper du buvard dans de la teinture de pyrèthre, légèrement sucrée.

Plume. — Bien que le Dr Galezowski ait longuement entretenu ses collègues de la Société d'hygiène professionnelle, des dangers inhérents à l'usage des plumes de fer dans les écoles, il ne me paraît pas urgent d'insister sur ce point.

Les enfants — comme les hommes — peuvent se crever un œil avec une plume de fer; l'éminent oculiste croirait-il l'éborgnation impossible avec la plume d'oie? Je ne le pense pas.

L'accident peut arriver avec la plume animale comme avec la plume métallique. L'important est de ne point se la mettre dans l'œil.

Encre. — La plus grande partie des encres autrefois employées se fabriquait avec de la noix de galle et du sulfate de fer. Ce mélange n'avait rien de dangereux. On ne peut pas en dire autant des belles encres, à reflet violet, en usage actuellement, toutes, ou à peu près toutes, préparées au moyen de l'aniline. Enlever avec la langue une goutte noire tombée de la plume, cela était sans conséquence jadis; c'est imprudent aujourd'hui.

Schuchardt a fait voir que l'aniline, appliquée sur les muqueuses, donne lieu à une irritation très marquée. Tous les physiologistes savent, d'autre part, que cette substance est toxique à assez faible dose; il faut donc éviter de mettre la bouche en contact avec l'encre moderne, dans la composition de laquelle entre ce dérivé de la houille.

Crayon. — Ce que je viens de dire des belles encres à base d'aniline est applicable à un grand nombre de crayons de couleur. Composés, eux aussi, de substances toxiques, ils commandent qu'on les tienne éloignés de la bouche, au lieu de les mouiller du bout de la langue, comme cela se faisait au bon vieux temps de la plombagine.

Le *British medical Journal* a publié, au mois de mai 1882, l'observation d'une petite fille de 12 ans, devenue gravement malade après avoir sucé des crayons contenant de la céruse et du bleu de Prusse.

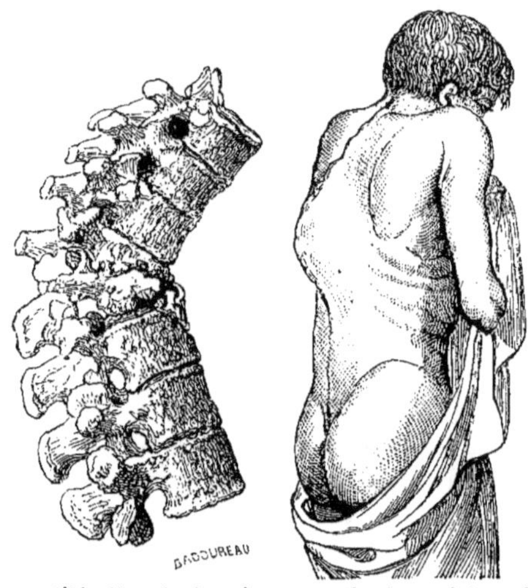

FIGURE 94. — *Altération de la colonne vertébrale produisant la gibbosité.*

PAINS A CACHETER. — Les petites rondelles de pâte de froment, que l'on trouve dans tous les bureaux, peuvent avoir des inconvénients sérieux pour les personnes qui en font usage et pour les enfants qui s'en amusent. Très souvent, les pains à cacheter sont colorés avec des substances toxiques (1); il est prudent, par conséquent, de ne pas les avaler, ni de les laisser trop longtemps sur la langue.

En 1851, les journaux parlèrent, dit M. Louis Figuier (2), d'une jeune personne d'Arras, qui avait la manie de manger des pains à cacheter, et qui s'empoisonna en mangeant tous ceux qui étaient contenus dans une boîte. La mort n'ayant pas suivi, on ne rechercha pas la nature de la substance qui avait causé l'accident, mais

---

(1) Les pains à cacheter rouges sont colorés avec du minium, les verts avec l'arsénite de cuivre, les blancs avec la céruse, les bleus avec l'outremer, les violets avec la laque, les jaunes avec le chromate de plomb, etc. (Caffe. *Journal des Connaissances médicales.*)

(2) *Année scientifique*, 1860.

M. Chevallier conjectura qu'il s'agissait du vert arsenical, dit *vert de Scheele*, parce qu'il avait trouvé deux fois chez son papetier des pains à cacheter colorés par ce sel toxique.

M. Malapert examina, à la même époque, les pains à cacheter vendus à Poitiers et y trouva de l'arsénite de cuivre.

Depuis ce moment, divers hygiénistes ont demandé à l'autorité de réglementer la fabrication des pains à cacheter; la nécessité de cette réglementation sera suffisamment démontrée par l'observation suivante, publiée en 1856 dans l'*Union médicale :*

Une jeune personne fut prise de douleurs abdominales et de convulsions continues. Comme elle était chlorotique et d'une grande susceptibilité nerveuse, on se borna à lui faire prendre quelques antispasmodiques; mais le lendemain, la mère ayant appelé le Dr Verron, celui-ci trouva la malade en proie à d'horribles douleurs convulsives. Le visage exprimait le plus profond abattement, la respiration était courte, laborieuse, les mâchoires fortement serrées, la pupille énormément dilatée. Le pouls marquait 126 à 130 pulsations. L'ombilic était très douloureux à la pression; le ventre dur, fortement rétracté, laissait voir en relief les muscles abdominaux. Il y avait quelques nausées, mais ni vomissements ni selles. Les soubresauts de la malade étaient continus, et lorsque cette pauvre jeune fille parvenait à se dégager des mains des personnes qui la contenaient, elle s'incurvait sur elle-même en poussant des cris plaintifs. Elle paraissait n'avoir nulle conscience de ce qui se passait autour d'elle. M. Verron reconnut qu'il y avait là bien plus qu'une crise nerveuse, et il songea aussitôt à la possibilité d'un empoisonnement. Des recherches furent faites dans cette pensée, et bientôt on apprit que cette jeune fille avait mangé, la veille, une grande quantité de pains à cacheter, dont elle se servait pour faire des fleurs. La mort survint dans la soirée.

A l'analyse des pains à cacheter, on constata que ceux qui étaient de couleur jaune renfermaient du chromate de plomb.

Timbres. — S'il est utile de ne pas faire entrer de poisons dans les pains à cacheter, il est aussi prudent de veiller à ce qu'il ne s'introduise pas de substances toxiques dans la colle qui gomme certains timbres. Je n'ai jamais vu, pour ma part, des employés malades pour avoir affranchi un trop grand nombre de lettres, mais l'histoire de l'écuyer Harris, que j'ai lue dans les œuvres de M. Louis Figuier, m'a vivement frappé, et je crois utile de la répéter ici.

Le Harris en question était régisseur d'une troupe équestre donnant des représentations à Surrey, en Angleterre. Ayant deux cents affiches à mettre à la poste, il colla sur chacune, un timbre d'un penny, au moyen de la bouche. A peine avait-il terminé cette opération, que sa langue se gonfla d'une façon extraordinaire, et qu'il faillit étouffer dans des souffrances atroces. Un médecin requis fit cesser ces accidents qu'il regarda comme le résultat d'un empoisonnement.

Une substance toxique se trouvait-elle dans la colle des timbres? La chose est probable, mais on négligea de la vérifier. En pareille circonstance, j'aurais soin de faire analyser l'enduit agglutinatif des estampilles, en me rappelant que Chevreul a noté le cuivre et le plomb parmi les substances étrangères qui se trouvent parfois dans la colle.

SIÈGE ET PUPITRE. — On s'occupe beaucoup, depuis quelque temps, de savoir comment il faut faire asseoir les enfants dans les écoles, pour empêcher les attitudes vicieuses, entraînant à leur suite des difformités diverses dont la plus commune est la scoliose ou déviation latérale du rachis. La recherche d'un mobilier scolaire, construit d'après les règles de l'hygiène, a déjà doté les établissements d'éducation de sièges à dossiers faisant cesser la fatigue des muscles spinaux, résultat presque inévitable des anciens bancs sans appui; des pupitres de hauteur variable selon la taille des enfants, sont en usage dans maints collèges, et leur emploi tend à se généraliser partout. Tout cela est très bon, mais la sollicitude des hygiénistes pour l'enfance devrait s'étendre aux autres âges de la vie.

Les élèves des écoles étaient mal assis, on fait bien de leur donner des sièges plus commodes (1); on ne ferait pas mal de songer aussi aux chaises et aux fauteuils des employés des administrations. Les sièges de messieurs les chefs et sous-chefs de bureau sont, en général, assez commodes, ceux des simples employés ne le sont pas toujours.

A tous les individus condamnés, par leur profession, à rester de longues heures dans la station assise, il faudrait des sièges à convexité centrale, garnis de coussins de crin sur ressorts élastiques, et munis d'un dossier légèrement incliné. La simple chaise de jonc

______

(1) Dans la séance du conseil municipal du 30 décembre 1883, M. le Dr Levraud a présenté à ses collègues, sur cette question du mobilier scolaire, des observations techniques fort intéressantes, suivies d'un vote qui assurera aux écoliers parisiens des sièges et des pupitres construits d'après les règles de l'hygiène rationnelle.

ou de paille est trop dure, surtout pour les personnes maigres; le fauteuil garni de laine, de coton ou de plume est trop mou et mauvais pour tout le monde, parce qu'il accumule du côté du bassin un excès de calorique prédisposant aux démangeaisons, à des éruptions diverses et aux hémorrhoïdes. Les ronds de cuir en forme de couronne, légendaires dans les ministères, n'ont pas l'approbation des hygiénistes; ils exercent, dit Michel Lévy, une compression circulaire fâcheuse, qui refoule le sang vers la marge de l'anus.

Quel que soit le siège adopté dans un bureau, il ne doit pas avoir la même hauteur pour tous les employés; ses pieds doivent être coupés spécialement pour chacun d'eux. Assis sur des sièges trop bas, les individus très grands ont les membres inférieurs condamnés à une flexion excessive; assises sur des sièges trop hauts, les personnes de petite taille ont constamment les jambes pendantes, et, la circulation veineuse s'y faisant mal, elles sont exposées aux fourmillements et aux varices. Les administrations intelligentes devraient donc donner à chaque employé la chaise qui convient à sa stature.

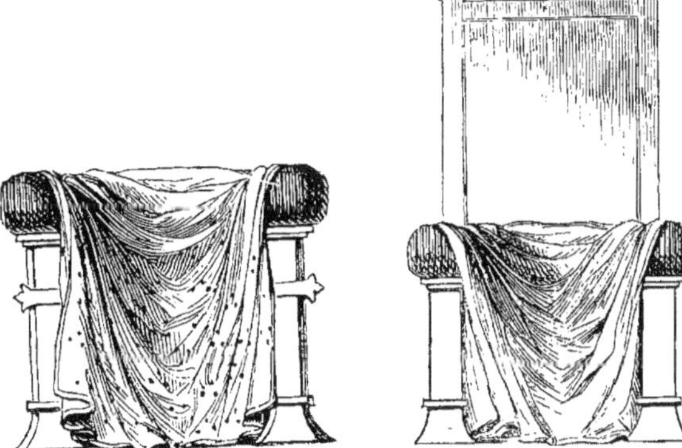

Figure 95. — Sièges de l'époque mérovingienne.

Le pupitre sur lequel écrit l'employé doit-il être horizontal ou incliné? Les avis sont partagés à ce sujet. Les points sur lesquels tout le monde est d'accord, les voici :

L'homme de bureau doit écrire sur un pupitre élevé, qui le dispense d'une flexion excessive du tronc.

La table à écrire doit être large, pour que l'avant-bras entier puisse être supporté commodément par le plan du papier; son bord antérieur ne doit pas être trop rapproché du siège, pour que l'écrivain puisse, fréquemment et commodément, donner à sa poitrine la position verticale.

Pendant l'inclinaison du tronc en avant, les viscères abdominaux sont comprimés; le diaphragme, refoulé en haut, vient appuyer sur les poumons. Il en résulte, dit le professeur Layet, un ralentissement de la circulation abdominale, susceptible de produire des stases sanguines dans les organes digestifs, et par suite une torpeur habituelle des fonctions d'absorption. Pour éviter ces accidents, il faut donner à la table une disposition qui permette d'interrompre souvent la compression viscérale professionnelle.

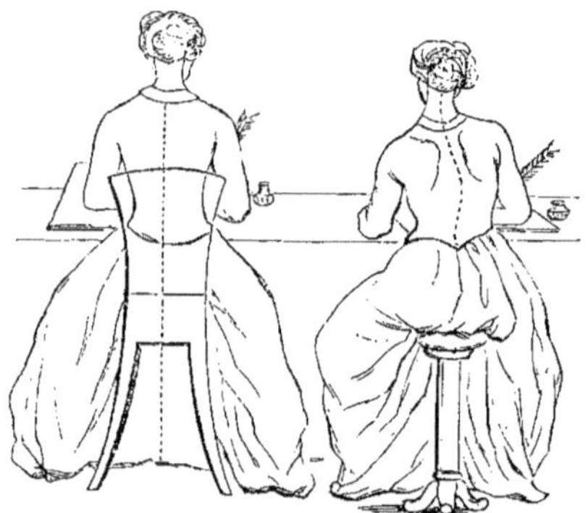

FIGURE 96. — Bonne et mauvaise position pour écrire.

Au Congrès d'hygiène de Genève, M. le Dr Dally, professeur à l'école d'anthropologie, a fait une communication des plus intéressantes sur l'influence de l'attitude sur les déformations pendant la période scolaire. Les leçons d'écriture, a-t-il dit, ne devraient pas dépasser trois quarts d'heure au plus. C'est par le fait de l'écriture, dans la position assise, que se produisent des déformations, souvent très graves, si nombreuses que très peu parmi les jeunes filles y échappent. M. Dally, donnant lecture des *Instructions* qui accompagnent les *méthodes* d'écriture les plus en vogue, montre que l'art de se déformer est enseigné par ces diverses méthodes, qui recommandent de porter tout le poids du corps sur l'une des fesses et sur le coude gauche. En effet, l'inclinaison de l'écriture anglaise exige que le corps vienne se placer devant les jambages, et il s'incline vers la gauche, le papier étant droit. Si l'on incline le papier, d'ailleurs, il peut se produire une autre déformation : le poids du corps restant appuyé sur la fesse gauche, le haut du tronc vient se placer en face du papier incliné et produit ainsi la véritable scoliose en S renversé.

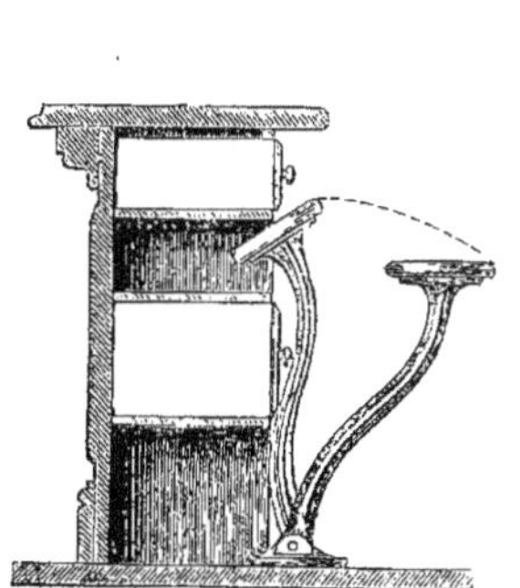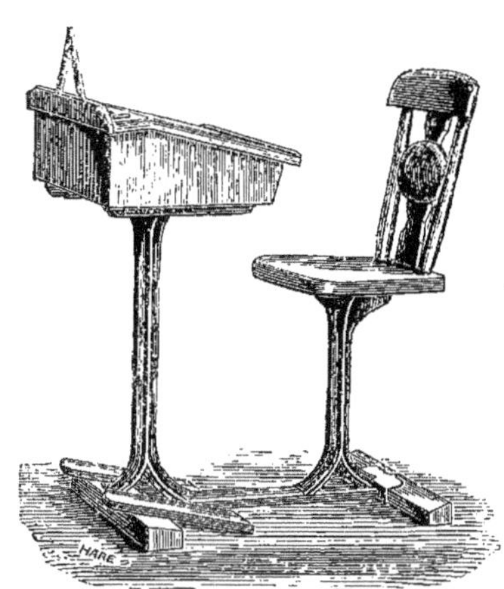

FIGURES 97 et 98. — Modèles de chaises et pupitres d'école.

M. Dally, énergiquement secondé par le D' Jacquemet (de Montpellier), a fait adopter par le Congrès le vœu de la suppression de l'écriture inclinée, dite anglaise.

Je n'ai pas la prétention, on le comprend, d'avoir épuisé ici la question du mobilier. Il est des masses de détails spéciaux supplémentaires qui pourraient intéresser l'hygiéniste. Je n'en veux citer qu'un, des plus curieux, qui a fait l'objet d'un article dans les *Annales d'hygiène*. Il s'agit d'un chasseur, employé supérieur d'une grande administration, qui avait orné son bureau d'une grande quantité d'animaux empaillés. Ces bêtes, on le sait, sont conservées au moyen de préparations arsenicales ; le séjour, dans la pièce où elles se trouvaient, fit tomber l'employé dans un dépérissement extrême. M. le D' Delpech, consulté, fit examiner par M. Méhu quelques grammes de poussières recueillies dans le bureau, le résultat de cet examen fut la découverte d'une grande quantité d'arsenic. Il devint, dès lors, évident que ce poison était la cause des accidents éprouvés par l'employé chasseur.

Que ses collègues cynégétiques apprennent, par ce fait, à se méfier des trophées de chasse destinés à orner les appartements.

LE MAGASIN. — Me proposant de publier, dans quelque temps, un volume consacré à l'*hygiène des professions*, je serai bref sur le chapitre du magasin ou de la boutique, ainsi que sur celui de l'atelier, comme je l'ai été à propos du bureau. Je me bornerai donc à présenter quelques considérations générales sur les locaux affectés au dépôt des marchandises et à leur vente.

S'il fallait en croire les écrivains optimistes, la vieille boutique d'autrefois, basse, humide, étroite et mal aérée, n'existerait plus. Malgré l'immense étendue du Paris moderne, on y chercherait vainement, dit Larousse, quelque chose qui ressemble, même de loin, à la boutique de maître Guillaume, décrite par Balzac, et, si l'artiste et l'antiquaire se surprennent parfois à regretter les boutiques pittoresques des anciennes rues de Paris, nul ne saurait les préférer aux magasins modernes, amplement pourvus d'air, de jour et de lumière.

Quand il affirmait ainsi qu'on ne trouvait plus à Paris des antres obscurs et malsains consacrés au négoce, Larousse n'avait pas bien cherché. La vérité nous oblige à déclarer qu'il existe encore, même dans les quartiers les plus riches, des locaux consacrés au commerce, dont les conditions hygiéniques sont déplorables. Le passant qui les voit de la rue, le client qui y entre par hasard, ne sont frappés que par les dorures de l'enseigne ou les élégances affectées de l'aménagement; l'observateur qui les examine en détail constate avec regret que, trop souvent, les règles les plus élémentaires de l'hygiène y sont totalement oubliées.

Sans parler des échoppes de savetier, des niches de marchand de marrons, des guérites de marchande de journaux, des cahuttes d'opticien, des logettes de bouquiniste, des caves de charbonnier, des cabanes de brocanteur, ou des hangars de blanchisseuse, locaux dont les habitants sont manifestement voués à toutes les indispositions qu'engendrent le froid et le chaud, la pluie et le vent, le soleil et l'ombre, on peut assurer qu'il n'est pas un seul quartier de Paris dans lequel on ne trouve des boutiques malsaines. Ici, c'est un pâtissier dont le four désoxygène l'air respirable; là, c'est un restaurateur dont les casseroles versent leur fumée dans l'atmosphère des consommateurs; en un autre endroit, c'est un droguiste dont les marchandises volatiles prennent l'acheteur à la gorge; un peu plus loin, c'est un épicier qui asphyxie ses garçons en leur faisant brûler son café dans un sous-sol trop étroit. Chez plus d'un marchand de vins, les clients sont empilés dans des cabinets sans air ; dans maints grands cafés, les serviteurs à tablier blanc n'ont d'autre couche que les billards et d'autre soleil que le gaz. Certains marchands fruitiers, fromagers, poissonniers, rôtisseurs, etc., ne possèdent que leur boutique pour tout domicile. Pendant le jour, le magasin appartient aux clients, le soir, quand les volets sont fermés, la famille se loge, comme elle peut, au milieu des comestibles odorants.

En somme, en mettant de côté les grandes entreprises commerciales des Jaluzot, Boucicaut, Renouard et autres, pour lesquelles le chiffre du loyer n'est qu'un accessoire secondaire des frais généraux, on peut dire que, le plus souvent, le prix élevé de la boutique pèse lourdement sur la santé du boutiquier.

Accablé par la somme énorme que coûte le magasin, le petit commerçant cherche sans cesse à diminuer la somme consacrée à l'habitation et, de sacrifices en sacrifices, il arrive quelquefois à ce contraste pénible : les marchandises logées dans un palais, le marchand logé dans un bouge.

L'ATELIER. — Les usines, les fabriques, les manufactures, les ateliers, diffèrent tellement entre eux, qu'il est impossible d'établir les règles d'hygiène applicables à tous ces établissements. Je me contente donc, pour le moment, de rappeler que toutes ces casernes du travail présentent des causes multiples d'insalubrité, dont on diminue le nombre en prenant les précautions suivantes :

1° Donner à l'atelier des dimensions proportionnelles au nombre des ouvriers qui l'habitent, pour éviter les inconvénients de l'air confiné ;

2° Disposer les portes et les fenêtres de façon à empêcher les variations trop brusques de température, si souvent observées dans les verreries, les fonderies, etc. ;

3° S'opposer par des moyens appropriés (hottes, manches à air, vases absorbants, masques, etc.) à la pénétration, dans les organes respiratoires des travailleurs, des émanations gazeuses délétères, ou des poussières professionnelles ;

4° S'assurer que les moteurs, machines, meules et autres outils mécaniques sont solidement établis et ne peuvent mettre en danger les jours des ouvriers.

Indépendamment de ces précautions, que l'on peut appeler individuelles ou privées, il en est d'autres, d'une nature générale, que l'autorité impose d'office aux établissements susceptibles d'agir à la fois sur les ouvriers qui les habitent et sur les personnes du voisinage.

. Ces établissements dits *dangereux, insalubres* ou *incommodes*, ont été divisés en trois classes, par un décret du 15 octobre 1810, modifié et complété par les ordonnances du 14 janvier 1815, des 29 juillet et 22 août 1818, du 5 novembre 1826, du 20 septembre 1828, du 31 mai 1833, du 30 novembre 1837, du 27 mai 1838 et par les décrets du 25 mars 1852, du 31 décembre 1866, du 9 février 1867, du 31 janvier 1872 et du 19 mai 1873.

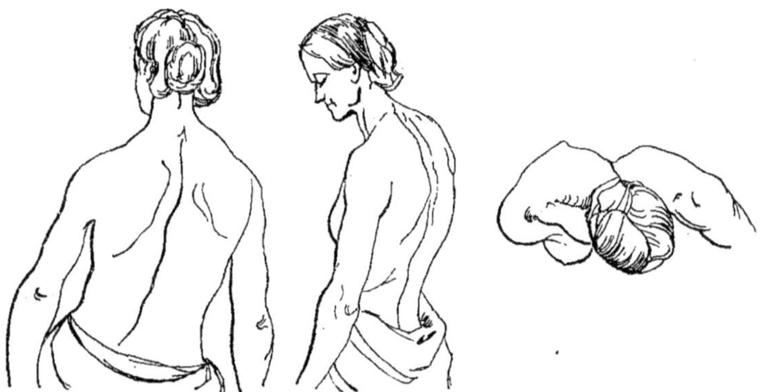

Figures 99, 100 et 101. — *Aspect postérieur, latéral et à vol d'oiseau d'une couturière atteinte de courbure latérale consécutive à une mauvaise position.*

Sans entrer dans les détails de la loi qui régit les ateliers insalubres, nous rappellerons qu'elle les divise ainsi :

Première classe, devant être éloignés des habitations (artificiers, boyaudiers, dépotoirs, fabriques d'ammoniaque, verreries, etc.).

Deuxième classe, dont l'éloignement des habitations n'est pas rigoureusement nécessaire (amidonniers, cartonniers, chamoiseurs, chandeliers, chiffonniers, corroyeurs, fondeurs, mégissiers, parcheminiers, tanneurs, etc.).

Troisième classe, dont l'éloignement des habitations n'est pas nécessaire, mais dont le fonctionnement est soumis à la surveillance de la police (batteurs d'or, brasseurs, briquetiers, ciriers, doreurs, fromagers, plombiers, savonniers, teinturiers, etc.).

XVI

CHAUFFAGE ET ÉCLAIRAGE. — Dans l'atelier, dans le bureau, comme dans toute habitation, on se chauffe quand il fait froid, on s'éclaire quand il fait noir. L'hygiène doit s'occuper des moyens employés pour corriger la température, elle doit examiner les divers appareils propres à produire une lumière artificielle destinée à remplacer celle du soleil.

Avant d'aborder la question du chauffage, je vais consacrer un chapitre au *froid aux pieds*.

LE FROID AUX PIEDS. — Dans le langage familier, il n'est pas rare d'entendre dire de quelqu'un « qu'il a les pieds chauds », pour exprimer qu'il jouit des commodités de la vie, qu'il est dans une situation heureuse et agréable.

L'origine de cette locution proverbiale appartient à le médecine. Le froid aux pieds est considéré par tout le monde comme jouant un rôle dans la production des maladies, et nombreux sont les individus qui croient gravement à cette recommandation du médecin Boerhaave à ses amis : « Tenez-vous la tête froide et les pieds chauds, vous pourrez ainsi vous moquer de mes confrères. »

De cette boutade, évidemment apocryphe, du célèbre professeur de Leyde, nous voulons dégager l'élément sérieux; nous le formulons en ces termes : le froid aux pieds doit être évité, parce qu'il est l'indice d'un état spécial de l'organisme, susceptible d'engendrer diverses maladies : mais, par lui-même, il n'a aucune signification pathologique. Dans nos climats tempérés et pour les hommes vivant de la vie ordinaire, le refroidissement des extrémités est un symptôme et rien de plus; il est l'indice de la chaleur animale, comme le pouls est celui de la circulation.

Lorsque nous sommes sous l'impression du froid, nous ne devons pas oublier que cette sensation — non produite par un agent spécial, mais résultant de la soustraction du calorique des tissus vivants — a des effets divers selon les régions du corps. Relativement peu puissante dans les parties rapprochées du cœur, elle a plus de pouvoir sur celles qui s'en éloignent; sa puissance ne devient complète que là où la circulation est la moins active, c'est-à-dire aux extrémités : mains, pieds, oreilles, nez, etc.

L'instrument le plus banal de la physique démontre, d'une façon irrécusable, la vérité de ces différences d'impressionnabilité.

Répétez l'expérience de Gavarret : appliquez le réservoir d'un thermomètre successivement à la plante des pieds, sur le tibia, au haut du mollet et dans le pli du genou d'un adulte bien portant, vous constaterez que la colonne mercurielle monte à mesure que de l'extrémité du corps vous allez vers son centre. Elle marque à peu près 32 degrés sous le pied, 33 au tibia, 34 au mollet, 35 sous le genou.

De cette observation faite en pleine santé, vous pouvez conclure ce qui se passe dans l'état de maladie. Toujours le froid manifeste son action plus aux pieds qu'au tronc, qu'il s'agisse des simples engelures, odieuses aux collégiens lymphatiques, ou des gangrènes terribles redoutées des soldats campant dans la neige. La question du froid aux pieds se transforme donc en celle-ci : « de l'influence du froid sur la santé. »

Pour les sujets forts, bien nourris et bien vêtus, le froid modéré n'est pas une mauvaise chose. S'il diminue la transpiration qui se fait à la surface de la peau et augmente la sécrétion des muqueuses, il aiguise l'appétit, fait disparaître les soifs exagérées de l'été, active la digestion et régularise l'expulsion des matières stercorales. Sous l'influence de la température fraîche, la nutrition qui sommeillait aux temps chauds se réveille plus puissante. On a le sang plus riche, le cerveau plus lucide. On réfléchit plus profondément, on se sent plus vigoureux de corps et d'esprit : l'hiver a le droit de plaire aux heureux de ce monde.

Pour les individus faibles, mal nourris ou incomplètement vêtus, la scène change. Loin de présenter les avantages que nous venons d'énumérer, l'hiver constitue, pour les déshérités du sort, une saison fort pénible à traverser : les catarrhes fondent sur leurs muqueuses, les rhumatismes s'emparent de leurs muscles ou de leurs articulations, des accès d'asthme viennent les visiter, leurs poumons s'enflamment, l'anémie arrive. Toutes les fonctions sont frappées chez eux d'atonie et de langueur, un grand nombre succombent dans un sommeil perfide.

Si riches et pauvres ne sont point égaux devant le froid, si ceux-ci sont généralement plus éprouvés que ceux-là, les uns et les autres payent un tribut à monseigneur l'hiver. Par imprudence dans un cas, par nécessité dans l'autre, tous s'exposent à certaines maladies spéciales à la saison des frimas.

Quant aux malheureux, déjà alités avant la venue de la bise, ils pâtissent singulièrement pendant les mois bénis des pelletiers-fourreurs. Un froid subit et rigoureux hâte, dit Chomel, la fin des maladies chroniques parvenues à leur dernière période.

Cela s'observe souvent dans les hôpitaux, lorsque la température devient tout à coup très froide, après avoir été douce pendant longtemps : on voit succomber, dans l'espace de vingt-quatre à trente-six heures, la plupart des malades qui luttaient depuis plusieurs jours avec la mort.

Dans les hospices de vieillards, ajoute l'auteur du « Traité de pathologie générale », l'impression fâcheuse d'un froid subit sur les moribonds est encore plus marquée ; mais l'époque de « la chute des feuilles », si formidable aux yeux du vulgaire, n'est pas plus funeste pour les phtisiques que les autres temps de l'année où la température offre n'importe quel changement brusque.

Sur les riches et sur les pauvres, sur les malades et sur les gens bien portants, le froid commence par diminuer l'activité de la peau et rendre la transpiration moins abondante. En même temps que l'enveloppe cutanée perd une partie de son fonctionnement, un ou plusieurs organes internes acquièrent un supplément d'énergie, de façon à sécréter un surcroît de matière remplaçant, selon le docteur Lagorce, celle qui sortait par la peau. C'est ainsi que, chez l'un, les reins élaborent plus d'urine, chez l'autre les bronches font plus de mucosités, chez celui-ci les yeux larmoient, chez celui-là le nez coule.

Quand le froid est plus vif ou plus prolongé, il se produit une stase du sang à l'extérieur, rapidement suivie de l'engorgement des vaisseaux dans les organes internes, engorgement capable d'amener tous les accidents graves de congestion redoutés de quiconque ne veut pas avoir froid aux pieds.

Pour bien se préserver du froid, il ne faut pas se contenter de regarder aux jambes. Prendre ses pieds pour thermomètre est chose intelligente, les tranformer en foyer est un procédé absurde. Ce n'est que le plus rarement possible qu'il faut chauffer les membres inférieurs directement. Se munir d'un bas bien propre, d'une chaussure souple suffisamment résistante et ne se laissant pas traverser par l'eau, cela suffit en général. La chaufferette (1)

____

(1) La chaufferette que le dictionnaire définit : « sorte de boîte, munie d'un cou-

antique, au charbon et à la braise, est interdite à tout le monde ; le tabouret à eau chaude, semblable aux bouillotes des chemins de fer, est toléré pour les dames ; le moine, la boule et la bassinoire ne sont permis qu'aux malades (1).

Les gens bien portants doivent se préserver des abaissements de température par des vêtements abritant toutes les parties du corps indistinctement, aussi bien en haut qu'en bas. Malgré que le comte de Martignac ait déclaré que les femmes coquettes n'ont jamais froid, les élégantes feront bien de cacher leurs épaules : c'est beaucoup plus par cette région, que par les pieds, que la fluxion de poitrine fait son entrée dans l'organisme.

La dernière règle à suivre pour se soustraire à l'action du froid, je devrais peut-être dire la « première », est celle qui prescrit l'exercice et défend l'inaction. Par le mouvement, on crée la chaleur : allez, venez, travaillez, ne vous laissez pas dominer par la paresse, vous n'aurez jamais froid, ni aux pieds, ni ailleurs.

LE CHAUFFAGE PAR LES CHEMINÉES. — La date la plus ancienne et en même temps la plus certaine où il soit fait mention des cheminées est, dit P. Coulier, l'année 1347. Ni à Pompéi, ni à Herculanum, on n'a trouvé, dans les maisons, une disposition semblable à nos cheminées modernes. Dans les habitations antiques,

---

vercle percé de trous, dans laquelle on met du feu pour se chauffer les pieds », a eu autrefois une sœur destinée à chauffer les mains. Viollet-le-Duc assure que cet instrument, nommé *escaufaile*, était suspendu à une chaînette de fer dans les églises pour permettre aux prêtres de se dégourdir les doigts. Un architecte du xiiie siècle, Villard de Honnecourt, en a donné la description en ces termes :

« Si vous voulez faire une chaufferette à mains, vous ferez comme une pomme de cuivre de deux moitiés qui s'emboîtent. Par dedans la pomme de cuivre il doit y avoir une petite poêle suspendue par deux tourillons. Les tourillons doivent être contrariés de telle façon que la petite poêle à feu reste toujours horizontale, car chaque cercle porte les tourillons de l'autre... »

Une bonne paire de gants vaut mieux que cette belle machine.

(1) Pendant l'hiver de 1879, tous les journaux racontaient qu'en Russie on conservait aux pieds leur chaleur naturelle en les entourant, par dessus le bas ou la chaussette, d'une feuille de papier, d'un vieux journal par exemple.

Un de mes amis essaya la méthode moscovite, et voici ce qu'il en écrivit :

« Cette méthode est mauvaise, elle n'est pas hygiénique ; elle m'a donné des engelures aux orteils et m'a procuré des démangeaisons qui me faisaient souffrir plus que le froid. Ce papier, qui forme botte, embarrasse la marche. Je le mets au même rang que le procédé qui consiste à saupoudrer ses chaussettes avec de la farine de graine de moutarde. »

Je laisse donc le procédé du papier aux gens de Moscou.

le chauffage était d'une simplicité extraordinaire; à part quelques
palais dont le sol était chauffé par des tuyaux en poterie que tra-
versait la fumée d'un foyer souterrain,
les maisons ordinaires possédaient des
réchauds mobiles, que l'on promenait dans
les diverses pièces. Dans certaines chambres, un angle spécial était muni d'une
dalle de pierre sur laquelle on brûlait du
bois, dont la fumée s'écoulait, plus ou
moins bien, par une ouverture pratiquée
au plafond. Quelques auteurs anciens
parlent d'un tuyau spécial, destiné à conduire les produits de la combustion sur le
toit; mais il est probable, comme l'a pensé
Quatremère, que cette installation ne se
trouvait que dans certaines cuisines.

En réalité, il faut arriver au quator-
zième siècle pour voir la cheminée proprement dite faire partie des accessoires obligés de l'habitation.

Le chauffage par les cheminées a, comme les autres moyens de se préserver du
froid, ses avantages et ses inconvénients.

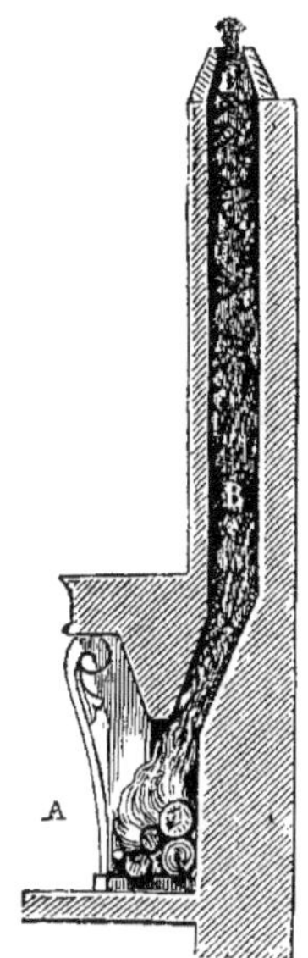

FIGURE 102. — *Coupe
verticale d'une cheminée.*

A, entrée du courant d'air.
B, C, tuyau de tirage.

Parmi les avantages, il convient de placer en première ligne l'impression agréable que cause la vue du feu. L'hygiène,
dit Dechambre, a le droit de tenir compte
de cette circonstance. C'est parce que l'aspect des flammes récrée
les malades que les salles de plusieurs hôpitaux d'Angleterre sont
munies de cheminées.

Les cheminées procurent une bonne ventilation et dispensent des
appareils compliqués destinés au renouvellement de l'air. Dans les
hôpitaux de Paris, des machines fort coûteuses ventilent les salles
de malades; dans les hôpitaux de Londres, où la mortalité est
moindre, les cheminées sont seules chargées de cet office. Il est
vrai de dire que ces cheminées sont nombreuses : il y en a jusque
dans les corridors, les escaliers et les vestibules, et on y fait du
feu en été comme en hiver.

Les cheminées possèdent encore l'avantage de ne point dessécher
l'air des appartements; mais elles ont le défaut capital de consommer une grande quantité de combustible en pure perte. Elles cons-

tituent donc un mode de chauffage très coûteux et qui n'est pas à la portée de toutes les bourses. Coulier a calculé qu'avec les cheminées ordinaires la proportion de la chaleur utilisée n'est que le seizième de la chaleur totale. Michel Lévy a écrit : « Avec le bois, une cheminée ouverte n'utilise que 6 pour 100 environ de la chaleur que donne le combustible, et 13 pour 100 avec le coke et la houille. »

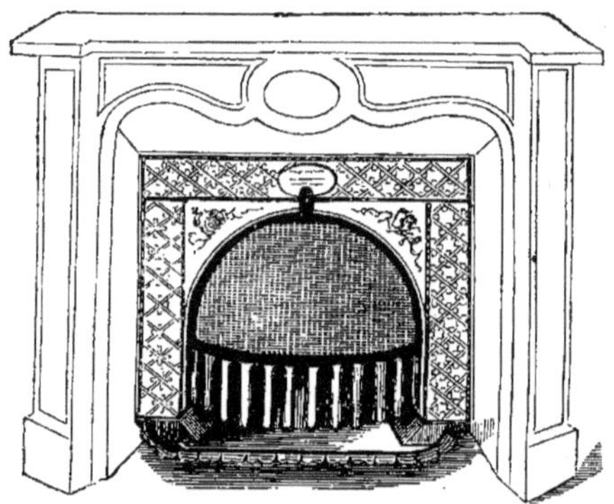

FIGURE 103. — Cheminée vue de face (modèle avec grille, pour brûler du coke).

Heureusement on augmente un peu le rendement des cheminées en calorique, par le moyen des bouches de chaleur.

Tous les fumistes à la mode prétendent avoir inventé un système perfectionné de bouches de chaleur ; tous leurs appareils, brevetés ou non, se réduisent à peu près à ceci : un tuyau ouvert par ses deux bouts, et placé dedans ou autour du foyer, de manière à s'échauffer notablement et à échauffer avec lui l'air qui le traverse. L'air entre froid par l'une des extrémités, s'échauffe dans son parcours, sort chaud par la bouche de chaleur et se mêle à l'atmosphère de la pièce, dont il contribue ainsi à élever rapidement la température.

Faute d'être munies de bouches de chaleur, les cheminées ne chauffent que par rayonnement. Il en résulte que, si l'âtre est peu garni, le dos peut rester froid pendant que les pieds sont sur les chenets, et si le combustible abonde, on n'en profite presque pas lorsqu'on se tient éloigné du foyer.

A l'avantage signalé de favoriser la ventilation correspond un inconvénient que je dois rappeler aux dames : devant les cheminées dont le tirage est énergique, les robes légères ne sont pas en sûreté. Les vêtements flottants, attirés avec force par l'air qui s'engouffre dans le tuyau, s'enflamment avec la plus grande facilité, et de trop nombreux malheurs de ce genre prouvent que le garde-feu n'est pas un meuble inutile.

Les cheminées ont encore un défaut, qui leur est commun avec les autres appareils de chauffage : elles asphyxient parfois les indidus qu'elles devaient chauffer.

Qu'il existe une communication entre le tuyau d'une cheminée avec celui de la cheminée d'un voisin, soit d'un étage supérieur, soit d'un étage inférieur, la vapeur de charbon ou de bois en combustion peut refluer dans la chambre et donner lieu à des accidents d'asphyxie. Sans être bien fréquents, ces accidents ne sont pas très rares. Tous les traités d'hygiène en rapportent quelques exemples. Pour les éviter, et pour éviter aussi les causes d'incendie, nous recommandons à tous les architectes et à tous les propriétaires de France de vouloir bien se conformer aux règles suivantes, établies, pour Paris, par l'ordonnance de police du 24 novembre 1843 :

Art. 1er. — Toutes les cheminées doivent être construites de manière à éviter les dangers du feu et à pouvoir être ramonées facilement.

Art. 2. — Il est interdit d'adosser des foyers de cheminées à des cloisons dans lesquelles il entrerait du bois, à moins de laisser, entre le parement extérieur du mur entourant le foyer et la cloison, un espace de 16 centimètres.

Art. 3. — Les foyers de cheminée ne doivent être posés que sur des voûtes en maçonnerie, ou sur des trémies en matériaux incombustibles. La longueur des trémies sera au moins égale à la largeur des cheminées, y compris la moitié de l'épaisseur des jambages. Leur largeur sera de 1 mètre au moins, à partir du fond du foyer jusqu'au chevêtre.

Art. 4. — il est interdit de poser les bois des combles et des planchers à moins de 16 centimètres de toute face intérieure des tuyaux de cheminée.

Art. 5. — Les languettes des tuyaux en plâtre doivent être pigeonnées à la main et avoir au moins 8 centimètres d'épaisseur.

Art. 6. — Chaque foyer de cheminée doit avoir son tuyau particulier dans toute la hauteur du bâtiment.

Art. 7. — Les tuyaux de cheminée qui n'auraient pas au moins 60 centimètres de largeur sur 25 de profondeur ne pourront être que de forme cylindrique ou à angles arrondis sur un rayon de 6 centimètres au moins. Ces tuyaux ne pourront être déviés de la verticale de manière à former avec elle un angle de plus de 30 degrés. L'accès de ces tuyaux, à leur partie supérieure, devra être facile.

ART. 8. — Les mitres en plâtre sont interdites au-dessus des tuyaux de cheminée.

ART. 11. — Les tuyaux conducteurs de fumée, en métal, devront toujours être isolés d'au moins 16 centimètres des cloisons dans lesquelles il entrerait du bois. Lorsqu'un tuyau traversera une de ces cloisons, le diamètre de l'ouverture faite dans cette cloison devra excéder de 16 centimètres celui du tuyau. Ce tuyau sera maintenu au passage par une tôle.

ART. 12. — Aucun tuyau conducteur de fumée, en métal, ne pourra traverser un plancher ou un pan de bois, à moins d'être entouré au passage par un manchon en métal ou en terre cuite. Le diamètre de ce manchon excédera de 10 centimètres celui du tuyau, de manière qu'il y ait partout entre le manchon et le tuyau un intervalle de 5 centimètres.

De cette réglementation administrative, tendant à diminuer les chances d'incendie, je dois rapprocher une recommandation curieuse, formulée à propos d'empoisonnement par les cheminées. Elle est du Dr Vernois, ancien membre du conseil de salubrité de la Seine, qui écrit ceci :

« On a *souvent* employé des tuyaux en cuivre pour sur-élever des cheminées. L'usage du cuivre, dans ces cas, doit être proscrit ; car, avec le temps, il s'échappe de ces tuyaux des parcelles de suie, imprégnées de sulfate de cuivre, qui se répandent dans les alentours et dans le périmètre de la cheminée, s'attachant aux végétaux et se mélangeant aux eaux dont s'abreuvent les hommes et les bestiaux. »

Mon excellent confrère le Dr Galippe, qui s'est donné la mission de réhabiliter le cuivre calomnié, dirait sans doute que le conseil de l'hygiéniste officiel Vernois est inutile ; moi, je me borne à avouer que je trouve la recommandation un peu méticuleuse, et voici pourquoi :

J'ai bien souvent regardé en l'air ; jamais, jusqu'à présent, je n'ai vu de mes yeux la fumée monter au ciel par un cylindre de cuivre. Si quelque lecteur a aperçu un de ces tuyaux empoisonneurs, qu'il le dise, j'irai le voir avec des lunettes.

CHAUFFAGE PAR LES POÊLES. — La cheminée est le chauffage des riches, qui ne craignent pas les dépenses inutiles ; le poêle est

le chauffage des pauvres et des personnes économes. On le trouve
dans tous les pays réellement froids, parce qu'il constitue le moyen
de chauffage le plus puissant et le moins coûteux. Si, comme agrément, la cheminée doit conserver sa prééminence, le poêle fournira
toujours, dit avec raison Durand-Fardel, le moyen de chauffer plus
également toutes les parties de la pièce, et plus économiquement.
S'il dessèche davantage l'air ambiant, il est facile d'y remédier en
faisant évaporer de l'eau dans l'appartement.

On fait des poêles de plusieurs matières; celles que l'on emploie
le plus généralement dans leur construction sont la fonte, la tôle et
la faïence.

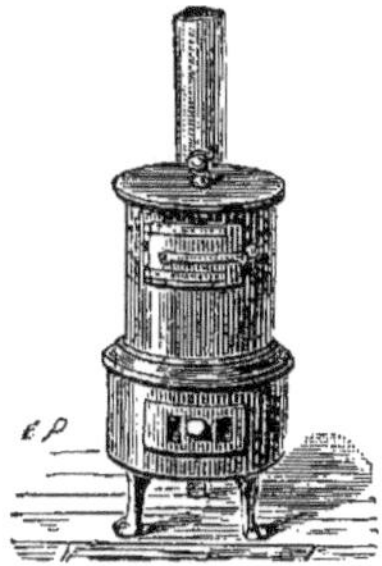

FIGURE. 104 — Poêle de fonte ordinaire.

Les poêles de fonte ont, comme ceux de tôle l'avantage de
s'échauffer très rapidement et l'inconvénient de se refroidir très
vite. Les poêles de faïence s'échauffent lentement, mais ils donnent
une chaleur plus douce et plus prolongée; de plus, ils sont exempts
du défaut signalé par Carret de Chambéry, Deville, Decaisne, etc.:
ils n'exhalent pas de l'oxyde de carbone.

Des maux de tête violents, des vertiges et même des accidents
typhoïdes ont été et sont encore considérés par nombre de médecins
comme le résultat du passage de l'oxyde de carbone à travers la
fonte rougie; P. Coulier les croit tout simplement produits par la
dessiccation exagérée de l'air, et voici comment il s'en explique:

« Le gaz oxyde de carbone produit par la combustion peut se
dissoudre dans la paroi portée au rouge du poêle en fonte, et se dif-
fuser à l'extérieur.

« En examinant de près les conditions de cette diffusion, on re-
marquera que :

« 1. La solution du gaz oxyde de carbone dans la fonte rouge paraît faible ;

« 2. La proportion d'oxyde de carbone contenu dans l'intérieur du poêle est peu considérable ;

« 3. Pour que le gaz arrive à l'extérieur, il faut que successivement il se dissolve dans la fonte, traverse par diffusion l'épaisseur de la paroi, et vienne enfin se dégager dans l'air extérieur. Tous ces phénomènes se produisent lentement ;

« 4. Le gaz oxyde de carbone, arrivé à la paroi extérieure, est forcément à la température de la fonte portée au rouge. Là il rencontre un excès d'oxygène, et se transforme en acide carbonique relativement inoffensif ; pour qu'il puisse se dégager à l'état d'oxyde de carbone, il faut qu'un courant d'air rapide puisse le refroidir et le soustraire à l'action du métal porté au rouge, avant qu'il ait eu le temps de se brûler. Cette double circonstance se réalise très bien dans une expérience de laboratoire, mais non dans le cas qui nous intéresse et où nous supposons un poêle en fonte, porté au rouge sombre, dans une pièce où les courants d'air ne sont jamais très énergiques.

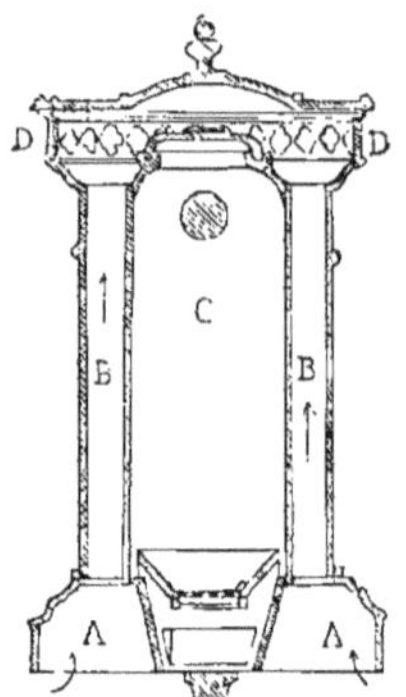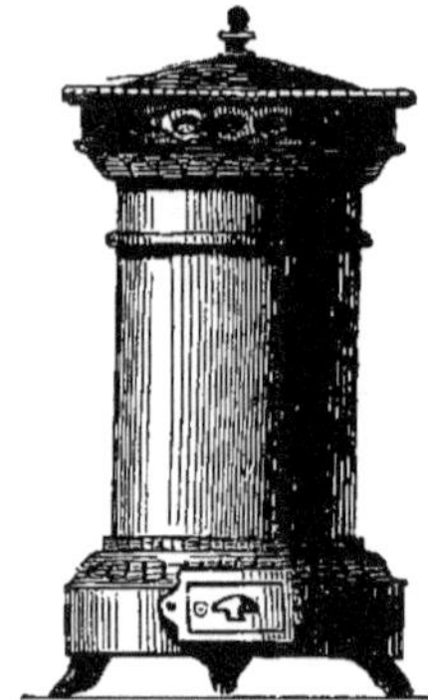

FIGURES 105 et 106. — *Poêle de fonte pour brûler du coke, modèle de la Compagnie parisienne du gaz (coupe et élévation).*

L'air s'introduit par le socle A, s'échauffe dans l'espace B, compris entre le foyer C et l'enveloppe extérieure et sort par la galerie D.

« On peut déduire *à priori* de ces faits que la proportion d'oxyde de carbone déversée par un poêle en fonte doit être minime. En admettant les chiffres obtenus dans les expériences de laboratoire, où tout est disposé de la manière la plus favorable à la diffusion des gaz, et en les appliquant à la surface de chauffe d'un poêle ordinaire, placé dans une pièce de capacité convenable, on obtient, pour résultat de la viciation de l'air par l'oxyde de carbone, un chiffre tellement faible, qu'il est impossible de voir là un élément pathogénique (1). »

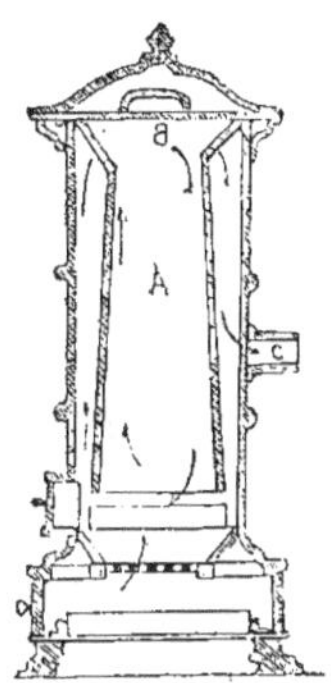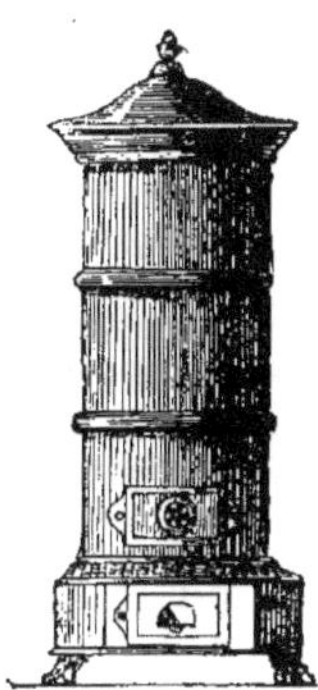

FIGURES 107 et 108. — *Poêle à combustion lente, modèle de la Compagnie parisienne du gaz* (coupe et élévation).

Une fois chargé, ce poêle fonctionne, sans qu'on s'en occupe, pendant six, dix ou douze heures, suivant les dimensions. La combustion du coke n'a lieu que sur une petite hauteur au-dessus de la grille A, bien que le cône B soit rempli de combustible. Les gaz de la combustion, arrêtés par le tampon C, traversent le coke incandescent pour s'échapper par le tuyau de fumée D.

Ce raisonnement me paraît de la plus grande justesse et fort propre à rassurer les gens qui chauffent leur logis au moyen du poêle. Au reste, pour bannir toute crainte au sujet du malheureux oxyde de carbone distillé par la fonte, il suffit d'ajouter que la tôle et le fer laminé ne sont pas perméables aux gaz. Munissez-vous donc d'appareils de chauffages qui soient faits de tôle au lieu d'être faits de fonte, et le gaz oxyde de carbone ne pourra plus vous asphyxier, ainsi que cela a été déclaré à l'Académie de médecine dans le courant de l'année 1868.

Ce qu'il faut réellement redouter, quand on fait usage des poêles, c'est que les produits de la combustion se déversent dans l'appartement, au lieu d'être entraînés au dehors. On évitera les malheurs pouvant résulter de cette viciation de l'atmosphère en se pénétrant bien des instructions suivantes, publiées par la préfecture de police.

____

(1) *Dict. encycl. des sc. médic.*, t. XV, 1re série, p. 516.

après adoption du conseil d'hygiène publique et de salubrité du département de la Seine :

Avis relatif au chauffage des habitations. — Les combustibles destinés au chauffage et à la cuisson des aliments ne doivent être brûlés que dans des cheminées, poêles et fourneaux qui ont une communication directe avec l'air extérieur, même lorsque le combustible ne donne pas de fumée. Le coke, la braise et les diverses sortes de charbon, qui se trouvent dans ce dernier cas, sont considérés à tort, par beaucoup de personnes, comme pouvant être brûlés impunément à découvert dans une chambre abritée. C'est là un des vieux préjugés les plus fâcheux; il donne lieu, tous les jours, aux accidents les plus graves, quelquefois même il devient cause de mort. Aussi doit-on proscrire l'usage des poêles et des calorifères portatifs de tout genre qui n'ont pas de tuyaux d'échappement au dehors. Les gaz qui sont produits pendant la combustion par ces moyens de chauffage, et qui se répandent dans l'appartement, sont beaucoup plus nuisibles que la fumée de bois.

Il ne suffit pas que les poêles portatifs soient munis d'un bout de tuyau destiné à être simplement engagé sous la cheminée de la pièce à chauffer. Il faut que cette cheminée ait un tirage convenable.

Il importe, pour l'emploi de semblables appareils, de vérifier préalablement l'état de ce tirage, par exemple à l'aide de papier enflammé. Si l'ouverture momentanée d'une communication avec l'extérieur ne lui donne pas l'activité nécessaire, on fera directement un peu plus de feu dans la cheminée avant d'y adapter le poêle, ou au moins avant d'abandonner ce poêle à lui-même. Il sera bon, d'ailleurs, dans le même cas, de tenir le poêle un certain temps en grande marche (avec la plus grande ouverture du régulateur).

On prendra scrupuleusement ces précautions chaque fois que l'on déplacera un poêle mobile.

Le poêle mobile devra être surveillé constamment, surtout s'il est en petite marche (le régulateur donnant la plus petite issue au gaz de la combustion); alors, surtout, la pièce où il est placé recevra régulièrement du dehors l'air nécessaire à son assainissement en même temps qu'à l'entretien de la combustion, sans qu'on cherche à faire des emprunts à des pièces voisines à raison de la dépendance qui peut exister entre les cheminées de ces pièces sous le rapport du tirage; si une pièce voisine a un chauffage propre, son foyer pourrait déterminer un appel en sens inverse. Pour une raison semblable, lorsque l'on transporte un poêle d'une pièce à une autre voisine, on devra éviter de laisser une communication ouverte entre ces deux pièces.

On se tiendra en garde, principalement dans les cas où le poêle est en petite marche, contre les perturbations atmosphériques qui pourraient venir paralyser le tirage et même déterminer un refoulement de gaz à l'intérieur de la pièce.

Lorsque les produits de la combustion doivent être portés au dehors par un tuyau spécial fixe auquel s'adapte celui du poêle mobile, il est essentiel que la hauteur, la section et les dispositions de ce tuyau lui assurent un tirage convenable.

A moins de dispositions exceptionnelles, qui assurent le tirage d'une manière absolument certaine, on s'abstiendra de laisser séjourner un poêle mobile, la nuit, dans une chambre à coucher, surtout un poêle en petite marche : il faut toujours se méfier de la fermeture partielle d'un régulateur placé sur le tuyau d'un appareil de chauffage.

On ne saurait trop s'élever contre la pratique dangereuse de fermer complètement la clef d'un poêle ou la trappe intérieure d'une cheminée qui contient encore de la braise allumée. C'est là une des causes d'asphyxie les plus communes. On conserve, il est vrai, la chaleur dans la chambre; mais c'est aux dépens de la santé et quelquefois de la vie.

CHAUFFAGE PAR LES CALORIFÈRES. — On nomme « calorifère » tout appareil composé : 1° d'un foyer placé loin des appartements (généralement dans les caves) qui chauffe de l'air, de l'eau ou de la vapeur ; 2° d'un système de tubes qui distribuent vapeur, eau ou air chaud dans les pièces que l'on veut préserver du froid.

Les calorifères à air sont de deux sortes. Dans l'une, des tubes de métal, ayant une prise d'air au dehors, sont chauffés extérieurement et versent par des bouches de chaleur l'air qui les traverse ; dans l'autre, des tubes de métal, recevant directement les produits de la combustion, échauffent par contact un courant d'air, léchant leurs parois extérieures et se répandant dans les appartements.

Les calorifères à eau ont une disposition qui se rapproche plus ou moins de celle-ci : l'eau s'échauffe dans une chaudière, placée dans les caves, et surmontée d'un tube qui se rend à un réservoir, sorte de poêle d'eau, installé dans la pièce qu'on veut chauffer. Elle monte donc, en vertu de sa légèreté spécifique, dans le réservoir, en suivant le tube qui en atteint presque le faîte, pour empêcher l'eau de revenir par le même chemin. Arrivée là elle se refroidit en cédant de sa chaleur aux parois du réservoir, et à l'air de la chambre. Devenue plus dense, elle redescend par un autre tube, et revient à la partie inférieure de la chaudière d'où elle est sortie. Si la pièce qui est la première échauffée occupe l'étage le plus élevé de l'édifice, l'eau peut, en descendant, chauffer un ou plusieurs poêles par étage, cédant à chacun d'eux une partie de la chaleur qui lui reste.

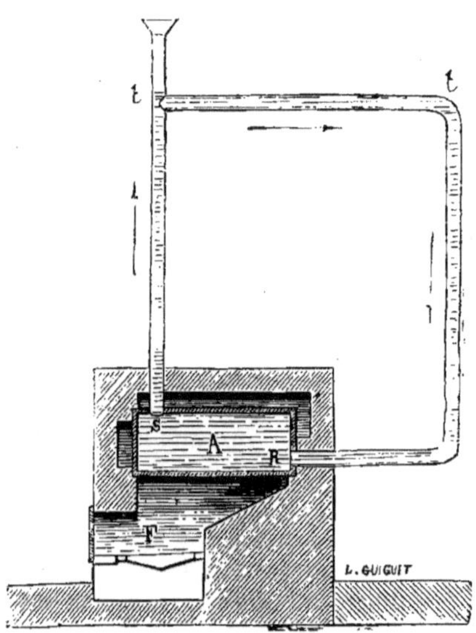

FIGURE 109. — *Principe du chauffage à eau.*

(Le principe de ce mode de chauffage consiste dans l'emploi d'une chaudière A, entièrement remplie d'eau, installée sur un foyer F qui l'échauffe, et munie de deux orifices, l'un supérieur S par lequel l'eau chaude, en vertu de sa légereté spécifique, s'élève dans le tuyau *t* qui, partant de cet orifice, décrit un circuit, au bout duquel il vient se raccorder au second orifice R placé au bas de la chaudière ; il ramène, par conséquent, en ce point l'eau refroidie. La différence de densité due à la température de départ et de retour constitue la force qui détermine le mouvement de la colonne liquide. E.-O. LAMI.)

Les calorifères à vapeur ont une disposition semblable à celle des calorifères à circulation d'eau chaude.

Qu'ils soient à air, à eau ou à vapeur, les calorifères constituent un mode de chauffage excellent, qui n'est malheureusement pas à la portée de beaucoup de monde, à cause des grands frais que nécessite son installation. Ce moyen de combattre le froid, qui n'est guère applicable qu'aux grands édifices ou aux maisons particulières riches, a l'avantage de donner partout une température uniforme, mais on peut lui reprocher souvent de dépasser le but. En général, il fait trop chaud dans les habitations munies de calorifères, et cela n'est pas bon pour la santé.

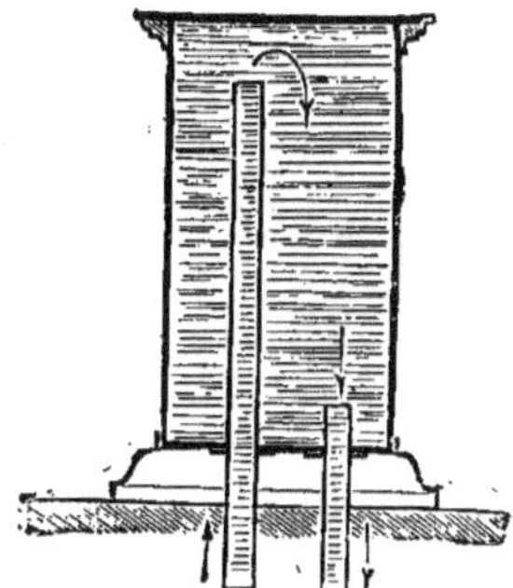

FIGURE 110. — Poêle à eau chaude.

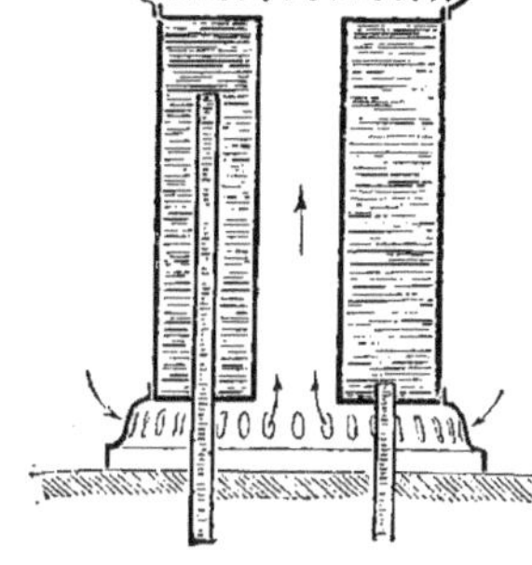

FIGURE 111. — Poêle à eau chaude avec circulation d'air intérieure (figure extraite du *Dictionnaire de l'industrie*).

Les Drs Fleury, Beaugrand, Bouchardat, etc., ont noté l'influence fâcheuse qu'exerce sur l'organisme le séjour prolongé dans les appartements dont la température est celle de la plupart des riches hôtels de Paris. Dans ces somptueuses demeures, le ressort vital se détend, les fonctions respiratoires s'alanguissent, la respiration se ralentit, la névrose naît. Les heureux qui les habitent doivent faire fréquemment d'abondantes provisions d'air pur et ne point se confiner sous leurs lambris dorés, s'ils veulent se porter aussi bien que les pauvres qui se réchauffent à un maigre feu de coke.

Les inconvénients qui viennent d'être signalés sont moins à craindre, lorsque les calorifères sont combinés avec des appareils de ventilation. Cependant, même lorsque la ventilation se fait bien, les calorifères ont un défaut grave : ils déversent dans les appartements des vapeurs méphitiques. Le journal *la Chronique industrielle* a consacré une note des plus intéressantes à cette question ; son savant rédacteur, M. Vignes, voudra bien me permettre de la reproduire ici :

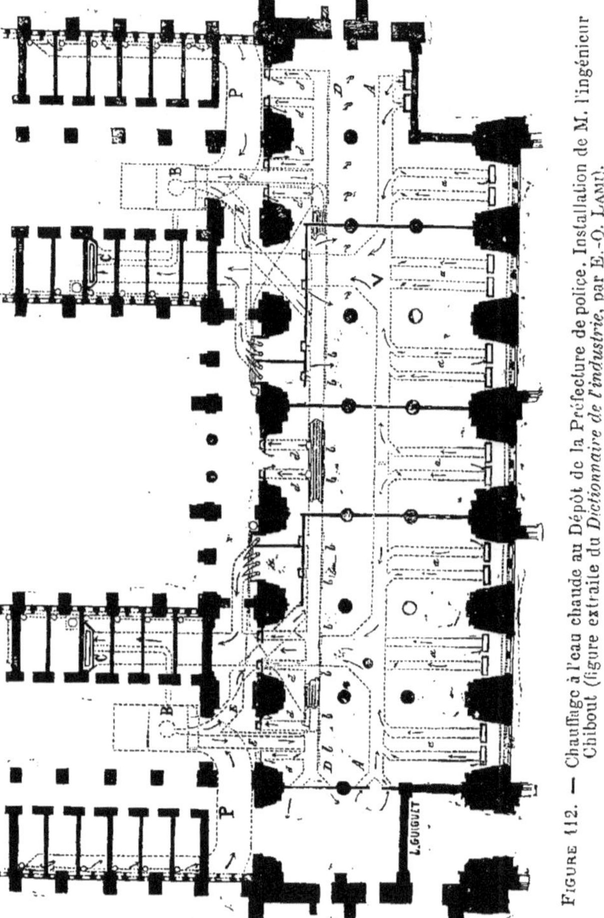

FIGURE 112. — Chauffage à l'eau chaude au Dépôt de la Préfecture de police. Installation de M. l'ingénieur Chibout (figure extraite du *Dictionnaire de l'industrie*, par E.-O. LAMI).

« Dans les grands calorifères qui servent en même temps au chauffage et à la ventilation, l'air en passant sans cesse à travers les mêmes tuyaux, y laisse une partie de ses substances organiques, qui s'altèrent peu à peu et finissent par subir une putréfaction lente, que favorise la haute température des tuyaux. Cette putréfaction se fait avec absorption de l'oxygène de l'air et donne naissance à un dégagement continu de gaz et de vapeurs méphitiques et délétères qui se répandent, en même temps que l'air chaud, dans les appartements.

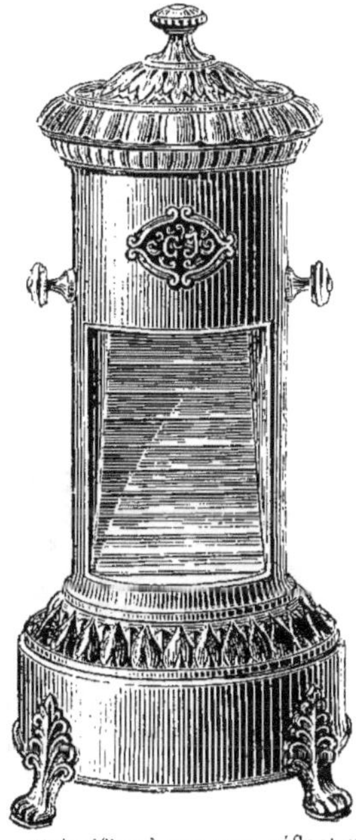

FIGURE 113. — Calorifère à gaz avec réflecteur, sans tuyau.

« Il y a pourtant un moyen bien simple de rendre pratique et hygiénique le chauffage par les calorifères. Ce serait de débarrasser l'air de ses particules putrescibles, avant son entrée dans les tuyaux chauds du calorifère. A la prise d'air serait placé un réservoir contenant de l'eau et jouant le rôle de laveur. A la sortie de celui-ci, l'air passerait au travers d'un filtre en coton cardé et lavé, sur lequel il déposerait les poussières qu'il pourrait encore tenir en suspension, puis il se dirigerait à travers des purificateurs et des désinfecteurs, composés de filtres de charbon et de réservoirs occupés en partie par des liquides spéciaux, dans lesquels il viendrait barboter et s'assainir avant de pénétrer dans le calorifère, supposé en parfait état de propreté, où il doit se chauffer avant de pénétrer dans l'enceinte où il doit être respiré.

« Dans ces conditions, l'air, déversé par les bouches de chaleur dans les pièces à chauffer, serait absolument pur de tout produit méphitique et délétère. Il n'aurait absolument aucune odeur et pourrait être respiré sans danger; il n'occasionnerait aucun malaise. En outre, sa proportion d'oxygène serait la même que celle de l'air extérieur. »

Nous espérons que les architectes constructeurs de calorifères n'oublieront pas de mettre à profit les utiles indications formulées par M. Vignes.

CHAUFFAGE PAR LE GAZ. — Comme tous les journalistes, travaillant beaucoup à la lumière artificielle et ne possédant pas un grand personnel de domestiques pour tenir mes lampes en bon état, je suis grand ami du gaz.

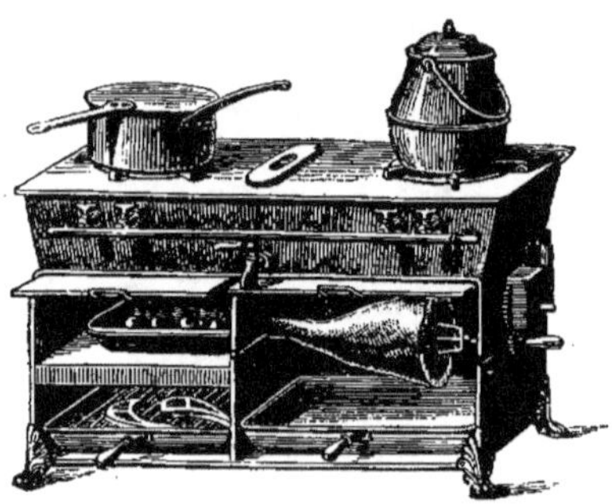

FIGURE 114. — Cuisinière à gaz complète (modèle Chabrier jeune).

Heureux d'avoir constamment sous la main un robinet qu'il suffit de tourner pour faire jaillir une belle flamme éclairante, je crus, il y a quelques années, que je pourrais m'approvisionner de chaleur comme je m'approvisionnais de lumière. J'avais du gaz sur mon bureau, je voulus en avoir dans ma cheminée.

On m'installa un appareil ravissant. Le feu s'allumait automatiquement sur de la mousse de platine; de fausses bûches, faites de fonte et de brins d'amiante, flambaient joyeusement pour le plus grand plaisir des yeux ; les produits de la combustion s'en allaient prudemment par le tuyau de la cheminée ; il n'y avait aucune odeur désagréable dans la chambre. C'était charmant, — mais cela coûtait fort cher et ne me préservait que fort peu du froid.

J'ai renoncé depuis à ce mode de chauffage, propre et élégant.

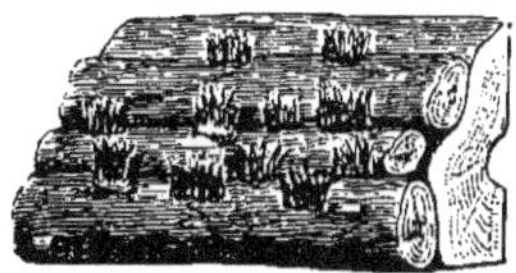

FIGURE 115. — Buches à gaz, en terre réfractaire.

Quand je donnai l'ordre d'enlever les appareils de ma cheminée, le gazier me tint ce raisonnement : « Si votre feu ne chauffe pas l'appartement, c'est de votre faute. Vous avez voulu, au-dessus des bûches, un trou communiquant avec le tuyau de la cheminée ; votre chaleur s'en va par là. Laissez-moi boucher cette ouverture, et vous verrez la température s'élever autant que si vous brûliez du bois ou du charbon. »

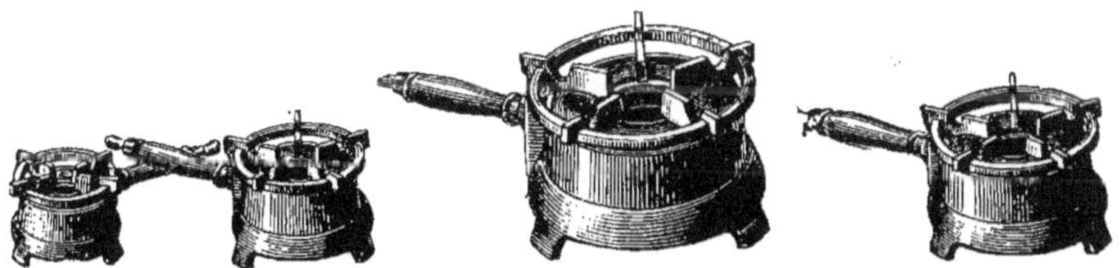

FIGURE 116. — Fourneaux de cuisine à gaz dits « ronds simples ».

Pour l'hygiéniste, le raisonnement de mon gazier résume toute la question du chauffage par le gaz,

Qu'on l'appelle poêle, calorifère, cheminée ou autrement, l'appareil dans lequel on brûle du gaz d'éclairage est ouvert ou fermé ; il est ou il n'est pas en communication avec l'air extérieur.

Dans le premier cas, la dépense est énorme et la chaleur produite minime ; dans le second, l'atmosphère s'échauffe fort bien, mais elle ne tarde pas à être viciée au point de déterminer l'asphyxie. Le savant chimiste Dubrunfaut est mort, en 1881, pour avoir laissé brûler dans sa chambre à coucher un poêle à gaz fermé ; chaque jour, des employés, travaillant dans des bureaux ou des magasins chauffés à l'aide de poêles semblables, éprouvent des maux de tête, de la toux et d'autres malaises, dus à la viciation de l'air par les produits de la combustion et à la grande quantité de calorique développé. Conclusion : méfions-nous du chauffage par le gaz ; quand il ne nous ruine pas, il nous empoisonne.

Quand on aura trouvé le moyen de décomposer l'eau économiquement, nous aurons peut-être dans son hydrogène un combustible puissant, capable de nous réchauffer sans danger ; mais tant que la houille sera nécessaire à la fabrication, le chauffage par le gaz ne détrônera pas la cheminée antique. Il sera éloigné de l'habitation proprement dite et réservé pour quelques locaux spéciaux, dans lesquels on n'a à faire du feu que pendant un temps très court.

XVIII

L'ÉCLAIRAGE. — En traitant du chauffage, j'ai, dans le paragraphe précédent, dit tout le bien que je pensais de l'éclairage au gaz. Pour être complet, je dois ajouter que ce moyen de remplacer la lumière du jour n'est pas exempt d'inconvénients sérieux. En voici la liste, d'après Becquerel :

1° Le séjour continuel dans un lieu où brûle le gaz d'éclairage détermine souvent de la toux, une irritation bronchique et peut, *s'il y a une prédisposition* (!), favoriser le développement de maladies plus graves des poumons, et en particulier des tubercules.

2° Le séjour continuel, la nuit et le jour, dans un magasin, un atelier où brûle du gaz, produit quelquefois l'étiolement des sujets qui y sont exposés. On sait que par l'étiolement on doit entendre l'altération du sang, qui consiste dans la diminution simultanée et progressive de ses trois principaux éléments constitutifs (albumine, globules, fibrine).

3° La petite quantité d'acide sulfureux, de sels ammoniacaux et de charbon non brûlé, qui existe dans l'atmosphère d'un lieu éclairé au gaz, peut déterminer de la toux ; c'est la présence de ces gaz qui est probablement la cause des accidents dont il a été question plus haut ; il en est de même du sulfure de carbone qui peut également s'y trouver.

4° La présence dans l'air d'une petite quantité d'acide sulfhydrique, qui se produit quelquefois dans la combustion du gaz de l'éclairage, peut amener des accidents plus graves et même l'asphyxie.

5° Enfin, l'asphyxie est la conséquence de l'inspiration du gaz d'éclairage, qui remplit une pièce de manière à enlever la quantité d'air atmosphérique et d'oxygène nécessaire pour entretenir la respiration.

De tous ces inconvénients, le plus grave est, sans contredit, le danger d'asphyxie et d'explosion, auquel s'exposent les gens qui laissent leur gaz ouvert. Qu'ils aient soin de vérifier soigneusement, chaque soir, la fermeture de leur robinet et ils éviteront la fin malheureuse de mes voisins, les époux Bellot, morts dans leur appartement, asphyxiés par le gaz d'éclairage s'échappant d'un bec soufflé et non fermé.

Si le gaz est un mode d'éclairage banal dans les villes, il ne doit pas faire oublier la chandelle, la bougie et la lampe, en usage dans le plus grand nombre d'habitations françaises. L'hygiène a donc le devoir d'apprécier l'influence que ces luminaires divers exercent sur la santé.

LES CHANDELLES. — Les chandelles sont des bâtons de suif (1) dont la partie centrale est constituée par une mèche de coton. Le suif servant à leur fabrication provient des pains solides que l'on obtient de la distillation des graisses de bœuf et de mouton, par le procédé des *cretons* ou par celui dit à l'*acide* (2).

La chandelle donne une lumière peu intense et sans fixité ; elle n'est pas bonne pour éclairer les gens occupés à des travaux délicats, exigeant une attention soutenue. Sa flamme, en forme de cône, va en diminuant de hauteur à mesure que la mèche s'allonge, par le ralentissement de la combustion ; il faut donc la moucher à chaque instant pour y voir clair.

La combustion incomplète des chandelles produit, dit Michel-Lévy, de l'hydrogène carboné, de l'oxyde de carbone, de l'acide carbonique, des acides stéarique, margarique, oléique et sébacique, de l'oléone, de la stéarone et de la margarone, de l'acide acétique, de l'eau, une huile volatile légèrement odorante, de l'huile empyreumatique et du charbon. Les gaz hydrogénés et carbonés, portés par la respiration dans les divisions bronchiques, peuvent y être absorbés et modifier l'oxygénation du sang ; les autres gaz, en raison

---

(1) Les graisses et les suifs ont pour composition commune une substance blanche cristalline, fusible à 62°, nommée *stéarine* ; une substance analogue, mais fusible à 47°. nommée *margarine* ; enfin une substance liquide appelée *oléine*.

D'après les beaux travaux de M. Chevreul exécutés vers 1820, qui ont fait connaître la nature chimique des corps gras, la margarine, la stéarine, l'oléine, sont des sels composés d'acide margarique, stéarique, oléique et d'oxyde lipylique. L'oxyde *lipylique* n'est pas connu isolé. C'est lui qui, en se combinant avec les éléments de l'eau, aussitôt qu'on le sort de sa combinaison actuelle, constitue la *glycérine*.

(DORVAULT. *L'Officine*).

(2) Le suif est la graisse des animaux herbivores, il a une consistance assez ferme à la température ordinaire, et variable selon les animaux qui l'ont fourni. Pour l'extraire du tissu membraneux qui l'emprisonne, on le coupe en morceaux à l'aide de hachoirs et on le fond par divers procédés, qui seront étudiés dans mon *Hygiène de l'atelier*.

de leurs qualités âcres, irritent les surfaces muqueuses avec lesquelles ils sont mis en contact; enfin, le charbon se mélange avec les mucosités dont elles sont tapissées, et donne lieu à des crachats noirs que l'on expectore si fréquemment le matin, après avoir passé la nuit dans un lieu où des lumières ont complètement brûlé.

Tout cela est plutôt désagréable que nuisible, et il faut, en somme, posséder des poumons bien susceptibles, pour devenir réellement malade par le fait des chandelles. Il y a plus; au lieu d'accuser l'aïeule de la bougie de créer des maladies, nombre de gens affirment qu'elle en guérit plusieurs.

La chandelle, en effet, joue un grand rôle chez les bonnes femmes de Paris. Dans le traitement du coryza aigu, il est d'usage, à la Villette et dans d'autres quartiers, de faire enduire les ailes du nez avec une bonne chandelle des six. Ces onctions seraient plus utiles à l'orifice des fosses nasales. Quelques individus l'ont entendu dire et se fourrent bravement la chandelle dans le nez. S'ils lisent l'*Hygiène usuelle*, ils apprendront que leur pratique peu élégante peut être avantageusement remplacée par celle-ci : oindre simplement la lèvre supérieure et le pourtour des narines avec un peu d'huile d'amandes douces ou de cold-cream.

La chandelle est encore employée, dans la médecine des commères, pour graisser la poitrine des petits enfants qui toussent; elle possède, en ce cas, la valeur légendaire du cautère sur la jambe de bois.

Enfin, dans l'armée, la chandelle joue un dernier rôle médical. Consultez mon ami Cottin, qui fut un zouave intrépide avant d'être un caricaturiste de talent, il vous dira que, pour un vieux troupier, rien ne vaut une chandelle, quand il s'agit de regaillardir les pieds endoloris par de longues marches. Lorsqu'il était au régiment, mon ami Cottin ne partageait pas cette confiance; au lieu d'user du suif, il préférait se servir d'eau et de savon; tous les soldats qui l'imiteront feront bien et supporteront beaucoup plus facilement la fatigue des étapes forcées.

Je demande pardon aux lectrices des détails peu poétiques dans lesquels j'ai été obligé d'entrer. Pour me les faire pardonner, je vais rappeler que l'évêque Fléchier était fils d'un fabricant de chandelles et rééditer sa réponse si connue :

Un prélat de cour, tout fier de sa naissance, fit sentir à l'évêque de Nîmes qu'il était bien surpris qu'on l'eût tiré de la boutique de ses parents, pour le placer sur le siège épiscopal. Fléchier, sortant à regret de sa simplicité ordinaire, dit à son confrère : « Avec cette

« manière de penser, je crois, en effet. que si vous étiez né fils d'un
« chandellier, vous auriez fait toute votre vie des chandelles. »

Pour finir l'histoire des chandelles, je note ici une particularité
curieuse : l'odeur désagréable de ce luminaire aurait pour les
moustiques un attrait tel, qu'il suffirait de brûler de la chandelle
dans une chambre à coucher pour se préserver de leurs piqûres. Le
fait m'a été affirmé par un aubergiste d'Italie, dans la maison duquel
les bougies ne sont pas admises.

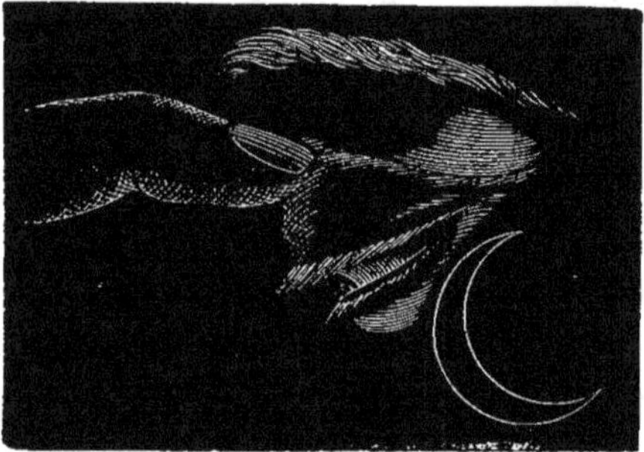

FIGURE 117. — Phosphène temporal.

La théorie de l'hôtelier est-elle vraie? Je n'oserais pas l'affirmer.
Ce que je puis certifier, c'est que dans sa chambre à chandelle j'ai
passé la nuit sans être trop incommodé par les légions de moustiques, tourmentant d'ordinaire les habitants des maisons voisines.
Je déclare de plus que, le matin, j'ai vu sur ma chandelle, devenue
noire, de nombreux cadavres de cousins; et c'est en face de ces victimes ailées du suif que j'ai noté les explications de mon aubergiste
italien. Je les donne pour ce qu'elles valent. Si le neveu de Rémus
ne les a imaginées que pour vendre de la chandelle au prix de la
bougie, je le voue au mépris de ses confrères, les grands hôteliers
du littoral méditerranéen. Ces respectables industriels savent, en
général, fortement alléger la bourse du voyageur, sans s'occuper de
futiles détails de... bouts de chandelle.

Puisque j'ai ajouté un *post-scriptum* au chapitre des chandelles,
on me permettra de le faire suivre d'un deuxième, consacré à la locution proverbiale « *voir trente-six chandelles* ».

Si vous ne savez pas ce que ces mots signifient, moi je le sais depuis longtemps. Je l'ai appris *expérimentalement*, à l'école primaire
de mon village, à la suite d'un vigoureux soufflet qui me fut admi-

nistré par mon premier maître, — un excellent homme; — dont le seul défaut était d'avoir la main un peu lourde. Dès que ma joue eut senti le choc de cette main, un éclair sembla passer devant mes yeux, et, sans avoir pu compter les étincelles, j'assure qu'il y en avait au moins trente-six. Une sensation semblable est éprouvée par les personnes qui font une chute ou reçoivent un coup produisant l'ébranlement de la rétine.

Dans la vision *normale*, la rétine est impressionnée directement par la lumière ; dans la vision *subjective* (dont le phénomène des trente-six chandelles est le plus connu), le fonctionnement de la rétine est provoqué mécaniquement, à travers les paupières fermées. Les sensations lumineuses ainsi produites portent le nom de *phosphènes*.

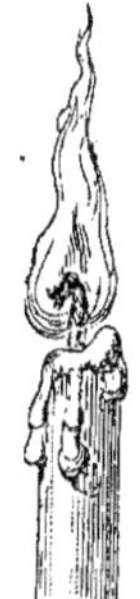

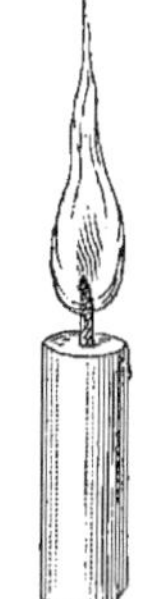

FIGURE 118. — La chandelle.   FIGURE 119. — La bougie.

La recherche des phosphènes, qui a son importance en oculistique, pour apprécier l'état de la sensibilité rétinienne, a été l'occasion de nombreuses constatations curieuses. Parmi ces phénomènes de vision subjective, voici les plus remarquables :

Fermez les yeux, regardez du côté du nez et pressez, avec le doigt, le globe oculaire du côté opposé, vous verrez se produire le phosphène dit *temporal* ou *en croissant* ; — comprimez le globe oculaire avec l'extrémité cylindrique d'un crayon, vous verrez se produire une lumière ronde ; — taillez le crayon en carré ou en triangle, le phosphène reproduira lumineusement la forme carrée ou triangulaire de l'agent compresseur.

LA BOUGIE. — Une simple chandelle nous a mené bien loin de notre point de départ, *l'éclairage*. Nous allons revenir sur nos pas pour étudier la bougie.

Sous Frédéric II, dit Voltaire, la bougie était inconnue et la chandelle un luxe. C'est pourtant au viiie siècle que les Vénitiens introduisirent en Europe l'usage d'employer la cire comme moyen d'éclairage, et on peut ajouter que ce procédé datait de la plus haute antiquité. Pour être juste, il faut dire que les bâtons de cire n'étaient brûlés que dans les temples et chez les grands seigneurs ; leur usage n'est devenu commun qu'au commencement de ce siècle, alors qu'on a su remplacer la cire par la stéarine et d'autres corps gras, d'un prix plus accessible à tous. C'est en 1826 que Gay-Lussac et Chevreul prirent un brevet pour la fabrication des bougies stéariques ; c'est depuis cette époque que l'on trouve des bougies partout.

La bougie diffère de la chandelle par la mèche aussi bien que par l'enveloppe. Tandis que la mèche de la chandelle est faite simplement de coton filé et tordu, mêlé quelquefois de deux ou trois fils de lin, la mèche de la bougie est tressée, ce qui épargne la peine de la moucher et permet d'avoir une lumière plus égale. Pendant la combustion, en effet, la mèche se courbe légèrement, par la déformation rotative de la tresse, de sorte que ses extrémités ténues se consument complètement dans le blanc de la flamme.

La fabrication des bougies de cire (*cierges* proprement dits) est semblable à celle des chandelles. Les procédés employés pour la production des bougies stéariques sont plus compliqués. Sans entrer dans des détails techniques, nous dirons que la fabrication des bougies se compose de quatre opérations principales :

1° Le suif fondu dans de l'eau chaude est mis en contact avec de la chaux : il se forme du stéarate, du margarate et de l'oléate de chaux, qui se précipitent ; la glycérine est mise en liberté ;

2° Les sels gras (stéarate, margarate et oléate), séparés de la glycérine, sont pulvérisés et mis en contact avec de l'acide sulfurique ; il se forme du sulfate de chaux qui se précipite ; les acides gras (stéarique, margarique et oléique) restent libres ;

3° Les acides sont épurés et soumis à l'action de la presse hydraulique ;

4° Les acides sont coulés dans des moules munis de mèches et transformés en bougies.

L'ensemble de ces opérations constitue une industrie classée administrativement dans la deuxième catégorie des établissements insalubres ou incommodes, à cause de la fumée et de l'odeur des cuves, du bruit des presses et de l'écoulement d'eau acidulée servant au lavage, toutes choses qui sont plutôt des causes d'incommodité que d'insalubrité.

On fait aussi des bougies dites « *de blanc de baleine* », en coulant simplement dans les moules la matière huileuse appelée *cétine* ou *sperma ceti*, qui se trouve dans la tête des cachalots. La cétine est fondue avec un peu de belle cire blanche (1) et colorée au moyen d'une très petite quantité de carmin, de chromate de plomb ou de bleu de Prusse. Cette industrie est placée, par l'administration, dans la troisième classe des établissements surveillés.

Des détails qui précèdent, il est permis de conclure que la bougie stéarique ordinaire et sa sœur, plus élégante, la bougie de sperma ceti, ne causent pas grand dommage aux ouvriers. Sont-elles aussi inoffensives pour le consommateur ? — Oui, généralement.

Dans son grand *Traité d'hygiène*, M. le professeur Bouchardat ne consacre que ces lignes à la bougie :

« La bougie, dit-il, donne une bonne lumière, mais insuffisante.
« Deux bougies, avec un réflecteur convenable, voilà un mode d'é-
« clairage qui ménage les yeux de l'écrivain ; il est à peine suffisant
« quand on devient presbyte. »

Pour les savants qui lisent les ouvrages de M. Bouchardat, la brève déclaration qui précède en dit assez ; pour nos lecteurs, un peu plus de prolixité nous paraît nécessaire. Voici donc, formulée en quelques recommandations pratiques, notre opinion sur l'éclairage par la bougie :

Usez d'une bougie pour les occupations du soir peu prolongées, n'exigeant pas une grande lumière ;

Ayez au moins deux bougies allumées si vous devez rester pendant plusieurs heures les yeux fixés sur de menus objets (travaux de lecture, d'écriture, de dessin, de broderie, etc.) ;

Placez un abat-jour sur vos bougies, non pas seulement pour qu'il fasse office de réflecteur, mais plus encore pour qu'il empêche la flamme éclairante de *danser*, de dévier à droite ou à gauche, sous l'action du moindre courant d'air. Quiconque a travaillé toute une soirée d'été à la lumière des bougies, dans une pièce dont les fenêtres étaient ouvertes, pourra vous dire combien la vue est fatiguée par les oscillations continuelles d'une flamme inclinée qui, taillant les cylindres stéariques en biseau, nécessite à chaque instant le changement de position du luminaire.

LA LAMPE A HUILE. — S'il est naturel de penser que les peuples primitifs ont dû commencer à s'éclairer, pendant la nuit, en fai-

---

(1) La proportion est de 3 parties de cire pour 97 de blanc de baleine.

sant brûler des branches de bois résineux, il est aussi juste de croire que la lampe à été le premier luminaire des nations civilisées.

Prendre une poignée de fibres végétales textiles, l'imprégner d'un corps gras combustible et y mettre le feu, voilà l'idée qui est venue tout d'abord à nos ancêtres. C'est pour cela que la lampe antique fut faite d'un vase de terre et d'un peu d'étoupe chargée de graisse.

L'huile abondant dans les pays qui furent le berceau de la civilisation, ce liquide ne tarda pas être substitué à la graisse, et, un simple assemblage de fils, le long desquels l'huile monte par capillarité, constitua la mèche.

Telle fut longtemps la lampe à huile : un réservoir au bord duquel brûle une mèche fumeuse, qu'il faut couper et tirer de temps en temps, à mesure qu'elle se consume.

Ce luminaire naïf, de nos jours encore en usage dans les campagnes, reçut un premier perfectionnement vers 1784.

Un industriel nommé Quinquet (1), qui donna son nom aux lampes nouvelles, inventa la mèche ronde et le verre. La forme de la mèche permit à l'air d'être en contact avec la flamme à son centre et à sa circonférence; le verre servant de cheminée donna le moyen d'augmenter le tirage, d'abriter la flamme et d'activer la combustion de l'huile sur les deux faces de la mèche.

La lampe ainsi améliorée avait encore le défaut de donner une lumière variable, dont l'intensité diminuait à mesure que le niveau de l'huile baissait. Pour y remédier, on essaya de changer la place du réservoir. On fit des réservoirs supérieurs à soupape et à godet. mais le problème de l'alimentation régulière et constante ne fut réellement résolu que le jour où fut inventée la lampe Carcel ou à modérateur.

Dans cette lampe, que tout le monde connaît, l'huile est contenue dans le pied de l'appareil éclairant. Pressée par un piston, que meut un mouvement d'horlogerie, elle s'élève dans un tube qui l'amène au contact de la mèche. Les quantités d'huile non brûlées sont ramenées dans le réservoir par un autre tube indépendant.

Voici ce que l'hygiène pense des diverses lampes à huile :

La lampe primitive, vase rempli d'huile d'où émerge une mèche, dans laquelle l'huile monte par capillarité, ne peut être employée

---

(1) Quinquet était, s'il faut en croire l'académicien Maxime du Camp, un apothicaire intrigant qui donna son nom à la lampe inventée par Argand.

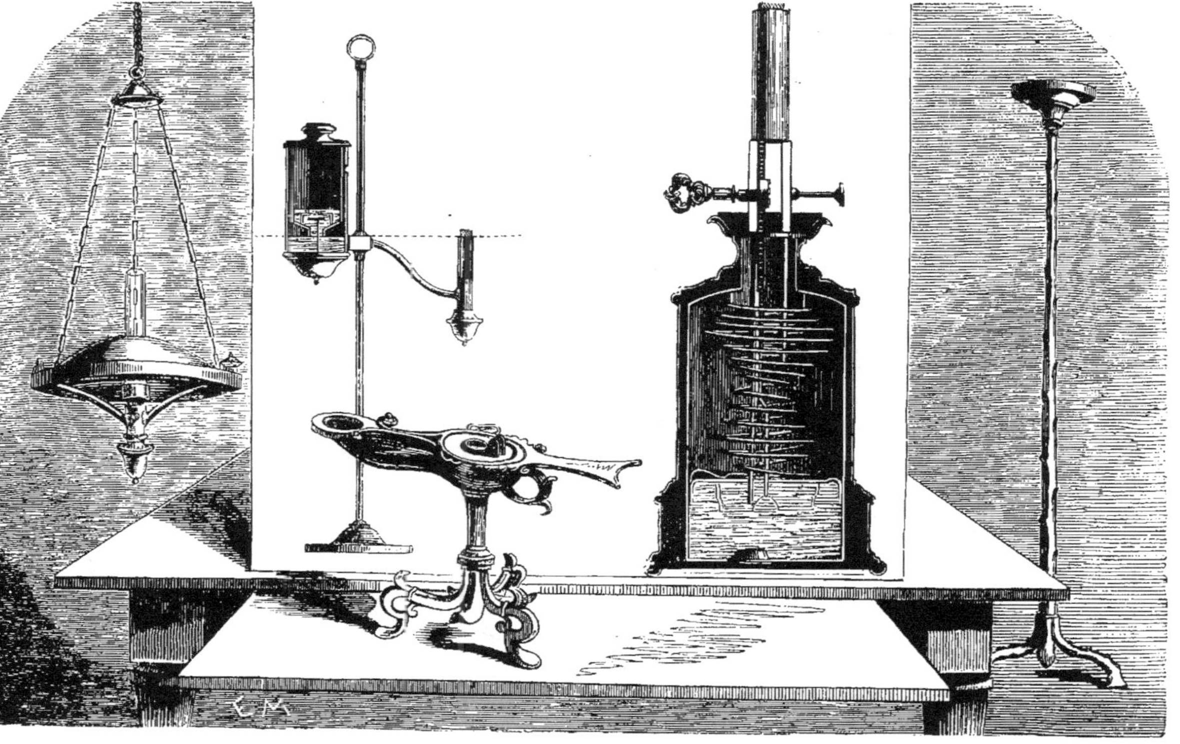

FIGURE 120. — La lampe à diverses époques.

que pendant un temps très court, pour des occupations n'exigeant pas une attention soutenue de l'organe visuel; la lampe à flamme ronde et à niveau variable, présente des inconvénients moindres; elle fatigue moins la vue au début, mais elle ne tarde pas à devenir aussi mauvaise que la précédente, quand la mèche ne reçoit plus une quantité d'huile suffisante pour donner une lumière vive;

La lampe Carcel ou à modérateur constitue le meilleur mode d'éclairage privé, lorsque l'intensité de sa flamme est proportionnelle aux espaces à éclairer.

Cette condition, qui doit être remplie par tout luminaire, quel qu'il soit, est, par malheur, trop souvent oubliée, et c'est pour n'en avoir pas tenu compte qu'on s'expose à donner de la besogne aux oculistes. Une lumière artificielle, quand elle est insuffisante et qu'elle est habituellement mise en usage, contribue puissamment, dit Bouchardat, à fatiguer la vue. Baer en a signalé les dangers, et, si les couturières figurent pour le huitième dans le nombre des sujets affectés de maladies oculaires, Sichel assure que cela tient à la faible lumière à laquelle elles travaillent le soir.

Ce qui vient d'être dit des lampes doit s'entendre de celles qui sont alimentées au moyen des huiles d'olives, de noix, de chènevis, d'œillette ou de colza.

L'huile de colza, bien épurée, est la meilleure; c'est des autres, sans doute, que *la Médecine domestique* disait, en 1789 :

« La fumée des lampes, surtout quand on les éteint, agit comme les autres vapeurs mauvaises, quoique plus faiblement et plus lentement. On a cependant l'exemple de gens tués par la seule fumée des lampes éteintes, dans de petites chambres bien closes. »

Cette action désastreuse des lampes à huile me paraît un peu exagérée, bien qu'un auteur de l'antiquité ait formulé une accusation plus terrible encore. Si la mémoire ne me fait pas défaut, c'est dans *Oribase* que j'ai lu ceci : il suffit parfois de la fumée d'une lampe mal éteinte pour faire avorter une femme enceinte.

Le professeur Parrot me semble plus près de la vérité lorsqu'il se borne à dire que l'odeur de l'huile fumante provoque, dans quelque cas, l'accès de suffocation des asthmatiques.

LE PÉTROLE. — Après avoir examiné l'éclairage au gaz, à la chandelle, à la bougie et aux huiles grasses végétales, il nous reste à étudier l'éclairage par les huiles minérales. Nous ne dirons rien des huiles animales, bien qu'il y ait eu à l'Exposition universelle une lampe brûlant de l'huile de hannetons et donnant une lumière très pure. En attendant que ce combustible singulier devienne usuel, nous allons parler du liquide précieux qui garnit les trois quarts des lampes populaires : le pétrole.

Le pétrole (*petræ oleum*, huile de pierre) se rencontre tout formé dans le sol de certains pays tels que le Canada, la Pensylvanie, la Virginie occidentale, etc., c'est un composé carboné dont on ne connaît pas bien l'origne. « On suppose généralement, dit Daubrée, que le pétrole résulte de la décomposition des plantes marines et des animaux vivant sur le rivage des mers primitives. Cette hypothèse explique la présence de l'eau salée et du sel gemme, les eaux de la mer ayant été emprisonnées dans les mêmes cavités que les débris organiques; un certain nombre de géologues, s'appuyant sur les rapprochements remarquables entre les divers gites de sel, de soufre et de bitume, fréquemment en relation avec des phénomènes de dislocation, attribuent au pétrole une origine franchement éruptive. »

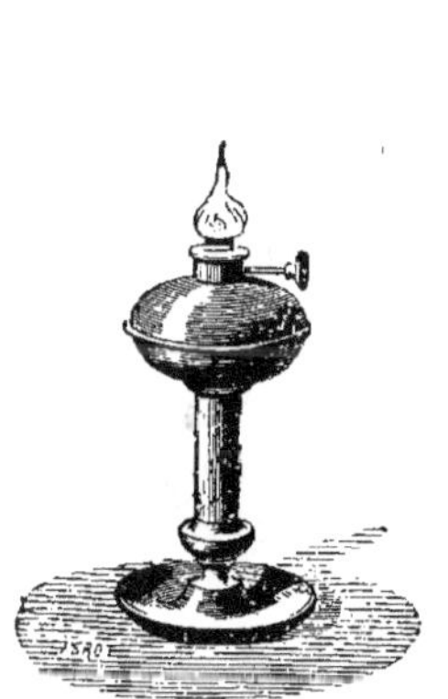

FIGURE 121. — Lampe à huile.

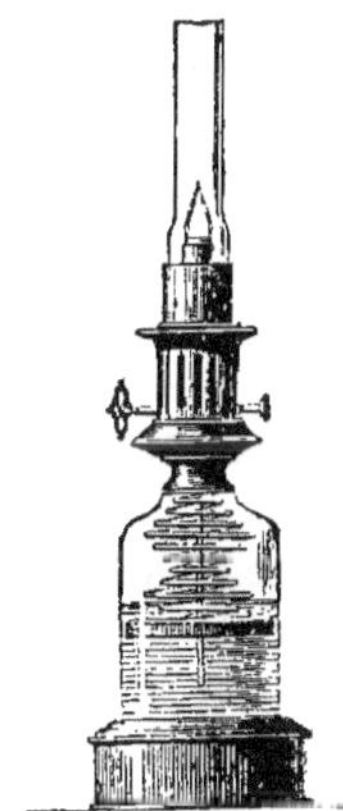

FIGURE 122. — Lampe à mèche ronde.

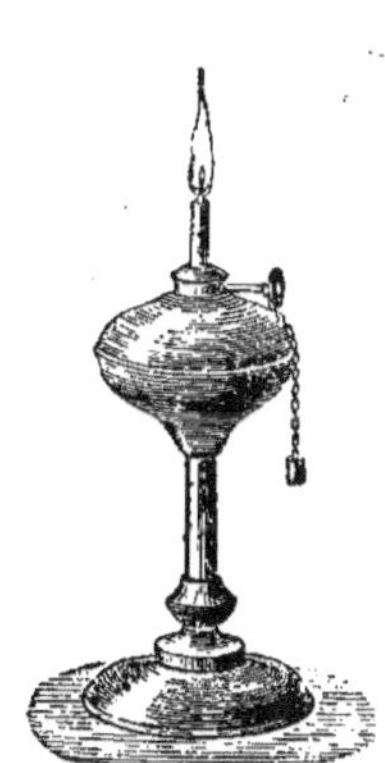

FIGURE 123. — Lampe à pétrole.

Au sortir des sources jaillissantes ou des puits d'extraction, le pétrole est reçu dans des rigoles ou des tuyaux grossiers qui le conduisent à l'endroit où il sera mis en barriques.

Les barriques ainsi remplies contiennent le pétrole brut, liquide épais qui doit être soumis à la distillation, avant de pouvoir servir à l'éclairage.

Les parties du pétrole qui distillent les premières, parce qu'elles sont plus volatiles, constituent l'essence de pétrole. Sans entrer dans le moindre détail au sujet de ces diverses manipulations, il est facile de se rendre compte des dangers continuels courus par les ouvriers employés soit à l'extraction du pétrole, soit à son épuration. Les incendies sont tellement fréquents dans cette industrie que jamais on ne pourra prendre trop de précautions dans les usines où elle s'exerce.

Nous possédons, malheureusement, aux portes de Paris, quelques établissements dans lesquels se font, en grand, la fabrication, la distillation et le travail des huiles de pétrole et autres hydrocarbures. Voici, en effet, ce qu'à écrit M. Bezançon, secrétaire du conseil d'hygiène et de salubrité du département de la Seine, dans son étude si complète sur les travaux du conseil depuis 1872 jusqu'en 1877 :

« Le conseil a eu à s'occuper, pendant les années 1872 à 1877, de cinq usines spéciales pour la *distillation* du pétrole. Ces usines sont situées à Issy, à Pantin, à Aubervilliers, à Saint-Denis et à Colombes. » (*Bezançon*, page 626.)

Dans les pages qui suivent, l'auteur nous rassure un peu, je me hâte de le dire, en énumérant toutes les précautions imposées par l'administration aux industriels qui dirigent ces usines, et en reproduisant le célèbre décret de M. Thiers sur le pétrole et les autres liquides inflammables.

Voici les principales dispositions de ce fameux décret inséré au *Journal officiel* et au *Bulletin des Lois*, au mois de mai 1873.

ART. 3. — Les usines pour la fabrication, la distillation et le travail en grand du pétrole et de ses dérivés, des huiles de schiste et de goudron, des essences et autres hydrocarbures liquides... demeurent rangées dans la première classe des établissements dangereux.

ART. 4. — Les entrepôts ou magasins dans lesquels ces substances ne doivent subir aucune autre manipulation qu'un simple lavage, sont rangés dans la première classe, s'ils doivent contenir plus de 3.000 litres; dans la deuxième, s'il doivent contenir de 1,500 à 3,000 litres; dans la troisième, s'il doivent contenir plus de 300 et moins de 1,500.

ART. 5. — Les entrepôts ou magasins de la première et de la deuxième classe sont assujettis aux règles suivantes :

1° Le magasin sera établi dans une enceinte close par des murs en maçonnerie de 2^m,50 de hauteur au moins, ayant sur la voie publique une seule entrée garnie d'une porte pleine, solidement ferrée et fermant à clef.

2° L'enceinte ne devra renfermer d'autre logement habité la nuit, que celui qui pourra être établi pour un portier-gardien et sa famille. Cette habitation elle même aura son entrée particulière en sera séparée du reste de l'enceinte par un mur de 1^m,20, sans aucune ouverture.

3° La plus petite distance de l'enceinte aux maisons d'habitation ne pourra être de moins de 50 mètres pour les magasins de première classe...

6° Le magasin pourra être à découvert en plein air. S'il est enfermé dans un bâtiment ou hangar, ce bâtiment ou hangar sera construit en matériaux incombustibles.

8° Toutes les réceptions, manipulations seront faites à la clarté du jour. Il est interdit d'y allumer ou d'y apporter du feu, des lumières et des allumettes, et d'y fumer...

9° Une quantité de sable ou de terre, proportionnée à l'importance des approvisionnements, sera conservée à proximité du magasin. pour servir à éteindre un commencement d'incendie, s'il venait à se déclarer.

ART. 8. — Les entrepôts, dont l'approvisionnement ne dépasse pas 300 litres, peuvent être établis sans autorisation préalable. Toutefois, le propriétaire est tenu d'adresser au maire de la commune où est situé son établissement, et au sous-préfet de l'arrondissement, une déclaration contenant la désignation précise du local ou magasin. Ce magasin sera isolé de toute maison d'habitation ou de tout bâtiment contenant des matières combustibles, parfaitement ventilé et constamment fermé à clef. Le sol sera creusé en forme de cuvette et entouré d'un bourrelet en terre ou maçonnerie, pouvant retenir les liquides, en cas de fuite.

— Le pétrole donne une bonne lumière, qui fatigue moins la vue que le gaz. Son pouvoir éclairant étant remarquable et son prix peu élevé, il ne faut faut pas s'étonner de voir des lampes à pétrole dans toutes les maisons.

Malheureusement les dangers d'incendie accompagnent constamment l'emploi de ces luminaires, et les vapeurs qu'ils dégagent ont une odeur désagréable, qui occasionne des maux de tête à plus d'une personne.

Pour éviter les incendies, il faut se conformer à cette recommandation, devenue banale à force d'être répétée : « remplir entièrement la lampe avant de l'allumer et s'interdire absolument de la garnir pendant qu'elle brûle. » Pour éloigner la céphalalgie résultant des vapeurs pyrogénées, il faut avoir soin de ne pas tenir la mèche trop haute, de façon à assurer la combustion complète de l'huile dont elle est imprégnée.

Pour éteindre une lampe à pétrole il ne faut pas souffler dans le verre, parce que, si la mèche a trop de jeu, la flamme peut être poussée par le souffle dans le récipient et produire une dangereuse explosion. On ne s'exposera pas à grossir la liste des accidents dus au pétrole, en soufflant la flamme, non de haut en bas par le haut de la cheminée, mais de bas en haut, par les ouvertures ou ventouses pratiquées sur le manchon métallique qui maintient le verre en place.

LE SCHISTE. — Les détails que nous avons donnés sur le pétrole nous dispensent d'entrer dans de longs développements sur une huile minérale analogue, le schiste.

Le schiste, dont l'odeur empyreumatique est plus désagréable que celle du pétrole, et plus susceptible, par conséquent, de porter à la tête, est obtenu par la distillation d'une roche bitumeuse à texture feuilletée, dite *schiste bitumineux*, composée de silicates imprégnés de bitume.

Comme le pétrole, le schiste demande à être manié avec beaucoup de précaution. Cette huile s'enflamme très rapidement et brûle avec une intensité redoutable.

L'huile de schiste donne une bonne lumière, mais elle nécessite l'emploi de lampes spéciales, à mèche ronde et à double circulation d'air.

LE PÉTROLE DES MÉDECINS. — Il n'y a guère plus d'une vingtaine d'années que le pétrole est employé pour l'éclairage; il y a des siècles qu'il fait partie de l'arsenal thérapeutique. Appelé, selon les temps et les lieux, des noms divers de naphte, de bitume, pissasphaltus, huile de pierre, de Seneca (1), huile de Gabian (2), huile de terre, petrolio, malthe, médicinal naphta, Barbadœstar, etc.,

---

(1) L'Amérique est le pays du pétrole. En 1870, il y avait en Pensylvanie environ 500 sources ou puits fournissant annuellement sept millions d'hectolitres de ce liquide.

Autrefois, le pétrole n'était recueilli qu'en très petite quantité et seulement pour l'usage médical. Les approvisionnements pharmaceutiques se faisaient spécialement aux environs du lac de *Seneca*, situé dans l'état de New-York.

(2) *Gabian* est un village de l'Hérault, dans le territoire duquel se trouve une source ferrugineuse dont l'eau contient une certaine quantité de pétrole.

le pétrole a été opposé aux maladies les plus dissemblables, depuis le mal de dents jusqu'au choléra.

En France, en ce moment, le pétrole fait concurrence à la créosote pour guérir la phtisie.

MM. les docteurs Millard, Blache et d'autres ont cité des cas dans lesquels le pétrole avait tari la sécrétion des bronches, dissous les granulations laryngiennes, fait disparaître la dyspnée, arrêté l'amaigrissement des tuberculeux.

En Allemagne, le pétrole est administré contre le ver solitaire : en Amérique, on l'ordonne contre le rhumatisme, les affections articulaires et la paralysie ; en Angleterre, on le prescrit dans certaines maladies de la peau.

Ce n'est pas tout.

Cloquet le dit bon dans les névralgies, Morétin croit à son efficacité dans les flux de ventre, Hastings le recommande pour guérir les engelures.

Je n'ai constaté, j'en fais l'aveu, aucune de ces propriétés, mais j'ai observé un autre effet curatif, non noté par les observateurs déjà cités : j'ai guéri des galeux en les faisant badigeonner avec de l'huile de pétrole.

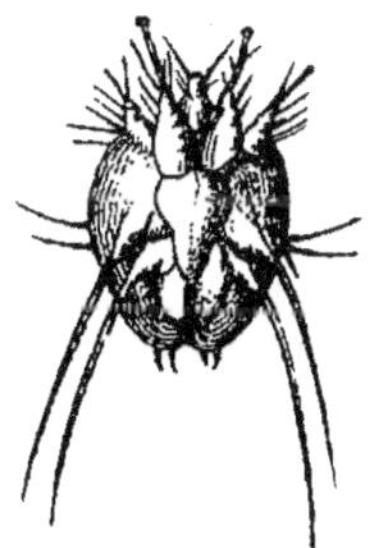

FIGURE 121. — Acarus de la gale vu avec un fort grossissement.

En mentionnant ce traitement antipsorique, je m'empresse de déclarer que je ne l'ai pas inventé : je l'ai tout simplement emprunté à la pratique vétérinaire, qui s'en trouve fort bien, de temps immémorial, pour détruire l'acarus des bestiaux.

LA LUMIÈRE ÉLECTRIQUE. — Après avoir parlé de la chandelle, de la bougie, de la lampe à huile et du gaz, il faut parler de la lumière électrique. Il y a quelques années, j'étais encore, je l'avoue, de ceux qui trouvaient de nombreux défauts à ce merveil-

leux luminaire ; en 1882, je vis, à l'observatoire de Paris, le fonctionnement admirable des lampes à incandescence Swan et Maxim,
et je compris dès lors que la lumière électrique était vraiment
l'éclairage de l'avenir. J'en suis plus que persuadé aujourd'hui et
c'est pour cela que je m'honore de faire partie de la réunion des
électriciens.

Pour prouver que l'éclairage électrique détrônera le gaz, je n'ai
qu'à jeter un regard sur le passé et à mesurer le chemin parcouru
depuis Davy jusqu'à M. Trouvé.

 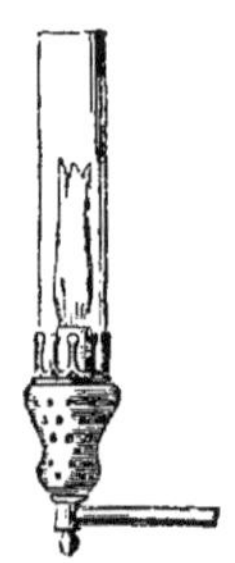

FIGURE 125. — Lanterne à gaz des rues.   FIGURE 126. — Bec de gaz d'intérieur.

En 1801, à Londres, Davy éclaira une salle avec un globe de verre
dépoli, traversé par deux cônes de charbon, réunis aux deux pôles
d'une pile de deux mille couples, formés de plaques de 11 centimètres. L'appareil était lourd et encombrant, la lumière manquait
de fixité ; l'expérience était de courte durée : elle fut pourtant admi-
rée, et c'était justice.

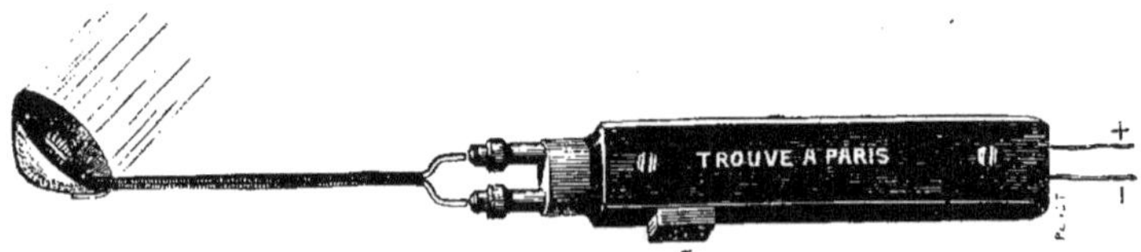

FIGURE 127. — Réflecteur du polyscope Trouvé.

En 1884, à Paris, trois systèmes de lanternes électriques versent
des flots de lumière éblouissante sur nos places et nos boulevards ;
l'électricité éclaire nos théâtres, nos hôtels, nos magasins à la mode.
Ce n'est pas tout. Le fil électrique, pénétrant les cavités de l'orga-

nisme, fait la lumière dans les organes les plus profonds, sans le moindre danger de brûlure.

Devant ces résultats, qui laissent bien loin derrière eux les essais de Davy et les perfectionnements de ses continuateurs, Foucault, Deleuil, Duboscq, Fizeau, etc., les incrédules deviennent croyants. les adversaires systématiques en sont réduits à murmurer : « C'est beau, mais cela coûte trop cher. »

Le prix diminuera, soyez-en sûrs On trouvera des sources d'électricité peu coûteuses, et alors, — ce jour n'est peut-être pas très éloigné, — il y aura dans toutes les maisons des lampes électriques, comme il y a à présent des bougies et des lampes à huile.

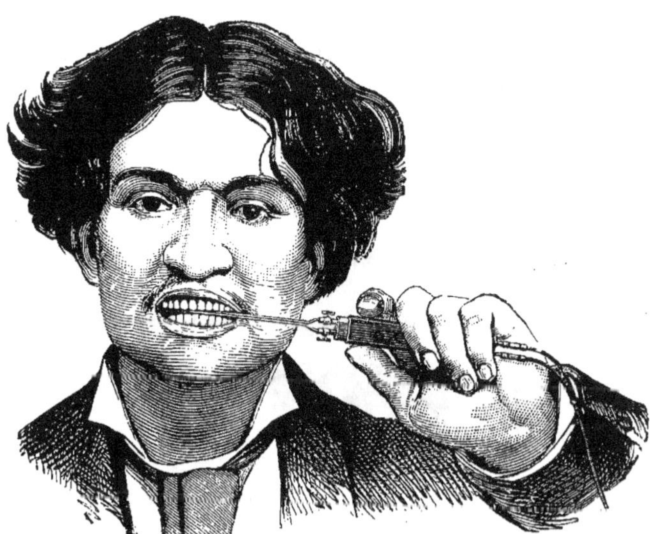

FIGURE 128. — Éclairage des dents par le polyscope.

Voulez-vous avoir une idée des applications possibles de l'électricité aux usages de la vie domestique, sachez ce que la médecine peut faire au moyen du *polyscope électrique Trouvé*.

Le polyscope électrique se compose :

1° D'une pile énergique et constante, ou d'un réservoir emmagasinant l'électricité dynamique ou pile secondaire de M. Gaston Planté ;

2° D'une série de réflecteurs, munis ou dépourvus de miroirs, et donnant des jeux de lumière variés et appropriés à l'éclairement des diverses cavités naturelles;

3° D'une batterie de quatre éléments Trouvé-Callaud, destinée à mettre en fonction le réservoir de différents conducteurs, et d'un manche à pédale, sur lequel se montent les réflecteurs;

4° D'un rhéostat spécial ou régulateur, extrêmement simple, destiné à régler l'écoulement de l'électricité du réservoir. Nous disons écoulement, car ceux de nos lecteurs qui connaissent la pile secondaire savent qu'elle peut être complètement assimilée à un réservoir hydrostatique;

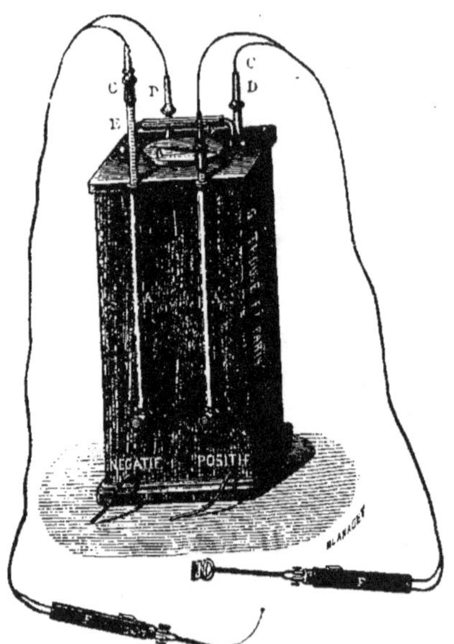

FIGURE 129. — Polyscope Trouvé.

5° D'un galvanomètre spécial, à deux circuits, dans lequel la force électro-motrice du réservoir et celle de la batterie sont en opposition. Grâce à cette disposition simple et ingénieuse, l'opérateur connaît toujours, d'une part, l'état dans lequel se trouve la batterie, et, d'autre part, l'état de charge du réservoir. En effet, lorsque le réservoir est complètement vidé, l'aiguille reprend sa position première.

Après la description sommaire de l'appareil, empruntée à une brochure de M. Trouvé, voici la manière de s'en servir :

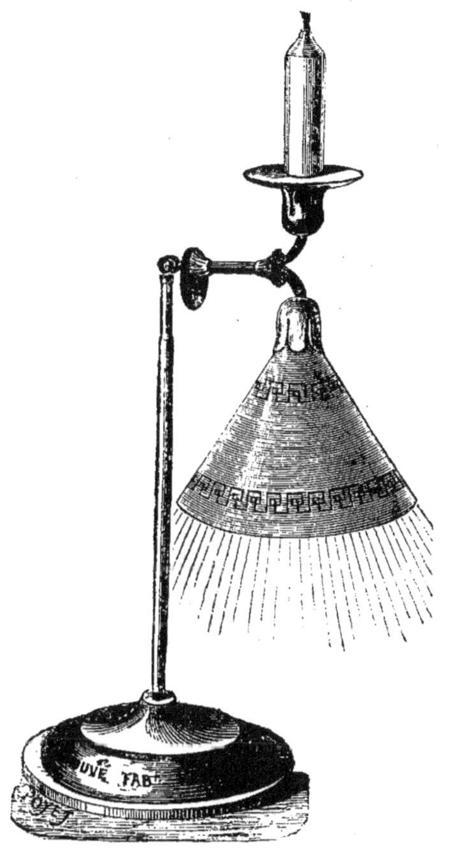

Figure 130. — Lampe électrique Trouvé à réflecteur mobile.

L'appareil chargé et les deux conducteurs adaptés au réservoir, on fixe le manche du réflecteur dont on veut se servir ; on fait passer le courant en appuyant sur la pédale B, et l'incandescence se produit. Les réflecteurs varient, nécessairement, selon la région que l'on veut éclairer ; mais, quelle que soit leur forme, tous ont la forme parabolique et sont émaillés à la partie convexe, ce qui permet de les tenir longtemps en contact avec les muqueuses, sans que celles-ci soient incommodées le moins du monde par l'échauffement des réflecteurs, qui est, d'ailleurs, presque nul. La figure 128 montre un polyscope éclairant la bouche. Sa puissance est telle, que les dents deviennent complètement transparentes et qu'on ne perd aucun détail de leur structure normale ou pathologique. Le même réflecteur, placé à l'extrémité d'une sonde œsophagienne, éclaire l'estomac par transparence. Des dispositions spéciales permettent d'éclairer les autres cavités naturelles (oreille, rectum, urèthre, vessie, etc.)

Une des applications les plus curieuses du polyscope est celle qu'a imaginée M. Collin, membre de l'Académie de médecine, professeur à l'école vétérinaire d'Alfort. M. Collin, introduisant un polyscope dans l'estomac d'un taureau, montre à ses élèves la structure et les fonctions de cet organe, en même temps qu'il y place des animaux qui sont susceptibles de s'y introduire par accident, et y apporter des troubles, comme, par exemple, une sangsue, une grenouille, etc.

L'expérience de M. Collin a été répétée sur des animaux plus petits.

M. Trouvé fait avaler à un brochet, maintenu vivant dans un aquarium, un réflecteur microscopique, qui rend son corps tout à fait transparent, et montre, — les invités de l'amiral Mouchez peuvent en témoigner, — tous les détails de structure de l'organisme animal.

Le mode d'éclairage qui produit de si beaux résultats mérite d'être vulgarisé ; il le sera, bien que quelques hygiénistes ne le trouvent pas parfait.

Les roses ont des épines et les médailles des revers. La lumière électrique a des inconvénients.

Dans la troisième édition du traité de physique de Ganot, publiée en 1854, on disait déjà :

« M. Despretz, dans ses nombreuses expériences sur la pile, fait observer qu'on ne peut trop se préserver de ses effets lumineux, lorsqu'ils sont portés à une certaine intensité. La lumière de 100 couples peut, dit-il, occasionner des maux d'yeux très douloureux.

« Avec 600, un seul instant suffit pour que la lumière occasionne des maux de tête et d'yeux très violents, et la figure est brûlée comme par un fort coup de soleil. C'est pourquoi il est indispensable, pendant ces expériences, de porter des lunettes à verre d'un bleu foncé. »

D'autres défauts ont été signalés depuis. M. le professeur Bouchardat les a complaisamment énumérés dans son Traité d'hygiène. Ses conclusions étant diamétralement opposées à celles de M. Javal, membre distingué de la Société de médecine publique, dont M. Bouchardat est le président d'honneur, on me permettra de reproduire, sans commentaires, et le chapitre de M. Bouchardat, et le mémoire de M. Javal.

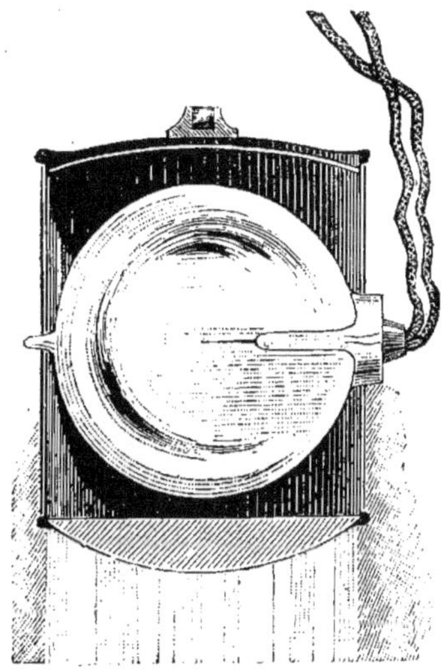

FIGURE 131. — Photophore électrique du Dr Helot (grandeur naturelle).

Opinion de M. Bouchardat. (Extrait du chapitre sur « l'éclairage public ».) — « Les essais d'éclairage électrique, continués avec persévérance à l'avenue de l'Opéra et dans plusieurs grands établissements de Paris, ont parfaitement démontré que les graves inconvénients, au point de vue de l'hygiène de la vue, qu'on reprochait à ce mode d'éclairage, se sont *considérablement* atténués ; mais cela, en perdant, à l'aide de verres dépolis, une partie de la lumière. Comme ces inconvénients pourraient reparaître avec toute leur gravité, si l'éclairage électrique s'introduisait dans les habitations privées, je vais les faire connaître avec détail, en m'appuyant surtout sur les excellentes observations de mon collègue et ami J. Regnauld.

« Dès les premiers essais d'emploi de la lumière électrique, les inconvénients de cette lumière se sont révélés. Je me contenterai de citer le mémoire de M. L. Foucault et le travail de mon ami le professeur Charcot. Ce sont les rayons, très réfrangibles, contenus dans la radiation électrique ou solaire, qui exercent une action nuisible sur certaines parties de l'appareil de la vision.

« Il restait à démontrer que les rayons très réfrangibles, agissant sur les milieux de l'œil, produisaient des modifications matérielles qui mettent leur rôle spécial hors de toute contestation. C'est ainsi que M. J. Regnauld a été amené à rechercher si les tissus de l'œil deviennent fluorescents lorsqu'ils sont impressionnés par les rayons violets et ultra-violets. On comprend sans peine que l'état vibratoire nécessaire au développement de la fluorescence dans les molécules organisées, doit, en se prolongeant, modifier leur structure et porter atteinte à leurs fonctions.

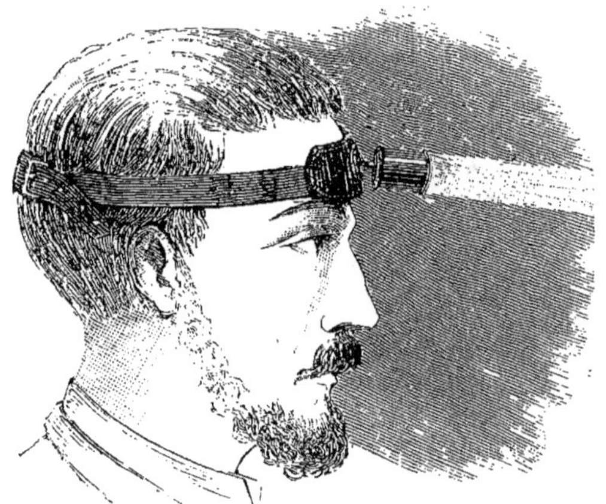

FIGURE 132. — Photophore placé sur la tête du médecin pour explorer la bouche, le nez, etc.

« Depuis les observations de Sir John Herschell, touchant la diffusion épiploïque de la lumière, et surtout depuis les découvertes de M. Stokes, on désigne sous le nom de fluorescence l'éclairement particulier que présentent certaines substances exposées à l'action des parties les plus réfrangibles de la radiation lumineuse. Ce phénomène, d'abord attribué à un changement de réfrangibilité des rayons eux-mêmes par les milieux, a été plus tard attaché à un état

vibratoire moléculaire des corps fluorescents, état qui les convertit
en source de lumière propre, tant que dure l'influence des radiations
extrêmes.

« Je ne décrirai point le procédé employé par M. J. Regnauld
dans ses explorations ; je me contenterai d'énoncer les résultats auxquels il est arrivé ; il les résume dans les termes suivants : « Il ré-
« sulte, dit-il, de mon travail : 1º Que chez l'homme et quelques
« mammifères, la cornée est douée d'une fluorescence manifeste :
« 2º que le cristallin possède, à un haut degré, des propriétés fluo-
« rescentes chez ces animaux aussi bien que chez quelques autres ver-
« tébrés aériens, et que ces propriétés persistent dans l'endophacine
« conservée par voie de dessiccation à une basse température ; 3º que
« la portion centrale (phacocine) du cristallin de plusieurs vertébrés
« et mollusques aquatiques est privée de ces propriétés ; 4º que la
« membrane hyaloïde seule, dans le corps vitré, offre une très faible
« fluorescence ; 5º que la rétine, comme M. Helmholtz le premier l'a
« reconnu, présente une fluorescence dont l'intensité est moindre
« que celle du cristallin ; 6º et enfin, que les accidents causés par
« l'action prolongée de la lumière électrique doivent être rapportés
« à la fluorescence que développe, dans les tissus transparents
« de l'œil, cette source puissante de radiation violette et ultra-
« violette. »

« Les expériences de M. Regnauld conduisent à compléter la
question physiologique des *tutamina oculi*. Les sourcils, les paupières, le diamètre variable de la pupille protègent la rétine contre
l'accès d'une trop grande quantité de lumière, mais ces moyens
protecteurs sont inefficaces pour la garantir contre l'influence fâcheuse des radiations extrêmes.

« Par leurs courbures, la cornée, et surtout le cristallin, sont
d'admirables lentilles ; par leurs propriétés fluorescentes, ce sont de
véritables écrans, écrans merveilleux, perméables à la partie de la
radiation qui développe la sensation lumineuse, obstacles infran-
chissables à ces rayons chimiques inutiles pour la vision et redoutables pour la membrane sensible.

« Aussi, quand les rayons ultra-violets arrivent à l'œil en trop
grande abondance, comme cela a lieu dans quelques circonstances
spéciales (arc électrique, lumière solaire directe ou réfléchie par la
neige ou les sables), la cornée et le cristallin jouent leur rôle pro-
tecteur par rapport à la rétine, mais ils sont eux-mêmes atteints par
cet excès de rayons chimiques.

« Alors apparaissent dans leurs tissus des altérations passagères ou permanentes, suivant la durée de l'impression.

« M. J. Regnauld termine son travail par de judicieuses considérations, que je vais reproduire : « Toutes les fois, dit-il, qu'un agent
« physique tend à sortir du domaine exclusif de la science pour
« recevoir des applications industrielles, le devoir du médecin
« adonné à l'étude des sciences est de chercher à prévoir quelles
« seront les conséquences utiles ou nuisibles à son introduction
« dans l'économie domestique. A l'époque, déjà ancienne. où le gaz
« de l'éclairage vint se substituer presque universellement aux
« flammes dues à la combustion des corps gras, bien des problèmes
« de ce genre furent soumis aux hygiénistes ; les avantages et les
« dangers du procédé nouveau furent discutés avec soin, et l'expé-
« rience est venue, dans la suite, donner sa sanction aux prévisions
« de la science. Lorsque nous voyons aujourd'hui les tentatives
« nombreuses qui se font en France et en Angleterre pour rendre
« pratiques et pour vulgariser les procédés d'éclairage par la lu-
« mière électrique, n'est-il pas juste de se demander si, avant de se
« livrer avec ardeur à ces recherches, les industriels ont bien pesé
« les conséquences de leur réussite ? Les données de la science s'ac-
« cordent toutes à prouver que le meilleur moyen d'éclairage serait
« une source de lumière entièrement dépourvue de rayons ultra-
« violets. En essayant d'introduire la lumière électrique dans l'éclai-
« rage des grandes villes et des ateliers, on entre donc dans une
« voie irrationnelle et dangereuse. Et si jamais on parvenait à
« réussir, ce qu'il y a de funeste dans cet agent ne tarderait proba-
« blement pas à se révéler par des lésions de l'œil, d'autant plus
« redoutables, qu'elles prendraient naissance avec plus de len-
« teur. »

« Cherchons maintenant comment on peut, sinon faire disparaître, au moins beaucoup atténuer les inconvénients de l'éclairage électrique sur l'organe de la vision.

« Les conditions dans lesquelles on peut aujourd'hui utilement employer la lumière électrique sont déjà nettement indiquées par la pratique. Pour l'illumination des phares, les inconvénients disparaissent et les avantages de ce mode puissant d'éclairage n'ont pas besoin d'être discutés.

« Peut-être, un jour, trouvera-t-on, par des applications bien entendues de la lumière électrique, le moyen de rendre moins fréquentes ces fatales collisions des navires à vapeur, qui ne se sont que trop renouvelées depuis quelques années.

« Quand on pourra placer la lumière électrique à une très grande
hauteur, illuminer ainsi de grands espaces, on saura, à n'en pas
douter, éviter les plus graves inconvénients de ce mode d'éclairage,
au point de vue de l'hygiène des yeux, surtout si l'on trouvait des
tutamina efficaces, d'un emploi commode, et qui ne sacrifieraient
pas une grande partie de la lumière. Il est étonnant que ce dernier
côté **du** problème de l'éclairage électrique ait à peine éveillé l'attention des inventeurs.

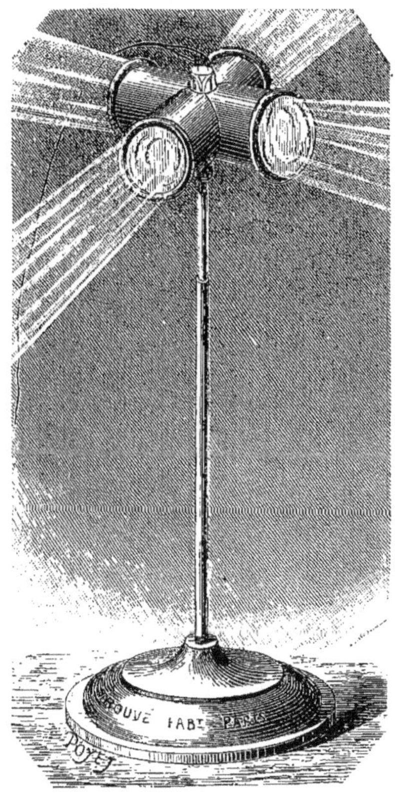

FIGURE 133. — Photophore électrique pour les usages médicaux, monté sur un pied.

« Cependant, il y a longtemps que Foucault, d'après ses observations personnelles sur les effets de la lumière électrique, admettant
une relation entre les désordres de l'œil et les radiations chimiques,

a conseillé aux expérimentateurs l'emploi de binocles dans lesquels le verre d'urane serait substitué au verre ordinaire.

« Dans mes cours, j'ai entretenu mes lecteurs des principales substances qui deviennent, comme les principaux organes de l'œil. fluorescentes, sous l'influence des rayons ultra-violets (sels de quinine, esculine, quassit). Je pensais qu'on pourrait en faire d'utiles applications pour détruire les funestes effets de la lumière électrique. J'avais même imaginé que des doubles verres de lunettes, enfermant une petite quantité de ces solutions, pourraient être utiles aux opérés de la cataracte ou aux malades atteints d'affections de la vue qui commandent l'obscurité.

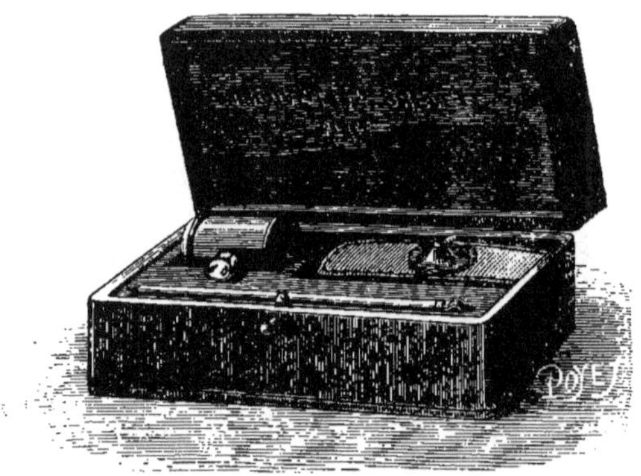

FIGURE 134. — Photophore dans sa boîte.

« M. A. Brachet a eu la pensée d'employer, pour retenir les rayons ultra-violets, un collodion quininé. Je ne sache pas que ces indications soient entrées dans la pratique.

« Cela provient, sans doute, de ce que les graves inconvénients de la lumière électrique, signalés par M. Regnauld, ont en grande partie disparu, grâce aux verres dépolis, interposés entre le foyer lumineux et l'œil. Cependant, attendons avant de nous prononcer. Tout ce que je puis dire de certain, c'est que, quand il m'arrive, le soir, de traverser l'avenue de l'Opéra, mes yeux sont fâcheusement impressionnés par cette éblouissante lumière. par ses continuelles oscillations, et quand je le puis, je mets en œuvre le premier des tutamina des yeux, les paupières. »

Voici, d'après le *Progrès médical*, le compte rendu de la séance

(Société de médecine publique et d'hygiène professionnelle) dans laquelle le Dr Javal a fait sa communication sur l'éclairage électrique (26 octobre 1881) :

Il y a deux ans, M. Poncet (de Cluny) publiait, dans le *Progrès médical*, deux articles, où il étudiait la lumière électrique au point de vue de l'hygiène, et concluait à sa parfaite innocuité. Les faits

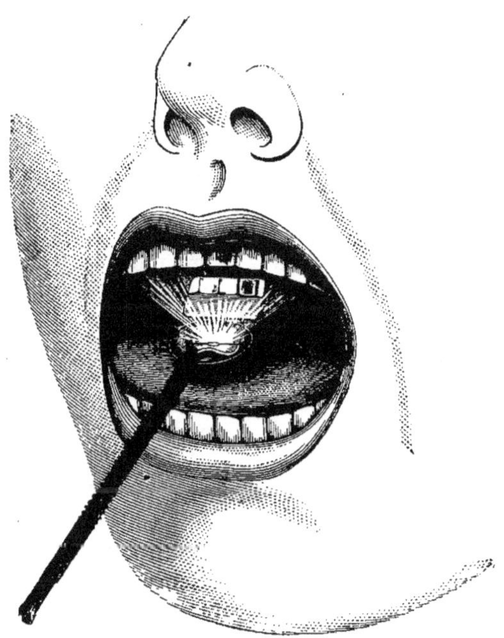

FIGURE 135. — Éclairage électrique de la bouche par le polyscope.

parvenus depuis cette époque à la connaissance de M. Javal l'autorisent à se rallier sans aucune réserve à ces conclusions. En effet, on ne cite pas d'accidents sérieux chez les électriciens qui, cependant, regardent la lumière électrique de près et négligent souvent l'emploi de lunettes préservatrices. Sans s'arrêter aux appréhensions de ceux qui attribuent un rôle pernicieux aux rayons chimiques, si abondants dans cette lumière, et sans qu'il soit besoin de recherches spectroscopiques, on peut dire que la lumière électrique prise en masse, ne produit aucun effet fâcheux. On relate, il est vrai, des iritis et des conjonctivites chez les électriciens de profession ; mais ces accidents sont absolument passagers et ne se sont produits que chez des personnes qui absorbaient la lumière dans des conditions absolument anormales.

Pour le public, la question se pose différemment : il s'agit de savoir s'il y a inconvénient à regarder les objets éclairés à la lumière électrique. A l'exception de quelques sujets particulièrement sensibles aux rayons les plus réfrangibles, on peut affirmer que cet éclairage est innocent ; bien plus, la plupart des cas d'asthénopie se produisent chez les sujets travaillant à un éclairage insuffisant. Sous ce rapport, la lumière électrique rendra les plus grands services, dès que l'emploi, en se généralisant, permettra à chacun de s'éclairer moins parcimonieusement.

Sous le rapport de l'hygiène, il convient de rechercher si l'électricité permet, à prix égal, d'obtenir une plus grande somme de lumière que les autres procédés usuels d'éclairage. De grands progrès ont été accomplis depuis deux ans : simplification des régulateurs, abaissement de prix des baguettes de charbon, frais moindres pour obtenir la division de la lumière électrique. En même temps, les machines électro-magnétiques ont reçu des perfectionnements, et on commence à connaître les dimensions à donner aux conducteurs pour transporter l'électricité à distance. « Si bien, ajoute l'auteur, que nous sommes à la veille de l'introduction du nouveau mode d'éclairage dans les habitations. »

« Il serait injuste, ajoute M. Javal, de se prononcer sur les résultats déjà obtenus, en examinant les dispositions provisoires du palais de l'Industrie et de l'Opéra ; car les dispositions adoptées témoignent encore d'une excessive inexpérience et permettent d'espérer, à bref délai, des effets bien meilleurs ; et il conclut que la lumière électrique est absolument maniable, d'une part, et que, d'autre part, on s'en sert si maladroitement, qu'en présence des résultats acceptables obtenus aujourd'hui, il est permis d'en espérer d'excellents pour demain.

« M. Fieuzal. — L'éclairage électrique est destiné, sans aucun doute, à se généraliser, et deviendra, selon toute apparence, l'éclairage de l'avenir. Aussi, les oculistes sont-ils tenus de se préoccuper, dès à présent, de rechercher quel est le meilleur choix à faire parmi les verres colorés, pour permettre de supporter sans inconvénient l'intensité des foyers lumineux électriques. Les verres protecteurs, dont il convient de conseiller l'emploi, doivent être jaunes et non bleus ou noirs. C'est ce qui résulte d'expériences que j'ai faites ; c'est ce que, d'ailleurs, la théorie faisait pressentir, puisque le verre jaune arrête les rayons violets et ultra-violets.

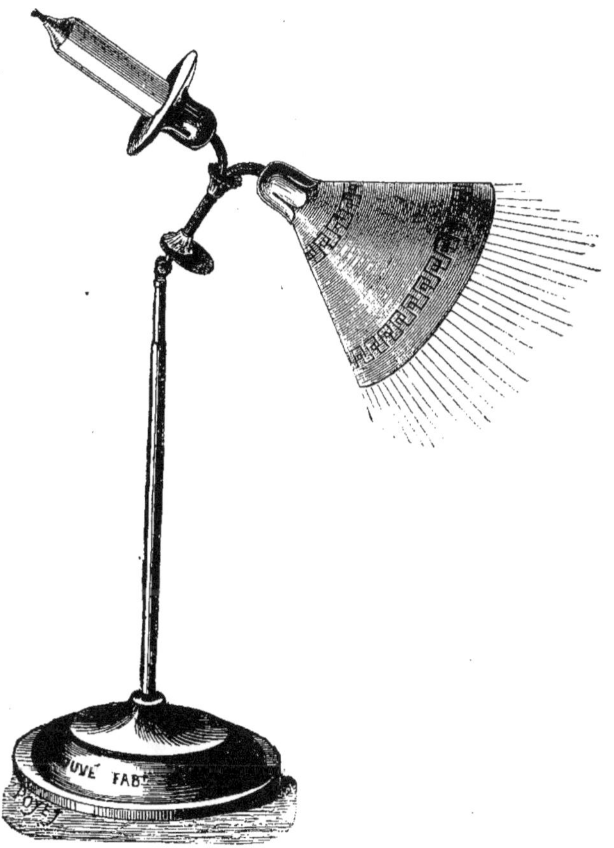

FIGURE 136. — Lampe électrique oblique.

« M. E. TRÉLAT, après avoir discuté les considérations émises par M. Javal, dit qu'un éclairage n'est établi dans de bonnes conditions que si l'œil est toujours soustrait à l'action immédiate des sources lumineuses. Toutes les fois que l'œil devra s'exercer sur un champ éclairé, le lieu d'où provient la lumière devra lui être caché, ou, tout au moins, le regard, en explorant la scène observée, ne devra jamais rencontrer le foyer lumineux, ni sur sa route, ni dans le voisinage. Quand on ne dispose que de faibles foyers, on est forcé de les rapprocher beaucoup des localités à éclairer; il est alors très difficile d'affranchir les yeux des rayons directs de la lumière. Avec l'éclairage électrique bien entendu, ce résultat pourra être acquis; et il suffira, pour cela, d'avoir des foyers lumineux assez intenses et placés à une hauteur suffisante.

« M. Du Mesnil trouve à la lumière électrique l'inconvénient de donner lieu à des oscillations fréquentes et à des modifications de couleur. »

A cette objection, on peut répondre que le tremblement, qui n'existe pas avec les lampes à incandescence, diminuera sans doute pour les lampes à arc voltaïque, à mesure qu'on perfectionnera les charbons.

En somme, comme on le voit, il n'y a pas lieu de s'arrêter à la prétendue influence pernicieuse de la lumière électrique sur la vue.

XIX

LE DINER. — Le personnage que j'ai promis de suivre dans tous les actes de la vie normale, pour les étudier au point de vue de l'hygiène, ne ressemble pas aux héros langoureux des romans de 1830, il ne vit pas seulement d'amour pur et de poésie. L'heure de son dîner est venue, il a faim, il va manger.

Au déjeuner j'ai salué de maints commentaires les articles de la carte ; je vais commenter de même le menu du soir, en commençant par le potage antique et solennel du début, pour finir par la mignonne mandarine et les autres friandises de la clôture.

Le potage classique, celui qui ouvre la série des soupes, est fait de pain et de bouillon : Je dois donc étudier tout d'abord le bouillon et le pain.

LE BOUILLON. — Tout le monde connaît le liquide provenant de la décoction de la viande, son odeur agréable, sa couleur ambrée dont l'oignon brûlé ou le caramel rehausse la teinte, sa saveur franche à la maison, fade au restaurant, ses yeux nombreux ou rares selon que la cuisinière a été prodigue ou avare ; ce qui est moins connu, c'est la puissance nutritive du bouillon.

Je vais étonner bien des gens, je le sais, en leur disant ce qu'il faut penser de ce breuvage alimentaire vénéré ; mais je suis obligé de déclarer qu'il en est du bouillon comme de tant d'autres vieilleries, respectées sans être respectables, sa réputation est usurpée. Le bouillon ne nourrit pas, il ne peut pas nourrir, parce qu'il ne renferme qu'une quantité minime de matériaux assimilables.

Le bouillon le plus corsé et le plus savoureux ne contient par litre que 17 grammes de matières organiques (créatine, gélatine, dextrine, etc.) qui ne font que traverser l'organisme et sortent du corps comme elles y sont entrées ; elles ne réparent pas les pertes de l'économie, elles ne donnent pas des forces. J'ai été consulté, dit le professeur Bouchardat, par un vieillard de quatre-vingt-trois ans, très distingué par l'intelligence, qui pensait réparer ses forces en ingérant par jour trois litres de consommé ; sous l'influence de ce régime, ce vieillard s'était affaibli. La quantité des urines s'était tellement accrue qu'il pensa être glycosurique. Les reins éliminaient les principes immédiats du bouillon. En supprimant cet excès de consommé, tout rentra aussitôt dans les conditions normales (1).

Chimiquement, le bouillon n'est donc pas un aliment sérieux. En réalité, il n'agit que comme apéritif et comme excitant des organes digestifs. Dans une thèse remarquable, soutenue devant la faculté de Strasbourg, le docteur Muller a osé dire qu'une tasse de bouillon ordinaire ne valait guère mieux qu'une égale quantité d'eau chaude salée. Cette affirmation est audacieuse et, certainement, un peu trop révolutionnaire. Cependant, bien qu'elle ait fait jeter les hauts cris aux amateurs de bouillon, nul n'a pu lui opposer un démenti bien catégorique. La vérité dépouillée de tout artifice, la vérité vraie, la voici : les parties nourrissantes de la viande ne s'incorporent pas à l'eau de la marmite, cette eau est incapable de restaurer le sang et les tissus de nos organes, le bouillon ordinaire est une illusion gastronomique.

LE THÉ DE BŒUF. — Pour donner une valeur nutritive réelle au bouillon, il faut y ajouter les substances diverses qui le transforment en soupe, ou bien changer radicalement son mode de préparation (2).

Avec de la viande et de l'eau on peut faire véritablement une combinaison alimentaire sérieuse, mais c'est à la condition d'opérer autrement que ne le font les meilleures ménagères. Puisant leurs inspirations dans la *Cuisinière bourgeoise*, voire même dans les leçons du professeur Chevreul, les maîtresses de maison les moins avares font bouillir un morceau de bœuf massif dans trois fois au moins son poids d'eau ; la cuisson doit être lente, le pot rester sur le feu pendant cinq ou six heures.

Que résulte-t-il de cette minutieuse opération ? un breuvage dont

---

(1) Bouchardat. *Traité d'hygiène*, Modificateurs, p. 221.

(2) Le potage est, dit Brillat-Savarin, la première consolation de l'estomac besoigneux. Il y a loin de cet éloge à l'affirmation irrévérencieuse du Dr Leven : « Le potage qui ouvre nos repas du soir ralentit le travail digestif, et il suffit de supprimer la soupe pour l'accélérer. » Mon opinion personnelle se rapproche beaucoup de celle du Dr Leven.

l'odeur et la saveur sont agréables, mais dont la valeur nutritive est presque nulle, en comparaison de celle du thé de bœuf, bouillon spécial concentré dont voici la recette :

On prend un morceau de bœuf entièrement maigre et sans mélange d'os, on le débarrasse soigneusement des aponévroses, ainsi que des tendons, et on le hache menu comme de la chair à saucisse, puis on y ajoute son po ds d'eau froide, que l'on porte rapidement à l'ébullition. Quand le liquide a bouilli pendant une minute (deux au plus) on le passe, en pressant fortement la viande hachée dans une serviette.

On obtient ainsi un aliment liquide, fortement chargé de tous les principes solubles de la viande. Assaisonné d'un peu de sel, et même d'une pincée de poivre, il répare rapidement les forces, dans la convalescence des maladies les plus longues et les plus débilitantes.

LA SOUPE. — A cette question : « Qu'est-ce que la soupe? » je crois que cinq fois sur dix il est permis de répondre : « C'est du pain mouillé », et c'est parce que je professe cette opinion que, avant de passer en revue les soupes, je vais parler du pain.

LE PAIN. — De toutes les locutions proverbiales constituant, à ce qu'on dit, la sagesse des nations, je n'en connais pas de moins folle que celle-ci « *bon comme le pain* ».

Le pain est si bon, en effet, que toutes les religions en ont fait un emblème céleste. L'oraison dominicale, qui dit à Dieu : « Donnez-nous aujourd'hui notre pain quotidien », exprime ainsi à la divinité la prière de satisfaire à tous les besoins de la créature. Cette demande de pain équivaut à la conservation de la vie; pour les impies comme pour les dévots, l'idéal de l'existence n'est-il pas celui-ci : « avoir du pain sur la planche (1) ».

Bienheureux pain, base universelle de l'alimentation humaine, tu as pris naissance avec la civilisation et tu es vieux comme le monde. Tu n'étais d'abord qu'un peu de farine délayée avec de l'eau, un morceau de pâte dense, grossièrement cuit dans la cendre

---

(1) En 1775, il se trouva un original, du nom de Linguet, auteur des *Annales politiques*, pour soutenir que le pain était « un poison lent ». Parmentier se crut obligé de réfuter scientifiquement cette assertion. Il eût été plus simple de lui dire : « Oui, monsieur, vous avez raison; le pain est un poison, puisque tout le monde en meurt, et c'est bien un poison lent, puisqu'il se trouve des centenaires parmi les gens qui l'absorbent. »

chaude de l'âtre, mais ta préparation, roi des aliments, ne tarda pas à s'améliorer. Elle est arrivée aujourd'hui à un degré de perfectionnement qui ne sera probablement plus dépassé.

Le pain, chacun le sait, est un composé de farine, d'eau et de sel, cuit au four, après une fermentation particulière produite par le levain. Son usage est universel. « C'est l'aliment de tout le monde, le goût que nous perdons le dernier, et son retour est le signe le moins équivoque de la convalescence. Il convient à tout âge et à tous les tempéraments ; il corrige les autres nourritures, et influe sur nos bonnes et nos mauvaises digestions. Il accompagne les mets depuis le commencement jusqu'à la fin du repas, soit du pauvre, soit du riche ; enfin, cet aliment est tellement propre à notre constitution qu'à peine nous respirons, que nous montrons pour lui une sorte de prédilection qui ne finit plus (1). »

Voici, d'après Ch. Marie, les principes essentiels de la panification :

« On mélange la farine avec une quantité convenable d'eau qui dissout les parties solubles, dextrine, glucose, quelques sels, et gonfle, en les hydratant, les parties insolubles les plus importantes, le gluten et l'amidon. On forme ainsi, en malaxant convenablement, une pâte homogène dans laquelle est introduite une plus ou moins grande quantité de sel marin, suivant les contrées et l'état de la farine, pour donner le goût convenable, mais surtout une proportion déterminée de *ferment alcoolique*. Le rôle essentiel de ce ferment est facile à expliquer. Il rencontre dans la pâte, humide et conservée quelque temps dans un endroit chaud, du sucre, sur lequel il agira pour produire de l'alcool et de l'acide carbonique gazeux. Les bulles de gaz qui prennent ainsi naissance dans toute la masse gluante, ne peuvent se dégager librement ; elles soulèvent la pâte, la gonflent et la rendent poreuse. Voilà précisément le but qu'on veut atteindre, afin d'avoir un produit plus nutritif et plus facile à digérer par la pénétration du suc gastrique. Lorsque la fermentation paraît terminée et que la pâte cesse de se gonfler, le pain *levé* est exposé, pendant un temps convenable, à une température relativement élevée. Cette opération, nommée *cuisson*, diminue l'excès d'eau, forme une croûte dure qui maintient la forme du pain et la défend des altérations spontanées. Cette

----

(1) A.-F. Aulagnier. *Dict. des aliments*, 1839.

croûte se colore d'autant plus qu'elle est soumise à une température plus élevée et que le pain renferme plus d'eau (1). »

Les ferments alcooliques employés le plus ordinairement sont le *levain de pâte fermentée* et la *levure de bière*.

A   B

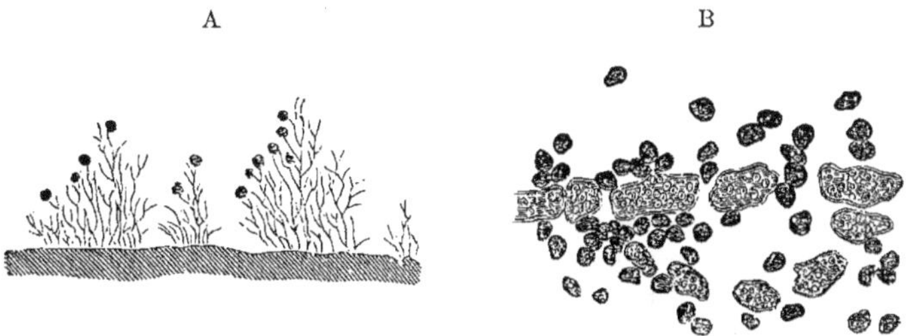

FIGURE 137. — *Le pain moisi.*

A   B

Végétation cryptogamique rose à longs filaments, se développant sur le pain en même temps que l'oïdium.

Articles et sporules de l'oïdium aurantiacum, vus au microscope.

On donne le nom de levain de pâte à une portion de cette substance, prélevée à la fin de chaque opération de pétrissage. Elle est conservée dans un endroit à température constante où rien ne peut entraver la fermentation. Après sept ou huit heures, son volume a doublé. On a ainsi le *levain de chef*, plus léger que l'eau et d'une odeur agréable. Au bout de neuf heures, on le pétrit avec une quantité de farine et d'eau suffisante pour doubler son volume, ce qui donne le *levain de première*. Puis on obtient, par le même procédé, en continuant l'opération, le *levain de seconde*. Enfin, on prépare, au moyen de ce dernier, par une manipulation analogue, faite avec beaucoup de soin, le *levain de tout point*, dont le volume doit être environ le tiers d'une fournée en été et la moitié en hiver (2).

On peut faire du pain avec presque toutes les farines de céréales ;

---

(1) Le pain qui est fait de bon froment, dûment fermenté avec du bon levain, et cuit dans une juste proportion, est un aliment bien plus nourrissant et plus solide que quelque autre sorte de viande que ce soit ; en sorte que les hommes en peuvent entièrement vivre, accompagné de l'eau seule pour leur boisson.

RAMAZZINI. (L'Art de conserver la santé des princes.)

(2) *Journal des connaissances utiles.*

la farine de froment est le plus souvent employée. Voici, d'après
Regnauld, la composition moyenne des trois farines de blé dont il
est fait le plus grand usage en France :

	Froment indigène.	Blé dur d'Odessa.	Blé tendre.
Eau.........	10.0	12.0	10.0
Gluten......	11.0	11.6	12.0
Amidon......	71.0	57.6	63.6
Glucose.....	4.7	8.5	7.0
Dextrine....	3.3	5.0	5.8

100 kilogrammes de farine rendent, en général, de 130 à 135 kilogrammes de pain. Si le rendement est plus considérable, le pain
n'est pas bon, parce que la cuisson est incomplète, ou, parce que la
quantité d'eau incorporée à la farine est trop forte.

Dans les grandes villes, où le pain est mangé très frais, il est
rare qu'on le fasse suffisamment cuire. Les Parisiens, qui furent
toujours friands de bon pain, n'estiment pas assez la belle croûte
dorée par le feu. Au temps de la Fronde, une des plus cruelles
douleurs des habitants de Paris c'était, dit Larousse, d'être privés
du pain de Gonesse (1) qui avait un grand renom à cette époque;
aujourd'hui, les raffinés de la capitale ne demandent plus au pain
d'où il vient, ils ne s'inquiètent que de sa couleur, et, comme c'est
la couleur pâle qu'ils préfèrent, les boulangers leur font du pain
dont le four n'a pas bruni la surface.

Ce pain est difficile à digérer, les gros mangeurs le savent
instinctivement. Dites à un travailleur, qui se nourrit de beaucoup
de pain et de fort peu de fricot, de faire lui-même son choix chez
le boulanger, il ira droit à la miche brune, croustillante, et laissera au marchand le pâle gâteau mou, saturé d'eau, dont nous
reparlerons au chapitre des falsifications du pain.

Il est clair, disait Oribase, que le pain chaud et frais est plus
nourrissant que celui qui est froid et rassis, car sa chaleur favorise
la digestion. Cette théorie paraît plus que douteuse aux hygiénistes
modernes.

LE PÉTRISSAGE. — Il y a trois ans, à l'Académie de médecine
de Belgique, M. Léopold Hugo appela l'attention de ses collègues
sur le pétrissage considéré comme agent de contagion, et demanda

---

(1) Le médecin Gui Patin, énumérant les conquêtes nécessaires autour de Paris,
mettait en première ligne celle de Saint-Denis, « afin, disait-il, d'avoir le pain de Gonesse pour ceux qui ont l'estomac délicat ».

que, en temps d'épidémie, le gouvernement ouvrît des ateliers de pétrissage mécanique, pour s'opposer à la transmission des germes morbides par les boulangers malades. La proposition fut combattue par M. Depaire, de la façon suivante : La température périphérique de 200° centigrades est nécessaire pour la formation de la

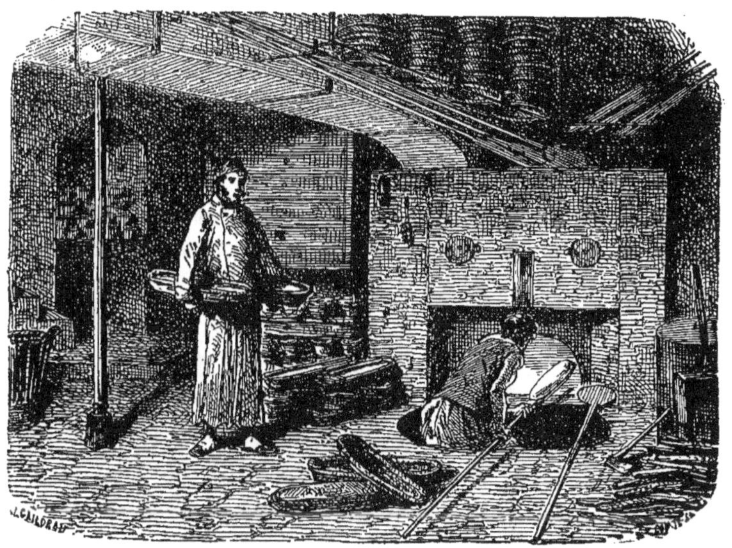

FIGURE 136. — Le four du boulanger.
(Ancien modèle.)

croûte, et la mie atteint 100° pendant la cuisson ; donc, la supposition de M. Léopold Hugo n'a rien de démontré, et ses craintes sont chimériques, une température de 100° étant suffisante pour détruire tous les germes morbides qui pourraient se trouver dans la pâte.

Je ne suis pas, je l'avoue, aussi optimiste que l'académicien bruxellois, pour mon pays, du moins. Si les fours belges chauffent la mie à 100°, les fours de France la laissent bien au-dessous de ce chiffre. J'ai entendu, à la Société de médecine publique, le professeur Brouardel déclarer, d'après des expériences personnelles, qu'un thermomètre placé au centre des pains longs, consommés à Paris sous le nom de *pains de luxe*, ne montait pas au-dessus de 50°, et, sans demander à mon gouvernement de se faire boulanger, je me dis volontiers partisan des machines à pétrir.

La pâte obtenue par les machines a, pourtant, une infériorité que je ne dois pas cacher, elle ne fermente pas aussi vite que celle qui a été travaillée à bras d'hommes, le pain qu'elle fournit ne lève pas aussi bien.

Cela tient peut-être, disent les grands hygiénistes, qui ont noté cette différence, à ce que la sueur du boulanger a pour effet d'activer la fermentation.

Je ne fais qu'effleurer cette matière, sans chercher à l'approfondir. Je me borne à constater qu'elle serait digne de tenter le pinceau naturaliste de M. Zola; elle pourrait inspirer à l'auteur du *Ventre de Paris*, un chapitre brillant qu'il intitulerait peut-être ainsi : « Comme quoi la sueur du peuple a du bon! »

DIVERSES ESPÈCES DE PAIN. — On fait du pain avec toutes sortes de céréales. Le froment fournit la farine la meilleure et le plus souvent employée, mais la panification utilise encore, dans bien des pays, le seigle, le maïs, le sarrazin, l'avoine, l'orge et le millet.

LE FROMENT. — Le froment ou blé (*triticum sativum*) est la céréale des régions tempérées du globe. Ses variétés sont très nombreuses et plus ou moins riches en gluten.

Le tableau suivant, emprunté à Boland, fait voir cette différence de composition :

Gluten hydraté pour 100 grammes de blé.

Blé de Ghirka	38 gr.	45
— Kubanka	32	80
— Chartres	32	13
— Pologne	31	30
— Crimée	27	15
— mars de Gonesse	26	60
— Roussillon	25	C0
— Picardie	24	22
— mars d'Algérie	23	50
— Melun	22	60
— d'Angleterre	21	C0
— Mecklembourg	20	C7
— Châlons	19	75
— Chypre	19	30
— Sandomirka	18	61
— d'Amérique	17	73
— la Nièvre	17	14
— Montereau	16	20
— d'Espagne	16	00
— Prusse	14	C6

En général, les blés durs sont plus riches en gluten que les blés tendres. D'après Michel Lévy, les grains durs se dénotent par leur aspect corné, par une consistance plus forte, par la demi-transparence de leur masse, par l'égale dureté de toute leur épaisseur. Ils contiennent moins d'eau, se conservent mieux, donnent sous un même poids plus de farine et de pain.

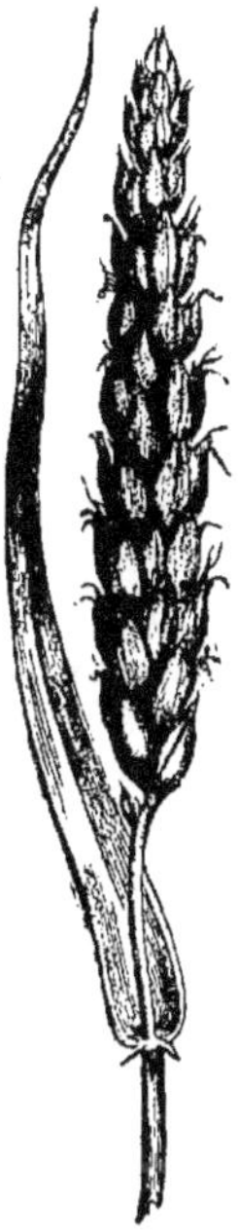

Vauban, que mon confrère M. Emile Begin appelle « le plus grand hygiéniste du siècle de Louis XIV », était grand partisan d'une soupe de froment, dont voici la formule :

« Prenez une livre de bon bled froment, lavez-le et en ôtez tout ce qui nagera sur l'eau ; après quoi faites chauffer d'autre eau jusqu'à bouillir ; mettez-y tremper le bled couvert d'un linge ou d'autre chose ; et si c'est le soir, laissez-le tremper toute la nuit. Le lendemain, il n'y aura qu'à jeter l'eau dans laquelle il aura trempé, y en mettre de la nouvelle et le faire bouillir jusqu'à ce qu'il soit crevé. Otez-en le trop d'eau et l'écrasez avec la cuiller à pot, comme on fait les pois. Cela fait, prenez un quarteron de lard, coupé par petits morceaux, gros comme de gros lardons ; faites-le fondre à part avec un oignon ou des poireaux, des ciboules, même de toutes autres sortes de bonnes herbes coupées bien menues, avec du sel. Fricassez cela avec du lard fondu ; après quoi versez-le dans la marmite ; remuez-le bien et laissez-le derechef bouillir un peu de temps ; moyennant quoi la soupe sera en état d'être mangée.

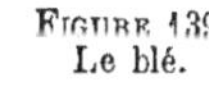

Figure 139.
Le blé.

« Le bled préparé de la sorte peut tenir lieu de pain et de potage, et ne saurait manquer de faire une nourriture excellente, parce que le bled sera net et purgé de toutes ordures, d'un fort bon goût et à fort bon marché, puisque la livre de bled ne coûtera, le plus souvent, au soldat que la peine de le battre après la moisson, et qu'il s'en trouve presque toujours partout. Il n'y a donc que le lard qui pourra coûter quelque six à sept sols la livre, auquel cas un quarteron leur reviendra à dix-huit deniers, c'est-à-dire à neuf deniers par chaque homme ; car deux ou trois feront un très bon repas avec une livre de bled et un quarteron de lard ainsi accommodés. Pour lequel lard pouvoir acheter chaque chambrée pourra vendre la moitié du tiers de son pain. Par ce moyen, ils trouveront celui d'apaiser leur faim agréablement, à juste prix, par une bonne nourriture qui ne les exposera pas à toutes les saletés et corruptions des farines des Vivres, qui sont souvent échauffées et à demi pourries ; le pain mal cuit, mal levé, mal pétri avec de méchantes eaux troubles, le plus souvent sales et remplies d'ordures ; ce qui cause la plus grande partie des maladies dont ils sont affligés pendant le cours des campagnes. Il est enfin constant que cette nourriture les entretiendra sains et gaillards, leur donnera de l'embonpoint et des forces, en leur conservant la santé. »

LE SEIGLE. — Le seigle (*Secale cereale*), alimente une partie de la Belgique, de la Hollande, de l'Allemagne et de la Russie. Il est cultivé dans les terrains où le blé ne pourrait croître avec avantage. Il donne une farine moins blanche que celle du froment.

Le pain de seigle est brunâtre, massif et moins digestible que le pain de blé, quoique presque aussi nourrissant ; sa fabrication exige beaucoup de levain et une cuisson prolongée. Son goût, légèrement douceâtre, n'est pas désagréable. Mélangé au froment, le seigle forme un pain très substantiel : ce mélange s'appelle *méteil*.

D'après l'analyse de Einhoff, 100 grammes de farine de seigle contiennent :

Amidon	61.1
Glutine	9.5
Albumine	3.3
Sucre	3.3
Gomme	11.1
Fibre végétale	6.4
Eau ou perte	5.3

Le seigle ne sert pas seulement à la panification. Ses grains rôtis constituent une sorte de café ; avec du gruau de seigle, on prépare des potages et des bouillies propres à entretenir la liberté du ventre ; en faisant bouillir du seigle dans de l'eau, on a une tisane rafraîchissante et laxative ; la farine de seigle est employée quelquefois en cataplasme comme maturative.

Indépendamment de ces usages médicaux, le seigle sert, dans le nord de l'Europe, à fabriquer de l'eau-de-vie. On l'utilise encore, dans les brasseries, pour remplacer l'orge de la bière.

LE SEIGLE ERGOTÉ. — Sous l'influence de causes diverses, dont la plus commune est l'humidité, le grain de seigle s'allonge, en prenant une couleur brune violacée, et porte une excroissance semblable à une petite corne ou à un *ergot* de coq, d'où son nom de *seigle ergoté*. Cette excroissance est de grosseur variable, parfois elle triple et quadruple le volume du grain sain.

Quelquefois il n'y a sur un épi qu'un seul grain altéré ; dans d'autres cas il y en a jusqu'à vingt.

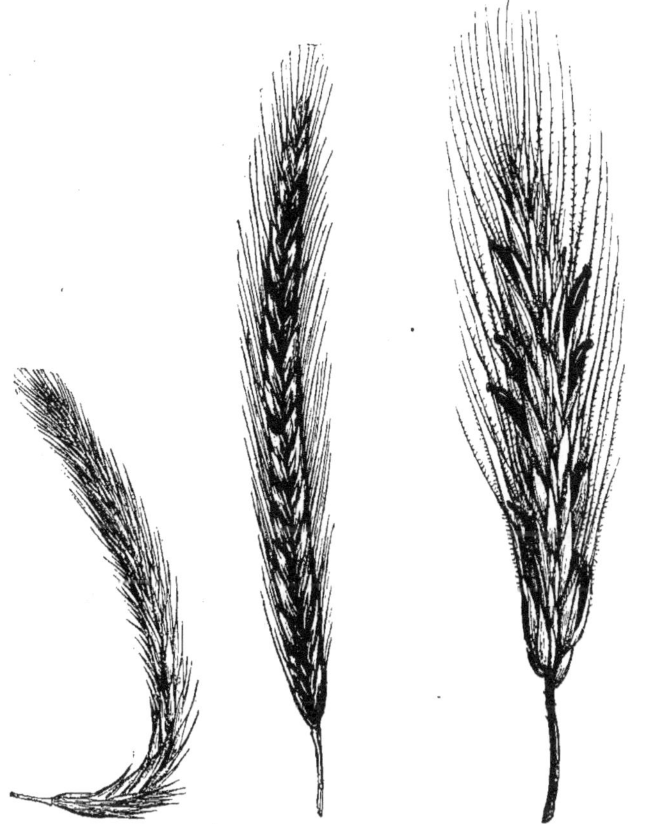

FIGURE 110. — Le seigle.   FIGURE 111. — Seigle ergoté.

On a longtemps discuté sur la nature de l'ergot ; depuis plusieurs années tout le monde reconnaît, avec de Candolle, que l'ergot est un champignon vénéneux, capable de produire les accidents les plus redoutables. On ne saurait donc trop recommander à toutes les personnes qui récoltent du seigle de purger cette denrée du poison qu'elle peut contenir.

Divers modèles de cribles, de vans et de bluteaux ont été proposés pour pratiquer cette utile opération; l'hygiène n'en recommande aucun. A l'action de tous ces instruments incertains, elle préfère le triage à la main, donnant seul une sécurité à peu près absolue.

L'ERGOTISME. — L'ergotisme est la maladie causée par l'usage du pain préparé avec le seigle ergoté. On l'appelle encore *maladie céréale, raphanie* et *gangrène des Solognots*, parce qu'elle a été observée épidémiquement dans la Sologne.

L'ergotisme a-t-il existé dans les temps anciens? la chose paraît probable à divers médecins, qui ont cru en trouver des traces dans les vieux auteurs en remontant jusqu'à Galien; ce qui est presque sûr, c'est que la maladie, dite *feu Saint-Antoine* au XVIe siècle, ressemble beaucoup à l'ergotisme gangréneux ; ce qui est certain c'est que, depuis l'année 1593, les désordres résultant de l'usage du seigle ergoté sont considérés par tous les praticiens comme constituant une affection spéciale, se présentant sous deux formes bien distinctes : la forme convulsive et la forme gangréneuse.

Dans l'un comme dans l'autre cas, le symptôme le plus commun que détermine l'emploi du pain chargé d'ergot est un enivrement, qui n'est pas sans charme pour ceux qui l'éprouvent. Cette inébriation, tout à fait analogue à celle que produisent le vin et les autres liqueurs fermentées, est, dit Raige-Delorme, accompagnée de gaieté, et n'est jamais suivie du malaise et du dégoût qu'entraînent toujours après eux les excès de boissons alcooliques. Malheureusement, cette sorte d'immunité ne dure pas et, comme l'a noté Trousseau, les personnes qui, pendant longtemps, ont éprouvé l'enivrement causé par le pain de seigle ergoté, finissent par tomber dans un état tout à fait analogue à l'abrutissement des ivrognes et des mangeurs d'opium.

Indépendamment de ces effets, qu'on pourrait appeler moraux, il s'en produit d'autres de nature franchement physique.

Dans la forme convulsive de l'ergotisme, il y a d'abord des fourmillements et des crampes aux extrémités inférieures, avec de violents maux de tête ; puis des convulsions se déclarent, semblables à l'épilepsie, au tétanos ou à la danse de Saint-Guy. Les malades se plaignent alors, dit Grisolle, d'éprouver dans les membres des élancements douloureux ou une chaleur brûlante, cuisante, qui leur arrache des plaintes et même des cris. Les accès convulsifs sont intermittents ; pendant leurs intervalles on constate l'abattement allant jusqu'au coma, ou l'excitation portée jusqu'au délire. La maladie peut se compliquer de paralysie avec déjections fétides et se terminer par la mort, en deux ou trois semaines. D'autres fois, les accès diminuent d'intensité et disparaissent, mais les malades conservent un léger tremblement et un affaiblissement notable de la vue, pendant plusieurs années.

Dans la forme gangréneuse de l'ergotisme, le tableau des symptômes ressemble généralement à celui que le docteur François traçait ainsi, en 1816, dans la *Gazette de Santé* :

« La maladie débute par une douleur très vive avec chaleur intolérable aux orteils ; la douleur monte, s'empare du pied et gagne la jambe ; le pied devient bientôt froid, pâle, puis livide. Le froid s'empare de la jambe, qui est très douloureuse, et le pied est devenu insensible.

« Les douleurs sont plus vives la nuit que le jour ; il y a de la soif, mais l'appétit se soutient, et le malade fait régulièrement ses fonctions. Il ne peut se mouvoir ni se soutenir sur ses pieds. Bientôt il paraît des taches violettes, des ampoules ; la gangrène se montre avec toute son horreur et monte jusqu'au genou. La jambe se détache de son articulation et laisse voir une plaie vermeille qui se ferme avec facilité, à moins que le malade, mal nourri, habitant un lieu froid et humide, couché dans un lit infecté de matières gangréneuses, ne pompe de nouveau des miasmes putrides. »

Le traitement de l'ergotisme ne saurait être formulé d'une façon précise. Disons seulement qu'il doit répondre à deux indications principales : Combattre l'empoisonnement général, pallier les accidents locaux. Contre l'intoxication, on a recommandé l'eau vinaigrée, le citron, l'ipéca, l'émétique, l'ammoniaque ; aux phénomènes convulsifs on a opposé les préparations opiacées et antispasmodiques ; la mortification gangréneuse a été combattue par le quinquina et les lavages antiseptiques ; bien souvent le fer du chirurgien a dû intervenir pour limiter le champ de la décomposition morbide, mais cette intervention n'a pas toujours été heureuse. En 1834, l'Hôtel-Dieu de Lyon reçut 32 malades atteints de gangrène, due à l'usage du seigle ergoté ; ces malades venaient de l'Isère, de la Loire, de l'Ardèche et du Rhône ; plusieurs durent être amputés : chez la plupart, des mutilations graves se produisirent, quelques-uns ne survécurent pas à l'opération.

— Le poison septique dont la présence dans l'alimentation est la cause de l'ergotisme, peut, lorsqu'il est convenablement administré, rendre de grands services. Considéré ainsi, l'ergot est un des agents les plus précieux de la thérapeutique,

Il est surtout utile dans les circonstances suivantes : inertie de la matrice dans l'accouchement, délivrance tardive, caillots dans la matrice, hémorrhagies utérines.

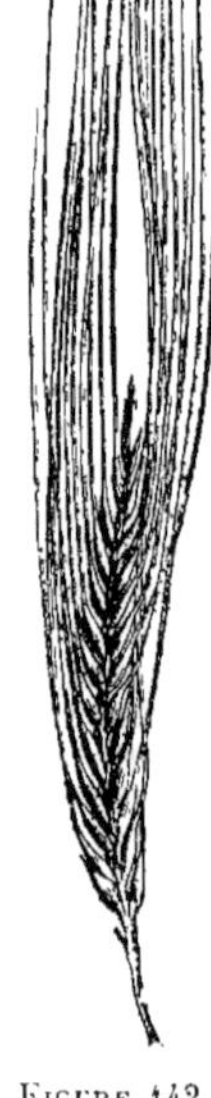

Nous ne devons pas entrer ici, on le comprend, dans le détail des actions du seigle ergoté en ces divers états pathologiques, nous nous bornons à noter que cette substance a encore été essayée pour arrêter des hémorrhagies diverses, pour combattre la paralysie (1), l'incontinence d'urine et les pertes séminales, en insistant sur ce point que son emploi ne saurait être banal, ni confié à des mains inexpérimentées, à cause des conséquences terribles susceptibles de suivre son administration intempestive.

Comme exemple des terreurs légitimes inspirées par l'usage malencontreux de l'ergot, nous croyons devoir rapporter le fait suivant :

En 1850, le Préfet de la Seine, frappé de l'accroissement dans la mortalité des nouveau-nés, consulta l'Académie de médecine pour savoir si quelques mesures de police ne pourraient être prises, afin de prévenir les accidents résultant de l'administration abusive du seigle ergoté par les sages-femmes. Au nom d'une commission composée des docteurs Villeneuve, Adelon et Orfila, le docteur Daynau formula une réponse dont voici les points principaux et la conclusion :

FIGURE 142.
Orge.

« Les bons praticiens n'administrent le seigle ergoté qu'après le plus sérieux examen, car une fois cette substance prise par la femme il importe que l'accouchement se termine avec rapidité : la matrice étant mise dans un état de contraction permanente et tétanique, il

---

(1) Le Dr Hites, de Belmont (Nevada), a la moitié de ses clients qui sont des saturnins, malheureuse population employée dans les mines de plomb argentifère. Il dissipe les intoxications légères au moyen de purgatifs salins et de l'iodure de potassium. Il a fait la remarque que l'abstention de l'alcool, la précaution de maintenir le ventre libre, une vie régulière, sont les meilleurs garants contre l'empoisonnement plombique. Quand les patients en sont à la phase paralytique, hémiplégie ou paraplégie, il obtient les meilleurs résultats de la combinaison de l'ergot de seigle et de l'iodure de potassium. Un mois suffit à la guérison, rarement atteinte par l'iodure seul, l'électricité, les toniques, la noix vomique. Aucun accident n'a été observé. (*London med. Rec.*, 15 février 1882.)

est indispensable qu'elle soit au plus tôt débarrassée du produit de la conception... Mais il s'en faut de beaucoup qu'on agisse toujours avec cette prudence. Les sages-femmes surtout font un abus suprême du seigle ergoté, et plusieurs d'entre elles, dans le but de terminer l'accouchement, sans le secours d'un médecin, l'administrent avec trop de persistance ou même dans de mauvaises conditions, et si elles amènent ainsi l'expulsion du fœtus, elles ne reçoivent le plus souvent qu'un enfant mort-né... Cependant, si des accidents graves sont à redouter d'une administration intempestive de l'ergot pendant l'accouchement, on peut affirmer, du moins, que les femmes, une fois délivrées, n'ont rien à craindre de l'usage qu'elles ont fait de cette substance pendant le travail.

« Il est certaines circonstances qui exigent impérieusement l'administration du seigle ergoté, c'est quand l'accouchement est sur le point de se terminer, et qu'on redoute une hémorrhagie, ou que le travail s'arrête et traîne en longueur, menaçant ainsi la vie du fœtus. Il est évident que dans ces cas la sage-femme ne devrait pas hésiter à recourir à l'administration de l'ergot.

« *Conclusion*. Dans l'état actuel de la législation, il n'est pas possible d'interdire aux sages-femmes le droit que la loi leur donne d'administrer le seigle ergoté ; cette interdiction aurait d'ailleurs de graves inconvénients dans certains cas. »

Au cours de la discussion, qui avait amené le docteur Daynau à formuler les considérations qui précèdent, Velpeau déclara, avec beaucoup d'à-propos, que le reproche adressé aux sages-femmes était mérité par bon nombre de médecins.

Nul n'osa protester contre cette affirmation, parce que, en ce temps-là comme aujourd'hui, l'éducation obstétricale des médecins était faite d'une façon incomplète.

En 1884, comme en 1850, les écoles de médecine délivrent le diplôme de docteur à des étudiants auxquels il a été *matériellement* impossible de s'instruire suffisamment de la pratique des accouchements ; à Paris aussi bien qu'à Montpellier, nul ne s'étonne de l'abus que peuvent faire du seigle ergoté, les jeunes médecins capables seulement de parler de l'enfantement comme Gustave Aimard de l'Arkansas, sans l'avoir vu autrement que dans les livres.

Comme consolation aux jeunes médecins inexpérimentés ou aux sages-femmes dont la conscience serait chargée de quelque dose d'ergot, malencontreusement ordonnée, disons que quelques vieux praticiens éclairés ont nié les propriétés abortives du seigle ergoté. Parmi ces incrédules, il faut citer en première ligne, le professeur

Lovati, de Pavie, qui en 1859, administra l'ergot par doses fractionnées, jusqu'à 90 grains, dans le but de provoquer l'accouchement prématuré chez deux femmes affectées de rétrécissements du bassin, et qui ne put obtenir l'expulsion des fœtus.

Duhamel, Joulin et d'autres, ayant observé des faits semblables, il est juste d'en conclure ceci : le seigle ergoté n'exerce une action certaine sur l'utérus que lorsque cet organe est au moment d'expulser le produit de la conception ; l'important est donc de posséder les connaissances nécessaires pour savoir exactement si ce moment est venu.

LE MAÏS. — Au mois d'avril 1882, M. Fua présenta à l'Académie des sciences un mémoire sur le maïs, qui fut examiné par une commission composée de MM. Bouillaud, Bouley et Chatin. Le résultat de leur examen fut ainsi formulé :

« Le maïs est un aliment sain et des plus réparateurs, dont l'emploi ne saurait être trop répandu ; les reproches faits à cette céréale, au point de vue de l'hygiène, ne s'adressent qu'au maïs mal conservé et envahi par le verdet. L'Académie approuve les efforts de M. Fua pour répandre la culture et l'emploi alimentaire du maïs et le remercie de son intéressante communication. »

Après une telle déclaration il est inutile d'insister sur les qualités nutritives du grain dont Parmentier disait, au siècle dernier; « Cultivez le blé de Turquie, c'est le graminée le plus fécond, dont la récolte est la plus sûre et qui s'accomode le mieux aux divers climats. Sa bouillie soutient une partie de la journée. »

D'après l'analyse de Payen, 100 grammes de maïs desséché renferment :

Amidon	67.55
Matières azotées	12.50
Dextrine ou substances congénères	4.00
Matières grasses	8.80
Cellulose	5.90
Matières minérales	0.90

Ces chiffres montrent que le maïs contient à peu près autant de matière azotée que le blé blanc; ils font voir en même temps que c'est la céréale la plus riche en matière grasse.

On a donc raison de dire que c'est pour l'homme un aliment complet ou peu s'en faut. Dans les plaines qui bordent les Pyrénées, dans la vallée du Jura, en Lombardie et en d'autres lieux, le maïs forme souvent la base de la nourriture. Cette céréale est aux

pays du sud de l'Europe, dit P. Caulier, ce que la pomme de terre
est aux régions plus froides, et il a sur cette dernière l'avantage
d'être un aliment complet : Un kilogramme et demi de maïs et un
peu de fromage suffisent par jour au paysan lombard.

La farine de maïs s'emploie pour faire des bouillies, des potages
et des pâtes diverses connues sous les noms de *cruchade, gaudes,
polenta, millasse*, etc.; on l'associe aussi au chocolat : J'en ai retiré
d'excellents résultats, sous cette forme, pour donner un peu d'embonpoint à des femmes trop maigres, dont le *lait mamilla* n'avait
pu arrondir les contours, malgré les belles affirmations du *Figaro*
en faveur de ce liquide incomparable.

Considéré au point de vue de la panification proprement dite, le
maïs fait une assez pauvre figure. La pâte faite avec sa farine donne
un pain mou, aqueux, facilement attaqué par les moisissures et par
conséquent insalubre. On a maintes fois essayé pourtant de préparer
avec le maïs un pain véritable: on n'a pas encore, que je sache,
obtenu des résultats bien satisfaisants. En mélangeant le maïs avec
d'autres substances, on a été un peu plus heureux, cela paraîtrait
résulter de la note suivante, publiée par l'*Union médicale* en 1847.

« Des expériences viennent d'être faites à Bordeaux sur le maïs
et les pommes de terre; ces deux substances, panifiées isolément,
ont donné des résultats assez satisfaisants; mais en les mélangeant,
la réussite a été complète. La proportion de ces deux substances a
été de deux de maïs et un de pomme de terre. La fermentation
était prolongée pendant quatre heures et demie. Le pain était très
convenablement levé; il avait une saveur agréable, il se mainte-
nait frais pendant plusieurs jours, il réunissait, en un mot, toutes
les conditions que les consommateurs aiment à y trouver.

« Voici les proportions les plus convenables : Farine de froment,
100; levain de bonne qualité, 60; maïs 40; pomme de terre, 20.

« Les pommes de terre doivent être cuites à la vapeur d'eau,
écrasées et réduites en pâte avant d'en faire le mélange. »

Ce qui vaut mieux encore que le mélange de maïs et de pomme
de terre, c'est la combinaison du maïs avec le froment. Dans les
deux cas, il faut avoir bien soin de n'employer que de la farine de
maïs fraîchement moulue. Quand elle a plus d'une semaine, la
farine de maïs donne un pain qui a un goût de rance et produit un
picotement désagréable à la gorge.

LES MALADIES DU MAÏS. — Après avoir dit les précieuses qualités du maïs, il faut énumérer ses défauts : Par lui-même, le grain

de maïs n'a rien de mauvais ; il devient détestable, quand le parasitisme l'envahit. Les deux maladies parasitaires du maïs sont l'*ergot* et le *verdet*.

Le maïs ergoté est connu en Amérique, sous le nom de maïs *peladero ;* par bonheur, le champignon qui produit cette altération, analogue à celui du seigle et du froment n'a pas pénétré jusqu'à présent en Europe. Le docteur Roulin a observé fréquemment dans la Colombie, où on l'appelle *Pelatina*, la maladie que l'usage du maïs ergoté développe dans la population et qui a des rapports avec l'ergotisme gangréneux ; elle se caractérise, d'après Michel Lévy, par la chute des poils, des cheveux et des dents.

Quant à l'altération spéciale du maïs qui produit la *pellagre*, elle consiste, d'après les recherches du docteur Balardini, de Brescia (1845), dans le développement d'un parasite fongoïde, connu dans l'Italie septentrionale sous le nom de *verderame* (vert-de-gris), du genre *sporisorium*, se produisant après la récolte, dans les grains emmagasinés ; il occupe le sillon oblong qui correspond au germe ; l'épiderme, adhérent et ridé normalement, s'épaissit, se détache et laisse voir un amas pulvérulent, d'un vert foncé, qui envahit d'abord la substance ambiante du germe, puis le germe lui-même, car les grains attaqués ont perdu la faculté de germer ; leur saveur douce est remplacée par un certain degré d'amertume et d'acreté qui détermine des nausées.

Bientôt après les nausées, les individus qui doivent devenir *pellagreux*, présentent d'autres signes pathologiques : des éruptions squameuses se montrent à la peau, notamment sur les parties exposées aux rayons solaires, les digestions sont troublées, il se produit des maux de tête et une sorte d'affaissement général.

Un peu plus tard le découragement fait place à de la mélancolie, ou a du délire violent, et s'accompagne d'une grande prostration avec amaigrissement considérable.

A une époque plus éloignée, qui peut n'arriver qu'au bout de dix ans, le malade perd complètement l'appétit ou devient boulimique, il est pris de convulsions et meurt par suite des lésions graves du tube digestif et du système nerveux central.

Divers auteurs admettent, contrairement à l'opinion du docteur Roussel, que le maïs altéré n'est pas la cause unique de la pellagre. Ils pensent que si, dans un très grand nombre de cas, l'usage du maïs atteint de verdet, engendre la maladie pellagreuse, dans d'autres circonstances, cette affection résulte tout simplement d'un défaut de nutrition, chez des individus placés dans de mauvaises con-

ditions hygiéniques. Cette opinion nous semble être la [vraie, et.
volontiers nous disons avec Durand-Fardel : la pellagre individuel-
lement développée sous l'iufluence de la misère et d'une alimentation malsaine ou insuffisante, dont le maïs altéré fait généralement
la base, exige, pour apparaître dans une contrée, certaines condi-

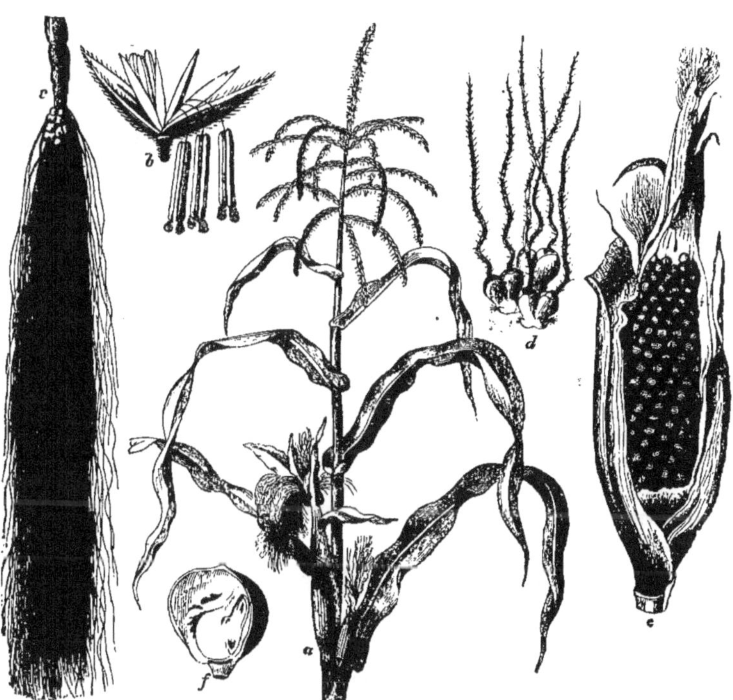

FIGURE 143. — *Le maïs.*

a, ensemble du végétal. — *bd*, fleurs. — *c*, chaume et racine. — *e*, fruit entier. —
f, graine.

tions météorologiques et spécifiques, sans l'intervention desquelles
elle ne saurait exister. Le docteur Lafargue, médecin exerçant dans
le département des Landes, a fait observer (1) qu'à la Teste, près de
Bordeaux, ou l'on mange beaucoup de maïs, il y a très peu de pella-

---

(1) *Gazette des hôpitaux*, 1847.

greux, tandis qu'on en rencontre bien d'avantage dans la Sologne, où l'on ne cultive guère cette céréale.

Il faut donc conclure que la pellagre est, comme tant d'autres fléaux pathologiques, une maladie pouvant se développer sous l'influence spéciale d'une alimentation particulière (maïs altéré), mais devant se rattacher plus directement à la classe des affections trop communes, dites *maux de misère*.

Les indications curatives de la pellagre, sur lesquelles tous les médecins sont d'accord, viennent à l'appui de l'opinion qui voit dans cette maladie une misère physiologique à secourir. En effet, si les partisans de la théorie Roussel recommandent d'interdire aux malades l'usage du maïs, et si les adversaires de cette théorie s'abstiennent de mentionner l'interdiction, il est un point sur lequel l'unanimité est constatée; les uns et les autres disent aux pellagreux: il faut vous arracher au genre de vie affaiblissant qui vous a fait malades; il faut, à l'aide d'un régime plus substantiel, redonner à votre constitution détériorée la force qui lui manque.

LE MAÏS ET LA THÉRAPEUTIQUE. — Le maïs, dont l'usage peut engendrer diverses maladies, fournit à la thérapeutique un agent assez estimé.

L'extrémité du pistil de cette plante, que les botanistes appellent *stigmate*, constitue un médicament vanté, depuis quelques années, par MM. Castan, Denucé, Pons, Queirel, Constantin Paul et Landrieux.

Voici, d'après le journal *le Praticien*, de mon ami Gorecki, les services qu'on peut retirer de cette substance :

« 1° Non seulement les préparations diverses des stigmates de maïs sont utiles comme agent modificateur des sécrétions des voies urinaires, mais ces même préparations peuvent être également considérées comme un *agent diurétique* incontestable.

2° La diurèse s'obtient rapidement, et, dans l'espace de trois à quatre jours, l'augmentation des urines devient évidente et considérable.

3° Les effets diurétiques s'observent non seulement dans les maladies des organes de l'excrétion urinaire, mais aussi dans les perturbations apportées à la circulation sanguine. (Maladies du cœur et des vaisseaux, etc.).

4° Le pouls se régularise, la tension artérielle augmente, alors que la tension veineuse diminue.

5° Le médicament n'exerce aucune perturbation, soit sur le système nerveux, soit sur les fonctions du tube digestif.

6° La tolérance pour ce médicament est complète, absolue, et la médication, dans les maladies chroniques, peut être continuée sans inconvénients pendant un mois ou six semaines. »

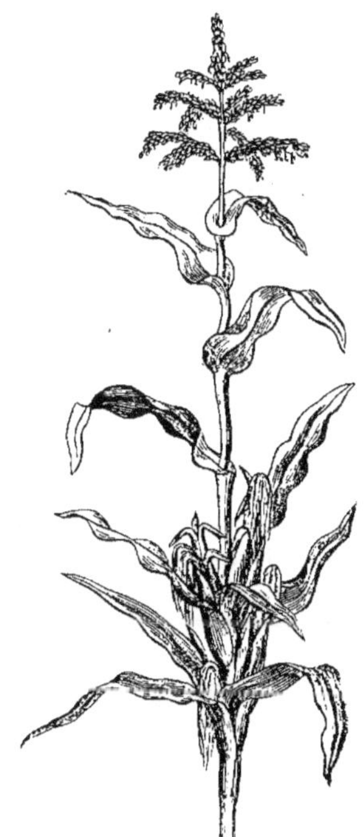

FIGURE 144. -- Le maïs.

J'ai eu rarement l'occasion, je l'avoue, de vérifier les assertions qui précèdent, je dois reconnaître pourtant que les stigmates de maïs m'ont paru réellement utiles dans quelques cas de gravelle et de cystite chronique.

LE SARRASIN. — Le sarrasin (*polygonum fagopyrum*, appelé aussi *blé noir* et *blé rouge*) a des semences triangulaires, recouvertes d'une enveloppe brune et amère, donnant une farine blanche avec laquelle on fait, principalement en Bretagne, un pain noir et humide, plus savoureux que celui de l'orge, mais lourd, indigeste et peu nourrissant.

L'on a tenté beaucoup d'essais, dit Fournier, pour faire du pain avec la farine de sarrasin sans aucun mélange; mais on n'est pas encore parvenu à en tirer un bon pain : on a beau faire, il ne reste pas frais longtemps : dès le lendemain de sa cuisson, il se sèche, se fend, s'émiette, et finit par devenir insupportable. On corrige une partie de ses défauts en mêlant ce grain avec de l'orge, du seigle ou du froment. Les habitants des campagnes en font des galettes ou espèces de crêpes, qu'ils font frire dans du beurre ou de la graisse, et dont ils sont assez friands. On fait une grande consommation de ces sortes de pâtisseries primitives en Bretagne, en Normandie, en Auvergne, en Bourgogne, dans le Limousin, les Cévennes, etc.

La farine de sarrasin est parfois employée en médecine pour faire des cataplasmes émollients.

Les graines de sarrasin concassées et bouillies dans l'eau donnent une boisson rafraîchissante, analogue à la tisane d'orge.

L'AVOINE. — L'avoine (*avena sativa*), qui s'accommode de la culture la plus paresseuse, est un indice de misère dans l'alimentation humaine. Aujourd'hui elle est, d'après Coulier, exclusivement réservée, dans le centre et le nord de l'Europe, à la nourriture des chevaux, dont tout le monde connaît la prédilection pour cette graine.

D'après Boussingault, voici quelle est la composition chimique de l'avoine.

Pour 100 parties d'avoine, en poids, l'analyse donne :

Gluten et albumine	11.9
Amidon et dextrine	61.5
Matières grasses	5.5
Ligneux et cellulose	4.1
Substances minérales	3.0
Eau	14.0

Le pain fabriqué avec la seule farine d'avoine est détestable. Celui qu'on obtient en mélangeant la farine d'avoine avec les farines de seigle et de froment est savoureux, nutritif et légèrement excitant. En Écosse, la bouillie de farine d'avoine entre pour une large part dans l'alimentation. Les habitants de ce pays sont persuadés, dit Larousse, qu'ils lui doivent en grande partie le développement et la force physique qui caractérise leur race.

Quand l'avoine est décortiquée (*gruau*) elle sert, comme le riz, à faire d'excellents potages, nutritifs et rafraîchissants. La décoction de gruau d'avoine, que l'on prépare en faisant bouillir pendant une heure une once de gruau dans deux litres d'eau, peut être employée, d'après Richard, dans toutes les inflammations, particulièrement dans les catarrhes pulmonaires et les cas d'affections organiques de la poitrine, dans l'hémoptysie, etc. On s'en sert également avec succès dans les dysenteries très inflammatoires. Thémont ajoute que la tisane d'avoine est diurétique et efficace dans les hydropisies.

On prépare, en Provence, avec de l'avoine mondée, du sucre et du lait, de petits potages légers, appelés *crême d'avenat*, qui nourrissent bien les enfants et se digèrent très facilement.

Les pellicules qui enveloppent les grains de l'avoine et que l'on appelle *balles d'avoine* sont susceptibles de rendre des services qui ne sont pas assez connus.

Les chirurgiens des hôpitaux en font de petits coussins précieux dans le traitement des fractures; les familles pauvres pourraient en faire des paillasses d'enfants peu coûteuses et d'excellents oreillers hygiéniques.

L'ORGE. — Voici ce que dit S. P. Fournier, de l'orge, dans son livre des *substances alimentaires* :

« L'orge est employée à la nourriture des animaux pour suppléer à l'avoine. Après la nourriture du bétail, son plus grand emploi est pour la bière. Enfin, sous forme de gruau, elle sert le plus communément d'aliment à l'homme. Dans cet état, c'est une fort bonne nourriture. Dans les moments de détresse on a cherché à en faire du pain, mais c'est le plus mauvais aliment qu'on puisse se procurer. La pâte de la farine d'orge est plus courte, plus serrée que celle de la farine de seigle et d'avoine; elle a un œil rougeâtre. Pour la réduire en pain, elle exige plus de travail que les autres farines et un levain plus fort. Malheur au pays où l'habitant est réduit à manger du pain uniquement fait de ce grain. Le pain d'orge le mieux fabriqué est toujours rougeâtre, sec, dur et cassant; sa mie n'est ni flexible, ni spongieuse, à peine conserve-t-il, peu de temps après la cuisson, cette qualité qui appartient à toute espèce de pain frais, celle d'être tendre et humide au sortir du four. *Grossier comme du pain d'orge* est une application passée en proverbe. »

Après une telle déclaration, on serait mal venu à faire l'éloge de l'orge, cependant on est obligé de reconnaître que cette graine a joué un grand rôle dans la médecine antique.

Bon aux ulcérations, âpretés et acrimonies du gosier; propre à

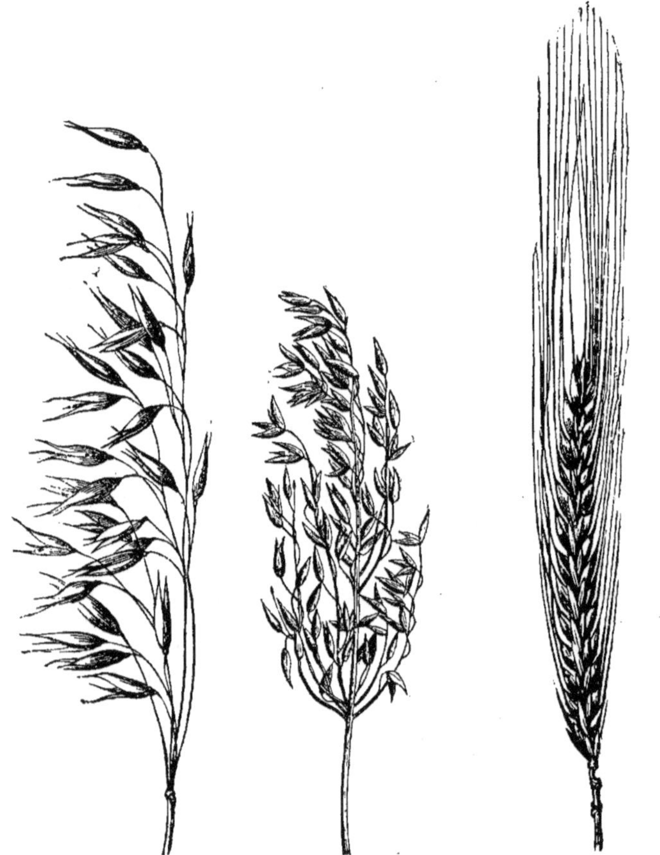

FIGURE 145. — Les avoines.   FIGURE 146. — L'orge.

faciliter l'excrétion de l'urine; donnant du lait aux femmes; soulageant les douleurs des goutteux : c'est avec ces propriétés multiples que l'orge est décrite dans les vieux traités de matière médicale.

Toutes ces belles vertus sont celles de l'orge seule.

Associée à diverses substances, l'orge possède d'autres qualités, ainsi énumérées par le traducteur de Matthiole : « La farine d'orge cuite en eau miellée avec des figues, résout toutes apostumes et inflammations; avec résine et fiente de pigeon, elle mature toutes duretés. Mêlée avec mélilot et pavot, elle ôte les douleurs des côtés; enduite avec graine de lin et rue, elle sert grandement aux ventosités de l'intestin. Appliquée sur les écrouelles, avec poix liquide, cire, huile et urine d'un jeune enfant, elle les résout. Cuite en fort vinaigre et appliquée toute chaude, elle guérit de la gravelle et du mal Saint-Main... » De toutes ces belles vertus, dont j'ai sensiblement abrégé la liste, rien n'est resté, ou à peu près. Voici, en effet, tout ce que dit le dictionnaire encyclopédique de Dechambre des usages thérapeutiques de l'orge : « En médecine, l'orge ne s'emploie guère que sous forme de tisane, en décoction (20 grammes pour un peu plus d'un litre d'eau, qu'on fait réduire à un litre par l'ébullition). On prépare aussi avec l'orge germée (*malt*) une tisane renfermant plus de principes alibiles que la précédente : de la glycose, de la dextrine, de l'amidon et des principes albuminoïdes. On met environ 50 grammes d'orge germée dans un litre d'eau tiède; on fait chauffer jusqu'à ébullition, et celle-ci est entretenue pendant un quart d'heure.

Les usages externes de l'orge se réduisent à l'emploi de la farine en cataplasmes, ordinairement mêlée à la farine de graine de lin.

Quelques individus, les Arabes entre autres, mangent l'orge en grains. Cela peut avoir de sérieux inconvénients, le *Journal de médecine de l'Algérie* en a signalé le curieux exemple que voici :

Pendant le 4e trimestre 1881, un indigène se présente à l'Alma, dans le cabinet du Dr Coudray, pour une constipation opiniâtre avec coliques violentes et ballonnement du ventre; 3 purgatifs énergiques n'ayant amené aucun résultat, le malade avoue qu'il a mangé une assez grande quantité de grains d'orge sans les avoir pilés ni moulus. Il fallut alors introduire dans le rectum une sonde, puis une longue pince, et les faire alternativement manœuvrer, en même temps que des lavements abondants étaient administrés. On obtint, après la quatrième injection intestinale, le départ d'un bouchon très dur, contenant plus de 200 grammes d'orge non digérée.

L'ORGEAT. — L'orgeat est une boisson ainsi nommée à cause de l'orge... qui n'entre plus dans sa composition.

Au bon vieux temps, on préparait l'orgeat d'après la recette suivante :

« Prenez de l'orge séparée de son écorce, trois onces.

« Faites-la bouillir à petit feu dans de l'eau bien claire, et, après avoir jeté cette première eau, versez-en d'autre, dans laquelle l'orge bouillira pendant quatre à cinq heures.

« Coulez ensuite la liqueur et y faites fondre ce qu'il faudra de sucre blanc, pour lui donner un goût agréable ; après cela donnez encore quelques bouillons à la décoction et l'orgeat sera fait. »

Aujourd'hui « nous avons changé tout cela » et la boisson appelée *orgeat* se fabrique avec... des amandes, selon la formule indiquée par l'*Officine*, ouvrage précieux dans lequel se trouvent aussi la recette de la pâte de jujube, sans jujube, et celle des pastilles de guimauve, sans guimauve.

Formule du sirop d'orgeat :

Amandes douces......................	500 grammes.	
Amandes amères.....................	150	—
Eau...............................	1.625	—
Hydrolat de fleurs d'oranger........	250	—
Sucre............................	3.000	—

Mondez les amandes de leur pellicule et réduisez-les en une pâte fine dans un mortier ou sur une pierre à chocolat, en y ajoutant 125 grammes de l'eau et 500 du sucre prescrit ; délayez cette pâte avec le reste de l'eau, passez avec forte expression, ajoutez à l'émulsion le reste du sucre, faites fondre, ajoutez l'hydrolat au moment de passer.

Ce sirop d'orgeat, sans orge, n'était pas inconnu des anciens médecins, ils avaient seulement le bon esprit de le désigner par un nom plus conforme à son origine : ils l'appelaient *amandé*.

Quel que soit son nom, l'orgeat, étendu d'eau, constitue une boisson agréable pour les gens sains, et bienfaisante pour les gens malades. C'est un liquide rafraîchissant, pectoral et alimentaire, qui est accepté à peu près par tout le monde. Les personnes qui toussent s'en trouvent très bien, les fébricitants la boivent avec plaisir pour étancher leur soif, les individus atteints d'affection des voies urinaires la préfèrent à tous les autres rafraîchissants.

Cependant une condition est indispensable pour que ces heureux effets soient produits : Fait d'amande ou d'orge, l'orgeat doit contenir du sucre et non du glucose. Cette substitution est souvent pratiquée. Certains industriels fabriquent du sirop d'orgeat sans un atome de sucre, d'autres se contentent d'allonger leur sucre avec du glucose. Le professeur Chevallier a constaté cette addition, dans la proportion de 33 de sirop de glucose pour 66 de sirop de sucre, et a indiqué ce moyen de déceler la fraude : le sirop d'orgeat, mêlé de sirop de glucose, est reconnaissable en ce que, traité par la potasse, à l'aide de la chaleur, il se colore en brun.

Pour que l'orgeat possède les propriétés médicales et hygiéniques signalées plus haut, il est encore indispensable qu'il ne soit pas trop vieux. Le sirop d'orgeat est, comme tous les sirops, susceptible de s'altérer et de fermenter assez rapidement. Les limonadiers honnêtes qui le gardent trop longtemps en bouteille s'exposent à passer pour ce qu'ils ne sont pas. Leur orgeat pur sucre devient, par la fermentation, un mélange désagréable (*sucre interverti*), fort propre à faire fuir les consommateurs gourmets, dont la devise est : « vins vieux et sirops jeunes ».

LE MILLET. — Du temps de Pline, les Italiens faisaient du pain avec les grains du millet à grappe (*panicum italicum*), qu'il ne faut pas confondre avec le millet ordinaire ou mil des volailles (*panicum miliacœum*). On disait que ce pain était calmant, substantiel et rafraîchissant, mais on oubliait d'ajouter qu'il n'y a pas de pain plus indigeste.

Dans quelques pays on prépare encore avec le millet des gâteaux qu'on mange chauds. Aulagnier assure que la nourriture ordinaire des Mingreliens est une espèce de bouillie faite avec ce grain ; ils lui donnent le nom de *Ghomi*. Le professeur Bouchardat déclare que, décortiqué, le millet peut donner de bons potages.

Le *blé cafre* est une variété de millet, qui nourrit les Cafres et les Hottentots ; le *douro* en est une autre très estimée dans l'Inde.

En général les propriétés alimentaires du millet sont semblables à celles du maïs ou de l'orge.

Les ouvrages de thérapeutique modernes ne disent rien des usages médicaux du millet. Les livres anciens signalent les suivants : le millet brûlé, mis chaud dans un sachet et appliqué sur le ventre, est bon contre les tranchées ; les grains de millet sont utiles pour conserver les médicaments et les empêcher de se gâter. On peut dire que ce dernier usage n'est pas entièrement abandonné. En effet, dans quelques officines, on conserve dans des grains de millet les crayons de nitrate d'argent (*pierre infernale*). D'autres pharmaciens placent les petits cylindres caustiques dans des flacons contenant de la coriandre ou de la pierre ponce pulvérisée.

LES PAINS EXCENTRIQUES. — Après avoir parlé du froment, du seigle, du maïs, du sarrasin, de l'avoine, de l'orge et du millet, il peut sembler qu'on a épuisé la liste des végétaux servant à faire du pain, cependant il n'en est rien. Les pommes de terre, les châtaignes, les haricots, les fèves, les lentilles, les gesses (1), les glands, etc., etc., ont été employés à la panification.

Je ne consacrerai pas un chapitre spécial à chacun de ces auxiliaires anormaux de la boulangerie, je vais simplement citer deux exemples authentiques, destinés à faire voir jusqu'où peut aller le génie des inventeurs des pains excentriques.

---

(1) Je trouve dans le *Journal de médecine de l'Algérie* une note très intéressante du Dr E. Bertherand sur les accidents produits par l'ingestion de la farine de gesse. En voici les passages principaux :

MM. le conseiller Letourneux et Dr Bourlier ont eu récemment occasion de constater l'influence toxique de la farine de gesse, dans l'alimentation habituelle des Kabyles : ils ont vu grand nombre de ces montagnards atteints d'ataxie locomotrice, de paralysie des membres inférieurs. Ces faits sont acquis à la science depuis longtemps : Rhazès, médecin arabe du ixe siècle, signalait la *djilbàn* (lathyrus cicera, gesse chiche, jarosse), comme « donnant un mauvais sang, *ne valant rien aux nerfs* ». — Abderrezzâq, médecin algérien du siècle dernier, reconnaissait que l'usage de cette légumineuse « engendre des *obstructions à la tête et des visions de mauvaise nature.* » En 1770, Duvernoy avait publié un opuscule dans lequel il déclare la gesse « vénéneuse, capable de produire *une sorte de paralysie* ». — Mérat et Delens rapportent dans leur *Dict. de mat. médic.*, que le Tribunal de Niort condamna un fermier à l'amende et à une pension de 60 francs par an à un ouvrier auquel il avait donné à manger du pain où entrait de la farine de jarosse ; ce même fermier servait déjà une rente annuelle de 50 francs à 4 autres ouvriers qui, dans les mêmes circonstances alimentaires, éprouvaient des *douleurs*, de la *claudication*, etc., et ne pouvaient plus dès lors travailler. Le journal *le Cultivateur* ajoute qu'on avait vu deux années de suite périr, aux environs de Paris, des chevaux qui avaient mangé de la jarosse.

Enfin Briand et Chaudé (*Méd. légale*, 1852, p. 500), disent que les *convulsions* déterminées par l'usage de la gesse avaient été déjà observées à Bourgueil (Maine-et-Loire), puis signalées à l'Académie des sciences en 1829, par le Dr Desparanches, médecin des hospices de Blois.

Quant à l'Algérie, M. le Dr Hattute avait fréquemment observé que la farine de djilbâu occasionne chez nos montagnards indigènes « des accidents, des *convulsions* dans les muscles des membres et des *flexions toniques* des articulations ; enfin, au bout d'un certain temps, des *paralysies partielles.* » Ce distingué confrère, ayant comparé ces accidents convulsifs à ceux de la première période de l'ergotisme, n'a pu se refuser à admettre leur identité.

L'année dernière, M. Bouley, de l'Institut, a longuement entretenu ses collègues, à l'Académie de médecine, des effets du lathyrus cicera, gesse chiche ou jarosse, dans le régime alimentaire des chevaux. Des expériences nombreuses, faites avec le plus grand soin, ont amené l'éminent professeur du Muséum à formuler la conclusion suivante : La gesse contient un principe toxique, exerçant une action élective sur le centre nerveux cérébro spinal.

En 1846, un rédacteur de la *Gazette d'Augsbourg* disait aux abonnés de ce journal :

« Je m'empresse de vous faire connaître une invention qui excite ici l'intérêt général, et qui, dans la cherté actuelle des grains, sera un véritable bienfait pour les classes pauvres. Cette invention est un aliment qui pourra remplacer le pain ; il est non seulement nourrissant, mais agréable au goût. Un quintal de ce nouveau pain reviendrait à un florin (2 fr. 50).

« L'auteur de cette importante découverte, M. Pollak, convaincu de son immense utilité, s'est empressé de la communiquer et d'en faire don à la municipalité de notre ville, et d'en présenter des échantillons à l'empereur. Comme il cherche à lui donner la plus grande publicité, je crois ne pas aller contre ses intentions en vous disant la composition de ce pain. Il le prépare tout simplement avec des tourteaux de marc de colza, dont on a exprimé l'huile, et qui n'avaient servi jusqu'ici qu'à chauffer les fours ; on fait moudre ces tourteaux, résidu de colza ; la farine est jetée dans des baquets de bois, on verse, dessus, de l'eau et on remue le tout fortement ; après quoi on jette l'eau qui s'est chargée des parties amères de la substance ; la farine est ensuite pétrie et mise au four, tout comme dans la panification ordinaire. »

La presse médicale accueillit assez froidement l'invention de M. Pollak, laquelle vit le jour presque en même temps que le procédé du charpentier d'Uberlingen.

Cet ingénieux artisan — dont l'histoire n'a pas enregistré le nom — proposait de faire un pain, excellent et économique, avec les fibres végétales qui servent, chez nous, à fabriquer de petits balais intimes ; il voulait nourrir ses concitoyens avec du chiendent.

Le charpentier d'Uberlingen exposait, comme suit, le moyen de convertir en farine la racine du *triticum repens* :

« Fraîchement triée et nettoyée de la terre qui l'entoure, la racine est coupée en petits morceaux, au moyen d'un hache-paille : on la fait sécher soit au soleil, soit au four légèrement chauffé, puis on l'envoie ou moulin comme le blé. La farine qu'on en obtient est d'un blanc jaunâtre, d'une odeur et d'une saveur agréables. Il suffit d'y ajouter un tiers de farine de grain pour faire de ce mélange un pain nutritif, léger, spongieux et appétissant.

« Le rendement en farine est considérable : on a obtenu de 6 1/2 livres de racines séchées, 4 1/2 livres de farine blanche, une livre de farine noire et une livre de son. Quant à la qualité alimentaire du pain de chiendent, on peut assurer que cette plante ne contient rien de nuisible à la santé. »

Le journal *l'Union médicale*, qui traduisit cette recette de l'allemand, la publia en la faisant suivre des réflexions suivantes :

« Nous traduisons cette recette, *parce qu'elle montre en Allemagne un pressant besoin de suppléer à la disette des substances alimentaires*. Mais il en est du pain de chiendent comme du pain de betterave ; il n'a qu'un défaut, c'est de ne pas nourrir. Les tiges souterraines de chiendent ont pour base la silice (oyxde de silicium), substance dépourvue de tout pouvoir nutritif. Ces tiges sont même pour les ruminants un aliment insuffisant, dont l'estomac énergique de la chèvre peut seul tirer parti ; les autres herbivores tenus à ce régime meurent de faim. Ainsi l'homme qui mange un pain de 1,500 grammes, formé d'un tiers de farine de céréale et de deux tiers de chiendent, n'a réellement que 500 grammes de pain dans l'estomac. Mais le mélange de l'aliment vrai avec la substance inerte fait perdre en efforts inutiles une partie des forces digestives, et celui qui a pris 1,500 grammes du pain proposé n'en retire pas même 500 grammes de pain de froment.

« Que conclure de tout cela ? Qu'il est des gens extravagants, même parmi les philanthropes, et que si messer Gaster est le premier maître ès-arts (comme l'affirme Brillat-Savarin, après Rabelais), toutes ses trouvailles ne sont pas heureuses de l'autre côté du Rhin. »

LE PAIN, SES ALTÉRATIONS ET SES FALSIFICATIONS. — Pour ne rien omettre de ce qui a rapport aux altérations et aux falsifications du pain, je crois utile d'examiner successivement :

Les altérations et falsifications du blé ;

Les altérations et falsifications de la farine ;

Les fraudes et artifices des boulangers ;

Les altérations proprement dites du pain.

Le blé est sujet naturellement à certaines altérations maladives, susceptibles de le rendre impropre à faire du bon pain. Ces maladies sont : l'ergot, le charbon, la carie et la rouille. Le blé peut encore donner du pain de mauvaise qualité lorsqu'il contient des semences étrangères, dont les plus connues sont : la nielle et l'ivraie. De plus, le blé est susceptible de devenir impropre à la panification lorsqu'il est attaqué par les insectes appelés charançon et alucite.

Quant aux falsifications du blé elles sont en général assez rares. Voici tout ce qu'en dit le professeur Chevallier dans son dictionnaire :

« Certains blés sont beaux à la surface et dans le premier tiers du sac, et inférieurs dans les deux autres tiers ; d'autres blés sont *graissés*, c'est-à-dire additionnés d'une petite quantité d'huile ou de graisse, dans le but de leur donner une apparence de valeur qu'ils n'ont pas et de vendre l'hectolitre à un prix plus élevé.

« En Normandie, quand le blé n'est pas assez coulant et coloré, on le remue avec une pelle frottée de crème. Il suffit de deux cuillerées de crème pour graisser vingt sacs de blé ; on dit alors que le grain a *plus de main*.

« Toutes ces manipulations, notamment le graissage du blé, constituent une falsification de marchandises prévue par l'article 1er de la loi du 27 mars 1851. »

L'ERGOT. — L'ergot du blé (*sclerotium clavus*) est un champignon vénéneux, semblable à celui du seigle, dont les effets ont été étudiés au paragraphe consacré à l'*ergotisme*. L'ergot du blé ne diffère de celui du seigle qu'en ceci : toutes proportions gardées, il produit plus souvent et plus promptement la gangrène des extrémités.

Notons ici, en passant, que le pain fait avec du grain ergoté (seigle ou blé) est d'autant moins vénéneux qu'il a été plus cuit. Cela est tellement vrai que la croûte d'un pain d'ergot ordinaire est presque inerte, alors que la mie possède des propriétés toxiques très prononcées.

LE CHARBON. — Le charbon (*uredo carbo*) est formé par de petits globules sphériques noirâtres, de la famille des champignons, qui donnent à la farine une teinte foncée caractéristique. Quelques auteurs prétendent que cette altération n'exerce pas une fâcheuse influence sur la santé ; d'autres, plus prudents, déclarent qu'il faut éviter de se nourrir de pain fait avec du blé charbonneux. L'odeur seule de cette graine devrait suffire, à mon avis, pour mettre le consommateur en garde contre ses effets. Quoi qu'il en soit, les hygiénistes les plus opportunistes reconnaissent que le blé altéré par le charbon donne une farine peu nutritive.

LA CARIE. — Les blés cariés sont rendus noirs et fétides par un parasite, plus gros que celui du charbon, appelé *uredo caries*. Les grains cariés sont désorganisés dans leur intérieur, mais l'enveloppe est intacte, en sorte qu'il est difficile, au premier aspect, de les distinguer des grains sains. Porté au moulin, le blé carié empâte les meules, graisse les bluteaux, donne une farine grise et sale, de mauvaise odeur, et, ajoute Michel Levy, le pain qu'on en fait produit chez l'homme des accidents qui ressemblent de loin à ceux de l'ergot.

LA ROUILLE. — La rouille, ou *rouge*, est due à un champignon microscopique (*rubigo vera*) qui apparaît sous forme de plaques jaunâtres sur le blé. C'est une sorte de moisissure qui peut occasionner des maladies graves aux hommes aussi bien qu'aux animaux.

De toutes les semences étrangères que peut contenir le blé, les plus importantes sont: la nielle et l'ivraie.

LA NIELLE. — La nielle (*lychnis githago*) croît abondamment dans les blés. Sa graine est noire et rugueuse. A forte dose elle peut, d'après MM. Malapert et Bonneau, empoisonner les chiens et les poulets; à petite dose elle les tue, à la longue. D'après Robin et Littré, la nielle rend la farine noire, mais sa présence n'influe pas sensiblement sur la santé des individus qui s'en nourrissent.

Le mot *nielle* a été employé, dit Coulier, pour désigner des maladies du blé évidemment différentes. M. Davaine a constaté, dans des grains dit *niellés*, la présence d'anguillules microscopiques.

L'IVRAIE. — L'ivraie (*lolium temulentum*), appelée aussi zizanie, est une plante dont les graines acres et acides rendent la farine de mauvaise qualité. Son ingestion produit des maux de tête, des bourdonnements, du bégayement et de la gêne dans la déglutition. Parmentier assure cependant qu'on peut, avec l'ivraie, faire du pain sans qu'il nuise à la santé; il faut pour cela, dit-il, sécher la graine un jour avant de la réduire en farine, faire bien cuire le pain et ne le manger que quand il est entièrement refroidi.

Aulagnier, qui relate cet avis de Parmentier, a soin de le faire suivre de cette constatation expérimentale: l'ivraie nuit à plusieurs animaux, aux chiens, aux chevaux, etc.

La raphanelle (*raphanus raphanistrum*) a des effets analogues à ceux de l'ivraie; le mélampyre (*melampyrum arvense*) rend le pain violacé, lourd et malsain.

LE CHARANÇON. — Le charançon du blé, appelé aussi calandre (*curculio granarius*), est un insecte coléoptère, malheureusement trop commun dans nos contrées, qui cause de grands ravages dans les provisions des céréales.

Au point de vue de la santé, tout ce que l'on peut dire de cet animal, c'est qu'il travaille constamment à rogner la ration alimentaire de l'homme bien portant, sans rendre le moindre service à l'homme malade, bien que Ranieri Gerbi ait sérieusement professé qu'on calme la douleur d'une dent cariée en frottant sa couronne et son collet avec quinze larves de charançon.

De tous les moyens employés pour détruire les charançons du blé, le plus sûr et le plus commode nous paraît être l'acide sulfureux.

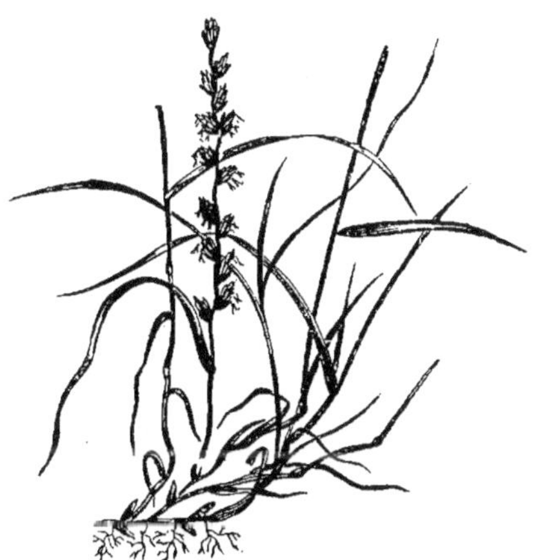

FIGURE 147. — Ivraie vivace.

L'ALUCITE. — L'alucite est un insecte brillant, de la famille des lépidoptères, connu selon les pays sous les noms de *lucite*, *teigne du blé*, *pou volant*, etc. Pendant la saison chaude, la femelle pond sur les épis ses œufs, qui sont d'un rouge vif et dont l'éclosion a lieu en quelques jours. A peine éclose, la jeune chenille se met à attaquer le grain et se creuse une galerie dans sa masse.

Les effets de l'alucite sont d'autant plus désastreux que le mal peut s'étendre d'une récolte à l'autre et faire le désespoir des cultivateurs.

La farine du blé attaqué par l'alucite donne un pain détestable. Les grains dans lesquels l'insecte s'est logé sont rejetés généralement par les animaux domestiques.

Parmi les moyens proposés pour détruire l'alucite, nous cite-rons: la coupe des blés avant leur maturité complète, la conserva-tion des grains dans les silos et leur mise en contact avec les vapeurs de sulfure de carbone. D'après Bouillet, le meilleur pro-cédé serait celui qu'a proposé M. Doyère, en 1850 ; il consiste à chauffer le blé jusqu'à 60 degrés (ce qu'on appelle le *soixanter*) ; à cette température, l'insecte est détruit, sans que le grain soit altéré.

PAIN EMPOISONNÉ. — La farine provenant d'un blé de bonne qualité, non attaqué par les insectes et sans mélange de graines étrangères, présente, parfois, certaines altérations dont la plus im-portante est celle qui résulte de la présence accidentelle du plomb.

J'emprunte au *Progrès médical* (1) une observation du Dr L. Cal-mels, de Carmaux, faisant voir nettement les dangers qui s'atta-chent à l'usage des farines saturnées:

La commune de Blaye d'Alby (Tarn) vient d'assister au dévelòp-pement et au progrès d'une maladie qui, pendant les mois de juin, juillet, s'est étendue à plus de 50 habitants sur une agglomération de 450 environ.

Voici la description générale de cette affection :

Prodromes variant entre huit et quinze jours, rarement trois se-maines, et caractérisés par un état gastrique et un sentiment de courbature générale. Les malades n'avaient plus d'appétit, traî-naient, perdaient de leur poids et portaient tous, avant de prendre le lit, un liséré grisàtre au collet des dents. Tout à coup, les symp-tômes s'accentuaient et les patients accusaient des douleurs vives, lancinantes, au niveau de l'ombilic, s'irradiant aux hypochondres et aux lombes. Pas de météorisme, contracture des muscles droits, rétraction du ventre, en bateau. Ils se roulaient sur leur lit, se couchaient à plat ventre ou interposaient un oreiller. Tel malade éprouvait la sensation d'une corde qui l'étreignait; il semblait à tel autre qu'on lui arrachait les viscères. Par la palpation, on sen-tait que les intestins étaient durs et comme revenus sur eux-mêmes. On faisait, en outre, voyager quelques gaz dont le déplacement don-nait lieu à du gargouillement. D'autre part, si on pressait légère-ment l'abdomen avec le doigt, on déterminait un redoublement de douleurs qui, au contraire, étaient singulièrement calmées quand on appliquait largement la main sur le ventre.

Du coté des voies digestives : gingivite avec liséré ardoisé, comme

---

(1) N° du 23 octobre 1881.

nous l'avons dit plus haut, et s'étendant quelquefois à la muqueuse buccale sous forme de plaques grisâtres. Langue sèche, quelquefois humide, toujours sale, dégoût pour toute sorte d'alimentation ; le goût était fade, la salive douceâtre, épaisse, blanche et abondante, il semblait aux malades qu'ils avaient « du fumier dans la bouche ».

Etat nauséeux d'abord, puis vomissements abondants, aqueux, bilieux et rarement muqueux. Le hoquet survenait fréquemment, il succédait à de nombreuses éructations ou les précédait. La constipation était opiniâtre et ne cédait qu'à l'administration de purgatifs énergiques et répétés, même quand il s'agissait de drastiques. En interrogeant les malades, on apprenait toujours qu'ils avaient eu des selles ovillées. « Ces boules étaient tellement dures qu'il aurait fallu un marteau pour les écraser », disait l'un d'eux.

Les membres étaient le siège de douleurs rhumatoïdes ; sur leur continuité et dans les articulations, ils se refroidissaient facilement, surtout lorsque les efforts des vomissements provoquaient une abondante sudation. La peau prenait une teinte subictérique, très apparente sur les sclérotiques. L'un d'eux avait une vraie jaunisse ; néanmoins les urines, additionnées de quelques gouttes d'acide nitrique, n'ont jamais présenté la coloration jaune verdâtre caractéristique de l'ictère.

Le rétablissement du cours des matières amenait généralement une sédation, dépassant rarement un septénaire, puis rechute et retour des accidents, entraînant avec eux un profond amaigrissement et la cachexie.

Du côté de la circulation, le pouls était plein au début, petit après les premières rechutes et pendant les crises. Rien au cœur ; l'état fébrile était nul. Du côté du système nerveux, rien à noter si ce n'est un léger tremblement des mains chez quelques-uns, disparaissant au bout de quelques jours, pour reparaître avec la prochaine épreuve. Du côté des organes des sens, l'acuité de la vue s'affaiblissait à droite chez quelques-uns. Deux ou trois observations de rétention partielle d'urine. Dans l'intervalle des crises, aucun malade ne recouvrait complètement l'appétit.

Cette maladie a atteint les hommes adultes, dans la proportion de 4 sur 5, et les femmes de 1 sur 4. Les vieillards et les enfants ont été épargnés. — Un fait qui méritait d'être noté est celui-ci :

De deux boulangers qui distribuent leur pain aux habitants de Blaye, l'un se portait bien, et sa clientèle encore mieux ; l'autre partageait la maladie avec sa femme, et tous les malades mangeaient son pain. Citons, pour être exact, une seule famille qui consommait sa propre farine et cuisait sa pâte chez le premier boulanger ; nous expliquerons ce fait dans nos conclusions. A Labastide, commune voisine, on observait en même temps un certain nombre de malades. tous alimentés par le second boulanger. Nous devons à la vérité de signaler encore une exception en faveur d'une autre maison, qui a été assez éprouvée, et qui fabriquait et cuisait le pain chez elle. Nous expliquerons également ce fait. La famille de l'instituteur de Taïx, autre bourg voisin, a été atteinte ; elle achetait le pain désigné.

Le diagnostic s'imposait évidemment et l'on ne pouvait songer qu'à la colique de plomb, surtout si on rapprochait ces phénomènes pathologiques des suivants : Nous étions appelé dans la seconde quinzaine de mai à Rosières, village situé aux portes de Carmaux. Il s'agissait d'une maison dans laquelle le mari, la femme et un ouvrier étaient atteints depuis trois mois des symptômes que nous venons d'énumérer. Ici, toutefois, en raison de l'ancienneté de la maladie, nous avons constaté, en outre, les troubles suivants : 1o Chez le mari : tremblement des mains, n'ayant aucun rapport avec l'alcoolisme, contractibilité fibrillaire des zymogatiques, de l'orbiculaire des paupières, du buccinateur ; paralysie partielle de la langue se manifestant par l'hésitation dans l'expression des mots et la répétition ; diminution de la force musculaire surtout au membre supérieur droit ; affaiblissement de la vue, cachexie, rétraction du foie très manifeste, pas de céphalalgie, hyperesthésie de la plante des pieds, allant jusqu'à l'impossibilité de les appuyer sur le sol ; 2o chez l'ouvrier : l'état symptomatique était le même, à cela près que le tremblement était encore plus accentué. Il s'étendait aux membres supérieurs et inférieurs, aux muscles du tronc et de la face ; la tête elle-même oscillait sur les épaules, mêmes phénomènes du côté de la langue ; 3o chez la femme : elle accusait une céphalagie intense et des douleurs abdominales. Quelques jours après, la céphalalgie faisait place au coma et la malade mourait après deux crises épileptiformes. Les deux enfants du cordonnier ont conservé longtemps un liséré très apparent : ils sont pâles, anémiés, mais ils n'ont eu aucun accident.

Le diagnostic ici ne paraissait pas douteux et l'on ne pouvait soupçonner, à notre avis, qu'une intoxication saturnine. Le traitement a été celui que conseille Grisolle. Purgatifs drastiques, donnés concurremment avec l'opium et à des doses élevées ; lavements purgatifs au séné, à la mercuriale et au sulfate de soude ; l'iodure de potassium à petites doses, à titre de contre-poison.

En comparant les manifestations morbides de Blaye avec celles de

Rosières, on ne trouvait de différence que dans l'état de gravité de la maladie. Quant à la cause productrice, elle ne semblait pas devoir être cherchée dans les mêmes éléments.

Une enquête provoquée par la préfecture a confirmé le diagnostic : coliques de plomb ; mais, les analyses auxquelles se sont livrés quelques-uns des membres du Conseil d'hygiène n'ayant encore donné aucun résultat positif, au point de vue de la constatation rigoureuse du métal, nous avons résolu de faire appel aux lumières de M. le professeur Filhol, directeur de l'Ecole de médecine de Toulouse.

Nous avons soumis à l'analyse de M. Filhol : 1° de l'eau et deux échantillons de pain provenant de deux clients du boulanger intoxiqué, et dont la fabrication remonte aux derniers jours de mai pour l'un, et aux premiers jours de juillet pour l'autre ; 2° du vin et de la farine du cordonnier de Rosières.

L'eau de Blaye et le vin de Rosières ne renferment pas de traces de plomb ; quant à la farine du cordonnier et au pain du boulanger, nous cédons la parole à M. Filhol :

« Toulouse, 4 septembre 1880.

« Monsieur et honoré confrère,

« J'ai fini d'examiner la farine dont vous m'avez envoyé un échan-
« tillon et j'y ai constaté, de la manière la plus positive, l'existence
« du plomb.

« Les réactions ont été de la netteté la plus parfaite. Il faut beau-
« coup plus de précautions pour trouver le plomb dans le pain, parce
« que le sel qu'on y a ajouté produit du chlorure de plomb, qui
« se volatilise un peu pendant l'incinération, mais on l'y trouve
« aussi.

« Recevez, etc.

FILHOL. »

Si nous ajoutons que la mouture de Rosières, comme celle du boulanger de Blaye, provient de l'usine d'un de nos plus honorables industriels, très excusable de ne pas connaître le danger de boucher les éveillures des meules avec le plomb, nous concluerons : 1° que l'empoisonnement par le plomb a eu son point de départ à Blaye, Labastide et Taïx chez le boulanger malade, dont les farines ont été intoxiquées au contact des meules du minotier ; 2° que la farine du cordonnier de Rosières, reconnaissant la même origine et ayant produit des effets identiques, doit être seule la cause des accidents saturnins que nous avons décrits. Nous en dirons autant des deux cas isolés de Blaye et Labastide.

— Les faits d'intoxication relatés en 1880 par le Dr Calmels ne sont pas uniques dans la science. Des accidents analogues sont rapportés dans divers recueils scientifiques : en 1849 une véritable épidémie saturnine fut observée dans quelques communes de la Nièvre, aux environs de Lucenay ; elle avait pour cause l'introduction du plomb dans les éveillures des meules d'un moulin. En 1857 un malheur semblable fut constaté à Champtoceau, dans le département de Maine-et-Loire, où douze personnes furent atteintes. En 1862, de nombreux cas de coliques sèches furent observés dans les communes de Bailleau-Levêque, Lucé, Nogent-sur-Eure, etc. Ils étaient dus à l'usage d'un pain préparé avec des farines fabriquées au moulin d'Andrevilliers, dont les vieilles meules éraillées étaient garnies de plomb.

PAIN FALSIFIÉ. — D'après Chevallier et Baudrimont, les farines de froment peuvent être falsifiées avec :

La fécule de pommes de terre ; la farine de riz, de maïs, d'orge, d'avoine et de seigle ;

La farine de fèves, de féveroles, de vesces, de pois, de haricots et de lentilles ;

La farine de sarrasin ;

Les substances minérales telles que des os moulus, des cailloux blancs, du sable, du plâtre, de l'albâtre en poudre, de la craie, de la chaux, de l'alun, des carbonates de magnésie et de soude, du sulfate de baryte et de la porcelaine pulvérisée.

Malgré l'opinion de mes maîtres, j'avoue que je me sens peu disposé à appeler falsification l'addition à la farine de blé d'un peu de farine étrangère. Je professe une grande indulgence pour les mariages du froment avec l'orge, l'avoine, le seigle, et les autres céréales déjà étudiées dans ces entretiens d'hygiène usuelle.

Je vois d'un œil aussi paterne les noces irrégulières du blé avec les pois, les haricots, les fèves et autres graines honnêtes, que nous étudierons bientôt ; mais je m'indigne au plus haut degré devant les infamies commerciales, qui consistent à ajouter à la farine — base de la subsistance du monde — des poudres inertes, malpropres ou nuisibles. Pour ces industriels sans cœur, qui font de l'argent avec des rognures de la vie humaine, l'article 475 du Code pénal (1)

---

(1) Seront punis d'amende, depuis six francs jusqu'à dix francs..., ceux qui exposent en vente des comestibles gâtés, corrompus ou nuisibles...

me paraît d'une indulgence coupable. Vendre pour du pain de la chaux ou du plâtre, c'est, à mon humble avis, porter atteinte à la santé de l'acheteur, et ce commerce ignoble ne mérite pas moins que l'application du paragraphe IV de l'article 317, ainsi conçu :

« Celui qui aura occasionné à autrui une maladie ou incapacité de travail personnel, en lui administrant volontairement, *de quelque manière que ce soit*, des substances qui, sans être de nature à donner la mort, sont nuisibles à la santé, sera puni d'un emprisonnement d'un mois à cinq ans, et d'une amende de seize francs à cinq cents francs ; il pourra, de plus, être renvoyé sous la surveillance de la haute police, pendant deux ans au moins et dix ans au plus.»

LE PLOMB DANS LE PAIN. — Après avoir relaté les faits d'intoxication saturnine résultant de l'altération de la farine, par l'usage du plomb métallique employé au rhabillage des meules de moulin, nous devons dire un mot d'un autre empoisonnement plombique, pouvant résulter du chauffage des fours de boulanger.

Au mois de juillet 1877, les journaux de Paris firent grand bruit d'une sorte d'épidémie, constatée dans les environs du parc Monceau ; plus de soixante personnes, habitant ce quartier, avaient été atteintes d'accidents saturnins. Une enquête fut faite. Elle prouva que tous les accidents étaient le fait d'un boulanger du boulevard de Courcelles, ayant chauffé son four avec de vieux bois de démolition, peints à la céruse.

M. F. Bezançon, qui relate le fait dans le *Rapport général sur les travaux du Conseil d'hygiène et de salubrité du département de la Seine*, écrit : « Le boulanger avoua qu'il avait brûlé des bois de démolition ; mais il ajouta que c'était là un fait exceptionnel, et qu'il avait cru pouvoir en brûler, en l'absence de toute prescription administrative. La sôle du four, les jointures et les briques furent grattées, et les poussières furent soumises à l'analyse. M. A. Chevallier y constata la présence d'une grande quantité de plomb. »

Dans le but d'éviter le retour d'accidents du même genre, M. Félix Voisin, préfet de police, rendit l'ordonnance suivante, le 15 septembre 1877 :

Considérant que les bois provenant de démolition ou ayant servi à des usages industriels (traverses de chemin de fer, poteaux télégraphiques, etc.) ont été, pour la plupart, enduits de peinture à base de plomb, de cuivre, de zinc, ou injectés, dans un but de conservation, de solutions salines minérales ;

Que ces bois ne sauraient, sans danger pour la vie publique, être utilisés par les boulangers et les pâtissiers, pour le chauffage de leurs fours, attendu qu'ils laissent après leur combustion des cendres qui peuvent s'attacher aux parois du four et adhérer au pain et aux pièces de pâtisserie, pendant et après la cuisson ;

Le préfet ordonne ce qui suit :

Art. 1. — Il est formellement interdit de faire usage, pour le chauffage des fours, de bois ayant été enduits de peinture ou ayant subi des préparations chimiques quelconques.

Art. 2. — Les contraventions à la présente ordonnance seront constatées par des procès-verbaux ou rapports.

Depuis que cette ordonnance a été rendue, il n'est pas arrivé, à ma connaissance, qu'on ait constaté de nouveaux cas d'empoisonnement par le chauffage des fours. Antérieurement, aucun fait analogue n'avait été signalé. Après de minutieuses recherches dans les recueils spéciaux, je n'ai découvert que trois cas pouvant être rapprochés de celui du boulanger du parc Monceaux. Le premier, par ordre de date, est de François de Paule Combalusier, qui prit le bonnet de docteur à Montpellier en 1750. Combalusier est l'auteur d'une observation d'empoisonnement plombique, occasionné par du pain cuit dans un four chauffé avec du bois peint à la céruse. Le second cas est du Dr Marmisse, de Bordeaux. En 1866, ce médecin publia, dans le *Journal de chimie médicale*, l'histoire pathologique de dix marchands de bois de Bordeaux, ayant présenté des symptômes d'empoisonnement par le plomb, après s'être chauffés en respirant la poussière et la fumée de vieilles boiseries. Le troisième fait est relaté dans le septième volume des *Chroniques de la science*, par S.-H. Berthoud. Il porte sur une famille, dont tous les membres perdirent l'appétit, eurent des maux de tête, des nausées et des coliques, pour avoir chauffé leur appartement avec des bois de démolition, recouverts d'une épaisse couche de peinture à l'oxyde de plomb.

Malgré leur rareté, ces faits m'ont paru présenter un grand intérêt pratique, et c'est pour cela que je les signale ici.

FRAUDES ET ARTIFICES DES BOULANGERS. — Les boulangers savants et peu délicats ne se servent pas seulement de farine, d'eau salée et de levain pour faire du pain ; pour fabriquer leur marchandise, il leur faut encore diverses drogues précieuses, dont les plus connues des hygiénistes sont l'alun, la couperose, les sels d'ammoniaque, et... la sciure de bois.

Alun. — L'alun, sulfate double d'alumine et de potasse, aide à la levée de la pâte ; il permet au mitron sans préjugé de mettre un peu plus d'eau dans la farine et d'augmenter le poids de la miche. De plus, comme il communique au pain une blancheur agréable à l'œil, et qu'il donne la possibilité d'utiliser les farines avariées par l'échauffement, il est en grand honneur chez les boulangers, pressés de payer rapidement les glaces magnifiques et les dorures splendides de la boutique. Laffon-Ladebat assure que, en Angleterre, le pain contient presque toujours une certaine proportion d'alun. D'après le témoignage du Dr Normandy, la quantité moyenne d'alun qu'on a trouvée dans le pain, à Londres, est un grain sur mille ; mais quelquefois la quantité est beaucoup plus forte et est en telle quantité qu'elle peut avoir des effets réellement nuisibles à la santé.

Par malheur, l'alun est un poison irritant (1), mais les gens qui l'administrent s'en consolent en ne touchant pas à la fournée qui en est saupoudrée.

Pour découvrir la présence de l'alun dans le pain, on prend une petite quantité de teinture de campêche, on l'additionne d'eau et on y plonge une tranche du pain suspecté. Si la farine qui a servi à fabriquer ce pain contient de l'alun, la tranche communique à la solution de campêche une belle teinture purpurine.

Couperose. — La couperose bleue (*sulfate de cuivre*) et la couperose blanche (*sulfate de zinc*) exercent sur le pain une action analogue à celle de l'alun : ces substances toxiques blanchissent la mie du pain, et permettent à la croûte de prendre une couleur dorée, avec un degré moindre de cuisson, ce qui augmente, en somme, le rendement commercial, puisque le pain est généralement vendu au poids.

En 1844, la cour de Bruxelles condamna à deux ans de prison et à la privation du droit de patente un boulanger faisant usage du sulfate de cuivre ; en France, les sévérités de ce genre sont rares : c'est peut-être parce que les industriels français connaissent, mieux que leurs collègues de Belgique, les proportions qu'il ne faut pas franchir pour tomber de l'art pur dans la falsification grossière. Mes compatriotes ont pu lire le *Traité d'hygiène publique et privée*, de

---

(1) En 1840, M. le Dr Lefébure a constaté dans un quartier de Paris que plusieurs familles de sa clientèle avaient éprouvé des accidents gastro-intestinaux dus à l'usage d'un pain renfermant de l'alun.

Michel Lévy, qui, en sa quatrième édition, tome I, page 784, § 2, contient cette précieuse indication, *ad usum... panificis* :

« Pour le sulfate de cuivre, la proportion est de 0 gr. 07 à 0,14 par pain de 2 kilogrammes ; au delà, il donne un pain humide, coloré, verdâtre, exhalant une odeur de levain ; à moins de 0,00022, il fait un pain aqueux, crevassé ; à 0,00025, la pâte ne lève plus. »

Pour se faire pardonner cette indication, qui n'est pas sans danger, Michel Lévy a mis le remède à côté du mal. Dans le premier volume de son hygiène, le maître avait instruit les fraudeurs ; dans le deuxième, il a armé les consommateurs contre la fraude, en donnant un moyen facile de la constater. Ce moyen consiste à immerger un peu de mie dans une solution aqueuse de ferro-cyanate de potasse ; au bout de quelque temps, la solution prend une teinte rosée, qui apparaît même avec 0,00011 de sel cuivreux.

SELS D'AMMONIAQUE. — Les sels d'ammoniaque sont mêlés à la pâte pour retarder la dessiccation du pain. Pour déceler leur présence, on prend un morceau du pain suspecté, on verse dessus une solution concentrée de potasse ou de soude caustique ; il se produit un dégagement d'ammoniaque sensible à l'odorat, et rendu manifeste par la vapeur blanche qui se développe au contact d'une tige de verre imprégnée d'acide acétique.

SCIURE DE BOIS. — Lorsque les boulangers enfournent le pain, ils emploient, pour empêcher l'adhérence de la pâte à la pelle, une matière pulvérulente qui, à l'origine, n'était autre chose que du son. Dans quelques pays, incomplètement ouverts aux raffinements modernes, on peut encore voir sur les tables des miches, dont la partie inférieure est tapissée de grosses écailles brunes, qui ne sont autre chose que la partie corticale du blé. Mon ami Jujardy — un boulanger doublé d'un artiste, qui exécutait un morceau de Rossini entre deux fournées — me faisait manger de ce bon pain plébéien, lorsque j'allais passer mes vacances à Flayosc, mon village natal. Mon village est à 874 kilomètres de Paris, par le chemin de fer et l'omnibus du galant messager Ribaudin ; je ne mords plus dans les miches naïves saupoudrées de son. Depuis le 12 avril 1872, je mange du beau pain de Paris, brossé et astiqué, dont la croûte est isolée de la pelle par le procédé suivant, légalement autorisé par le conseil d'hygiène et de salubrité du département de la Seine, en ses conclusions, ainsi relatées dans un gros livre officiel (1) :

---

(1) *Rapport général sur les travaux du Conseil d'hygiène*, publié par ordre de M. le préfet de police.

« Le conseil d'hygiène s'est occupé depuis longtemps des substances employées par les boulangers, pour empêcher l'adhérence de la pâte à la pelle sur laquelle on enfourne le pain, et il a décidé, à la date du 17 avril 1861 :

« 1º Qu'on peut tolérer, sans inconvénient pour la santé, l'emploi du fleurage préparé avec le parenchyme de la pomme de terre ;

« 2º Qu'il y a nécessité de défendre l'emploi des fleurages dans lesquels on fait entrer de la sciure de bois, des pellicules de riz, des semences légumineuses avariées. »

Ce n'est pas tout, voici la suite :

« A la suite d'une réclamation, le conseil, dans sa séance du 12 avril 1872, modifia en partie cette décision. Il fut, en effet, présenté à M. Bouchardat de la sciure de bois de chêne, préparée pour le fleurage, qui était réduite en poudre, convenablement ténue, sans odeur ni saveur étrangères, et sans aucune moisissure. Dans ces conditions, c'était une substance tout à fait inoffensive et qui, desséchée pendant la cuisson, était enlevée facilement et *presque completement* de la croûte inférieure du pain. L'usage devait donc être autorisé.

« Il n'est pas besoin d'ajouter que la sciure de bois de chêne, ainsi employée, doit provenir de chêne neuf n'ayant subi aucun travail ni reçu aucune préparation. »

LE SON. — Le son, si dédaigné par les boulangers élégants, ne possède-t-il pas quelques propriétés nutritives ?

Cette question a été si bien étudiée par mon ami le Dr Violet (1), que je n'hésite pas à lui emprunter les considérations qui suivent :

« Le son, disait Parmentier, fait du poids et non du pain. » Les objections élevées par les adversaires de cette opinion sont nombreuses. La plus sérieuse résulte de la composition du son, ainsi donnée par Millon dans les *Annales d'hygiène* :

Amidon, dextrine, sucre	50 »
Sucre de réglisse	1 »
Gluten	14.9
Matières grasses	3.6
Ligneux	9.7
Sels	5.7
Eau	13.9
	98.8

(1) *Du pain*. Paris, Delahaye, éditeur, 1866.

Or, la farine moyenne pour pain blanc ne contient que 14,8 de gluten, presque pas de matières grasses, beaucorp moins de sels ; le son sera donc, non seulement une substance essentiellement alimentaire, mais plus riche que le blé, plus riche que la farine de première qualité. C'est ce qui expliquerait pourquoi le son était très recherché par les éleveurs de bestiaux.

Il y a là, d'après le Dr Violet, une sorte d'illusion chimique. Relativement au gluten, il est bien vrai, dit-il, que les proportions de matières azotées dans le son sont considérables ; mais il ne suffit pas, pour être nutritive, qu'une substance contienne de l'azote, il faut absolument qu'elle soit assimilable. De ce que la paille de froment, de seigle, etc., plusieurs espèces de feuilles, de bois, etc., sont plus ou moins riches en azote, il ne s'ensuit pas que ces substances soient alimentaires pour l'homme et pour tous les animaux. Or, M. Poggiale a fait à ce sujet des expériences décisives, et il résulte de ses analyses que le son contient 44 0/0 de matières assimilables, et 56 0/0 de matières qui ne peuvent pas servir à la nutrition. Depuis, les instruments de mouture ont été perfectionnés, et on peut dire aujourd'hui que le son ne contient qu'un tiers de son poids de matière farineuse.

Sans doute, c'est là encore beaucoup, et il serait préférable de faire entrer ce tiers dans l'alimentation. Mais si, pour éviter les pertes, on voulait faire usage d'une farine non blutée, ce ne serait pas sans de graves inconvénients, ainsi résumés par l'auteur que je cite :

« Pour faire entrer le son dans la fabrication du pain, il faudrait le réduire à un certain état de division ; la mouture basse, que cette opération nécessiterait, aurait pour conséquence d'échauffer la farine et de déterminer l'altération du gluten. On n'arriverait même jamais ainsi à le rendre aussi ténu que la partie farineuse, et on n'aurait pas un tout parfaitement homogène. Enfin, en absorbant l'humidité de l'air, le son disséminé dans la farine deviendrait un obstacle à la conservation de celle-ci.

« Ce n'est pas tout. L'eau, dans la panification, ne joue un rôle si important qu'en tant qu'elle sert à rendre plus intime le mélange des parties constituantes du grain ; elle s'évapore ensuite en partie par la cuisson. Or, l'hydratation de l'amidon et du gluten ne saurait avoir lieu que d'une manière fort incomplète, lorsque la totalité du son fait partie de la masse ; le son arrête l'eau, pour ainsi dire au passage, et, double inconvénient, le retient pendant la cuisson. Il en résulte qu'un pain, ainsi préparé, est généralement brun, mal levé, d'un aspect peu appétissant, d'une saveur aigre, sujet à la détérioration et à la moisissure.

« Le son, enfin, est loin de laisser dans l'organisme toutes les parties nutritives qui y sont adhérentes : celles-ci sont entraînées par les parties réfractaires à la digestion ; c'est ce qui a fait dire à Parmentier que souvent il passe en entier sans être digéré. »

Le son, si bien condamné par le Dr Violet, a été défendu vigoureusement depuis la publication de son livre. Le plaidoyer le plus éloquent en sa faveur a été présenté, à la *Société de médecine publique*, par le Dr Douglas Hogg, au nom du *Bread reform league*, association anglaise, fondée dans le but de répandre l'usage du blé en entier et de renverser la coutume, qui consiste à rejeter le son dans la fabrication du pain. On trouvera les arguments invoqués par le Dr Douglas Hogg dans la livraison de la *Revue d'hygiène*, portant la date du 20 août 1881 ; je ne les rapporterai pas ici. En présence de deux opinions divergentes, basées l'une et l'autre sur des faits sérieux, je me borne à dire aux lecteurs de ce livre :

Les savants qui croient à la présence de matériaux nutritifs dans le son ont raison ; les savants qui pensent que ces matériaux peuvent traverser l'organisme, sans être utilisés, n'ont pas tort ; mais le nombre des pessimistes risque fort de l'emporter sur l'autre, s'il est vrai, comme le dit Larousse, que le son du commerce est aujourd'hui allongé avec de la sciure de bois, dans une proportion qui peut aller jusqu'à 40 0/0.

LE SON ET LA THÉRAPEUTIQUE. — Le son, supposé pur, c'est-à-dire vierge de sciure de bois, fait partie, essentielle ou accessoire, de plusieurs agents thérapeutiques, dont voici la liste complète :

PAIN DE SON. — Le pain de son est donné aux personnes constipées, dont il facilite les évacuations intestinales.

Dans le même but, quelques médecins conseillent le son en nature, à la dose d'une cuillerée à café, au commencement du repas. Cette poudre, avouons-le, est moins active, moins agréable, et moins sûre qu'une pincée de magnésie calcinée.

EAU DE SON. — L'eau de son jouit d'une vieille réputation justifiée, contre les catarrhes chroniques et les irritations intestinales : en fomentations et en bains, c'est un bon adoucissant, utile dans diverses affections cutanées ; en lavement, l'eau de son constitue un médicament banal, dont chacun connaît l'action anodine.

Le vulgaire lavement rafraîchissant à l'eau de son se prépare, tout simplement, en mettant dans de l'eau chaude une poignée de son, enveloppée d'un linge souple, que l'on presse fortement quand le clystère est retiré du feu. Le clystère détersif que messire Guy Crescent Fagon, conseiller d'Etat et premier médecin du roy Louis XIV, faisait préparer pour les entrailles de son auguste client, était beaucoup plus compliqué. En voici la formule, pour les abonnés de l'*Univers* qui voudraient baigner leur gros intestin royalement :

« Prenez :

« De l'orge entière, du son de froment, des feuilles d'aigremoine, de renouée, de bouillon blanc, de plantain, de chacun une poignée.

« De roses, deux pincées.

« De la graine de lin, deux dragmes (1).

« Faites cuire dans deux pintes d'eau commune, jusqu'à la consomption du tiers et coulez la décoction avec expression pour s'en servir. »

CATAPLASME DE SON. — Les cataplasmes faits avec du son pétri dans de l'eau chaude possèdent des propriétés émollientes, comparables à celles des cataplasmes de farine de lin. On peut les employer utilement contre les furoncles, les abcès chauds et autres maladies inflammatoires.

SACHET DE SON. — Les sachets de son, appliqués bien chauds sur les articulations des rhumatisants, calment souvent les souffrances que le salicylate de soude fait disparaître toujours. Ces mêmes sachets chauds, posés sur l'épigastre, apaisent, plus d'une fois, les douleurs d'estomac des dyspeptiques.

BOUILLIE DE SON. — Dans certaines campagnes du nord de la France on fabrique, dit Cazin, avec de la décoction de son, versée dans un tonneau contenant un peu de levain, une boisson acide, connue sous le nom de *bouillie*, qui sert parfois de tisane rafraîchissante dans les maladies fébriles. La bouillie est souvent colorée avec des prunelles cuites.

SON ANTIPERNIONCULEUX. — Ce nom baroque désigne un médicament contre les engelures contenant du son. Voici sa composition, d'après l'*Officine* :

---

(1) 2 dragmes égalent à peu près 3 gr. 5.

Borate de soude........	15	grammes.
Alun..................	12	—
Benjoin...............	8	—
Moutarde pulvérisée.....	60	—
Iris...................	45	—
Son de blé............	45	—
Son d'amandes.........	155	—
Essence d'oranges.......	1	—
Essence de bergamote....	1	—

La manière de s'en servir est la suivante : On met une pincée de cette poudre dans le creux de la main, puis on y ajoute quelques gouttes d'eau, et on se frictionne avec la pâte qui en résulte.

Le docteur Baudot, qui a inventé ce médicament, assure qu'il est souverain contre les engelures. Je le crois bien volontiers, mais j'affirme que sa mixture compliquée peut être avantageusement remplacée par cette pommade bien simple :

Sulfate d'alumine.......	4	grammes.
Cold-cream............	30	—

LE PAIN MOISI. — Les habitants des villes, même les plus pauvres, ne connaissent point le pain moisi. Dans les villages, ce pain altéré est connu — et mangé — par des gens qui n'ont pas toujours l'excuse de la misère pour être réduits à absorber cette nourriture malpropre.

Quand j'étais enfant, j'ai vu, plus d'une fois, mes camarades de l'école primaire de Flayosc mordre à belles dents dans des croûtes bleuâtres, sans trop faire la grimace devant ce goûter peu appétissant. Leurs mères — elles étaient avares si elles n'étaient pas pauvres — n'avaient pas voulu laisser perdre le pain avarié de la *canisse* (1) et, pour le faire accepter aux enfants, elles avaient dit : Mange ce pain bleu, mon fils, cela fait trouver de l'argent.

Mes condisciples de l'école primaire sont aujourd'hui des hommes. Par eux-mêmes, ils ont appris que le pain moisi de leur enfance ne leur fit jamais trouver que les petits sous que la main maternelle égara prudemment sur leur chemin ; je serais heureux si, par moi, ils pouvaient apprendre que les fils ne doivent pas être élevés comme les pères et que la naïve supercherie du pain découvrant des trésors, présente des dangers sérieux pour la santé.

Dans bien des cas, en effet, le pain moisi, c'est-à-dire le pain al-

---

(1) La *canisse* est la claie de roseaux sur laquelle les provençaux conservent le pain.

téré, sur lequel se sont développés des végétaux microscopiques, semblables à l'*oïdium* (1), est un véritable poison pour les hommes et pour les animaux. Divers auteurs ont cité des exemples d'empoisonnements dus à son ingestion ; en voici quelques-uns :

En 1826, Westerhoff eut à soigner deux enfants qu'un pain de seigle moisi avait failli emporter.

En 1862, le Dr Decaisne constata des vertiges, des nausées, une soif très vive et un affaissement du pouls, avec gonflement du cou et hallucination de la vue, chez plusieurs Italiens s'étant nourris de pain moisi.

En 1865, le journal de *Chimie médicale* publia cette observation :

Après une absence de trois jours, motivée par le mariage de leur nièce, les époux S..., cultivateurs, et la jeune Marie S..., âgée de cinq ans, rejoignirent leur maisonnette. Avant de partir, ils avaient fait une cuisson de pain bis pour quinze jours. En ouvrant une armoire où ce pain se trouvait empilé, ils le trouvèrent couvert de moisissures verdâtres. Néanmoins, par suite d'habitudes de parcimonie, ils mangèrent de ce pain, après l'avoir tant bien que mal nettoyé. Bientôt, ils furent en proie à de violentes coliques, à des envies de vomir. Chez l'enfant, ces accidents se compliquèrent d'un tremblement nerveux et de convulsions. Les cris et les gémissements de cette famille avaient attiré l'attention. On appela un médecin qui, par une médication énergique, sauva le père et la mère, mais la petite fille a succombé.

Le *Recueil de médecine vétérinaire* de l'année 1872 contient la relation d'un fait d'empoisonnement de deux porcs par du pain moisi qu'on avait cru pouvoir leur donner à consommer, et celle d'un cheval empoisonné par du pain de Prussien (c'était pendant l'occupation des provinces de l'Est après la guerre de 1870-71), pain couvert de moisissures grises et orangées.

Dans le *Journal des connaissances médicales*, M. Mégnin a rap-

---

(1) Les moisissures du pain sont au nombre de cinq espèces principales :

1º Le *Mucor mucedo* ;

2º Le *Penicillium glaucum* ;

3º L'*Aspergillus glaucus*, première forme de l'*Eurotium herbariorum* ;

4º L'*Amphora nigricans* ou *Rhizopus nigricans* ;

5º L'*Oïdium aurantiacum*.

D'après M. Ch. Robin, l'odeur des moisissures, leur saveur, probablement leur action nocive sur l'économie (vertiges, vomissements, céphalalgie, etc.), sont dues à des huiles volatiles sécrétées à l'état de gouttelettes adhérentes à l'extérieur de leurs filaments ou de leurs spores.

pelé le récit, remontant à 1878, d'un empoisonnement de huit personnes (dont deux décès), qui avaient mangé du *pudding* fait avec du pain moisi. On ne voyait plus les champignons, mais en mêlant une très petite quantité de ce pudding à une bouillie faite de pain frais et de lait, on obtint rapidement une moisissure abondante, ce qui prouve que les sporules de cryptogames existaient en grand nombre dans le pudding. Une souris à laquelle on administra ce pudding fut violemment purgée.

A l'occasion de ce fait, pour lequel il fut personnellement consulté, le Dʳ Cammeron rappela un certain nombre d'empoisonnements, quelquefois mortels, par l'ingestion d'aliments moisis : pain moisi, trois personnes malades, un décès ; beurre rance : toute une famille malade, un décès ; homard en voie de décomposition, contenant des bactéries et des cryptogames inférieurs, coma, délire, vomissements, purgation de plusieurs personnes.

Au mois de janvier 1881, M. Perrin, vétérinaire au 2ᵉ hussards, à Oran, adressa cette curieuse observation, relativement à l'empoisonnement de chevaux par du pain moisi. Un pain qui avait été distribué aux cavaliers dudit régiment était tellement avarié qu'ils le refusèrent et le jetèrent ; quelques-uns en donnèrent à leurs chevaux qui en goûtèrent à peine, à l'exception de deux qui en mangèrent environ une livre chacun. Ces animaux ne moururent pas, mais furent gravement malades : l'un d'eux resta même paralysé.

De tous ces faits malheureux, dont il serait facile d'allonger la liste, quelques conclusions pratiques se dégagent, les voici :

Ne mettez pas trop d'eau dans le pétrin, la pâte que vous y fabriquerez sera moins sujette à s'altérer. Ne faites pas de trop grosses fournées, le pain n'aura pas le temps de moisir.

Si ces précautions n'ont pas été prises et si la moisissure vient colorer le pain, ne faites pas votre nourriture de cet aliment altéré, ne le donnez pas aux animaux domestiques.

Il est des bêtes et des gens — il en est même beaucoup — qui ont mangé du pain moisi et n'ont pas été malades : Cette immunité n'autorise personne à courir les chances de l'empoisonnement.

Le suicide, en général, est immoral ; le suicide par le pain moisi serait plus qu'immoral, il serait ridicule. Si donc, quelque paysan avare, pouvant se payer de la miche fraîche, vient à s'empoisonner avec une croûte barbue, je demande qu'on inscrive ces mots sur sa fosse :

Ci-gît un fesse-Mathieu.

LES PAINS MÉDICAMENTEUX. — Il y a environ vingt-cinq ans, un médecin de Paris, le docteur Dérouet-Bossière, présenta à l'Académie divers échantillons de pains dans lesquels il avait incorporé des substances médicamenteuses. Cet honorable praticien, désireux de marier le pétrin avec l'officine, recommandait particulièrement à ses confrères : un pain ferrugineux pour les anémiques, un pain alcalin pour les rhumatisants et les herpétiques, et même un pain au nitrate de bismuth pour les individus atteints de diarrhée.

La tentative du docteur Dérouet-Bossière n'eût pas de succès. Sa méthode pharmaceutico-alimentaire sera peut-être réinventée, un de ces jours, par quelque pharmacien à la recherche d'une spécialité fructueuse ; en ce moment, la liste des pains médicamenteux ne se compose que du pain de son, du pain de gluten, du pain à l'eau de mer et du pain d'épices.

LE PAIN DE SON. — Comme il a déjà été longuement question du pain de son, dans ces entretiens d'hygiène familière (1), je me borne à noter ici que l'aliment appelé par les végétariens *pain de Graham*, ne diffère du pain ordinaire que parce qu'il contient au grand complet tous les éléments constitutifs du blé. Les effets que les végétariens en attendent sont ainsi exposés par un végétarien émérite, le docteur Anselmier : « Les membranes du blé sont imprégnées de sels divers, surtout de silicate et de phosphate de chaux ; d'acide silicique, d'essence grasse aromatique, de mucilage et de matière colorante jaune. Presque tous ces corps sont solubles dans l'eau chaude, et à plus forte raison dans les liquides de l'estomac ; le test seul résiste à la digestion, mais il se trouve réduit à son épaisseur élémentaire, la couche du tégument s'étant en grande partie désagrégée.

« Quelques-unes de ces substances, le phosphate de chaux entre autres, se trouvent ici comme dans la farine ; mais d'autres sont propres au son, les sels siliceux, le mucilage, l'essence grasse aromatique spécialement. Nous pensons qu'il faut les utiliser dans le pain, où le son apporte les éléments d'une alimentation complexe comme la nutrition entière l'exige. Nos organes ont besoin de silice, l'émail des dents en est presque exclusivement composé ; le pain doit avoir un goût et une odeur agréables, nous devons lui conserver l'essence si savoureuse et appétissante du son ; nous avons enfin dans le mucilage qu'il renferme un parfait correctif contre la pa-

---

(1) Voir la page 351.

resse intestinale que détermineraient des aliments farineux exclusifs. N'est-ce pas le mucilage, doué d'un léger effet laxatif, que l'on recherche dans l'emploi habituel de la graine de moutarde blanche et du lin ? Ne serait-il pas plus simple de le trouver dans la présence du son dans le pain ! Ainsi, le son est utile dans l'alimentation par les substances assimilables qu'il contient, ainsi que par celles qui ne s'assimilent pas ; le pain qui le renferme est préférable à tout autre, comme plus généralement nourrissant et de plus facile à la digestion. »

Toutes ces belles vertus du son sont-elles bien démontrées ? Quelques médecins en doutent.

LE PAIN DE GLUTEN. — Démandez à qui vous voudrez ce que c'est que le pain de gluten, tout le monde vous répondra : c'est le pain des diabétiques. Conséquemment, je vais consacrer un article à la maladie appelée diabète.

XX

LE DIABÈTE SUCRÉ. — Quand nous nous portons bien, notre foie fabrique sans cesse un principe sucré, semblable au glucose, qui a été appelé « sucre du foie ». Dans certaines conditions pathologiques, minutieusement étudiées par le regretté Claude Bernard, le sucre du foie se montre dans les urines ; il constitue alors le symptôme principal du *diabète sucré*, maladie dont fut atteint M. Hérold, préfet de la Seine, et dont le grand patriote Gambetta est mort.

Le diabète sucré, appelé encore *glycosurie*, a été confondu jusqu'en 1764 avec la *polyurie*, à cause du symptôme commun à ces deux affections, l'excrétion exagérée de l'urine. Depuis cette époque, Dobson, Pront, Dupuytren, Thénard, Bouchardat, Mialhe, Guibout, Durand-Fardel, etc., ont nettement montré la nécessité de donner au diabète sucré une place à part dans le cadre nosologique; mais il a fallu attendre l'année 1860 et connaître les belles expériences de Claude Bernard, pour pouvoir enfin se prononcer sur la nature intime de cette maladie curieuse, qui n'est autre chose qu'une lésion du système nerveux, puisqu'on peut la produire artificiellement, en piquant la moelle ou en irritant le nerf pneumogastrique.

Généralement, on reconnaît l'existence du diabète sucré à l'accroissement de la soif et de l'excrétion exagérée qui en résulte. Le malade boit, au début, trois ou quatre litres de liquide; un peu plus tard il en absorbe de cinq à huit, et souvent ces quantités sont de beaucoup dépassées.

J'ai connu, à la Charité, une femme qui se faisait donner dix pots de tisane chaque jour ; un sergent de ville, en traitement à l'Hôtel-Dieu, dans le service de Trousseau, buvait jusqu'à vingt-cinq litres de bière, sans compter l'eau, et il rendait quarante-six litres d'urine extrêmement sucrée ; Chaillou a cité le fait d'un jeune homme, employé au Marché aux chevaux, qui absorbait quarante-trois litres de liquide, en vingt-quatre heures ; Beaumès a parlé d'un malade rendant jusqu'à quatre-vingt-deux kilogrammes d'urine, et Fonseca, d'un autre qui allait jusqu'à cent.

Tous les diabétiques n'ont pas de ces soifs prodigieuses. La plupart sécrètent en moyenne deux ou trois fois plus de liquide que dans l'état normal.

La présence du sucre se constate scientifiquement à l'aide de divers réactifs (liqueur de Bareswill, liqueur de Frommerz, bandelettes de Maumenée, etc.) : le malade la devine, parfois, en constatant sur son linge et sur ses vêtements des taches sirupeuses, ou en voyant des mouches ou des abeilles venir se poser aux endroits mouillés par son urine.

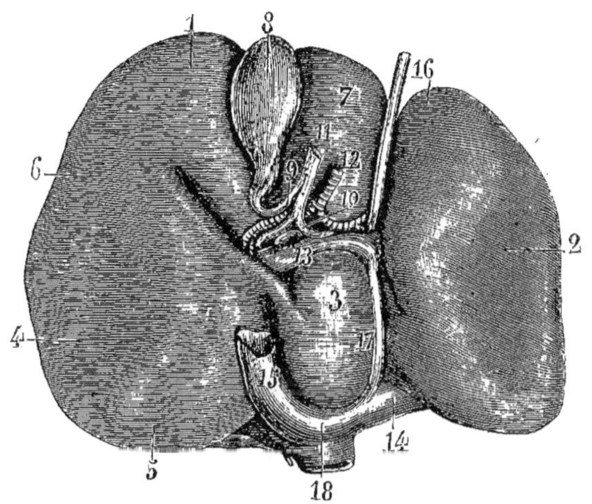

FIGURE 148. — Foie vu par sa face inférieure.

1, lobe droit. — 2, lobe gauche. — 3, lobe de Spigel. — 4, 5, 6, facettes. — 7, lobe carré. — 8, vésicule biliaire. — 9, canal cystique. — 10, conduits biliaires. — 11, canal hépatique. — 12, artère hépatique. — 13, veine porte. — 14, veine sus-hépatique. — 15, 18, veine cave inférieure.

La salive des diabétiques est fade et douceureuse, ou bien légèrement acide. Dans cet état, elle déchausse souvent les dents, les carie et donne à l'haleine une fétidité plus ou moins sensible.

L'appétit devient irrégulier, excessif, et va parfois jusqu'à la boulimie ; ce symptôme, dit Robin, peut cependant manquer ou, du moins, être peut marqué. En général, il y a des alternatives de faim dévorante et de dégoût pour tout aliment.

Dans les cas bénins, les symptômes que je viens d'énumérer constituent toute la maladie : dans les cas graves, d'autres phénomènes beaucoup plus sérieux se montrent :

La peau devient sèche, rugueuse, dure au toucher et presque insensible, malgré la présence de diverses éruptions ;

Des plaques gangreneuses se forment en différents endroits du corps ;

La vue s'affaiblit, l'ouïe est dure, tous les sens s'émoussent, les pieds gonflés ne peuvent tenir dans la chaussure ordinaire ;

La digestion ne se fait plus, le malade vomit fréquemment, le dévoiement achève de rendre sa faiblesse extrême, et son pouls, à peine perceptible, se met à battre avec une rapidité singulière, jusqu'au moment où il s'arrêtera pour toujours.

Parfois la mort survient d'une façon assez brusque.

Après un tableau si sombre, on est heureux de pouvoir affirmer — contrairement à l'opinion des docteurs Grisolle et Rayer (1) — que le diabète sucré est une maladie dont la science triomphe le plus souvent (2).

— Je viens de le dire, le diabète sucré est une maladie curable.

Parmi les maîtres qui sont de mon avis, je me borne à citer Durand-Fardel qui a écrit : « Le diabète est beaucoup moins grave qu'on ne le croit d'habitude, parce que c'est une des maladies qui offrent le plus de prise à l'intervention thérapeutique. » Ceci posé, je vais faire connaître les moyens employés pour obtenir la guérison.

En abordant ainsi une question de thérapeutique, je prie le lecteur de remarquer que je n'en continue pas moins à rester en dehors

---

(1) Le Dr Franck, que quelques auteurs placent à côté des incrédules Grisolle et Rayer, se contente de dire qu'on n'est pas sûr de la guérison, tant qu'il ne s'est pas écoulé plus d'un an sans amener de récidive.

(2) Aux lecteurs qui trouveraient peu poétique le sujet de ce chapitre, je tiens à dire que le diabète a tenté un poète. Ce poète était docteur en médecine et s'appelait Foucauld de l'Espagnery. Voici un échantillon des produits de sa muse :

> « ... En nos corps il arrive parfois
> Que toutes les liqueurs, se confondant sans doute,
> Fermentant, s'altérant, ou faisant fausse route,
> Et se recomposant en de nouveaux sentiers,
> Peuvent changer soudain nos corps en sucriers.
> Oui, le sucre dans nous, et la chose est fort grave,
> Bien que nous ne soyons canne, ni betterave,
> Se montre en tel état, que le dégustateur
> Y trouve le fini du sucre le meilleur ! »

Ce n'est pas du Musset, ni même du Bornier, mais c'est encore meilleur que du Belmontet.

du domaine pharmaceutique, le traitement du diabète sucré n'étant point du ressort de l'officine.

Quelles sont, en effet, les indications à remplir chez les diabétiques ?

Bouchardat répond : proscrire de l'alimentation les féculents, qui sont les agents actifs de la formation du sucre dans l'économie : rétablir ou activer les fonctions de la peau, fonctions dont la suppression est un des phénomènes dominants de la maladie.

Tout cela peut se faire sans aller chez le parmacien.

A la place des légumes farineux, des pâtisseries et des autres aliments féculents, on donnera aux diabétiques des substances stimulantes ou azotées. On défendra le riz, le maïs, la pomme de terre, le vermicelle, la semoule, le macaroni, les pois, les lentilles, les marrons, les confitures ; on conseillera les œufs, le poisson, les huîtres, les coquillages, les grosses viandes rouges, le gibier, le boudin et même les escargots.

Pour accompagner ces aliments divers, non susceptibles d'être chimiquement transformés en sucre, on fera choix d'un pain spécial, dit *pain de gluten*, préparé avec de la farine préalablement débarrassée de l'amidon qu'elle contient.

Autrefois, il était assez difficile de se procurer du bon pain de gluten ; on en trouve sans peine, aujourd'hui, dans toutes les villes de quelque importance. Pour nos lecteurs de la campagne qui auraient le malheur d'être diabétiques, voici la façon de faire le pain de gluten.

Prenez de la farine de blé dur ou demi dur et faites-en de la pâte que vous malaxerez, sous un filet d'eau, jusqu'à ce que ce liquide ait entraîné tout l'amidon et les parties solubles. Quand il ne restera plus qu'une masse grisâtre molle, très élastique, vous la mélangerez avec une petite quantité de levain et vous mettrez au four dans les conditions ordinaires de la panification.

Le pain ainsi fabriqué, n'étant pas très agréable au goût, on peut le remplacer par le pain de gruau de Dahmen, préparé de la façon suivante :

Le gruau, placé sur une fine étamine de crin, est maintenu, une heure et demie durant, dans de l'eau froide qu'on agite. Grâce à cette imbibition prolongée, une partie des grains de fécule se détachent graduellement de leur entourage et passent à travers le tamis. On arrose alors la masse restante avec un filet continu d'eau froide et on pétrit entre les doigts, jusqu'à ce que l'eau qui s'en écoule soit tout à fait claire. Il faut au moins une heure de travail pour obtenir ce résultat. L'eau a entraîné la fécule à l'état de suspension, le glucose et la dextrine à l'état de dissolution. Le résidu humide, ainsi débarrassé des matières amylacées, est soumis à une dessiccation lente, puis trituré dans un mortier. On en prélève environ 165 grammes qu'on mélange intimement avec un tiers de litre de lait aigri ; on y ajoute, en remuant sans cesse, 125 grammes de beurre fondu, 10 œufs, du sel et un peu de carbonate d'ammoniaque. Quand le mélange a acquis une consistance pâteuse, on le place dans un moule, enduit de beurre, et on le porte au four.

Comme boisson, on recommandera aux diabétiques le Bourgogne, le Bordeaux et les gros vins de Provence. On permettra le café sans sucre, avec un doigt de bon cognac.

Pour activer les fonctions de la peau chez les diabétiques, l'usage d'une flanelle un peu rude est utile, mais il ne faut pas oublier de renouveler souvent ce vêtement intime.

Un bain de vapeur de temps en temps, tous les huit jours par exemple, et des affusions froides quotidiennes, suivies de frictions énergiques, complètent la médication portant sur l'appareil cutané. Quelques médecins y ajoutent l'usage des boissons sudorifiques. Elles me paraissent inutiles si le malade va toutes les semaines à l'étuve.

Au régime qui vient d'être indiqué, Trousseau joignait un adjuvant dont l'expérience a démontré l'efficacité : les eaux minérales alcalines.

Je dis « les eaux alcalines » et non « une eau alcaline en particulier », car, si les sources de Vichy ont soulagé maints diabétiques, d'autres se sont fort bien trouvés de celles de Vals, de Velleron, de Pougues, de Royat ou de Néris. Si vous avez le malheur de fabriquer du sucre en excès, ami lecteur, votre médecin, qui connaît mieux que moi votre tempérament particulier, vous désignera lui-même la naïade bienfaisante digne de mériter vos préférences.

XXI

PAIN A L'EAU DE MER. — Pour compléter la liste des pains médicamenteux, étudiés dans les pages qui précèdent, je dois encore parler du pain à l'eau de mer, et, pour ne rien oublier, dire un mot du pain d'épices.

Il y a cinq ans, un médecin de quelque valeur, le docteur Lisle, connu par divers travaux sur l'aliénation mentale, se fit boulanger, pour remettre à la mode le pain à l'eau de mer. Il ouvrit, dans la rue Vivienne, une boutique coquette, pour y débiter des miches fabriquées d'après les théories de M. Pasquier, mais — qu'on me permette ce jeu de mot innocent — le médecin-boulanger *fit four*. La tentative était digne d'un meilleur sort, je m'empresse de le déclarer.

En effet, il y a une quarantaine d'années, l'Académie de médecine fit fort bon accueil à une communication de M. Pasquier, pharmacien de Fécamp, proposant d'employer l'eau de mer (en nature, ou associée aux substances alimentaires) pour le traitement de la scrofule, des tubercules, du carreau et du rachitisme. Un peu plus tard, M. Rayer fit des expériences sur l'eau de mer et affirma qu'elle constituait un excellent purgatif, accepté sans répugnance par tout le monde, dont l'emploi n'était suivi d'aucun inconvénient. Dès ce moment, plusieurs médecins conseillèrent le pain à l'eau de mer, aux personnes atteintes d'une disposition vicieuse du sang, et même aux individus simplement tributaires de l'irrégularité fonctionnelle intestinale appelée constipation (1), et la boulangerie à l'eau de mer fut créée ; elle eut fort peu de clients.

---

(1) 1,000 grammes d'eau de mer contiennent les substances minérales suivantes :

Chlorure de sodium.........	26 gr.	00
Chlorure de potassium......	0	60
Chlorure de magnésium.....	5	00
Sulfate de magnésie........	6	00
Sulfate de chaux.	0	15
Carbonate de magnésie.....	0	18
Carbonate de chaux........	0.	02
Garbonate de potasse.......	0	22
Iodure et bromure.........	Traces.	

Cette composition est la moyenne résultant de la double analyse des eaux de la Méditerranée et des eaux de l'Océan.

Aujourd'hui, personne ne parle plus, en France, du pain à l'eau de mer, et je trouve ce silence fâcheux. C'est pourquoi je reproduis ici les conclusions d'un mémoire, publié en Espagne par le docteur Sena, qui, après avoir étudié sérieusement l'administration interne de l'eau de mer, affirme son efficacité dans la scrofule, les engorgements chroniques du foie, la paresse intestinale et diverses dystrophies. Afin d'éviter les objections que l'on fait à l'eau de mer en nature, on la fait entrer dans la préparation du pain, et on obtient ainsi un produit préférable au pain ordinaire, moins insipide et pouvant se conserver longtemps. Il possède toutes les propriétés des chlorures combinés aux iodures, ce qui en fait un aliment hygiénique et un agent thérapeutique. Les statistiques présentées par l'auteur nous montrent les résultats obtenus à l'hôpital de la Miséricorde (de Valence), l'un des plus beaux établissements hospitaliers d'Espagne, où l'on a adopté l'usage de ce pain. En comparant les résultats obtenus l'année précédente et ceux obtenus l'année où l'on a employé ce pain, on constate une amélioration manifeste. L'auteur tire les conclusions suivantes :

1º Le pain préparé à l'eau de mer est très utile dans la prophylaxie et la guérison de la scrofule ;

2º A doses égales, il a les mêmes propriétés que le liquide :

3º On devrait l'employer dans tous les établissements hospitaliers situés près des côtes ;

4º Les boulangers des villes du littoral devraient en préparer qu'ils vendraient comme aliment hygiénique.

LE PAIN D'ÉPICE. — La pâtisserie brune nommée *pain d'épice* — qu'adorèrent Agnès Sorel, Marguerite de Navarre et Madame de Sévigné — se faisait, autrefois, avec de la fleur de farine de seigle, du beau miel jaune nature, tel qu'il découle des gateaux de cire, et une petite quantité de *toute épice*, poudre aromatique à saveur forte, retirée des baies desséchées du piment de la Jamaïque.

Aujourd'hui les fabricants de pain d'épice opèrent avec moins de simplicité.

Les raffinés de Dijon, de Reims et de Chartres mettent à contribution la badiane, l'anis, l'écorce d'orange, l'essence de citron, l'angélique, les amandes, les pistaches, le sucre cristallisé et toute la palette de la confiserie, pour confectionner pavés rafraichissants, nonettes glacées, leckerlets secs et doux et macarons de pâte molle. Les malins fabricants parisiens se préoccupent surtout, quand vient la fête de la barrière du Trône, de donner au gâteau populaire des formes originales. Dans le pain d'épice de 1884, ils ont taillé le colonel Ramollot, Sarah Bernhard et Marie Colombier; dans celui de 1885, ils couleront le marquis de Tseng, le joueur de billard Vignaux et autres célébrités diverses, mais, en courant ainsi après l'originalité de la forme, ils perdent de vue le fond et oublient complètement la formule primitive du pain d'épice. Au miel, qui coûte trop cher, ils substituent la mélasse ; ils remplacent la fleur de seigle par une farine quelconque; des aromates ils se soucient fort peu : la première drogue odoriférante à bon marché leur tombant sous la main fait parfaitement leur affaire, et le bon public accepte de confiance leurs morceaux de sculpture alimentaire.

Il n'y aurait pas grand mal à cela, en somme, s'il n'entrait que de la farine et de la mélasse dans tout le pain d'épice que mange Paris, et dont la quantité est d'environ un million de francs par an (1). Malheureusement on raconte, sur certains virtuoses de la profession mi-boulangère, mi-épicière, des histoires propres à dégoûter du pain d'épice l'amateur le plus affamé. On dit—c'est peut-être faux — qu'à Paris, à côté de la fabrication sérieuse, qui donne des produits de choix, il existe des usines interlopes, dans lesquelles la farine est remplacée par des croûtes de pain ramassées un peu partout, même dans les tas d'ordures, et incorporées à la mélasse après désinfection au feu, séchage et pulvérisation.

On dit encore que le pain d'épice contient de la potasse. Le fait doit être vrai, si j'en juge d'après la constatation qui en en a été faite, il y a plus d'un demi-siècle, par Cadet de Gassicourt, donnant ainsi la formule du pain d'épice de son temps :

Anis	1,5
Coriandre	1,5
Girofle	0,2
Cannelle	0,2
Carbonate de potasse	0,2
Eau	50,0
Farine	1.000,0
Miel	Q. S.

F. S. A. Une pâte que vous diviserez par parties que vous vernirez avec du jaune d'œuf.

Le vernis au jaune d'œuf n'est plus de mode. Il y a trois ans, il a

---

(1) D'après la statistique de la Chambre de commerce, les fabricants de Paris accusaient, en 1847, un chiffre de 770,000 francs. Il résulte des informations que nous avons recueillies, qu'il n'y a point aujourd'hui (1856) signe d'augmentation dans cette industrie, et que la production totale n'est point inférieure à 983,889 kil., dont les trois

été démontré qu'un grand nombre de fabricants vernissaient leur pâte avec de la *colle de Paris*. Comme cette colle est loin d'être inoffensive, le conseil de salubrité a déclaré qu'il y avait lieu d'en interdire sévèrement l'usage. Les honorables magistrats qui président à la garde de la santé publique ont pensé qu'on pouvait tolérer l'emploi de la gomme et de la dextrine.

En 1862, M. Barreswill a constaté qu'on vendait, à Greenwich, des pains d'épices dorés à l'or faux, c'est-à-dire avec des feuilles de cuivre jaune. C'est un fait important à signaler qui pourrait être la cause d'accidents graves.

Le chapitre des fraudes en matière de pain d'épice est-il terminé? — Non. Lisez encore cette particularité curieuse, signalée par le Dr Moynier de Villepoix dans le *Journal des Connaissances médicales* (sept. 1880) :

« Dans un kilogramme de pain d'épice à bon marché, j'ai constaté la présence d'une certaine quantité d'étain que je n'ai point dosée, du reste, pensant que la seule présence de ce métal constituait, sinon un danger, au moins une fraude manifeste; on va voir comment.

« A quel état, et pourquoi l'étain est-il introduit dans le pain d'épice? — J'avoue que je me suis longtemps posé cette question.— Ne pouvant m'expliquer le but et la nécessité de cette addition, j'ai pris le parti d'expérimenter directement. A la pâte de farine bien pétrie j'ai, pour me conformer à la formule ordinaire du pain d'épice, ajouté un peu de carbonate de potasse; j'ai alors additionné le tout de quelques gouttes de chlorure d'étain en solution, le seul sel d'étain usuel et dont je pouvais vraisemblablement soupçonner l'emploi. La pâte malaxée n'a pas tardé à prendre une belle couleur jaune que la cuisson au four a fait passer au gris brun.

« Le chlorure d'étain est donc employé par MM. les confiseurs pour colorer la pâte du pain d'épice. Or celui-ci étant généralement coloré par la mélasse et le miel qu'on y ajoute, je me crois autorisé à conclure que, dans le pain d'épice commun, ces produits sont totalement ou en partie remplacés par du glucose.

« On sait déjà qu'il entre dans le pain d'épice une certaine quantité de carbonate de potasse (de la potasse perlasse tout simplement,

---

quarts consistent en pains d'épice communs. Mais la capitale consomme tout au plus le quart de sa fabrication ; le surplus est expédié à l'extérieur, et se vend surtout dans les fêtes et les foires des départements voisins (A. Husson. *Les Consommations de Paris*, p. 311).

et laquelle !!) ajoutons à cela un peu de chlorure d'étain et pas mal de glucose, et voilà un produit qui peut être à bas prix, mais quel produit ! »

— Que la pâte ainsi préparée purge ceux qui la mangent, cela n'est pas impossible, mais qu'il se trouve des gens assez malhonnêtes pour en faire commerce, voilà ce qui me paraît inadmissible. Si les commerçants notables de la partie voulaient m'en croire, ils demanderaient eux-mêmes une enquête, à l'effet d'éclaircir ce point obscur d'hygiène publique. Leur intérêt de fabricants propres leur commande de protester ainsi contre des malpropretés capables de faire abandonner une substance alimentaire, qui n'est pas sans mérites.

De l'avis de tous les médecins, en effet, le pain d'épice, bien préparé, constitue un excellent laxatif. Or, quand on sait l'importance qui s'attache au libre exercice des fonctions excrémentielles, on ne dédaigne pas un aliment simple, qui les régularise, et met ainsi à l'abri des congestions cérébrales et des autres conséquences funestes de la constipation.

C'est pourquoi je gémis sur la décadence du pain d'épice (1).

LE BISCUIT. — Le mot biscuit, qui signifie « cuit deux fois ». sert à désigner deux aliments bien distincts : 1° une friandise préparée par les pâtissiers ; 2° un pain particulier servant à la nourriture des soldats de terre et de mer. Du biscuit des pâtissiers nous parlerons plus loin, en examinant les éléments constitutifs du dessert ; en ce moment, nous ne voulons étudier que le pain du militaire en campagne.

Le biscuit se présente sous la forme de galettes plates, percées de trous nombreux, pratiqués dans le but de soumettre toute sa masse à l'action du feu et de favoriser l'évaporation de ses parties aqueuses, non seulement pendant la cuisson, mais encore pendant l'opération nommée *ressuage* (2). Le biscuit est donc un pain très sec et très dur qu'on ne peut attaquer qu'avec des dents extrême-

---

(1) Percy rendait le pain d'épice purgatif en y introduisant du calomel, et vermifuge en y ajoutant de la mousse de Corse. Non seulement ce mode d'administration est excellent en lui-même, mais encore il fournit le moyen de tromper l'indocilité des malades, principalement des enfants.

Dr Fonssagrives.

(2) Séchage spécial dans des étuves particulières. Le *ressuage* durait, autrefois, un mois ou six semaines; aujourd'hui il s'accomplit en quelques heures.

ment solides. C'est pourquoi les gens qui s'en nourrissent le font préalablement tremper dans un liquide.

Pour être bon, le biscuit doit, d'après Aulagnier, remplir les conditions suivantes : être bien cuit dans toute son épaisseur, sans être brûlé ; avoir un grain fin et serré, une cassure nette et brillante ; se gonfler régulièrement dans l'eau, sans s'émietter. Le professeur Fonssagrives, qui s'y connaît, dit encore : la surface du biscuit doit être d'un roux brillant. Tous les auteurs, sans exception, ajoutent : le biscuit doit être exempt de moisissure et de vermoulure.

Toutes ces qualités d'un bon biscuit peuvent se résumer en une seule : pour constituer un aliment passable, la galette ne doit pas être trop vieille.

A quel âge le biscuit devient-il vieux ? — Je réponds : dès la fin de la première année.

Cette affirmation fera, je le sais, bondir sur son rond de cuir quelque intendant militaire ou quelque commissaire de la marine, mais, je la maintiendrai mordicus, envers et contre tous les riz-pain-sel galonnés réunis. Si l'on me dit que des matelots ont pu être nourris avec du biscuit conservé, pendant trois ans, dans des caisses doublées de fer blanc, je répondrai que ces matelots n'étaient pas libres de se nourrir autrement, et j'ajouterai que l'aliment de ces pauvres diables était de nature à les rendre fort malades.

Le biscuit avarié est, en effet, dangereux comme le pain moisi. Il contient des végétaux cryptogamiques et des insectes qui y creusent, aux dépens de la substance alimentaire, des galeries où ils déposent leurs larves et leurs excréments, principes de corruption. Dans de telles conditions, le biscuit perd ses qualités nutritives et contracte des propriétés nocives : il irrite le tube digestif, produit la diarrhée, la dysenterie, et probablement d'autres affections intestinales.

Tous ces défauts du vieux biscuit étant connus, il est permis de se demander pourquoi la routine administrative continue à entasser dans nos arsenaux des quintaux de galettes, destinées à être vendues plus tard comme matériaux de rebut.

— A cette question « Quelle est la valeur hygiénique du biscuit ? », M. Fonssagrives, ancien professeur d'hygiène des écoles navales, répond ainsi : « Le biscuit est un aliment de nécessité et rien de plus. Plus lourd que le pain, moins aéré, il s'imprègne plus difficilement de salive, exige des efforts de trituration auxquels les mâchoires, trop habituellement dégarnies, des matelots, sont le plus souvent inhabiles ; sa saveur, qui n'est pas relevée par les produits pyrogénés, que la torréfaction de la farine développe dans la croûte du pain, est plus fade, moins aromatique (1) ; enfin (et cet inconvénient est capital), c'est un aliment insolite auquel les initiés ne reviennent que par intervalles. Par toutes ces raisons, le pain, cet aliment par excellence, doit, *quand il est de bonne qualité et de bonne fabrication*, remplacer le biscuit dans la ration nautique, aussi souvent que cette substitution est praticable. »

LE BISCUIT-VIANDE. — On a essayé, dans ces dernières années, de préparer pour l'alimentation des troupes, et sur les indications de M. Scheurer-Kestner, des biscuits avec addition de viande, présentant l'aspect des biscuits ordinaires.

MM. Napias et Martin affirment que cette sorte de pain-viande est très riche en matières nutritives, qu'il se conserve bien et qu'il paraît capable de rendre de réels services pour l'alimentation des troupes. Le général Chanzy en a expérimenté l'usage dans son corps d'armée et a eu beaucoup à s'en féliciter.

Les essais de ce nouveau biscuit se poursuivent, et, nous saurons bientôt si les résultats obtenus doteront, officiellement, l'armée française d'un aliment de campagne ayant quelque analogie avec la saucisse aux pois de l'armée allemande.

Pour préparer le biscuit-viande, il suffit d'appliquer, avec certains artifices opératoires techniques, ce principe de chimie, découvert en 1870 par M. Scheurer-Kestner :

« Lorsqu'on soumet à la fermentation panaire de la viande, de quelque nature qu'elle soit, mélangée avec de la farine et du levain de boulanger, la viande se fond dans la masse du pain pendant la fermentation, et, lorsque l'opération a été bien conduite, il ne reste aucune trace dans le pain ; la viande s'est transformée en une matière incorruptible. »

---

(1) Voici une autre cause du peu de sapidité de la galette :

A la suite d'expériences faites en 1876, 1877 et 1878, dans la fabrication du biscuit de troupe, soit avec sel et levain, soit avec levain sans sel, soit sans levain ni sel, il a été démontré que le biscuit avec sel et levain, ou avec levain seulement, ne remplit pas au même degré que le biscuit azyme, le seul qui était précédemment en usage, les conditions qu'il est indispensable de trouver dans un aliment de réserve, au point de vue de la durée de la conservation, de la facilité du logement en caisses et de la résistance dans le transport. Ordre a donc été donné, en 1879, de renoncer définitivement à la fabrication des deux premières sortes de biscuit ci-dessus indiquées et d'en revenir exclusivement au biscuit fabriqué sans addition de levain.

XXII

LES POTAGES. — Nous avons étudié assez longuement les diverses espèces de pain pouvant servir à faire de la soupe. Le moment est venu de dire un mot des substances alimentaires les plus employées dans la confection des potages.

Si nous prenions pour guide, dans l'énumération de ces substances, le célèbre *Livre des Soupes*, de Jules Gouffé, qui contient la formule de quatre cents potages différents, nous aurions fort à faire pour être complet, gastronomiquement parlant. Mais, comme les lauriers de Vatel et de Carême ne nous ont jamais empêché de dormir, nous allons nous borner à dire les qualités et les défauts du riz, de la semoule, du tapioca, du vermicelle et des pâtes d'Italie, ainsi que le bon et le mauvais de la pomme de terre, du chou, du navet, de la carotte, de l'oseille, de l'oignon, du poireau et du potiron.

Pour donner une idée des innombrables combinaisons culinaires appelées soupes, nous transcrivons ici la formule du potage national polonais nommé *Hlodnik* ou soupe d'été. Nous la devons à l'obligeance d'une de nos plus gracieuses clientes, Mme K..., qui ne nous en voudra pas de lui dire que sa recette nous a involontairement fait penser au thé légendaire de la mère Gibou.

On fait bouillir dans un litre d'eau, avec sel, poivre et graines du koper, une botte composée en parties égales d'oseille et de jeunes betteraves roses, non dépourvues de leurs feuilles les plus tendres. Après ébullition, on retire la botte; on la laisse égoutter et refroidir, pour la découper ensuite finement, à la manière des légumes pour la julienne. On dépose ce hachis dans la soupière pour y ajouter successivement, sans les mélanger toutefois : un concombre cru découpé en dés, des petits pois bien tendres préalablement bouillis, égouttés et refroidis, une demi-douzaine d'œufs durs découpés en quatre, et enfin une centaine d'écrevisses. Sur le tout on verse un litre et demi de jus de concombre salé, un litre de crème aigre, des morceaux de glace, de la ciboule et du cerfeuil. Parfois on y ajoute des rondelles d'esturgeon ou des tranches de veau rôti !

LE RIZ. — On a une si grande estime pour cet élément du potage, dans quelques provinces de la Chine, qu'on se salue par ces mots : « Avez-vous mangé du riz ? » Faut-il rire de cette formule, combinant la nutrition avec la civilité ? — Hardiment, je réponds non !

Malgré l'opinion peu flatteuse de quelques hygiénistes — recommandables du reste — qui persistent à placer le riz fort au-dessous des autres céréales, j'estime que le riz a du bon, et, bien volontiers, je m'associerais, sans crainte du ridicule, à la chinoiserie qui honore les grains du végétal nommé par les botanistes *oriza sativa*.

Le motif de mon respect, le voici : le riz est, de toutes les céréales, la plus employée par l'homme. En France, nous en faisons surtout de la soupe, mais, dans plusieurs autres nations, le peuple s'en nourrit presque exclusivement. Eh bien, une substance qui fait vivre des millions d'hommes ne peut être mauvaise : elle ne l'est pas.

Les chimistes, je le sais, sapent mon sentiment à grands coups d'alambic. Le riz, disent-ils, nous l'avons analysé. Or, que contient-il ? — Beaucoup d'amidon et une très faible proportion de matières azotées (1).

A cela, je réponds que l'amidon n'est pas dénué de qualités nutritives. Si sa proportion est considérable dans le riz (88 pour 100), elle est grande aussi dans nombre de substances, considérées comme fort nourrissantes. La farine de blé en contient plus de la moitié de son poids (56 à 67 pour 100), les farines d'orge, de maïs, de sarrazin en renferment encore davantage. A lui seul, l'amidon du riz — comme l'amidon des autres céréales — ne pourrait suffire à la nutrition ; associé aux matières azotées (7,55 pour 100) et aux sels qui l'accompagnent normalement, il entretient la vie, aussi bien que n'importe quel aliment végétal, chez les individus dont l'intestin fonctionne bien, et même chez ceux dont le tube digestif est ma-

---

(1) Voici la composition exacte du riz, d'après Payen :

Amidon	88 65
Cellulose ou tissu végétal	1.10
Matières azotées	7.55
Dextrine et substances congénères	1.00
Matières grasses	0.80
Substances minérales (phosphates de chaux et de magnésie, sulfate de potasse, chlorure de sodium et de potassium, soufre, silice)	0.90
Total	100.00

lade. A ce propos, le Dr Dubroca, de Barsac, affirme que les préparations orizées n'ont pas de rivales pour alimenter les convalescents, à cause de la grande facilité de leur digestion, facilité démontrée par les expériences fameuses de Beaumont sur son canadien. Ce malade, on le sait, était porteur d'une fistule gastrique, qui permettait d'étudier sur lui le temps nécessaire à la chymification des divers aliments ; or, tandis que ce temps était de une heure pour le riz, il était de trois heures pour le pain.

Si le riz est, comme je crois l'avoir prouvé, un bon aliment par lui-même, il doit être meilleur encore dans les potages et autres préparations culinaires auxquelles il sert. Combiné de cent façons, à la viande, au poisson, aux œufs, aux épices, aux aromates, sa saveur se trouve constamment relevée et ses qualités nutritives s'en augmentent.

Qu'on ne croie pas, pourtant, que les raffinements gastronomiques sont indispensables aux bons effets du riz. La preuve du contraire résulte de ce fait, cité par le docteur Ernest Labbée : Un industriel nourrissait dans son usine, au cap de Bonne-Espérance, ses ouvriers nègres avec une livre et demie de riz et dix à douze onces de manioc par jour ; tout allait bien. Le riz étant venu à manquer, il le remplaça par deux livres de pain de froment. Bientôt les ouvriers se plaignirent de l'insuffisance de la ration. On ajouta à celle-ci une demi-livre de pain de plus, et, malgré cela, les plaintes continuèrent. Ceci dura cinq mois, au bout desquels un arrivage de riz permit de rendre la ration primitive. Tout le monde se déclara dès lors satisfait, sans que les pauvres nègres eussent le moindre baron Brisse, pour doser le piment dont ils poudraient leur mets préféré.

— L'usage du riz remonte à la plus haute antiquité, sans doute à cause de la simplicité de son apprêt, puisqu'il suffit de le faire cuire dans un peu d'eau salée, pour le transformer en un aliment dont le goût ne déplaît à personne. Originaire de l'Inde, le riz est aujourd'hui cultivé en Afrique, en Amérique et dans les régions méridionales de l'Europe, notamment en Italie. Le Piémont fournit la plus grande partie du riz consommé en France, le reste nous est expédié de la Caroline. Le premier est le moins estimé, il est jaunâtre, arrondi et opaque ; l'autre est tout à fait blanc, allongé et presque transparent.

De quelque pays qu'il vienne, le riz passe pour resserrer le ventre. Aussi n'est-il pas rare d'entendre dire dans les familles : nous savons que le riz nourrit assez bien, que c'est un aliment sain et de facile digestion, mais nous nous privons d'en manger par crainte de constipation. Ce reproche, formulé par tous les vieux auteurs, n'est pas justifié. Quoi qu'en aient pu penser Oribase (1) et Galien (2), il est faux de croire que le riz constipe. En 1827, A. Richard écrivait :

« En médecine on emploie la décoction de riz comme adoucissante, à cause de la grande quantité de fécule qu'elle contient. On l'administre surtout contre la diarrhée ou la dysenterie ; elle ne renferme pourtant aucun principe astringent, ainsi que les anciens le pensaient, et ses bons effets dépendent uniquement de sa propriété adoucissante. » La même protestation se trouve, doucement formulée en ces termes timides, dans l'*Hygiène alimentaire* de Fonssagrives : « la tradition conserve au riz, un peu gratuitement, la réputation de resserrer le ventre. La médecine trouve plus commode de porter le joug de cette donnée traditionnelle que d'en vérifier la légitimité ».

La vérité c'est que, comme le sucre, le riz ingéré est absorbé presque en totalité, et qu'il ne donne qu'une quantité très faible de matières excrémentitielles. Cette qualité — et non ce défaut — explique pourquoi on conseille le riz aux gens qui ont la diarrhée ou la dysenterie. Cette alimentation n'a point pour but de resserrer l'intestin, elle permet simplement de laisser reposer cet organe, en donnant à l'individu une substance alimentaire qui ne laisse presque pas de résidu pour la défécation.

Nous continuerons donc à recommander le riz aux malades, en général, aux dyspepsiques en particulier, et nous rappellerons, pour finir, que le célèbre médecin populaire Buchan ne trouvait pas d'aliment plus convenable que le riz au lait pour les individus atteints de pneumonie.

MÉDICAMENTS A BASE DE RIZ. — Le riz sert à préparer diverses boissons fermentées, dont les plus connues sont l'eau-de-vie de riz (*arrack* des Turcs) et la bière de riz (*saki* des Chinois) : Je n'en parlerai pas. Je resterai mieux dans mon sujet en disant quelques mots des préparations, plus ou moins médicamenteuses, dans lesquelles entre — ou passe pour entrer — le riz. Ces préparations sont : l'eau de riz, le cataplasme de riz, la poudre de riz.

---

(1) On emploie le riz pour resserrer le ventre (*Oribase*).

(2) Le riz tient quelque peu de l'astringent et c'est pour cela qu'il resserre moyennement le ventre (*Galien*).

L'*eau de riz*, appelée aussi *décocté* de riz ou *tisane de riz*, est un remède populaire contre la diarrhée.

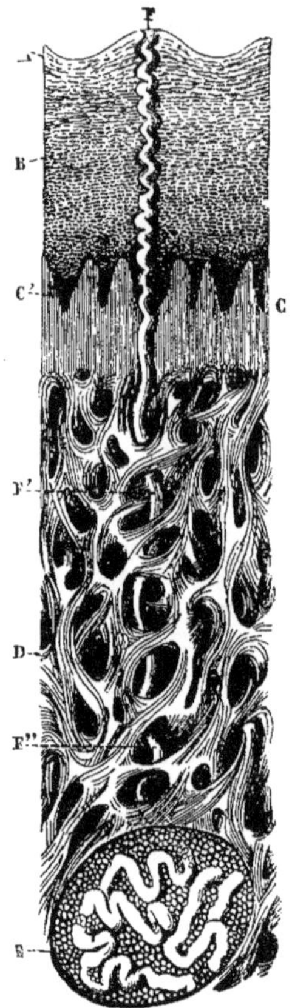

FIGURE 149. —
Section verticale de la peau.
A B, épiderme. — C, papille du derme. — D, derme. — E F F', glande sudoripare.

En réalité, il constitue une boisson adoucissante précieuse, qui rend des services dans toutes les inflammations intestinales (entérite simple, diarrhée bilieuse, fièvre typhoïde, etc.). On la prépare en faisant bouillir 20 grammes de riz dans un litre d'eau; on passe à l'étamine claire et on édulcore avec du miel ou du sirop de gomme.

Le *cataplasme de riz* est un émollient comparable au cataplasme de farine de lin, mais il aigrit moins vite et peut être laissé plus longtemps en place. Il rend des services dans toutes les inflammations locales en général; il est plus spécialement recommandé contre l'eczéma aigu.

La *poudre de riz*, dont il a été question incidemment, à propos de la toilette, a droit, dans ce livre destiné aux gens du monde, à une place plus grande que celle qu'on lui consacre dans les ouvrages de médecine pure. Consultez le travail le plus récent sur la matière (article *riz* du Dictionnaire de Dechambre), vous y lirez : « La farine ou *poudre de riz* est très souvent employée, à titre de topique pulvérulent et absorbant, contre bon nombre d'affections cutanées inflammatoires et prurigineuses : intertrigo, eczéma, impétigo, érythèmes, dans l'érysipèle, les brûlures au premier degré, sur les vésicatoires qui viennent de sécher; elle est indiquée toutes les fois, en somme, que le tégument externe est irrité et légèrement enflammé. Sous cette couche de poudre de riz, il est à l'abri du contact de l'air et soustrait, par conséquent, à une cause d'excitation. On peut reprocher à la poudre de riz d'être trop légère et de n'adhérer que médiocrement aux téguments. C'est pourquoi on lui substitue souvent les poudres d'amidon, de sous-nitrate de bismuth ou de lycopode, quand on ne l'associe pas à l'une ou l'autre des deux premières. »

L'auteur que nous citons, ajoute : « Parfumée de diverses façons, la poudre de riz est d'un usage habituel dans la toilette des dames. » Et il n'ajoute que cela.

Pour un chapitre d'hygiène usuelle ce n'est pas assez ; j'en fais juge le D‍ʳ Constantin James, et voici pourquoi : cet honorable confrère, qui fut le collaborateur de Magendie et qu'on a accusé d'officier devant l'autel de la parfumerie, n'a pas craint d'écrire ceci, dans ses *Conseils à une Parisienne* :

Ce qui, en Angleterre comme en France, entre le moins dans la poudre de riz, c'est le riz. C'est mieux encore pour ce qu'on appelle « Fleur de riz », car alors il n'y en rentre pour ainsi dire pas. Le plâtre, la craie, le talc, la magnésie, la chaux, la céruse, l'amidon, l'albâtre, voilà ce qui en tient habituellement lieu.

Que penser, après une telle déclaration, des deux millions de kilogrammes de poudres de toilette blanches que la France consomme annuellement? Qu'ils constituent, pour la plupart, des produits inutiles ou dangereux.

Veut-on des preuves ? en voici :

Il y a quelques années, les journaux anglais signalèrent de nombreux cas d'empoisonnement dus à l'emploi de poudre de riz à la violette, contenant de l'arsenic.

A Goole, le D‍ʳ East fut appelé à soigner la femme d'un marin à l'époque de ses couches : quatre jours après, il était mandé de nouveau pour examiner le nouveau-né atteint d'une éruption, présentant les mêmes symptômes que la rougeole, mais plus accentuée aux jointures des membres et sur la poitrine. La poudre d'amidon fut substituée à la poudre de toilette employée jusque-là dans les soins de propreté donnés à l'enfant; peu de temps après, il était hors de danger. La poudre de riz fut soumise à une analyse minutieuse au microscope, par le D‍ʳ Parsons, *officer of health*, qui constata qu'elle ne contenait pas d'arsenic. mais une grande quantité de sulfate de chaux hydraté, parfumé avec de la violette (*Sanitary Record*). — Le même fait était constaté par le D‍ʳ Russel dans un rapport au Conseil municipal de Glasgow. Sur trois spécimens de poudre de riz soumis à son analyse, le premier était pur, le second mélangé avec du gypse, le troisième, avec de l'arsenic, du gypse et de la craie. Ces produits, irritants par eux-mêmes, étaient opposés au but que doit atteindre la poudre de riz, et n'étaient employés que par économie, l'amidon en poudre coûtant 0 fr. 85 le kilo, l'arsenic blanc 0 fr. 25, la craie 0 fr. 25, et le gypse 0 fr. 07. (*Journal d'hygiène.*)

Les exemples d'accidents saturnins déterminés par les diverses poudres décorées du nom de *poudre de riz* ont été maintes fois observés en France. Leur fréquence s'explique par ce fait que la céruse fait presque toujours partie de leur composition. Son usage est tellement répandu, dit Coulier, que souvent les fabricants ignorent le danger qui en accompagne l'emploi, et ne cherchent pas à cacher leur procédé de fabrication. Nous tenons, nous, à le faire connaître à tout le monde. Nous crions bien haut qu'on trouve de la céruse dans les trois quarts des poudres à farder, et nous affirmons que le fameux blanc de Kremer, qui a rendu tant d'actrices malades, en contient comme les autres (1). Le blanc de bismuth, nous l'avouons, n'est pas dans le même cas. Il ne renferme aucun atome de plomb; malheureusement, il se trouve presque toujours mélangé d'un peu d'arsenic.

Et maintenant, Mesdames, que vous savez bien ce que c'est que la poudre de riz, continuerez-vous à en user? — Je le crains. *In petto*, vous raisonnez peut-être ainsi : renoncer aux agréments que donne la houppe parfumée, cela ne se peut pas. Ce qui est faisable et ce que nous ferons, c'est de ne plus acheter notre poudre de riz au hasard; à partir de demain, nous nous en approvisionnerons uniquement dans les maisons de premier ordre et, pour avoir du bon, nous saurons y mettre le prix.

Ne vous fiez pas, aimables lectrices, à ce raisonnement financier. Dans le commerce, en général, et dans celui des cosmétiques, en particulier, la cherté de la marchandise n'est pas infailliblement la garantie de la bonté. Je connais une « fleur de riz » qui coûte très gros et qui est faite — sans le moindre grain de riz — avec du talc, de la poudre de maïs et de l'oxyde de zinc.

Ici finit mon sermon, Mesdames, comme une oraison de Bossuet : *et nunc erudimini, reginæ.*

LA SEMOULE. — Les latins appelaient *Simila* la fleur de la farine du froment, les italiens appellent *Semola* et les français *Semoule* une matière alimentaire faite de grains de céréales réduits en granules par une mouture grossière.

---

(1) On a constaté que la mort de M. Zelger, artiste belge, qui a rempli pendant dix ans les emplois de première basse au théâtre de Covent-Garden, à Londres, était due à l'usage qu'il faisait du blanc de fard à la céruse. En France, plusieurs accidents analogues ont été signalés. (L. Parisel. *Annuaire pharmaceutique*, 1866.)

La semoule blanche vient du riz ; la semoule jaune n'est autre chose que le gruau du froment, dont on a éliminé les gros fragments et la farine ; sa couleur est due à la présence d'une petite quantité de safran. On fait encore de la semoule avec la pomme de terre et l'avoine, mais la plus grande partie est préparée avec les blés durs d'Auvergne et d'Afrique.

La semoule, se mélant très facilement avec le bouillon, le lait et les autres liquides culinaires, sert à préparer des potages agréables, gras ou maigres, dont la science doit reconnaître la haute valeur alimentaire, à cause du gluten qui prédomine dans leur composition.

Franklin se contentait, dit-on, d'une soupe de semoule à l'eau, qu'il faisait lui-même ; Franklin avait raison. La semoule, en effet, constitue à elle seule un aliment complet, propre à faire le menu d'un hygiéniste et d'un philosophe.

LE TAPIOCA. — Le véritable tapioca est une fécule qui nous vient des Antilles, de Bahia et de Rio-de-Janeiro, où on l'extrait de la racine du manioc, arbrisseau de la famille des euphorbiacées. Pour le préparer, on se livre à une série d'opérations, ainsi indiquées par mon excellent collègue de la Société française d'hygiène, M. V. de Lavelines : On monde la racine de manioc de son écorce, puis on la râpe ; cette râpure, placée dans des tissus en palmier, est soumise à l'action de fortes presses ; le suc (1) qui en découle entraine avec lui la fécule, qui est lavée ensuite avec soin, puis desséchée sur des toles très chaudes, où elle s'agglomère, par l'action de la chaleur, en grumeaux mamelonnés, durs, irréguliers, un peu élastiques, blancs, quelquefois légèrement jaunâtres, qui prennent le nom de *moussache* ou de tapioca brut : c'est dans cet état que le tapioca est expédié en Europe à des fabricants spéciaux, qui le livrent à la consommation, après lui avoir fait subir une série d'opérations minutieuses et très intéressantes, afin de le rendre propre à l'usage culinaire.

Quand il a subi ces dernières manipulations, le tapioca naturel se gonfle considérablement dans l'eau, le lait ou le bouillon, et fournit un aliment de facile digestion, très bon pour les convales-

---

(1) Une chose digne de remarque, c'est que le suc de manioc, qui est blanc, laiteux, d'une extrême âcreté, est un affreux poison ; il contient de l'acide cyanhydrique en assez forte proportion ; la légère torréfaction que l'on fait subir aux produits amylacés suffit pour les priver de ce dangereux acide.　　　(Dorvault. *L'Officine.*)

cents. Le professeur Fonssagrives donne, dans son formulaire thérapeutique à l'usage des praticiens, la recette d'un analeptique pro-
téique que voici : « *Tapioca à la pulpe de viande*. On prépare le
tapioca au gras et on le mélange dans un mortier avec une ou deux
cuillerées de pulpe de viande. Ce potage, très réparateur, a une
couleur, une odeur et un goût très appétissants. Il faut le saler un
peu fortement, pour compenser la fadeur de la viande. »

Au tapioca vrai, venu de l'étranger, ou substitue souvent un
tapioca factice, fabriqué en France avec de la fécule de pomme de
terre, mouillée et gommée, puis déséchée sur des plaques métalliques. Cette substitution est, heureusement, sans inconvénients
sérieux pour les personnes qui se nourrissent de tapioca.

LE VERMICELLE. — Le vermicelle, que M. Stanilas Martin a
oublié de mentionner dans sa *Physiologie des substances alimentaires,*
est une variété des pâtes à potage dites « pâtes d'Italie ». Les *vermi-
celles* sont moulés en fils, les *nouilles* en lanières, les *macaronis* en
tubes ; d'autres pâtes se présentent sous la forme d'étoiles, de graines,
de lettres de l'alphabet, etc., mais, si leur aspect varie à l'infini, leur
composition ne change guère.

C'est avec le gruau de froment, ou mieux encore avec le *grano
duro*, sorte de blé qui se trouve principalement sur les bords de la
mer Noire et dans l'Italie méridionale, que l'on fait le vermicelle et
les pâtes qui lui ressemblent. Riches en gluten, toutes sont très
nutritives et poussent à l'embonpoint ; les personnes qui ont une
tendance à l'obésité, et dont le poid augmente rapidement, font bien
de s'en abstenir. Ces aliments ne conviennent pas non plus aux
estomacs paresseux, car si les légers potages au vermicelle passent
toujours bien, on ne pourrait en dire autant du macaroni et d'autres
plats substantiels analogues qui, souvent, sont d'une digestion
douteuse.

On trouve dans le commerce des pâtes d'Italie blanches et des
pâtes jaunes. La belle couleur dorée de ces dernières est obtenue
généralement au moyen du safran, mais, depuis quelques années,
des vermicelliers peu scrupuleux avaient imaginé un procédé de
teinture plus économique ; à la place du safran, qui vaut environ
cent quarante francs le kilogramme, ils mettaient de la chrysaniline.
qui coûte quatre fois moins et qui a un pouvoir colorant six fois
plus grand. Par malheur cette drogue est un agent toxique, classé
par le professeur Wurtz parmi les narcotiques énergiques. Il s'en-

suit que, croyant faire un bon repas en absorbant une platée de nouille ou de macaroni, les amateurs de plats italiens risquent de s'empoisonner avec un produit arsenical.

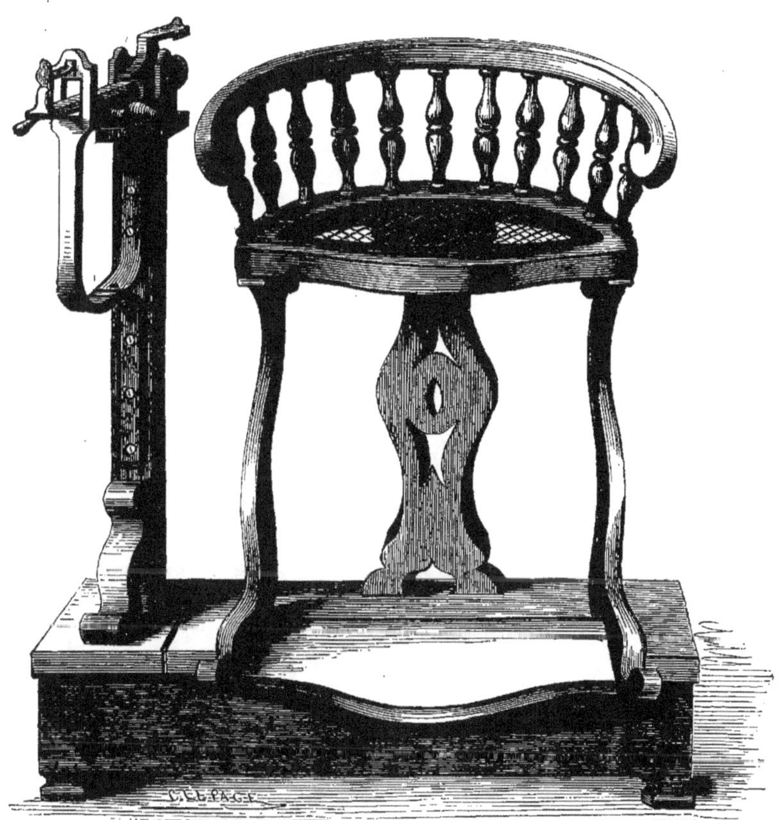

FIGURE 150. — Fauteuil pour se peser soi-même (modèle Besson).

Les Conseils d'hygiène (celui de l'Algérie notamment) se sont émus de cette possibilité et, à la suite de constatations faites chez divers fabricants pratiquant ce genre de fraude, des mesures de police sanitaire ont été prescrites qui ont produit le meilleur résultat. En effet, vingt échantillons de pâtes alimentaires ayant été analysés au laboratoire municipal de Paris, pendant l'année 1881, tous ont été reconnus bons ; on doit être heureux de ce résultat quand on sait que la fabrication des pâtes, dites d'Italie, prend en France de jour en jour une importance plus grande. En 1867 nous en exportions environ un million de kilogrammes ; en 1877 le chiffre de l'exportation dépassait quatre millions et il n'a fait qu'augmenter depuis cette époque.

XXIII

LA POMME DE TERRE. — Dès ma plus tendre enfance j'ai appris à vénérer le végétal précieux appelé « pomme de terre ». De toutes les légendes — sacrées ou profanes — qu'on me contait à l'école primaire, celle de Parmentier, dotant son pays d'un remède assuré contre la famine, intéressa le plus ma jeune imagination de villageois, initié aux rudes mystères de la pauvreté.

Devenu homme et médecin, voyant de plus près les misères humaines, j'ai senti s'augmenter encore mon respect pour l'aliment populaire dont l'histoire forme un des chapitres les plus intéréssants de l'anthropologie vraie ; c'est pourquoi j'ai éprouvé un véritable chagrin à la lecture de la page consacrée à la pomme de terre, par M. le professeur Jules Arnould, dans son beau traité d'hygiène.

A la page 813 de son livre, M. Jules Arnould écrit ceci :

« Dans les pommes de terre le rapport des substances azotées aux non azotées est si faible que, pour couvrir le besoin d'azote, il faut ingurgiter un poids énorme de pommes de terre, l'orsqu'on ne dispose que de cet aliment. D'où la surcharge de l'estomac et, néanmoins, l'imminence perpétuelle d'un déficit organique chez les peuples qui en font la base de leur régime. Ajoutons la complaisance malheureuse des pommes de terre vis-à-vis des parasites et leur rapide putréfaction quand elles en sont envahies. *Tout ceci compense l'aptitude de ce tubercule à végéter dans tous les terrains, même les plus maigres, et son peu d'exigence quant à la culture*, CE QUI D'AILLEURS N'EST PAS UN BIEN, PARCE QU'IL N'EST PAS BON QUE L'INTELLIGENCE ET L'INDUSTRIE HUMAINES S'ENDORMENT. »

Au nom de l'hygiène pure, je ferai voir plus loin que la pomme de terre est jugée trop sévèrement par le maître dont je viens de rapporter la sentence ; au nom de la morale scientifique, je proteste sans plus tarder contre l'aphorisme philosophico-agricole qui clôt le verdict de l'éminent professeur.

Quand on est travailleur comme l'est M. Jules Arnould, on a certainement le droit de flétrir la paresse partout où elle se montre, mais on dépasse peut-être la sévérité permise lorsqu'on dit à Parmentier : la pomme de terre venant très bien sans grands labeurs sous tous les climats, depuis l'équateur jusqu'en Sibérie, vous n'avez pas rendu un grand service à la France en la dotant d'un aliment qui se contente d'une culture aussi simple.

Cette façon de philosopher n'est pas de mon goût. Je sais que la terre ne donne à l'homme rien pour rien ; il faut, je ne l'ignore point, que les mortels achètent par le travail leur vie quotidienne à la glèbe, mais je me demande pourquoi on reprocherait au sol de donner, une fois par hasard, un de ses produits sans le faire payer trop cher.

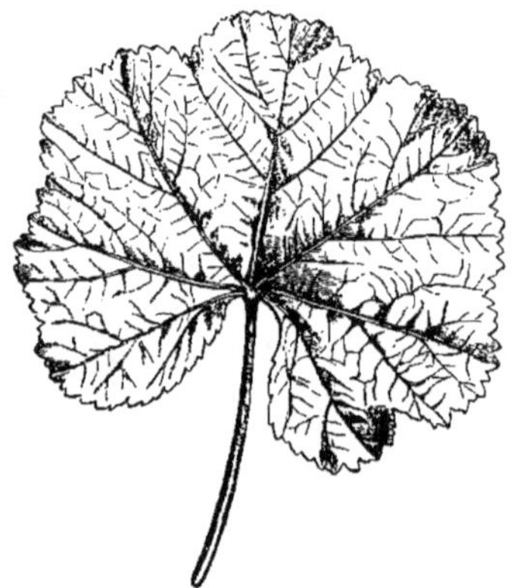

FIGURE 151. — Feuille de mauve.

Ceci dit, je vais énumérer les défauts et les qualités de la pomme de terre.

Cette plante, dont Mérat et Delens disent dans leur *Dictionnaire de matière médicale :* « c'est la plus utile peut-être de toutes celles qui existent », entre pour un sixième dans l'alimentation de la race humaine. Les Français seuls en mangent, chaque année, cent millions d'hectolitres. Est-ce que toute cette mangeaille serait sans valeur.

Becquerel répond :

« La pomme de terre est un des aliments les plus précieux dont l'homme puisse disposer. Ses tubercules sont composés en grande partie de fécule, qui est déposée dans des cellules ligneuses, molles, tendres, et d'une cuisson très facile. Leur analyse donne, d'après M. Payen : eau, 75 ; fécule amylacée, 20,06 ; substances azotées, 1,60 ; matières grasses, huile essentielle, 0,10 ; substances sucrées, 1,69 ;

cellulose, 1,65 ; sels, 1,56... C'est un aliment agréable, *nourrissant,* et qui convient surtout l'orsqu'on l'associe à des aliments azotés, tels que les viandes, qu'il sert à étendre, et dont il modère les qualités stimulantes. On peut l'employer avec beaucoup de succès pour détruire ce qu'on a quelquefois appelé la pléthore azotique, c'est-à-dire, l'abus des aliments azotés, et l'état général de l'organisme qui en est la conséquence. »

Michel Lévy fait une déclaration analogue, en appelant la pomme de terre « une des conquêtes les plus utiles pour l'humanité ».

Robin et Littré, auteurs positivistes s'il en fut, disent du tubercule de la pomme de terre : « C'est une des substances qui contiennent le plus de fécule amylacée, et qui conviennent le mieux comme aliment. »

Franklin et Lavoisier — pour ne citer que des savants célèbres — avaient formulé des jugements du même genre ; il serait donc oiseux de continuer l'audition des témoignages favorables à la pomme de terre.

Écoutons plutôt les adversaires de cet aliment démocratique.

Sans remonter aux pessimistes contemporains de Turgot, auxquels il fut répondu par une déclaration sol ennelle de la faculté de médecine de Paris, en date de 1771, on peut réunir les ennemis de la pomme de terre en deux groupes : l'un — M. Jules Arnould en fait partie — qui reproche à la pomme de terre de ne pas contenir assez d'azote, l'autre qui l'accuse de produire des maladies diverses, allant de l'indigestion à l'empoisonnement.

Pour ce qui est de l'azote, principe qui sert en chimie biologique à doser théoriquement le pouvoir nutritif des aliments, j'avoue que la pomme de terre n'en renferme qu'une faible proportion ; mais, qu'on ne l'oublie pas, le tubercule est rarement ingéré seul. On le consomme toujours avec un peu de beurre, de saindoux, de lard ou d'huile, quand on ne le mange pas avec la côtelette, le bifteck, le rosbif ou le poisson. La pomme de terre simplement cuite, au four ou sous la cendre, n'est un mets usuel nulle part. Au village il y a beau temps qu'on n'en abuse plus ; à la ville on n'en use pas assez. L'azote, le précieux azote, entre pour une part très large — trop large souvent — dans le régime des citadins ; il n'est donc pas mauvais de rappeler à ces grands mangeurs de viande que l'alimentation la plus saine est celle qui associe, dans la ration journalière, les végétaux à la chair animale. Considérée ainsi, la pomme de terre constitue bien une ressource alimentaire précieuse.

Même ingérée avec excès, la pomme de terre ne cause ni indiges-

tion, ni satiété ; M. Dechambre le constate dans le *Dictionnaire encyclopédique des sciences médicales.* Produit-elle des effets nuisibles
d'un autre ordre ? — Oui, sur les porcs et les volailles,

Dans les campagnes, lorsque les paysans avares oublient que la
pomme de terre s'altère en vieillissant et qu'ils en nourrissent les
poules et les cochons, ils peuvent rendre ces animaux malades, par
suite de l'ingestion de la *solanine,* principe toxique qui se développe
dans le tubercule en voie de germination.

Hors de ce cas, la plante chère à Parmentier ne fait jamais
aucun mal. Un médecin anglais, le Dr Keith, a écrit, il est vrai,
dans le *London medical Record,* que l'usage des pommes de terre
pourries engendrait la diphthérie ; nos lecteurs, ne prenant point
cette nourriture malpropre, nous ne redoutons point pour eux la
maladie dont les menace l'hygiéniste d'Albion.

On a dit encore — ceci est plus français — que les pommes de terre
nouvelles, récoltées longtemps avant la maturité, étaient propres à
donner des indigestions. La vérité est que cet aliment, estimé des
gourmets parce qu'il coûte cher, vaut un peu moins que la pomme
de terre bien mûre : il est moins sapide et se digère moins bien. Il
a ceci de commun avec la plupart des primeurs que tout son mérite
consiste dans sa rareté. Donc, il a pu parfois faire quelque mal à la
bourse d'un petit Lucullus ; mais j'affirme que, contrairement à l'opinion d'un grand Dr Tant-pis, jamais il n'a empoisonné personne.

La pomme de terre, originaire de l'Amérique du sud, a été cultivée
dans quelques provinces françaises dès la fin du XVIe siècle ; mais
on l'accusait alors de produire la lèpre et le scorbut, et ce n'est qu'a-
près les travaux de Parmentier que son usage est devenu général.
Aujourd'hui que le tubercule américain est admis sur toutes les
tables, on ne voit plus en lui un poison. Dans cet aliment précieux
on trouve au contraire plusieurs remèdes.

La pomme de terre crue et rapée est conseillée comme topique réfrigérant sur les brûlures. Cuite avec de la racine de guimauve ou
des feuilles de mauve et réduite en bouillie, elle donne un bon cataplasme émollient. D'après le Dr Nauche, la décoction de pommes de
terre agirait efficacement dans les anciens catarrhes pulmonaires
et intestinaux, ainsi que dans les inflammations de la vessie ; c'est
surtout contre la gravelle que l'action de ce médicament serait la plus
prononcée.

Est-ce là tout ce que les médecins peuvent attendre de la pomme
de terre ? — Non ; plusieurs docteurs — je suis du nombre — affirment que ce végétal donne du lait aux nourrices. Un membre de

l'Académie de médecine, Aulagnier, auteur du *Dictionnaire des aliments et des boissons*, est allé plus loin. D'après lui, le tubercule de Parmentier ferait plus que des nourrices, il créerait des mères. Pour ma part, j'avoue mon incompétence absolue en la matière, mais je ne défends pas aux ménages stériles de mettre à l'essai l'honnête procédé indiqué par Aulagnier. Chercher un bébé dans un plat de pommes de terre, cela peut paraître bizarre; ce n'est pas plus absurde, à mon avis, que de vouloir pêcher un poupon dans un bénitier de Lourdes ou un ruisseau de la Salette.

XXIV

LES CHOUX. -- Le chou est un légume herbacé appartenant, comme le radis, la moutarde et le cresson, à la famille des crucifères. Ses variétés, très nombreuses (chou vert, chou branchu, chou pommé, chou d'Alsace, chou cabus, chou frisé, chou blanc, chou rouge, chou brocoli, chou-fleur, chou de Bruxelles, etc.), expliquent l'origine de la locution proverbiale : « Il y a choux et choux. » Au fond, cet adage est faux, comme le sont souvent les adages. En effet, si du chou de Bruxelles, nain du potager, au chou quintal, qui en est le géant, la diversité de formes et de couleurs est grande, aux champs, à la cuisine, la dissemblance cesse.

Dans la marmite, les choux de toute formes et de toutes couleurs font la même soupe, parce que tous ont la même composition. Tous contiennent, avec beaucoup d'eau, une forte proportion d'albumine, des sels de potasse, de chaux et de magnésie, des chlorures alcalins, un peu de fer, de manganèse, du soufre et même des traces de phosphore.

D'après cette analyse, il est facile de comprendre que le chou ne possède pas, par lui-même, de grandes qualités nutritives ; il arrive pourtant, dans la pratique journalière, à constituer un aliment réparateur précieux, grâce à la viande, à la graisse ou même à l'huile qu'on lui associe toujours.

Le chou, dont la fibre est assez résistante en général, se digère-t-il-bien ? — Certains estomac délicats s'en arrangent difficilement, mais les constitutions robustes n'en sont point tourmentées, quand la coction a été poussée assez loin, précaution que négligent trop souvent les Parisiens, amateurs de légumes presque crus. Je ne conseille pas la grosse soupe aux choux, même bien cuite, aux personnes apathiques, qui se lèvent tard et demeurent assises les trois quarts de la journée, mais j'affirme que ce mets populaire est digéré sans difficulté par tous les individus, gras ou maigres, qui en mangent avec modération et qui font un exercice convenable après en avoir mangé.

Quelle que soit la préparation culinaire qu'on lui fait subir, le chou a une qualité qui n'est pas à dédaigner : il dispense ceux qui s'en nourrissent de devenir tributaires de la magnésie ou de l'huile de ricin. A côté de cette qualité, il faut mettre un défaut, mentionné par tous les auteurs et non vérifié par tous les mangeurs : le chou est... *venteux*. Les médecins du siècle passé prononçaient *carminatif*. C'était plus élégant.

On a dit aussi que le chou rendait le sommeil agité, qu'il corrompait le sang, qu'il obscurcissait la vue (Oribase), qu'il engendrait la mélancolie (Galien), etc., etc. Tous ces reproches immérités doivent être mis dans un même sac, avec les fausses louanges que voici : Le chou absterge les ulcères, guérit la teigne, calme les douleurs du cancer, expulse les vers, etc., etc. A Juvénal écrivant : « Les choux tuent », il faut opposer Caton disant : « Les choux empêchent de mourir », et ne pas plus tenir compte du mépris de l'un que de l'enthousiasme de l'autre.

Des croyances antiques sur la matière, qu'on retienne, si l'on veut, celle-ci : Le chou est né de la sueur de Jupiter. Cela pourra servir à rappeler mnémotechniquement l'odeur désagréable de l'eau dans laquelle a bouilli le chou. De ce bouillon, les ménagères soigneuses se déferont donc au plus vite, parce qu'il se décompose très rapidement, et qu'en se gâtant il répand une fétidité extrême, due au soufre et à une essence spéciale contenue dans le chou.

En somme, de tout ce que professaient les anciens sur le chapitre du chou, rien ne doit subsister, pas même la croyance commune à Chrysippe et à Dioclès, à Mnésithée et à Pithagore, à Titus et à Cicéron, à savoir que le chou dissipe les fumées de l'ivresse (1).

Pour les modernes, les propriétés médicales du chou sont à peu près nulles, bien que nos formulaires donnent encore la recette d'un sirop de chou rouge (2), dit anticatarrhal. Depuis quelques années, il n'y avait plus qu'un médecin pour l'ordonner : c'était le profes-

---

(1) Les Perses et les Grecs, mettant une sorte de gloire à boire beaucoup sans s'enivrer, recherchaient les substances propres à amoindrir les effets du vin. Ils mangeaient, dans cette intention, des graines de choux et des choux bouillis.

(SALVERTE.)

(2) Louis XV adorait le chou rouge, et la marquise de Pompadour ne savait faire de plaisir plus grand à son amant que de lui faire apprêter, par un cuisinier émérite, un vol-au-vent au chou rouge à ses petits soupers de Marly. Les familles princières du noble faubourg et les bourgeois du Marais, par imitation de ce qui se faisait à la cour, affichaient pour ce crucifère un goût effréné. La façon d'accommoder les choux rouges à la d'Orléans était la plus estimée. La duchesse d'Orléans, qui était née princesse de Bavière, en était l'auteur. Elle avait fait imprimer la recette sur une plaquette glacée, qu'elle adressait à toutes ses nobles amies.

seur Gubler, qui ordonnait tant de choses. Le professeur Gubler étant mort, hélas ! je crois que le sirop anticatarrhal est mort avec lui, et que, depuis son décès, les feuilles de chou n'ont plus fait la moindre apparition dans les pharmacies.

Expulsé de l'officine, le chou se montre encore quelquefois chez les malades. Ses feuilles fraîches appliquées sur la peau font partie de l'arsenal thérapeutique des bonnes femmes, qui les disent propres à combattre les douleurs de la goutte et du rhumatisme. Cette action est peut-être réelle. Il est possible que la feuille, posée sur une articulation, agisse à la façon des enveloppes imperméables, telles que le caoutchouc ou le taffetas gommé. En tout cas, c'est un remède qui a toujours une qualité précieuse : s'il ne fait pas de bien, il ne peut pas faire de mal. Je sais bon nombre de drogues bien savantes dont on ne pourrait dire autant.

LA CHOUCROUTE. — La choucroute, tout le monde le sait, est un comestible d'origine germanique, préparé avec des choux hachés, auxquels on fait subir un commencement de fermentation acide, après y avoir ajouté du sel et des grains de genièvre.

Servie avec du lard, du jambon ou de la saucisse, la choucroute est un manger salubre, bien digéré par ceux qui y sont habitués, fatigant l'estomac des néophytes et provoquant parfois des renvois acides. C'est, au dire de A. Richard, un aliment excitant, qui se trouve en quelque sorte en rapport avec le climat plus froid, avec le tempérament généralement plus mou, plus lymphatique des peuples qui en font spécialement usage. Elle est très précieuse pour les voyages maritimes de long cours, parce qu'elle se conserve longtemps sans s'altérer, et qu'elle remplace assez bien les végétaux frais. Aussi la regarde-t-on généralement comme antiscorbutique (1).

---

(1) Et pourquoi pas ? bien macérée,
  Avec des grains de poivre rond,
  Pour mainte poitrine altérée
  Elle est un solide éperon.
  Durant tout un mois préparée
  Par le genièvre fanfaron,
  Mince et discrètement dorée.
  Telle elle plaît au biberon.
  Au terme d'une longue route,
  Heureux qui trouve la choucroute
  Aux douces pâleurs d'albinos,
  Fumante et parfumant l'auberge,
  Et se serrant, comme une vierge,
  Contre son compère le moos !   (CHARLES MONSELET.)

Le capitaine Cook croyait fermement à cette propriété, et il avait l'habitude de dire qu'il devait à la choucroute la santé des hommes de son équipage, pendant les traversées les plus longues et les plus difficiles.

Je n'apprendrai sans doute rien à mes lectrices en leur disant qu'il faut laver la choucroute au sortir du tonneau, pour la débarrasser des substances étrangères qu'elle peut contenir ; si je me risque ainsi à formuler une recommandation banale, c'est pour bien marquer l'utilité de la précaution qu'elle prescrit, quelques fabricants de choucroute mettant un peu d'acide sulfureux dans leur marchandise pour en faciliter la conservation.

Les personnes qui ignoraient ce détail me pardonneront d'avoir, a cette occasion, érigé en précepte d'hygiène, ce qui n'est, la plupart du temps, qu'une vulgaire règle de propreté.

LES NAVETS. — Le navet (*brassica napus*) est un chou particulier, dont on ne mange que la racine charnue, en forme de fuseau renflé vers le haut.

Comme pour les choux on trouve des navets de différentes formes, grosseurs et couleurs. Les plus petits sont généralement les plus estimés. M. Stanislas Martin assure que les meilleurs sont les *rabioules*, lisses et noirs extérieurement, très blancs à l'intérieur.

Le navet, connu depuis très longtemps, est une précieuse ressource pour l'alimentation de l'homme et des animaux. Pline en faisait trop grand cas quand il disait : « Le navet est la meilleure nourriture après le blé. » Il eût été dans le vrai s'il se fût contenté de dire : « Le navet vaut mieux que son frère le chou. » En effet, la racine du navet contient une assez forte proportion de sucre, ce qui suffit pour le ranger parmi les meilleurs matériaux de la table.

La digestibilité du navet est plus grande qu'on ne le croit généralement, à la condition, déjà indiquée pour le chou, de ne le servir qu'après une coction suffisante.

Ses défauts — le navet en a comme le chou — sont indiqués gauloisement par le médecin Rabelais au chapitre de *Pantagruel*, ayant pour titre : « Comment petites pluies abattent grands vents. »

En thérapeutique, le navet ne joue pas un bien grand rôle. Voici ce qu'en dit le *Dictionnaire encyclopédique des sciences médicales* : « On fait avec la racine une décoction qu'on sucre avec un sirop adoucissant ou avec du miel, et qui se donne dans le rhume, la bronchite, la coqueluche. Une pratique assez usuelle à la campagne est de creuser dans un navet (comme on fait aussi dans le radis noir) une cavité qu'on remplit de sucre, et de prendre par petites cuillerées l'espèce de sirop qui passe à travers le parenchyme de la racine. Celle-ci s'emploie quelquefois en cataplasmes pour les engorgements atoniques. »

Pour finir, un détail étranger à la thérapeutique : le navet sert encore à faire... de la confiture d'ananas ! J'affirme le fait, mais j'ignore, à mon grand regret, les détails de cette savante métamorphose.

LES CAROTTES. — La carotte appartient à la classe des plantes potagères parenchymateuses, dont on ne fait généralement usage pour l'alimentation qu'après les avoir soumises à la cuisson. Il existe pourtant quelques personnes qui mangent les carottes crues.

Crue ou cuite, la carotte est d'une digestibilité assez facile, mais elle nourrit peu. Elle contient cependant du gluten, de l'albumine, de la gomme, de l'acide pectique, une matière volatile, qui lui communique son odeur spéciale, et du sucre en assez grande quantité pour fournir de l'alcool par fermentation. Sa saveur est douceâtre et assez agréable.

Toutes ces qualités sont communes aux diverses variétés de carottes cultivées : la jaune, la blanche, la rouge et la violette. La carotte sauvage, au contraire, est dure, ligneuse, privée de suc, âpre à la bouche et indigeste. On a essayé de la torréfier pour en faire du café artificiel. Je n'ai pas besoin de dire que cette tentative n'a pas eu le moindre succès.

La carotte cultivée, toujours tendre lorsqu'elle est jeune, se met à durcir comme la carotte sauvage, quand on la laisse trop longtemps en terre. Si l'on veut être sûr de ne mettre dans son pot-au-feu que des carottes excellentes, il faut essayer de les plier en deux ; celles qui cassent nettement par le milieu sont toujours irréprochables.

La carotte, qui figure en maints chapitres sur les livres de cuisine, figurait aussi autrefois dans les ouvrages consacrés à l'art de guérir. Les traités de thérapeutique récents ne font même plus mention de ses antiques vertus. Il est toujours quelques bonnes femmes à Paris, et quelques praticiens naïfs, à Vichy, qui conseillent les carottes contre la jaunisse (1); on trouve encore, en Belgique sur-

---

(1) Toutes les personnes qui ont la jaunisse ont la plus grande confiance à l'eau de carotte jaune, et, lorsque j'y substitue une tisane plus laxative, elles se procurent en cachette de l'eau de carotte, et ne manquent jamais de lui attribuer leur guérison. Les

tout, des praticiens attardés qui recommandent le suc de carotte contre l'extinction de voix, l'asthme et même la phtisie ; il se rencontre, en divers pays, des matrones vantant la tisane de graine de carotte pour faire passer le lait et d'autres les carottes à la sauce blanche pour le faire venir ; mais, malgré toutes ces belles ordonnances, on peut dire que le règne de la carotte est bien fini — en restant dans le domaine de la thérapeutique, s'entend.

Personne ne dit plus avec Sultzer et Bouvart que la pulpe de carotte râpée guérit le cancer ; nul ne songe à répéter après Bremser que la salade de carotte est vermifuge ; l'idée ne vient à aucun médecin d'imiter les docteurs de Cromwell, comptant sur la tisane de graines de carotte pour nettoyer la vessie d'un graveleux ; tout le monde reconnaît simplement qu'en dehors de la cuisine, la carotte ne sert, hélas, qu'à colorer le beurre chez messieurs les fruitiers.

Quand je dis « tout le monde », je me trompe. Un médecin de grande valeur existe, qui doute. Ce médecin, c'est mon ancien maître, le professeur Fonssagrives, qui a écrit ceci :

« Desbois, de Rochefort, qui se louait beaucoup de l'emploi de la carotte dans les obstructions viscérales de l'abdomen, lui reconnaissait surtout une singulière efficacité contre le carreau des enfants. Il dit avoir nourri exclusivement avec des carottes, et pendant cinq à six mois, des enfants atteints de carreau et les avoir guéris par ce moyen. Ne nions pas, essayons, mais souhaitons surtout de trouver, comme Desbois, des enfants que ne rebute pas la monotonie d'un pareil régime. »

Ainsi soit-il !

L'OSEILLE. — Dans la dixième édition de sa *Médecine domestique*, le médecin anglais Buchan recommande aux soldats de s'approvisionner d'oseille. Les Parisiens, qui ont tous fait le métier des armes — dans la garde nationale ou ailleurs — n'oublient point cette recommandation et consomment beaucoup d'oseille. Leurs soupes, grasses ou maigres, en contiennent toujours peu ou prou.

Faut-il blâmer leur goût pour la plante potagère acidule que les savants placent dans la famille des polygonées, genre rumex ?

La réponse à cette question doit varier selon les individus.

---

malades sont persuadés qu'il existe un rapport mystérieux entre la maladie et le remède qu'ils emploient ; il y a analogie de couleur, et *similes similibus gaudent*, me disait l'un d'entre eux.

(RICHERAND.)

A ceux qui ont peu d'appétit et qui sont sujets à la constipation, il faut dire : Mangez de l'oseille, elle vous fera du bien.

A ceux qui sont solides et dont toutes les fonctions s'exercent régulièrement, il faut dire : Mangez de l'oseille, elle ne vous fera aucun mal.

Il faut dire : Méfiez-vous de l'oseille, aux goutteux, aux rhumatisants, aux calculeux, aux herpétiques et à tous ceux qui, par nécessité ou par goût, font usage des eaux minérales de Vichy, de Vals, de Pougues, etc., ou d'autres breuvages alcalins. Il importe de faire la même recommandation aux gens qui sont sujets aux aigreurs d'estomac.

Pourquoi faut-il parler ainsi ? — En voici la raison :

L'oseille (*rumex acetosa*) contient, en assez grande proportion, un sel, l'oxalate de potasse, dont la saveur sûre ne saurait plaire à quiconque est déjà incommodé par des renvois acides. Le sens du goût suffit donc, à lui seul, pour mettre les dyspeptiques en garde contre les effets de l'oseille. Aux autres personnes pour lesquelles l'oseille n'est pas bonne, le sens du goût ne dit rien ; c'est la chimie qui vient leur crier holà !

L'oxalate de potasse, leur dit-elle, se rencontre souvent dans l'urine des goutteux ; n'en augmentez point la dose en mangeant de l'oseille, de peur que l'acide oxalique en excès dans votre organisme ne devienne le point de départ d'une pierre dans la vessie.

Magendie a, le premier, signalé le danger résultant de la combinaison de l'acide oxalique avec les éléments alcalins de l'urine ; ce péril est admis aujourd'hui par tous les médecins observateurs ; les mères de famille doivent en être instruites.

L'OIGNON. — Le bulbe comestible qui arrache des larmes aux cuisinières inexpérimentées joue un grand rôle dans l'alimentation de plusieurs peuples. Sans remonter aux Egyptiens d'autrefois, qui en avaient fait un Dieu, nous trouvons l'oignon en vénération chez les Espagnols et les Italiens modernes. Romains, Madrilènes, et aussi Provençaux en font une consommation considérable, à l'état naturel ; Bordelais, Lyonnais, Tourangeaux, Lillois et Parisiens l'accommodent et le cuisent de cent façons dans leurs préparations gastronomiques. A chaque page de la *Cuisinière bourgeoise*, l'oignon fait acte de présence, que ce *codex* de la gourmandise traite de la vulgaire soupe au fromage ou de la savantissime sauce Robert (1).

______

(1) Les oignons servent de base à un grand nombre de potages qui figurent sur toutes les tables. L'ouvrier les fait roussir dans une casserole qu'il remplit d'eau,

Quelles sont donc les propriétés de cet aliment universel ?

Quand il est mangé cru, l'oignon a une saveur âcre et piquante qui excite fortement la secrétion gastrique ; mais, en cet état, il reste l'apanage des robustes estomacs méridionaux, et est peu supporté par les tempéraments ordinaires. Son ingestion est toujours suivie, même chez les fanatiques de la crudité odorante, de fréquentes éructations et d'un arrière-goût désagréable, sensible encore douze heures après le repas.

Lorsqu'on le mange cuit, l'oignon perd l'odeur caractéristique et la saveur forte qu'il doit à l'huile volatile qu'il contient ; il ne garde que les principes gommeux et sucrés abondants, qui font de lui un aliment sapide, assez nutritif, quoique d'une digestion un peu lente. En petite quantité, c'est-à-dire à l'état de garniture accessoire d'un mets, il est supporté par tous les estomacs : il n'en est pas de même s'il fait la base d'un plat.

Les oignons farcis dont la réputation, jointe à celle du poète Jean Aicard, fait la gloire du village de La Garde, près Toulon, déchaînent, parfois de véritables tempêtes dans les entrailles des imprudents qui s'en régalent. Quiconque n'est pas bien sûr de ses forces gastriques ne doit toucher que d'une fourchette légère à ces rudes victuailles, cuites pour des panses chaudes et vigoureuses.

Les cuisinières ne sont pas seules à s'intéresser à la récolte des oignons. On a vu les médecins, ces cuisiniers des gens malades, mettre aussi de l'oignon dans plusieurs de leurs sauces.

Sans parler des praticiens hippocratiques, qui ordonnaient de combattre la peste en mangeant un oignon cru le matin, ni des docteurs non moins antiques qui conseillaient le miel avec le jus d'oignon contre la morsure des chiens enragés et la piqûre des bêtes venimeuses, il suffit de remonter à quelques centaines d'années dans l'histoire de la thérapeutique, pour voir le frère de l'ail — qui figura dans l'Iliade (1) — faire très bonne figure dans les formulaires magistraux.

---

ajoutant à ce liquide du beurre quand il en a et une pincée de sel, et trempant sa soupe avec du pain quelquefois bien dur. Le potage bourgeois est plus raffiné et prend le nom de soupe aux petits oignons. Le même condiment apparaît sur les tables aristocratiques sous le titre de *potage à la Soubise*, qui n'est, en somme, qu'une purée d'oignons mêlée de graisse d'oie, relevée par la muscade et jetée sur des croûtons de petits pains grillés.

(C. Husson, de Toul).

(1) Podalire, fils d'Esculape, composa le topique appelé *kykéon*, fait de vin, d'orge, de fromage et d'oignon.

Du temps d'Ambroise Paré, l'oignon était encore excellent pour faire repousser les cheveux. Au siècle dernier, il combattait très bien la maladie que Rabelais appelle « Caquesangue », et, à l'époque où Cadet de Gassicourt enseignait la pharmacologie à nos pères, nul ne songeait à mettre en doute les qualités maturatives des cataplasmes de pulpe d'oignon, ou les propriétés diurétiques de la tisane de graines d'*allium cepa*.

Aujourd'hui, les médecins usent moins souvent de l'oignon, mais ils ne l'ont pas banni complètement de leurs ordonnances. Voici la liste des praticiens modernes les plus connus qui ont témoigné des bons effets de l'oignon :

Le docteur F.-J. Cazin, auteur d'un *Traité de l'emploi des plantes médicinales indigènes*, écrit que le vin rouge dans lequel on a fait macérer pendant deux jours un oignon coupé en petits morceaux est un vermifuge certain.

M. Serre, d'Alais, a publié dans le *Journal des médecins praticiens*, plusieurs observations d'hydropisie guérie radicalement par la diète lactée et les oignons crus.

M. Paultier, d'Aigre (Charente), a communiqué à la *Gazette hebdomadaire*, une série de résultats semblables ; enfin, trois médecins distingués de Nantes, MM. Trastour, Mahot et Letenneur, ont déclaré, dans le *Journal de médecine de l'Ouest*, qu'après avoir usé inutilement, pour un diabète albumineux presque désespéré, de digitale, de sulfate de quinine et d'iodure de fer, ils ont triomphé enfin du mal au moyen de la prescription suivante :

Trois soupes au lait par jour, avec un, puis deux oignons crus hachés, à prendre avec la soupe ou dans du pain azyme.

Le Dr Lafitte, de Geaune, a publié une observation semblable dans le *Courrier médical*.

Le Dr C. Barbier a écrit ceci — sans rire — dans le *Journal de médecine de l'Algérie* : « Comme adjuvant du traitement interne (de la fièvre typhoïde) je sème des oignons fendus dans la chambre du malade. »

Il est encore une propriété de l'oignon dont nous n'avons pas parlé. Problématique pour nous, cette vertu est indiscutable pour nombre d'autres ; les gens qui fêtent souvent la dive bouteille la formulent ainsi : « Au lendemain d'une ribotte, la soupe à l'oignon a du bon. »

Nous ne conseillons pas aux gens sobres, qui seraient tentés de sortir de leurs habitudes, de trop se fier à cet adage consolateur. Quiconque boira trop, le soir, aura sûrement, le lendemain, des douleurs de tête, du dégoût, de l'amertume à la bouche, de la pesanteur à l'épigastre et des inquiétudes vagues dans tous les membres ; le repos seul dissipera peu à peu cet ensemble de symptômes désagréables. Quant à la soupe à l'oignon, que les brasseries offrent à toute heure à leurs habitués — dans l'intention probable de mettre le remède à côté du mal — elle ne hâtera pas d'une minute la cessation de l'état de malaise physique et moral, appelé par les ivrognes du nom pittoresque de « mal aux cheveux ».

LE POIREAU. — Dans son traité du régime, Hippocrate dit ceci : Les poireaux échauffent moins que les oignons ; ils sont diurétiques et laxatifs ; ils ont même quelque chose de purgatif ; ils sont bons contre les renvois acides.

Bien que la science ait beaucoup marché depuis que cela a été écrit, nos connaissances en matière de poireau n'ont pas fait un bien grand pas. Tout ce que nous savons de plus que le père de la médecine, c'est que le poireau est sudorifique et que son odeur se retrouve dans la sueur des gens qui le mangent cru. Pour le reste, les cuisinières de notre temps estiment, comme les *coculœ* antiques, que le poireau cuit donne de la saveur à la soupe, et qu'il faut le mettre de bonne heure dans la marmite, si l'on veut qu'il soit assez attendri par l'ébullition pour pouvoir être mâché et digéré sans difficulté.

L'école de Salerne, dont les aphorismes fameux font songer à la poésie de mirliton, a noté une propriété du poireau, ainsi formulée *en vers* :

> Poireaux mangés en quantité
> Rendent une femme fertile ;
> Sans eux telle eût été stérile
> Qui lui doit sa fécondité.

Ce quatrain a ému un pharmacien patriote, M. Husson, de Toul, membre correspondant de l'Académie nationale de médecine, et lui a inspiré une réflexion originale que je reproduis ici, en échange des nombreux emprunts qu'il a bien voulu me faire pour ses intéressants ouvrages sur l'alimentation.

« Si le poireau possède réellement cette qualité, ne pourrait-on pas expliquer la diminution de la population en France par le mépris qu'inspirent les poireaux aujourd'hui. Ce légume, qui chez nous ne paraît plus sur la table, est encore très en honneur en Allemagne, ce qui justifierait la fécondité des femmes d'outre-Rhin. Par patriotisme, revenons donc à la soupe au poireau ! ! ! »

LE POTIRON. — Si la soupe au poireau a des allures guerrières, sa sœur, la soupe au potiron, ne lui ressemble guère. Benin, benin, benin, comme le lavement de M. Purgon, le cucurbitacé que les anglais appellent *pumpion*, traverse le tube digestif avec une rapidité merveilleuse, déjà connue du temps d'Oribase. Adoucissant, émollient, béchique, le bouillon de potiron lénifie, assouplit et dulcifie les muqueuses, mais c'est là tout ce qu'il sait faire ; avalez-en hardiment quelque bonne potée, si vous avez besoin d'un remède rafraîchissant discret ; n'en prenez que quelques cuillerées, si votre intestin est naturellement complaisant.

XXV

LA VIANDE. — La viande qui sert à faire le pot-au-feu est aussi la base des entrées, des ragoûts, des rôtis et de tous les plats de résistance d'un dîner. Pendant que notre héros dîne, nous allons étudier la viande, depuis son départ de l'abattoir jusqu'à son arrivée sur la table.

A L'ABATTOIR. — L'abattoir — que l'Académie écrit *abatoir* avec un seul *t* et qu'elle définit « lieu où les bouchers tuent leurs bestiaux » — n'est pas simplement, comme nombre de gens le croient, un local spécial créé pour la commodité des industriels qui débitent de la viande ; c'est un établissement d'utilité publique, offrant des avantages immenses pour la salubrité.

En effet, dans les abattoirs, l'autorité exerce une surveillance facile, empêchant de livrer à la consommation des bestiaux malades ou malsains ; les pouvoirs publics prescrivent de plus, dans ces établissements, les soins de propreté et les mesures de précaution imposés par la nature du travail qui s'y accomplit.

Il a été publié en 1841, par M. Delessert, préfet de police, une ordonnance sur la matière, qui peut encore servir de modèle aujourd'hui. En voici les dispositions principales :

L'abattoir public de la commune sera ouvert le... A compter de cette époque l'abatage des bœufs, vaches, veaux, moutons, y aura lieu exclusivement, et toutes les tueries particulières situées dans le rayon de l'octroi de la commune, seront interdites et fermées...

Les portes seront fermées au moment de l'abatage. Les bœufs, vaches ou taureaux, avant d'être abattus, doivent être fortement attachés à l'anneau scellé à cet effet...

Les bouchers seront responsables des effets de toute négligence à cet égard..; il est enjoint aux bouchers de laver exactement les échaudoirs après l'abatage et l'habillage. Il est défendu de laisser séjourner dans les échaudoirs aucuns suifs, graisses, dégrais, ratis, panses et boyaux, cuirs et peaux...

Les fumiers seront enlevés tous les deux jours. Tout amas de bourres, têtes ou pieds est défendu. Les bouchers sont tenus de les faire enlever,

au moins une fois par semaine. Les bouchers et les charcutiers, quand ils
en seront requis par le maire ou par ses agents, devront faire gratter les
murs intérieurs ou extérieurs des échaudoirs, ainsi que les portes...

Les bouchers auront la faculté de recueillir le sang des animaux, ils devront le recevoir et le renfermer dans des futailles bien closes. Ces futailles
devront être enlevées tous les jours pendant l'été, et dans le délai de trois
jours pendant l'hiver...

... Toutes les viandes et issues, qui se trouveraient corrompues et nuisibles, ne pourront être livrées à la consommation...

... Les matières intestinales, les résidus de triperie seront enlevés tous
les jours ou désinfectés...

L'ensemble de ces mesures constitue, on le voit, une sorte de code
sanitaire, propre à rassurer les consommateurs. Grâce aux précautions prises par l'autorité, le public sait que la viande est saine au
sortir de l'abattoir ; malheureusement, cette sécurité n'existe pas partout, par cette raison bien simple que toutes les localités ne possèdent
pas un abattoir surveillé. Ce n'est que depuis l'année 1818 que les
bouchers de Paris sont tenus de conduire aux abattoirs publics les
animaux destinés à l'alimentation. Dans les grandes villes de France,
la même obligation n'a été imposée qu'avec une grande lenteur, et,
malgré l'ordonnance du 15 avril 1838, par laquelle il est interdit
d'ouvrir une tuerie particulière dans les localités où il existe des
abattoirs publics, les tueries particulières n'ont pas disparu ; il en
existe encore d'odorants échantillons dans tous les départements
français, le département de la Seine compris.

Cela ne devrait pas être. Dans les établissements publics les mieux
tenus, à l'abattoir de la Villette, par exemple, l'inspection signale de
temps en temps des causes d'insalubrité. Dans les établissements
privés, les mêmes inconvénients peuvent exister, passer inaperçus
et occasionner un préjudice grave à la santé publique.

Je ne crierai pas trop fort, si l'on veut, contre les tueries particulières des environs de Paris, régulièrement autorisées après enquête
du Conseil d'hygiène, mais il m'est impossible de parler sur le même
ton des locaux infects dans lesquels opèrent les bouchers de certains
villages.

Je sais un bourg de trois mille âmes dont les habitants se croient
très éclairés, où les bouchers tuent les bœufs sur la place publique,
sans prendre la peine d'éloigner les enfants accourus à ce spectacle
dangereux, où les porcs sont saignés devant l'étal, où les moutons,
les brebis et les chèvres sont sacrifiés dans une cave obscure, située
entre un dépôt de fumier et une énorme fosse d'aisances. Cet abat-

toir — cela s'appelle *l'abattoir* — reçoit tous les animaux que le boucher juge à propos d'y conduire. Seul, le régisseur de l'octroi vient les compter et les peser. Quant à les examiner, à dire s'ils sont malades ou bien portants, nul n'en a cure ; le boucher fait de la viande, le public la mange de confiance et le feu purifie tout... si la viande a été assez cuite pour détruire les germes morbides qu'elle pouvait contenir.

Le bourg dont je viens de parler n'est pas unique en son genre. C'est parce que ses pareils se comptent par milliers que MM. Bouley et Nocard ont entretenu les membres du Congrès d'hygiène de 1878 des dangers résultant d'une telle incurie. Pour que ces dangers cessent de menacer la population des campagnes, il faut obtenir que, dans les hameaux les plus reculés, la viande soit soumise à un examen sérieux.

Étudiant par quels moyens il serait possible d'arriver au résultat désiré, MM. Bouley et Nocard proposent d'organiser le service d'inspection sur des bases fort sages, ainsi indiquées dans le *Manuel d'hygiène publique* de M. Edmond Dupuy :

« Le service d'inspection des viandes de boucherie doit comprendre deux ordres d'agents : 1° des surveillants communaux ; 2° un inspecteur cantonal.

« 1° Chaque commune doit avoir un *surveillant inspecteur des viandes*, choisi par *l'inspecteur cantonal* ou agréé par lui, sur la proposition de la municipalité, parmi les habitants que leur métier n'oblige pas à s'éloigner de la commune, par exemple un ancien cultivateur, un vieux berger, un maréchal ferrant jouissant de la considération publique. Les surveillants communaux, après avoir reçu de l'inspecteur cantonal une certaine instruction toute pratique, ont pour mission de visiter, avant et après l'abatage, tout animal destiné à la boucherie ; de constater s'il est en bon état et si la viande qu'il donne peut être livrée à la consommation : ils doivent tenir registre de tous les animaux qui sont soumis à leur contrôle ; dès qu'ils constatent quelque chose d'anormal ou de suspect, ils en réfèrent à l'inspecteur qui a seul le droit de prononcer.

« 2° L'*inspecteur*, nommé pour un canton ou pour une circonscription moins étendue, doit être exclusivement choisi parmi les vétérinaires. Il a pour fonction de contrôler les surveillants communaux, de leur donner des instructions, et de décider si telle viande anormale peut néanmoins servir à la consommation, ou si elle doit être dénaturée ou détruite. Toute viande reconnue bonne pour l'étal reçoit du surveillant une estampille, au nom de la commune ; elle ne peut être transportée qu'en demi-quartiers pour les gros animaux, en quartiers pour les petits, tous marqués de l'estampille de la commune où ont eu lieu l'abatage et l'inspection.

« Si, parmi les viandes provenant d'animaux sains, le propriétaire veut adresser quelques morceaux à la ville pour y être vendus à la criée, l'envoi doit être accompagné d'un certificat spécial du surveillant ou de l'inspecteur, attestant la bonne qualité des viandes et désignant le nombre, le poids et l'origine des morceaux.

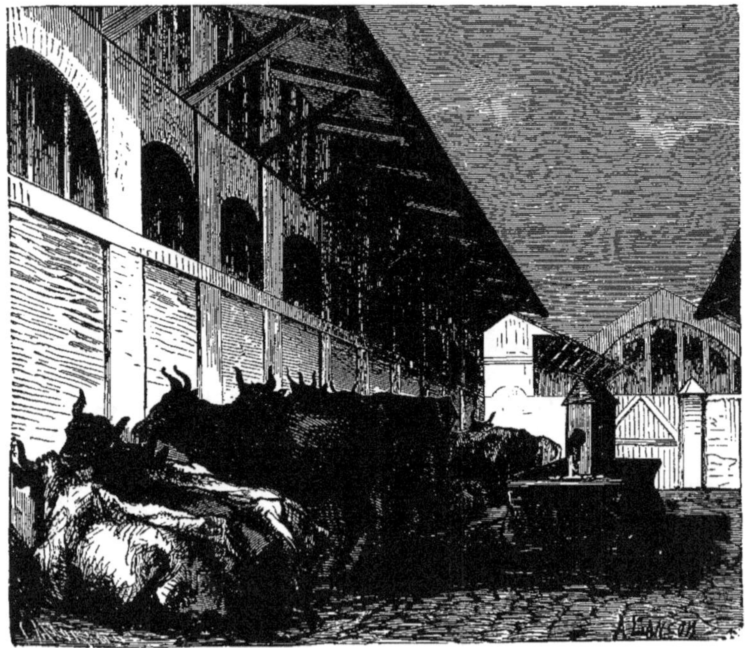

FIGURE 152. — Abattoir de la Villette.

« Si enfin le surveillant constate que l'animal destiné à l'abatage n'est pas dans un bon état de santé, s'il trouve à l'ouverture quelque lésion grave, si seulement il y a doute, il surseoit au dépeçage, fait mettre les viscères à part et prévient immédiatement l'inspecteur, qui a seul le droit de décider si la viande peut ou non servir à l'alimentation. La visite de l'inspecteur doit avoir lieu dans le plus bref délai. Il en est de même dans tous les cas où un propriétaire se voit forcé de faire abattre un animal de boucherie pour cause de maladie ou d'accident ; l'inspecteur seul décidera si la viande est bonne ou mauvaise. »

Les mesures que je viens de rapporter, déjà adoptées dans quelques communes, le seront partout, lorsque les municipalités auront compris que, s'il est bon de subventionner des musiques ou des orphéons, il n'est pas mauvais de faire figurer le chapitre de la santé publique au budget de la commune.

Si le budget communal est insuffisant, les maires n'ont qu'à demander un secours au Conseil général. L'assemblée départementale n'ignore pas qu'un décret, en date du 24 mai 1876, a institué, sous le nom de *service des épizooties*, une armée de fonctionnaires chargés de veiller sur la santé des bêtes ; à ces fonctionnaires — ou à d'autres — le Conseil général ne peut refuser quelques sous pour qu'ils aient à s'occuper aussi de la santé des gens.

CHEZ LE BOUCHER. — Dans les villes pourvues d'abattoirs publics, la surveillance de la viande, commencée au moment où l'animal va être sacrifié, se continue quand il a été dépecé pour être mis en vente. A Paris, cette sorte de police médicale est très bien faite, conformément à une ordonnance de 1858, dont voici les articles principaux :

La viande est inspectée à l'abattoir et à l'entrée dans Paris, sans préjudice de tous autres droits appartenant à l'administration, pour assurer la fidélité du débit et la salubrité des viandes vendues dans les étaux et dans les marchés...

... Le colportage, en quête d'acheteurs des viandes de boucherie est interdit....

... L'ouverture d'un étal sera subordonnée aux conditions suivantes : le local aura au moins 2 m. 50 d'élévation, 3 m. 50 de largeur et 4 mètres de profondeur ; il sera fermé dans toute sa hauteur par une grille de fer. La ventilation devra y être établie au moyen d'un courant d'air transversal. Le sol sera entièrement dallé, avec pente en rigole et en surélévation de la voie publique ; les murs seront revêtus d'enduits ou de matériaux imperméables. Il ne pourra y avoir dans l'étal ni âtre, ni cheminée, ni fourneaux. Toute chambre à coucher devra en être éloignée ou séparée par des murs sans communication directe. A défaut de puits ou de concession d'eau, pour le service de l'étal, il y sera suppléé par un réservoir d'un demi-mètre cube, qui devra être rempli tous les jours.

L'observation des règles qui précèdent a fait des étaux parisiens des boutiques propres et coquettes, ne ressemblant en rien à celles dont Voltaire disait en 1767 : « Vous avez à Paris des boucheries qui répandent en été une odeur cadavéreuse, capable d'empoisonner tout un quartier. »

A Lyon, à Lille, à Rouen, à Toulouse, à Bordeaux, au Havre, à Marseille et dans d'autres villes encore, les boucheries sont à peu près pareilles à celles de Paris ; mais dans les petites localités, il n'en est pas toujours ainsi.

Toute personne ayant tant soit peu voyagé en France (je n'appelle pas voyager ne jamais quitter le chemin de fer) a, au moins une fois dans sa vie, vu de ses yeux — et senti de son nez — quelqu'une de ces boutiques rurales dont un essaim de mouches carnassières constitue l'enseigne vivante. Le local est exigu, l'air manque, le sol s'imprègne de liquides saigneux, les murs sont gras, l'eau est rare, l'habitation se confond avec le magasin : au même foyer, la marmite bout pour la soupe de la famille ou pour les boudins du client ; la porte du fond, entrebâillée, découvre *ad libitum* une paillasse ou un jambon.

Devant un tableau pareil, on se met à rêver d'étymologie, et l'on se pose cette question : *boucher* vient-il de *bouche* — ou de *bouc* ?

Contre les conséquences possibles de ces installations villageoises défectueuses, le Code pénal brandit son article 423, braqué sur les marchands de viandes altérées. Cette arme défensive a du bon, mais je lui préfère la pacifique lunette de l'inspectorat.

En attendant que l'inspection préventive désirée soit organisée, voici l'indication de quelques caractères pouvant aider l'acheteur à juger lui-même la qualité de la viande. Cet exposé étant très difficile à faire (1) je ne m'en suis pas chargé ; je l'ai emprunté au dernier travail officiel en la matière, le rapport de M. Girard sur les travaux du laboratoire municipal :

Au point de vue de la couleur, les viandes ont été divisées en deux catégories : les blanches et les colorées. Pour les animaux dits de boucherie, les viandes blanches sont celles du veau, de l'agneau, du chevreau, du porc ; les viandes rouges sont celles du bœuf, du mouton, du cheval. En général, une viande est d'autant plus foncée en couleur que l'animal est plus vieux ; ainsi, celle provenant du bœuf de trois ou quatre ans est plus foncée que celle d'un veau de deux ou trois mois : celle du taureau tire un peu sur le

---

(1) La véritable expertise est l'examen de la viande sur pied..., l'expertise de la viande en quartiers, ou surtout en morceaux, est beaucoup plus délicate (J. ARNOULD. *Nouveaux éléments d'hygiène*, 1881).

rouge brun. La viande d'un animal fraîchement tué est plus molle qu'une viande d'un ou deux jours : une température froide et sèche donne de la fermeté à la viande, tandis qu'un temps humide la rend molle et de couleur terne.

Sur la coupe d'une viande faite se dessinent de petits faisceaux musculaires plus ou moins rapprochés et qui constituent le *grain* ; plus celui-ci est fin et serré, meilleure est la viande. Le grain est plus fin chez les animaux jeunes que chez les animaux âgés. La viande des sujets élevés en vue de la boucherie, et particulièrement des animaux de Durham, est le plus souvent brune et d'un grain peu serré, ce qu'elle doit à sa pénétration par la graisse; celle du Nivernais, du Charolais, du Limousin, du Garonnais, du Normand, etc., a le grain à la fois fin et serré chez les animaux bien engraissés à l'âge de quatre à six ans. Le grain qui, généralement est plus fin chez la vache que chez le taureau, varie encore suivant la situation qu'occupe le morceau de viande dans l'animal.

La quantité, la nature et la disposition de la graisse, jointe à la viande, varient avec :

1° L'espèce de laquelle provient cette viande ;
2° L'âge du sujet qui l'a fournie ;
3° L'état d'engraissement plus ou moins fini de ce sujet;
4° La situation occupée dans l'animal par la viande que l'on examine.

La graisse peut être extérieure et constituer la *couverture* ou être rassemblée en masses plus ou moins volumineuses qui prennent, au niveau des rognons, le nom de suif. La graisse aussi peut pénétrer à travers le tissu musculaire et former, sur une coupe d'un morceau de bœuf gras, une arborisation blanche, sorte de réseau à mailles plus ou moins rapprochées, et auquel la boucherie a donné le nom de marbré ou persillé. La graisse de couverture, si elle est épaisse de 1 ou 2 centimètres, dénote, en général, la bonne qualité d'un animal ; elle doit être blanche ou jaune beurre frais quelques heures après l'abatage. Si on constate dans un morceau de viande l'absence absolue de couverture, on peut affirmer que cette viande a été prise dans une région profonde, ou provient d'un taureau ou d'un animal maigre. Si le suif est abondant, s'il se solidifie rapidement à l'air, si sa couleur est blanche ou légèrement jaunâtre, l'animal abattu était de bonne qualité.

Le commerce a divisé les viandes en trois qualités : Viande de *première qualité*. La viande de bœuf de première qualité est rouge vif ; le persillé abondant et blanc; sur la coupe apparaît un grain fin et serré, la viande est ferme et élastique ; une pression légère lui fait rendre un jus rouge, légèrement acide, d'une odeur douce et fraîche. Elle est fournie par des animaux adultes, des bœufs de quatre à huit ans ou des vaches de quatre à six ans, n'ayant pas porté, ou n'ayant eu que deux ou trois veaux au plus. Chez le mouton, la viande de première qualité est ferme, dense, d'un rouge vif, non persillé, mais garnie en différents endroits d'un suif ferme et bien tenu. Le veau de première qualité a la viande blanche ou rosée ;

le persillé n'existe pas, mais les rognons sont entourés d'une graisse blanche et résistante ; les animaux non sevrés, de cinq à six semaines, donnent seuls cette qualité. Chez le porc, la meilleure viande est de couleur chair ou rose pâle, marbrée de graisse, d'un grain fin et d'une résistance bien prononcée ; elle prend facilement le sel, et le lard est blanc ou légèrement rosé ; la graisse donne peu de déchet après la fonte. Cette viande est fournie par les animaux de douze à quinze mois, castrés, et qui ont été nourris principalement de pommes de terre et de laitage, car ceux qui sont engraissés avec des déchets de brasseries, des eaux grasses, des viandes de chevaux, etc., ont une chair plus coriace, plus juteuse et qui se corrompt plus facilement. Les animaux non castrés ont une viande plus rouge, moins succulente et souvent une saveur urineuse.

La viande de *seconde qualité*, que la boucherie appelle viande de fourniture (hôpitaux, lycées, etc.) est bonne incontestablement, mais ne vaut pas la précédente ; la couleur en est encore rouge, mais la coupe est plutôt marbrée que persillée ; l'élasticité et la fermeté en sont moindres ; la graisse intérieure est peu abondante, la couverture moins fine et moins épaisse. Elle est fournie par des bœufs de huit à dix ans, à forte charpente osseuse, engraissés trop tard ; par les vaches pleines de cinq à sept mois, par des veaux de trois à quatre mois, privés jeunes du lait de la mère, par des moutons engraissés à la longue, par des porcs trop jeunes ou trop tardivement castrés ; le lard de ces derniers est mou et prend difficilement le sel.

La couleur de la *troisième qualité* varie du rouge pâle au rouge brun, et ce parce qu'elle est fournie par des animaux ou trop jeunes ou trop vieux. A la coupe, elle est humide, son grain est grossier, non serré et sans trace de marbré ou de persillé, peu ou point de couverture, sans élasticité, elle cède sous la pression du doigt. Abandonnée à l'air pendant quelques heures, cette viande se dessèche, devient noire pendant que son tissu cellulaire jaunit ; et elle perd notablement de son poids, ce qui est dû à la plus grande quantité d'eau formant le poids de la viande du bœuf maigre.

La viande saine, devant posséder les qualités décrites, il faut retirer de la consommation :

1º Toute viande, dont la maigreur est telle qu'elle entraîne l'absence complète des propriétés qui caractérisent un aliment véritable ;

2º Les viandes gélatineuses, qui proviennent toujours d'animaux trop jeunes ou mort-nés et qui joignent, à un goût insipide et à un aspect répugnant, l'inconvénient de déterminer un effet laxatif sur l'appareil digestif. Cette viande est molle, gluante aux doigts, sans attaches aux os qui sont flexibles et renferment une moelle de couleur rouge.

3º Les viandes saigneuses, qui proviennent d'animaux mal saignés, saignés tardivement, ou même après la mort.

Dans ces différents cas, du jour au lendemain, la viande devient pâle, humide, enfiltrée de sérosité, provenant de la séparation des éléments constitutifs du sang ; en un mot, la viande entre en décomposition, son odeur est infecte, cadavérique, et d'autant plus impropre à la consommation qu'à cette décomposition s'ajoute la présence d'un vibrion septique.

Aux trois catégories qui précèdent, l'auteur cité ajoute celle des viandes malades, dont il est impossible de donner la description, même approximative, dans un ouvrage élémentaire.

XXVI

A LA CUISINE. — Chez le boucher, la viande s'appelait tranche, culotte, gite à la noix, aloyau, filet, paleron, collier, gigot, épaule, poitrine, etc.; à la cuisine, la viande change de nom : elle devient bouilli, ragoût, bifteck, daube, grillade, hâchis, blanquette, carbonnade, pâté, etc., etc. Il nous est impossible, on le comprend, de passer en revue toutes ces transformations culinaires.

En général, le cuisinier et l'hygiéniste font assez mauvais ménage; c'est là une vérité proclamée depuis longtemps. Sénèque disait aux Romains : « Vous vous plaignez de la multiplicité de vos maux, chassez vos cuisiniers. » Le Dʳ Hecquet appelait les chefs d'office « ses chers amis », parce qu'il les considérait comme constamment occupés à préparer de la besogne aux médecins. Dans l'*Avis au peuple sur sa santé*, Tissot a écrit : « Dans le monde, il existe deux classes d'hommes en opposition habituelle par leur profession : les cuisiniers, qui travaillent à la production des maladies, et les médecins, qui font tous leurs efforts pour en effectuer la guérison. »

Tout cela revient à dire que, dans l'intérêt de la santé, il est bon de ne pas rechercher les raffinements culinaires, et que les plats les plus simples sont les meilleurs. Pour l'hygiéniste, le mode de cuisson le plus recommandable est le rôtissage, soit à la broche, soit à la casserole. La casserole donne une viande conservant toute sa valeur nutritive; la broche fait des rôtis un peu moins riches, à cause des sucs qui s'évaporent à leur surface. Je sais qu'on remédie à cet inconvénient en faisant *saisir* la viande par le feu, de façon à former rapidement autour d'elle une couche d'albumine coagulée, qui empêche la sortie des sucs. Par ce moyen, on laisse à la chair toute sa succulence et son fumet, *mais on s'expose* à voir arriver sur la table des pièces de viande, fort bien cuites à l'extérieur, dont l'intérieur n'a pas été porté à une température dépassant 65°. Ce détail doit être présent à la mémoire, quand il faut se nourrir de viandes non soumises à une inspection préalable. J'en ai longuement dit la raison à la page 148, je n'y reviendrai pas. Je me borne à noter ici

que je ne suis pas seul à croire au danger des cuissons incomplètes,
témoin le savant qui a proposé de munir les broches d'un thermomètre, ce qui, malgré son originalité, serait plus pratique que la
balance-fauteuil de Sanctorius ou le *bromamètre* du Dr Regnier (1).

VIANDES DIVERSES. — « Le commun peuple, disait Vauban, ne
mange pas de viande trois fois en un an. » Il en mange plus souvent aujourd'hui, mais sa ration n'est pas encore suffisante. En di-
visant le chiffre de la consommation totale par celui de la population de notre pays, on constate que la consommation moyenne de
chaque Français est d'environ 30 kilogrammes. Les calculs par-
tiels, selon les villes, donnent des résultats différents : à Lille, la
consommation de chaque habitant est de 42 kilogrammes ; à Rouen,
de 45 ; à Paris, de 80. C'est dans les grands centres que le chiffre
est le plus élevé, et c'est à la campagne que la viande serait le plus
nécessaire.

Voici, d'après Longet, trois exemples qui démontrent, de la manière la plus péremptoire, la bonne influence qu'exerce sur les forces
de l'homme l'usage de la viande :

I. 630 ouvriers, employés dans un établissement industriel du
département du Tarn, furent, pendant plusieurs années, nourris
surtout d'aliments végétaux, et l'on remarqua alors que la caisse de
secours, ayant pour objet de fournir à l'ouvrier malade la moitié de
son salaire habituel, était toujours en perte. M. Talabot ayant introduit la viande de boucherie dans le régime alimentaire, l'état
sanitaire des travailleurs s'améliora considérablement, à tel point
que chacun d'eux qui, autrefois, perdait en moyenne, pour cause
de fatigue ou de maladie, quinze jours de travail par an, n'en perdit
plus que trois.

II. Lorsque la Compagnie adjudicataire du chemin de fer de Paris à Rouen chargea, en 1841, des ingénieurs anglais de l'établissement de la voie, un grand nombre d'ouvriers passèrent, à leur suite,
d'Angleterre en France. Alors, on put facilement remarquer combien, relativement aux ouvriers français, les Anglais étaient plus
rapides dans leur travail. Ceux là ne faisaient communément, dans
un temps égal, que les deux tiers de l'ouvrage exécuté par les Anglais. A quoi tenait cette infériorité ? Les ingénieurs en saisirent la

____

(1) En 1823, le Dr Regnier inventa le bromamètre, instrument « qui se place sur la
table comme un huilier et indique tout de suite, sur un arc de division, le poids des aliments servis sur l'assiette ».

cause. Ils mirent les ouvriers français au régime alimentaire des ouvriers anglais, et, de ce moment, l'égalité s'établit sur tout l'ensemble du travail.

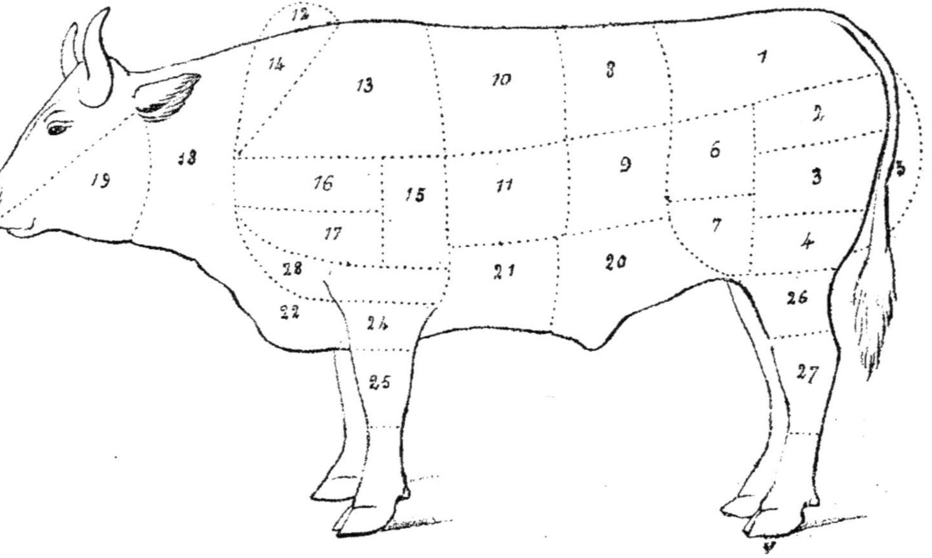

FIGURE 153. — *Le bœuf et ses divers morceaux*, d'après les bouchers :

Première catégorie. — 1, culotte. — 2, tranche au petit os. — 3, milieu de gite à la noix. — 4, derrière de gite à la noix. — 5, tendre de tranche (partie intérieure). — 6, tranche grasse (partie intérieure). — 7, pièce ronde (partie intérieure). — 8, aloyau avec filet.

Deuxième catégorie. — 9, bavette d'aloyau. — 10, côtes couvertes, côtes à la noix, dessous de l'épaule (intérieure). — 11, plates côtes. — 12, surlonges (partie intérieure). — 13, derrière de paleron. — 14, talon de collier. — 15, bande de macreuse. — 16, milieu de macreuse dans le paleron. — 17, boîte à moelle dans le paleron.

Troisième catégorie. — 18, collier. — 19, plat de joues. — 20, flanchet. — 21, milieu de poitrine. — 22, gros bout. — 23, queue de gite. — 24, gite de devant. — 25, crosse du gite de devant. — 26, gite de derrière. — 27, crosse du gite de derrière.

III. Des capitalistes anglais établirent, en 1825, aux carrières de Charenton, une usine à fer d'après la méthode anglaise. Comme le

fallait, dans certaines opérations, un déploiement de force que l on
ne pouvait obtenir des Français, on fit venir des ouvriers anglais.
En cédant à cette nécessité, les directeurs de l'établissement pensè-
rent, avec raison, que la faiblesse des Français tenait à une alimentation incomplète ; ils prirent, en conséquence, des mesures pour
qu'ils pussent manger de la viande en aussi grande quantité que les
ouvriers anglais, et, six mois après, ceux-ci retournaient chez eux,
laissant des Français vigoureux pour les remplacer.

Que les durs travailleurs des champs de France se pénètrent bien
de la vérité physiologique exprimée par cet aphorisme imagé : « La
chair fait la chair », résumant les exemples qui précèdent ; qu'ils
gardent pour eux quelques-uns des animaux qu'ils envoient à la
ville et qui viennent de l'étable, de la basse-cour ou de la garenne.
A chacune de ces bêtes, nous allons consacrer un paragraphe.

BŒUF. — Le bœuf, dont il a été déjà longuement question dans
ce livre, fournit une chair excellente quand il est jeune et gras.
Trop vieux ou trop maigre, il donne une viande peu agréable. Cette
viande est réellement mauvaise quand l'animal a été surmené. Le
surmenage est l'action de la fatigue excessive ; ses effets sur la
viande se produisent lorsqu'un animal est abattu, après qu'on lui
a imposé un travail au-dessus de ses forces, et, plus fréquemment,
lorsque l'animal a fait, dans de mauvaises conditions alimentaires
et autres, un long trajet de l'étable à l'abattoir. Dans ces cas, la
viande se décompose avec une grande rapidité et acquiert promptement des propriétés toxiques.

D'après M. Husson, la viande de bœuf surmené se charge d'acide
lactique, lequel, sous l'influence d'une température appropriée, produit bientôt une sorte de digestion artificielle, qui modifie l'aspect
et la consistance de la chair, et amène la fermentation butyrique,
avec son odeur désagréable caractéristique.

Sans connaître les effets chimiques produits par le surmenage,
Buchan en avait noté les inconvénients en ces termes :

« Les animaux sont souvent rendus malsains parce qu'on les
échauffe trop. La chaleur excessive cause la *fièvre*, exalte les *sels* des
animaux, et mêle si intimement le sang avec la chair qu'il ne peut
en être séparé. Les bouchers qui fatiguent trop leurs bestiaux, devraient donc être punis sévèrement. Il n'est sans doute personne
qui voulût manger de la chair d'un animal mort d'une grande *fièvre ;*
étant pourtant le cas de tous les animaux qui ont été trop fatigués,
et cette *fièvre* est souvent portée jusqu'à la fureur.

« Chimiquement, on peut reconnaître assez souvent une viande surmenée en la touchant avec du papier de tournesol, qui rougit à son contact. Quand on n'a pas usé de ce réactif, on constate que le bouillon fait avec du bœuf surmené a un goût aigre et ne peut se conserver. »

VACHE. — La viande de vache a une mauvaise réputation. On la dit inférieure à la viande de bœuf. Cela est vrai parce que, généralement, les vaches ne sont sacrifiées qu'après avoir porté plusieurs fois ; mais, les personnes qui ont mangé de la vache jeune et grasse, non fatiguée par la parturition et la lactation prolongée, sont obligées de reconnaître qu'il n'y a pas une grande différence entre la vache et le bœuf.

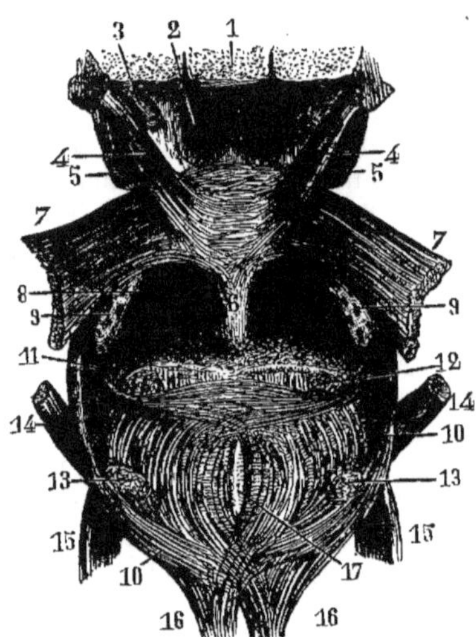

FIGURE 134. — *Langue et arrière-gorge* (section transversale).

1, apophyse basilaire de l'occipital. — 2, orifice postérieur des fosses nasales. — 3, trompe d'Eustache. — 4, 5, muscles péristaphylins. — 6, luette. — 7, constricteur du pharynx. — 8, pilier antérieur du voile du palais. — 9, 9, amygdales. — 10 à 16, muscles de la langue. — 17, septum lingual.

La viande fournie par la vache n'est pas inférieure en soi à celle que fournit le bœuf. Ce qui lui enlève ses bonnes qualités, à Paris et dans les grandes villes, c'est l'étroitesse des étables où sont reléguées les vaches laitières. Ce vice d'habitation, joint à une alimentation anormale, prédispose ces animaux à des maladies qui altèrent profondément leurs chairs et en font un aliment douteux.

Parmi les maladies altérant la chair des vaches, il ne faut pas compter la rage, si le fait suivant est vrai :

Un chien de Montargis mordit successivement sept vaches laitières et périt peu de temps après, sous les yeux d'un médecin ami de Parent-Duchatelet, qui a raconté le fait, et après avoir mordu d'autres chiens qui furent tués étant enragés. Au bout d'un certain temps, les vaches, qui avaient continué à fournir du lait, furent atteintes des symptômes de la rage et vendues à deux bouchers qui distribuèrent leur viande aux consommateurs, sans que ni lait ni viande eussent occasionné le moindre accident à la population qui s'en nourrit. Conclusion : on a peut-être raison de dire aux jeunes gens qu'il n'est pas mauvais de manger un peu de vache enragée.

VEAU. — Dans la séance du 15 juillet 1829 du conseil de salubrité du Rhône, M. Grognier lut un mémoire fort curieux sur l'usage alimentaire de la chair de veaux trop jeunes. Dans ce travail, j'ai relevé les passages suivants :

On consomme des veaux âgés de quatre à cinq mois, on en mange qui n'ont pas plus de quatre à cinq jours. Les premiers donnent, viande nette, c'est-à-dire sans les issues, plus de 200 livres ; les seconds, moins de 35. M. le comte Chaptal évalue, je ne sais d'après quelles données, à 22 kil. 1/2 la quantité de viande de boucherie fournie, terme moyen, par chaque veau. C'est supposer que la plus grande partie des veaux qui naissent pour la boucherie sont consommés avant l'âge d'un mois ; car, à cet âge, les veaux vivants pèsent, terme moyen, 90 livres ; et, en évaluant les issues à un tiers, reste en viande nette de boucherie 60 livres au lieu de 45.

Les marchands ont intérêt à livrer de bonne heure les veaux à la consommation, à cause du lait qu'ils absorbent et qu'il y a bénéfice à vendre en nature.

La viande des veaux de cinq à six jours n'est pas même de la gélatine ; c'est un suc gluant et visqueux contenant très peu de fibrine, encore moins d'osmazome. Il existe très peu d'estomacs capables de supporter un pareil comestible.

A quel âge la viande de veau est-elle ce qu'on appelle *faite*, c'est-à-dire offre-t-elle de la gélatine consistante, unie en proportion suffisante avec de la fibrine et de l'osmazome ? L'âge d'un mois suffit, selon M. Tessier, de l'Académie des sciences ; d'autres pensent que ce n'est pas trop de six semaines, et je partage leur opinion. Ce n'est, en effet, qu'à cet âge que la chair de veau est ferme et compacte et que le tissu cellulaire renferme de la véritable graisse.

Les détails qui précèdent sont connus depuis longtemps, et des mesures de police ont été prises, à diverses époques, pour s'opposer à la consommation de la viande de veau trop jeune. Un arrêt du 4 avril 1720 défend aux bouchers et charcutiers d'acheter, vendre et débiter aucuns veaux âgés de moins de six semaines. Des lettres patentes du 1er juin 1782 confirment l'arrêt qui précède. Le 9 germinal an VIII, une ordonnance du préfet de police fait défense de débiter des veaux âgés de moins de quatre décades. Un règlement du 1er mai 1809 porte : « Les commissaires des Halles examineront les veaux, avant l'ouverture du marché, pour s'assurer qu'ils ont tous au moins six semaines. » La même prohibition se trouve formulée, pour Paris spécialement, par les articles 11 de l'ordonnance de police du 18 juillet 1826, et 217 de l'ordonnance du 25 mars 1830. Elle est ainsi conçue : « Il est expressément défendu d'exposer en vente des veaux âgés de moins de six semaines, et d'en vendre la viande dans les marchés ou étaux et dans quelques lieux que ce soit. »

Dans l'argot de la boucherie, les veaux trop jeunes, vendus en dépit des règlements, s'appellent des *gosselins*. D'après le Dr Héraud, ce nom ne serait donné qu'aux veaux mort-nés ou extraits du corps de la vache, à la suite d'accidents. Mort-né ou simplement trop jeune, le gosselin donne une viande laxative, sans la moindre valeur alimentaire. On la reconnaît à sa pâleur, à sa flaccidité et à une infiltration très prononcée. La viande du veau de bonne qualité est blanc rosé, sans infiltration et non rouge pâle ; les reins sont garnis d'une enveloppe de graisse de bonne consistance ; les os longs, l'humérus, par exemple, fendus dans le sens de la longueur, présentent des éléments graisseux. Les surfaces articulaires sont d'un bleu plombé, tandis qu'elles sont rougeâtres chez les veaux fatigués par une marche ou une station prolongée.

Bien que les prescriptions des lettres patentes de 1782 sur la boucherie soient applicables à toute la France, dans beaucoup de départements, les veaux sont égorgés dès l'âge de quinze jours. Il s'ensuit que les veaux livrés à la boucherie de Paris n'ont pas d'analogie avec ceux qui sont consommés en province. « C'est, dit Bizet (1), une heureuse exception en faveur de la capitale, sous le rapport de la salubrité et de la qualité, si ce n'en est pas une sous le rapport du prix. »

---

(1) *Du commerce de la boucherie.* Paris. Dupont, 1847.

Les Parisiens sont grands amateurs de veau. Pendant l'année 1880, les halles et marchés leur ont livré 11,133,373 kilogrammes de cette viande, poids presque égal à celui du bœuf consommé durant la même période (11,654,000).

Le veau nourrit un peu moins que le bœuf, mais il se digère mieux. C'est un très bon aliment pour les convalescents.

TAUREAU. — L'animal le plus souvent immolé sur les autels du paganisme fut le taureau. Cela prouve que les anciens dieux — ou leurs prêtres — avaient de bonnes dents et un palais peu délicat.

En effet, la chair du taureau est dure, coriace et peu agréable au goût. Parfois, elle exhale une odeur semblable à celle du bouc; en tout temps, sa digestibilité laisse fort à désirer.

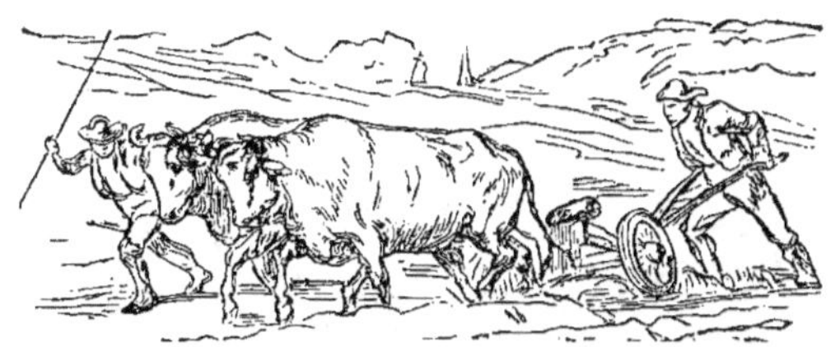

FIGURE 155. — Les taureaux à la charrue.

C'est plus qu'il n'en faut pour conclure que cette viande n'est pas recommandée par l'hygiène; mais ce n'est pas assez pour la classer parmi les aliments dangereux. Ce qui le prouve, c'est que, chaque année, 6,000 taureaux sont amenés au marché de la Villette, sans que les gens qui les mangent — vous ou moi, peut-être, — songent à mettre leurs coliques sur le compte du père du veau, baptisé bœuf par un boucher intelligent ou une cuisinière économe. Quand on nous sert ainsi un bœuf *avant la lettre*, nous trouvons le bouillon un peu fade et le bouilli un peu dur; on nous console en nous disant que le pot a été mis trop tard sur le feu.

N'acceptons cette consolation qu'une fois, et, si elle doit se renouveler, changeons de boucher... ou de cuisinière.

MOUTON. — Le mouton donne une viande succulente, estimée avec raison, convenant à tous les âges et à tous les tempéraments et dont l'abus n'est point dangereux.

Un peu moins nutritive que la viande de bœuf, la viande de mouton se digère plus facilement et est plus savoureuse ; la chose est connue de quiconque a mangé une belle tranche de gigot à la broche ou une fine côtelette cuite à point.

Pour juger ainsi des mérites du mouton, dont la viande serait, d'après Hippocrate, supérieure à celle du bœuf, il n'est pas nécessaire de faire comme le gros Louis XVIII. Ce roi, qui était un des plus grands mangeurs de son royaume, déjeunait de six côtelettes de mouton ; mais, pour faire cuire ces six côtelettes du roi, il en fallait douze autres, les unes dessus, les autres dessous, grillées à feu d'enfer. Le roi ne mangeait que la côtelette du milieu, qui avait absorbé le jus des deux autres.

C'est peut-être ce luxe royal en matière de chair de mouton qui a inspiré l'auteur de cette boutade, qui tient du gastronome autant que du philosophe : « La vie est un gigot dont bien des gens, hélas ! n'ont à grignoter que le manche ! »

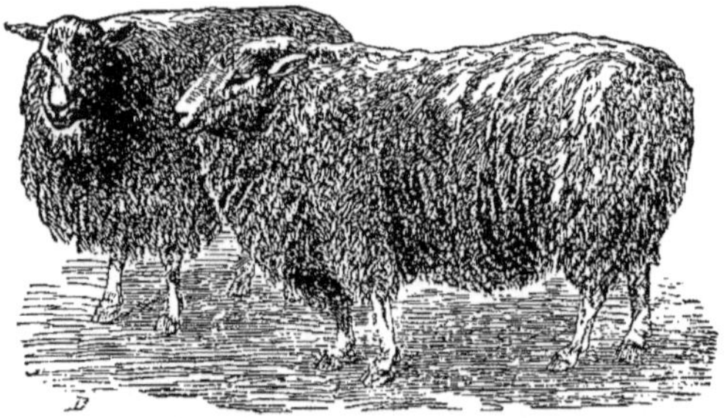

FIGURE 156. — Les moutons.

Les Parisiens estiment avec raison les moutons du Berry, de la Bourgogne, des Ardennes. Les Marseillais aiment surtout ceux de la Crau et se méfient, non sans motifs, des moutons d'Afrique, à cause de l'état de surmenage dans lequel ils arrivent aux abattoirs, après une traversée souvent douloureuse. Dans ce cas, outre que la viande est fort maigre, elle contracte une odeur de laine repoussante, que connaissent trop bien les habitants des départements méridionaux.

D'après un mémoire dressé du temps de Richelieu, Paris consommait chaque année 368,000 moutons. D'après le dernier bulletin de statistique municipale, cette consommation dépasse à présent deux millions.

Les personnes qui ont une tendance à l'obésité doivent préférer la chair du mouton à celle du bœuf; le *Dictionnaire des aliments*, de Aulagnier, le démontre par l'histoire que voici : On sait, dit-il, qu'en Angleterre il y a des boxeurs qu'on nourrit de manière à les rendre forts et agiles. Ripshan, geôlier d'Ipswich, élevait un athlète, nommé Lumphrus, que l'on pesait chaque jour. On lui donna d'abord pour principale nourriture du bœuf rôti, mais on s'aperçut bientôt qu'il devenait trop gros, et l'on fut obligé de substituer au rôti de bœuf la chair de mouton, qui réussit à diminuer son embonpoint.

AGNEAU, BREBIS, BÉLIER. — Un grand nombre des prétendus moutons que nous consommons sont, dit Larousse, de vieilles brebis lasses de mettre bas, et que, pour cette cause, on a engraissées pour l'abattoir ; d'autres sont de vieux béliers dont l'odeur rappelle celle du bouc, ou plus souvent de vieux moutons conservés pour la laine, et qu'on s'empresse de livrer à la consommation lorsqu'on prévoit leur fin plus ou moins prochaine. Dans un cas comme dans l'autre, on n'a qu'une viande très malsaine.

Le mouton était assez peu goûté des Grecs et des Romains ; par contre, l'agneau avait sa place sur les meilleures tables de l'antiquité. Aujourd'hui, c'est plutôt un mets de la campagne qu'un mets de la ville. Nombre de citadins ne dédaignent ni la blanquette d'agneau, ni le quartier d'agneau rôti, et cependant le chiffre de la consommation est généralement très faible dans les grandes cités. A Paris, il n'arrive pas à douze mille par an. L'hygiène ne doit pas s'en plaindre, car la chair d'agneau n'est pas bien précieuse. Visqueuse et mucilagineuse, elle contient trop de gélatine ; elle n'est pas assez *animalisée* et nourrit fort peu. Manquant de fibrine et d'osmazôme, cette viande est fade et légèrement laxative. Il faut la manger rôtie ou relevée par quelque sauce épicée.

Les agneaux trop jeunes ont les inconvénients des veaux sacrifiés hâtivement.

CHEVREAU, CHÈVRE, BOUC. — Le chevreau ressemble à l'agneau en plus d'un point ; bien que les Parisiens en fassent une consommation beaucoup plus grande (85,000 par an au lieu de 11,000) ; sa chair est peu substantielle, mais elle n'est pas malsaine ; cela a été officiellement déclaré par M. Huzard, dans un rapport du Conseil d'hygiène et de salubrité du département de la Seine. Au préfet, qui demandait à être renseigné sur les inconvénients pouvant résulter de la libre vente des chevreaux dans les marchés, le Conseil fit cette réponse :

« Il n'est pas prouvé que la viande des chevreaux, même des chevreaux de lait, soit nuisible, quand elle est de bonne nature, ou autrement dans des conditions de bonne conservation.

« Elle ne pourrait peut-être devenir nuisible que si on en faisait une consommation continue, exceptionnelle ; ce danger n'est pas à craindre à Paris, plus que partout ailleurs.

« En conséquence, il n'y a pas lieu de proscrire des marchés de Paris la chair des chevreaux, même celle des chevreaux de lait ; il y a lieu, comme pour les autres sortes de chairs de boucherie, peut-être, cependant plus encore pour la première, d'exercer la surveillance active accoutumée. »

Dans le commerce de la boucherie, les chevreaux de lait sont appelés *tétarts ;* les autres se nomment *broutarts*. Les premiers ont de trente à quarante jours, les autres de trois à quatre mois. Ils arrivent dépouillés à Paris, parce que leur peau se vend plus cher que leur viande.

La chèvre (1) donne une chair peu estimée. Si son goût est peu agréable et son odeur parfois offensante, ses qualités nutritives ne sont pas à dédaigner, car elles approchent de celles du mouton.

On mange beaucoup de chèvres en Espagne, en Italie et dans le midi de la France, sans que l'expérience ait confirmé cette assertion d'Hippocrate : l'épilepsie est fréquente chez les personnes faisant de la viande de chèvre leur principale nourriture, à la façon des Libyens. Ce défaut est aussi problématique que cette vertu indiquée par Dioscoride : L'humeur que jette le foie de chèvre quand on le rôtit est bonne à ceux qui n'y voient que de nuit.

Le bouc pourrait être rayé de la liste des animaux propres à l'alimentation. Sa chair n'est pas dénuée de propriétés nutritives, mais elle est si dure et si puante que ce défaut, connu de tous, fait oublier ses qualités, ignorées du plus grand nombre.

CHEVAL, MULET, ANE. -- Les disciples de Brahma considèrent comme infâme quiconque se nourrit de la chair du bœuf, l'*animal laboureur*. Ceux d'entre nous qui en rient ont tort, car c'est un sen-

----

(1) On voit, dans l'*Odyssée*, Pénélope offrir à ses prétendants un mets préparé avec le sang et les intestins de la chèvre. Quoique d'un usage assez fréquent chez les méridionaux, où sa chair est de meilleure qualité, ce ruminant avait contre lui les deux grandes autorités de l'antiquité, Galien et Hippocrate, qui l'accusent d'engendrer des gaz, et même le choléra, surtout en automne.

(Dr SAUCEROTTE.)

timent semblable à celui des brahmines qui nous a longtemps empêché de manger la chair du cheval.

En 1809, la société de médecine de Marseille, consultée sur
l'emploi de cette viande, la déclara malsaine ; cette Société savante
faisait du sentiment et non de la science. En réalité, la chair de
cheval — c'est prouvé par le siège de Paris — est un aliment précieux.

Renault, directeur de l'école vétérinaire d'Alfort, donna, au mois
d'août 1855 un repas dans lequel on servit de la viande de cheval et
de la viande de bœuf arrangées de deux manières. L'un des convives, Amedée Latour, rendit compte de ce dîner. Nous lui emprun-
tons, après le professeur Jaccoud, les passages suivants :

Bouillon de cheval. — Surprise générale ! C'est parfait, c'est excellent,
c'est nourri, c'est corsé, c'est aromatique, c'est riche de goût ; c'est le classique et admirable consommé dont la tradition, malheureusement, se perd,
de jour en jour, dans les ménages parisiens.

Bouillon de bœuf. — C'est bon ; mais, comparativement, c'est inférieur,
moins accentué de goût, moins parfumé, moins résistant de sapidité.

Bouilli de cheval. — C'est le goût du bœuf bouilli, mais pas de première
catégorie ; j'ai mangé du meilleur bœuf, mais j'en ai mangé de beaucoup
plus médiocre : somme toute, c'est très mangeable.

Rôti de cheval. — C'est le filet de la bête qui a été légèrement mariné et
richement piqué. Explosion de satisfaction ! Rien de plus sain, de plus délicat et de plus tendre. Le filet de chevreuil, dont il rappelle l'arome, ne lui
est pas supérieur.

En résumé, la viande d'un vieux cheval de 23 ans a donné : un bouillon
supérieur, un bouilli bon et agréable, un rôti exquis.

J'ai mangé du cheval bien des fois, j'en mange encore de temps
en temps, j'ai le droit de formuler mon opinion personnelle. La
voici :

Quand l'animal est jeune et bien nourri, sa viande est aussi bonne
que celle du bœuf. Par malheur, les chevaux débités dans les
boucheries hippophagiques ne possèdent pas toujours ces qualités,
de sorte que, au lieu de rappeler la chair du jeune bœuf engraissé
pour la table, la chair qu'ils fournissent fait songer parfois à celle
de la vache épuisée par la lactation ou du bœuf surmené par la
charrue.

Le cheval n'étant point élevé pour être mangé, l'imperfection que
nous signalons ne doit pas étonner le consommateur ; mais, il ne
faut pas oublier que, malgré son infériorité gastronomique presque
constante, la viande de cheval constitue une ressource d'une valeur

très grande. A cause de son prix peu élevé, elle assure les profits d'une alimentation animale à de pauvres gens qui, sans elle, seraient privés de matériaux nutritifs azotés sérieux ; propager son usage c'est donc faire œuvre profitable. Des hommes d'une grande valeur, Larrey, Saint-Hilaire, de Quatrefages, Blatin, Decroix, Munaret, etc., se sont donnés cette mission ; je m'associe à eux, et, comme eux, je dis : il serait absurde de perdre, chaque jour, par toute la France,

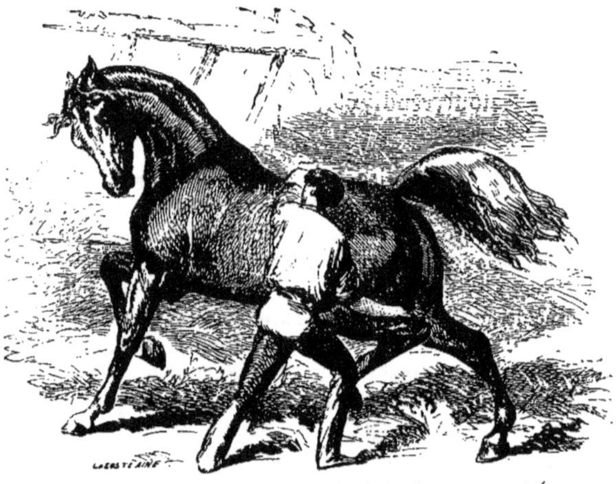

FIGURE 157. — Le Cheval.

des milliers de kilogrammes de bonne viande, quand, par toute la France aussi, il y a des milliers d'hommes qui manquent de viande. Je dis cela au nom de la philanthropie, et j'ai encore le droit de le répéter au nom de la science, car la viande de cheval a à peu près la même composition que la viande de bœuf. Cela résulte des analyses chimiques de Liebig et de Moleschott, dont les constatations expérimentales n'ont été contredites par personne.

Les considérations relatives à la chair du cheval sont applicables à la chair du mulet et à celle de l'âne. Ces herbivores se nourrissent des mêmes substances que les bœufs et les moutons ; comme les moutons et les bœufs, ils peuvent utilement servir à l'alimentation humaine.

XXVII

VOLAILLE. — « Volaille » est le nom général de tous les
oiseaux qui peuplent nos basses-cours et qui fournissent le groupe
le plus important des viandes de luxe; étudier la volaille, c'est donc
parler du poulet, du dindon, du canard, de la pintade, de l'oie et du
pigeon. Comme dans la viande de boucherie, la digestibilité des volailles est, dit Moquin-Tandon, d'autant plus grande que l'animal
est plus jeune. L'éducation domestique rend généralement les
chairs plus molles et plus attaquables par le suc gastrique.

—Le *poulet*, dont tout le monde connait le goût agréable, se digère
très facilement et convient à tous les tempéraments, mais, pour que
sa chair possède toutes les qualités qui le font rechercher, il ne faut
le manger ni trop jeune ni trop vieux. Avant d'avoir atteint un an,
la viande de poulet est gélatineuse et profite peu; de un an à dix-
huit mois, elle possède une consistance agréable, correspondant au
summum de digestibilité et de puissance nutritive; plus tard, quand
l'animal est devenu *poule* ou *coq*, sa chair augmente de fermeté; au-
delà de la deuxième année le coq et la poule ne donnent plus qu'une
viande dure et filandreuse, toujours agréable au goût et d'une valeur
nutritive réelle, mais exigeant une ébullition de plusieurs heures.

Quiconque a eu une basse-cour en reconnaît aisément les vétérans;
voici leur signalement, pour les jeunes ménagères inexpérimentées,
qui n'ont vu la volaille de près que chez le marchand de comestibles :

Les vieilles poules ont la crête très développée, les pattes recouvertes d'un épiderme rougeâtre, rude et écailleux; chez les coqs,
l'ergot est long, fort et dur comme du fer.

Il faut donc se défier, au marché, des poules mises en vente sans
la crête et des coqs offerts sans ergots. Ces absences constituent
presque toujours un brevet de longévité.

A la campagne, il est prudent de surveiller l'alimentation des
poules. Les chenilles, les vers blancs, les hannetons, les sauterelles
et autres animaux, dont poules et coqs sont friands, donnent mauvais
goût aux viandes. Il faut donc éviter qu'ils constituent la nourriture

exclusive de la volaille. En temps ordinaire, on donnera aux poulets une nourriture mixte. On la remplacera par un régime exclusivement végétal, une semaine ou deux avant de livrer les poulets à la consommation.

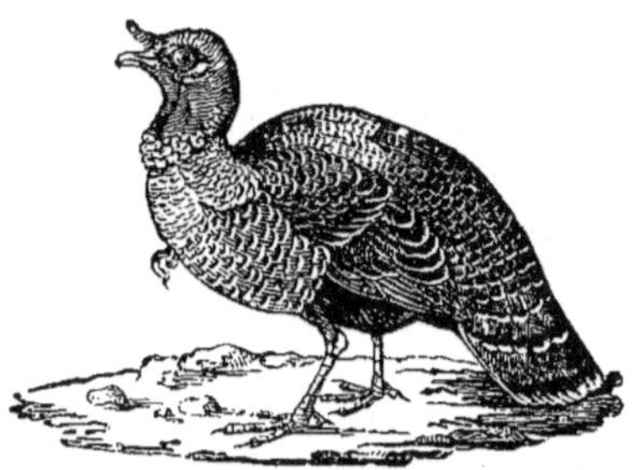

FIGURE 158. — Le dindon.

— Le *dindon*, ou poulet d'Inde, ressemble chimiquement au poulet ; le poulet, cependant, se digère mieux que le dindon, et celui-ci mieux que le canard et l'oie. Renfermé et nourri à satiété, le dindon se charge de graisse et grossit énormément. En cet état, il est plus agréable au goût, mais il se digère moins bien.

— Le *canard*, avec sa fibre dense et grasse, ne convient pas à tous les estomacs. Buchan en interdisait l'usage aux épileptiques, probablement parce qu'il supposait une relation entre les organes digestifs et le siège du haut mal. Cette relation est encore à trouver. Les hygiénistes de nos jours se bornent donc à dire : la chair du canard est lourde ; les personnes dont l'estomac est paresseux feront bien de n'en pas abuser.

— La *pintade*, jeune et bien en point, tient le milieu entre le poulet et le perdreau, gastronomiquement et chimiquement.

— L'*oie* fournit, dit Fonssagrives, une chair suspecte, parce qu'elle est fibreuse et abondante en graisse. Ce jugement, conforme aux idées de Galien, est peut-être un peu trop sévère. Il m'oblige à rappeler que Celse faisait le plus grand cas de la chair de l'oie et qu'il en recommandait l'usage, en hiver surtout, principalement aux jeunes gens et aux individus se livrant à des travaux pénibles. De mon chef, je me permets d'ajouter que l'oie ne vaut ni plus ni moins que le canard. Je ne la conseille point aux malades mais je la crois incapable de nuire aux gens bien portants, et je la considère comme une ressource alimentaire précieuse pour les campagnes.

— Le *Pigeon* a une chair noire, tendre et de facile digestion, quand l'animal est jeune. Quand il est vieux, sa chair devient coriace et passe pour échauffante. Aulagnier affirme que ce reproche n'est pas

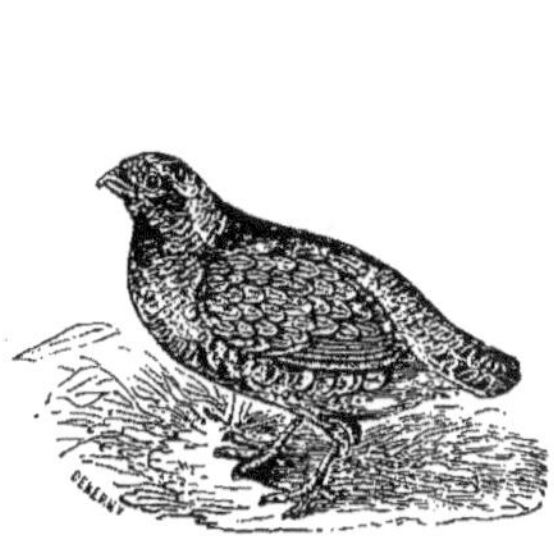

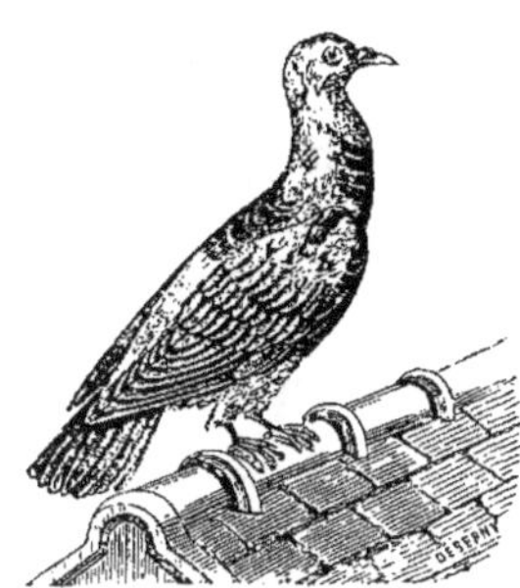

FIGURE 159. — La pintade.   FIGURE 160. — Le pigeon.

mérité. Pour mon compte, j'ai vu des personnes délicates en manger beaucoup sans en être jamais incommodées. Je ne trouve donc pas mauvais que, dans ses règles diététiques des maladies de l'estomac, Leube ait mis le pigeon bouilli parmi les aliments qui conviennent aux individus atteints d'ulcère de l'estomac.

GIBIER. — Les animaux que la chasse apporte sur nos tables étant très nombreux, il serait impossible de les étudier tous dans un chapitre d'hygiène usuelle. Je vais donc me borner à dire quelques mots des principales espèces : lièvre, lapin, chevreuil, sanglier, cerf parmi les mammifères ; perdrix, faisan, coq de bruyère, bécasse, caille, grive, parmi les oiseaux.

— Le *Lièvre* a une chair noire très savoureuse et très nourrissante, peu chargée de gélatine et encore moins de graisse. C'est une viande légèrement excitante qui se digère bien, pourvu qu'on en prenne avec modération. Sa digestibilité est d'autant plus grande que le lieu où vit l'animal est plus riche en plantes aromatiques.

Certaines personnes doivent s'abstenir de manger souvent du lièvre; ce sont celles qui ont des dispositions à l'herpétisme, l'usage trop fréquent des viandes noires exerçant une action incontestable sur cette affection. Cela n'a pas empêché la vieille pharmacopée de faire au lièvre une large place dans ses formules. La graisse du rongeur timide à longues oreilles était recommandée contre les taies des yeux ; son sang, qui est fort indigeste, fortifiait les gens faibles ; son foie était bon aux goutteux ; sa bile rendait le teint vermeil ; c'est pour cela qu'Alexandre Sévère en mangeait tous les jours ; un os de son pied guérissait la paralysie ; son cœur abrégeait les accès de fièvre quarte, faisait dormir et prédisposait aux rêves. Longtemps ces croyances ridicules furent sérieusement enseignées, et l'on trouverait encore des pays dans lesquels elles ne sont pas complètement éteintes aujourd'hui. Je ne suis pas éloigné d'en voir la raison dans l'interdiction portée par Moïse. Le législateur des Hébreux ayant défendu à son peuple de faire usage du lièvre, on dut en conclure que, comme tout fruit défendu, le lièvre possédait des propriétés merveilleuses.

— Le *Lapin*, que la zoologie classe à côté du lièvre et la gastronomie au-dessous de lui, mérite de prendre le dessus dans une classification ayant pour base les qualités hygiéniques. Si sa chair flatte moins le goût que celle du lièvre, en revanche, elle se digère mieux et n'expose pas ceux qui s'en nourrissent à la poussée herpétique. Au reste, elle est éminemment réparatrice et fournit une ressource précieuse à l'alimentation.

— Le *Chevreuil*—dont Buffon disait à tort : « C'est une chèvre sauvage qui, ne vivant que de bois, porte des bois au lieu de cornes » — est un ruminant, de la famille du cerf, dont la chair constitue une venaison fort estimée. Son goût est un peu sauvage, mais fort agréable et se prête à maintes combinaisons, dont la liste commence au pâté pour finir au cuissot rôti, que Grimod de la Reynière appelait « le gigot de l'opulence ».

Le chevreuil a des fibres charnues un peu dures qui demandent à être légèrement amollies par un assaisonnement fortement acide, comme dans le ragout à la sauce piquante, ou mieux par le commencement de décomposition appelé « faisandage ». Quand on mange du chevreuil trop frais ou mal accommodé, il n'est pas rare de voir le travail de la digestion s'accompagner de chaleur à la peau et d'une sorte de mouvement fébrile léger ; le plus souvent, ces inconvénients n'existent pas et rien ne s'oppose à ce que l'estomac dissolve aisément un aliment dont la valeur nutritive est très grande.

— La chair du *Chamois* est semblable à celle du chevreuil, lorsque l'animal ne dépasse pas 2 ans. Plus âgé, il donne une chair coriace.

— Le *Sanglier* est le type sauvage d'où est issu le cochon domestique, c'est pourquoi les qualités de sa chair ont une grande analogie avec celles de la marchandise ordinaire des charcutiers. Comme la viande de porc, celle de sanglier nourrit beaucoup, mais elle est lourde et difficile à digérer, à cause de sa nature compacte ; cependant, sa transformation en chyme est un peu plus rapide. D'après Beaumont, la chymification des saucisses fraîches grillées exige trois heures et vingt minutes ; la liquéfaction du sanglier rôti est complète deux heures et demi après le repas. Le sanglier jeune est attaqué par les liquides digestifs en moins de temps encore. Tant qu'il n'a pas dépassé l'âge d'un an, tant qu'il est « marcassin » ou « bête rousse », il donne un aliment fin et délicat ; plus tard il est peu estimé et sa hure seule passe pour un mets distingué, excepté dans les pays où l'on châtre de petits marcassins, pris au filet ou autrement et remis en liberté ensuite.

Le sanglier, qui éventre souvent les chiens et quelquefois les chasseurs, passait jadis pour fournir le « bézoard de sanglier » ou plus simplement « pierre de porc ». C'était une concrétion intestinale, analogue aux pierres qui se forment dans la vessie et qu'on administrait, intus et extra, contre la peste et la petite vérole. En France, cette malpropreté thérapeutique est tombée fort heureusement dans l'oubli. Il n'en est pas de même en Afrique, où des bézoards, vrais et faux, sont portés au cou, en guise d'amulettes, ou trempés dans certains breuvages pour leur communiquer des propriétés antiputrides et fortifiantes.

— La chair du *Cerf*, que Celse déclarait excellente, n'est bonne, d'après Michel Lévy, qu'au commencement de l'été.

— La *Perdrix* est un gibier excellent. Nous avons en France quatre espèces : la grise, la bartavelle, la rouge et la gambre ou rochassière ; toutes sont la joie des gourmands et le plaisir des gourmets. Toussenel appelait « poésie des festins » leur chair tendre et délicate, qui ne fatigue ni les dents ni l'estomac et qui enfante des prodiges de sensibilité gustative, s'il est vrai, ainsi que l'a écrit mon excellent confrère le docteur Witkowski, que certains amateurs de gibier sont de force à distinguer, au goût, la cuisse sur laquelle la perdrix s'appuie en dormant !

Quand la perdrix vieillit, elle devient un peu dure ; mais il suffit d'augmenter sa cuisson pour la ramener à une digestibilité commode fort appréciée des dyspeptiques. Le perdreau convient admirablement aux convalescents ; il ne les nourrit pas beaucoup, à cause du peu de densité de sa fibre et de la faible proportion d'osmazôme qu'elle contient, mais il ne les charge jamais, et ne peut devenir la cause d'une indigestion qu'en cas d'imprudence extraordinaire.

— Le *Faisan* est un gallinacée de luxe, objet de soins minutieux dans les parcs et les forêts réservées. Sa chair, dense et fibreuse, n'est recherchée comme aliment qu'après avoir subi, au contact de l'air, une modification particulière. Quand il est mangé dans les trois jours qui suivent sa mort, le faisan, dit Brillat-Savarin, n'a rien qui le distingue : il n'est ni si délicat qu'une poularde, ni si parfumé qu'une caille ; pris à point, c'est une chair tendre, sublime et de haut goût, car elle tient à la fois de la volaille et de la venaison. Ce point si désirable, ajoute l'auteur de la « Physiologie du goût, » est celui où le faisan commence à se décomposer ; alors, son arôme se développe et se joint à une huile qui, pour s'exhaler, avait besoin d'un peu de fermentation, comme l'huile du café, que l'on n'obtient que par la torréfaction.

De ce qui précède, il est naturel de conclure que l'hygiéniste ne s'enthousiasme pas pour le faisan comme le cuisinier. Il peut être agréable de se nourrir parfois d'une substance animale dont les éléments se désagrègent par la fermentation ; mais il est impossible de dire que cela soit bien sain. Conclusion pratique : user sobrement du faisan, n'en abuser jamais.

Oribase disait du faisan : Sa chair est semblable à celle des poules, tant sous le rapport de la digestion, que sous celui de la nutrition ; mais elle lui est supérieure, par le plaisir qu'elle donne quand on la mange.

— Le *Coq de bruyère* se sert généralement piqué de lard sur toutes les parties du corps et rôti comme le faisan, avec lequel il a la plus grande analogie. Sa chair, noire et ferme, ne se digère pas facilement, mais elle est riche en principes nutritifs. Elle ne convient pas aux estomacs faibles, et on doit l'interdire aux convalescents. A certains moments de l'année, sa saveur est légèrement résineuse.

— La *Bécasse* est le plus indigeste de tous les gibiers, tant à cause de la nature de sa chair que de la façon dont on la fait cuire. Ce n'est

pas assez d'être noire, fibrineuse, abondamment pénétrée d'osmazôme ;
les lois de la gastronomie la font encore malpropre. On vénère tellement ce précieux oiseau, dit le docteur Lombard, qu'on lui rend les
mêmes honneurs qu'au Grand Lama. C'est dire assez que les déjections de la bécasse sont, non seulement précieusement recueillies,
sur des rôties mouillées d'un beau jus de citron, mais mangées avec
respect par les fervents amateurs. Ajoutez à cela que la bécasse,
comme le faisan, se mange « très avancée » et vous comprendrez
la vérité de ce proverbe immense : Tous les goûts sont dans la
nature. Athénée nous apprend que le roi Ptolémée était grand amateur de bécasses. Il les faisait élever dans son palais en nombre tel
qu'on pouvait lui en servir tous les jours.

— La *Bécassine* vaut mieux que sa grande sœur. Sa chair est
agréable et se digère mieux.

— La *Caille*, délicieuse au goût, est fort bonne pour la santé. Ses
qualités sont celles de la perdrix, élevées au degré maximum. Ses
défauts sont nuls. Pline le naturaliste a bien prétendu, dans son
Histoire naturelle, que les mangeurs de cailles devenaient épileptiques, mais les savants modernes tiennent aussi peu compte de cette
assertion que de l'opinion des bonnes femmes touchant les idées
incomparables de la graisse de cailles en matière d'exubérance
mammaire.

Complétons la liste des propriétés supposées du plus délicat des
gallinacées en disant que malgré le proverbe : « Chaud comme une
caille », il ne faut pas compter sur une stimulation particulière
succédant à l'ingestion de cet aliment : la caille, grasse à point et
bien rôtie, est un morceau délicat, d'un bon suc et de facile digestion, mais elle n'a rien de commun avec le célèbre « chocolat des
affligés ».

— La *Grive*, qui a été conseillée, je ne sais pourquoi, aux scrofuleux
et aux anémiques, et que l'on défend aux goutteux, parce qu'elle
réveille leurs accès, la grive est un aliment réparateur, d'une digestion plus facile qu'on ne le croirait à l'aspect des fibres de sa chair.
La graisse et le parfum particulier qui la font rechercher n'existent
qu'après les vendanges, époque à laquelle les grives se nourrissent
de raisin. En hiver, elles mangent des baies de genièvre et de myrte.
Elles contractent alors un goût qui ne plaît pas à tout le monde,
mais qui est très sain et qui fait pardonner le raffinement culinaire

déjà signalé pour la bécasse : la cuisson de l'animal sans qu'il soit vidé (1).

— Le *Merle*, moins estimé que la grive, peut souvent la remplacer. Les qualités de ces deux oiseaux sont absolument semblables au point de vue de l'hygiène.

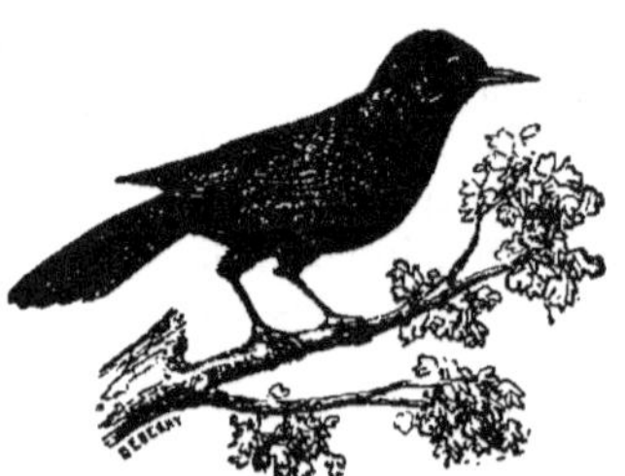

FIGURE 161. — Le merle.

En résumé, la chair du gibier est généralement plus sapide et plus échauffante que celle des autres animaux. Les gens dont la santé est parfaite peuvent en faire usage sans crainte. Quelques précautions doivent être prises par les personnes nerveuses, affectées d'irritation de poitrine ou de tout autre organe ; les gastralgiques ne toucheront qu'au gibier à chair blanche ; les viandes noires seront absolument interdites pendant la convalescence des maladies inflammatoires.

On n'oubliera pas non plus de tenir compte de l'expérience individuelle de chacun, car — c'était déjà écrit du temps d'Hippocrate — l'habitude est une seconde nature, même en matière de nutrition (2).

---

(1) Chez les anciens, les grives étaient engraissées, de même que les merles, dans des volières, avec de la farine et des figues, auxquelles elles devaient probablement la saveur délicate qui les fait célébrer par Horace et Martial. Varron, qui entre dans de longs détails à ce sujet, en possédait dans sa métairie jusqu'à cinq mille, qui lui constituaient un fort beau revenu. Servi d'abord exclusivement, dit Columelle, dans les festins publics, cet oiseau devint, par suite des progrès du luxe, d'un usage vulgaire.

(Dr SAUCEROTTE.)

(2) Les habitudes anciennes, disait Hippocrate, même lorsqu'elles sont mauvaises, troublent moins que les choses inaccoutumées.

XXVIII

LES CHAMPIGNONS. — Pline le naturaliste disait, en parlant des champignons : « Comment peut-on trouver tant de plaisir dans un mets si douteux ? La vie est-elle assez ennuyeuse pour vouloir la terminer par un aliment si vil et inviter, par lui, la Parque, toujours prête à trancher le fil de nos jours ? »

Si, au lieu de respirer l'air de Rome sous Titus, Pline eût vécu à Paris de notre temps, il aurait pu s'épargner sa tirade mélancolique et manger des champignons tout à son aise, car il les aimait, j'en suis sûr. Semblable à ces faux misanthropes qui montrent leur amour de l'humanité en lui reprochant ses imperfections, Pline n'insistait sur les défauts des champignons que parce qu'il connaissait bien leurs qualités. Comme nous, il trouvait au champignon une odeur agréable, une saveur aromatique, un goût délicat; malheureusement, ses contemporains ne possédaient pas ce qu'ont les Parisiens : des inspecteurs des marchés, veillant à ce qu'il ne soit pas mis en vente des champignons vénéneux. Je suis heureux de féliciter l'administration française, qui fait ainsi bonne garde à la porte de nos estomacs. Je la loue, à un point de vue général, de se montrer soucieuse de la santé publique, mais je lui suis reconnaissant plus encore parce que, dans ce cas particulier, elle a adopté le seul mode de protection possible.

Dans l'état actuel de la science, on ne peut pas indiquer nettement à tout le monde les caractères auxquels on distingue les champignons vénéneux des champignons comestibles; c'est pourquoi la ville de Paris fait bien de n'autoriser la vente que de l'agaric de couche, de la chanterelle, de la morille et du bolet cèpe, dûment examinés. Marseille, Lyon, Bordeaux et les autres villes de France seraient heureusement inspirées si elles imitaient Paris.

En effet, lorsque dans un livre écrit pour les médecins, le *Traité d'Hygiène*, de Becquerel, on lit cet aveu :

« Nous ne pouvons entrer dans l'exposé des caractères qui per-
« mettent de faire la distinction entre les espèces comestibles et les
« autres, et nous y entrons d'autant moins, que ces caractères sont
« *fort incertains* »; il serait peu raisonnable de demander qu'on

apprît au public ordinaire ce que des savants de profession sont obligés d'ignorer.

Le Dr Bertillon, qui a consacré à cette question d'hygiène alimentaire des pages remarquables et émues, assure, il est vrai, que la vulgarisation de la connaissance des champignons n'est pas chose difficile. Pour être impartial, je vais dire comment il s'en explique :

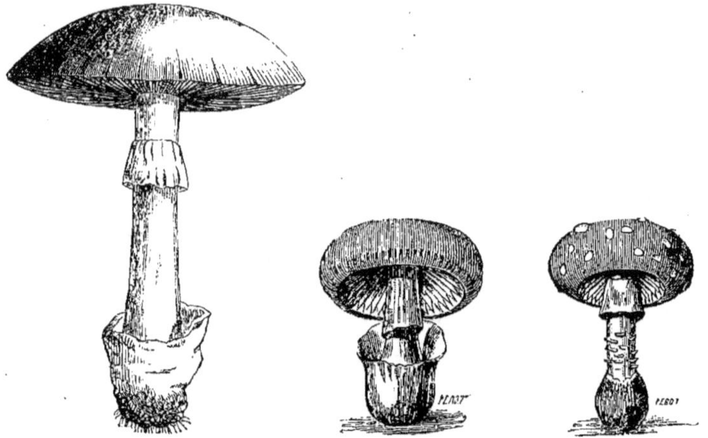

FIGURES 162 et 163. — Oronges vraies.

FIGURE 164.
Fausse Oronge.

« Que faut-il, écrit le docteur Bertillon, pour fournir sans danger à nos paysans mal nourris cet aliment réparateur et prolifique ? Seulement vulgariser en France la facile connaissance des champignons comestibles et des vénéneux, vulgarisation qui peut se faire de bien des manières, mais d'abord en obligeant nos écoles de médecine à enseigner, et nos jeunes médecins à savoir les diagnoses des uns et des autres, connaissance facile à acquérir, disons-nous, et qui n'exige guère que de distinguer, par la vue et par leurs caractères botaniques, une centaine de grosses espèces, dont peut-être quinze ou à peine vingt sont vraiment vénéneuses, trente à quarante comestibles et vraiment savoureuses; les autres, de médiocre qualité, et sans doute plus désagréables au goût, ou indigestes, ou purgatives, que vraiment toxiques. Quelques herborisations, quelques collections exécutées selon les procédés de M. Auzoux, initieraient promptement les étudiants à une connaissance indispensable au médecin de campagne et qui, cependant, à de bien rares exceptions près, lui fait absolument défaut aujourd'hui (1). »

En attendant que le jour heureux de cette initiation soit venu pour les médecins, je crois prudent de rappeler aux gens du monde ce que Robin et Littré disent aux étudiants :

« *Il n'existe pas de caractères auxquels on puisse infailliblement reconnaître les champignons comestibles* (2). »

Après cette citation, dont le seul but est de prêcher la prudence aux amateurs de champignons, je ne fais pas la moindre difficulté pour reconnaître que, dans toutes les provinces de France, il est des personnes qui ne se trompent jamais sur la nature bonne ou mauvaise des champignons. Quand vous entendez parler d'un em-

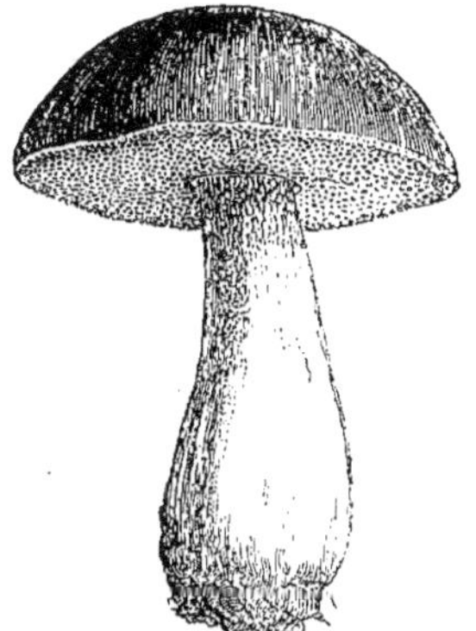 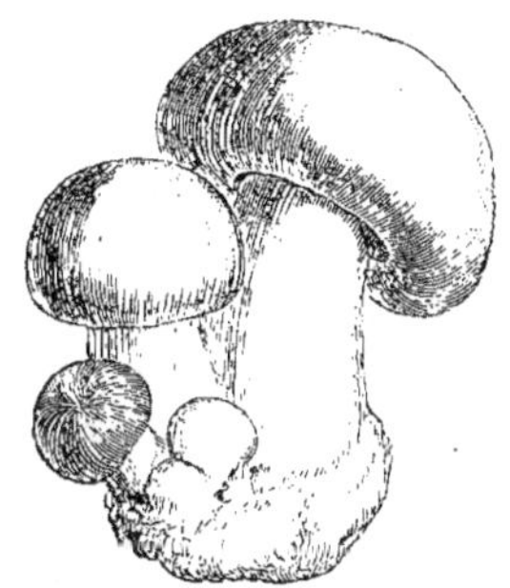

Figure 165. — Bolet comestible. Figure 166. — Jeunes agarics comestibles.

poisonnement par le bolet-satan, la manite, la fausse orange ou toute autre espèce vénéneuse, sachez bien que la récolte n'en avait pas été faite par un paysan du pays. Le cultivateur provençal peut se méprendre aux champignons des environs de Paris, le breton hésiter en présence des cèpes de la Gascogne, le languedocien n'être pas sûr de lui devant la chanterelle de Fontainebleau : toutes ces hésitations cessent lorsque le paysan est appelé à juger les champignons nés sur le sol qu'il foula dès son enfance. A ses premiers pas, dans les champs dont il doit devenir l'ouvrier, le père de

---

(1) *Dictionnaire de Dechambre*, 1re série, t. XV, p. 181.
(2) *Dictionnaire de Nysten*, 12e édition, p. 203.

famille lui a montré ici l'aliment utile qu'il faut récolter, là le poison dangereux qu'il faut fuir, et cet enseignement s'est gravé profondément dans sa mémoire, de façon à ne s'effacer jamais.

Conclusion : mangez sans crainte le champignon servi sur la table du paysan ; méfiez-vous du champignon trouvé par le promeneur ou le touriste. Si vous ne craignez pas d'envoyer à la cuisine ce comestible douteux, n'oubliez pas, au moins, de le faire macérer pendant trente ou quarante minutes dans l'eau salée ou vinaigrée. Au dire du docteur Gérard, cette précaution rendrait inoffensifs les champignons les plus dangereux.

Pour mon compte, je ne me fie pas volontiers à ce procédé, pas plus qu'à celui qui consiste à faire bouillir les champignons avec de l'eau mélangée d'alcool ou de potasse. Toutes ces lessives ont fait leurs preuves, je le sais, mais j'estime qu'on doit se dispenser d'y avoir recours, lorsqu'on a à se mettre sous la dent autre chose que des bolets suspects ou des morilles apocryphes.

Des ouvrages qui passent pour sérieux indiquent gravement diverses précautions propres à mettre le mangeur de champignon à l'abri des erreurs. Celui-ci conseille l'épreuve par la pièce d'argent, qui doit noircir au contact du poison ; celui-là recommande l'essai par l'oignon, qui brunirait en présence du principe vénéneux ; un autre prescrit de mettre un morceau de champignon dans du lait : le lait se caillera si le champignon n'est pas bon à manger. N'en déplaise à tous ces bouquins antiques et aux bonnes femmes qui les lisent, toutes ces expériences ne signifient absolument rien. Elles sont le résultat de croyances erronées, absurdes, et la fausse sécurité qu'elles donnent est, en somme, la cause de la plupart des empoisonnements.

PUISSANCE NUTRITIVE DES CHAMPIGNONS. — C'est assez parler des dangers que font courir les champignons, il faut dire un mot de leurs qualités nutritives, et expliquer pourquoi, dans ce livre, le chapitre du champignon suit celui de la viande.

Sans invoquer le célèbre gourmet d'Aigrefeuille, qui pleurait de joie lorsqu'on lui parlait des champignons de Montpellier, il suffit de rappeler l'opinion flatteuse de l'éminent directeur des travaux de statistique médicale de la ville de Paris. Pour bien montrer le cas qu'il fait du champignon, M. Bertillon l'appelle « *viande végétale* » et « *gibier sans pattes* ».

Avant lui, A. Richard avait écrit :

« Le champignon est un moyen puissant d'alimentation » ;

Devergie avait ajouté :

« Les champignons contiennent une grande quantité de principes nutritifs. »

Le professeur Guibourt avait dit encore :

« La composition chimique des champignons se fait remarquer par une grande prédominance de principes azotés, qui les met presque sur le même rang que les substances animales, et qui est cause que, parmi les animaux, ce sont principalement les carnivores qui les mangent. »

Vauquelin, Braconnot, Bouillon-Lagrange, Letellier, Michel Lévy et nombre d'autres ont fait des déclarations analogues, mais aucune n'égale en énergie celle de M. Bertillon.

Cette énergie nous plaît, parce qu'elle est l'expression de la vérité.

Les champignons ne se rapprochent pas seulement des substances animales par l'abondance de leurs principes azotés, ils contiennent en outre divers éléments minéraux reconstituants. C'est, je crois, M. Gobley qui les a, le premier, fait nettement connaître, dans un mémoire lu à l'Académie de médecine le 5 février 1856, et dont voici les conclusions :

« 1° Le champignon renferme 90,5 pour 100 d'eau ; 2° il contient de l'albumine ; 3° sa fibre végétale est formée, comme celle des autres végétaux, par la cellulose ; la *fungine* ne peut être considérée comme un principe immédiat, et c'est à l'albumine qu'elle contient que sont dues ses propriétés particulières ; 4° la matière grasse du champignon comestible se compose d'oléine, de margarine, et d'une substance particulière, *agaricine*, solide et cristallisée, remarquable par son point de fusion élevé et par sa propriété de n'être point altérée par les alcalis caustiques ; c'est à cette dernière substance que Braconnot et Vauquelin ont donné le nom d'*adipocire*; 5° la matière sucrée, cristallisée, ne constitue pas un sucre particulier; elle n'est pas susceptible de fermenter, et n'est autre chose que de la *mannite* ; 6° le champignon renferme une forte proportion de matières extractives azotées, les unes solubles dans l'eau et dans l'alcool, les autres solubles dans l'eau et insolubles dans l'alcool ; 7° il contient du chlorure de sodium et de potassium, du phosphate de potasse, de la potasse unie probablement aux acides malique, citrique et fumarique; du chlorhydrate d'ammoniaque, du phosphate et du carbonate de chaux. »

Sans connaître tous ces beaux détails de cornue et d'alambic, le public se régale de champignons. La ville de Paris, seule, en consomme pour plus de mille francs par jour, et personne n'en meurt,

— quelques-uns en sont malades, ce sont ceux qui, oubliant que le champignon est indigeste, en raison de la densité de ses fibres, ne le mâchent pas parfaitement ou en chargent trop leur estomac.

Parmi les mangeurs de champignons que l'indigestion tourmente, les uns ne veulent plus voir cet aliment sur leur table, les autres en redemandent au bout de quinze jours. Cette ardeur nouvelle paraîtra étrange à bien des gens ; elle n'étonne pas ceux qui savent que le poète Martial disait déjà aux Romains, il y a tantôt deux mille ans :

« On peut renoncer à l'or, à l'argent, à la toge, à la pourpre ; on ne renonce pas aux champignons. »

EMPOISONNEMENT PAR LES CHAMPIGNONS. — L'empoisonnement par les champignons s'observe assez fréquemment en province ; nous en avons dit la raison dans l'avant-dernier paragraphe.

Comme il se termine souvent par la mort, si de prompts secours ne sont pas donnés au malade, il importe d'indiquer nettement la conduite à suivre pour empêcher cette terminaison funeste.

Deux préceptes résument les indications thérapeutiques de l'intoxication par le principe délétère des champignons :

1° Provoquer les vomissements, par tous les moyens possibles ; 2° combattre l'inflammation et les symptômes nerveux, dus au passage du poison végétal à travers l'économie.

Pour provoquer les vomissements, ce qu'il y a de mieux, c'est l'émétique, sel composé que les pharmaciens appellent « tartre stibié » et les chimistes « tartrate double d'antimoine et de potasse » ; mais quand on n'a pas cette substance sous la main, il faut employer le premier vomitif venu : ipéca, sulfate de cuivre ou sulfate de zinc. Si toutes ces substances viennent à manquer, on peut faire vomir le malade en irritant son gosier avec les barbes d'une plume. Dans tous les cas, il est bon de gorger le sujet d'eau tiède.

Cela fait, souvent il arrive que le seul vomissement suffit pour la guérison ; d'autres fois, il faut avoir recours aux boissons mucilagineuses (guimauve, graine de lin, etc.) ; plus rarement, on est obligé d'administrer de l'éther.

Ces indications secondaires ne sont pas du domaine de l'hygiène usuelle ; elles réclament l'intervention du médecin. C'est à lui qu'il appartient de décider comment il convient de calmer les accidents nerveux ou de combattre la défaillance générale et l'abattement, consécutifs à l'empoisonnement. L'homme de l'art peut seul, en d'aussi graves circonstances, diriger la cure d'un mal, dont les symptômes, mobiles et inconstants, ne sauraient être prévus d'avance.

Quand on connaît la diversité des accidents organiques ou fonctionnels qui suivent l'ingestion de champignons vénéneux; lorsqu'on a sous les yeux les tableaux dissemblables qu'en ont fait Paulet, Chevalier, Krapf, Christison, Devergie, Orfila, Gintrac, Picco, Chansarel, Dufour, Anglada, etc., on comprend sans peine combien il serait imprudent de s'en rapporter à des personnes étrangères à la science pour une thérapeutique qui a, trop souvent, mis dans l'embarras les médecins de profession.

Pour me résumer, je conclus donc qu'il faut se hâter de faire vomir le malade, mais j'ajoute qu'on doit attendre la venue du docteur pour combattre les tranchées, les vertiges, les tremblements, les convulsions, le délire, la chaleur et les autres symptômes de l'empoisonnement par les champignons.

LES CHAMPIGNONS ET LA THÉRAPEUTIQUE. — La famille des champignons fournit deux espèces à l'art de guérir : l'agaric blanc (*boletus larici*) et l'agaric amadouvier (*boletus igniarius*). Le premier est du domaine de la médecine, le second de celui de la chirurgie.

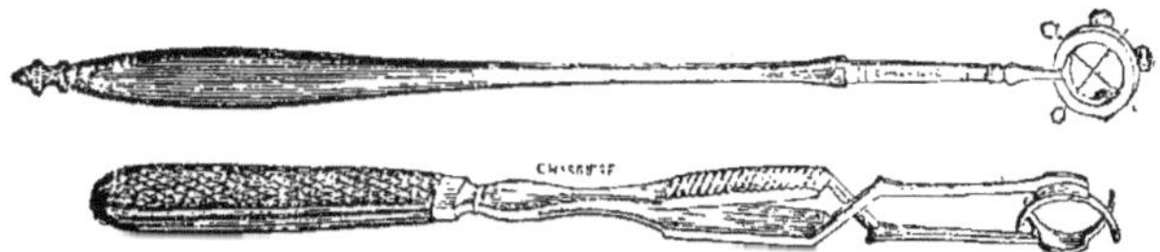

FIGURE 167. — Porte-moxa.

De l'agaric blanc, la vieille thérapeutique disait le plus grand bien. Il guérissait la jaunisse, l'épilepsie et la morsure des bêtes venimeuses, d'après le livre des simples, de Galien; il était bon pour purger le poumon, le foie, la rate et les reins, si l'on en croit Mesué; il était efficace contre les douleurs de tête, l'apoplexie et la rage, de l'avis de Démocrite; en somme, disait Dioscoride, l'agaric est bon à toutes maladies intérieures, pris tantôt dans de l'eau, tantôt dans du vin, d'autres fois avec du miel, selon l'âge ou la constitution du patient.

Toutes ces belles propriétés ont fait leur temps, et ce n'est quasi que pour mémoire qu'on cite l'agaric blanc dans les livres modernes. Dans l'édition de 1872 de son *Formulaire magistral*, le professeur Bouchardat se contente d'écrire ceci :

« L'agaric blanc n'est plus guère employé aujourd'hui comme drastique ; on le prescrit encore quelquefois pour combattre les sueurs nocturnes des phtisiques : c'est la poudre qu'on emploie, à la dose de 2 ou 3 décigrammes en une prise, le soir, en se couchant. »

L'agaric amadouvier n'a fait son entrée dans la thérapeutique qu'en 1750, au dire du D' Léon Labbé ; seulement, il est probable que les chirurgiens s'en serviront longtemps encore, après que l'agaric blanc aura disparu des officines.

L'agaric amadouvier n'est autre chose que le vulgaire amadou des fumeurs, moins le salpêtre dont on l'imprègne pour le rendre plus inflammable. Pour le préparer, on enlève d'abord de l'agaric la partie supérieure qui est très coriace, puis on coupe en tranches la partie spongieuse, située au-dessous, et on la bat au marteau, jusqu'à ce qu'elle devienne tout à fait souple.

Ainsi préparé, l'agaric sert à arrêter les hémorrhagies, en s'appliquant et se collant sur l'ouverture béante des petits vaisseaux. Tout le monde sait qu'on ferme les piqûres faites par les sangsues avec un morceau d'amadou, mais on oublie trop souvent — c'est pourquoi je le rappelle — que pour obtenir sûrement ce résultat il faut, pendant quelques minutes, maintenir le doigt sur la petite plaie. C'est pour avoir omis cette compression indispensable que, en maintes circonstances, on s'est effrayé d'une effusion de sang trop prolongée, et qu'on s'est cru obligé d'avoir recours à l'hémostatique irritant, le perchlorure de fer, alors que l'amadou bénin aurait pu suffire.

L'agaric amadouvier sert encore aux chirurgiens comme auxiliaire de certains appareils compressifs. Je n'avais pas encore pris ma deuxième inscription à la Faculté de Paris, que déjà mon premier maître, Morel-Lavallée, me montrait comment on superpose des plaques d'amadou, de diamètre décroissant, pour faire des compresses graduées.

Il est encore un usage de l'amadou que je voudrais bien passer sous silence : on l'emploie, en Orient surtout, pour l'opération révulsive barbare appelée *moxa*. Cette façon de brûler la peau des gens à petit feu, me paraissant dénuée de tout avantage sérieux, on me permettra de ne pas insister sur ce mode de cautérisation, bien qu'il ait été vanté par le chirurgien le plus honnête du monde, l'illustre Larrey.

TRUFFE. — La truffe est une variété de champignon, d'un goût très agréable. C'est un mets fort recherché, mais très échauffant. Son prix élevé a fait imaginer des falsifications nombreuses, que l'on aurait peine à croire, si elles n'étaient pas affirmées par des auteurs sérieux.

On a, dit M. Hureaux, poussé l'art ou plutôt l'audace de la fraude, jusqu'à fabriquer des truffes avec une pâte terreuse et des débris de truffes véritables. Il faut évidemment n'avoir jamais vu ni goûté une truffe, pour être dupe d'une aussi grossière falsification. M. Voiseux écrit qu'on a fait des truffes avec des pommes de terre avariées, pelées et découpées à l'emporte-pièce, qu'on colorait en brun et qu'on roulait dans de la terre truffière venue du Périgord.

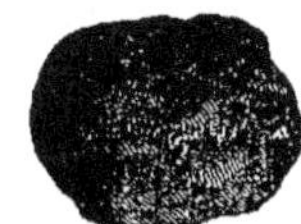

FIGURE 168. — Truffe.

Dans ses documents sur les falsifications des matières alimentaires, M. Girard affirme aussi que, dans la charcuterie, les truffes sont quelquefois remplacées par des tranches de pommes de terre. noircies par du perchlorure de fer et du tannin. Enfin, les Parisiens n'ont pas oublié l'histoire de ce marchand de saucisses truffées, qui avait imaginé de remplacer les rondelles de tubercule du Périgord par des morceaux d'étoffe noire.

Tous ces artifices extraordinaires doivent consoler les gens peu fortunés, qui ne peuvent s'offrir des truffes. Quant aux riches gourmands, susceptibles de goûter aux truffes tous les jours, qu'ils n'oublient pas la fin malheureuse du duc d'Escars, qui eut l'honneur de mourir d'une indigestion de pâtés de truffes à la purée d'ortolan, préparée par Sa Majesté Louis XVIII.

M. Chatin, directeur de l'Ecole supérieure de pharmacie de Paris et membre de l'Institut, n'a pas cru s'abaisser en publiant une monographie de la truffe. Dans son ouvrage, édité en 1870, j'ai noté cette opinion : La truffe n'est pas un aliment malsain, comme quelques-uns le prétendent; elle est parfaitement innocente des affections goutteuses dont la bonne chère est la cause.

XXIX

LA SALADE. — On appelle salade, en général, tout mets dont le sel est le principal assaisonnement. Il y a donc des salades de volaille, du bœuf en salade, des salades de homard et d'œufs durs, etc., etc. Ce n'est point de ces salades que nous voulons parler. Nous n'avons en vue, dans ce chapitre, que la salade proprement dite, celle qui est constituée par des parties végétales, crues et non cuites, roulées dans un mélange de sel, de poivre, d'huile et de vinaigre, celle dont Brillat-Savarin a écrit : « Elle rafraîchit sans affaiblir, et conforte sans irriter ; j'ai coutume de dire qu'elle rajeunit ». Cette salade forme l'accessoire obligé de tout bon repas, pour l'habitant de la ville ; pour le campagnard, elle est parfois la seule pitance accompagnant le pain ; c'est pourquoi nous allons dire un mot des salades les plus usuelles, qui sont : la laitue, la chicorée, le céleri, le cresson, la mâche, la raiponce, le pissenlit, le pourpier, le concombre, sans oublier les plantes aromatiques qu'on y ajoute souvent : cerfeuil, estragon, pimprenelle, ciboule et ail.

— La *Laitue* paraît vers le mois d'avril. Elle est alors très tendre, mais trop aqueuse et sans saveur. Un mois et demi plus tard, elle devient excellente. La variété de laitue dite *romaine*, dure tout l'été et une partie de l'automne. La *laitue pommée*, à feuilles concaves, et la *laitue frisée*, à feuilles crépues ou découpées, sont dans le même cas.

Toutes les laitues sont rafraîchissantes, préviennent la constipation, tempèrent la soif et facilitent le sommeil. Galien en mangeait tous les soirs pour s'assurer une nuit tranquille. Elles constituent un aliment très sain et fort agréable, mais très peu nourrissant, utile aux inflammations de tout genre. Suétone rapporte qu'on éleva une statue à Musa, médecin d'Auguste, pour avoir guéri cet empereur de la mélancolie, en lui faisant manger force laitues. Lanzoni, médecin du XVII⁰ siècle, rapporte le fait d'un homme qui s'était guéri d'une affection hypocondriaque invétérée, en mangeant de la laitue à midi et le soir. On lit, dans les *Mémoires de la marquise de*

Créquy, qu'Emile de Breteuil parvint à guérir son fils d'une affection convulsive en le bourrant de salade et de suc de laitue. Ces effets étaient dus, sans doute, à l'un des principes curatifs qu'on retire de la laitue. En effet, les pharmaciens préparent une eau distillée de laitue, qui entre dans la composition d'un grand nombre de potions calmantes.

On obtient encore avec la laitue deux médicaments, qui sont: le lactucarium et la thridace.

Le lactucarium est le suc laiteux obtenu par l'incision des tiges de la laitue. Séché au soleil, ce liquide se transforme en une sorte de pâte résineuse, à odeur forte, dont les propriétés sont semblables à celles de l'opium. On l'a employé avec succès pour combattre la toux. La thridace ressemble au lactucarium ; elle en diffère par le mode de préparation. On l'obtient, en effet, par le broiement des tiges de laitue et l'évaporation à chaud du liquide qui en résulte.

A cause de ses propriétés calmantes, la laitue a été accusée de produire les effets (réels ou problématiques) du nénuphar. Cette action n'a jamais été vérifiée. Je ne la cite que comme spécimen des assertions risquées de Pline le naturaliste, et, pour rappeler ce détail mythologique: quand elle eut été délaissée par le bel Adonis, Vénus alla se coucher sur un lit de laitues.

La laitue cultivée comprend plus de cent variétés, toutes douces. La laitue sauvage est amère; elle figure dans le menu du repas pascal, pour rappeler par son amertume, aux Israélites, les tristesses de l'exil sur la terre d'Egypte.

Dans sa *médecine statique*, Sanctorius a dit que la viande de poulet nourrissait moins que la laitue. La chimie proteste contre cette assertion fantaisiste.

—La *Chicorée*, dont la racine a été étudiée en parlant du café, fournit des salades nombreuses. En dehors de toute culture, elle donne la *chicorée sauvage*; cultivée, elle apporte sur nos tables les variétés appelées *endive, scarole, barbe de capucin*, etc. La chicorée sauvage est très amère, et ne plaît pas à tout le monde. Elle est, dit le Dr Vigouroux, diurétique et laxative, parce qu'elle contient du sel de nitre. Elle convient donc aux tempéraments sanguins, bilieux, et aux personnes tourmentées par une constipation opiniâtre. Les gens bilieux surtout, en retirent beaucoup de bien; c'est pour cela que Galien l'appelait l'*amie du foie* et que les anciens la prodiguaient dans toutes les affections abdominales; en réalité, la chicorée sauvage augmente l'appétit et facilite la digestion. On assure, même, non sans raison, qu'elle jouit de propriétés fébrifuges.

La chicorée cultivée, chantée par Horace, est agréable au palais.

Ce n'est pas un aliment réparateur, mais il possède des propriétés excitantes, diurétiques et toniques, qui le classent dans la catégorie des végétaux de premier choix, venant à propos dans un dîner d'apparat où les gibiers abondent.

La chicorée fournissait autrefois plusieurs produits à la pharmacie. Le codex donne encore la formule d'un *sirop de chicorée composé*. C'est une préparation purgative, dans laquelle la chicorée n'entre qu'à titre d'accessoire.

— Le *Céleri*, que les savants de tous pays appellent *opium graveolens*, et que les bonnes femmes de mon village nomment *api*, n'est que l'ache ou persil des marais, perfectionnée par la culture.

L'opération du blanchiment lui fait perdre son goût âcre et lui donne une tendreté relative ; mais il faut avouer que, malgré l'arome et les sucs toniques qui lui restent, sa digestion est souvent difficile.

Le céleri a une vieille réputation, qui est l'inverse de celle de la laitue. Cette qualité de l'un est aussi douteuse que le défaut de l'autre. La seule chose évidente, c'est que tout le monde peut manger de la laitue à satiété, et qu'il serait imprudent d'abuser du céleri, quand on ne possède pas un estomac solide.

Au mois de juillet 1881, le journal *la Vie domestique* a gravement annoncé, d'après un médecin anglais, qu'on pouvait obtenir la guérison du rhumatisme en mangeant du céleri cuit à tous les repas. Cette nouvelle, reproduite par tous les grands journaux, n'a, jusqu'à présent, fait du bien qu'aux... maraîchers.

— *Cresson.* — Il y a deux espèces de cresson : 1º le *cresson de fontaine*, que la sagesse des nations appelle « la santé du corps » ; 2º le *cresson alénois*, nommé aussi *nasitor*, parce qu'il fait éternuer.

Le cresson de fontaine est antiscorbutique, tonique et dépuratif, à cause de l'iode, du fer et du soufre qu'il contient, mais sa digestion n'est pas très facile, malgré qu'Oribase ait écrit : « Le cresson est favorable à l'orifice de l'estomac ». Il ne convient qu'aux personnes dont l'estomac supporte bien les crudités. Pour que le cresson exerce ses propriétés thérapeutiques et les exerce toutes, il faut, dit mon éminent confrère, M. Dechambre : d'abord, qu'il soit pris en grande quantité, puis, qu'il soit ingéré cru, la cuisson lui faisant perdre son huile volatile et, sans doute aussi, un peu de son iode ; on en mange une ou plusieurs bottes par jour, soit entre les repas, soit aux repas, en hors-d'œuvre ou autour des viandes. Que si la plante en nature n'est pas bien supportée, le mieux est d'en prendre le jus, le matin à jeun, ou au commencement des repas. On peut encore avoir recours aux diverses préparations pharmaceutiques dans lesquelles le cresson entre : sirop de cresson, vin antiscorbutique, etc.

L'année dernière, les vertus du cresson de fontaine ont fait l'objet d'une communication fort intéressante à la Société de thérapeutique. Au cours de la discussion, M. Noël Guéneau de Mussy a dit avoir souvent constaté les bons effets de cette salade, et il a cité le fait suivant, parmi ceux qui l'ont le plus frappé :

Une dame d'une soixantaine d'années était tourmentée par un eczéma très étendu, siégeant sur diverses régions du corps et remontant déjà à plusieurs années. La malheureuse femme avait perdu les ongles des mains , et, de plus, sa langue était couverte de placards eczémateux, qui rendaient la déglutition fort pénible. Les traitements nombreux qui lui avaient été conseillés, par les divers spécialistes devant lesquels elle s'était présentée, avaient échoué. M. Guéneau de Mussy essaya lui-même avec persévérance de tous les modificateurs des affections dartreuses, mais sans le moindre succès. En désespoir de cause, il se borna à lui prescrire de manger du cresson : deux ou trois bottes par jour. Cette dame suivit l'ordonnance à la lettre, et, au bout de cinq à six mois, elle était à peu près complètement débarrassée de sa dermatose ; la langue même avait repris son état normal ; la maladie durait au moins depuis une quinzaine d'années !

Il y avait donc du vrai dans ces affirmations rimées de G. Le Tellier :

> Jus de cresson le poil tombant garde de choir,
> Et mis sur mal de dents fait santé recevoir ;
> Son suc avecques miel oste toute gratelle
> En le mettant dessus, et la chair renouvelle.

D'après M. Chatin, le cresson serait le meilleur légume pour les diabétiques, parce qu'il contient très peu de sucre et de matières amylacées. D'après les médecins arabes, la femme qui veut avoir des enfants doit manger de la chair de mouton jeune, recouverte d'une épaisse couche de cresson pilé.

— Le *Cresson alenois* ou *Cresson des jardins* (*lepidium sativum*) a les propriétés du cresson de fontaine à un degré plus élevé. On peut en juger à son odeur plus aromatique et sa saveur plus âcre. Il ne convient nullement aux estomacs qui se trouvent sous l'influence d'une irritation nerveuse. Ainsi devait être Scaliger, qui pâlissait, dit-on, à la vue de cette plante.

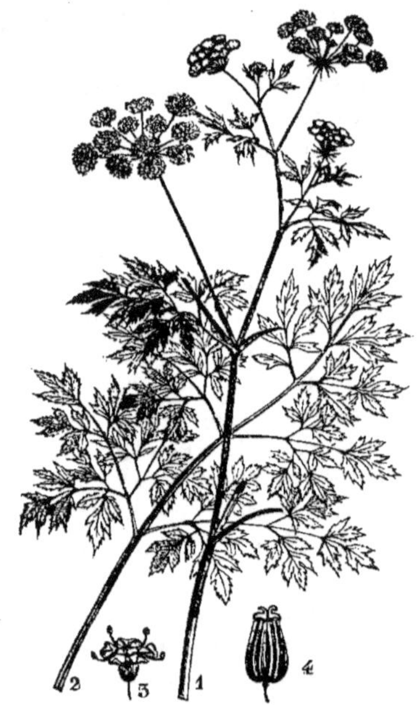

FIGURE 169. — *Persil (petroselinum sativum).*
1, tiges. — 2, feuilles. — 3, fleur. — 4, fruit.

— La *Mache* ou *Doucette*, de la famille des valérianées, est rafraîchissante comme la laitue. C'est une salade d'hiver, souvent mélangée avec le pissenlit et la raiponce.

— La *Raiponce*, sauvage ou cultivée, a quelque analogie avec le raifort. On mange ses feuilles et sa racine ; elle est de difficile digestion.

— Le *Pissenlit* amer constitue une modeste salade qui vaut mieux que sa réputation. C'est un excellent dépuratif, qui réveille l'appétit et qu'il faut recommander aux personnes sédentaires. On fait

avec les feuilles et la racine de pissenlit une tisane, administrée utilement dans les fièvres intermittentes simples. Quelques auteurs en
recommandent l'usage dans les affections chroniques de la peau.

— Le *Pourpier*, avec sa tige charnue et lisse, donne une salade peu
estimée et indigeste. Elle passe pour vermifuge et n'est que diurétique, à cause du nitrate de potasse qu'elle contient.

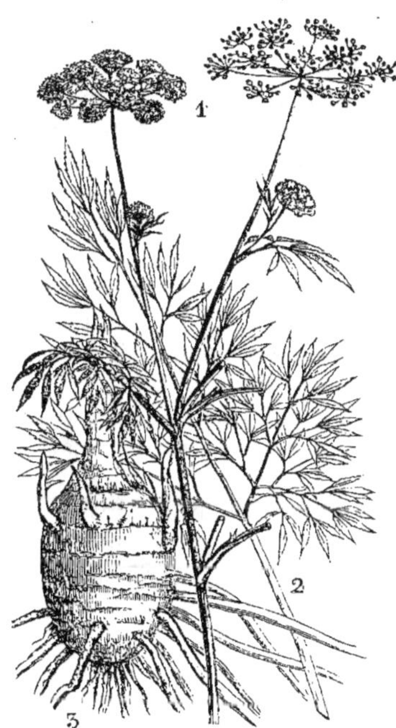

FIGURE 170. — *Ciguë aquatique* ou *cicu-
taire vireuse.*

1, inflorescence. — 2, feuilles. —
3, tubérosité radicale.

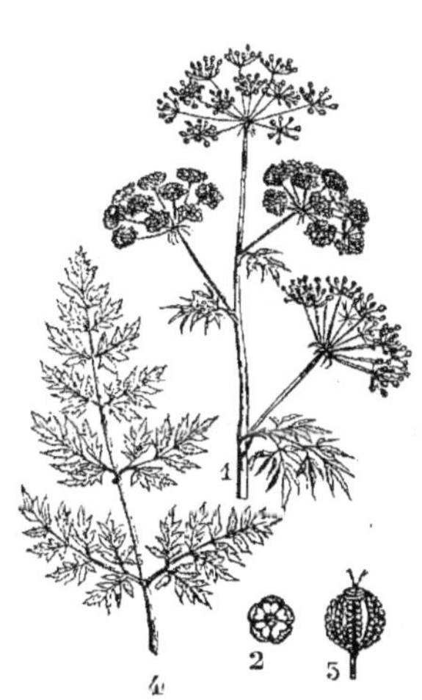

FIGURE 171. — *Grande ciguë (conium
maculatum.*

1, inflorescence. — 2, fleur. —
3, fruit. — 4, feuilles.

— J'arrête ici la liste des végétaux usuels servant de base à la
salade, et je vais parler des plantes aromatiques, qui n'en sont que
l'accessoire; mais, avant de clore ce chapitre, je dois dire ce que
l'hygiène pense de l'aliment qui en fait l'objet. Or, malgré les défauts relatifs de chaque salade en particulier, les salades, en général, peuvent toutes être considérées comme des aliments très hygié-

niques. En effet, par elle-même, la salade nourrit fort peu, mais comme elle fait manger un peu plus de pain aux pauvres, et un peu moins de viande aux riches, elle est utile aux uns et aux autres. Son usage convient surtout aux individus sanguins et nerveux, aux habitants des pays chauds, aux personnes qui ont une tendance aux congestions des poumons ou des organes cérébraux; il est indispensable aux marins ou aux voyageurs atteints de scorbut; il rend des services pendant l'été, principalement aux femmes qui, sans être malades, voient leur appétit diminuer ou disparaître. Pour tout le monde enfin, la salade est l'appoint utile d'un aliment azoté; mais, pour personne, elle ne devrait le remplacer et constituer à elle seule un repas. Cette vérité n'est malheureusement pas assez connue du public. M. Coulier, professeur au Val-de-Grâce, l'a formulée pour les médecins, en un langage saisissant, qui sera admirablement compris des gens du monde: le voici : « A côté de l'usage de la salade est l'abus. Celui-ci provient de la facilité avec laquelle on prépare cet aliment, autant que de son goût agréable. S'agit-il, par exemple, d'une ouvrière qui doit, après son travail, s'occuper de sa nourriture ? Pour faire cuire un aliment substantiel, il faut du temps, il faut faire du feu; le prix d'ailleurs est plus élevé. Au contraire, une salade est vite épluchée et bientôt prête, son prix est modique; elle constitue tout le repas. La faim est apaisée, mais ce n'est qu'un leurre, l'aliment azoté fait défaut, et son absence ne tarde pas à se traduire par tous les accidents qu'entraîne une ration insuffisante en azote. Dans les villes, beaucoup de jeunes filles de la classe ouvrière et même aisée, se ruinent la santé par un pareil régime. »

XXX

LES CONCOMBRES. — Un proverbe, mis en vaudeville par Clair-
ville et Thiboust, proclame que chaque femme a sa corde sensible.
Les hommes les plus puissants, les plus terribles, ont, eux aussi, un
défaut à leur cuirasse.

L'empereur romain Tibère, ce type du tyran cruel et soupçon-
neux, devenait doux et confiant au mois de juin. On touchait sa corde
sensible en lui offrant les premiers concombres.

De ces fruits allongés et cylindriques, semblables à des saucis-
sons végétaux, nous allons étudier les qualités et les défauts, non
parce qu'ils firent les délices d'un porte-couronne d'autrefois, mais
bien à cause de leur présence fréquente sur la table des travailleurs
de nos départements du Midi.

On fait une grande consommation de concombres chez nos voisins les Italiens, en Algérie, en Provence et dans le Languedoc.
Tandis que quelques fines tranches de concombre cru, servies dans
un ravier avec poivre et sel, au commencement du repas, suffisent
à toute une famille de Parisiens, un Marseillais de Marseille, un
méridional vrai, se charge à lui seul d'un saladier que remplit le
cucurbitacé appelé par les savants *cucumis sativus*. Point n'est besoin de dire que l'enfant de la vieille Phocée mange son concombre
avec de l'huile; le Toulonnais y ajoute un oignon rouge; le Gênois,
quelques tomates, et, parfois, du persil — qu'il est prudent de ne pas
confondre avec la ciguë.

Je ne conseille pas aux habitants des rives brumeuses de la Seine
de se livrer à cès exercices, lesquels ne sont pas toujours sans danger sur les bords ensoleillés de la Méditerranée.

Si, dans la région où mûrit l'olive, les estomacs sont généralement doués d'une puissance qui fait rêver Monselet, les porteurs
eux-mêmes de ces estomacs bien doués n'ignorent pas que la digestion du concombre est difficile. Sans avoir lu ni Hippocrate ni
Celse, ils savent que leur mets chéri n'est attaqué qu'avec lenteur
par les dissolvants naturels de l'organisme, et, chose curieuse, ils
ont une façon d'exprimer cette croyance, qui est absolument pareille

à celle du naturaliste Pline, mort victime de la science, il y a dix-huit cents ans : « Le concombre, disent-ils, demeure un jour entier dans l'estomac. »

La même pensée est écrite au chapitre V, du livre XIX de la grande compilation publiée par l'ami de Titus, sous le titre de : « Histoire naturelle ».

Donc, le concombre est indigeste. Enumérons ses autres défauts, avant d'indiquer ses qualités.

Le concombre cru nourrit fort peu et charge le tube digestif, sans grand profit pour l'assimilation ; il constitue ce que les anciens appelaient « un aliment de mauvais suc ». Sanctorius disait : La froideur et la grossièreté du suc de concombre empêchent la transpiration.

Le concombre cuit, farci ou mis en ragout, se digère mieux. Son pouvoir nutritif s'augmente de celui des adjuvants, gras ou maigres, que l'art culinaire lui associe ; mais sa valeur propre reste au-dessous de celle des autres légumes en général.

Dans l'examen des qualités du concombre il faut bien distinguer l'aliment du médicament. Comme aliment, il n'a été vanté que par deux savants ; comme médicament, la liste est longue des médecins qui l'ont préconisé.

D'après Hippocrate, la chair du concombre est fort rafraîchissante ; au dire de l'Italien Hermolao Barbaro, le qualificatif « rafraîchissant » doit être complété par celui de « réfrigérant ».

Cette affirmation d'un homme qui avait fait vœu de chasteté (Hermolao était prêtre) a sans doute quelque valeur ; cependant, je ne m'y fierais pas. Il faut, à mon avis, puiser des forces ailleurs que dans la salade de concombre ou la décoction de nénuphar, pour pouvoir résister à cette loi de la nature, ainsi formulée par l'Ecclésiaste : *Crescite et multiplicamini.*

Les applications médicales du concombre sont diverses.

La pharmacie a utilisé les graines, la pulpe et le suc du fruit que nous étudions.

Avec les graines, macérées dans l'eau, on composait autrefois un purgatif doux qu'il serait bon de remettre en honneur, au dire du Dr Labbée, dans notre pays de France, où l'on boit tant d'eaux allemandes.

La pulpe de concombre râpée donne un cataplasme frais, calmant admirablement la démangeaison, dans un grand nombre de maladies de la peau. A la suite d'un coup sur les membres, l'appli-

cation de cette même pulpe constitue un excellent moyen de guérison, si la contusion n'a pas été trop vive.

Le suc du concombre entre dans la composition de plusieurs cosmétiques renommés. Le plus simple de tous est une pommade bien
connue, dont voici la formule, d'après le codex :

Suc de concombres.........	120	grammes.
Axonge....................	100	—
Graisse de veau...........	60	—
Baume de tolu............	0.2	
Eau de roses..............	1.000	—

On s'en sert contre les irritations de la peau, les plaies légères, les
engelures, l'eczéma sec et même l'érysipèle.

S'il faut en croire le journal *la Science pour tous*, l'industrie américaine se serait emparée du concombre pour en faire du sucre (1).

— La famille des concombres renferme deux espèces, dont il nous
reste à dire un mot : le concombre nain ou cornichon, et le concombre sauvage.

Le cornichon, préparé comme chacun sait, est un bon condiment ;
pris en petite quantité, il ouvre l'appétit et stimule l'action gastrique. Mais son usage immodéré produit des effets déplorables.
Les organismes les plus solides seraient rapidement ébranlés
par l'abus des petits concombres verts au vinaigre — et aux sels de
cuivre. Que nos jeunes lectrices ne l'oublient jamais.

Le concombre sauvage, qu'on appelle encore concombre d'âne,
pomme de merveille ou claterium, ne ressemble guère au concombre ordinaire que par le feuillage. Son fruit, de la grosseur d'une
noix, est velu et renferme un liquide qui purge violemment (2). Les
anciens médecins en faisaient un fréquent usage ; les praticiens modernes (les anglais exceptés) l'ont délaissé, en raison des accidents
nombreux constatés après son administration.

Il peut pourtant rendre quelques services dans certains cas d'hydropisie, mais la prudence la plus élémentaire ordonne de ne jamais l'employer sans avis de l'homme de l'art, comme on le fait
malheureusement dans le pays qui m'a vu naître.

---

(1) Les semences de concombres pressées donnent un jus sucré qu'on traite ensuite
par des moyens spéciaux ; les résidus sont utilisés pour la nourriture des animaux.
Cette opération ne donne que le 7 p. 100 du sucre ; mais il revient à un prix moindre
que celui des autres provenances, son extraction étant très facile et moins coûteuse.

(2) L'*elaterium* est deux fois plus énergique que la coloquinte.

— Le *Cerfeuil* croît naturellement dans le midi de la France et est cultivé dans les jardins potagers. Il a une odeur agréable et une saveur parfumée, dépourvue de toute amertume ou âcreté, et donne fort bon goût à la salade. En médecine, on emploie la décoction de cerfeuil pour calmer les douleurs des hémorhoïdes. Tissot vantait cette plante, appliquée en nature, contre l'érysipèle de la face.

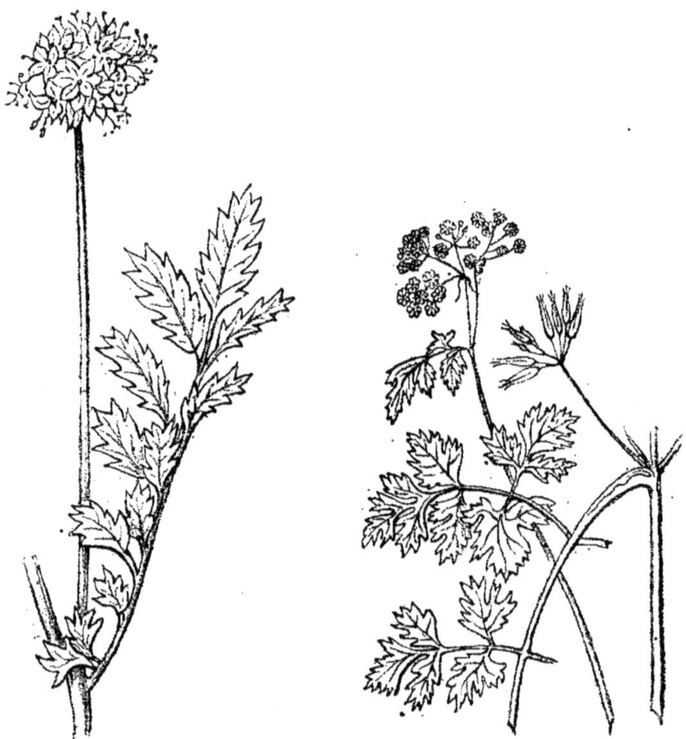

FIGURE 172. — La pimprenelle.   FIGURE 173. — Le cerfeuil.

— L'*Estragon*, originaire de la Sibérie, a une saveur piquante très aromatique. Il est stomachique et antiscorbutique. Pris en grande quantité, il pourrait troubler la régularité de la fonction menstruelle. Le D[r] d'Iharce disait ceci de l'estragon en 1793 : « C'est une plante aromatique dont on se sert principalement pour assaisonner les salades, dont elle facilite la digestion, en augmentant le ton des fibres de l'estomac; on la compte encore parmi les antiputrides; mais son usage ne convient pas à ceux qui sont d'un tempérament chaud, non plus qu'aux personnes maigres et à celles qui son incommodées de la toux.

— La *Pimprenelle* (d'Italie ou des montagnes) a une saveur astringente, faiblement amère et assez aromatique. On l'a vantée contre les évacuations de sang trop abondantes. D'après Taberna Montanus, le Dr Bachelet déclare que si l'on met de la pimprenelle sur les seins d'une nourrice, la quantité de son lait deviendra considérable. Est-ce vrai ou faux? Je ne l'ai pas vérifié, mais l'essai me paraît sans danger pour les femmes qui allaitent.

— La *Ciboule* (allium fistulosum) et la *Ciboulette* ou *Civelle* (allium schnœnoprasum) sont deux plantes du genre de ail.

L'AIL. — Dans ses *Eludes de la nature*, le poétique auteur de *Paul et Virginie*, a écrit ceci : « L'ail, dont l'odeur est si redoutée de nos petites maîtresses, est peut-être le remède le plus puissant qu'il y ait contre les vapeurs et les maux de nerfs, auxquels elles sont sujettes. » Bernardin de Saint Pierre — que j'ai cité tout d'abord pour me rendre les dames favorables — n'est pas le seul écrivain qui ait vanté le végétal honni par Horace et conspué par les élégants et élégantes de son temps et du nôtre. Pour ne nommer que les anciens, je peux mettre sur ma liste : Galien, qui appelle l'ail la thériaque des pauvres; Virgile, qui en parle comme d'un aliment propre à soutenir les forces des moissonneurs; Pline le naturaliste, qui lui reconnaît des vertus contre la phtisie; Celse, qui le dit propre à guérir la fièvre; Hippocrate, qui le classe parmi les médicaments sudorifiques; Dioscoride, qui en fait grand cas comme vermifuge.

L'antiquité n'a pas été seule à estimer l'ail. Pendant le moyen âge et la renaissance, les écoles de médecine affirmèrent les propriétés hygiéniques et curatives de cette plante et ne craignirent pas d'en allonger le catalogue, ce qui ne fut pas toujours heureux. C'est ainsi que, au seizième siècle, certains docteurs se condamnèrent à porter constamment quelques gousses d'ail dans leur poche, pour préserver eux et leurs malades des effets du mauvais air et des affections épidémiques. Ce moyen, infaillible, mais peu agréable, de s'annoncer chez les clients, n'est plus de mode parmi nos confrères, mais la science moderne ne nie point pour cela les qualités de l'ail. Elle aurait même découvert dernièrement deux applications nouvelles de l'ail à la thérapeutique : l'une, interne, pour le traitement du choléra; l'autre, externe, pour la.cure de la rage ; nous faisons des vœux pour que cette double vertu soit confirmée par l'expérience (1).

— C'est assez parler de l'ail médicament; de l'ail aliment, il nous reste à dire que, à petite dose, il facilite la digestion, provoque la sueur, facilite l'urination et augmente l'appétit: ces diverses actions sont dues à un principe actif huileux volatil, appelé essence d'ail ou sulfure d'allyle. Pris en excès, l'ail est narcotique et stupéfiant. Il produit une ivresse analogue à celle de l'opium, qu'éprouvent tous les gens du nord la première fois qu'ils mangent sérieusement de l'aïoli.

L'aïoli est une sorte de sauce de haut goût, faite d'huile, de sel et d'ail, très estimée des Provençaux et des Languedociens. En vertu du proverbe « Ce que l'on n'ose pas dire, on le chante », Mery, grand admirateur de l'aïoli, a chanté ce rude mets, dans une ode dont voici quelques strophes :

> Virgile, homme de goût, a chanté son arôme
> Dans des vers applaudis par les dames de Rome;

---

(1) Sur cette question du traitement de la rage par l'ail, le journal de thérapeutique de M. Dujardin-Beaumetz a publié la note suivante :

L'ail dans la rage. — On fait grand bruit dans les journaux d'un remède contre la rage : il s'agirait, une fois la morsure lavée à grande eau, de la frotter avec de l'ail pilé que l'on maintient pendant quelque temps sur place : pendant huit jours le blessé doit manger chaque matin deux gousses d'ail avec du pain, en mangeant jusqu'à assoupissement, et boire chaque jour 60 grammes d'une décoction d'ail (une tête par 700 grammes d'eau, réduire à 500 grammes). Le Dᵣ Dias (de Porto) aurait conclu de ses expérimentations qu'aucun des individus ainsi traités n'aurait présenté de symptôme rabique, tandis que ceux cautérisés au fer rouge auraient tous succombé. — Espérons que la vertu antirabique de l'ail sera confirmée d'une façon éclatante; mais le Dᵣ Bertherand fait observer que le remède a été prôné depuis longtemps par les médecins arabes. Le Prophète disait : « Appliqué sur le lieu de la morsure de la vipère ou de la piqûre du scorpion, il produit d'heureux effets. » Sidi-Syouthi ajoute : « Sur les morsures de chiens, de vipères et autres plaies venimeuses, il *neutralise complètement le venin.* » — Sofian El-Andaloussy est encore plus explicite : « Pris comme *aliment*, il est très efficace contre les piqûres de scorpions, de vipères et les morsures de chien enragé. » — Abderrezzâg el Djezzaïry reconnaît que « l'ail est antiseptique, et que, sous forme de topique, il est utile contre les morsures de serpent et de chien enragé ». — Enfin, cette pratique est fidèlement suivie par les Arabes et les Kabyles de notre époque. (*Journal de médecine et de pharmacie d'Algérie,* juin 1883, n° 6, p. 128.)

Et quand il allait voir Auguste au Palatin.
Thestyllis apprêtait l'ail en gardant ses chèvres;
Et le poète en cour exhalait de ses lèvres,
        Le vrai parfum du vers latin.

Lorsque l'amphithéâtre ouvrait ses vomitoires
Aux antiques héros de toutes les histoires,
Au peuple souverain, au consul triomphant,
Cent mille spectateurs, pour charmer leur attente,
Achetaient l'ail vendu sous une fraîche tente,
        Entre le tigre et l'éléphant.

Tout ce qui porte un nom dans les livres antiques
Depuis David, ce roi qui faisait des cantiques,
Jusqu'à Napoléon, l'Empereur du Midi,
A dévoré de l'ail, cette plante magique,
Qui met la flamme au cœur du héros léthargique
        Quand le froid le tient engourdi.

L'ail donne de longs jours. Au Bengale, le Bonze,
Avec des gousses d'ail se fait un corps de bronze ;
Son épiderme prend le tissu de l'airain.
A bord de nos vaisseaux, en montant les gargousses
L'enfant porte sa lèvre aux mamelles des gousses
        Pour sucer le lait du marin.

Ce n'est qu'au prix de l'ail qu'on devient un grand homme !
D'une bibliothèque ouvrez le premier tome,
Vous trouverez un nom qui se parfume d'ail.
Les Sultans de Stamboul, privés de cette plante,
Qui verse tant de feu sur leur chair indolente,
        Dormiraient veufs dans leur sérail.

XXXI

L'HUILE. — Dans la première partie de ce volume une page étant consacrée au beurre (V. p. 126), les méridionaux m'en voudraient de n'en pas accorder au moins deux à l'huile. En voici trois.

Les huiles sont des liqueurs onctueuses, plus ou moins inflammables, à caractères chimiques très divers, divisées scientifiquement en deux grandes classes : les *huiles fixes* et les *huiles volatiles* ou *essences*. Les huiles fixes se transforment en savons par l'action de la potasse, de la soude, de l'ammoniaque ou de n'importe quel alcali ; les huiles essentielles ne donnent pas des savons, elles n'ont pas le toucher gras, elles dissolvent la cire et les résines. Parmi les huiles fixes on peut citer l'huile de poisson, l'huile de pied de bœuf, l'huile de colza, l'huile de noix, etc. ; parmi les huiles essentielles, les plus connues sont : l'essence de térébenthine, l'essence d'anis, l'essence de roses, l'essence d'amandes amères. Il ne sera ici question que des huiles grasses servant à faire la salade.

Ces huiles comestibles sont, par ordre de mérite : l'huile d'olives, l'huile de sésame, l'huile d'arachides, l'huile d'œillette, l'huile de noix, l'huile de colza, l'huile de faines et l'huile de coton. Ajoutées à la laitue, à la chicorée ou à toute autre salade, elles sont considérées par bien des gens comme de simples condiments ; en réalité elles constituent des aliments véritables, dont l'action est semblable à celle des parties grasses de la viande. Comme la graisse, en effet, l'huile concourt activement aux actes de la respiration et de la calorification, en s'unissant à l'oxygène et en donnant naissance à un grand dégagement de chaleur. C'est donc un aliment respiratoire de premier ordre. J'estime, de plus, en songeant aux effets de l'huile de foie de morue, que l'huile peut aussi être considérée comme un aliment réparateur, en vertu de ce principe physiologique dû à Longet : chez un animal qui engraisse, une certaine quantité d'aliments dits « respiratoires » se dépose dans la trame des tissus, dont elle devient partie constituante, c'està-dire qu'elle est transformée en aliments plastiques. Becquerel me semble avoir exprimé la même idée lorsqu'il a écrit :

Les matières grasses étant déposées directement par le sang dans les mailles du tissu cellulaire, la graisse est en quelque sorte une réserve de matières hydrocarbonées destinées à être brûlées, lorsque les aliments plastiques et respiratoires seront insuffisants pour entretenir la chaleur animale.

De ce que l'huile possède les qualités énumérées ci-dessus il ne faudrait pas conclure qu'on peut en absorber impunément de trop grandes quantités. Si l'huile a les vertus de la graisse elle en a aussi les défauts ; comme le lard, le saindoux et le beurre, elle est indigeste ; quand on en abuse elle donne des maux d'estomac et provoque des éructations fort désagréables. Donc, il faut arroser la salade d'huile, mais il serait imprudent de la noyer dans ce liquide.

Les considérations qui précèdent sont applicables à toutes les huiles comestibles. Voici quelques détails spéciaux à chacune des huiles servies sur nos tables.

— L'HUILE D'OLIVES, que le professeur Arnould appelle « la plus précieuse de toutes les graisses végétales », est retirée des fruits murs de l'olivier ; la pression seule des olives donne l'huile vierge ; la pression aidée de la chaleur donne l'huile ordinaire.

L'huile d'olives, vierge ou non, étant d'un prix plus élevé que celui des autres huiles comestibles, on la trouve difficilement pure chez les marchands, qui s'ingénient à l'allonger avec des huiles moins chères. Une des fraudes les plus connues consiste à mélanger l'huile de coton et l'huile d'olives. Pour constater cette tromperie, il faut avoir recours à l'acide azotique.

On mêle l'acide et l'huile dans un tube d'essai dont on ferme l'extrémité avec de la gomme ; on agite vivement pendant quelques instants ; puis, remettant le tube dans la position verticale, on le laisse reposer cinq ou six minutes.

Passé ce temps, on voit l'huile surnager. Si l'on a opéré avec de l'huile d'olives bien pure, le liquide, formant d'abord un mélange incolore ou couleur paille très légère, tourne au gris cendre clair avec un léger reflet jaunâtre. L'huile de coton, au contraire, prend dès le commencement une teinte jaune d'or et se colore ensuite en brun café presque noir. Un mélange des deux huiles prend une teinte intermédiaire, d'autant plus foncée que l'huile de coton est plus abondante. Ce réactif est assez sensible pour faire découvrir la fraude quand bien même l'huile de coton ne formerait que les cinq centièmes du liquide essayé.

Le procédé que je viens d'indiquer est celui que le gouvernement italien a imposé à ses agents au mois de juin 1882.

— L'HUILE DE SÉSAME est extraite des graines de la jugoline (*sesamum orientale*), végétal originaire de l'Inde, cultivé surtout en Egypte et en Syrie. Dans ces pays on fait, avec ces graines, de la farine et du sucre, des galettes très nutritives, que les enfants aiment beaucoup. D'après Aulagnier, les femmes de l'Orient regardent la jugoline (*semsem*) comme le meilleur cosmétique ; elles prétendent aussi que rien ne peut lui être comparé pour procurer l'embonpoint, tant recherché, et pour donner au teint de la fraîcheur et de l'éclat.

— L'HUILE D'ARACHIDES se fabrique avec les graines de la pistache de terre (*arachis hypogœa*), que les Américains appellent *mani* et les Espagnols *cacahuete*. Ces graines torréfiées ont le goût de la noisette. La densité de l'huile d'olives étant de 0.916 à 0.918, celle de l'huile d'arachides est de 0.915. Celle de l'huile de sésame varie entre 0.721 et 0.923.

— L'HUILE D'ŒILLETTE est retirée des graines du pavot (*papaver somniferum*), elle est sans odeur, d'une saveur douce et agréable et plaît beaucoup aux Parisiens, qui la préfèrent généralement à l'huile d'olives. C'est celle que l'on sert le plus souvent dans les restaurants. Sa densité est de 0.913.

— L'HUILE DE NOIX se conserve mal. D'un goût agréable à l'état frais, elle prend une saveur forte et une odeur acre dès qu'elle commence à vieillir.

— L'HUILE DE COLZA ou de *navettes* est retirée de la graine du *brasssica oleracea*, plante du genre chou, dont la culture a pris, depuis quelques années, une extension considérable dans le nord de la France. Cette huile sert surtout pour l'éclairage, ainsi que pour la préparation des cuirs et des laines, mais les habitués des restaurants à bon marché en assaisonnent leur salade, plus souvent qu'ils ne croient.

— L'HUILE DE FAINES est rarement employée pour les usages de la table. Elle est contenue dans l'amande du hêtre (*falgus sylvatica*), d'où on la retire par le moulinage et l'expression. Son goût ne plaît pas à tout le monde, mais elle se conserve assez longtemps sans s'altérer.

— L'HUILE DE COTON est extraite des graines du *cotonier bom-*

bace. Elle nous vient surtout des États-Unis d'Amérique, mais on la fabrique aussi à Marseille et à Dunkerque, depuis une vingtaine d'années. Au mois d'octobre 1879, l'attention de l'Académie des sciences a été appelée sur cette huile, qui est fort peu nutritive et qui sert à falsifier l'huile d'olives dans des proportions véritablement scandaleuses.

LE VINAIGRE. — Le vinaigre, dont il a déjà été question, à propos du concombre (page 447), est un condiment acide, qui accompagne toujours l'huile dans la salade.

Le vinaigre de vin est le meilleur, après lui vient le vinaigre d'alcool (1), puis le vinaigre de bois. Les mauvais vinaigres sont faits avec des acides minéraux dilués, tels que : l'acide sulfurique, l'acide chlorhydrique et l'acide nitrique ou azotique.

Même excellent, le vinaigre est un condiment dont il ne faut pas abuser. Quelques gouttes de ce liquide excitent l'appétit et complètent l'action du suc gastrique ; absorbé en trop grande quantité, le vinaigre irrite la muqueuse de l'estomac, produit la gastralgie et la dyspepsie, trouble l'activité de l'absorption et la réparation des divers organes.

J'entends un lecteur faire une objection. Si tout le monde, dit-il, était approvisionné de bon vinaigre d'Orléans, ces accidents seraient moins à craindre.

A cela je réponds : l'antique réputation du vinaigre d'Orléans a vécu, et je le prouve par des documents officiels, extraits d'un rapport sur les travaux du Conseil d'hygiène du Loiret, analysés dans la *Revue d'hygiène* du mois de mars 1882.

D'après M. Rabourdin, secrétaire du Conseil d'hygiène du Loiret, la population serait de plus en plus exposée à n'absorber, sous le nom de *vinaigre d'Orléans*, que des vinaigres d'alcool et des vinaigres mixtes au lieu des vinaigres pur vin, qui plaçaient cette marque en si haute estime. Que cela tienne à la diminution vinicole de la France ou à l'abondance des demandes, il est de fait qu'aujour-

---

(1) La manière de fabriquer le vinaigre avec l'alcool est assez simple. On forme une espèce de vin avec de l'eau et de l'alcool de pommes de terre, ou de grain, principalement avec des alcools venus d'Allemagne, peu coûteux, mais mal rectifiés, qui contiennent des traces d'essences vénéneuses. Ce mélange abandonné à lui-même, après toutefois qu'on y a ajouté du germe de *mioderma vini*, ou champignon particulier du vin, et, qu'en termes vulgaires, on appelle *la mère* du vinaigre, se transforme peu à peu, s'acidifie et devient un vinaigre très fort, mais sans goût, sans arome. Ce produit, déjà mauvais, est falsifié et sous-falsifié. (*La science pour tous.*)

d'hui le vinaigre obtenu exclusivement à l'aide du vin est très rare dans l'Orléanais, tandis qu'on y fabrique des quantités relativement considérables de vinaigres industriels et de vinaigres d'alcool ou ne contenant que des quantités de vinaigre de vin presque insignifiantes : 25 à 30 p. 100 au plus. Le mal ne serait pas très grand si ces produits pouvaient être facilement surveillés et reconnus, car il importe qu'aucun liquide alcoolique n'échappe, au nom de la santé publique, à la vigilance des autorités de police ; mais la plupart du temps, ces vinaigres sont vendus comme vinaigre pur vin et les étiquettes qui recouvrent ces marchandises sont encore agrémentées de nombreuses médailles et de récompenses aux expositions. Cette tromperie sur la qualité de la marchandise vendue est difficile à saisir et l'obligation, formulée par la circulaire du 10 octobre 1855 sur la vente des vinaigres factices, d'apposer sur les fûts des marchands et les flacons des épiciers, des étiquettes spéciales et véridiques, sera presque toujours illusoire.

Le commerce fabrique même aujourd'hui ces produits avec des vins de raisins secs et sous le nom de vinaigre d'alcool additionné de crême de tartre, ce qui, à un premier examen, peut le faire prendre pour un vinaigre de bonne qualité. Aussi, dans l'intérêt de la renommée du commerce de son pays et aussi de la facilité d'analyser un produit susceptible de contenir une quantité d'alcool plus ou moins considérable, M. Rabourdin émet le vœu que chaque fois que les employés de la régie procèdent à la dénaturation des alcools destinés à la préparation des vinaigres, les fabricants soient obligés, au moment de la dénaturation, d'ajouter à l'alcool une substance étrangère au vin, qui se retrouverait dans les vinaigres factices et permettrait de reconnaître ceux-ci dans les mélanges. Il propose, à cet effet, d'ajouter, par litre de vinaigre, 2 grammes de phosphate de soude du commerce, substance d'une valeur très minime, complètement inoffensive, n'existant pas dans le vin en quantité sensible, et donnant des réactions faciles à reconnaître.

XXXII

LE DESSERT. — A la fin du déjeuner, nous avons étudié deux des éléments accessoires qui clôturent un repas : la poire et le fromage (voir page 190); nous sommes à la fin du dîner; nous allons parler de quelques autres desserts : les fraises, les cerises, les oranges, les raisins, les noix, les figues. sans oublier l'humble marron, ce dessert des pauvres diables dont le menu est trop court.

Pour ce qui est des sucreries, nous ne parlerons que de celles dont on accable les bébés et les femmes à l'occasion du jour de l'an.

LES FRAISES. — Van Swieten, que vous connaissez peut-être, lecteur, pour avoir bu d'une liqueur inventée par lui (si vous ne la connaissez pas, n'en demandez pas dans les cafés), Van Swieten était un médecin viennois, disciple de Boerhaave, célèbre au siècle dernier. Il aimait à la folie les petits fruits vermeils et parfumés chantés de nos jours dans le *Bijou perdu*, sur l'air du « Bois de Bagneux ». Il les aimait tellement, qu'il faisait partager cet amour à tous ses malades.

D'abord il s'était contenté de prescrire une douzaine de fraises, aux fébricitants que la soif tourmentait; quelque temps après, il en donna d'abondantes cuillerées à tous les convalescents d'affections graves; plus tard, il en faisait servir de grands plats aux calculeux; un jour vint, enfin, où il déclara qu'avec les fraises on pouvait guérir la lypémanie, ou folie maniaque triste : il ne s'agissait que d'en administrer une dose suffisante. C'est pourquoi il en fit prendre à un malheureux mélancolique « une vingtaine de livres par jour » durant trois semaines.

Le fou, qui n'avait pas ri depuis un an, s'épanouit largement la rate, à la fin du traitement. En historien fidèle, je dois ajouter, on s'en doute, que son hilarité eut des imitateurs.

Van Swieten n'a pas été seul à vanter les vertus curatives de la fraise. On les avait célébrées avant lui, on les a célébrées depuis.

Dans les auteurs anciens, on parle peu des fraises (1), mais Antoine Du Pinet, qui commmenta le naturaliste Dioscoride, et les commentaires de son commentateur Mathiole, en un énorme infolio, imprimé à Lyon en 1522, déclare que « il est peu d'herbes tant joyeuses et profitables ».

D'après ce docte écrivain, les fraises sont « réfrigératives au premier degré et dessiccatives au second : elles servent grandement aux estomacs chauds chargés d'humeurs cholériques ».

Après ces diverses actions, pour la mesure desquelles les thermomètres perdraient leur mercure, et les observateurs leur temps, l'auteur que nous citons en indique d'autres.

Il affirme que le jus tiré des fraises « est singulier aux taches et ulcères du visage ». — Un parfumeur qui s'en est souvenu a inventé un cosmétique au fragaria, pour entretenir la fraîcheur du teint. — Du Pinet ajoute que les « empêchements, fumées, nuées, taies et défluxions qui adviennent dans les yeux » ne résistent pas à une instillation de ce précieux jus. Si ceci tombe sous le rayon visuel du parfumeur déjà nommé, nous voilà menacés d'un nouveau collyre à l'extrait de fraises des Alpes.

Que le Dieu qui préside aux jardins nous préserve de tels inventeurs !

Que mon excellent collègue de la Société française d'hygiène, M. Stanislas Martin, écrive, dans sa *Physiologie des substances alimentaires*, que les fraises ont souvent rendu la santé à des malades abandonnés de tous les médecins, cela ne me déplaît pas ; qu'il nous rappelle que le botaniste Linné demandait aux fraises à la crême la cessation de ses accès de goutte, je ne vois nul inconvénient à cette érudition de bon aloi. M. Stanislas Martin ajouterait qu'Hoffmann et Schulz avaient guéri des poitrinaires avec des fraises, cela me laisserait impassible ; mais je proteste si l'industrie scientifique veut envoyer à l'officine ce qui fait l'ornement de nos tables ; je m'insurge si l'on a l'intention de transformer en drogues malpropres le plus délicieux de nos desserts.

Laissez-nous nous rassasier de ce fruit qui constitue un aliment agréable, sain, rafraîchissant et de digestion facile (2) et ne nous parlez pas de l'apothicaire.

---

(1) Les anciens ne connaissaient pas la culture des fraises ; les mûres, beaucoup plus répandues, terminaient presque tous les repas des premiers romains.

(Dr SAUCEROTTE.)

(2) Malgré ses qualités, la fraise peut, comme d'autres substances, exercer une

Faites-nous observer, par la voix du professeur Fonssagrives, que l'addition de la crême aux fraises les rend indigestes ; nous nous priverons de ce mélange à l'aspect pathologique.

Rappelez-nous, Belèze en main, que la grosse qualité dite *ananas* est un peu lourde ; nous ne manquerons pas de l'associer au sucre et au vin, qui en facilitent l'absorption.

Remettez-nous en mémoire les travaux de Gesner, au point de vue de la dissolution de certains sels animaux ; nous mangerons nos fraises au cognac, si nous ressemblons, par la vessie, à Savonarole, Casaubon, Sydenham, Cromwell, Rousseau, Desaugiers, Napoléon III et autres calculeux.

Appelez notre attention sur la rapidité avec laquelle les fraises subissent la fermentation acide ; nous serons plus soigneux de vérifier leur fraîcheur chez les marchands ; mais, de grâce, laissez là les produits pharmaceutiques fragariacés.

Si l'eau de fraises des officines est diurétique et bonne aux goutteux, la fraise ne l'est pas moins ; si le sirop préparé avec les fruits du fraisier est rafraîchissant et salutaire aux fiévreux, les fruits le sont bien davantage : Demandons donc nos desserts à des fruitiers sans diplôme.

Nous devons pourtant laisser quelque chose à l'honorable corporation sur les intérêts de laquelle M. Chatin a toujours un œil ouvert : c'est la tisane de racines de fraisier.

Avec sa belle couleur rouge, ce liquide peut rendre de réels services.

— Aux malades ?

— Non, aux pharmaciens, pour remplir les bocaux éclatants qui sont les lanternes de leurs devantures.

Un mot encore sur les fraises :

— Quand il était étudiant, Nadar disait : « La chimie c'est ce qui pue ». Que dirait-il aujourd'hui, s'il apprenait que les chimistes fabriquent un liquide permettant de faire des glaces à la fraise *sans fraise* ? Cela s'appelle bravement *essence de fraises*, cela fleure presque comme la fraise des bois, et c'est ainsi composé :

Ether nitrique.............	1	partie en volume.
Acétate d'éthyle............	5	—
Formiate d'éthyle..........	1	—
Butyrate d'éthyle	5	—
Salycilate de méthyle.......	1	—

— La chimie ne pue pas toujours.

---

action anormale sur certains organismes spéciaux : on assure que le Dr Frank vomissait quand il mangeait une seule fraise.

LES CERISES.—Quand vient le mois de mai, les Parisiens voient apparaître, sur la voiture de la marchande des quatre-saisons, le joli fruit vermeil dont l'épiderme luisant et la chair ferme font venir l'eau à la bouche ; les Parisiens assistent à l'éclosion du temps des cerises ; devant eux le printemps s'est mis à égrener le chapelet gracieux dont les perles, toutes savoureuses, commencent au *Bigarreau de mai* pour finir à la *Griotte noire tardive*, en passant par l'*Angleterre*, la *Belle de Choisy*, la *Doucette*, la *Montmorency* et la vulgaire *Guigne*, dont il ne faut pas se... moquer, malgré le proverbe.

Un botaniste comme de Candolle, ou M. le professeur Baillon, pourrait trouver incomplète l'énumération qui précède ; pour moi, simple chroniqueur, je la déclare plus que suffisante, et je réduis toutes les variétés à deux groupes. Dans l'un je mets les cerises douces ; dans l'autre, les cerises acides (1).

Cerises douces et cerises aigres (à Paris on dit « cerises *sûres* ») constituent un excellent dessert, si on en use modérément. Ces fruits conviennent, en général, à tous les gens bien portants. Rafraîchissants et légèrement laxatifs, ils aident la digestion, pourvu qu'on n'en ingère pas des quantités extraordinaires.

Les cerises douces doivent être choisies de préférence par les individus forts et gros mangeurs ; ceux qui sont maigres et doués de peu d'appétit doivent rechercher les cerises acides ; l'estomac des premiers comme celui des seconds se trouve bien de l'usage du fruit que Lucullus, vainqueur de Mithridate, vulgarisa en Europe. Je dis *vulgarisa*, et non *apporta* (2), contrairement à l'opinion cou-

---

(1) On peut ramener, d'après du Breuil, les principales variétés comestibles de cerises aux suivantes :

1ʳᵉ L'*Angleterre* hâtive ; 2ᵉ la *Montmorency à longue queue* ; 3ᵉ la *Belle de Choisy*, tendre, couleur de rose, fondante, sucrée, presque pas acide, très délicate ; 4ᵉ la *Royale, Cherry-Duc*, qui ne mûrit qu'à la fin de juin, fruit gros, peau d'un beau rouge-brun, chair rouge, un peu ferme, eau très douce, c'est la cerise anglaise ; 5ᵉ la *Griotte de Portugal, Royale de Hollande*, fruit gros, peau cassante, rouge brun, chair ferme, eau abondante, noyau petit, pointu à son sommet ; 6ᵉ la *Reine Hortense, Belle suprême, cerise d'Aremberg* ; 7ᵉ la *Montmorency courte queue, gros Gobe de juillet* ; 8ᵉ le *Bigarreau de mai, bigarreau rouge hâtif*, fruits tout à fait en cœur, un peu comprimés, marqués d'un sillon longitudinal sur une de leurs faces, chair ferme, cassante, très adhérente à la peau, qui est d'un beau rouge du côté du soleil, marbrée de rouge et de blanc du côté opposé ; 9ᵉ la *grosse Merise noire* à longue queue, peau fine, luisante, chair tendre, d'un rouge foncé, douce, sucrée. C'est le produit de la culture du merisier des bois.

(Dʳ DECAISNE).

(2) Vous lisez partout que les cerises n'étaient pas connues à Rome avant Mithridate et que c'est le fastueux Lucullus qui les y apporta l'an 80.

rante enseignée dans les auteurs classiques, parce que Pline le naturaliste nous a appris que la cerise était connue en Italie bien avant l'an 680 de Rome, époque du retour de Lucullus, du royaume de Pont.

Pour être un peu plus de mon temps, je note ici que la ville de Paris, seule, consomme annuellement au moins quinze millions de kilogrammes de cerises. Les documents officiels indiquaient déjà, pour l'année 1853, le chiffre de 14,281,800 kilogrammes.

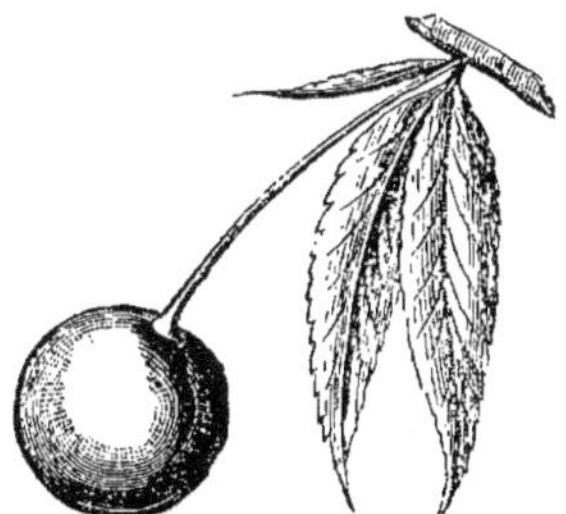

FIGURE 174. — La cerise.

Il est une variété de cerises dont l'usage réclame certains ménagements. C'est la qualité appétissante, en forme de cœur, à chair blanche, cassante et très sucrée, dite *bigarreau dur*. Fort agréable au goût, elle est parfois nuisible au tube digestif.

A jeun, on peut en manger impunément tout son soûl; mais, à la fin d'un repas, il serait imprudent d'en absorber une grande quantité. Une indigestion est à craindre pour tout homme, déjà repu, qui ne sait pas résister aux charmes d'un dernier service trop résistant. Ce détail n'est pas ignoré des gourmands : le célèbre mangeur Grimod de la Reynière, qui s'appelait de son petit nom Balthazar, — tout comme le royal festineur de Babylone, — n'a pas

---

Rassasié d'honneurs, usé par la victoire,
Il mit à ses festins son étude et sa gloire.
La terre lui fournit, de l'aurore au couchant,
De ses productions le tribut succulent.
A l'art de sa cuisine elles furent soumises,
Et l'Europe lui doit les premières cerises.

En dépit du chantre de la *Gastronomie* et de bien d'autres, on trouve signalés dans certains auteurs, et en particulier dans le *Banquet des sophistes* d'Athénée, l'usage et les propriétés de ce fruit, avant les victoires de Lucullus en Asie. Les Gaulois, nos pères, le connaissaient.

oublié de noter, dans son *manuel des Amphitryons*, que les cerises sont mieux supportées à jeun qu'après un bon dîner.

Sur 100 parties, l'analyse des cerises donne le résultat suivant : Eau, 75; sucre, 18; acide, 2; gomme, 3; ligneux, 1; matières azotées et colorantes, 1; traces de sels de chaux.

Les médecins ne sont pas ennemis des cerises. Ils les permettent volontiers à leurs malades. pourvu qu'on ait le soin de les choisir bien mûres. Ils les ordonnent, dit Bosc, dans les fièvres où il y a tendance à la putridité. Richard ajoute qu'on les administre avec succès dans les phlegmasies légères des organes digestifs.

Tous les praticiens, en général, en recommandent l'usage pour émoustiller les estomacs paresseux, en ayant soin de déclarer toutefois que les griottes ne conviennent pas aux gastralgiques. Les médecins anglais prescrivent sous le nom de *cherry wine* (vin de cerises) une boisson dont voici la composition :

Suc de cerises...............	3 litres	40
Sirop de sucre de raisin........	0 —	567
Sirop simple.................	0 --	567

La bonne opinion que j'ai des cerises va me permettre de dire franchement mon avis sur un de ses accessoires que je n'aime pas.

Les queues de cerises, que les savants appellent des *pédoncules*, jouissent d'une réputation dont je me méfie plus encore que de l'omniscience de Mme Damala, ci-devant Sarah Bernhardt. Les admirateurs de la grande artiste voient, dans son organisme frêle, un assemblage de Melpomène, d'Erato, de Phidias, de Zeuxis et de Paul de Saint-Victor. De même, ma concierge trouve dans la tisane de queues de cerises : un calmant pour ses vapeurs, un adjuvant de ses digestions, un fondant pour ses obstructions, un stimulant de sa vessie, un antidote de ses coliques, un préservatif assuré contre l'hydropisie.

L'avenir dira si l'universalité des arts réside réellement en Sarah Bernhardt; l'expérience du passé a prouvé et bien prouvé que toutes les vertus de la queue de cerise sont absolument apocryphes.

— En médecine, — comme en morale ou en politique, — il est des conseils d'une banalité telle qu'il paraît souvent inutile de les formuler, et dont la mention est cependant propre à éviter des malheurs. Au nombre de ces recommandations naïves, je place celleci : Quand on mange des cerises, il faut avoir soin de ne pas avaler les noyaux. Leur accumulation dans le tube digestif peut amener les désordres les plus graves et même causer la mort : le fait a été constaté plusieurs fois, et notamment en 1868, à l'Hôtel-Dieu de Lyon, dans le service de M. Paul Meynet, sur la personne d'une jeune fille de 19 ans, emportée par une occlusion intestinale.

Au mois de juillet 1882, le D' Paul Fabre communiqua à la Société médicale de l'Allier un fait moins malheureux. C'est l'observation d'un cas d'obstruction intestinale chez une petite fille qui parvint, à force de bains et de lavements, à expulser quelques centaines de noyaux de cerises.

La gloutonnerie est-elle la seule cause qui fait avaler les noyaux ? — Je répondrais hardiment oui, si je n'avais pas lu les écrits du D' Le Tellier sur le *retardement de la mort*. Dans ce précieux recueil médical, plein de recettes prophylactiques, j'ai trouvé cet aphorisme :

> La cerise mangeant en recepvras grand don.
> L'estomac elle purge, et *son noyau est bon,*
> *Mangé contre la pierre...*

Je n'accuse donc plus les avaleurs de noyaux du crime de goinfrerie ; j'aime mieux supposer que, sur la foi d'un auteur stupide, ils ont voulu préserver leur vessie de la pierre, en bourrant leur intestin de petites masses dures comme elle.

Pour compléter l'histoire médicale de la cerise. je dois dire encore que les cerises ont été comprises parmi les médicaments externes. On lit, en effet, ceci dans Mathiole (trad. du Pinet) :

« Le lait du figuier, appliqué avec griotte sèche, mondifie et nettoye la gratelle, les dartres, la rogne. »

Cet effet est douteux. Celui qui suit est sérieux : la gomme qui découle des cerisiers jouit des mêmes propriétés que celle de l'*accacia vera*, dite gomme arabique. C'est un adoucissant excellent, dont on peut faire des sirops, des mucilages, des pâtes fort utiles dans les maladies inflammatoires.

XXXIII

LES ORANGES. — Les fruits globuleux, odorants et charnus, que les anciens nommaient « pommes d'or » et que nos marchands (1) parisiens appellent « la belle Valence » passent pour être des plus sains. Ils ne le sont pas toujours. Une bonne orange de Malte ou de Majorque, bien mûre, à saveur douce, légèrement acidule, est fort agréable à manger; elle est encore salutaire : Elle apaise la soif, rafraîchit la bouche, réveille l'appétit, aide à rendre plus digestibles les substances mucilagineuses, facilite les évacuations naturelles, sans les exagérer. Mais, si au lieu d'une on en mange un grand nombre, si l'on en charge son estomac, surtout après un repas copieux, les effets des oranges sont bien différents. Les plus mûres et les mieux choisies, prises avec excès, peuvent amener des éructations acides, du ballonnement de l'abdomen, des nausées, des hoquets, des coliques et des vomissements. On remédie à ces troubles digestifs au moyen de la diète, de quelques tasses de camomille chaude et de... la seringue.

Si l'abus des oranges de bonne qualité produit les effets que nous venons d'énumérer, qu'adviendra-t-il de celles — ce sont les plus nombreuses — dont le suc aigre et mordant rappelle un distique de Boileau, irrévérencieux pour le beau sexe?

Véritables réservoirs d'acides végétaux, elles agiront à la manière des acides : elles irriteront directement la muqueuse de l'es-

---

(1) Le métier de marchand d'oranges a un inconvénient que je dois signaler aux personnes faisant le commerce de ces fruits : il est imprudent de passer la nuit dans les locaux où on les conserve. Le fait suivant, cité en 1865 dans les *Annales d'hygiène*, en est la preuve : un épicier avait fait placer dans un cabinet à l'entresol le contenu de trois caisses d'oranges qu'il venait de recevoir. Le nommé Charles V..., son garçon de magasin, s'étant couché dans le cabinet aux oranges, fut trouvé, le lendemain, étendu par terre sans connaissance. Un médecin reconnut tous les symptômes de l'asphyxie. Une saignée et des frictions rappelèrnt le malade à la vie. — L'inconvénient que je viens de signaler peut être provoqué par des produits parfumés autres que l'orange. En 1866, Parisel a publié, dans *l'Annuaire pharmaceutique*, l'observation d'une dame qui fut à moitié asphyxiée par une corbeille de coings placée dans sa chambre.

tomac; elles intéresseront, par réaction sympathique, les membranes qui tapissent les voies respiratoires; elles amèneront la toux et l'indigestion.

Si l'on mange pendant longtemps de mauvaises oranges vertes, elles produisent encore d'autres désordres : Le tube digestif s'affaiblit à leur contact, sa vitalité diminue, sa sensibilité s'altère; il s'ensuit des dyspepsies souvent fort rebelles, qui nécessitent la mise en jeu de toute la gamme des médicaments antispasmodiques et toniques : éther, valériane, musc, gentiane, quinquina, coca, etc. Ces effets ne sont presque pas à craindre, quand les oranges, même de qualité inférieure, sont mises en compote, en gelée, en confiture ou en beignets.

L'hygiéniste ayant examiné l'orange consommée dans son état naturel, le médecin doit passer en revue les diverses préparations pharmaceutiques qu'on tire de ce fruit. Les unes sont faites avec son suc, les autres avec son écorce.

Avec le suc on prépare l'*orangeade*, que chacun connaît. C'est de l'eau sucrée, froide ou chaude, dans laquelle on exprime le jus d'orange. Crue ou cuite, elle constitue une boisson tempérante, très utile dans les maladies inflammatoires, dans le scorbut et la jaunisse. Avec le suc on prépare aussi un sirop. Étendu d'eau, il sert de tisane, convenant parfaitement aux convalescents de fièvre intermittentes; pur, il est le véhicule de diverses substances médicamenteuses, dont il masque le goût peu agréable.

L'écorce d'orange desséchée et réduite en poudre était très usitée autrefois comme tonique et apéritif. On la remplace volontiers aujourd'hui par une macération alcoolique, connue sous le nom d'*esprit d'orange*.

En matière médicale, les oranges ont encore un usage que n'ont pas prévu les poètes qui les faisaient croître sous la garde d'un dragon, dans le jardin des Hespérides..., elles servent à fabriquer les pois à cautères!

Quand les oranges se sont détachées des rameaux, dès leur sortie de la fleur, quand elles gisent sous l'arbre odorant et toujours fleuri, ridées et sèches, des femmes viennent qui ramassent précieusement ces avortons végétaux et les portent au droguiste. Celui-ci donne aux « orangettes » une forme sphérique régulière, au moyen d'un tour; il les enfile en colliers et les place dans sa boutique pour les besoins des gens qui portent des exutoires.

Un médecin du xvie siècle, Antoine du Pinet, indique un emploi de l'orange aussi prosaïque que le précédent. Le voici tel qu'il l'a décrit dans un livre imprimé à Lyon, chez la veuve Gabriel Cotier, à l'enseigne de l'Escu de Milan :

« Coppée en deux, et saupoudrée de poudre d'encens bien menue, et eschauffée en cendre chaulde, si on l'applique sur les rongnes et gratelles, on soulage grandement les patients. »

Pour ne pas finir sur cette prescription qui, si elle était suivie, ferait de l'orangerie du Luxembourg une succursale de l'hôpital Saint-Louis, nous ajouterons deux vers du bonhomme Guillaume Bunel, qui professait la médecine à Toulouse en 1530 :

> Coings, Oranges et Migraines,
> Pour refrechir sont choses saines.

L'ORANGER. — L'arbre qui produit les oranges porte des feuilles et des fleurs qui ont droit à une mention dans ce chapitre. La voici, d'après le Dr Vigouroux :

Les *feuilles* d'oranger ont une odeur aromatique, une saveur chaude et amère ; elles sont employées en *infusion*, à la dose de 5 grammes par demi-litre d'eau, ou d'une seule feuille pour une tasse d'eau bouillante ; cette infusion fait un peu transpirer, elle est légèrement antispasmodique et utile contre les maux de tête, les palpitations, la toux, etc.

Les *fleurs* d'oranger sont blanches et répandent une odeur forte ; elles sont antispasmodiques, calment bien le système nerveux, ce qui fait qu'on les donne contre les maux de tête, la faiblesse de l'estomac, les malaises nerveux, etc. On se sert de l'infusion à la dose de 2 à 5 grammes par litre d'eau, de l'*eau distillée* à la dose de 20 à 30 grammes et du sirop à la dose de 30 grammes.

L'*eau de fleurs d'oranger* s'obtient en soumettant la fleur à la distillation. Mais il se forme en même temps un autre produit. C'est une essence dont l'odeur est suave, mais la saveur amère ; elle est connue sous le nom de *néroli*. On l'ordonne quelquefois contre les douleurs d'estomac, à la dose de cinq à six gouttes sur un morceau de sucre. Elle entre dans la composition de l'*eau de Cologne*.

LE RAISIN. — Tous les médecins s'accordent pour dire que les raisins, parvenus à leur parfaite maturité, sont un des meilleurs fruits de nos climats. A une saveur douce, sucrée et aromatique des plus agréables, ils joignent des propriétés rafraîchissantes, tempérant favorablement les effets de la chaleur animale.

La chair succulente et fondante du raisin n'est pas seulement un

aliment savoureux, elle constitue encore un médicament susceptible de rendre de sérieux services.

Tout le monde connaissant les usages ordinaires du raisin et les
produits qu'il fournit à la vie domestique, nous ne considérons ici
le fruit de la vigne qu'au point de vue médical, en ayant soin de
prévenir nos lecteurs que nous ne reconnaissons pas au « vin en
pilules » toutes les propriétés admirables que lui attribuaient Pline,
Galien, Dioscoride et leurs successeurs les Allemands, fanatiques
de la *cure au raisin*.

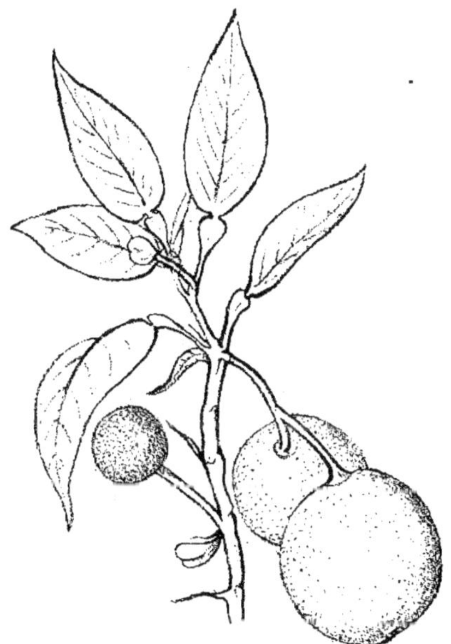

FIGURE 175. — L'oranger.

Quand on a lu, dans les auteurs de l'antiquité, la liste interminable des maladies justiciables de la grappe, on se demande pourquoi les pharmaciens de ce temps n'allaient pas s'établir à l'ombre
d'une treille.

Pline le naturaliste a écrit qu'on pouvait, avec le fruit de la vigne,
guérir le manque d'appétit, les maux d'estomac, les douleurs de
tête, la dysenterie, le crachement de sang, les défaillances, l'impé-

tigo, l'érysipèle, l'alopécie, la splénite, les vomissements, la morsure des chiens et la piqûre des scorpions.

Galien ajoute que l'hépatite, la toux, la bronchite, l'inflammation des reins sont menées à bien par l'usage du raisin.

Dioscoride dit de plus que les goutteux, les gens dont le cerveau est lourd, ceux qui ont des esquinancies et des ulcères doivent user largement des grains de l'arbre consacré à Bacchus, le Noé du paganisme. Contre les tumeurs hydropiques il faut, dit Oribase, se servir de raisins secs triturés, bouillis dans l'eau miellée avec des figues grasses.

La pathologie tout entière, on le voit, peut demander à la vigne aide et protection.

En France, nous ne faisons pas un article de foi de cette croyance aux vertus interminables du raisin ; de l'autre côté du Rhin, les allégations de Pline, de Galien et de Dioscoride sont paroles d'évangile.

A Durkheim, à Glesweiler, à Beingen, à Kreusnach, à Grünberg, en Allemagne ; à Vevey, à Veytaux, à Montreux, en Suisse, et dans quelques autres villes, le raisin est divin ; il n'est rien qui l'égale. Il fait maigrir les gens obèses et engraisse les efflanqués ; il rend le sommeil aux agités et réveille les léthargiques ; il combat avec le même succès la boulimie et la perte de l'appétit, la diarrhée et la constipation, les maladies du dehors comme celles du dedans, le chaud comme le froid, le sec comme l'humide.

Allez dans n'importe quelle station uvale, on vous déclarera carrément que la cure au raisin vous rendra la santé parfaite, celle-ci fùt-elle aussi délabrée que l'autorité du *Pays*, journal du soir.

Que faut-il penser de toutes ces belles promesses ?

— Il faut y voir, malgré l'opinion contraire du docteur A. Rotureau (1), la preuve d'une malheureuse tendance de l'esprit humain à gâter les meilleures choses par une exagération, naïvement enthousiaste ou follement intéressée.

L'usage des raisins en quantité suffisante, le matin, à jeun, pendant quelques semaines, produit, en réalité, un effet laxatif, qui a rendu des services dans les troubles de l'estomac et de l'intestin ; certaines personnes, dont l'état exigeait une saison aux eaux magné-

____

(1) « Quel n'est pas l'étonnement du médecin qui a parcouru la Suisse, l'Empire germanique, le Tyrol, l'Autriche et la Hongrie, lorsqu'il constate que, presque nulle part en France, il n'est venu à l'idée de personne d'organiser une cure méthodique de raisin... Nous espérons que cette lacune sera bientôt comblée... » (Dr A. Rotureau. *Dictionnaire encyclopédique des sciences médicales*, 3e série, t. II, p. 260.)

siennes, ont pu s'en dispenser en remplaçant un voyage à Vichy, au Mont-Dore ou à Néris, par quelques stations au milieu des vignes; plus rarement, on a vu le raisin, mangé abondamment, guérir des engorgements des viscères abdominaux et même des hydropisies. Il n'en a pas fallu davantage pour donner à certains individus, désireux de vendre leur récolte sur pied, l'idée d'exhumer toutes les belles attestations thérapeutiques de l'antiquité, en les affublant d'un vêtement moderne (1).

Les anciens, disent MM. les médecins uvopathes, avaient constaté — leurs livres en font foi — les propriétés incomparables du précieux fruit de la vigne. Une chose manquait à leurs travaux remarquables, c'est la consécration de l'alambic ; cette explication, qui devait mettre les faits d'accord avec la théorie, on l'a trouvée dans les chiffres suivants :

Composition chimique du suc de raisin pour 100 parties de suc :

        Matières albuminoïdes azotées......   1.7
        Sucre, gomme....................   12 à 20
        Substances minérales............   1.3
        Eau.. ....   75 à 83

Composition chimique du lait de femme pour 100 parties de lait :

        Matières albuminoïdes azotées.....   1.5
        Sucre, gomme...................   11
        Substances minérales............   0.4
        Eau...........................   87.1

Doutez-vous encore, à présent, de l'action universelle du raisin ? Vous qui savez que le lait d'une mère est le meilleur remède à tous les maux de son enfant, refuseriez-vous d'admettre que le lait végétal, distillé par les ceps, a les propriétés indiquées par sa composition chimique ?

---

(1) Le 7 février 1860, le Dr Ed. Carrière écrivait dans l'*Union médicale :*

« Les stations uvales ont aujourd'hui dépassé le chiffre de quatre cents...; la profusion de ces stations, où le raisin et le petit lait servent à un usage médical, est-elle motivée par une juste appréciation et une expérimentation éclairée de ces deux produits organiques ? N'y a-t-il pas une part à faire à l'illusion et peut-être à la spéculation, qui, partout aujourd'hui, s'applique à toute chose ? Ce côté industriel ne se manifeste-t-il pas enfin, de lui-même, par le nombre considérable de maladies qu'on dit pouvoir être améliorées ou guéries par l'une de ces cures ? Dans ce nombre et à leur tête se trouve la phtisie pulmonaire, celle qui présente, dans les statistiques, les proportions les plus élevées et qui pourrait donner la clientèle la plus nombreuse. Cette concordance n'est-elle pas mieux faite pour aggraver les doutes que pour les diminuer ? »

Pour un peu, les faiseurs d'analyses, ainsi lancés, ajouteraient : on s'est quelquefois étonné de la grossièreté de l'image de Sully, comparant l'agriculture à la mamelle de l'Etat ; le compagnon d'Henri IV était tout simplement chimiste, sans en avoir l'air, et sa façon de parler montrait qu'il connaissait bien les éléments constitutifs du raisin !

N'en déplaise aux fanatiques de l'alambic, il ne suffit pas que deux corps aient des compositions analogues, ni même identiques, pour qu'ils agissent de la même façon sur l'organisme humain. Il n'est pas nécessaire d'aller bien loin pour trouver un exemple : nous l'avons sous la main, sans sortir de la vigne. Le *sucre de raisin*, qui est doux, agréable au goût, nutritif, bienfaisant, contient les mêmes quantités de carbone, d'hydrogène et d'oxygène que l'acide acétique, que l'on classe dans la catégorie des poisons irritants. Le sucre de raisin et l'acide acétique sont des substances dites *isomères*.

— Le raisin ne se mange pas seulement à l'état frais. Aux pays vignobles, on garde assez longtemps les grappes dans une demi. fraîcheur, en les suspendant au plafond avec des ficelles. Ce mode de conservation est la cause d'un goût poussiéreux qui n'est pas des plus agréables, à notre avis : les vrais amateurs de *raisin pendu* haussent les épaules dédaigneusement quand on ose en faire l'observation devant eux. Savent-ils que Tibère faisait suspendre sa provision dans la boutique d'un maréchal ferrant? Je leur conseille d'essayer de ces raisins fumés dans les forges ; ils m'en diront des nouvelles.

Les raisins secs sont d'un usage plus général que les raisins pendus ou fumés. On les prépare soit en les exposant pendant plusieurs semaines au soleil, soit en les mettant quelques minutes dans un four. Quelquefois le séchage est précédé de l'immersion dans une lessive de soude.

Quel que soit le mode de leur préparation, les raisins secs sont un aliment sain et agréable. Ils ont une saveur extrêmement sucrée, qui leur donne des propriétés pectorales incontestables. La pharmacie les utilise.

Quatre, huit et même dix livres de raisin frais sont ordonnées tous les jours dans les stations uvales en vogue de l'Allemagne et de la Suisse ; les médecins français mettent quelques onces de raisin sec dans le mélange de dattes et de jujubes qui fait la tisane béchique.

Terminons cette causerie par deux renseignements :

Renseignement I. — En une seule ville de France, le raisin est administré médicalement et à haute dose : c'est à Celle-les-Bains, dans l'Ardèche, où l'on a essayé, sans grand succès, de mettre à la mode les traitements en si grand honneur dans l'empire germanique.

Renseignement II. — L'excellent chasselas de Fontainebleau, dont les Parisiens se régalent tant, vient, en grande partie, de Montauban et de ses environs.

L'histoire du nougat de Montélimart, fabriqué aux Batignolles, est éternellement vraie, comme celle des biscuits de Reims nés dans le faubourg Saint-Martin.

XXXIV

LES NOIX. — En 1396, le conseil de la ville de Rouen délibéra que, pour l'honneur de la cité, si l'on pouvait se procurer deux boisseaux de bonnes noix, il en serait présenté la moitié à Mgr le chancelier et l'autre à Messire Guillaume de Sens, président au Parlement. La nature de ce présent montre que nos aieux faisaient grand cas des noix; l'étude des propriétés de ce fruit va faire voir si la noix est à la hauteur de sa réputation.

Les fruits du noyer, que les anciens appelaient « glands de Jupiter » sont servis sur nos tables verts ou à l'état de maturité. On les nomme « cerneaux, » dans le premier cas, parce que, après avoir fendu leur coquille en deux, on retire la jeune amende, en la *cernant* avec une pointe de couteau. Les Parisiens mangent les cerneaux assaisonnés de sel et de verjus ou de vinaigre ; en Provence ces additions paraissent inutiles.

Les noix mûres, consommées fraîches au moment de la récolte, ou conservées pendant les mois d'hiver, constituent un aliment qui est à peu près du goût de tout le monde. Nombre de gens les aiment avec passion. De ceux-là étaient Charlemagne et sa femme Hildegonde ; je ne connais personne qui les déteste.

L'illustre gourmand Grimod de la Reynière disait : les noix fraîches et les noix sèches sont indigestes, mais il mangeait volontiers des unes et des autres. Ainsi font beaucoup de médecins, qui ne savent pas mettre d'accord leur bouche avec leur estomac.

En réalité, les noix sont d'une digestion un peu difficile pour les estomacs délicats, mais il serait ridicule de s'exagérer cette difficulté. Certes, jamais je ne conseillerais à un dyspepsique, tributaire des eaux de Vichy, de déjeuner d'une douzaine de noix et d'un morceau de pain sec, mais toujours je permettrai à un individu bien portant, quel que soit son tempérament, de grignotter au dessert deux ou trois de ces fruits.

Qu'on ne croie pas, d'après cette déclaration optimiste, que j'ignore les accusations portées contre les noix par les savants. Je connais le quatrain terrible de l'école de Salerne, ainsi tourné :

> Après chair et poisson, servez noix et fromage,
> Une noix, passe encor, deux noix, grave dommage,
> Mais trois noix c'est la mort. Mon avis sur les noix,
> En résumé, c'est qu'une est préférable à trois.

J'ai noté sur mes tablettes la diatribe lancée en 1793 par le docteur d'Iharce et je n'hésite pas à la transcrire ici :

L'usage des cerneaux et des noix est funeste.

Ces productions pleines d'huile ne peuvent qu'affaiblir l'estomac, dont elles éludent l'action ; il n'est pas au pouvoir des organes de la digestion d'en extraire une matière nutritive : elles sortent du corps comme elles y sont entrées, après l'avoir fatigué d'un poids inutile et souvent très nuisible.

Je connais encore les griefs allégués par Pline et Oribase, parmi les anciens ; Buchan, Falconer, Hoffmann et Aulagnier, parmi les modernes : à tous ces docteurs tant pis du noyer je peux opposer une multitude de docteurs tant mieux.

Que le lecteur se rassure : je ne ferai pas défiler devant lui la troupe tout entière ; je me contente de lui présenter : Alexandre de Tralles, qui recommandait les noix comme vermifuge ; Galien, qui les disait fort propres à donner de la vigueur ; Mithridate, qui les recommandait comme contre-poison (1) : Le Tellier, qui les croyait aptes à préserver de la peste ; et enfin Antoine du Pinet, assurant qu'elles régularisent la fonction mensuelle du sexe féminin (2).

Entre ces opinions si ennemies, le sage n'hésite pas : il n'adopte ni les unes ni les autres — et il continue à manger des noix, s'il les aime, tant que la vétusté ne les a pas rendues immangeables, par suite du rancissement de l'huile qu'elles contiennent.

Après l'énumération des vertus ou des vices problématiques des noix (3), il est convenable de dire les propriétés médicinales vraies des produits pharmaceutiques que fournit le noyer.

Ces produits sont extraits du fruit vert, du fruit mur, des feuilles ou de l'écorce. On a aussi employé les fleurs. *L'eau de fleurs de noyer* était ordonnée jadis contre l'hydropisie ascite.

---

(1) Prenez deux noix sèches, deux figues, vingt feuilles de rue, broyez le tout ensemble, après avoir ajouté un grain de sel : celui qui prendra ce mélange à jeun sera pour un jour à l'abri de tout poison (Mithridate).

(2) Les noix ont une naïve et particulière vertu pour faire sortir les mois aux femmes : ce que j'ai essayé et même lorsque les médicaments à ce propres n'avaient rien fait (A. du Pinet).

(3) Buchan interdisait l'usage des noix aux épileptiques, sans donner la raison de cette interdiction.

L'écorce du fruit vert, appelée « brou », est un bon dépuratif, qui entre dans la tisane antisyphilitique de Pollini. Le suc du brou, employé chez les Romains pour teindre les cheveux, rend des services contre les verrues et la teigne. Il contient de l'iode.

Avec le fruit mûr, on fait de l'huile, dont Galien se servait pour panser les plaies de mauvaise nature, et que nous faisons entrer encore dans quelques liniments adoucissants.

Les feuilles de noyer en décoction sont vermifuges. Entre les mains de Négrier, elles ont rendu des services dans la scrofule, et Vidal de Cassis a popularisé leur usage contre la leucorrhée. Grâce à un extrait préparé avec ces feuilles, le docteur Luton, de Reims, a pu relever considérablement les forces des phtisiques. En Angleterre, on met les chevaux à l'abri des piqûres des mouches en les lavant avec une eau dans laquelle on a fait bouillir une forte quantité de feuilles de noyer.

A propos des feuilles, je crois devoir protester contre un préjugé qui leur est relatif. Il est faux qu'il soit dangereux de s'endormir à l'ombre des noyers : il est faux que cet ombrage donne la fièvre. Quelques sujets impressionnables peuvent, dit Delioux de Savignac, éprouver des malaises à proximité des végétaux odorants ; d'autres peuvent prendre un refroidissement sous un feuillage épais qui intercepte la chaleur solaire ; mais il n'y a rien dans tout cela de spécial pour le noyer, et il ne faut tenir aucun compte de cette vieille affirmation de Pline : « Les émanations des feuilles de noyer engourdissent le cerveau. »

L'écorce de noyer a été peu employée en France ; elle est purgative et irritante. On s'en sert aux Etats-Unis, comme du garou, pour les vésicatoires. A Tunis, l'écorce de racine de noyer est employée comme dentifrice. Par suite de son contact, les lèvres acquièrent une couleur rouge plus prononcée.

Il est encore une partie du noyer qui sera peut-être employée par les médecins de l'avenir : c'est la sève. Par un singulier contraste avec l'amertume de son écorce, le noyer fournit abondamment une sève douce, avec laquelle Banon, pharmacien de la marine de Toulon, a pu préparer un sucre cristallisable, analogue à celui de la betterave.

LES FIGUES. — Le figuier, arbre aimé du soleil, dont le fruit savoureux fait les délices des Provençaux, a fort préoccupé les physiologistes, il y a deux ou trois ans. A l'Académie de médecine, comme à l'Académie des sciences, on s'est livré à maintes expé-

riences pour contrôler cette communication de M. le professeur
Bouchut : le suc blanc et âcre appelé *latex*, qui découle des bourgeons et des fruits du figuier, est une pepsine végétale ; il a le
pouvoir de digérer artificiellement la viande, de la transformer en
un liquide directement assimilable, semblable de tous points au
principe nutritif que les chimistes nomment *peptone*.

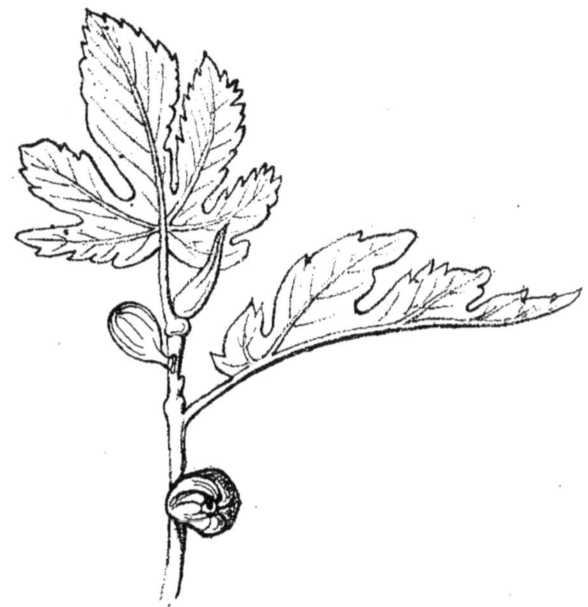

FIGURE 176. — Le figuier.

La découverte du docteur Bouchut est-elle bien neuve ? Tout le
monde le croit. Pour moi, j'en doute. J'estime que l'éminent praticien a tout simplement fait sienne, en la précisant à l'aide des procédés exacts de la science moderne, cette proposition, formulée
depuis plus de trois siècles par Antoine du Pinet :

Le jus et le laict du figuier sauvage est plus efficace que celuy du figuier
domestique ; mesmes ses rainceaux sont si chaux et subtilz que, les mettant
cuyre avec chair de bœuf, ils la rendront cuyte et tendre indiciblement.

Ceci dit, sans la moindre intention d'être désagréable à un savant
sympathique dont j'estime les travaux, et simplement pour rappeler

qu'il n'y a rien de nouveau sous le soleil, je vais répéter quelques vieilleries sur les figues.

La figue est un fruit dont la réputation est antique comme le monde. Les anciens estimaient tellement sa saveur que l'expression « vivre de figues » était passée en proverbe, pour désigner l'homme qui vivait dans la mollesse et se nourrissait de mets délicats. Il y a certainement de l'exagération dans cette manière de parler, mais il faut reconnaître pourtant qu'elle s'explique par le goût agréable d'un fruit qui nourrit encore aujourd'hui des peuplades entières, en Afrique, en Espagne et dans quelques cantons d'Italie.

La figue contient un mucilage abondant, très chargé de sucre, ce qui la rend très nutritive, qu'elle soit fraîche ou sèche.

La figue fraîche se digère facilement. Il faudrait en manger une quantité bien grande (l'empereur Claudius Albinus en mangeait cinq cents à son déjeuner, au dire de Jules Capitolin) pour qu'elle produisît une indigestion. Platon était surnommé « l'Amateur de figues » parce qu'il en absorbait plusieurs douzaines, à chacun de ses repas. Malgré le haut patronage du grand philosophe grec, la figue fraîche a été accusée de divers méfaits. On a écrit, dit le docteur Briand, que les figues rendaient fétide la respiration cutanée et qu'elles disposaient à contracter plus facilement la gale. Celui qui a avancé cette stupidité avait dû voir quelque mangeur de figues malpropre, atteint d'une maladie de peau. Lui donner un morceau de savon et l'envoyer au bain eût été plus intelligent que d'incriminer son alimentation. On a encore dit que l'usage des figues fraîches exerçait sur la fibre vivante une influence relâchante considérable, au point de donner des hernies aux personnes en faisant abus. Déjà, en 1839, Aulagnier, membre de l'Académie de médecine, avait répondu à cela : Je suis né à Grasse, pays où l'on en mange constamment outre mesure, et je n'ai jamais entendu dire qu'il y eût plus de hernies qu'ailleurs. A mon tour, j'ajoute : Je suis Provençal, j'ai connu de grands mangeurs de figues à Marseille, à Salernes, à Cuers et à Bargemont ; dans tous ces pays, où la figue est exquise et tente le plus les gourmands, je n'ai jamais entendu dire que la population fît la fortune des bandagistes.

La vérité est que la figue peu mûre occasionne assez souvent des coliques et de la diarrhée, mais, quand elle est arrivée à maturité parfaite, elle se borne à tenir le ventre libre, ce qui n'est pas à dédaigner (1). Consultez tous les médecins qui exercent dans le

---

(1) Arbuthnot recommandait l'usage des figues aux gens constipés. Dans l'esqui-

midi de la France, ils vous diront que les inflammations intestinales diminuent au temps des figues. Quelques-uns ajouteront, d'après Galien, Dioscoride et Buchan, que les figues fraîches sont utiles aux goutteux, aux femmes enceintes tourmentées par la migraine et aux individus travaillés par la gravelle.

Pour compléter le chapitre des griefs formulés contre les figues fraîches, je me vois obligé, à regret, d'ajouter ceci : « Dans les pays marécageux, dit le professeur Fonssagrives, on les considère comme fièvreuses et non sans raison. » A cela, je répondrai simplement : « Dans les pays marécageux je ne connais qu'une cause productrice de la fièvre, c'est le marécage. »

—La figue sèche, que beaucoup de gens préfèrent à la figue fraîche, constitue un aliment excessivement nourrissant. Mettez au régime des figues sèches les jeunes filles, sveltes à l'excès, dont un coton menteur arrondit les angles; bientôt elles pourront dire adieu aux artifices fallacieux de leur couturière.

Cette action reconstitutive des matériaux sucrés de la figue a été notée depuis longtemps. Caton diminuait la ration de pain de ses esclaves, pendant la saison des figues. Ce fruit, disait Rufus, peut à lui seul, nourrir suffisamment le corps, et c'est pour cela que les anciens le donnaient à manger aux athlètes. Les gens malheureux, ajoute Linné, deviennent gras et robustes, quand ils ont des figues en abondance. La Provence a consacré par un proverbe l'action bienfaisante des *Bellones*, des *Barnissotes*, des *Mouissones*, des *Marseillaises* et des *Concourelles*. Dans nos départements hospitaliers, où les champs sont sans clôture, les travailleurs disent, quand viennent les cigales : au temps des figues il n'y a point de pauvres.

Un proverbe en amène un autre. En voici un, dans la langue de Belot et de Gelu :

> *A Pasquo, figuo et sermoun,*
> *Soun fouero de saisoun.*

Cela veut dire que le Provençal, qui aime les figues sèches comme on doit les aimer, cesse d'en manger à la fin du carême. A ce moment le précieux fruit fermente, sous l'influence de la température plus élevée, et son goût se modifie singulièrement. Le Parisien ne connaît pas ce détail. Sur sa table on sert, toute l'année, le dessert dit des quatre-mendiants : chez ses marchands de comestibles

---

nancie, disait Buchan, il faut lâcher doucement le ventre; pour cet effet, on donnera en boisson au malade une décoction de figues.

on vend, en plein mois d'août, des figues antiques ayant perdu toutes leurs qualités agréables. Le Parisien est à plaindre.

S'il faut plaindre le Parisien bien portant, se nourrissant de figues trop vieilles, que faut-il penser du Parisien malade, usant de ces mêmes fruits hors d'âge, dans un but thérapeutique?

La charité chrétienne ordonne à la Cannebière d'éclairer la rue du Bac et de lui dire : tes savants t'ont appris que la figue est un des quatre fruits pectoraux, que sa décoction dans l'eau ou dans le lait forme une tisane très adoucissante et un gargarisme bien émollient (1); ce qu'il faut que tu saches encore, c'est que toutes ces propriétés précieuses, déjà notées par Hippocrate et Galien, n'existent réellement que si la figue est de l'année; surveille donc tes pharmaciens, et assure-toi que le contenu de leurs bocaux à figues n'est point moisi ou piqué par les insectes. C'est probablement, après avoir vu, dans les officines de son temps, quelque récipient de ce genre qu'Oribase a eu l'idée d'émettre cet aphorisme bizarre : « les figues sèches ont beaucoup d'avantages, mais parfois elles ont un inconvénient, celui d'engendrer des pous ».

LES MARRONS. — Le marron — qui ne se distingue de sa sœur la châtaigne que par une rusticité un peu moindre et une taille un peu plus grande — est un aliment excellent, qui n'est pas apprécié à sa juste valeur.

L'aristocrate Grimod de la Reynière ayant déclaré qu'il ne convenait qu'à des estomacs grossiers de se bourrer de ce fruit populacier, bien des gens croiraient compromettre leur dignité gastrolâtre en mangeant les graines du châtaignier autrement que sous forme de marrons glacés.

Certes, les marrons que vendent les confiseurs, dans d'élégantes boîtes dorées, ne sont pas à dédaigner, mais ceux que le Lucquois du coin débite dans des sacs imprimés méritent qu'on les considère. Savamment recouverts d'une couche de sucre cristallisé, ou simplement vêtus de leur rude écorce, les marrons constituent toujours un comestible des plus nutritifs; ils doivent leurs propriétés alimentaires reconstituantes à leur composition, toute faite de matériaux assimilables.

En effet, la pulpe de la châtaigne est composée d'une forte pro-

---

(1) Dans les maux de dents, s'il survient un abcès, on le fait mûrir en tenant continuellement dans la bouche des figues cuites avec du lait. — Tissot. *Avis au peuple sur la santé.*

portion de fécule, d'un peu de gluten et d'une petite quantité de matières sucrées.

La fécule de la châtaigne, identique chimiquement aux fécules de blé, d'orge, de riz, de fève, de haricot, de pois, de lentille, de pomme de terre, de topinambour et de manioc, nourrit bien et se digère facilement. Sous l'influence des sucs digestifs, aidés de la chaleur animale, elle se convertit en une matière gommeuse dite dextrine, ou en une matière sucrée appelée glucose : ces deux substances, complètement solubles, sont facilement absorbées par les vaisseaux chylifères, qui les versent rapidement dans le flot de la circulation générale, à laquelle elles fournissent des matériaux d'oxydation.

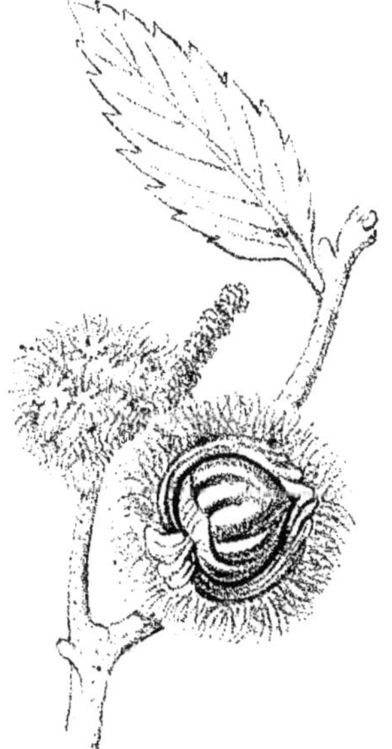

Figure 177. — Le châtaignier.

La petite quantité de matière sucrée, qui se trouve naturellement dans le marron, se comporte exactement comme sa fécule transformée.

Le gluten fait de la châtaigne un aliment complet. Au carbone, à l'oxygène et à l'hydrogène, qui forment les éléments respiratoires de la nutrition, il vient ajouter des éléments plastiques azotés. Cette fibrine végétale, dont les propriétés sont semblables à celles de la chair des animaux, s'allie admirablement aux principes amylacés et explique pourquoi des populations entières peuvent faire de la châtaigne leur nourriture exclusive.

On mange les marrons de cent manières différentes. On les consomme surtout cuits dans l'eau, grillés, séchés, réduits en purée avec du lait, associés avec la viande.

. Les marrons cuits dans l'eau jouissent des propriétés que nous avons énumérées ; leur pulpe se charge, pendant la cuisson, de quelques principes astringents, abandonnés par l'écorce au liquide dans lequel ils ont été plongés. On neutralise en partie la saveur légèrement styptique qui en résulte par l'addition d'une pincée de sel marin.

Les marrons grillés possèdent à un haut degré les qualités de l'aliment complet. Lorsqu'on les a laissés trop longtemps sur le feu, quelques portions se carbonisent et deviennent impropres à l'assimilation ; elles ne font que traverser le tube digestif à la manière de corps étrangers, et, si les quantités ingérées en sont considérables, elles peuvent irriter l'appareil intestinal d'une manière fâcheuse.

La châtaigne sèche, bien connue en Auvergne, en Savoie, dans le Nivernais et le Limousin, ne se digère pas toujours très bien. Cette difficulté provient de sa dureté. Seules, les personnes munies de bonnes dents, devraient se permettre de manger des *biscottes*. Il faut être pourvu d'un appareil masticateur solide pour broyer suffisamment et diviser en fragments assez petits, attaquables par les liquides digestifs, les boulettes coriaces, ridées et flétries, qui furent autrefois le fruit de l'arbre superbe, abritant cent chevaux sous son feuillage.

La purée faite de lait bien pur et de bons marrons venus du Dauphiné ou de la Provence est un aliment aussi sain qu'agréable. Quelques vieux médecins lui reprochent d'avoir des inconvénients *carminatifs*, mais cette épithète, éclose au jardin de la basse latinité, ne fait que nous rappeler le poëte qui a chanté, dans la belle et pure langue romaine :

Castanæ molles et pressi copia lactis.

Du Portugal, où poussent les plus beaux marrons, jusqu'en Angleterre, où l'on récolte les plus maigres châtaignes (1), les gens qui

---

(1) La récolte des châtaignes, comme toutes les récoltes, varie d'une année à l'autre. Elle était en 1815, de 3 millions et demi d'hectolitres. En 1857, la récolte des châtaignes fut si abondante, qu'elle atteignit 8 millions d'hectolitres. Pendant les der-

ne peuvent s'offrir des truffes se régalent de marrons. Les pauvres de tous les pays garnissent volontiers avec le fruit du châtaignier l'oie, la dinde, la pièce de bœuf ou le morceau de porc frais qui trône sur leur table aux jours de fête. Les pauvres font bien de banqueter ainsi.

Ils trouveraient difficilement, pour le même prix, un mets plus agréable, un aliment plus réparateur. Heureux du monde, qui demandez à vos cuisiniers de combiner dans leurs casseroles les épices des deux mondes, essayez de temps en temps de l'oie aux marrons. Brillat-Savarin, qui fut un grand maître en l'art de bien vivre — ce qui ne l'empêchait pas de savoir la physiologie aussi bien que Magendie — pourra peut-être faire cesser un préjugé implanté par Grimod de la Reynière... qui n'était qu'un gourmand.

Les marrons ont, comme tant d'autres substances, leur place marquée dans les traités de thérapeutique. James professait que la farine de châtaigne, mêlée avec du miel, forme un électuaire excellent contre la toux et les crachements de sang ; le docteur Grellet a noté les bons effets de la châtaigne bouillie, dans plusieurs cas de dysenterie ; mais, la plus grande application qui ait été faite du fruit du châtaignier à l'art de guérir est la suivante :

On lit dans les notes de Niemann sur la pharmacopée Batave, imprimées à Leipzig en 1811, que Lieutaud prescrivait avec grand succès, aux convalescents et aux personnes délicates ou affaiblies, une composition à base de châtaignes, qu'il préparait de la façon suivante : il prenait de gros marrons, les mettait macérer dans de l'eau-de-vie, les dépouillait de leur écorce et de leur pellicule, les faisait bouillir avec du lait, puis mélangeait la pulpe, ainsi cuite, avec du sucre et de la cannelle, et faisait mousser le mélange dans une chocolatière.

Nous verrions avec plaisir quelque grand praticien remettre en honneur ce *chocolat de châtaignes*, qui vaut certainement bien plus que certaines tablettes soi-disant chargées de cacao.

---

nières années, elle a varié de 7 à 7 millions et demi d'hectolitres. On estime la valeur de cette récolte à environ 35 millions de francs.

Les récoltes les plus abondantes de châtaignes ont lieu dans le département de la Corrèze, où la production s'est élevée en 1877 à un million d'hectolitres. Dans la même année, la Dordogne en a produit 900,000 hectolitres, la Haute-Vienne 800,000, l'Ardèche 700,000, le Gard 400,000, la Corse 300,000, le Cantal 200,000, la Lozère 200,000, la Charente et les Basses-Pyrénées 100,000 chacun, le Var n'en a produit que 25,000, mais il est à remarquer que les fruits de ce département sont de premier choix, surtout les marrons du Luc, et jouissent, dans le commerce des comestibles, d'une réputation justement méritée (P. M.).

LES BONBONS. — S'il était vrai, comme l'affirment les dictionnaires, que les bonbons fussent faits avec du sucre — et rien qu'avec du sucre — je prierais mes lectrices de relire simplement les lignes que j'ai consacrées à cet aliment précieux (pages 200-207) et nous nous contenterions de conclure ensemble que les sucreries ont une valeur nutritive très grande, que les bonbons sont d'excellents produits alimentaires, facilement assimilables, dont l'abus seul peut présenter des inconvénients pour la santé. Nous dirions, en somme, que l'indigestion des préparations sucrées est à redouter — comme les autres indigestions — et nous nous bornerions à surveiller l'appétit gourmand des bébés, de façon à mettre leur bouche d'accord avec leur estomac.

Par malheur, notre tâche n'est pas aussi simple, et le surcroît de précaution qui nous est imposé résulte, cela est triste à dire, des progrès immenses, merveilleux, accomplis dans l'art de la confiserie. Il fut un temps — temps éloigné de nous — où les ouvriers en douces friandises se bornaient à marier le sucre aux fruits ou aux parfums, et où ils mettaient tout leur talent à varier la forme, la consistance ou le mode de cuisson de leur marchandise. Aujourd'hui, on a changé tout cela. Dragées, fondants, pastilles, drops, gommes, pâtes, pralines, boules, caramels, marrons glacés, candis, gelées, marmelades, nougats et vulgaires confitures, tout cela est fabriqué avec des raffinements savantissimes tels que les chimistes officiels ont dû les soumettre à l'épreuve de leurs réactifs, et que l'autorité a été forcée de légiférer (1).

Or, voici en quels termes officiels le préfet de police formulait, il y a trois ans, une ordonnance démontrant la nécessité d'arrêter les confiseurs dans leurs débauches d'ornementation :

Ordonnance concernant les Liqueurs, Sucreries, Bonbons, Dragées et Pastillages coloriés et l'emploi des Papiers coloriés servant à envelopper les substances alimentaires.

Nous, Député, Préfet de Police,

Considérant que de graves accidents sont résultés de l'emploi de substances pour colorier les liqueurs, sucreries, bonbons, dragées et pastillages ; que des accidents ont été également causés par des

---

(1) Il entre jusqu'à 20 pour 100 de plâtre de Paris dans certains bonbons des confiseurs anglais.

(Dr TOMSON.)

papiers coloriés avec des substances toxiques et servant à envelopper ces substances alimentaires ;

Vu : 1° La loi des 17-24 août 1790 et celle du 22 juillet 1791 ; — 2° Les arrêtés des consuls du 12 messidor an VIII et 3 brumaire an IX, et la loi du 7 août 1850 ; — 3° Les articles 319, 320, 471 (§ 15) et 477 du Code pénal ; — 4° La loi du 18 juillet 1837 ; — 5° La loi du 27 mai 1851 ; — 6° L'ordonnance de police du 15 juin 1862 ; — 7° L'instruction ministérielle en date du 25 mai 1881 ;

Ordonnons ce qui suit :

ART. 1ᵉʳ. — Il est expressément défendu aux confiseurs, distillateurs, épiciers et à tous marchands en général, d'employer pour colorer les bonbons, pastillages, dragées, liqueurs et substances alimentaires quelconques, aucune des couleurs ci-dessous désignées :

COULEURS MINÉRALES. *Composés de cuivre :* Cendres bleues, bleu de montagne. — *Composés de plomb :* Massicot, minium, mine orange. Oxychlorures de plomb. Jaune de Cassel, jaune de Turner, jaune de Paris. Carbonate de plomb. Blanc de plomb, céruse, blanc d'argent. Antimoniate de plomb. Jaune de Naples. Sulfate de plomb. Chromates de plomb. Jaune de chrome, jaune de Cologne. — *Chromate de baryte :* Outremer jaune. — *Composés de l'arsenic :* Arsenite de cuivre, vert de Scheele, vert de Schweinfurt. — *Sulfure de mercure :* Vermillon.

COULEURS ORGANIQUES : Gomme-gutte. Aconit Napel. Fuschine et dérivés immédiats, tels que bleu de Lyon. Eosine. Matières colorantes renfermant au nombre de leurs éléments la vapeur nitreuse, telles que jaune de naphtol, jaune Victoria. Matières colorantes préparées à l'aide des composés diazoïques, telles que tropéolines, rouge de xylidine. Il est également interdit d'employer pour envelopper les substances alimentaires des papiers coloriés à l'aide des couleurs précitées.

ART. 2. — Les fabricants et marchands seront personnellement responsables des accidents qui pourraient résulter de l'usage des produits alimentaires coloriés avec des substances énoncées à l'article 1ᵉʳ de la présente ordonnance, ou de produits alimentaires enveloppés dans des papiers coloriés avec ces mêmes substances.

ART. 3. — Il sera fait annuellement, et plus souvent s'il y a lieu, des visites chez les fabricants et détaillants, à l'effet de constater si les dispositions prescrites par la présente ordonnance sont observées.

ART. 4. — L'ordonnance de police du 15 juin 1862 continuera de recevoir son exécution dans celles de ses dispositions qui ne sont pas contraires à la présente ordonnance.

Art. 5. — Les contraventions seront poursuivies conformément à la loi, devant les tribunaux compétents.

Art. 6. — Le chef de la police municipale, les commissaires de Paris, les maires et les commissaires de police des communes du ressort de la Préfecture de police, l'inspecteur général des Halles et marchés, le chef du Laboratoire de chimie, et les autres préposés de la Préfecture de police sont chargés, chacun en ce qui le concerne, de l'exécution de la présente ordonnance qui sera imprimée, publiée et affichée.

Malgré le caractère « ondoyant et divers » de M. Andrieux, l'ex-Préfet de police qui a signé cette ordonnance, nous devons dire que c'est là de bonne hygiène physique.

Sur le chapitre de l'hygiène morale, rappelons que, si l'ingénieuse imagination des confiseurs donne aux sucreries des formes très originales ou très curieuses, parmi ces formes il en est qui ne doivent pas avoir l'approbation des familles. On voit, par exemple, en ce moment, dans un magasin à la mode, des bonbons ayant la forme d'un paquet d'allumettes. Dans une autre maison, j'ai aperçu des bâtons de chocolat, absolument semblables à des cigares de la régie. Pour les bébés que j'aime, je ne voudrais ni de ce sucre-allumette ni de ce chocolat-cigare. Le premier de ces bonbons ne peut qu'habituer les enfants à jouer avec l'objet dangereux qu'il représente, l'autre a le défaut de les familiariser avec le simulacre d'un engin malpropre, qu'ils ne connaîtront que trop tôt.

XXXV

LES BOISSONS. — On ne mange point sans boire. Avec les aliments solides du dîner, notre héros a absorbé un aliment liquide, eau, vin, bière, cidre ou poiré. C'est pourquoi le moment est venu de parler des boissons.

L'EAU. — L'eau est la boisson la plus simple et en même temps la plus précieuse, parce qu'elle est indispensable à la vie. Dans les conditions normales, le corps humain devant contenir deux tiers (1) de son poids d'eau, il faut que les boissons rendent à l'organisme les parties aqueuses que lui font perdre la transpiration, l'exhalaison pulmonaire et les autres excrétions ou sécrétions. Tout le

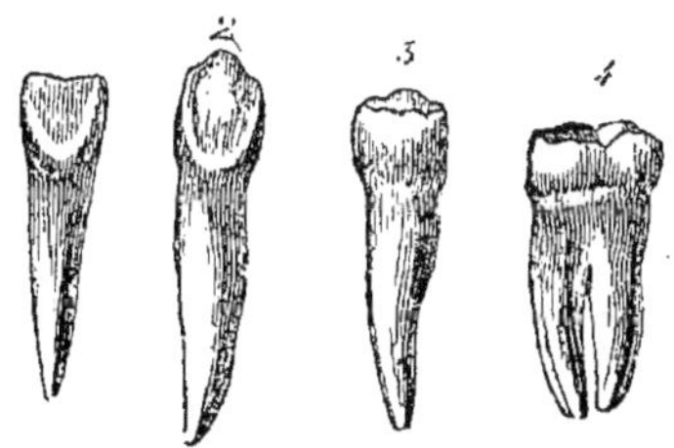

FIGURE 178. — *Les dents :* 1, incisive. — 2, canine. — 3, 4, petite et grosse molaire

monde absorbe donc de l'eau, les ivrognes compris, car le jus du raisin contient une forte proportion d'eau (2), même avant le ou les baptêmes du marchand de vin. La bière, le cidre et le poiré sont dans des conditions analogues; on le verra plus loin. Grimaud (de Caux) a donc eu raison d'écrire ceci :

« L'eau constitue partout l'une des premières nécessités de l'existence humaine. L'homme peut se passer de tout autre liquide, il ne

---

(1) L'émail des dents, qui fait feu sous le briquet, en renferme encore 2 pour 100.
(ARNOULD).

(2) 75 pour 100, au minimum.

peut pas se passer de l'eau ; on remplace le pain par d'autres aliments, on ne remplace pas l'eau de la fontaine. »

Toutes les eaux ne sont pas bonnes à boire. Voici, d'après Michel
Lévy, les caractères de l'eau potable :

« L'eau est potable quand elle est limpide, légère, aérée, douce,
froide en été, tiède en hiver, sans odeur, d'une saveur fraîche, vive,
agréable ; elle ne doit être ni fade, ni piquante, ni salée, ni douceâtre, ni acerbe, ni sulfureuse ; elle doit bouillir sans se troubler
ni former de dépôt, cuire les légumes secs et les viandes sans les
durcir, dissoudre le savon sans former de grumeaux. Elle ne doit
occasionner aucune pesanteur ni trouble dans les digestions. »

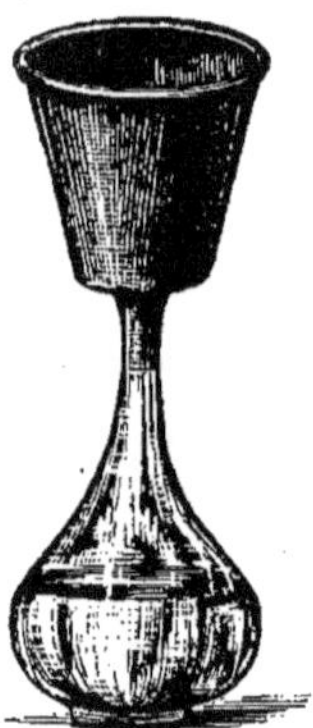

FIGURE 179. — Entonnoir filtre-charbon .
Ducommun.

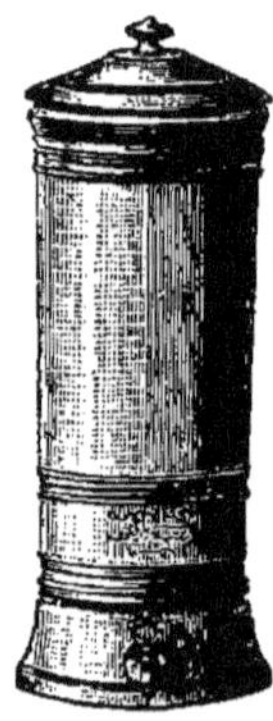

FIGURE 180. — Petite fontaine en grès
à filtre-charbon.

A cette liste exacte des conditions assignées à l'eau potable par
les médecins de toutes les époques, il faut ajouter une obligation,
qui intéresse surtout les riverains des cours d'eau, pollués par les
résidus des fabriques ou des usines. Cette obligation a été formulée
en ces termes par M. Gérardin, en 1868, devant le conseil municipal
de Saint-Denis : Une eau est saine, disait M. Gérardin, lorsque les
animaux et les végétaux doués d'une organisation supérieure peuvent y vivre ; au contraire, une eau est infectée, lorsqu'elle fait
périr les animaux et les végétaux, doués d'une organisation supérieure, et qu'elle ne peut nourrir que des infusoires et des cryptogames. La couleur, l'odeur, la saveur, et peut-être même l'analyse
chimique, ne peuvent servir à bien distinguer les eaux saines des
eaux infectées. Le meilleur réactif est l'être vivant.

La présence du cresson dénote une eau excellente ; l'épi d'eau et
la véronique vivent dans une eau moins pure, mais de bonne qualité ; les roseaux, les joncs, les nénuphars croissent dans les eaux
médiocres ; les eaux tout à fait mauvaises se reconnaissent à la présence de petites algues blanchâtres, semblables à des taches de
graisse nageant sur un bouillon malpropre.

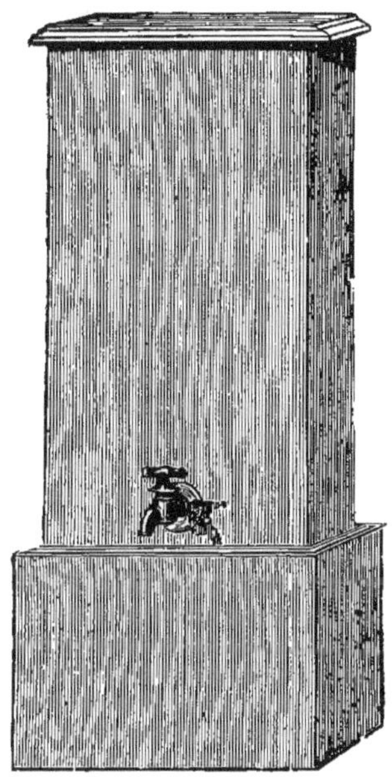

Figure 181. — Fontaine en pierre.

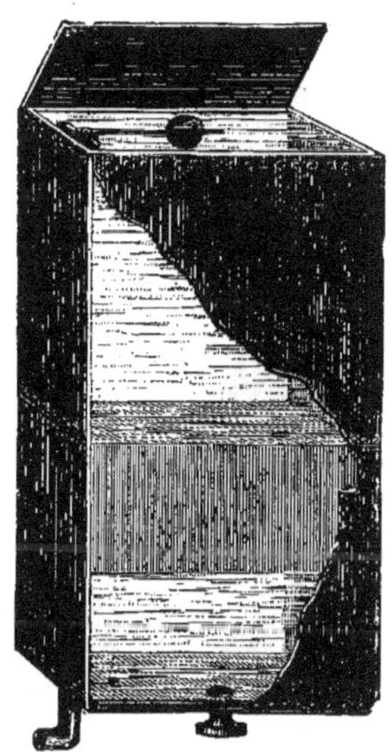

Figure 182. — Réservoir Ducommun à
filtre.

En thèse générale, l'eau doit être considérée comme insalubre
toutes les fois qu'elle contient une certaine proportion de matières
organiques, et surtout de matières azotées en voie de décomposition. C'est à la présence dans les boissons de ces éléments organiques que sont dues, trop souvent, de nombreuses épidémies de fièvre
typhoïde, de dysenterie, etc. S'il faut être médecin pour constater
ainsi la transmission, par les eaux impures, de maladies graves,
tout le monde peut se faire une idée de la manière dont se produit
cette action : il suffit, pour cela, de songer à une indisposition des

plus banales, je veux parler de la diarrhée, qui éprouve tous les étrangers arrivant à Paris, et qui n'a d'autre cause que l'usage de l'eau de Seine.

Aux personnes condamnées à boire les eaux des fleuves qui alimentent les grandes villes, l'hygiène recommande de faire usage de filtres, c'est-à-dire d'appareils propres à laisser passer l'eau, en retenant les corps étrangers qu'elle tiént en suspension. On fabrique des filtres de cent façons : on en fait avec du sable, du gravier, du grès pilé, du charbon, de la paille, de la laine, du coton, des éponges, etc.; tous ces filtres sont bons, à la condition d'être souvent nettoyés, ou, ce qui vaut encore mieux, renouvelés. Ceux qui ne contiennent aucune matière organique (laine, coton, etc.) sont préférables.

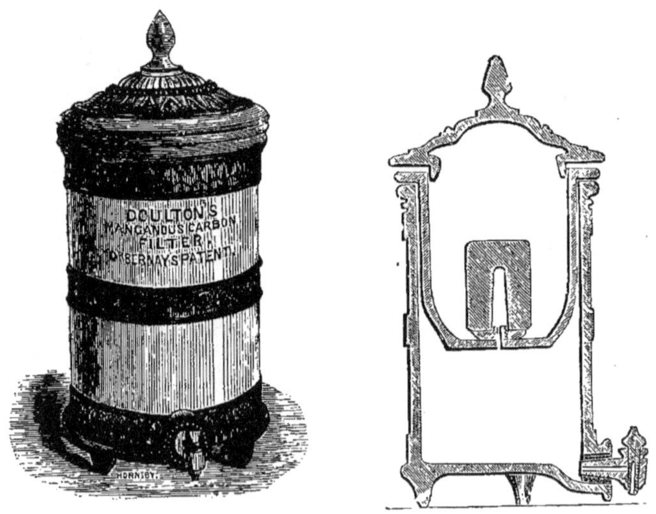

FIGURE 183. — Filtre à charbon Doulton.

Aux voyageurs qui explorent des pays inconnus. nous conseillons de se munir d'un filtre de poche au charbon : c'est une sorte de timbale métallique, surmontée d'un fort godet, taillé dans un morceau de coke. Le gouvernement anglais fournit des filtres portatifs de ce genre à ses troupes de l'Inde.

SOURCES, PUITS ET CITERNES. — L'eau , considérée par les anciens comme un des quatre éléments de la nature, est composée, chacun le sait aujourd'hui, d'hydrogène et d'oxygène, quand elle est pure, c'est-à-dire distillée. Dans la nature, cette pureté n'existe jamais, pas même pour *l'eau de pluie*, qui se rapproche le plus de l'eau distillée. *L'eau de puits* et *l'eau de source*, ainsi que *l'eau de rivière*, contiennent toujours une certaine quantité de sels en dissolution. Nous allons en dire un mot, en parlant des sources, des puits et des citernes.

SOURCES. — Les matières minérales des eaux de sources potables consistent généralement en sulfate de chaux, bicarbonate de chaux et chlorure de sodium. Pour que l'eau soit normale, il ne faut pas que la proportion de ces sels dépasse cinq décigrammes par litre. Suivant Poggiale et Beaugrand, les eaux de sources de bonne qualité contiennent encore de cinq à sept centimètres cubes d'oxygène, de treize à seize centimètres cubes d'azote et de dix-sept à trente-neuf centimètres cubes d'acide carbonique, pour mille parties d'eau.

Si la proportion d'un demi-gramme de matières fixes par litre d'eau de source est adoptée comme maximum usuel, ce n'est pas à dire pour cela que des eaux contenant une plus grande quantité de sels ne puissent constituer une boisson salubre. C'est ainsi, écrivent Robin et Littré, que certaines eaux peuvent être considérées à la fois comme eaux médicinales et comme eaux de table ; telles sont celles de Saint-Galmier, de Condillac, de Contrexéville, etc., qui contiennent de un à deux grammes de sels par litre, et dont on peut faire un usage journalier, sans nul inconvénient. Quand les eaux sont agréables à boire, qu'elles ne contiennent aucune matière organique nuisible. que les sels qu'elles renferment sont principalement du bicarbonate de chaux, de magnésie ou de fer, elles peuvent être considérées comme des eaux potables salubres.

De tout ce qui précède, il résulte qu'il serait prudent de faire analyser l'eau de toute source nouvelle, avant de l'adopter pour les usages domestiques. Ajoutons, pour les gens timorés, que toute eau de source suspecte peut, sans analyse ni filtre, être bue sans inconvénient en la faisant bouillir, puis infuser sur du thé ou du café.

Le Dr Langfeld a fait une série d'expériences prouvant qu'une partie d'acide citrique pour 2,000 d'eau contenant des animalcules suffit à les tuer, en moins d'une minute. Ils se déposent rapidement au fond de la bouteille et on n'a qu'à décanter. La solution d'acide citrique doit être fraîche.

PUITS. — Les eaux de puits contiennent presque toutes du sulfate et du phosphate de chaux. Très appréciées, en raison de leur fraîcheur, elles ne sont pas très saines, parce qu'elles manquent d'aération. Pénétré de cet inconvénient M. Grimaud (de Caux), un maître en matière d'eau, déclara en 1860 devant l'Académie des sciences, qu'il fallait, au nom de l'hygiène, renoncer à couvrir les puits. D'a-

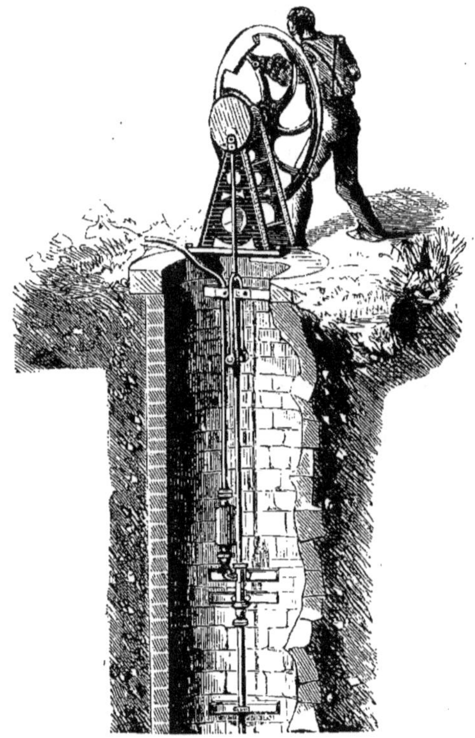

FIGURE 184. — Pompe rotative.

près M. Grimaud (de Caux), l'avidité de l'eau pour l'oxygène appauvrit très vite le peu d'air contenu entre la nappe d'eau et le plafond qui la couvre, et ainsi se forme l'atmosphère dite *putéale*, qui donne lieu au développement de l'odeur spéciale de renfermé de l'eau des puits couverts.

Comme M. Grimaux (de Caux), j'estime que la clôture d'un puits, dont l'air n'est pas suffisamment renouvelé, est une mauvaise chose, mais je me permets d'ajouter qu'on évite l'inconvénient qui en résulte par un artifice bien simple. Il consiste à pratiquer, au toit du puits ou latéralement, une ouverture quelconque, fermée par une toile métallique. De cette façon on bénéficie des avantages de l'aération de l'eau, sans s'exposer aux souillures pouvant résulter de la chute dans le réservoir de substances organiques, telles que feuilles, animaux, etc.

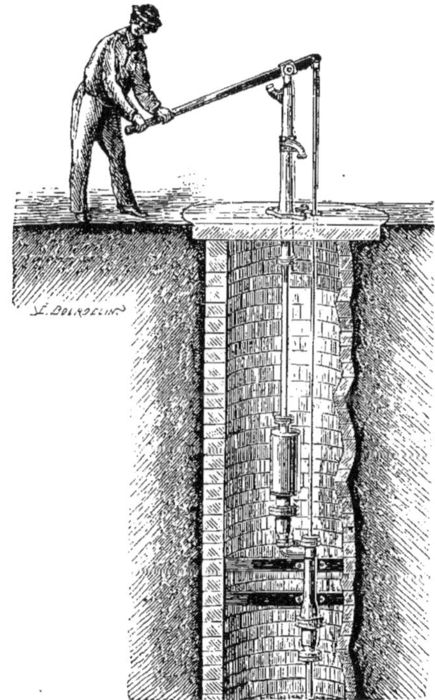

FIGURE 185. — Pompe à levier.

Autrefois, tout le monde puisait l'eau avec des seaux; aujourd'hui l'usage des pompes est presque général. Les pompes sont en fer ou en cuivre et leur tuyau d'aspiration est ordinairement en plomb. La présence de ce dernier métal n'est pas sans inconvénients.

Il y a un danger évident à employer le plomb pour la conduite des eaux potables. Cette opinion n'est pas seulement la mienne, elle est celle des 907 médecins de Paris qui, en 1874, ont signé la pétition suivante :

S'appuyant sur ce que de nos jours, les spécialistes les plus éminents, des hommes dont le nom est une garantie dans l'Europe entière se sont exprimés de la manière la plus formelle sur la nocuité des tuyaux de plomb, Orfila, dans son dictionnaire de médecine, dit que « l'eau qui a été transmise par des aqueducs de plomb ou qui est tombée sur des toits de ce métal peut tenir en dissolution une assez grande quantité de poison pour déterminer des accidents graves ». Chevallier, membre de l'Académie de médecine, termine son rapport en disant : « Il est bien démontré pour nous que l'emploi des tuyaux en plomb pour conduire les eaux destinées à l'usage alimentaire peut être suivi de dangers plus ou moins graves, et qu'il est indispensable de proscrire ce métal ; on évitera par là tout danger et on préviendra les accidents. » Pelouze et Fremy, les docteurs Beaude, Devergie, Mialhe, Vernois, etc., etc., un grand nombre de praticiens éminents se sont prononcés dans le même sens. Si de la France on passe à l'étranger, pour y trouver la confirmation des mêmes opinions, on rencontre encore des adhésions si nombreuses qu'il ne reste que l'embarras du choix.

Les soussignés prient le conseil municipal de vouloir bien inviter l'administration à proscrire d'une manière absolue, conformément à l'avis du *Conseil d'hygiène et de salubrité,* l'emploi des tuyaux en plomb pour les conduites de l'eau destinée aux usages alimentaires.

CITERNES. — Les citernes sont des réservoirs souterrains, dans lesquels on recueille l'eau de pluie amenée des toits. Cette eau se charge quelquefois de sels calcaires, empruntés aux matériaux de construction des parois qu'elle baigne ; elle entraîne toujours des poussières organiques, déposées sur les toits, dans l'intervalle de deux chutes de pluie. De plus, elle manque souvent d'aération.

Les mesures propres à assurer cette aération ne sont pas toujours prises d'une façon bien prudente, puisque M. Worms, cité par M. Lacassagne, a pu attribuer une maladie épidémique, observée à la caserne de Saint-Cloud, à l'usage de l'eau d'une citerne qui contenait des matières en décomposition. Ce réservoir n'avait pas été curé depuis cinq ans : on y trouva des détritus animaux et végétaux, des cadavres de rats. Le curage fait, l'épidémie s'arrêta. Un fait analogue a été observé par M. Laveran à la caserne de Lourcine.

Dans le midi de la France, où les citernes sont nombreuses, on

ferait bien de songer, de temps en temps, aux faits qui précèdent. On
arriverait ainsi à nettoyer les citernes un peu plus souvent, et à les
installer d'une façon moins primitive. On n'oublierait pas, par exemple, cet axiome, que je signale à tous les propriétaires de bastides :
Il est contraire aux principes de l'hygiène de faire arriver directement l'eau des toits dans la citerne. Avant de tomber dans le réservoir souterrain, l'eau de pluie doit toujours traverser une couche
assez épaisse de sable et de charbon.

LE GOITRE. — Certaines eaux passant pour donner le goître,
nous allons consacrer quelques pages à cette affection.

Au-dessous de la saillie du cou, appelée pomme d'Adam, nous
portons tous un petit organe glanduleux, nommé corps thyroïde.
A l'état normal, cette glande n'est pas visible ; elle le devient singulièrement quand elle s'hypertrophie, par suite d'un trouble dans la
nutrition. Ses divers degrés d'accroissement, qui varient depuis
le volume d'un œuf de pigeon jusqu'à celui d'un gros melon, constituent les nombreuses variétés du goître.

Le goître est rarement épidémique. Il peut n'attaquer qu'un individu à la fois; il est possible de le voir survenir isolément en tout
temps et en tout lieu, mais le plus souvent il présente très franchement les caractères de l'endémie et de l'hérédité. Il règne constamment dans les contrées froides et humides et les gorges des hautes
montagnes ; nulle part il n'est plus fréquent que dans le Valais, le
Tyrol et la Lombardie.

Quand il est épidémique, le goître est dit aigu ; il ne consiste
guère alors qu'en un léger gonflement du corps thyroïde. On a
observé sa production sur les soldats logés dans des casernes froides
et privées de lumière.

A Saint-Etienne, à Embrun, à Briançon, à Genève et ailleurs,
partout où le goître aigu s'est montré depuis environ vingt ans, il a
en quelque sorte suffi de donner aux hommes atteints une habitation sèche et bien éclairée pour voir leur cou revenir à son volume
normal.

Le retour à la santé a été hâté par divers autres moyens : promenades au grand air, bonne alimentation, ration de vin supplémentaire, frictions iodurées, recommandation d'éviter les efforts et les
cris.

Si le gonflement épidémique du corps thyroïde est facile à guérir,
on ne se défait pas de même de la maladie, ou plutôt de la mon-
struosité, constituant le goître endémique.

Quand le malade est jeune, que le mal est à la première période de son développement, l'expatriation est une excellente mesure qui réussit presque toujours ; mais, lorsque le goître n'est pas récent, les moyens qu'on lui oppose sont trop souvent sans action. Avant de les énumérer il convient de dire un mot des causes.

Déclarons-le hardiment : parmi les causes nombreuses invoquées pour expliquer la production du goître endémique, il ne s'en trouve pas une seule qui puisse rendre compte de tous les cas.

A Foderé, regardant cette maladie comme étant une conséquence de l'habitation des pays humides, ombragés, dont l'air n'est pas suffisamment renouvelé, on peut opposer l'observation des goîtreux du plateau de Bogota, situé à près de deux mille pieds au-dessus du couvent de Saint-Gothard, et dont la surface est sans cesse balayée par les vents.

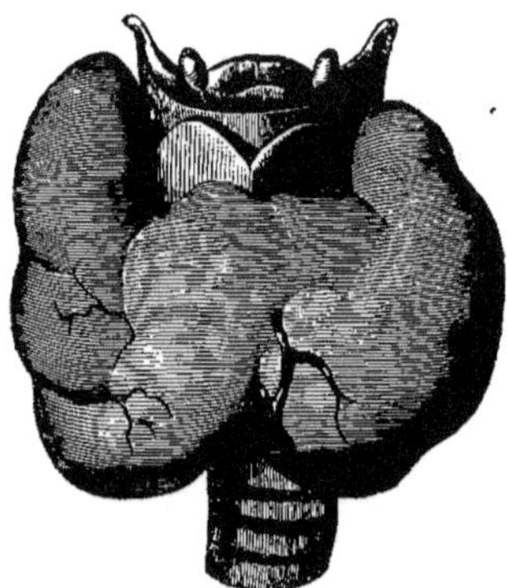

FIGURE 186. — Corps thyroïde hypertrophié formant le goître.

A Ferrus, attribuant l'hypertrophie du corps thyroïde à l'usage de l'eau provenant de la fonte des neiges, Saussure répond qu'il est des montagnes, en Suisse, dont les habitants absorbent tous le même breuvage, avec des résultats bien différents. Tandis que les montagnards du sommet conservent la pureté des formes du cou, ceux de la base ont la région cervicale envahie par des tumeurs, plus ou moins volumineuses. Bramley est plus catégorique : Le goître, dit-il, est endémique à Sumatra ; or, ce qui prouve qu'il n'est pas produit par la neige fondue, c'est que jamais il ne tombe de neige dans ce pays.

La théorie de Boussingault, invoquant la désoxygénation, paraît rationnelle à bien des gens. Nous la reconnaîtrions comme telle, professait Morel-Lavallée, si l'on nous faisait voir qu'on peut guérir le goître par l'eau oxygénée.

Grange vient et dit : J'ai entrepris de nombreuses expériences, et j'ai constaté que des sels magnésiens existaient dans les aliments ou les boissons des goîtreux. Niepce arrive ensuite et déclare qu'il a analysé l'eau de plusieurs villages de la vallée d'Aoste, sans y trouver trace de magnésie.

En présence de chaque assertion, on le voit, il est possible de mettre une assertion contraire; c'est pourquoi nous allons clore la liste des hypothèses étiologiques par celle qui nous paraît assise sur les bases les plus solides. Elle est due à un homme qui est à la fois un botaniste distingué et un chimiste de premier ordre, le professeur Chatin.

M. Chatin, après avoir observé les différents pays dans lesquels on rencontre l'hypertrophie du corps thyroïde, les a divisés en six zones, dont chacune correspond à des quantités d'iode déterminées, dans l'air, dans l'eau, dans les aliments et jusque dans les roches qui constituent le sol.

Voici les conclusions des recherches de M. Chatin, telles qu'elles ont été présentées à l'Académie de médecine.

Zone première ou de Paris. — *Section A.* — Le goître est inconnu. Le volume d'air respiré par un homme en vingt-quatre heures contient au moins 1/200 de milligramme d'iode; le litre d'eau pluviale, 1/150 de milligramme ; le litre d'eau de source ou de rivière, 1/300 de miligramme ; et dix grammes de sol arable, 1/200 du même corps.

Section B. — Dans la zone de Paris, les eaux potables peuvent ne pas contenir de quantité sensible d'iode (ce qui arrive chez celles d'entre elles qui sont dures) sans que le goître se manifeste. Si par hasard on l'observe (vallée de Montmorency), c'est principalement chez les femmes habituées à porter des fardeaux sur la tête.

Zone deuxième ou du Soissonnais. — Le goître est assez rare. Sol moins ioduré.

Zone troisième ou de Lyon. — Le goître est moins rare. Sol, air, eau moins iodurés.

Zone quatrième ou de Turin et de Clermont. — Le goître n'est pas rare, l'eau manque d'iode.

Zone cinquième ou des hauteurs alpines. — Le goître est assez commun. Les quantités d'iode diminuent de plus en plus.

Zone sixième ou des vallées profondes des Alpes. — Le goître est commun. Pas le plus léger indice d'iode (1).

Ces conclusions, que nous avons forcément un peu écourtées, ont amené leur auteur à déclarer que l'iode est le spécifique du goître.

Si l'on veut entendre par *spécifique*, non point un remède certain, procurant constamment la guérison, mais une substance médicamenteuse exerçant une action spéciale bien constatée sur une affection particulière, nous reconnaissons volontiers la vérité de l'assertion de M. Chatin. Coindet a préconisé l'iode à Genève, Brera en Italie, Grisolle en France ; tous les praticiens ordonnent ce métal, et ce n'est que par lui qu'ils obtiennent quelques guérisons.

Des empiriques ont fait grand bruit de produits mystérieux propres à faire disparaître le goître. Ceux qui, expérimentés par les hommes de l'art, ont donné de beaux résultats, contenaient de l'iode : l'éponge brûlée, l'éthiops végétal, le fucus vesiculosus, le topique marin ne sont que des mélanges dans lesquels la substance active agissante est toujours le corps simple découvert par le salpêtrier Courtois.

Il est encore un assez grand nombre de praticiens qui refusent d'admettre les idées de M. Chatin. Ils pensent que le goître résulte de l'action combinée de plusieurs causes et que c'est se risquer que de l'attribuer à une seule.

---

(1) Sous ce titre *La ville des goîtreux*, l'*Union médicale* du 26 février 1884 a publié la curieuse note que voici :

La population de la ville de Kokane, dans le Turkestan, est en grande partie composée de goîtreux ou d'individus atteints de crétinisme. M. Guillaume Chapus, dans son mémoire *Sur les médecins et la médecine en Asie centrale*, raconte qu'en pénétrant dans cette ville, on est frappé par le nombre considérable de ces goîtreux, les uns légèrement atteints, les autres portant une tumeur thyroïdienne très volumineuse.

Cette ville est la seule du Turkestan dont la population possède ce triste privilège pathologique. Ailleurs, le goître et le crétinisme sont très rares. Les conditions hygiéniques sont satisfaisantes ; située dans une plaine, à 1300 pieds d'altitude, Kokane est abondamment pourvue d'eau par une rivière, descendant de l'Aloï, comme les autres cours d'eau du pays. Dans les régions montagneuses et les vallées du Turkestan, M. Chapus n'a pas rencontré de goîtreux, de sorte que Kokane fait exception et est la seule localité dans laquelle l'affection se soit généralisée.

En 1878, au moment où les troupes russes prirent possession de cette ville, les médecins de l'armée constatèrent qu'un dixième des soldats de la garnison devenaient goîtreux, après quelques mois de séjour. Mais ces tumeurs thyroïdiennes furent justiciables de l'emploi de l'iode, à l'extérieur et en injections sous-cutanées. Néanmoins, on résolut d'abandonner Kokane, la ville des goîtreux, et de transporter à Marghellone le chef-lieu politique de la province.

Le directeur de l'Ecole de pharmacie a déjà répondu à ses adversaires par l'histoire des villages de Fully et Saillon. Dans la première de ces localités du Valais, les goîtreux abondaient ; il ne s'en trouvait pas dans la seconde. Les habitants firent construire un canal alimentant les deux communes ; l'eau qu'il apportait ne renfermait pas d'iode ; il y eut des goîtres à Saillon comme à Fully.

Cette explication à converti quelques incrédules, mais il en reste encore. Il n'y en aura plus un seul le jour où M. Chatin expliquera, *par le plus ou moins d'iode,* ce qui se passe à Luzarches.

Il y a cent ans, cette commune, située à quelques kilomètres de Chantilly, comptait des goîtreux par douzaines ; aujourd'hui, les femmes de Luzarches ont toutes un cou charmant.

Où est l'iode qui est venu passer le rabot sur les gibbosités cervicales des voisines du duc d'Aumale ?

That is the question. Reply, if you please, Master.

— Une enquête officielle, faite en 1873, a donné les chiffres suivants :

Pour 1.000 habitants (au-dessus de 20 ans) :

La Savoie fournit..	133	cas de goître.	La Meurthe........	33	cas de goître.
Les Hautes-Alpes..	111	—	Le Cantal.........	32	—
La Haute-Savoie...	92	—	La Haute-Saône....	31	—
L'Ariège....... ...	82	—	La Haute-Marne...	30	—
Les Basses-Alpes...	76	—	La Moselle........	30	—
Les Hautes-Pyrénées	62	—	L'Ardèche.	29	—
Le Jura...........	58	—	L'Isère	29	—
Les Vosges........	56	—	La Lozère.........	29	—
L'Aisne...........	52	—	La Dordogne......	25	—
Les Alpes-Maritimes	50	—	Les Pyrénées-Orientales.............	24	—
La Loire........ ...	49	—	La Meuse.........	22	—
Le Rhône.	46	—	Le Doubs	22	—
Le Puy-de-Dôme...	44	—	La Saône-et-Loire..	21	—
La Haute-Loire....	42	—	La Haute-Garonne.	21	—
L'Oise............	38	—	Les Basses-Pyrénées	21	—
La Drôme.	36		La Corrèze........	20	—
Le Haut-Rhin......	33	—			

XXXVI

LE VIN. — En 1882, tous les journaux ont raconté ceci : A la réception du jour de l'an, le vénérable M. Chevreul, malgré ses 96 ans, avait tenu à venir, à la tête des professeurs du Muséum, saluer le Président de la République. Comme le chef de l'État félicitait le doyen de la science sur sa robuste vieillesse, M. Chevreul répondit : Voulez-vous savoir, Monsieur le Président, pourquoi je me porte si bien, en étant si vieux ? eh bien, c'est parce que je n'ai pas, de ma vie, bu une seule goutte de vin.

Démosthènes, Naudé, Tiraqueau, Locke, Haller et nombre d'autres hommes célèbres avaient fait comme M. Chevreul et s'en étaient bien trouvés (1) ; cela n'empêchera pas les hygiénistes de l'avenir de dire, tout comme les hygiénistes du passé : le vin est, après l'eau, la meilleure des boissons ; c'est un tonique puissant, qui, bu avec modération, donne la force et la santé. Bien plus, il se trouvera toujours des savants enthousiastes, poètes égarés dans le prosaïsme médical, prêts à enfanter des propositions semblables à celle-ci, signée Dʳ Jules Guyot :

« Les boissons n'agissent pas seulement sur l'individu, elles réagissent sur les familles, sur les tribus, sur les nations, et je suis profondément convaincu que les vins de France sont la cause première de la franchise, de la générosité et de la valeur du caractère français. »

Pour moi, simple ouvrier travaillant à vulgariser la science, et incapable d'atteindre à un tel lyrisme, je me contente de rappeler

---

(1) Tous ces grands hommes ressemblaient fort peu au malheureux chanoine dont Brillat-Savarin a raconté ainsi la plaisante infortune : « Le chanoine Rollet était buveur : il tomba malade, et la première phrase du médecin fut employée à lui interdire tout usage de vin. Cependant, à la visite suivante, le docteur trouva le patient couché et devant son lit un corps de délit presque complet, savoir : une table couverte d'une nappe bien blanche, un gobelet de cristal, une bouteille de belle apparence, et une serviette pour s'essuyer les lèvres.

A cette vue, il entra dans une violente colère, et parlait de se retirer, quand le malheureux chanoine lui cria d'une voix lamentable : « Ah ! docteur, souvenez-vous « que quand vous m'avez défendu de boire, vous ne m'avez pas défendu le plaisir de « voir la bouteille. »

que le vin, considéré d'une manière générale, contient de l'eau
(environ 75 pour 100), de l'alcool, du sucre, de la gomme, du tannin.
de l'acide acétique, de l'acide carbonique, du tartrate de potasse et
de chaux, du fer, du sulfate de potasse, des matières colorantes et
un éther, qui constitue le bouquet.

De tous ces principes constitutifs du vin l'alcool étant le plus important, je reproduis ici le tableau du professeur Bouchardat, indiquant la proportion d'alcool contenue dans les vins des crus les
plus connus.

Le Marsala contient	23.83	p. 100 d'alcool.
Le Madère blanc	20	—
Le Porto	20	—
Le Constance blanc	18.17	—
Le Lacryma-Christi	18.12	—
Le Xérès	17.63	—
Le Bagnols	17	—
Le Collioure	16.10	—
Le Johannisberg	16	—
Le Grenache	16	—
L'Ermitage blanc	15.50	—
Le Malvoisie	15.08	—
Le Malaga	15	—
Le Sauterne blanc	15	—
Le Chypre	15	—
Le Saint-Georges	15	—
Le Barsac (1er cru)	14.75	—
Le Rivesaltes	14.60	—
Le Chiraz (Perse)	14.28	—
Le Syracuse	14.06	—
Le Tavel	14	—
Le Jurançon	13.70	—
Le Lunel	13.70	—
Le Vauvert	13.30	—
Le Champagne non mousseux	12.77	—
L'Alicante	12.69	—
Le Grave	12.30	—
Le Barsac ordinaire	12	—
Le Beaune blanc	12	—
Le Frontignan	11.80	—
Le Champagne mousseux	11.77	—
L'Ermitage rouge	11.33	—
Le Côte-Rôtie	11.30	—
Le Volnay	11	—
Le Mâcon	11	—
Le Tonnerre	11	—
L'Orléans	10.66	—
Le Bordeaux	10.10	—

Le Cahors.	10	p. 100 d'alcool.
Le Saumur..........	9.90	—
Le Saint-Estèphe.......	9.75	—
Le Margaux.	9.75	—
Le Château-Latour.	9 33	—
Le Saint-Emilion.....	9.21	—
Le Léoville.	9.10	—
Le Tokay.	9.10	—
Le Haut-Brion.	9	—
Le Pouilly.	9	—
Le Château-Laffite...	8.70	—
Le Château-Margaux...	8 70	—
Le Chablis.....	7.33	—.

Indépendamment de leur richesse plus ou moins grande en alcool,
qui les rend plus ou moins toniques, quelques vins ont des propriétés particulières, signalées par les médecins. Les bordeaux, riches
en tannin, sont prescrits aux convalescents, aux estomacs délicats.

Les bourgognes sont plus excitants que les bordeaux (1). Largement étendus d'eau, ils forment une excellente boisson de table.
Les vins du Rhône, du Languedoc et de la Provence sont dans le
même cas. Leur force en alcool étant assez grande, il est prudent
de ne point les boire purs. Dans son code du cérémonial, la comtesse
de Bassanville note cette règle d'étiquette, qui semble (une fois n'est
pas coutume) dictée par l'hygiène : on n'offre à un réveillon que
des vins de Bordeaux; les vins de Bourgogne chargeraient trop
l'estomac de gens qui se disposent à gagner le lit en sortant de table.

Les vins blancs acides, et aussi les vins rouges des environs de
Paris, fatiguent rapidement l'estomac, et déterminent de la diarrhée.
Ils ne conviennent nullement aux femmes nerveuses.

Les vins mousseux, dont le Champagne est le type, portent rapidement au cerveau (2), mais leur action se dissipe aussi vite. Ils
sont de plus diurétiques et bons contre les vomissements.

---

(1) Le journaliste académicien Amédée Latour qui, malgré son amour pour l'eau de
Saint-Galmier, ne détestait aucun vin, disait : « Le bordeaux, au fin et délicat parfum, pour commencer; le bourgogne, plus chaud, à bouquet plus pénétrant, pour la
dernière moitié du dîner. »

2   Quand le bouchon, débarrassé
      Du fil qui le captive,
     Vole avec bruit, au loin chassé
      Par la liqueur active,
     Je crois, dans les brillants accès
      D'une aimable folie,
     Voir jaillir du cerveau français
      L'éclair de la saillie.   Desprez.

Les vins spiritueux sucrés (Frontignan, Lunel, Malvoisie, Malaga, etc.) ont un grand pouvoir nutritif, mais ils sont mal supportés par les dyspeptiques. Fonssagrives assure que le Rota et le Malaga peuvent être considérés comme digestifs et que leur usage modéré après le repas assure très efficacement la bonne digestion.

Les vins spiritueux secs (Madère, Xérès, etc.) sont chauds, digestifs et très stimulants; à petites doses ils peuvent rendre des services aux chlorotiques et aux personnes qui ont perdu l'appétit, mais, par malheur, il est très difficile de les trouver dans le commerce à l'état de pureté.

VINS FALSIFIÉS. — Je n'apprendrai rien à personne en disant: c'est dans l'industrie des vins que se rencontrent les falsifications les plus variées. En effet, les artifices imaginés par les échansons du pauvre public sont tellement nombreux, qu'il faudrait tout un volume pour en dresser simplement le catalogue.

D'après M. Olivier de Rawton, qui a fort bien étudié la question, on falsifie les vins de trois manières :

1° Par des coupages ou mélanges de diverses sortes de vins ;

2° Par addition de substances étrangères au vin naturel ou déjà coupé ;

3° Enfin, on fait des vins de toutes pièces.

1° *Coupage.* — Le coupage ne constitue pas, en somme, une opération répréhensible. En principe, il consiste à mélanger les vins trop légers, c'est-à-dire trop aqueux, avec des vins corsés et généreux. Le consommateur n'a pas trop à se plaindre de cette opération, dont le seul inconvénient est de le tromper sur la qualité de la marchandise vendue. J'affirme même que, sur ce point, les Parisiens n'ont pas le droit de faire la moindre réclamation. C'est leur goût accentué pour un vin toujours identique, sans goût de terroir, qui a amené les débitants de la capitale à tenir constamment du vin coupé à la disposition de leur clientèle. Un rédacteur du *Journal des connaissances utiles*, qui signe « un ancien marchand de vins de Paris», a clairement expliqué ce singulier phénomène. Il n'est pas, dit-il, de nouveau débit, tenu par un industriel venant de province, qui, répugnant aux *coupages*, n'ait essayé, au début, de tenir des vins *en nature* au litre. Aucun n'a réussi, et force a été, sous peine de ruine, d'en venir de suite aux *coupages*, qui neutralisent les différents goûts de *terroir* de chaque vin.

A l'exception des vins sortant un peu de l'ordinaire, comme vins frais et agréables, dits *picolo*, Bourgogne, Beaujolais ou Chinon, et qu'on ne peut obtenir convenables qu'à 1 franc le litre, en temps ordinaire, tous les autres vins en nature, du Midi ou du Centre, ne conviennent pas à Paris pour la vente au litre, et toujours pour le même motif : goût de terroir plus ou moins déplaisant, trop maigre, trop gros, trop vert, et les vins de *coupage*, dits *vins de ménage*, que nous buvons journellement à Paris, sont mélangés. Ils sont généralement composés de 4/5 de vin du Midi et de 1/5 de vin du Centre. Ces 4/5 de vin du Midi ne sont ni du même type ni du même endroit ; il sont, le plus souvent : 2/5 de l'Hérault, 1/5 de l'Aude et 1/5 des Pyrénées-Orientales, c'est-à-dire du Roussillon. Le dernier cinquième de ces *coupages* est un vin du Centre, qui, par sa fraîcheur et son petit bouquet, parfait ce mélange : il est ordinairement de la côte du Cher, des côtes de la Loire, de la Bourgogne et des Charentes. A ce cinquième de vin rouge du Centre, dans nos *coupages*, vient quelquefois, l'été, se joindre (remplaçant un broc du Midi) un broc de 15 litres de vin blanc d'Anjou, du Poitou ou d'Entre-deux-Mers (Gironde), lequel émoustille le vin du Midi, un peu lourd et pâteux par les temps chauds.

2° *Addition de substances étrangères.* — Les substances étrangères le plus souvent ajoutées au vin sont, sans compter l'eau : le plâtre, la litharge, l'acide tannique, l'alun, le carbonate de potasse, le sel marin, l'acide salicylique et diverses matières colorantes, telles que la mauve noire, le campêche, le troène, le sureau, la cochenille, l'orseille et la fuchsine. L'analyse chimique reconnaît toutes ces additions frauduleuses, par des opérations spéciales, dont les détails ne sauraient trouver place dans ces entretiens familiers. Les lecteurs qui voudraient les étudier consulteront les ouvrages suivants : *Dictionnaire des altérations des substances alimentaires*, par MM. A. Chevallier et E. Baudrimont, p. 1197 ; *Histoire des falsifications* par Hureaux, p. 625 ; *Documents sur les travaux du laboratoire municipal* pendant l'année 1881, par M. Girard, p. 103 ; *L'étude et les progrès de l'hygiène en France*, de 1878 à 1882, par Napias et Martin, p. 96 ; *Nouveaux éléments d'hygiène*, par J. Arnould, p. 944.

3° *Vins artificiels.* — Les vins fabriqués de toutes pièces ne sont pas rares en France, surtout dans les grandes villes dont les tarifs d'octroi, très élevés, offrent une prime considérable à la cupidité. De ces liquides problématiques, qui contiennent un peu d'alcool, beaucoup d'eau et une matière colorante quelconque, nous ne pouvons dire que ceci : ce sont d'affreuses drogues. Il faut plaindre les gens qui en font usage et, pour en diminuer le nombre, mettre les consommateurs des villes en garde contre les vins vendus trop bon marché. Voici, à ce propos, quelques chiffres probatoires : les vins du **Midi** valent en ce moment, sur place, 48 francs l'hectolitre ; pour les loger, les amener à Paris et acquitter les droits d'entrée, il faut débourser au minimum 25 francs par hectolitre. Si l'on suppose un maigre bénéfice de 2 francs pour le marchand en gros, on arrive à voir que le vin revient en somme à 75 centimes le litre. Et il s'en vend au détail à quatorze sous. — Avec quoi l'a-t-on fait ? — aux pauvres acheteur à se le demander.

VINS MÉDICINAUX. — Bien que Galien se soit élevé avec force contre l'habitude de faire prendre du vin aux enfants, on prépare, avec le vin, de nombreux médicaments, aussi bien pour les enfants que pour les hommes ; ces médicaments portent, en pharmacie, le nom *d'œnolés*.

Les œnolés les plus connus sont : le vin de quinquina, tonique ; le vin de cannelle, cordial ; le vin de gentiane, apéritif ; le vin de scille, diurétique ; le vin aromatique, cicatrisant, et le vin d'opium, narcotique.

Par lui-même, le vin constitue un remède précieux en plus d'un cas, je le reconnais volontiers ; je crois pourtant que l'honorable Dr Burdel (de Vierzon), membre correspondant de l'Académie de médecine, en a dit peut-être un peu trop de bien quand il a écrit : « Sans ferrugineux on peut, rien qu'avec le vin, guérir promptement la chloro-anémie ; avec le vin on abrège d'une manière surprenante la convalescence d'un grand nombre de maladies ; dans les affections chirurgicales, dans le pansement des plaies lentes à guérir, le vin, *intus et extra*, devient pour ainsi dire un baume souverain. »

XXXVII

LA BIÈRE. — En toute saison, en été surtout, la population parisienne montre une dévotion particulière à la bière : elle honore si bien et si souvent les brasseries de sa présence, qu'on voit s'ouvrir dans chaque rue des tavernes anglaises, alsaciennes, belges, suisses et d'autres nations encore. En attendant, ce qui ne peut tarder d'arriver, d'avoir chez nous un établissement monstre, comme celui de Barcley, en Angleterre, qui débite trois cent mille barils par an, je vais dire quelques mots de cette liqueur qui baigne tant de gosiers altérés et que versent tant d'Hébés de contrebande.

Point n'est besoin d'apprendre au lecteur que la bière est une boisson fermentée, faite avec le houblon et les graines céréales, particulièrement avec l'orge (1). Il n'est pas non plus nécessaire d'entrer ici dans les détails de fabrication de la bière. Quand j'aurai dit que cette fabrication se compose de quatre opérations :

1. Le *maltage* (qui a pour but la germination de l'orge et le développement du sucre nécessaire à la fermentation) ;

2. Le *brassage* (assimilation du houblon) ;

3. La *fermentation ;*

4. La *clarification ;*

Cette simple énumération sera suffisante pour des lecteurs qui veulent boire de la bière et non en fabriquer.

— J'insisterai sur des détails plus intéressants.

La consommation de la bière est excessivement considérable en Angleterre, en Belgique, en Hollande et en Allemagne ; elle est beaucoup moins grande en France.

En Italie on commence à peine à en boire. A Paris, Lyon, Bordeaux et Marseille, la consommation individuelle n'est guère que de 21 litres, ce qui prouve que nous avons encore bien du chemin à faire pour atteindre messieurs les Anglais, qui, du reste, se laissent

---

(1) La bière appelée *faro* est préparée avec le froment ou l'avoine ; le *quass*, des Russes, se fait avec du seigle ; l'*avach*, des Arabes, s'obtient par la fermentation du riz ; la *chica*, bière d'Amérique, est fabriquée avec du maïs ; le *bonza*, bière des Tartares, se prépare avec le mille

dépasser de plusieurs longueurs de chopes et de pipes par les Belges. La Belgique... c'est encore la première nation du monde, pour l'alcool et le tabac.

Un Belge boit en moyenne 149 litres de bière par an ; un Anglais, 143 ; un Allemand, 94 ; un Danois, 59 ; un Hollandais, 41 ; un Américain, 38 ; un Norvégien, 37 ; un Autrichien, 34 ; un Suisse, 28 ; un Luxembourgeois, 25 ; et un Suédois, 23.

La bière, que Royer-Collard appelait « un vin de grain », excite les organes digestifs et facilite la sécrétion des urines.

Cette propriété diurétique a son importance, car on remarque que la pierre et la gravelle sont très rares, pour ne pas dire inconnues, chez les buveurs de bière. Désaugiers, qui mourut calculeux, n'eût pas éprouvé d'aussi atroces douleurs de vessie, si, au lieu d'aimer tant les fioles de Bordeaux et de Bourgogne, il eût un peu moins dédaigné la chope ou le bock (1). Il est vrai que l'auteur du *Dîner de Madelon* eût été, chose horrible pour un gourmand, un très petit mangeur, car les buveurs de bière mangent très peu, à cause des qualités nutritives de cette boisson, qui sont, d'après Payen, semblables à celles d'un poids égal de pain.

La bière exerce, en réalité, une action très nourrissante, elle fait engraisser ou du moins dispose à un certain embonpoint : les peintres flamands le savent bien et ils représentent exactement la nature, quand ils donnent à leurs buveurs une corpulence caractéristique qui fait plaisir, sinon à porter, du moins à voir.

Prise en petite quantité, la bière a une action apéritive assez remarquable ; chez les convalescents, elle peut relever l'appétit d'une manière notable. Elle est d'un usage très ancien pour les malades : Hippocrate l'ordonnait assez fréquemment, l'école de Salerne a célébré ses vertus curatives, Sydenham la conseillait dans un grand nombre de maladies aiguës, de tout temps on a considéré la bière comme jouissant de propriétés antiscorbutiques. Un mé-

---

(1) Le fameux doyen de la Faculté, Gui Patin, écrivait, le 12 août 1649, à son ami Falconet :

« J'approuve fort l'usage du bain d'eau tiède, *in diathesi calculosa*, après les grands remèdes ; mais je pense que le meilleur de tous, et le grand secret qui soit en cette affaire, est *vini privatio*, vu que le vin est la chose du monde la plus propre à engendrer du sable et de la pierre : c'est la raison qui m'oblige à ne boire que de l'eau, ou du vin bien trempé, ayant peur aussi de la pierre, qui est, comme vous savez, *litteratorum carnifex*. » Gui Patin, on le voit, croyait que le vin pouvait donner la pierre. Buvait-il de la bière pour cela ? La réponse se trouve dans un autre passage de sa correspondance que voici : « J'aimerois mieux de l'eau bien pure et bien nette de la rivière de Seine que toute la bière du Septentrion. »

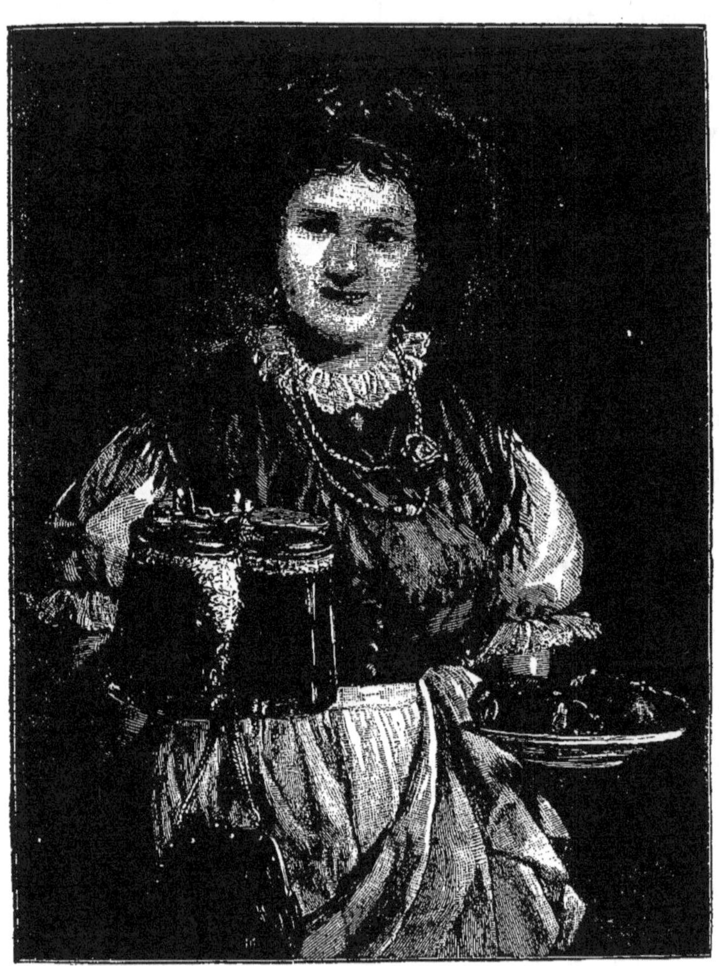

FIGURE 187. — La bière.

decin allemand, M. Wittich, la prescrit comme agent somnifère aux aliénés agités. Cette curieuse application thérapeutique a été notée par mon ami le docteur Gorecki, dans son excellent journal *Le Praticien*.

Dans les expéditions maritimes du siècle passé, on avait l'habitude d'embarquer une grande quantité de bière ou d'en fabriquer à bord, pour les matelots atteints du scorbut.

S'il faut en croire Michel-Lévy, on guérit, dans l'Artois, la plupart des bronchites commençantes, en prenant, avant de se mettre au lit, un verre de bière chaude et sucrée.

En somme, de l'avis de tous les médecins éclairés, il résulte que l'usage de la bière, à doses modérées, est chose excellente.

Un hygiéniste de grande valeur, M. Fonssagrives, va plus loin; pour lui, l'ivrognerie de la bière est la plus excusable des ivrogneries alcooliques, car elle n'a point les résultats terribles des manies ébrieuses portant sur le vin, l'eau-de-vie ou l'absinthe.

Dans une monographie excellente, peut-être un peu poussée au noir, M. Husson, président de la Société de pharmacie de Meurthe-et-Moselle, exprime une opinion toute différente : « Les jours de fête, dit-il, nos pères vidaient largement les vieilles bouteilles cachées derrière les fagots; les repas étaient joyeux, l'esprit gaulois se faisait sentir dans toutes les saillies, dans les traits d'esprit, dans les chansons qui égayaient le festin. La bière produit des effets bien différents... malgré la rapidité avec laquelle la bière est éliminée lorsqu'elle est absorbée en trop grande quantité, elle s'aigrit dans l'estomac et provoque des pituites fréquentes. Or, il n'y a rien comme les malaises de l'estomac pour agir sur le moral; aussi reconnaîtra-t-on aisément que les buveurs de bière d'outre-Rhin ne sont rien moins qu'aimables... Il est un dicton populaire qui rend bien compte de l'action des différentes boissons alcooliques...

« Voulez-vous rester sérieux, calme, faire votre testament, buvez du bordeaux; voulez-vous être alerte et joyeux, prenez du bourgogne; tenez-vous à être aimable et galant, sablez le Champagne. Voulez-vous, au contraire, être sombre et taciturne, buvez la bière. »

Ne voulant point entrer, après ces considérations brillantes, dans des détails oiseux sur la composition chimique des différentes espèces de bières, je place simplement ici l'analyse, faite par Payen, de la bière la meilleure à mon goût, celle de Strasbourg.

Pour un litre de bière on trouve :

Eau............................	947 gr.	
Alcool............	4 —	5 décigr.
Dextrine et glucose.....	21 —	4 —
Substances azotées.........	5 —	2 centigr.
Sels minéraux......	1 — 34	—
Principe amer, essence aromatique....	Quantité indéterminée.	

BIÈRES FALSIFIÉES. — Ce n'est pas le tout que de connaître les propriétés de la bière, il faut encore savoir distinguer les bonnes bières des mauvaises.

La chose n'est pas toujours facile.

En matière de maltage et de brassage, l'art de la sophistication a fait des prodiges. Si la brutale analyse chimique ne mettait point sous nos yeux toute la série curieuse des drogues employées pour remplacer le houblon, l'esprit refuserait de croire aux combinaisons étranges écloses dans le cerveau des brasseurs, pressés de s'enrichir. Ajouter de l'alcool à la bière pour la rendre plus facilement transportable, la charger d'acide salicylique pour l'empêcher de tourner, lui donner de l'amertume au moyen de l'écorce de buis ou de la racine de chicorée, la colorer avec du jus de réglisse, l'allonger avec de l'eau, tout cela n'est rien. Les bières qui ont été ainsi *travaillées* peuvent déplaire aux consommateurs, mais elles n'empoisonnent pas. Par malheur, on ne peut pas en dire autant dex mixtures horribles, n'ayant de la bière que le nom, dans la composition desquelles entrent le pavot, la jusquiame, le garou, la belladone, le datura stramonium, le pyrèthre, le poivre d'Espagne, l'acide picrique et même la strychnine (1).

Dans les millions de bocks que consomment les amateurs, combien renferment de ces drogues meurtrières ? Le laboratoire de chimie de la préfecture de police pourrait seul le dire exactement.

Ce que chacun sait trop bien, c'est que la fraude grandit et s'étend de jour en jour. En 1852, le *Constitutionnel*, rendant compte d'une

______

(1) Le professeur Chevallier assure que, pour donner à la bière artificielle la consistance mucilagineuse, la saveur piquante et la coloration brune qui lui manquent, les fraudeurs y versent de l'eau de chaux, y font cuire des dépouilles de veau, de cheval, de mouton, ou bien les différents débris gélatineux et invendables de la boucherie. M. Girard affirme que toutes les matières suivantes sont employées pour donner de l'amertume et du goût à la bière : acide picrique, fiel de bœuf, aloès, quassia amara, trèfle d'eau, absinthe, coloquinte, gentiane, saule, coque du Levant, cumin, cubèbe, piment, garou, chardon bénit, petite centaurée, noix vomique, strychnine, buis, écorces d'orange, écorces de citron, coriandre, genièvre et mousse d'Islande.

leçon d'hygiène, faite par M. Payen au Conservatoire des Arts-et-Métiers, disait :

« Le professeur a appelé l'attention sur une fraude qui, fort heureusement, n'est pas employée en France ; car c'est à tort qu'on a dit qu'à Paris on se servait de bois ou de bourgeons de sapin, dans la fabrication de la bière. Ce qui est vrai, c'est qu'en Angleterre il y a eu des falsifications considérables, qui avaient leur source à Paris. Pour donner à la bière l'amertume requise, certains fabricants anglais se sont servis d'une matière dont l'amertume est extrême, la strychnine, qui est un poison très violent. L'emploi n'en a pas eu lieu en France ; on eût été trop promptement découvert, et la peine à subir eût été trop forte ; mais c'est bien en France qu'on a fabriqué des quantités considérables de strychnine, dont on ne connaissait pas alors la destination future. »

Les choses ont bien changé depuis. L'Angleterre n'a plus le monopole de la bière à la strychnine. Les lignes suivantes, écrites par le chroniqueur du journal *Le Temps*, le prouvent, hélas ! surabondamment :

« Il existe à Leipzig une maison, décorée du nom de *Institution de J. Hiller, pour l'instruction dans la fabrication des produits chimiques*. Je possède de cette institution un prospectus qui, à la page 16, offre d'apprendre à qui voudra *à faire de la bière sans houblon et sans malt* ; elle promet un gain de 300 0/0, et assure que l'installation nécessaire est si peu de chose qu'elle peut se faire dans une cuisine. »

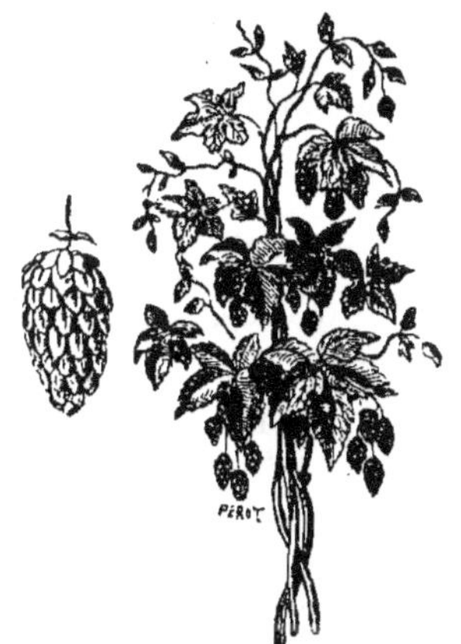

FIGURE 188. — Houblon et sa fleur.

L'institution ne vend pas son secret bien cher ; pour 10 marks, c'est-à-dire 12 fr. 50, le premier venu peut se le payer. Combien l'institution J. Hiller a-t-elle fait d'élèves ? Les buveurs de bière frémiront d'y songer.

BIÈRES ALTÉRÉES. — Quand on entre dans un café ou une brasserie, pour y boire de la bonne bière, il ne suffit pas de savoir que le patron est honnête. Pour être absolument certain qu'on ne sera pas empoisonné, il faut encore que le débitant soit aussi propre qu'honnête. Il est permis de croire que cette double qualité n'est pas toujours inhérente à la profession de brasseur, puisque M. Tirard, ministre du commerce, a cru devoir adresser à tous les préfets de France la circulaire que voici :

Monsieur le Préfet,

L'emploi des appareils à pression, qui servent aujourd'hui d'une manière presque générale au débit de la bière, peut présenter pour la santé publique des dangers qui sont de nature à appeler l'attention d'une administration vigilante. Les inconvénients inhérents à ces sortes d'appareils ont donné lieu, dans divers pays étrangers, à des enquêtes approfondies, à la suite desquelles il a été reconnu indispensable d'en réglementer l'emploi.

Le Comité consultatif d'hygiène publique de France, que j'ai appelé à examiner la question, vient de me présenter un rapport dont j'ai adopté les conclusions et dans lequel il indique les mesures suivantes comme indispensables pour assurer la complète innocuité des pompes à bière :

1° Les tuyaux adducteurs de la bière doivent être soit en verre, soit en étain fin, à l'exclusion absolue de tout autre métal altérable et. notamment du plomb, dont l'emploi est dangereux ;

2° L'air emmagasiné dans le réservoir de l'appareil, pour servir à la pression, arrivant au robinet de distribution intimement mélangé avec la bière, il faut s'abstenir de toute prise d'air pour ce réservoir, soit dans les lieux clos habités, soit dans les caves où il n'a pas toute la pureté désirable. Cet air doit être emprunté à l'atmosphère, soit sur la voie publique, soit dans des cours spacieuses ;

3° Il est indispensable d'adapter à la partie inférieure du récipient d'air un robinet, ou même un trou d'homme, pouvant permettre une visite intérieure complète des appareils, qui sont très sujets à s'incruster, et où il se forme promptement, aux dépens de la levûre entraînée par la bière, des dépôts qui entrent en décomposition ;

4° Au point de vue de la sûreté, le récipient doit être muni d'une soupape ou d'un manomètre, pour y limiter la pression ;

5° En ce qui regarde l'entretien des appareils de pression pour le débit de la bière, il est établi qu'on ne saurait les laisser fonctionner, sans de graves inconvénients, que sous la condition expresse d'un nettoyage périodique et fréquent, s'appliquant non seulement aux tuyaux adducteurs de la bière, mais encore aux récipients d'air, et, d'une manière plus générale, à toutes les parties des appareils susceptibles de s'encrasser. Le meilleur moyen de nettoyage consiste dans l'emploi de la vapeur d'eau à haute pression.

Je vous prie, Monsieur le Préfet, de donner aux instructions sanitaires qui précèdent la plus large publicité possible et de les porter spécialement à la connaissance des débitants, cafetiers, limonadiers, etc., de votre département ; vous aurez à appeler leur attention sur les inconvénients graves auxquels ils s'exposeraient en ne tenant pas un compte scrupuleux de ces recommandations.

Vous leur rappellerez que non seulement ils sont civilement responsables des accidents que peut causer la bière qu'ils auraient débitée dans des conditions défectueuses, mais qu'ils peuvent encore être poursuivis correctionnellement, conformément aux dispositions des lois du 27 mars 1851 et du 5 mai 1855, pour vente de boissons corrompues.

On fait avec la bière, comme avec le vin, des boissons médicinales. Voici la formule de la *bière purgative* :

Polypode	50 grammes.
Rhapontic.............	25 —
Séné.................	25 —
Cochléaria...........	18 —
Sauge...............	13 —
Raisin sec...........	25 —
Rhubarbe............	9 —
Raifort	9 —
Orange..............	15 —
Bière récente........	4500 —

(Se prend à la dose d'un verre tous les matins pour entretenir la liberté du ventre.)

XXXVIII

LE CIDRE. — Le cidre est le produit de la fermentation du jus de
la pomme. C'est le vin de la Normandie et de la Bretagne, provinces
privées de vignes. Voici, d'après M. Emile Bouant (1), en quoi consiste essentiellement la fabrication du cidre.

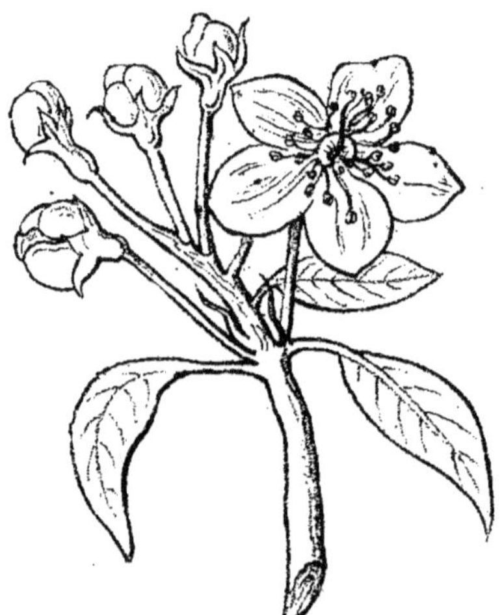

FIGURE 189. — Pommier en fleur.

Les pommes, alors qu'elles sont à peu près mûres, sont laissées
en tas pendant plusieurs jours, pour que leur maturation s'achève,
et qu'elles donnent un jus plus sucré ; puis on procède au broyage.
Cette opération se fait, le plus souvent, sous une meule verticale en
pierre, que fait tourner un cheval, dans une auge circulaire. La
pulpe ainsi obtenue est laissée exposée à l'air pendant deux jours,
pour que la fermentation commence, puis soumise à l'action d'un
pressoir puissant. Le jus qui s'écoule est versé dans de grands tonneaux et abandonné à la fermentation. Après un mois, la fermentation est terminée. Le sucre de la pomme est transformé en alcool.

_____

(1) *Éléments usuels des sciences*. Delalain, éditeur.

On soutire dans des tonneaux plus petits et on peut commencer à consommer.

Le cidre est une boisson saine et agréable, qui se conserve peu et supporte mal le transport. N'étaient ces inconvénients, il est probable que l'on consommerait beaucoup de cidre dans les départements éloignés des pays de production, en raison surtout des ravages du phylloxéra, dont on n'a pas encore trouvé le moyen d'arrêter la marche envahissante.

Le nombre des pommiers à cidre pour tout le territoire français est d'environ 4,790,000. Le département de la Manche en possède à lui seul 561,000. — Si l'on alignait tous ces arbres sur les deux côtés d'une route, on formerait une avenue de 21,445 kilomètres. La production moyenne annuelle du cidre, pendant la période 1866-1882, a été de 10,293,470 hectolitres, représentant une valeur de 100 à 115 millions de francs.

Le cidre purge les gens qui n'ont pas l'habitude d'en boire. Il préserve, dit-on, de la gravelle. Le Dr Lallour affirme même qu'il guérit cette maladie. Dans son *Traité de la goutte*, Garrod rapporte que, d'après le témoignage de médecins qui habitent les pays à cidre, les goutteux y sont excessivement rares. Il est possible, dit Coulier, que, chez un goutteux sanguin et pléthorique, l'emploi du cidre soit favorable, en ce sens qu'il diminue l'alimentation, lorsqu'il est substitué au vin ; mais chez un sujet lymphatique, dont le sang tend à s'appauvrir, son usage entraîne l'aggravation de cet état, sans grand avantage.

Bien qu'il ne renferme que de 2 à 4 p. 100 d'alcool, le cidre, pris en excès, peut donner lieu, comme le vin et la bière, à l'intoxication alcoolique. Cette ivresse diffère-t-elle de celle du vin? Je ne le pense pas, malgré que le Dr Jules Guyot ait dit : « Jamais les habitants d'un pays à cidre n'auront la franchise des gens d'un pays vignoble. » Je suis du pays de la vigne, mais je crois que le vin de pomme a droit, autant que le vin de raisin, au compliment — ou à l'épigramme — que contiennent ces trois mots latins : *in vino veritas*.

LE POIRÉ. — Le poiré est la liqueur spiritueuse obtenue par écrasement, pression et fermentation de poires, assez peu propres à l'alimentation. Il ressemble beaucoup au cidre, mais il est un peu plus chargé en alcool.

Il est entré à Paris, en 1881, plus de 56,000 hectolitres de cidre et de poiré.

XXXIX

LA SOIF. — Après avoir étudié ce qui se boit, il faut étudier ce qui fait boire, c'est-à-dire nous occuper de la soif.

« Le mouvement et la vie occasionnent dans le corps vivant une déperdition continuelle de substance, et le corps humain, cette machine si compliquée, serait bientôt hors de service, si la Providence n'y avait placé un ressort qui l'avertit du moment où ses forces ne sont plus en équilibre avec ses besoins : ce moniteur est l'appétit. »

Cette définition, dont la forme seule est de Brillat-Savarin, — le fond appartient au grand médecin Rabelais, — est applicable aussi bien à la soif qu'à la faim. Une sensation interne nous invite à manger, quand l'organisme n'est plus approvisionné de matériaux solides reconstitutifs ; une impression analogue se produit pour nous exciter à boire, lorsque les liquides de l'économie viennent à diminuer. Les deux moniteurs ont le même but d'utilité : la soif préside à la réparation des pertes incessantes de la machine humaine, au même titre que la faim, avec cette différence que, dans l'état de santé, l'appétit des boissons se traduit souvent par un ordre impérieux et brutal, tandis que l'appétit des aliments conserve, en général, la forme douce de l'avis utile.

On peut comparer la sentinelle physiologique de la faim à un serviteur grave, exerçant son office avec la régularité d'une horloge ; quant à l'avertisseur organique qui fait faction pour la soif, on est tenté de voir en lui un être capricieux et fantasque ; pourtant nul n'est plus sérieux que lui. Ses irrégularités ne sont qu'apparentes, et ses appels, plus ou moins réitérés, trouvent toujours leur justification. Nous allons nous en convaincre, en passant en revue les circonstances qui augmentent la soif et celles qui la diminuent,

La soif se fait sentir d'une manière différente selon l'âge, le sexe, le tempérament, la profession et le mode d'alimentation.

Toutes proportions gardées, les enfants boivent plus que les adultes, les jeunes gens plus que les vieillards, les femmes plus que les hommes. Quand la température s'élève, la soif augmente, elle diminue quand le thermomètre baisse, elle atteint son maximum d'intensité dans les pays arides, où règnent les vents secs et impétueux.

Les individus maigres, à tempérament bilieux, sont plus souvent que les autres sollicités par le besoin de prendre des boissons. Les ouvriers dont la profession exige des efforts musculaires continus, et toutes les personnes qui se livrent à des exercices violents, boivent beaucoup plus que les gens inactifs. Certains aliments salés ou fortement épicés ont été cités, de tout temps, comme excitant la soif à un haut degré.

Malgré cette diversité apparente des circonstances dans lesquelles le besoin de boire se fait sentir, la soif naît toujours de la même cause. Constamment l'existence de cette sensation est liée à un état du sang, caractérisé par la diminution de sa partie aqueuse et l'augmentation consécutive de ses éléments salins.

Il y a trop de sel et pas assez d'eau dans les veines d'un enfant qui, avec la turbulence naturelle de son âge, vient de goûter les charmes d'une belle partie de barres ou de cheval fondu ; il y a trop de sel et pas assez d'eau dans les canaux sanguins de la jeune mère, après qu'elle a exercé la belle mission de l'allaitement ; il y a trop de sel et pas assez d'eau dans la chair coulante du moissonneur sous le soleil, de l'ouvrier devant la forge, de l'Africain au milieu de ses sables brûlants.

L'eau manque aussi à l'individu, sec et bilieux, dont la portion liquide du fluide nourricier, le sérum, est consommée presque en entier par les sécrétions naturelles ; elle manque plus encore à celui qui, introduisant dans son estomac — sous forme de jambonneau ou d'autre « aiguillon de beuverie » — des substances salines ayant besoin d'être dissoutes, déterminent dans le tube digestif, par les membranes intestinales, la venue d'un liquide de dissolution emprunté aux éléments constitutifs du sang.

Partout et toujours, la sensation de la soif se trouve donc être éveillée par les causes qui diminuent la proportion des parties liquides de l'économie. C'est pourquoi, dit le professeur Béclard, la soif est vive dans le flux des hydropisies, dans les évacuations exagérées de la polyurie et du diabète sucré, ainsi que dans les hémorrhagies abondantes.

Ce qui précède constituerait bien le tableau exact des phénomènes qui s'accomplissent quand vient « le besoin » d'ingérer des liquides, si cette ingestion se faisait toujours selon les règles tracées par la physique biologique ; malheureusement il n'en est pas ainsi.

D'une déclaration restée célèbre il résulte que « de tous les êtres de la création, l'homme seul aime en toute saison et boit sans soif».

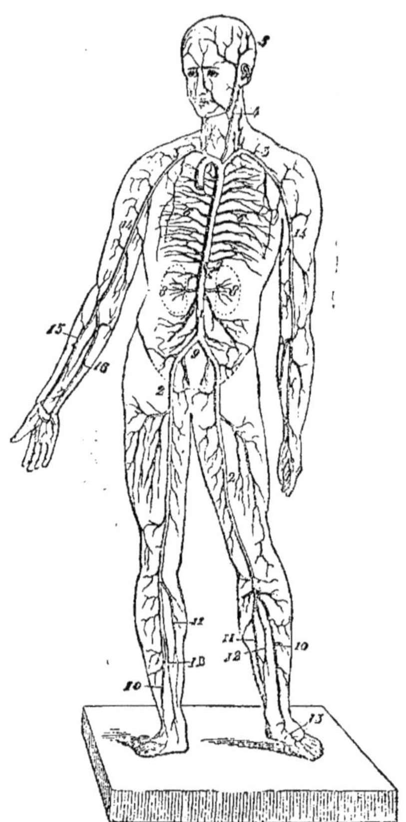

FIGURE 190. — *Système artériel.*

1, 1, aorte. — 2, 2, artère fémorale. — 3, 3, artère sous-clavière. — 4, artères carotides. — 5, rameaux artériels de la face et du cuir chevelu. — 6, 6, artères intercostales. — 7, artère cœliaque. — 8, 8, artère rénale. — 9, 9, artères iliaques. — 10, 10, artère tibiale antérieure. — 11, 11, artère tibiale postérieure. — 12, 12, rameaux musculaires. — 13, artère pédieuse. — 14, artère humérale. — 15, artère radiale. — 16, artère cubitale.

Cette double supériorité de l'espèce humaine n'est pas sans inconvénient pour la santé. De la première partie je ne parlerai pas, « *non est his locus* »; je veux dire quelques mots de la seconde.

Par les temps de chaleur qui, augmentant l'évaporation cutanée et pulmonaire, activent la sécrétion de la sueur, rien n'est agréable comme d'absorber un verre de limonade bien fraîche ou un verre de bière bien mousseuse. Par malheur, nous avons une tendance trop marquée à renouveler ce plaisir. Or, s'il est utile de refaire au sang la partie liquide, qui lui est enlevée par la transpiration, il n'est nullement besoin de dépasser le but. La prospérité des établissements sans nombre consacrés à la soif, réelle ou factice, prouve éloquemment que ce but est franchi sans cesse.

Les inconvénients inhérents à cet abus varient avec la nature des boissons. Celles qui contiennent de l'alcool produisent des désordres physiques et moraux; les boissons aqueuses sont sans action sur l'intelligence, mais leur effet sur les organes est indiscutable. Au moment de l'ingurgitation, elles remplissent l'estomac, le distendent, délayent et noient le suc gastrique, de façon à l'empêcher d'agir efficacement sur les aliments introduits. Doux orgeat, fine groseille et vulgaire coco, pris en trop grande abondance, sont égaux pour entraver l'action de Messer Gaster.

Cette fatigue de l'estomac n'est que de peu de durée, au dire de Becquerel, car, d'après cet auteur, les veines absorbent bientôt l'eau ingérée, et elle est éliminée par les sueurs ou les urines. Mais c'est là une cause évidente de débilitation et d'épuisement.

En effet, cette boisson aqueuse que nous introduisons avec excès dans notre organisme, qui entre par une porte pour sortir par une autre, ne traverse pas les tissus à la façon d'un liquide vulgaire, suintant au travers d'une étoffe perméable.

Il y a quelque chose de plus qu'un simple phénomène d'hydraulique, le circuit décrit est bel et bien du domaine de la physiologie; au départ le buveur voyait de l'eau, à l'arrivée il voit un produit animal élaboré par les organes, il est en face d'une sécrétion. Un travail s'est accompli, qui a nécessité une mise en jeu des forces vitales; ces forces perdent une partie de leur puissance, si on les surmène trop souvent pour le plaisir du palais.

C'est un tort de croire qu'on se désaltère mieux en buvant beaucoup qu'en buvant peu : le gosier est un mauvais juge des besoins réels de l'organisme. Quelle que soit la quantité de liquide qu'on avale, l'absorption intestinale ne prend que ce qu'il lui faut pour maintenir l'intégrité de la composition des liquides et des solides, le surplus s'en va par les voies d'élimination déjà indiquées.

Le général Bisson, buvant huit bouteilles de bordeaux à son déjeuner, ne s'assimilait pas plus d'éléments liquides que le poète Milton, arrosant son repas d'une pinte d'eau claire. Celui qui imitera la sobriété de l'auteur du *Paradis Perdu* pourra être comparé à un mécanicien économe, se contentant d'approvisionner sa chaudière pour les besoins de la route. Quiconque fera comme le guerrier biberon sera semblable à un chauffeur peu sérieux, qui remplirait le réservoir du tender jusqu'au bord, dans l'intention d'arroser le chemin avec l'eau de sa machine.

LA GLACE. — Étancher la soif, avec des boissons froides, fut de tout temps un plaisir recherché. Le sensuel Horace enveloppait de neige l'amphore contenant son Falerne ; nous servons dans la glace nos bouteilles de champagne.

Rien n'est désagréable, quand il fait chaud, comme d'ingérer un liquide tiède. Oyez le courtisan de Picrochole, devisant avec son maître, au chapitre trente-troisième de l'histoire incomparable de *Gargantua* :

« Lorsqu'entrastes en Libye, Sire, la caravane de la Mecha ne « vous fournist-elle de vin à suffisance? — Voire; mais, dist-il, « nous ne busmes poinct frais. »

Écoutez le malheureux convive de Boileau, condamné à arroser d'un Auvernat fumeux les plats du festin ridicule :

> Par le chaud qu'il faisait, nous n'avions point de glace.
> Point de glace, bon Dieu ! Dans le fort de l'été !

Ne prenez-vous pas en pitié ces infortunés « qui ne burent point frais », ô vous, monsieur, qui lisez ces lignes, commodément assis devant un pot de bière fraîche ; ô vous, madame, qui parcourez cette page, la main armée d'une mignonne cuiller à sorbet? vous les plaignez, j'en suis sûr ; tout le monde les plaint. C'est pour cela que nous allons étudier ensemble la glace et les boissons glacées.

La fraîcheur des boissons n'est pas un luxe, c'est un besoin ; mais leur extrême froideur est une recherche généralement inutile, souvent dangereuse.

L'eau, à une température de quatre à dix degrés, réveille l'appétit, facilite la production de la salive, stimule les sécrétions gastriques et active les mouvements péristaltiques de l'intestin ; elle produit donc toujours des effets utiles. Il n'en est pas de même de la glace et des boissons glacées. A la température de zéro, de un ou de deux degrés, l'eau est susceptible d'amener des accidents, dont il est facile de se rendre compte, en se rappelant les effets de l'application extérieure de la glace sur un point quelconque du corps humain.

Si l'on prend un morceau de glace entre les doigts, on éprouve, aux endroits touchés par l'eau solide, une impression vive et cui-

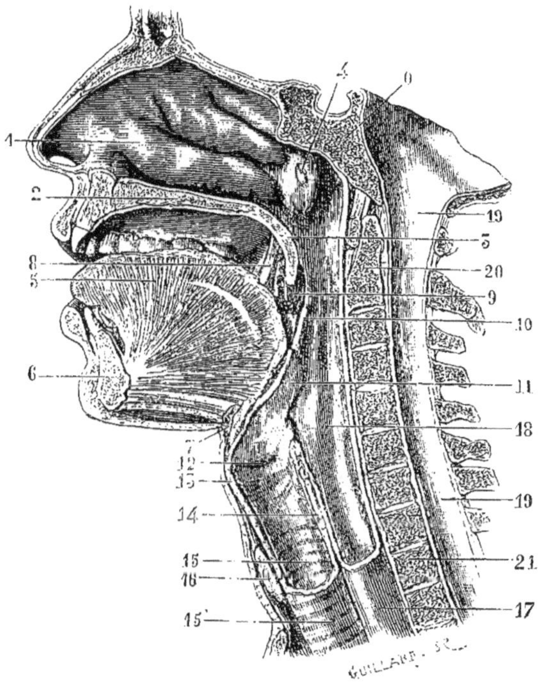

FIGURE 191. — *Coupe de la bouche et de l'arrière-gorge.*
1, fosse nasale. — 2, 3, 8, palais. — 4, trompe. — 5, langue. — 6, menton. — 11, épiglotte. — 12, glotte. — 13, 14, larynx. — 15, trachée. — 17, œsophage. — 18, pharynx.

sante : la peau change de couleur, la circulation s'arrête dans les capillaires. Le contact se prolongeant, une douleur, ou plutôt un engourdissement particulier, se montre, qui peut, dans certains cas, aller jusqu'à l'insensibilité complète, signe de la mortification des tissus.

Dans les circonstances ordinaires, ces phénomènes se résument en deux actions : l'une tonique, astringente, irritante même ; l'autre sédative, suivie d'un mouvement général de réaction.

Cette double action de la glace sur les parties externes, on la constate aussi sur les organes des cavités splanchniques, quand on ingère des boissons glacées. Elles s'exercent avec moins d'intensité, surtout lorsque les liquides froids sont introduits dans l'estomac par petites quantités, parce qu'ils se mettent assez rapidement en équilibre avec la température élevée de la muqueuse gastrique, et, tout se borne alors à un effet tonique primitif, avec sédation à peu près nulle. Mais si l'on fait pénétrer dans le tube digestif des boissons à la glace en volume considérable, l'équilibre de température ne peut se faire normalement : l'action sédative persiste donc seule et détermine des maux d'estomac, des coliques violentes, de véritables indigestions et d'autres troubles plus graves.

Rien n'est moins rare, dit Michel-Lévy, que le développement subit des phlegmasies des organes respiratoires, après l'ingestion de boissons froides, le corps étant en sueur ou seulement échauffé, et n'étant pas mis en mouvement pour soutenir ou développer la réaction.

La pleurésie surtout se développe avec la plus grande facilité, à la suite de l'absorption des liquides à la glace. C'est une pleurésie qui emporta le Dauphin, fils de François Ier, quand il eût avalé un grand verre d'eau froide, versé par le comte de Montecuculli. Ponctionner le thorax du royal enfant l'eût peut-être rappelé à la santé ; on n'y songea pas. On aima mieux tenailler les membres de l'échanson, pour lui faire dire qu'il avait empoisonné le breuvage du prince.

Paris consomme chaque année 7,500,000 kilogrammes de glace. La plus grande partie est employée à rafraîchir les boissons, le reste sert à préparer les friandises sucrées et aromatisées, introduites en France, il y a deux cents ans par l'italien Procope.

En Amérique, la consommation de la glace est beaucoup plus grande qu'en France. Les Américains ont pour les boissons glacées une passion extraordinaire, mise à profit par les sociétés de tempérance pour combattre l'ivrognerie. C'est ainsi que pendant l'été de 1880 on a pu voir circuler dans les rues pauvres de New-York une immense voiture, munie de douze robinets, distribuant de l'eau glacée aux passants. Cette fontaine ambulante, toujours escortée par deux agents de police, avait coûté environ 15,000 francs. Elle consommait à peu près 25 francs de glace par heure. Ces divers frais ont été et doivent être encore supportés par un groupe de négociants réunis en société de tempérance.

Quelque étrange que cela puisse paraître, le *New-York Times* affirme que des milliers de personnes aux États-Unis succombent à l'intempérance qu'elles mettent à boire de l'eau glacée.

A Marseille, la consommation de la glace a subi depuis quelques années des fluctuations singulières, comme le montrent les chiffres suivants, empruntés au *Petit Marseillais*. En 1861 on en consommait 1,605,310 kil., l'année suivante cette consommation descendait à 1,323,545 kil., pour se relever, en 1868, au chiffre de 2,132,117 kil., et en 1872 à celui de 2,325,196 kil. Depuis, elle avait de nouveau fléchi, puisqu'elle était descendue en 1878 à 1,858, 289 kil. seulement. Mais elle a repris en 1879 et s'est élevée en 1880 à 2, 233,068 k.

Les boissons rafraîchies sont dangereuses : 1° si on les prend en trop grande quantité; 2° si l'on ne fait aucun mouvement après les avoir avalées ; 3° si l'on se tient dans un courant d'air, susceptible d'arrêter la sueur qui suit leur absorption. Mais quiconque est assez prudent pour ne pas boire outre mesure et pour se livrer à un exercice suffisant en un local convenable, peut se procurer impunément la sensation agréable que produit une chope de Strasbourg ou une limonade de Nice.

Une seule verrée, c'est bien peu, me dira-t-on. Ne peut-on pas en prendre deux ou même trois? Voici ma réponse :

Je n'ignore pas qu'il est des gens qui absorbent chaque jour plusieurs litres de liquides glacés, sans prendre la moindre précaution et sans en être incommodés. Ce sont des privilégiés de la nature. Il faut les admirer, mais ne point régler notre conduite sur la leur, parce que nous n'avons pas tous un estomac et des poumons à l'épreuve de la glace.

S'il se produit spontanément, chez les hommes robustes et sanguins, une réaction, accompagnée d'un sentiment de bien-être; chez les sujets faibles, fatigués ou lymphatiques, le froid qui succède à l'ingestion des boissons glacées, persiste trop souvent sans réaction aucune. Fréquemment il survient du frisson, de l'anxiété, un affaiblissement général et un trouble de l'organe digestif tout entier.

Il faut donc conseiller aux femmes, aux vieillards et aux enfants, quel que soit leur tempérament, de ne pas oublier les préceptes indiqués plus haut.

Les préparations de luxe faites de glace incorporée aux sucs des fruits, au sucre, à l'alcool, aux aromates, ont des effets généraux qui ne sont pas en rapport avec leur température. Chose curieuse, les glaces trouvent présisément dans leur froideur extrême une cause qui diminue les inconvénients de leur absorption.

Comme elles ne peuvent, en raison de leur température extrêmement basse, être avalées qu'à petits coups, elles n'arrivent que lentement dans l'estomac, après s'être un peu échauffées, au contact de la muqueuse de la portion du tube digestif, comprise entre les lèvres et le cardia. Elles ne produisent donc, que dans une certaine mesure, des effets frigorifiques. Il n'est pas impossible pourtant que ces effets deviennent inquiétants. Dans quelques cas, heureusement fort rares, ils ont amené la mort; plus souvent ils ont occasionné des syncopes, des vertiges, des irritations cholériformes, des coliques, de la diarrhée; toujours ils font naître une stase intempestive de la circulation capillaire.

Si nous ne conseillons à personne les glaces, nous n'avons pas plus de tendresse pour les sorbets. Nous les défendons à tout le monde de la façon la plus absolue, en trois circonstances :

1° Quand l'estomac est vide;

2° Pendant le travail de la digestion ;

3° Après un exercice violent.

Nous les interdisons encore aux dames, douze fois l'an, pendant quelques jours dont elles connaissent les dates. Nous n'en permettons l'usage aux gourmands qu'en très petites quantités, et à la fin du repas, alors que les matières alimentaires réunies dans l'estomac peuvent fournir le calorique nécessaire à la neutralisation de la puissance réfrigérante de la glace.

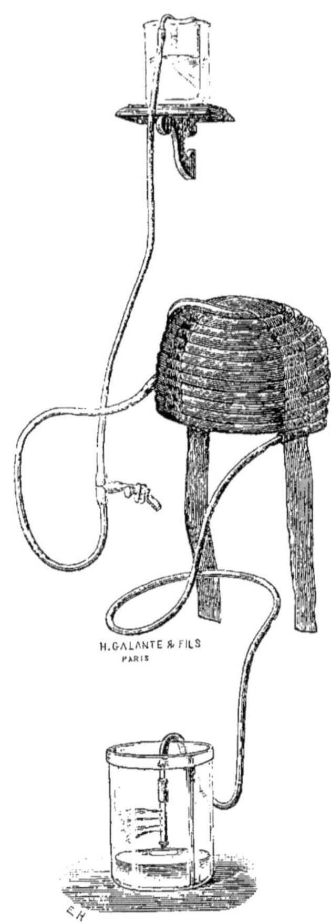

FIGURE 192. — Bonnet tubulaire réfrigérant à circulation d'eau froide.

Parmi les produits nombreux éclos dans le sabot ou la sorbetière. ceux-là nous paraissent être le mieux supportés qui contiennent une petite quantité d'alcool. Après eux viennent les glaces au café ou au chocolat; en dernière ligne nous plaçons les glaces à la framboise, à la fraise et à l'abricot.

L'an dernier, un journal de New-York, *The Sanitarian*, a signalé à ses lecteurs le danger de la glace impure destinée aux usages de la table. Il a cité l'exemple d'un hôtel de Rye-Beach dans lequel, sur 500 personnes ayant consommé de la glace provenant de l'étang d'Almy, qui reçoit des eaux d'égout, 26 furent gravement malades.

LA GLACE ET LA MÉDECINE. — La glace, dont l'hygiène déplore l'abus dans l'état de santé, l'art de guérir s'en sert pour combattre diverses maladies. L'eau solidifiée par la réfrigération fournit un agent thérapeutique, précieux et au médecin et au chirurgien.

Prise en petite quantité, la glace réprime certaines inflammations de la muqueuse de l'estomac, en agissant à la manière des lotions froides, qui combattent les ophthalmies chroniques; elle rend des services dans les cas d'hémorrhagies internes, intestinales ou autres; elle fait souvent cesser les vomissements nerveux et ceux qui accompagnent la grossesse; appliquée sur la tête, elle est utile dans le délire fébrile et la méningite; mise au contact de l'abdomen, elle a produit de bons effets dans quelques péritonites : voilà pour la médecine.

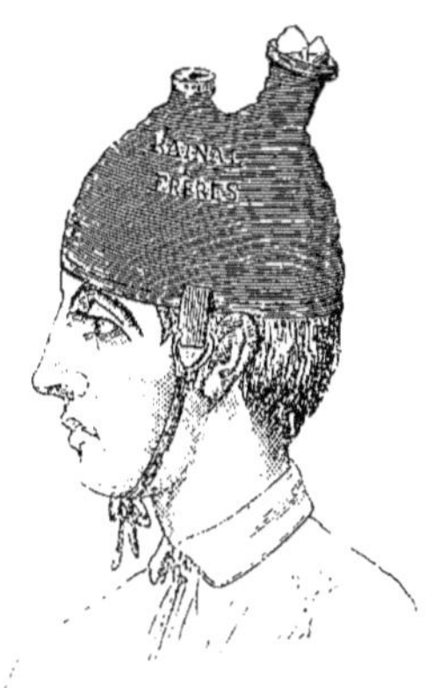

FIGURE 193.— Bonnet à glace en caoutchouc pour le traitement de la méningite.

Quant à la chirurgie, elle se sert de la glace pour arrêter les petites hémorrhagies, pour coaguler le contenu des anévrysmes, pour rafraîchir certaines plaies enflammées, pour combattre les ophthalmies intenses, pour réduire les hernies engouées, et enfin pour insensibiliser les régions sur lesquelles elle veut pratiquer des opérations (1).

____

(1) La glace a été appliquée par Baudens surtout, qui en avait fait une méthode générale de traitement dans les cas de fracture par coup de feu. Baudens plaçait le membre sur un coussin de crin formant plan incliné; ce coussin de crin était recouvert d'une toile imperméable formant rigole pour l'écoulement de l'eau provenant de la fusion de la glace. Ces précautions prises, le membre était entouré, au niveau de la blessure, d'une légère couche de charpie, sur laquelle étaient déposés des morceaux

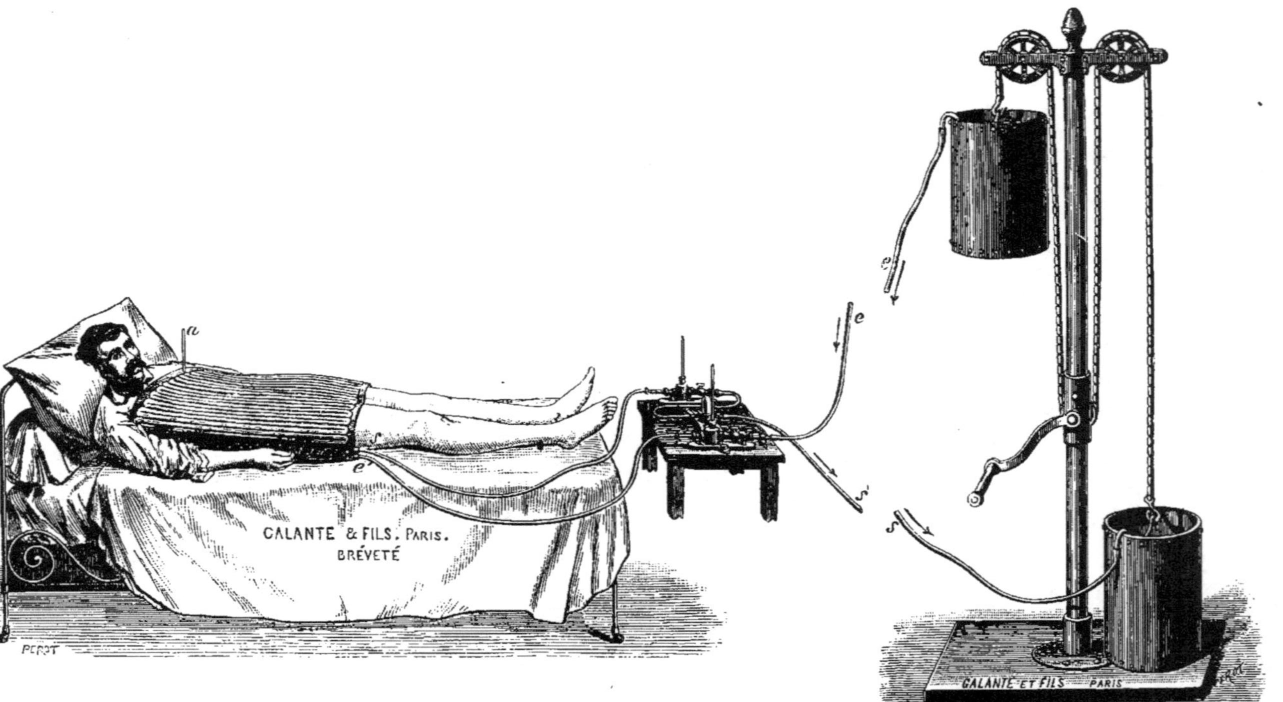

FIGURE 194. — *Lit réfrigérateur du Dr Dumontpallier*, permettant d'abaisser la température du corps humain d'une façon progressive, continue ou intermittente, par un procédé dont l'action est scientifiquement mesurable à chaque moment de l'expérience scientifique.

e. e, e', tube d'apport ou d'alimentation mettant en communication le réservoir d'eau avec la ceinture réfrigérante.

s, s, s', tube de vidange mettant en communication la ceinture réfrigérante avec le récipient.

a, thermomètre indiquant la température à la surface du contact.

N.-B. — Les tubes d'apport et de vidange traversant un appareil de distribution placé sur une sellette en métal...

Un mélange de glace et de sel de cuisine, mis pendant quelques instants autour de l'orteil, permet d'en arracher un ongle incarné sans faire souffrir le malade. Le même mélange réfrigérant, appliqué sur une tumeur, donne la possibilité d'y plonger la lame d'un bistouri, sans que l'opéré ressente la moindre douleur.

Cette puissance que possède la glace de produire l'anesthésie locale est de nature à faire réfléchir les amateurs de boissons trop froides.

Harpagon voulait faire graver sur la cheminée de sa salle à manger un précepte résumant sa théorie; pour résumer les miennes, je propose aussi une inscription.

Que sur la porte de toutes les salles où l'on boit on écrive ces mots :

Contentez-vous de boire frais!

---

de glace que l'on remplaçait au fur et à mesure qu'ils fondaient. Quand l'inflammation n'était plus à redouter ou avait cédé, la glace était remplacée par des fomentations froides avec addition de teinture d'opium. Si des accidents inflammatoires venaient à se produire ou à reparaître, la glace était appliquée de nouveau, jusqu'à la cessation complète des accidents et à l'établissement d'une suppuration louable.

(E. Spillmann.)

XL

LA SOIRÉE. — Le dîner est fini, la soirée proprement dite commence. Comment notre héros va-t-il la passer? ira-t-il au spectacle, au cercle, au bal...? Comme nous l'ignorons, nous allons, pour n'omettre aucun des plaisirs de la soirée, parler du théâtre, de la musique, de la danse et même des cartes, du billard, de l'escrime et d'autres exercices.

LE THÉATRE. — Notre embarras serait grand si nous avions à étudier le théâtre au point de vue moral. En effet, supposez que, avec Victor Hugo, nous disions : « Le théâtre est une chose qui enseigne et qui civilise », il se trouverait peut-être un lecteur pour nous répondre, avec Jean-Jacques Rousseau : « Le théâtre, qui ne peut rien pour corriger les mœurs, peut beaucoup pour les altérer. » Heureusement, nous échappons à ce péril, parce que nous avons à nous occuper des effets du théâtre sur la santé et non de son influence sur les mœurs.

Les effets du théâtre sur la santé sont de deux sortes : les uns tiennent à la pièce qui se joue, les autres simplement au local dans lequel la pièce est jouée. Les premiers ont été étudiés par divers médecins et notamment par le Dr Verrier de Villers. Cet accoucheur distingué, égaré un instant à la cour d'un principicule misanthrope, avait essayé de faire servir le théâtre à la cure de son auguste client. Sa tentative n'eut pas de succès, mais elle enrichit la science de quelques observations curieuses, que je reproduis sans commentaires.

La tragédie, dit le Dr Verrier de Villers, amène des douleurs de tête, des troubles de la vue, des étourdissements, de l'anxiété et du malaise. Le drame agit de la même façon. La comédie a des effets tout différents : par elle le franc rire éclate, la circulation devient plus active, le cœur bat plus fort, les yeux sont brillants, toutes les fonctions sont surexcitées. Le rire plus modéré n'en a pas moins un heureux effet sur notre système nerveux. Là où l'homme s'amuse avec esprit, les migraines et les vapeurs sont dissipées, les digestions sont bonnes et le sommeil réparateur. L'opéra peut, s'il est mauvais, provoquer des maux de tête; s'il est bon, il favorise la digestion, la circulation et la respiration. Il rend les yeux plus vifs, le visage plus coloré, le pouls plus actif.

Des aphorismes semblables à ceux de l'auteur que nous venons de citer ont été émis par le Dr Bonaire, dans une thèse originale, portant pour titre : *De l'influence du théâtre sur la santé publique* ; nous y renvoyons le lecteur, curieux d'approfondir la question, et nous passons immédiatement à l'hygiène des salles de spectacle.

Les théâtres, avouons-le tout de suite, présentent généralement des causes d'insalubrité si sérieuses qu'elles ne font point trouver trop exagérée cette boutade du professeur Peter : « Tel refuserait avec une horreur légitime de boire de l'eau de l'égout collecteur, qui respire sans sourciller l'air d'une salle de concert ou de théâtre, véritable égout aérien. » L'air, en effet, est singulièrement vicié dans les édifices consacrés à l'art dramatique, et quand on songe à la quantité énorme d'acide carbonique, produite par la respiration des spectateurs d'une part et la combustion du gaz d'éclairage d'autre part, on conçoit sans peine que l'oxygène puisse manquer à un certain moment.

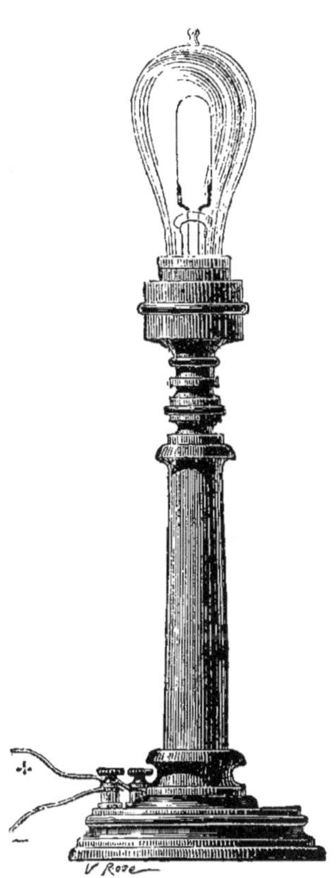

FIGURE 195. — Lampe électrique à incandescence. (Modèle Edison.)

L'atmosphère des salles de spectacle est donc malsaine, particulièrement aux places élevées : pour se soustraire autant que possible aux maux de tête qui en sont trop souvent la conséquence, il faut sortir à tous les entr'actes et aller faire provision d'air pur dans la rue; la promenade au foyer ne peut remplacer cette sortie. Le mouvement que l'on se donne, en se rendant de sa stalle au foyer, rétablit assez bien la circulation dans les membres inférieurs, mais il n'a que cela de bon. Pourtant, les dames s'en tiennent toutes à cette petite promenade, parce qu'elle peut s'accomplir sans demander à l'ouvreuse le châle ou le manteau. Les dames ont tort d'agir ainsi ; à elles comme aux hommes qui les accompagnent il faut, à chaque entr'acte, une sortie véritable et un vêtement sérieux. Il se produit dans les salles de spectacle les mieux construites une élévation de température considérable, trop différente de la température extérieure pour permettre le passage subit de l'une à l'autre. Il faut donc prendre son châle ou son manteau, toutes les fois qu'on quitte sa place, c'est-à-dire à chaque entr'acte. Si l'ouvreuse en gémit, ce qui est probable, n'en ayez cure. Pour si désagréable que

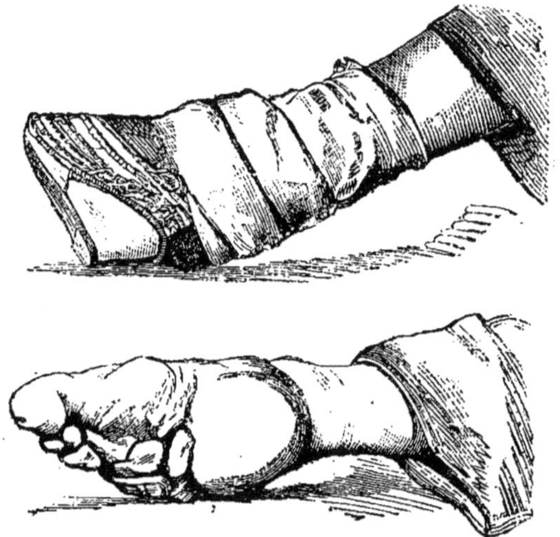

FIGURES 196 et 197. — Pieds de Chinoise, d'après le *Journal des Connaissances utiles*.

puisse être sa jérémiade, elle le sera toujours moins qu'un gros rhume, une pleurésie ou une fluxion de poitrine, toutes choses essentiellement désagréables, guettant à la porte les spectateurs qui ne se méfient pas des courants d'air.

Encore une recommandation aux amateurs de spectacles : méfiez-vous des vêtements trop serrés et surtout des souliers trop étroits. La constriction exercée par un col de chemise, une boucle de pantalon ou une empeigne d'escarpin, faisant songer aux pieds des Chinoises, est partout une incommodité dont il importe de tenir compte. Non seulement il fait de la comédie la plus amusante une pièce ennuyeuse, mais encore il peut engendrer des bourdonnements d'oreille, des fourmillements et d'autres incommodités, dues à la gêne apportée à la circulation sanguine.

Ici s'arrête l'exhortation hygiénique à l'adresse des personnes qui vont au spectacle. Aux architectes qui construisent les théâtres, il faudrait en dire bien long. Je me borne à leur recommander de nous faire des salles bien vastes, bien aérées et bien ventilées, avec des couloirs et des escaliers moins étroits que ceux des Folies-Dramatiques, du Palais-Royal ou du Déjazet, avec des portes plus larges que celles des théâtres de Nice et de Vienne.

Après les catastrophes arrivées dans ces deux villes, l'autorité s'est émue, avec raison, des dangers inhérents à la construction défectueuse des théâtres. A Paris, il a été rendu une ordonnance qui a, dans une certaine mesure, donné satisfaction à l'opinion publique (1). Il importe que ses prescriptions soient observées partout,

---

(1) Voici, d'après les textes officiels et par ordre chronologique, la réglementation concernant les incendies dans les salles de spectacle de Paris :

L'ouverture d'un théâtre ne sera permise qu'après qu'il aura été constaté que la salle est solidement construite, que les précautions relatives à l'incendie ont été prises....

Tout spectacle sera fermé si les entrepreneurs négligent un seul jour d'entretenir des réservoirs pleins d'eau, des pompes en état....

A la fin du spectacle, les entrepreneurs feront ouvrir toutes les portes pour faciliter la prompte sortie des citoyens....

(Ordonnance du 8 brumaire an IX.)

Le commissaire de police s'assure avant la représentation, indépendamment des précautions qui sont prises par le commandant du poste des pompiers, si les réservoirs sont remplis et les travailleurs à leur poste....

(Instruction du Préfet de police du 12 janvier 1818.)

Il est enjoint aux entrepreneurs de spectacle de faire ouvrir, à la fin du spectacle, toutes les issues pour faciliter la prompte sortie du public ; les battants de toutes les portes devront s'ouvrir en dehors.

Il est expressément défendu de faire cesser l'éclairage dans l'intérieur de la salle, dans les escaliers, corridors et vestibule, avant l'entière évacuation du théâtre....,

(Ordonnance du 12 février 1828.)

Sur tous les côtés des salles de spectacles qui ne sont pas bordés par la voie publique, il doit être laissé un espace libre ou chemin de ronde, destiné soit à l'évacuation de la salle, soit aux approches des secours en cas d'incendie. Cet isolement ne peut jamais être moindre de trois mètres de largeur pour les salles qui ne contiennent pas au delà de 1,000 personnes. Pour les autres salles, la largeur est déterminée, eu

mais il est encore plus nécessaire que les architectes mettent à profit, à l'avenir, les travaux remarquables publiés depuis vingt-cinq ans sur l'assainissement des théâtres, par MM. Tripier, Morin, Joly, etc.

De tous les détails techniques énumérés dans les ouvrages de ces

---

égard au nombre des personnes que la salle peut contenir, à la hauteur de la salle et au genre de spectacle. Le chemin de ronde doit être constamment fermé par des portes, à ses issues sur la voie publique.

Les murs intérieurs, les murs qui séparent les loges d'acteurs et le théâtre, le mur d'avant-scène, le mur qui sépare la salle, le vestibule et les escaliers, doivent être en maçonnerie.

Les portes de communication, entre les loges d'acteurs et le théâtre, doivent être en fer et battantes, de manière à être constamment fermées. Le mur d'avant-scène, qui s'élève au-dessus de la toiture, ne peut être percé que de l'ouverture de la scène et de deux baies de communication fermées par deux portes en tôle.

L'ouverture de la scène doit être fermée par un rideau en fil de fer maillé, de 2 centim. au moins de maille, qui intercepte entièrement toute communication entre les parties combustibles du théâtre et de la salle, et ce rideau ne doit être soutenu que par des cordages incombustibles.

Les décorations fixées dans les parties supérieures de l'ouverture d'avant-scène doivent être toujours composées de matières incombustibles. La calotte de la salle doit être en fer et plâtre, sans boiseries.

La salle ne peut être chauffée que par des bouches de chaleur, dont le foyer est dans les caves.

Dans l'une des parties les plus élevées du mur d'avant-scène et sous les combles, il doit être placé un appareil de secours contre l'incendie, avec colonne en charge, au poids de laquelle il doit être ajouté une pression assez puissante pour fournir un jet d'eau dans les parties les plus élevées du bâtiment.....

Les pompes doivent être établies au rez-de-chaussée, dans un local séparé du théâtre par des murs en maçonnerie.

Ces pompes doivent être toujours alimentées par les eaux de la ville, recueillies dans des réservoirs, et par un puits, de manière que les deux conduits puissent suffire au jeu des pompes.

En dehors des salles, il doit être établi des bornes-fontaines alimentées par les eaux de la ville et pouvant servir chacune au débit d'une pompe.....

Tous les théâtres doivent avoir un magasin de décorations hors de leur enceinte.

Le magasin d'accessoires doit être toujours séparé du théâtre par un mur en maçonnerie.

Il doit y avoir *au moins* deux escaliers destinés au service du théâtre et donnant issue à l'extérieur.

(Ordonnance du 9 juin 1829.)

Tout directeur de théâtre ne pourra plus mettre en scène aucun décor, à moins que les formes, châssis, rideaux, plafonds, gazes, toiles, etc., n'aient été rendus ininflammables.....

Les directeurs ne pourront employer, pour l'enveloppe des artifices et pour bourrer les armes à feu, que des matières non susceptibles de continuer à brûler.

auteurs, l'hygiène usuelle ne doit retenir que celui-ci, propre à donner une idée des autres : la commission nommée en 1861 pour les théâtres de la place du Châtelet, déclara que chaque spectateur devait recevoir 30 mètres cubes d'air neuf par heure, tout en reconnaissant qu'en été ce chiffre serait insuffisant.

Les toiles et papiers destinés aux décorations seront toujours, avant leur emploi, soumis à l'examen de la commission des théâtres, qui vérifiera et constatera si ces toiles et papiers sont réellement ininflammables.

(Ordonnance du 17 mai 1838.)

Les détachements de pompiers de service dans les théâtres devront toujours être arrivés un quart d'heure avant l'ouverture des bureaux..... Les caporaux vérifieront si tous les objets du matériel sont placés où ils doivent être et s'ils sont en bon état; ils vérifieront également les bornes-fontaines et les réservoirs; ils examineront si à chaque poste le boisseau est en bon état, la clef bien tournée, les boyaux bien placés, les éponges à main humides, les croissants et les haches en bon état.

Quand le commandant du détachement aura visité les bornes-fontaines, il fera sonner aux postes supérieurs, afin de s'assurer que les pompes fonctionnent bien et fera remplir les réservoirs. Il visitera ensuite tous les établissements, s'assurera de leur état, si les consignes sont bien connues des factionnaires, et, enfin, si la correspondance des sonnettes est bien établie.

Les factionnaires s'occuperont de surveiller les portants de lumière, les herses et les pièces d'artifice, particulièrement pendant les changements de décorations. Ils ne laisseront rien déposer devant leur armoire.

Le spectacle terminé, le caporal qui sera resté en faction sur le théâtre ira relever les factionnaires, qui ne doivent quitter leurs postes qu'après l'extinction des lumières, et avoir développé les boyaux des colonnes en charge ; ensuite, le sous-officier fera une ronde dans les dessous, afin de s'assurer qu'aucune lampe ne reste allumée.

Après le départ du détachement, le caporal de grand'garde, assisté du concierge du théâtre, fera une ronde générale.

Pendant le jour et la nuit, il sera placé une sentinelle sur le théâtre; elle sera en tenue de feu et armée; elle aura dans sa poche une clef de toutes les armoires.

Dans les théâtres où il y a un caporal et plus de deux sapeurs de grand'garde, il y aura deux factionnaires pendant la nuit, un sur la scène et l'autre toujours en ronde ; dans les théâtres où la grand'garde est composée d'un caporal et de deux sapeurs, le caporal, après la ronde terminée, restera en faction sur le théâtre pendant deux heures ; il fera en outre des rondes fréquentes.

(Consigne générale pour les pompiers.)

Tous les décors seront rendus ininflammables au moyen d'une préparation spéciale. Avant leur mise en service, ils seront essayés. Ces essais seront renouvelés tous les six mois.

Aucune des parties du théâtre ne peut être chauffée que par des bouches de chaleur dont le foyer sera dans les caves. Les conduits de chaleur seront établis en poterie, dont les parois auront une épaisseur de 6 centimètres..... Les orifices seront éloignés de 16 centimètres de tous bois de menuiserie, tels que parquets, plinthes, lambris, etc.

Si le gaz est employé pour l'éclairage, les tuyaux ayant plus de 1 centimètre de

J'ai dit un mot aux architectes, je vais en dire un aux directeurs.

Parmi les précautions indiquées par l'autorité pour diminuer les causes d'incendie, il s'en trouve une qu'on oublie trop souvent, c'est celle qui a trait à l'incombustibilité des décors. Si les directeurs négligent ainsi une mesure administrative, il n'est pas étonnant qu'ils ne songent jamais à une autre précaution du même genre, non formulée dans les règlements : je veux parler de l'opération qui a pour but de rendre ininflammables les vêtements des artistes.

---

diamètre seront en fer. Si le théâtre est éclairé à la lumière électrique, les fils devront être isolés par une enveloppe de gutta-percha et placés dans un conduit incombustible.

L'emploi des huiles minérales, du gaz portatif, des essences est formellement interdit.

Les herses et les lumières des portants seront entourées par un grillage.

Il y aura dans chaque théâtre une canalisation d'eau en pression suffisante pour défendre aussi bien les parties hautes que les parties basses..... En outre, sous les combles, il sera placé un ou des réservoirs dont la capacité sera déterminée par l'importance du théâtre.

Si l'édifice est isolé des propriétés voisines ou s'il possède des cours intérieures, les façades seront garnies d'échelles fixes en fer, établies au droit des fenêtres.

Des communications télégraphiques seront établies entre chaque théâtre et la caserne des sapeurs-pompiers la plus voisine.

Il est interdit de louer une boutique ou un magasin dépendant du théâtre à tout commerçant dont la profession présente des dangers d'incendie.

La surveillance exercée par le service des sapeurs-pompiers sera permanente.

(Ordonnance du 16 mai 1881.)

La sèche énumération qui précède ne nous a coûté que quelques excursions à travers les bibliothèques administratives ; nous croyons cependant qu'elle a intéressé les lecteurs. Elle les a même rassurés peut-être. Si, ce qui est plus probable, leur tranquillité n'est pas parfaite, qu'ils se joignent à nous pour dire respectueusement au chef de la police parisienne :

« Monsieur le Préfet, votre Administration est armée merveilleusement contre le danger qui menace les spectateurs dans les théâtres ; ne permettez pas qu'une seule de ses armes puisse être condamnée au repos, par suite d'une négligence coupable ; assurez nous que vous veillez sévèrement à l'observation stricte des lois, ordonnances, arrêtés, circulaires et consignes qui nous protègent, et nous pénétrerons sans trembler dans les sanctuaires — j'allais dire « *les antres* » — consacrés à Thalie la folle ou à sa grande sœur Melpomène. Nous y ferons notre entrée en souriant le jour où vous aurez, Monsieur le Préfet, donné ordre à vos architectes de tracer, dans toutes les salles de spectacle qui en manquent, des voies de dégagement larges et commodes, permettant à des spectateurs affolés de s'échapper de la fournaise sans s'asphyxier ou s'écraser les uns les autres. »

Les directeurs y perdront quelques places ; le public y gagnera une sécurité à laquelle il a droit : Rogner légèrement la recette du bureau des locations, toute l'année durant, cela est plus pratique — et plus humain — que d'organiser, par ci par là, quelque grande représentation au bénéfice des victimes.

Cette opération n'est ni bien coûteuse, ni bien compliquée, elle est
pourtant dédaignée des artistes autant que des directeurs, comme
l'a prouvé la malheureuse Emma Livry. Peu de jours avant de mourir dans les flammes, cette artiste avait refusé de faire usage d'un
liquide préservatif dont voici la composition :

Alun.	100 grammes.
Sulfate d'ammoniaque....	100 —
Acide borique.....	15 —
Eau....................	1 litre et demi.

On dissout à chaud. Ces quantités peuvent suffire pour un kilogramme d'amidon.

Si les dames de théâtre persistent à faire empeser leur linge à
l'amidon ordinaire, il se trouvera peut-être quelques mères de
famille pour faire porter à ses filles des jupes repassées après
avoir été imprégnées du liquide ci-dessus. La précaution ne paraîtra pas inutile, j'en suis sûr, à quiconque sait avec quelle facilité
une robe de mousseline est attirée devant un bon feu de cheminée.

La mousseline de la jeune fille me fait songer à l'enfant.

— Faut-il conduire les enfants au théâtre ?

— Non.

— La raison ?

— La voici, formulée par Bébé en personne et sténographiée par
le Masque de Fer.

On a conduit Jeanne au théâtre pour ses quatre ans. C'est la première fois.

C'est joli ? lui demanda son petit frère le lendemain.

Oh ! oui ! dit Jeanne, très joli... Mais on est bien mal pour dormir !

LA MUSIQUE. — Toutes les fois que l'on parle de la musique et
de son influence on se croit obligé, pour prendre la question *ab ovo*,
de faire une excursion dans l'antiquité la plus reculée. Les hygiénistes eux-mêmes sacrifient à cette mode. C'est ainsi que M. Lacassagne écrit, dans son *Précis d'hygiène privée et sociale* : « Les sons de
la harpe de David calmaient l'agitation du roi Saül, et Sapho fut,
dit-on, rappelée à la vie par le charme de la musique. »

Je craindrais de me noyer dans la poésie en abordant mon sujet
de cette façon, c'est pourquoi, rompant avec la tradition, je me
borne à étudier ici l'action de la musique sur le corps d'après les
auteurs modernes, en déclarant que je les trouve aussi fantaisistes

que leurs aînés antiques. Je ne crois pas avec Luther que la musique soit un don de Dieu, je n'admets pas la définition prétentieuse de Berlioz : « La musique est l'art d'émouvoir par les sons les hommes intelligents et doués d'une organisation spéciale. »

Il me sera pardonné, je l'espère, après cette profession de foi, de n'être ici qu'un narrateur à la mode de Quintilien, exposant les faits, mais ne les jugeant point.

Donc, d'après mes confrères experts en la matière, la musique présente à considérer des effets nuisibles et des effets utiles.

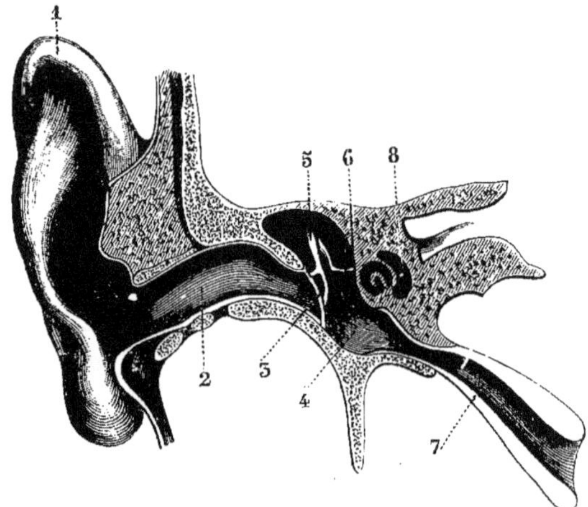

FIGURE 198. — *Coupe transversale de l'appareil auditif* (d'après Tillaux).

1, pavillon. — 2, conduit auditif externe. — 3, tympan. — 4, oreille moyenne ou caisse du tympan. — 5, osselets de l'ouïe. — 6, fenêtre ovale. — 7, trompe d'Eustache. — 8, oreille interne.

Les effets nuisibles sont ainsi énumérés par Rostan, professeur d'hygiène à la Faculté de Paris :

« Si la musique est, dit le maître, un grand modificateur de l'organisme, ses effets ne sauraient toujours être avantageux. Je ne doute pas qu'elle puisse figurer au premier rang parmi les causes des maladies, et principalement des maladies de l'encéphale et de ses dépendances. Je pense qu'elle peut produire la plupart des affections nerveuses. Elle produit ces fâcheux résultats d'une manière plus inévitable lorsqu'on se livre soi-même, d'une manière immodérée, à l'exécution musicale, et bien plus encore à la composition. Ce dernier travail, ainsi que toute espèce de travail porté à l'excès, peut conduire à l'aliénation mentale. On a remarqué, ajoute Rostan, que beaucoup de compositeurs avaient un caractère bizarre, beaucoup sont mélancoliques, hypochondriaques, maniaques. On peut citer à l'appui Mozart, Jean-Jacques Rousseau et autres. Les maladies convulsives, l'hystérie, l'épilepsie, tous les spasmes, la catalepsie, enfin la classe immense des névroses peuvent reconnaître pour cause la musique.

« Le docteur Rolland, de Sens, écrit à ce propos :

« Pergolèse est profondément triste ; sa musique, empreinte d'une molle langueur, d'une profonde expression mélancolique, révèle une complexion faible et débile. Son *Stabat mater*, universellement regardé comme son plus beau chef-d'œuvre, fut composé sur son lit de mort ; avec le dernier verset, s'exhala son âme. Il avait à peine 33 ans ; Bellini, Donizetti, moissonnés, à la fleur de l'âge, l'un phtisique et l'autre fou, ne témoignent que trop des ravages de la surexcitation musicale.

« Mme Malibran entendant au conservatoire, pour la première fois, la symphonie en *ut* de Beethoven, fut saisie de convulsions telles qu'il fallut l'emporter hors de la salle. Berlioz éprouvait des contractions spasmodiques de tous les muscles à l'audition d'une musique qu'il admirait.

« Bayle raconte, d'après Scaliger, l'histoire d'un gentilhomme que le son de la flûte forçait, malgré lui, à uriner. Ce résultat imprévu de l'harmonie n'a plus, que je sache, été constaté depuis.

« L'influence mauvaise de la musique, la plus fréquente, est celle-ci : son action répétée sur l'organisme surexcite le système nerveux, surtout chez les femmes, et c'est pour cela qu'il n'est pas rare de rencontrer des jeunes personnes, devant à l'abus de la musique des migraines fréquentes et une irritabilité névrosique, voisine de l'hystérie. En ce cas, il est indiqué de s'abstenir d'un plaisir qui provoque des phénomènes pathologiques. »

Le même Rostan, qui a noté les effets nuisibles de la musique, mentionne son influence heureuse dans certaines maladies du cerveau. Employée comme agent thérapeutique la musique a pu, dit cet auteur, dissiper l'aliénation mentale, l'hypochondrie et l'hystérie. Un bel exemple est celui du roi d'Espagne, Philippe V, lypémaniaque que guérit le chanteur Farinelli.

En 1878, M. R. Vigouroux calmait les crises douloureuses d'une malade, atteinte d'ataxie locomotrice, en plaçant ses jambes dans une caisse sur laquelle résonnait un grand diapason, mis en action au moyen d'un archet. Par un procédé analogue, M. le docteur Boudet, ancien interne des hôpitaux de Paris, a obtenu des effets curatifs aussi curieux, dans des cas de migraine même très aiguë. La même médication par le diapason a donné d'heureux résultats à l'éminent Dʳ E. Basvri, de Rome.

Roger recommandait la musique dans le traitement de la phtisie. Il est clair, dit à ce sujet le Dʳ Verrier, qu'une douce harmonie ne peut qu'être favorable à un malheureux poitrinaire, chez lequel la connaissance de son état a engendré la nostalgie. Nous ne comprendrions pas cette action autrement.

Dans le journal l'*Union médicale*, de l'année 1853, le Dʳ Rolland, de Sens, indique ce curieux effet de l'harmonie :

« Chez les enfants dont la dentition s'accomplit douloureusement, la musique exerce une action qu'on ne peut nier. Voyez ce petit être maussade, souffrant et grognon, se refusant à toutes les caresses, rejetant tous les jouets qu'on lui offre. Les gencives, siège d'un prurit incommode qui l'agace nerveusement, ne lui laissent ni tranquilité, ni repos ; ses jours se passent dans un état de souffrance habituelle, ses nuits sont privées d'un sommeil réparateur, tous les remèdes suggérés par la tendresse de ses parents inquiets ont échoués ; faites entendre alors au pauvre malade un chant doux et monotone, bercez-le doucement, avec une de ces mélodies à trois notes, que l'instinct éveille chez les mères alarmées, et ses paupières vont s'appesantir, l'état nerveux se calmera, la douleur fuira pour quelques heures. Il est facile de s'en convaincre par une expérience de tous les jours. »

D'après le même auteur, on peut retirer de bons effets de la musique dans le traitement de la chlorose.

Descuret a cité un cas de léthargie guéri par l'air de la marche des Tartares.

Alibert, fatigué de traiter une dame hypochondriaque par les moyens ordinaires, la remit à la santé en se faisant aider du violoncelliste Benazet.

Un orchestre composé de deux cors, deux clarinettes et une trompette, rappela à la vie un enfant atteint d'encéphalite que traitait Corvisart.

Voulez-vous des miracles accomplis par un orchestre plus simple, oyez l'histoire publiée par le Dʳ Amédée Latour, à l'époque où le général Farre supprima les tambours de l'armée :

En enlevant les tambours aux soldats, le ministre de la guerre a supprimé du même coup un moyen thérapeutique, mis en très grande vogue par feu Récamier, et dont feu son élève Trousseau ne dédaignait pas l'emploi. Pendant longtemps on a pu voir tous les soirs, sur la place Vendome, un assez grand nombre de personnes de tout sexe, attendant la retraite battue par les tambours de la garnison et les suivant jusqu'à leurs casernes. C'étaient les malheureux gastralgiques que Récamier envoyait là, tous les soirs, prétendant que la marche en mesure disposait l'estomac à reprendre ses fonctions.

Dans une autre causerie de l'*Union médicale*, Amédée Latour avait cité cette singulière ordonnance, donnée par Récamier à une grande dame du faubourg Saint-Germain, affligée d'une gastralgie douloureuse : « L'estomac aime le rythme. Madame la duchesse prendra ses repas au son du tambour. »

Le docteur Véron, qui fut directeur de l'Opéra, ne manquait pas une représentation du *Caïd*, parce que, disait-il, le bruit du tambour, qui se fait souvent entendre dans cette pièce, favorisait la digestion de son dîner.

Que conclure, amis lecteurs, après toutes ces belles histoires de gens guéris ou rendus malades par la musique ? Je vous laisse juges, et aux aveux déjà faits j'ajoute un dernier aveu. Je suis insensible aux beautés de cette définition de Bacon :

« L'office du médecin consiste proprement à monter et à toucher la lyre du corps humain, de manière qu'elle ne rende que des sons doux et harmonieux. »

LA DANSE. — Pour la danse, comme pour la musique, les auteurs qui veulent sacrifier à l'archaïsme ne manquent pas de matière. David dansant devant l'arche, les prêtres égyptiens gambadant autour du bœuf Apis, les jeunes filles de Lacédémone marchant en cadence dans le temple de Diane, les éphèbes d'Athènes se trémoussant en armes pour exécuter la pyrrhique, voilà des sujets tout trouvés pour les amoureux de l'antique. Je suis de mon temps, je n'ai pas à m'occuper de la chorégraphie sacrée ou profane des siècles passés : je vais dire simplement ce que l'hygiène pense des exercices modernes appelés quadrille, polka ou valse.

La danse est, par elle-même, une gymnastique salutaire. Elle donne de l'équilibre au corps, rend les membres souples et les mouvements rapides. Une danse modérée, disait Sanctorius, a l'utilité d'une promenade. Une danse vive et animée plaisait mieux à Buchan. N'envisageant point la danse comme un art mais seulement comme un exercice favorable à la santé, il ne voulait pas qu'on apprît à faire des pas, à les mesurer, à les cadencer, à décrire régulièrement des cercles ou des carrés; il conseillait, aux femmes surtout, la danse bruyante, avec courses, sauts et bonds, moyens utiles pour activer la circulation, faciliter les sécrétions et combattre les effets des occupations sédentaires auxquelles le beau sexe est généralement destiné.

Tous les hygiénistes pensent comme Buchan, malgré qu'ils expriment leur pensée d'une façon moins brutale. Mon excellent maître, M. le Dr Donné, recteur de l'Académie de Montpellier, disait élégamment : la danse est pour beaucoup de femmes ce que sont la chasse et l'équitation pour les hommes; c'est leur véritable exercice.

Cela serait parfaitement exact, si l'on se livrait à la danse dans des circonstances convenables, c'est-à-dire dans le jour, en plein air et avant l'heure des repas. Par malheur il n'en est pas ainsi, généralement. Le plus souvent, nos bals ont lieu pendant la nuit, après un copieux dîner, à l'heure où il conviendrait de dormir, dans des locaux surchauffés et incomplètement aérés, avec des vêtements d'apparat qui mettent un ou plusieurs organes à la torture.

Dans ces conditions-là, la danse n'est plus conseillée par l'hygiène. Elle devient, au contraire, un exercice périlleux, dont il ne faut user que très modérément, en se rappelant cette élégie de notre grand poète :

> « *Elle aimait trop le bal, c'est ce qui l'a tuée!* »

Cette recommandation mérite d'être prise en sérieuse considération par les mères. Leurs filles, je le sais, semblent n'éprouver aucune fatigue à la danse. Telle jeune personne chlorotique, que le moindre mouvement essouffle, qui ne peut faire une course un peu longue sans éprouver des palpitations, devient infatigable aux sons de l'orchestre. Cet être frêle et délicat ne manquera pas un quadrille, ne refusera pas une polka, pendant toute une longue soirée; en quittant le bal, elle paraîtra plus fraîche et plus gaie.

Il faut se méfier de cette gaieté et de cette fraîcheur factices, dues uniquement à l'excitation de la danse. Si vous tâtiez le pouls de la danseuse à ce moment, vous constateriez que le nombre de ses pulsations s'est élevé considérablement (1) et vous en tireriez cette conclusion qu'un tel état du cœur doit réagir douloureusement sur l'ensemble de l'organisme.

---

(1) Des observations relevées sur des jeunes filles de 22 à 24 ans, d'excellente santé ont démontré qu'après une valse le pouls donnait 132 pulsations, au lieu de 80 con-

LE JEU. — Le jeu, le bal et les spectacles sont, dit Raspail, les trois vaches à lait de la médecine. Nous avons vu dans les pages qui précèdent comment les spectacles et le bal peuvent rendre les gens malades ; il nous reste à dire un mot de l'influence pathologique du jeu.

De toutes les passions mauvaises qui désolent l'humanité, il n'en est pas de plus terrible que celle du jeu. Pour les joueurs effrénés les étapes extrêmes sont le bagne ou l'asile d'aliénés ; pour les autres la perspective presque fatale est la névrose, c'est-à-dire un état morbide qui, sans paraître dépendre d'aucune lésion physique appréciable, se traduit par des troubles de toutes les fonctions vitales.

En effet, ce n'est pas impunément que les joueurs font de la nuit le jour, qu'ils passent autour du tapis vert, dans une atmosphère généralement saturée de tabac, des heures naturellement destinées au sommeil, qu'ils sont secoués par les émotions violentes des grosses parties de baccara, de lansquenet ou de trente-quarante.

A chaque coup qui dérange les combinaisons du joueur, son cerveau éprouve un ébranlement nerveux, pénible ou agréable selon le cas, toujours violent, qu'il y ait perte ou gain.

Si cette secousse nerveuse se reproduit fréquemment, si le jeu devient une habitude de tous les jours, l'homme qui s'abandonne à cette passion se transforme complètement, au physique comme au moral : la face pâlit, le sourire s'éteint, l'œil perd sa limpidité, le regard se fait vague et manque de franchise, les cheveux blanchissent ou tombent, la respiration est brûlante, les battements du cœur accélérés, les digestions pénibles, l'appétit nul, le bon sommeil réparateur perdu.

Tel est le portrait, peu flatté mais ressemblant, des malheureux que l'argot des cercles appelle les « amants de la dame de pique ».

Des joueurs exempts de passion la physionomie et le caractère sont tout autres : leurs petites parties laissent leur cerveau bien tranquille, et cela se comprend sans peine, si l'on songe à la distance énorme qui sépare le baccara du tripot du nain jaune de la famille. Se délasser paisiblement, entre bons amis, au moyen de petits mor-

---

statées avant la danse, et que la température du corps s'était élevée de 34 à 39 degrés. Il ne s'agissait là que d'une seule valse exécutée dans une grande pièce, dont la température ne marquait que 15 degrés centigrades. Qu'on juge des effets d'une nuit entière de danse, dans une atmosphère toujours plus chaude et plus viciée par les poussières de l'air.

(C. Clifort.)

ceaux de carton, dont les combinaisons selon des règles convenues se nomment *piquet*, *bezigue*, *whist*, *quadrette* ou *manille*, cela n'a absolument rien de dangereux, pourvu que ces morceaux de carton soient de bonne qualité.

Or, il paraît qu'il n'en est pas toujours ainsi. Au mois d'octobre 1880, je lisais dans le journal *Le Littoral* que le Dr Wallace, expert-chimiste de la ville de Glascow, venait de trouver de l'arsenic dans des cartes à jouer de couleur verte. Le maniement de telles cartes, faites probablement d'un papier semblable à celui des abats-jour de nos lampes, doit avoir des inconvénients certains, surtout pour les personnes qui ont l'habitude de mouiller leurs doigts

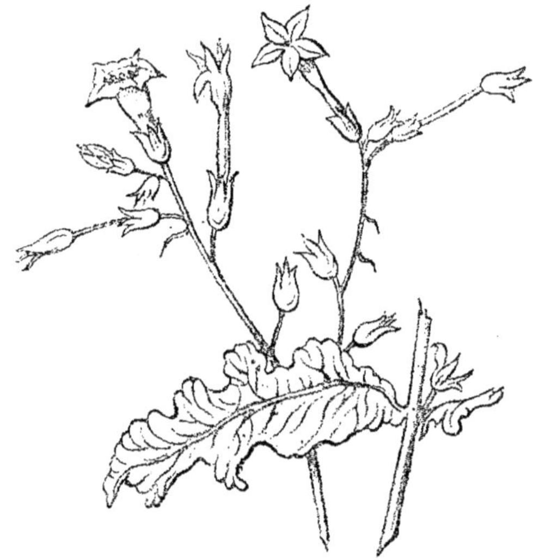

FIGURE 199. — Le tabac.

avec la bouche pour battre les cartes. Le Dr Hoog, de Londres, en a signalé un exemple. C'est l'observation d'un cas d'affection ulcéreuse persistante au bout des doigts et des ongles, chez une dame qui jouait au whist, pendant plusieurs heures par jour, et qui se servait de cartes vertes. L'affection cutanée disparut au bout de quelques semaines, lorsque la cliente du Dr Hogg eut fait provision de cartes d'une autre couleur.

Bien que le fait signalé ci-dessus, soit unique dans la science,

je l'ai cité comme un exemple frappant des dangers de l'arsénicisme, intoxication trop commune, dont mon collègue et ami le
Dr Napias a magistralement indiqué la fréquence dans son excellent manuel d'*Hygiène industrielle* (1).

LE BILLARD. — Quand on ne joue pas aux cartes, on joue au
billard, on fait des armes ou de la gymnastique. Tous ces exercices
ont du bon. Dans la promenade que l'on fait autour de la table
tendue d'un tapis, rappelant la pelouse verte de l'antique jeu de
mail, dont les billes d'ivoire sont les boules et les queues les maillets, on exerce les jambes et les bras, mais les membres supérieurs
sont plus exercés que les inférieurs. Cela explique pourquoi Rostan
recommandait l'usage du billard aux jeunes filles. « Ce jeu, disait-il,
donne au corps de la grâce, au jugement de la justesse, à la vue de
la précision. » Becquerel assure que le billard favorise essentiellement le travail de la digestion, en raison des mouvements qu'il fait
exécuter et du peu de fatigue qu'il détermine.

L'ESCRIME. — Un des plus brillants cercles de Paris s'appelle
Cercle de l'Escrime. Ce nom ne me déplaît pas, parce qu'il prouve
que des gens intelligents savent se réunir, le soir, pour des exercices
autres que le tirage à cinq. Je suis trop
pacifique pour considérer l'escrime comme l'école de la guerre ; ce que j'aime
dans le maniement du fleuret, c'est l'avantage qui en résulte au point de vue de
la santé. Ce petit côté de la salle d'armes,
— qui est le grand pour les hygiénistes,
— a été noté depuis bien longtemps. Je
ne fais donc que copier mes devanciers
en disant que l'escrime convient aux

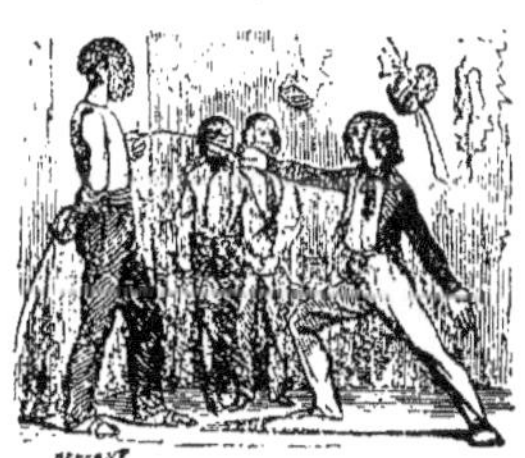

FIGURE 200. — L'escrime.

jeunes gens faibles, aux tempéraments lymphatiques et à toutes les
personnes ayant une profession sédentaire. Je vais peut-être un
peu plus loin que mes prédécesseurs en affirmant que, pour faire
de l'escrime une gymnastique réellement utile, il faut s'habituer à

---

(1) D'après le Dr Napias, voici les principaux groupes d'ouvriers qui, dans l'industrie, peuvent être exposés à l'intoxication arsenicale, par suite du maniement des
matières colorantes (vert de Scheele et vert de Schweinfurt) :

Ouvriers en papiers peints : broyeurs, fonceurs, tireurs, imprimeurs, satineurs, découpeurs; fabricants d'abats-jour verts ; feuillagistes; teinturiers; imprimeurs sur
étoffes; fleuristes, etc.

tirer de la main gauche aussi souvent que de la droite. L'escrime fortifie tout le corps, cela n'est pas douteux ; mais le maniement de l'arme développe surtout les muscles du côté qui agit, cela est indiscutable. Si donc l'on tient à ce que l'organisme conserve son harmonie, on ne condamnera pas la moitié de gauche à un repos relatif, tandis que la moitié de droite se livre à une gymnastique vive et animée. La maladie connue sous le nom de *crampe des écrivains* est l'exemple le plus frappant des inconvénients qui résultent de l'usage permanent du même membre. Pour tenir la plume, comme pour tenir l'épée, il y aurait donc avantage à être ambidextre.

LE SKATING. — En 1877, le skating faisait rage à Paris. Du bois de Boulogne à Ménilmontant, de Montmartre au faubourg Saint-Jacques, de l'Arc-de-Triomphe à Charenton, de l'Élysée à la barrière du Trône, l'œil des passants était attiré, provoqué, agacé par des affiches roses, vertes, bleues, chamois, illustrées, enluminées, historiées de cent façons, annonçant que, de neuf heures à minuit, ou de midi à deux heures, on *skatinait* dans la grande salle de la lyre d'Apollon, au magnifique concert des Enfants d'Orphée ou dans les salons d'un Casino quelconque.

L'année suivante, le patin partit pour la province. A Lyon, à Marseille, à Bordeaux, tout bon marchand de bocks à musique, tout directeur de bal, tout montreur de tableaux vivants, tout débitant de calembredaines lyriques invita violemment le public à venir skatiner chez lui. Un peu plus tard, le skating visita les sous-préfectures et les petites villes de garnison. Aujourd'hui, il s'en va, après avoir semé des skaters convaincus jusque dans les chefs-lieux de canton. C'est pour ces gymnastes et pour ceux qui voudraient les imiter que cette page est écrite.

Le skater fixe à ses bottines, au moyen de courroies et de boucles, deux plaques de bois munies de roulettes, sur lesquelles il arpente — ou veut arpenter — en roulant, un sol uni et nivelé.

Cette sorte de patinage artificiel, dont les effets intéressent l'hygiène, n'est pas, comme le croient bien des gens, un exercice nouveau. Ce genre de sport naquit à Paris en 1819. Il se montra timidement, à cette époque, sur les boulevards et dans quelques bals publics, mais dura ce que durent les travestissements grotesques et les accessoires de danse bizarres : l'espace d'un carnaval. Les Anglais s'en emparèrent, comme de toutes nos vieilles modes, et on ne le revit en France que trente ans après, dans le ballet du troisième acte du *Prophète*.

Sur la scène, exécuté par des baladins, nous reconnaissons que le patinage, avec ou sans roulettes, peut récréer l'œil et amuser le public, autant que n'importe quel truc de féerie ; mais quand nous voyons le public, devenu acteur, chercher par le *skating* un moyen nouveau de se procurer des entorses, des luxations ou des fractures, nous crions holà !

Nous lui disons : que le Norvégien, le Russe ou le Suédois emploient le patin vrai pour franchir rapidement les distances sur les chemins glacés, cela est bien. Qu'il fasse de ce qui est une nécessité pour lui un élément de plaisir, cela est fort spirituel. Mais que le Français, né malin, qui a déjà pour se casser bras ou jambes des talons trop hauts, des souliers trop étroits, des escaliers trop cirés, et la descente des tramways en marche, — que nous allions oublier, — reprenne à l'Angleterre les galoches sur roues qui la chaussaient si bien, cela est inconcevable.

Nous approuvons les exercices de souplesse ; nous savons que les mouvements gymnastiques, quels qu'ils soient, aident puissamment au développement des forces physiques ; nous n'ignorons pas qu'ils consolident la charpente osseuse ; on nous a appris qu'ils tonifient les muscles et facilitent la nutrition, — nous savons tout cela ; mais nous demandons s'il est nécessaire, pour produire ces effets divers sur la santé, de prendre le ridicule, difficile et dangereux patin, quand on a le choix entre la marche, la course, le saut, la danse, la natation et l'escrime, dont l'action est bien plus sûre, et pour les membres inférieurs, et pour l'organisme en général.

Dans le déplacement sans vive secousse sur un sol uni, qui constitue le patinage, une série de muscles seule se contracte. Il n'y a pas équilibre entre le fonctionnement des extenseurs et des fléchisseurs : à la longue, la nutrition des uns s'exagère au détriment des autres. Un organe exercé devenant plus vigoureux, la saine gymnastique est celle qui exerce tous les organes à la fois : le *skating*, qui localise essentiellement l'exercice, ne peut point entretenir uniformément dans les membres la force et la souplesse ; ce qui nuit nécessairement à l'harmonie générale des formes.

Et pourtant, on a voulu faire patiner les femmes !

Sait-on dans quel cas cet exercice est approprié à l'organisation particulière des dames? C'est uniquement lorsque la menstruation manque. Quand une jeune fille de nos climats se trouve, entre la treizième et la dix-septième année, dans cette situation pénible, compliquée de pâles couleurs, de taches sur la face, de langueur, de constipation, de débilité, qui caractérise le passage difficile de l'adolescence à la puberté, on peut, par le moyen du patinage répété, provoquer dans son utérus la congestion qui doit accompagner l'ovulation, ou, pour mieux dire, la constituer.

A un âge plus avancé, quand cette fonction vient à être pathologiquement interrompue, le patinage peut encore être indiqué. Il

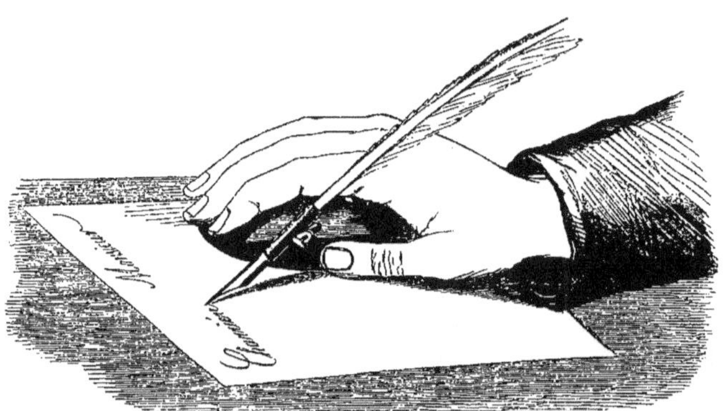

FIGURE 201. — Appareil Duchêne contre la crampe des écrivains.

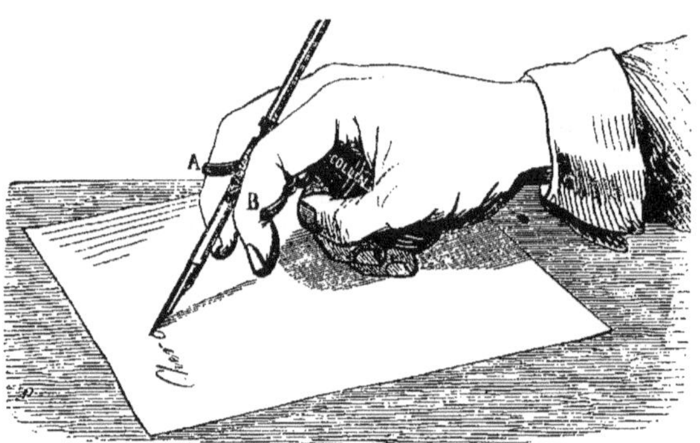

FIGURE 202. — Appareil Collin.

pourrait rendre des services aux dames dont la menstruation est rare et irrégulière. Mais pour celles qui se portent bien, dont tous les organes fonctionnent normalement, le patinage est à éviter. Il doit fatalement, par les secousses qu'il imprime à l'utérus, transformer l'excrétion sanguine périodique, qui n'est que l'exercice normal d'un organe important, en une hémorrhagie toujours débilitante et souvent dangereuse, fort susceptible de produire la stérilité.

A ces inconvénients, spéciaux aux dames, et aux inconvénients généraux que nous venons de signaler, il faut ajouter le danger des chutes.

On ne compte plus le nombre de gens gravement estropiés grâce à la mode ridicule du Skating. Que le patineur relève trop brusquement son patin et qu'il tombe en avant, il se luxe le poignet ou le coude, il se fracture l'avant-bras ou la rotule ; — qu'il tombe en arrière, les lésions possibles ne sont pas moins graves : en sus de la simple contusion des reins, accident si commun qu'on ne s'en occupe même pas, le *skater* peut se fracturer l'olécrâne, se luxer l'épaule et même se casser la colonne vertébrale et l'occiput. S'il tombe sur le côté, il peut, cela s'est vu, se fracturer la clavicule ou une apophyse de l'omoplate.

En somme, l'exercice du patin à roulettes est chose mauvaise, qu'on y excelle ou qu'on y fasse des culbutes fréquentes.

Pour le maladroit, il augmente dans une proportion inquiétante les chances déjà trop nombreuses d'accidents : pour le *skater* exercé, il constitue une gymnastique peu rationnelle ; pour les femmes, il est contraire, sauf de très rares exceptions, au fonctionnement régulier d'un organe qui tient sous sa domination l'organisme féminin tout entier. Nous faisons des vœux pour que les patins, quittant à tout jamais les pieds français, aillent, dans quelque musée de curiosités, tenir compagnie aux bragues, aux grands buscs, aux souliers à poulaine et autres produits aussi stupides, mais moins dangereux, de la mode antique.

XLI

LE LIT. — La journée est finie. Notre héros vient de rentrer chez lui, il va se coucher. C'est le moment de lui parler du lit.

Au mois de novembre 1880, une décision du ministre de la guerre chassa les paillasses des hôpitaux militaires français et décida qu'à l'avenir les soldats malades auraient des sommiers à leur lit (1). Quant aux soldats bien portants, on ne les a pas encore

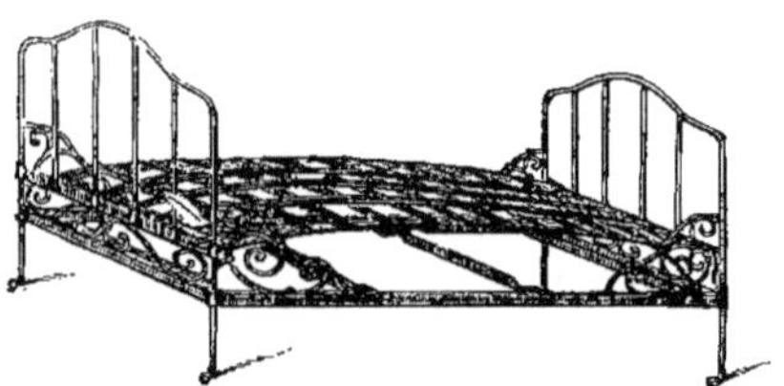

FIGURE 203. — Lit de fer à fond élastique.

débarrassés des affreux sacs de toile, inégalement gonflés, qui sont des nids d'insectes, des foyers de poussière et de mauvaise odeur,

---

(1) Le 30 juillet 1882, la note ministérielle qui suit régularisait cette amélioration du couchage dans les hôpitaux militaires :

« Depuis l'introduction des sommiers élastiques dans la nomenclature générale du service des hôpitaux, diverses expériences ont été faites, en vue de rechercher les nouvelles améliorations qui pouvaient être apportées au mode de couchage des malades et blessés, dans les établissements hospitaliers. D'après l'examen des rapports médicaux, constatant le résultat de ces expériences, la Commission de revision des modèles-types du matériel du service des hôpitaux a constaté qu'il y avait lieu :

« 1° D'affecter au coucher des malades un matelas de 18 kilogr. de matières premières, dont 13 kilogr. de laine et 5 kilogr. de crin; — 2° de modifier le sommier de manière à relever la tête du malade, à obtenir l'inflexion plate, enfin à maintenir la température du lit et la bonne conservation de l'enveloppe du matelas; — 3° de rendre mobile l'enveloppe du sommier, afin d'en permettre le nettoyage dans l'intérêt de l'hygiène.

« Après examen de ces diverses questions et conformément à la proposition de la Commission de revision, le Ministre a arrêté les dispositions suivantes :

« 1° Un matelas du poids de 18 kilogr. de matières premières (13 kilogr. de laine

Pourtant, aux mois de juin, juillet, août et septembre 1880, on a expérimenté à Paris, à la caserne de la Pépinière, divers modèles de lits à fond élastique. J'ai pu examiner avec soin les types présentés (1) et j'ai cru pouvoir annoncer, dès ce jour, que le règne de la paillasse était bien fini dans la chambre du soldat.

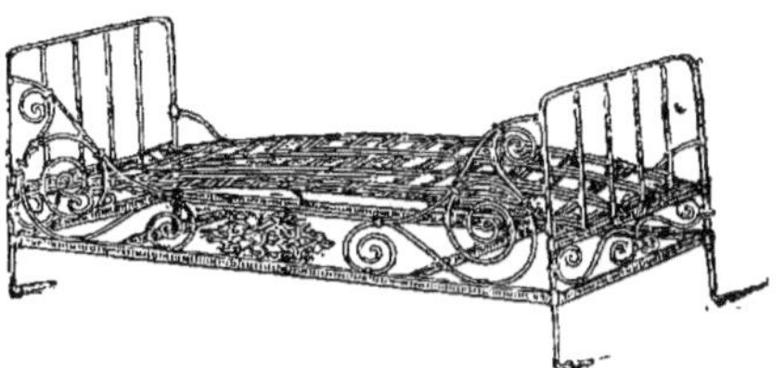

FIGURE 204. — Lit de fer avec sommier ouvert.

Je me suis peut-être un peu hâté de chanter victoire, car la révolution que j'annonçais n'a pas encore eu lieu. Malgré les lenteurs administratives qui retardent la mort de la paillasse militaire, l'heure de ce trépas devra bientôt sonner et, en attendant son bienheureux *requiescat*, je vais dire ce que l'hygiène pense des divers éléments du couchage, pour les civils comme pour les militaires.

---

et 5 kilogr. de crin) sera définitivement adopté pour le couchage des malades et blessés dans les hôpitaux militaires ; — 2º le modèle-type du sommier élastique, déjà exhaussé de 4 centimètres à la tête, sera muni de supports étriers en fer, qui seront introduits dans la nomenclature et mis en usage dans les hôpitaux ; — 3º une couche de linoleum, ou une vieille couverture, pourra être placée, en cas de besoin, entre le sommier et le matelas, afin d'obvier au refroidissement de la température du lit et à l'usure prématurée de l'enveloppe du matelas. L'enveloppe mobile qui couvre le dessus et les côtés du sommier sera complétée, à la partie inférieure, par un supplément d'enveloppe, reliée aux faces latérales par des attaches ou des boutons.

(1) Ces types devaient, d'après une circulaire ministérielle, remplir les conditions suivantes :

1º Le fond du lit sera élastique ;

2º La paillasse devra être supprimée, sans que le lit soit plus dur et moins chaud que le lit actuel ;

3º Les formes seront simples, afin d'éviter les détériorations et les dépôts de poussière et de vermine ;

4º On cherchera à utiliser les tréteaux des châlits en fer, actuellement en usage ; il pourra en être mis à la disposition des inventeurs ;

5º Le lit devra être à relèvement et muni d'une table et d'un tabouret, que le tréteau de pied est à même de fournir aisément. Le tout devra être solide. (Cette cinquième condition ne serait plus exigée en ce moment, si mes renseignements sont exacts.)

LA PAILLASSE. — Tous les hygiénistes condamnent la paillasse qui s'en va.

La paillasse est l'enfance de la literie. C'est le sac de paille ou de feuilles sèches des temps préhistoriques, sur lequel on a simplement étendu un morceau d'étoffe. Bon pour reposer les membres fatigués du bimane primitif, ce couchage jure avec la propreté et le confortable recherchés par l'homme civilisé actuel : qu'il soit fait de spathes de maïs, de paille de blé ou de cosses de pois desséchées, il doit disparaître à tout jamais de nos demeures.

Que faut-il, en effet, pour qu'un lit soit bien fait, lorsqu'il a pour base une paillasse? Tout le monde sait qu'il est indispensable que les pailles soient remuées soigneusement chaque jour, de façon à relever celles du milieu, qui se sont affaissées pendant la nuit sous le poids du corps, et à en ramener de nouvelles des bords vers le milieu, afin de rétablir la régularité et l'agrément de la couche. Dans cette opération de remuement journalier, la paille se brise, le brisement engendre des poussières, qui se répandent dans la chambre, et l'épaisseur de la paillasse diminue, puis est réduite à rien.

Pour empêcher cette usure trop rapide, que fait-on? On néglige de remuer la paillasse. Elle s'imprègne alors de l'humidité du corps et de l'air; elle absorbe les émanations organiques ; elle contracte de l'odeur et elle fermente, comme cela se voit trop souvent dans les casernes françaises.

Aux termes de l'article 40 du règlement sur les lits militaires français, — règlement dont nous demandons l'abrogation, en rappelant que la paillasse n'existe plus dans les casernes prussiennes depuis 1867, — chaque soldat reçoit une paillasse de toile contenant *deux kilogrammes* de paille de blé, renouvelée tous les trois mois. Que veut-on que deviennent ces quatre livres de fibres végétales, brisées pendant quatre-vingt-dix nuits par des corps d'hommes vigoureux. Le sort qui les attend est expliqué par la décision ministérielle du 12 mars 1861, accordant à chaque troupier dix grammes de poudre... à punaise.

Le pyrèthre (1) pulvérulent est insufflé au mois d'avril, époque

---

(1) Le Comité de santé, consulté il y a quelques mois sur l'efficacité de l'acide sulfureux comme moyen de destruction des insectes dans les casernements, a émis l'avis que l'emploi de ce procédé est plus efficace que celui de la poudre de pyrèthre du Caucase, prescrit par l'instruction ministérielle du 12 mars 1861.

En conséquence, le Ministre décide qu'on y aura recours toutes les fois que les conditions locales le permettront. Toutefois, afin que ce matériel ne subisse de ce fait

de la ponte des œufs, mais l'insecticide est en si petite quantité pour cette opération unique, que cette formalité deviendrait illusoire, si, comme le dit M. Jaccoud, les insectes n'étaient beaucoup mieux éloignés par la fumée du tabac de la chambrée.

Conclusion : au lieu de la paillasse, donnez au soldat un sommier.

LE SOMMIER. — Le sommier, qui conserve un plan uniforme, qui est élastique, qui évite aux ménagères une besogne fatigante et désagréable, qui diminue les chances d'incendie, qui ne remplit pas la chambre de poussière, ne doit pas être acheté au hasard. On peut le prendre un peu plus dur ou un peu plus mou ; on est libre de le payer très cher ou de se le procurer pour une modique somme ; on a le droit de l'exiger luxueux ou très simple : tout cela est facultatif. La seule condition imposée par l'hygiène est celle-ci : quelle que soit sa variété, le sommier doit pouvoir être nettoyé et visité dans toutes ses parties. Toute couverture fixe est douteuse.

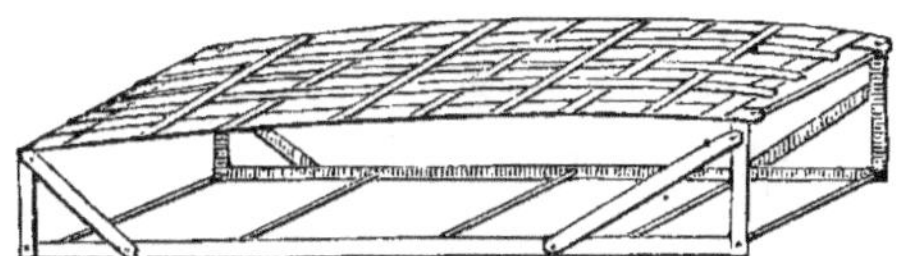

FIGURE 205. — Sommier Herbet, en usage à l'Ecole polytechnique.

Quand le sommier est neuf, l'étoffe immobile qui l'enveloppe ne sert qu'à dissimuler les vices de sa fabrication. Quand il est vieux, la toile, qui fait corps avec lui, nuit aux soins de propreté dont l'oubli a couvert d'or les Vicat et les Bouvarel.

LE MATELAS. — Avec le sommier, il faut un matelas. Celui que la compagnie des lits militaires donne à nos soldats n'est pas trop mauvais, quoiqu'un peu mince. Il est composé de huit kilogrammes de laine et de deux kilogrammes de crin ; les raffinés peuvent trou-

---

des dégradations dont l'Etat se trouverait responsable, il y aura lieu de prendre, dans ce cas, les mesures de précaution suivantes : 1° Les locaux à désinfecter ne seront ouverts que vingt-quatre heures après, et mieux encore trente-six heures après que le soufre y aura été allumé ; 2° les effets de literie à désinfecter seront laissés dans ces mêmes locaux pour y subir l'imprégnation des vapeurs sulfureuses, à l'exception des tissus de toile et de coton *teints*, dont les couleurs pourraient être altérées ; les objets métalliques qu'il y aura lieu d'exposer aux fumigations devront être préalablement enduits d'un corps gras.

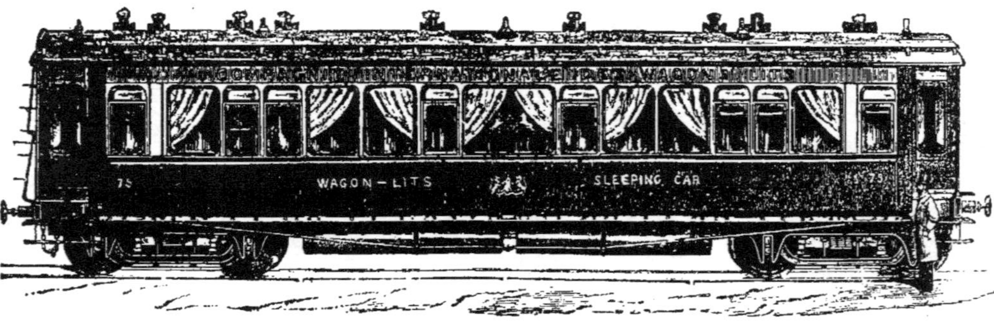

FIGURE 206. — *Sleeping car.*
Voiture de luxe, avec literie complète, attelée ordinairement aux trains express.

Indépendamment des wagons-lits, on trouve encore sur toutes les lignes ferrées françaises des coupés-lits, des fauteuils-lits et des lits-toilette. Les coupés-lits sont taxés au prix de quatre places de coupé ordinaire.

ver que cela ne vaut pas un lit de plume, mais les hygiénistes pensent autrement. Pour eux, en effet, il n'est pas de plus mauvais couchage que le lit de plume et ils le défendent à tout le monde. Ils permettent la belle laine pure, mais ils donnent la préférence à la laine vive, mêlée de crin, et leur idéal est le crin tout seul, parce qu'il est moins apte à s'imprégner de miasmes.

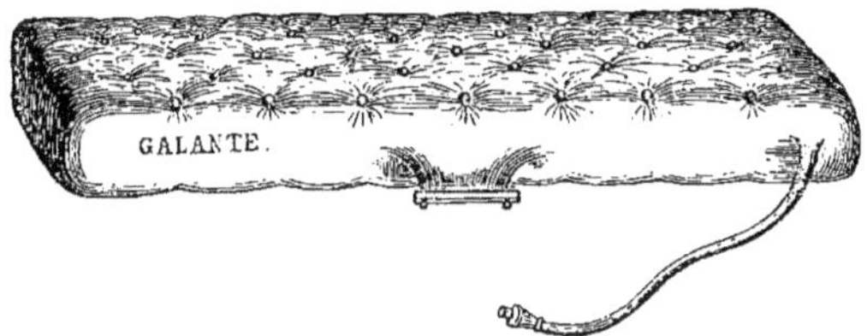

FIGURE 207. — Matelas hydrostatique du Dr Demarquay.

Les inconvénients du lit de plume ont été signalés par tous les médecins. Parmi les exemples cités, pour montrer la ténacité avec laquelle ce matelas conserve les germes morbides, il serait difficile d'en trouver un plus frappant que celui d'Alexandre Benedicti, rapporté par le Dr Richard Mead. Dans son livre sur la peste (1), il rapporte que cette maladie fut communiquée au bout de sept ans « par un lit de plume qu'on avait mis de côté pendant tout cet intervalle, sur le soupçon qu'il était infesté ».

Le lit de plume a encore le défaut ainsi formulé par le professeur Rostan : « Une couche trop molle et trop chaude n'a-t-elle pas l'inconvénient d'accélérer la circulation, de déterminer une sueur abondante, d'occasionner ainsi des pertes qui vous plongent dans la débilité ? Ne vous rend-elle pas susceptible du moindre contact des corps durs et vous laisse-t-elle libre de goûter ailleurs le sommeil, si des circonstances de fortune vous forcent de vous déplacer ? » Il n'est que trop vrai que cette funeste habitude est une cause puissante des maladies nerveuses dont la plupart des femmes et beaucoup d'hommes sont affectés.

Pour finir, voici, sur l'entretien des matelas, quelques conseils dont les ménagères pourront faire leur profit.

Au bout de deux ans, au plus tard, le matelas doit être battu aux baguettes et non cardé. Le cardage, dit Poncet, rompt les brins de

____

(1) *Dissertatio de pestiferæ contagionis natura et remediis.* Londres, 1721.

la laine et brise leur ressort, tandis que le battage redonne à la fibre laineuse son élasticité première. Le battage du matelas fait et sa toile lessivée, il faut, au lieu de replacer immédiatement la laine dans la toile, la maintenir exposée, plusieurs jours, au grand air, pour laisser échapper complètement les miasmes organiques qu'elle contient.

Dans les familles, quand tout le monde se porte bien, les soins qui précèdent sont suffisants. Ils ne le sont plus en temps de maladie, comme le témoignent les prescriptions suivantes, proposées pour les hôpitaux militaires par M. Lefranc, pharmacien principal de l'armée.

« On devrait annuellement, dans chaque hôpital, procéder, au printemps, au battage mécanique de toutes les laines ayant un an de service en salle ; cette opération serait faite en dehors de toute habitation.

« Les laines battues seraient soumises tous les trois ans, à une fumigation d'acide sulfureux et d'acide arsénieux (3 kil. de soufre et 1 kil. d'orpiment pour 10 quintaux de laine).

« Cette fumigation serait toujours suivie d'un lavage par lixiviation à l'eau froide légèrement alcalisée et phéniquée, soit 1 kilogr. d'acide phénique et 40 kilog. de carbonate de soude dans 40 mètres cubes d'eau, pour 10 quintaux de laine.

« Quand les laines fumigées seraient destinées à un emmagasinage prolongé, elles ne seraient lavées qu'au moment de leur remise en service.

« Quant à la laine des matelas retirés des salles, soit après décès de sujets fiévreux, soit après occupation des sujets atteints d'affections contagieuses, elle serait toujours soumise immédiatement à une fumigation soufrée, suivie d'un lavage en eau légèrement alcalisée et phéniquée (1). »

Pour les hôpitaux civils, des mesures de désinfection plus énergiques ont été conseillées ; je ne citerai que la plus radicale, celle du Dr Tarnier. Cet illustre accoucheur a demandé résolument qu'on détruisît par le feu tout matelas de la Maternité sur lequel aurait couché une femme atteinte de maladie contagieuse.

L'administration hésite à prendre ce parti par raison d'économie ; m'est avis que son budget ne serait pas grevé sensiblement si les matelas étaient faits de varech ou même de balles d'avoine.

---

(1) *Des laines de couchage au point de vue hygiénique.* In *Mémoires de médecine militaire*, 1879.

LE TRAVERSIN. — Le traversin est un complément utile du matelas. Son but, qui est de tenir la tête relevée pendant le sommeil, répond à un besoin réel. Les enfant peuvent, sans en paraître incommodés, dormir sur un plan parfaitement horizontal, mais les adultes contractent des céphalalgies violentes et s'exposent à l'apoplexie cérébrale s'ils n'ont pas le soin de se coucher avec la tête légèrement relevée. Les habitudes de chacun peuvent faire varier la dimension du traversin ; cependant, mince ou épais, il est bon qu'il se trouve dans tous les lits.

L'OREILLER. — L'oreiller est une sorte de traversin supplémentaire, qui surhausse la tête du dormeur. Comme le traversin, il devrait toujours être rembourré de crin, ou d'un mélange de crin et de laine ; trop souvent il est rempli de plume. Cela ne vaut absolument rien pour la santé.

La plume — je l'ai déjà dit pour les matelas, je le répéterai pour l'édredon — a une grande aptitude à s'imprégner de miasmes contagieux : pour l'oreiller, il faut ajouter que la plume a un autre inconvénient ; celui de former à la tête une enveloppe trop chaude, dont doivent se méfier les gens qui craignent les congestions. Touchez un oreiller moelleux, après quelques heures de sommeil : si vous faites de la poésie, vous direz que vous sentez une moiteur douce ; si vous faites de l'hygiène, vous serez obligé de dire : je constate une humidité malsaine.

J'invite les dames, soucieuses de garder leur belle chevelure, à tenir compte de cette humidité développée au contact de la plume. Bien souvent elle a suffi pour produire une calvitie précoce désespérante.

En 1865, M. Legal a conseillé de placer sous la tête des malades un oreiller contenant des substances médicamenteuses. Ce mode d'administration des remèdes n'a pas beaucoup fait parler de lui. On peut en dire autant des oreillers à air, bien qu'il en soit fait mention dans l'excellent *Précis d'Hygiène* du professeur Lacassagne.

L'ÉDREDON. — L'édredon, que je nomme après l'oreiller à cause du duvet ou de la plume qu'il contient, semble être, pour bien des gens, le complément obligé d'une literie confortable ; il n'est pas en odeur de sainteté auprès des médecins. Le professeur Fonssagrives l'appelle « une superfluité dangereuse » : cette définition sévère est absolument juste, neuf fois sur dix.

L'édredon doit, comme l'oreiller et le matelas, être tous les

jours exposé à l'air et, s'il se peut, au soleil, en vertu de cet
axiome hygiénique : « Là où n'entre ni l'air ni le soleil, la maladie
entre. »

Cette recommandation, formulée à propos de l'édredon, est applicable à toutes les pièces de literie, comme en témoigne cet avis du
vieux Buchan : « Les lits, au lieu d'être refaits dès qu'on en est
sorti, doivent être découverts et exposés à l'air d'une porte ouverte,
toute la journée. On en dissipe les vapeurs nuisibles et on contribue
par là à la conservation de la santé. »

DRAPS. — Les draps de lits sont au vêtement nocturne, dit le
professeur J. Arnould, ce que le linge de corps est au vêtement
diurne ; ils ménagent la propreté du reste, puisqu'ils sont en position de recueillir d'abord les impuretés les plus grossières et sont
susceptibles de lavages fréquents ; tandis que les matelas et les couvertures sont comme les redingotes et les paletots, qu'on ne change
guère que quand ils sont usés.

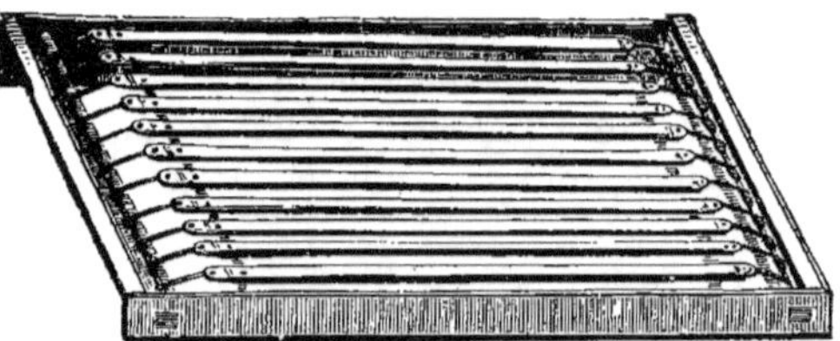

FIGURE 208. — Sommier Tucker.

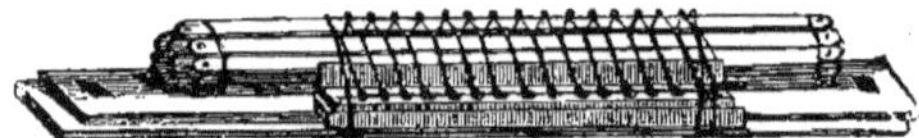

FIGURE 209. — Le même démonté.

Cette façon ingénieuse de recommander la propreté des draps
me paraît devoir être, pour les habitants de la campagne, complétée
par l'avis utile que voici : s'il est excellent de changer souvent les
draps du lit, il est presque aussi bon d'envoyer souvent ces draps au
lavoir. Aux Parisiennes, qui ont relativement peu de linge et qui
comptent avec leur blanchisseuse chaque semaine, cette recommandation peut sembler inutile; elle ne l'est point cependant, pour
les ménagères cossues de la province. Il suffit d'avoir habité un

village du midi de la France pour savoir que les gens riches du pays tiennent à honneur de ne faire la lessive qu'à de très longs intervalles. Ils montrent ainsi qu'ils possèdent de grosses armoires bien garnies et ils ne craignent pas de garder, pendant plusieurs semaines, — voire même pendant plusieurs mois — des draps, des nappes, des serviettes et d'autres linges ayant cessé d'être propres.

L'hygiène proteste hautement contre la façon d'agir des maîtresses de maison fières de leur ample provision de linge. Elle leur déclare que l'entassement prolongé des linges salis par l'usage est une pratique détestable, nuisible à la santé et au linge lui-même.

Si les magasins des chiffonniers en gros ont été placés par la loi dans la deuxième classe des établissements insalubres, c'est parce qu'ils répandent une odeur désagréable, considérée comme dangereuse pour les voisins. Qu'on se rappelle cette prescription d'hygiène publique, en l'appliquant à l'hygiène privée, et qu'on renonce à avoir dans son habitation un tas de linge sale, incommode en temps ordinaire, excessivement dangereux en temps d'épidémie. Quand ils ont servi, les plus beaux draps de lit du monde sont des nids à miasmes, fussent-ils aussi fins que ceux dont faisait usage la fière Anne d'Autriche.

La mère de Louis XIV avait, dit J.-B. Salgues, le tissu de la peau si délicat, qu'on ne pouvait trouver de batiste assez fine pour lui faire des chemises et des draps. Le cardinal Mazarin prétendait que si elle allait en enfer, elle n'aurait pas d'autre supplice que de coucher dans des draps de toile de Hollande.

Linon, batiste, toile de Hollande et toile d'étoupe se ressemblent en ce point : quand le contact du corps les a salis, elles doivent aller à la lessive et y aller rapidement.

LES COUVERTURES. — Les couvertures du lit devant nécessairement varier avec les climats, je n'ai pas la prétention de tracer ici des règles applicables à tous les pays. Je me borne à émettre cette réflexion sur les habitudes françaises : En France, d'une manière générale, nous nous couvrons trop pendant l'hiver et pas assez pendant l'été.

Quand il fait froid, nous nous empaquetons sous plusieurs pièces d'étoffe épaisse, de laine ou de coton, dont le poids exagéré gêne les mouvements respiratoires et augmente la transpiration. Quand il fait chaud, nous renonçons complètement aux couvertures, le drap nous suffit, et nous mettons, à laisser libre et flottant son tissu

léger, autant de soin que nous en avions mis à border solidement
nos lourdes enveloppes d'hiver. Il s'ensuit que, pendant la nuit, le
drap de lit se déplace et ne protège plus le corps. C'en est assez
pour faire naître des accidents divers, dont le moindre est la
colique.

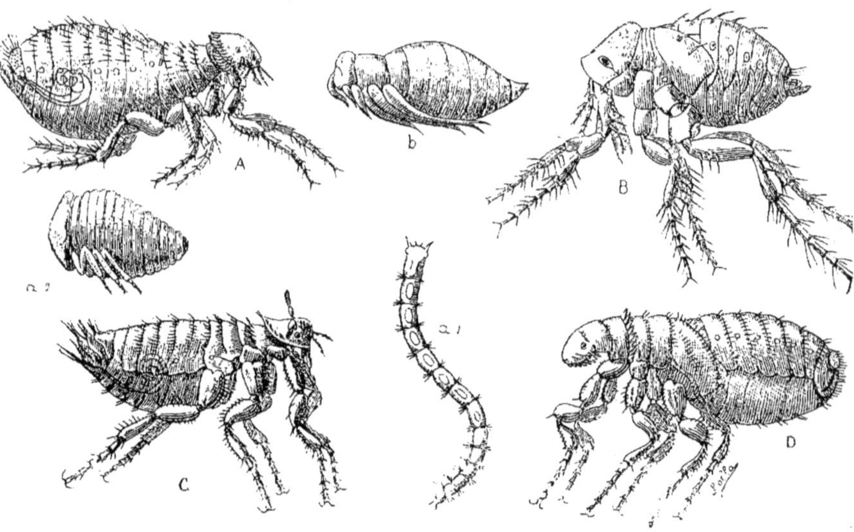

FIGURE 210. — *Les parasites.*

A, puce des hommes. — *a* 1, larve. — *a* 2, nymphe. — B, puce pénétrante ou chique.
— *b*, nymphe. — C, puce des poules. — D, puce des chiens.

En été comme en hiver, ne l'oublions pas, l'homme ne pourrait
vivre nu dans l'atmosphère, la respiration
cutanée le refroidirait trop. Il nous faut
donc un vêtement qui crée autour de nous
un milieu à température presque constante
(de 25 à 30°); ce vêtement chacun l'accepte
le jour, personne ne peut s'en affranchir la
nuit. C'est pour cela que je recommande à
mes lecteurs d'avoir, même au moment de
la canicule, une petite couverture de laine
à leur lit.

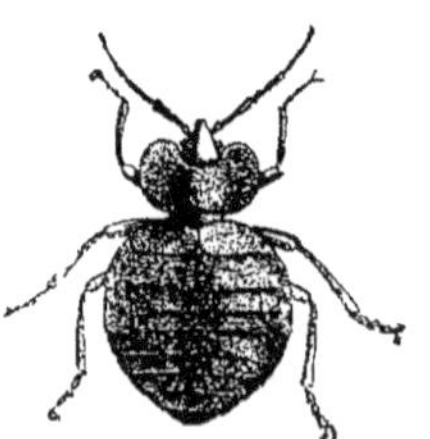

FIGURE 211. — La punaise.

La couleur des couvertures, d'été ou d'hiver, a-t-elle quelque importance au point de vue de l'hygiène ? Je ne le pense pas, malgré cette pensée du vieux chirurgien Antyllus : « Une couche de couleur variée, où l'on a tissé des figures d'animaux, ou de quelque autre objet semblable, devient, dans les maladies aiguës, une cause de divagation et de trouble pour l'intelligence ».

Si j'étais obligé de dire la couleur que je préfère, je dirais : c'est la blanche, parce que c'est celle qui, paraissant se salir le plus vite, va le plus souvent chez le blanchisseur.

LE CHALIT. — La paillasse, le sommier, le matelas, le traversin. l'oreiller, l'édredon, les draps et les couvertures constituent ce que les tapissiers, les commissaires-priseurs et les huissiers appellent la *literie*. Le meuble destiné à supporter ces divers éléments du

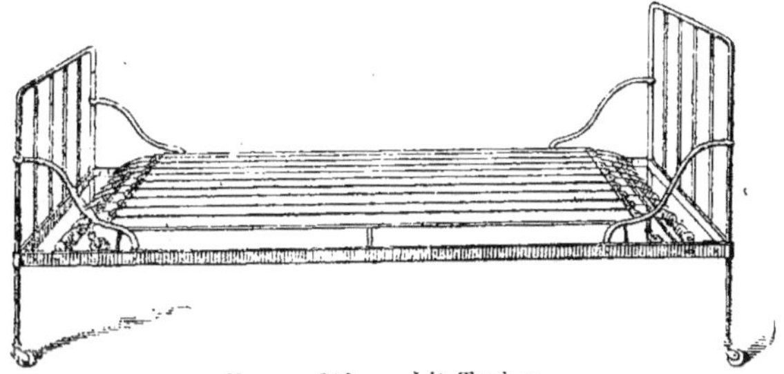

FIGURE 212. — Lit Tucker.

couchage se nomme *couche*, *couchette* ou *chalit*. La couchette a longtemps été faite en bois, d'où le nom banal de *bois de lit* servant à la désigner. Le mot, je l'espère, disparaîtra bientôt avec le meuble, car personne ne voudra plus des lits en bois. Le pin, le peuplier, le chêne, le noyer, l'acajou, le poirier, le merisier, le palissandre, le thuya cesseront de servir à faire la charpente sur laquelle repose la literie ; cette charpente sera construite avec des métaux et rien qu'avec des métaux.

Depuis longtemps les hôpitaux (1), les casernes, les lycées n'ont plus que des lits de fer ; déjà dans les familles aisées apparaissent les lits de cuivre ; un jour viendra où les millionnaires eux-mêmes, renonçant aux couches de planches, ces planches fussent-elles

____

(1) Le premier hôpital qui eut des lits de fer est celui de la Clinique (1799).

découpées comme des dentelles et incrustées d'écaille ou de nacre, adopteront le châlit d'argent creux ou massif. L'opulence ne perdra point ses droits et l'hygiène y gagnera un progrès, irréalisable avec les luxueuses couchettes de bois sculpté, qui font actuellement l'ornement principal des alcôves opulentes.

L'hygiène déclare, en effet, que la substitution du métal au bois, dans la confection des lits, réalise un immense progrès au point de vue de la propreté et de la salubrité. Grâce au fer, dit Fonssagrives, l'air a circulé plus librement, et cette génération immonde de para-

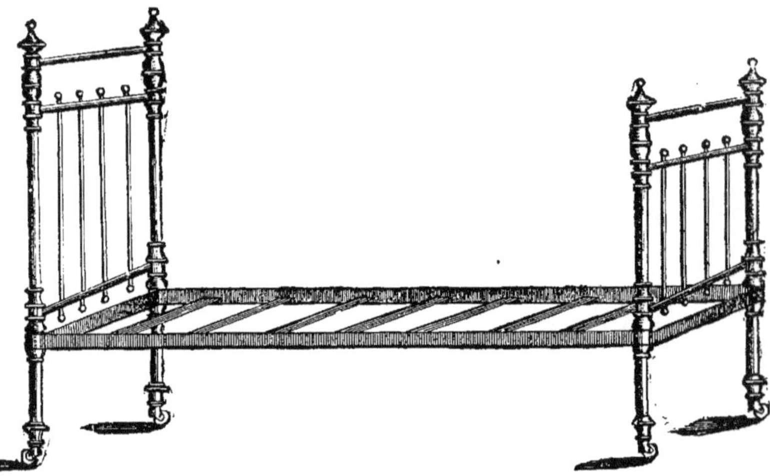

FIGURE 213. — Lit de cuivre Dupont.

sites, qui étaient le fléau des anciennes chambres à coucher, a trouvé là une entrave que la découverte des poudres insecticides est venue rendre plus complète.

—Je n'en ai pas fini avec la question du couchage. Je vais encore parler des rideaux, des alcôves et... du bonnet de nuit.

Si quelque lecteur trouve oiseux et vils tous ces détails, qu'il se rappelle les aspects divers du rôle du lit dans la vie, et qu'il écoute l'énumération qu'en faisait Daniel Triller : « C'est là, disait-il, que l'homme est engendré et qu'il engendre, qu'il naît, qu'il s'élève, qu'il dort, qu'il se défatigue, qu'il perd son temps, qu'il fait la sieste, qu'il médite, qu'il est malade »; Xavier de Maistre ajoute : « et qu'il meurt. »

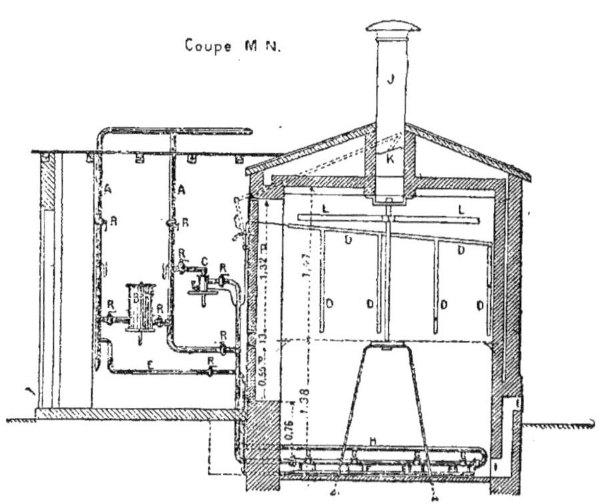

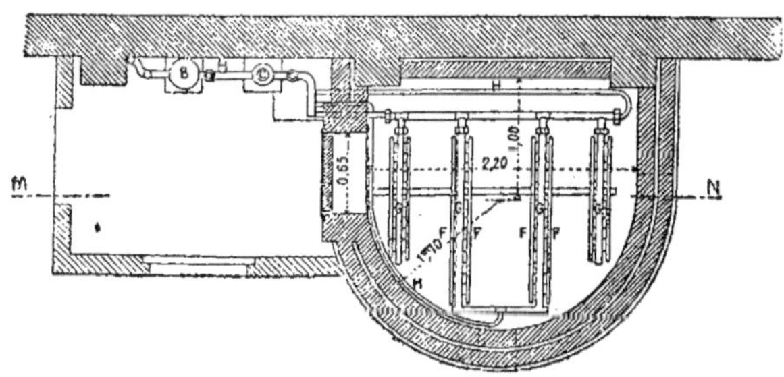

FIGURES 214 et 215. — Étuve de l'hôpital Saint-Louis, pour la désinfection de la literie
et des vêtements.

A, arrivée du gaz. — B, régulateur de pression. — C, régulateur de température. —
D, thermomètre. — E, tuyau des allumeurs. — F, allumeurs. — G, rampes à gaz. —
H, tuyau des rampes. — I, prise d'air. — J, cheminée. — K, registre. — L, cercle de
suspension. — P, portes. — R, robinet d'arrêt.

LES RIDEAUX. — La question des rideaux divise les hygiénistes en deux camps. Je suis de ceux qui pensent que ces grands morceaux d'étoffe, plus ou moins riches, ne servent qu'à confiner l'air du dormeur bien portant; mais, comme je ne veux imposer mon opinion à personne, je vais donner celle de divers maîtres.

Le 13 février 1880, la Société médicale des hôpitaux eut à s'occuper des rideaux des malades et voici ce qui fut dit à ce propos :

M. C. PAUL. — Lorsqu'un malade quitte l'hôpital on change les draps, on change les matelas, mais on ne change pas les rideaux. Il est d'usage dans l'administration de ne changer les rideaux que deux fois par an. Il m'est souvent arrivé de constater dans mon service ce fait, en apparence très curieux, que souvent le même lit contenait successivement plusieurs malades atteints de la même affection contagieuse, alors que ces malades étaient entrés pour tout autre chose.

M. HERVIEUX. — Je croyais cette question des rideaux résolue depuis longtemps. A la Maternité les rideaux sont absolument supprimés, et pourtant les services de la Maternité sont ceux où ils seraient peut-être le plus utiles pour sauvegarder la pudeur des femmes.

M. DUJARDIN-BEAUMETZ. — Il n'y a pas d'hommes dans le service de M Hervieux, tandis que dans les services ordinaires de femmes il y a toujours une sorte d'infirmier, un individu neutre, qui passe toute sa journée dans les salles.

M. BESNIER. — Il y a, dans les hôpitaux civils comme dans les hôpitaux militaires, des salles qui n'ont pas de rideaux, par exemple les salles du rez-de-chaussée de l'hôpital Saint-Louis. Sans qu'il soit nécessaire de supprimer les rideaux, il serait indispensable que l'administration prît le parti de désinfecter tous les objets qui peuvent être nuisibles, en les portant à une certaine température dans une étuve. C'est le moyen le plus efficace et en même temps le plus économique.

M. N. GUENEAU DE MUSSY. — En Angleterre, où les sentiments de pudeur sont au moins aussi prononcés qu'en France, il n'y a jamais de rideaux dans les salles. Lorsqu'on doit examiner une femme ou lui faire une opération particulière, on tire devant son lit un paravent.

M. FERRAND. — A L'hôpital Laënnec il n'y a pas de rideaux aux lits. En dehors des petits inconvénients qui peuvent en résulter; au point de vue de la pudeur des malades, il y en a un autre bien plus grand. Cet hôpital étant peuplé de moribonds, les malades sont à chaque instant exposés à voir leurs voisins tomber dans l'agonie et mourir de l'affection qu'ils ont eux-mêmes.

M. C. PAUL. — A ce point de vue il faudrait supprimer l'extrême-onction.

M. HERVIEUX. — Dans nos salles l'égoïsme est porté à un très haut point et les malades s'occupent beaucoup moins des autres qu'on ne le suppose.

Dans des conditions où l'impressionnabilité des malades est très grande, on n'observe pas d'accidents comme ceux que l'on pourrait craindre.

M. FERRAND. — Je crois que dans ces cas l'égoïsme sert surtout à effrayer davantage les malades lorsqu'ils voient leurs voisins succomber de la maladie dont ils sont eux-mêmes atteints. J'ai vu souvent des malades demander leur sortie le lendemain du jour où ils avaient vu d'autres personnes mourir à côté d'eux. D'ailleurs, le terrain n'est pas le même à l'hôpital Laënnec et à la Maternité. A la Maternité les accidents sont l'exception, à l'hôpital Laënnec ils forment la règle.

Pour ne pas laisser le lecteur sous l'influence de ce dialogue, trop réaliste, entre médecins d'hôpital, voici l'opinion de Becquerel : « Un usage à peu près général existe en France, dit-il, même dans les habitations les moins aisées, c'est celui d'entourer le lit de rideaux épais, capables d'en faire le tour et de créer ainsi une atmosphère artificielle d'air confiné. — Cet usage, qu'il serait à peu près inutile de chercher à déraciner, en raison même de sa généralité, est mauvais et funeste à la santé; il s'oppose au renouvellement facile de l'air; il concentre dans un espace resserré le produit des exhalations pulmonaire et cutanée. et vicie l'air qui est respiré immédiatement par la personne couchée dans le lit. »

L'ALCOVE. — Après ce qui a été dit des rideaux, on devine ce qu'il faut penser de l'alcôve.

Les alcôves transforment une chambre à coucher saine en un dortoir insalubre, parce que toutes les alcôves sont sombres et aérées d'une façon insuffisante. On sait que les appartements obscurs sont ceux où le rachitisme, la scrofule et la tuberculose prennent ordinairement naissance. C'est pourquoi il faut éviter d'augmenter le nombre des scrofuleux, des tuberculeux et des rachitiques en faisant coucher les gens bien portants dans des réduits ténébreux que Monteil appelait « des étangs, des marais d'air ».

Démodées en général dans les grandes villes, les alcôves sont encore considérées comme une disposition commode, par quelques petits propriétaires qui font grand cas des salons avec *alcôve fermée*. Ce faux luxe, qui permet de dire des appartements qu'ils ont une pièce de plus, est détestable au point de vue de l'hygiène. Pour qu'une alcôve fût saine il faudrait qu'elle ressemblât à celle de Mlle de Longueville, dont la vaste ruelle servait de cabinet de travail au gazetier Loret et de salon à ses amis, mais, comme les architectes n'en construisent plus de pareilles, je persiste à dire : Ce n'est pas dans une alcôve qu'il faut dormir.

LE BONNET DE NUIT. — Faut-il se couvrir la tête pour dormir ? Les gens qui ont des cheveux ont le droit de répondre non, mais il faut pardonner aux individus chauves de dire du bien du madras, du foulard, du serre-tête ou du bonnet de coton.

La nécessité d'un couvre-chef nocturne étant admise, pour les possesseurs d'un crâne dénudé, c'est le vulgaire casque-à-mèche qui leur convient le mieux.

Cette coiffure banale, faite d'un tricot double, dont une moitié rentre dans l'autre, est, malgré la houppe ridicule qui la surmonte, très utile aux personnes atteintes de calvitie. C'est en pensant à elles que le docteur Foy a dit, avec beaucoup de raison : Il sera toujours plus facile de ridiculiser le bonnet de coton que de le remplacer. Le bonnet, en effet, vaut mieux que le serre-tête : il est plus souple et tient plus solidement, sans exercer la moindre constriction fâcheuse. Donc j'approuve l'usage du bonnet de coton, tout en déclarant n'en avoir jamais porté.

Puisque je parle de moi, j'ajoute que j'ai porté le serre-tête, au collège. Il y avait, dans l'établissement où j'ai appris les racines grecques, un directeur économe qui déclarait le serre-tête indispensable aux élèves. Comme mes condisciples, je me ceignais le front d'un calicot triangulaire, mais je ne savais pas pourquoi. Je le sais aujourd'hui. Monsieur le principal nous imposait le serre-tête pour que nous salissions moins vite nos draps de lit : il aurait été mieux inspiré en nous défendant d'abuser de la pommade.

Pour consoler les gens privés de cheveux, obligés d'abriter leur crâne sous la couronne du roi d'Yvetot, je veux finir ce paragraphe en protestant contre la locution « triste comme un bonnet de coton ».

Le bonnet de coton n'a pas toujours été mélancolique, la preuve en a été donnée par les étudiants de Paris, dans les circonstances suivantes :

On jouait au théâtre français une pièce de Lemercier, *Christophe Colomb*, qui plaisait à l'empereur et qui déplaisait aux étudiants. Les étudiants sifflèrent. Irrité de cette manifestation, Napoléon voulut assister à la deuxième représentation et y vint accompagné de deux régiments. On ne siffla plus, mais, à l'acte des bordées, les spectateurs venus du quartier latin tirèrent tous un bonnet de coton de leur poche et s'inclinèrent doucement, dans l'attitude de gens qui ont sommeil. L'empereur fut obligé de rire et la pièce disparut de l'affiche ; les bonnets de coton l'avaient tuée.

LA VEILLEUSE. — Quelques personnes ne peuvent dormir dans l'obscurité complète. dans le silence profond. Aux unes, il faut absolument une veilleuse sur leur table de nuit ; aux autres, un bruit de pendule sur leur cheminée, ou de montre sous leur traversin. Cela prouve sans doute, dit Pierre Bernard, que chacun met l'obscurité et le silence *à son point* pour dormir. — Cela prouve encore, à mon avis, que l'on aurait tort de faire, pour l'enfance, une nécessité de ce qui n'est qu'un besoin factice de l'habitude, pour l'âge mûr.

Sur cette question des habitudes à éviter j'ai écrit, l'an dernier, dans le journal *le Nouveau-Né*, un article que je crois devoir reproduire ici. Il touche, il est vrai, à divers sujets qui ne sont plus la veilleuse, mais j'ai compté sur les mères pour me le pardonner. C'est une escapade que je fais pour elles dans le monde charmant des bébés.

XLII

LES HABITUDES. — « L'habitude est une seconde nature », il y a longtemps que cela a été dit en grec, par Hippocrate, et en latin, par Celse et Cicéron. Qui l'a dit le premier en français ? — C'est un écrivain qui a eu, bien avant M. Figuier, l'idée de créer un théâtre scientifique : messire Nicole de la Chesnaye, auteur d'une pièce médicale représentée au xive siècle, sous le titre *La nef de santé*. Dans ce drame curieux, dont les personnages s'appellent Fièvre, Esquinancie, Goutte, Pleurésie, Gourmandise, Intempérance, Pilule, Sobriété et même Clystère, un des acteurs s'exprime ainsi :

> Quiconque un train commence.
> Soit de mestier ou de science,
> D'exercice ou de nourriture,
> Laisser n'en peut l'expérience :
> Car nous avons claire apparence.
> Que *coustume est aultre nature*.

Cette maxime, débitée sur les planches du théâtre primitif, tous les médecins la trouvent juste, et la médecine moderne la formule ainsi, par la voix du docteur Adelon :

« L'habitude constitue comme une nouvelle nature qui a été substituée à la première. »

Par le fait de l'habitude, tous les êtres vivants — les végétaux compris — sont susceptibles de subir des modifications profondes ; c'est pour cela que l'hygiène attache une importance capitale à la répétition continuée des actes constitutifs de l'habitude.

Puisque les habitudes ont, sur les phénomènes de la vie, une puissance si grande qu'on la dit presque égale à celle de l'organisation primitive, toutes les mères doivent veiller à ce que cette puissance soit bien dirigée, dès les premiers temps de l'existence. Conduite dans le bon chemin, l'habitude crée des enfants robustes et intelligents ; mal dirigée, elle fait des êtres pauvres d'esprit et de santé : apprenons donc comment on empêche l'habitude de faire fausse route.

« Il était une fois, dit Montaigne, un homme qui, pour se dérober aux gens qui le poursuivaient, se travestit et contrefit le borgne. Quand il vint à recouvrer un peu plus de liberté et qu'il voulut défaire l'emplâtre maintenu sur l'œil, il trouva que sa vue s'était effectivement perdue sous ce masque. »

Cette histoire, à laquelle les auteurs de *Robert-Macaire* ont certainement fait un emprunt, prouve que, même chez les hommes faits, les habitudes ont une force extraordinaire : je la rappelle pour donner une idée générale de ce qu'elle doit être dans la première enfance, alors que le jeune cerveau, sensible à toutes les impressions, est comme une cire molle sur laquelle chaque mère peut imprimer son cachet.

Voici les effets de l'habitude au sujet du sommeil de l'enfant.

Quand l'heure de coucher bébé est venue, on se croit obligé, dans bien des familles, à ne plus parler qu'à voix basse. Lorsque le petit chérubin repose dans son berceau, l'autorité maternelle impose à valets et servantes de ne plus marcher que sur la pointe des pieds, pour ne pas réveiller son Excellence l'héritier présomptif.

Ces précautions sont inutiles.

Elles paraissent nécessaires parce que, au début, on a usé d'une prévoyance exagérée ; mais si, dédaignant de vaines terreurs, la mère n'a rien changé aux habitudes de sa maison, au moment de porter l'enfant dans son petit lit, le sommeil vient tranquillement s'emparer de lui, quel que soit le bruit qu'on peut faire à ses côtés.

Le cerveau des enfants, — comme celui des hommes, — est constitué de telle sorte que toute impression nouvelle provoque son attention. Au contraire, si l'impression se répète ou se prolonge avec uniformité, l'encéphale s'y accoutume, et, cessant d'en être stimulé, il passe, sans la moindre difficulté, du fonctionnement normal au repos organique qui constitue le sommeil.

Mesdames, ne vous imposez pas une métamorphose harpocratique pour rendre Morphée favorable à vos fils : quoi qu'en puisse dire une mythologie surannée, le dieu du silence n'est pas le compagnon obligé du sommeil et des songes.

Si le silence est inutile pour endormir l'enfant, il est juste d'ajouter qu'il n'a rien de nuisible. On peut en dire autant des chansons monotones dont « dodo, l'enfant do » est le type légendaire. Ces mélodies naïves, que les mères varient à l'infini, n'ont jamais fait de mal à personne ; le berçage n'est pas dans le même cas.

Si l'on ne donne au berceau, ou à l'enfant lui-même, qu'un léger mouvement d'oscillation, le balancement doux qui en résulte n'a rien de bien dangereux au début. Mais bientôt l'enfant s'y habitue, et ne peut plus s'endormir sans être bercé. Un moment vient ou le simple balancement paraissant n'avoir plus d'action sur Bébé, la nourrice finit par l'agiter violemment, et par transformer le berceau en escarpolette. Dans ce cas, dit le Dr Briand, le sommeil qui résulte des secousses est une sorte d'état comateux, déterminé par

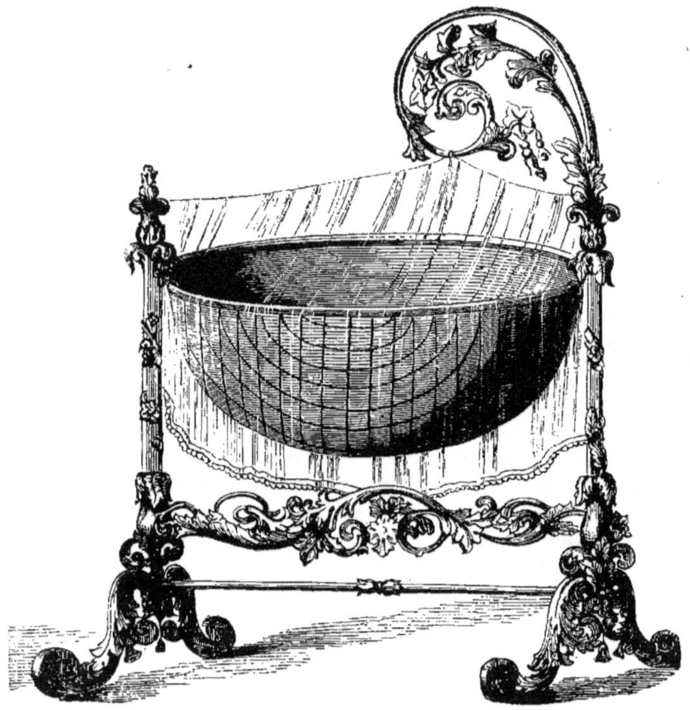

FIGURE 216. — Le berceau (voir page 64).

l'afflux du sang au cerveau, état toujours dangereux, surtout lors du travail de la dentition, qui, par lui-même, dispose déjà l'enfant aux congestions cérébrales.

Le berçage est donc, à mon avis, une pratique essentiellement vicieuse. Certains médecins ont tort de vouloir l'innocenter. Tous leurs plaidoyers en faveur du balancement, même modéré, ne m'ont point fait oublier cette charmante boutade du vieux Laurent Joubert :

« Peut-être que l'enfant crie de faim, comment le voulez-vous endormir en chantant ou berçant? L'apaiser ainsi c'est pure moquerie. Je voudrais bien savoir si la nourrice ayant bon appétit, au lieu d'une soupe elle serait contente et bien satisfaite d'ouïr une chanson ou de danser un branle (1). »

Conclusion : Pas de berçage, ni de silence, obligatoires pour endormir les enfants. Donnez à vos fils, mesdames, la *bonne habitude* de n'exiger que cette condition pour commencer leur somme : avoir sommeil. Toute autre circonstance *exigée* est inutile ou dangereuse, parce que le sommeil manque, le jour où cette circonstance vient à manquer. Si vous en doutez, interrogez votre meunier, il vous dira qu'il se réveille quand il cesse d'entendre le bruit de son moulin.

— Faut-il une veilleuse, la nuit, dans la chambre des petits enfants?

Si je n'envisageais que la question de commodité et de sentiment, je répondrais oui sans hésiter. En me plaçant au point de vue de l'hygiène pure, je suis tenté de dire non.

Voici, mesdames et chères mamans, la raison de mon indécision. Je sais, d'une part, combien il est agréable et doux de pouvoir, au premier appel de Bébé ou au moindre mouvement, voler vers le berceau, sans perdre du temps à chercher et frotter une allumette; mais d'autre part, je sais encore que la veilleuse plaît beaucoup aux enfants et que ceux qui s'y habituent ne peuvent plus s'en passer.

A propos de la lumière, je dis donc comme à propos du silence : ni jamais, ni toujours. Habituez d'abord les enfants à s'endormir indifféremment dans l'obscurité ou dans la clarté, vous serez libres, ensuite, de faire emplette d'une lampe nocturne.

Si cette emplette n'est pas faite, permettez-moi de vous donner

---

(1) L'action de bercer, de balancer, de secouer en chantant les jeunes enfants, ne vaudra jamais une surveillance attentive et la recherche des causes de la souffrance.

(BECQUEREL.)

Je ne m'oppose pas à ce qu'on berce très doucement les enfants, lorsqu'ils prouvent par leurs cris plaintifs qu'ils ressentent quelques maux. Mais les balancements qu'on leur fait essuyer influent désavantageusement sur le cerveau et sur l'estomac.

(SAUCEROTTE.)

Nous pensons qu'il n'y a aucun inconvénient à calmer par un berçage modéré des cris qui ne résultent ni de la faim, ni des souffrances.

(PONCET.)

un conseil : achetez une veilleuse à lumière très pâle, plutôt qu'une veilleuse à feu éclatant, et, parmi les appareils que le marchand vous offrira, choisissez de préférence celui qui ressemblera le plus à une lanterne sourde, munie d'une très petite ouverture ; avec ce modèle de veilleuse vous aurez toujours de la lumière sous la main et il vous sera loisible de la laisser voir ou de dissimuler sa présence à l'enfant.

Avec les veilleuses ordinaires on est exposé à des inconvénients divers dont voici un exemple.

Un de mes parents a une petite fille de 5 ans, adorable, à laquelle on ne connaissait, chez papa, aucune mauvaise habitude. On l'a conduite chez sa marraine, et, là, l'habitude mauvaise s'est montrée. Depuis sa naissance, l'enfant couchait dans une chambre éclairée toute la nuit ; dans le nouveau domicile la bougie a été éteinte avant l'heure du sommeil ; il a fallu la rallumer pour que la petite fille s'endormît. Pendant la nuit, elle s'est réveillée et s'est mise à pleurer en criant : « Je n'y vois pas clair. » Ses plaintes et sa frayeur n'ont cessé que quand la marraine a eu, derechef, rallumé sa bougie.

Ainsi, voilà donc une enfant, intelligente parmi les plus intelligentes, qui risque de rester peureuse la nuit ou même de contracter l'affection appelée *héméralopie*, simplement parce qu'on a laissé prendre à un de ses sens une habitude mauvaise. Son exemple, quoique peu terrible, suffirait, je crois, pour mettre en éveil toutes mes lectrices. Je vais pourtant le faire suivre de quelques autres observations relatives aux habitudes.

— Les enfants ne sont pas gourmands, les hommes le deviennent.

Pour que cette transformation se produise le plus tard possible, il faut éviter au jeune âge les mauvaises habitudes alimentaires.

En effet, c'est bien avant le temps du potage bisque que se créent les dévots fervents de la table ; dans ses premières soupes, chaque bébé trouve les impressions gastronomiques qui feront de lui ou un disciple d'Apicius, vivant volontiers pour manger, ou un adepte de Lycurgue, mangeant simplement pour vivre.

Ayez grand soin de servir tous les jours à l'enfant sa soupe, cuite à point, ni trop chaude ni trop froide ; pesez le sel et le beurre qui l'assaisonnent, mesurez l'eau qu'elle contient ; prenez toutes les précautions imaginables pour que l'odeur, le goût, la couleur même de la soupe ne laissent rien à désirer : vous aurez fait tout ce qu'il faut pour enrôler votre fils dans l'armée de beaux mangeurs raffinés, dont Grimod de la Reynière et Brillat-Savarin furent des capitaines fameux, dont Charles Monselet est un brillant lieutenant. Habituez, au contraire, votre marmot à vider son assiette, sans trop regarder si le contenu en est doux ou salé, chaud ou froid, épais ou clair, gras ou maigre, vous aurez trouvé le bon moyen pour doter l'enfant d'un estomac sans caprice, ne boudant pas aux bons morceaux, mais n'exigeant point, pour fonctionner, la collaboration savante d'un Carême ou d'un Trompette.

Pour tous les humains, avouons-le, une heure sonne dans la vie où l'appétit devient languissant, où Monseigneur le ventre a besoin d'être émoustillé ; cette heure, qui marque la période de déclin, est retardée ou avancée, selon que nos premiers repas ont été simples ou raffinés. Le petit villageois pauvre, dont l'écuelle a été remplie de pommes de terre, de farine de châtaignes, de pain bis et d'autres aliments grossiers, mangera encore de bon appétit, et digérera avec promptitude, longtemps après que la dyspepsie et la gastrite auront atteint le riche citadin, nourri de bouillons succulents et de crèmes parfumées. De deux enfants appartenant à des familles aisées, élevés dans les villes, celui-là aura le meilleur estomac qui n'aura pas fait connaissance trop tôt avec les épices.

Les épices (poivre, cannelle, girofle, muscade, etc.) étaient jadis vendues par les apothicaires, et c'était justice, car les épices sont des médicaments destinés à exciter l'appétit et les forces digestives. Or, l'organisme s'habitue aux médicaments. A la longue, il finit — l'histoire des poisons de Mithridate le prouve — par n'être plus influencé par eux, et il faut, pour continuer d'en obtenir des effets, chaque jour en augmenter la dose. Puisqu'il en est ainsi, ne condamnons pas nos enfants à l'obligation dangereuse d'absorber plus tard des quantités énormes d'épices. L'usage prématuré des condiments dans l'enfance en engendre fatalement l'abus dans l'âge mur : ne mettons point, dans la soupe des bébés, les *aiguillons de gueule* que réclament les fricots des pères.

Les boissons, comme les aliments solides, ne peuvent être les mêmes pour les grandes personnes et pour les petits enfants. Sans parler des liqueurs alcooliques, dont l'action est désastreuse aux jeunes organismes, il est permis de rappeler aux mères que le vin pur est interdit à Bébé. Ce qui lui convient le mieux, c'est *un peu* de vin mélangé à *beaucoup* d'eau, de simple eau de fontaine.

Je dis « de simple eau de fontaine », et voici pourquoi. Dans un grand nombre de familles aisées, la belle eau claire, simplement filtrée, ne paraît plus sur la table; la carafe qui la contenait a été remplacée par le siphon d'eau de Seltz ou la bouteille de Saint-Galmier. Quelquefois, monsieur boit du Vichy, madame, de l'Orezza, ni l'un ni l'autre ne touche jamais à l'eau ordinaire. Il en faut cependant pour Bébé.

Les eaux minérales d'Orezza, de Vichy et de Saint-Galmier, ainsi que l'eau gazeuse artificielle des siphons, sont des breuvages salutaires, dans bien des cas que la médecine sait préciser, mais il n'est pas bon d'en faire une boisson habituelle banale, même pour les adultes. Pour les enfants, l'habitude de ces eaux constitue un véritable danger, par suite de l'excitation que produisent sur leur estomac les éléments minéralisateurs tenus en dissolution dans le liquide. L'acide carbonique de l'eau de Seltz, notamment, élève à un haut degré la puissance digestive de la muqueuse gastrique, mais cette même muqueuse devient paresseuse, et ne sécrète plus spontanément les fluides dissolvants du chyme, lorsque, habituée à être baignée chaque jour par le contenu du siphon, elle se trouve privée de son excitant artificiel quotidien.

Conclusion : N'habituez pas les enfants aux eaux minérales.

Faut-il poursuivre cette étude des habitudes à éviter, et des habitudes à contracter? Non. L'intelligence des mères la complétera. D'après ce que j'ai dit de la lumière, du sommeil, des aliments et des boissons, elle devinera ce qu'il me resterait à dire des vêtements, des attitudes, du langage, de toutes les fonctions organiques, et aussi de toutes les impressions morales.

L'esprit, qu'on peut appeler âme, intelligence, raison ou entendement, prend des habitudes comme le corps, et les perd aussi difficilement; mères, ne permettez pas que vos fils contractent une seule habitude vicieuse : ne les laissez devenir gauchers ni de la main ni du cœur.

XLIII

LE HAMAC. — A propos de veilleuse, je me suis grandement éloigné de la chambre à coucher ; je m'en rapproche et je termine le chapitre interrompu du lit en disant un mot du hamac.

Le hamac est le lit du matelot. C'est un tissu de grosse toile, de forme rectangulaire, dont les bords correspondant à la tête et aux pieds sont munis d'œillets, dans lesquels on passe de petites cordes appelées *filets* ou *araignées*. Les araignées, de chaque côté, sont réunies sur une corde plus grosse nommée *hauban*. Avec les haubans on suspend le hamac à des crochets dits *saquets*. L'araignée des pieds, comme celle de la tête, est tenue écartée au moyen d'un morceau de bois (*croissant*) qui transforme le hamac en une sorte de berceau dont les bords seraient relevés. Dans les hamacs à l'anglaise (*cots*), la barre des pieds et celle de la tête sont complétées par deux autres barres perpendiculaires, formant avec les premières un véritable *cadre*. Sur la toile du hamac simple ou du hamac-cadre, on met un petit matelas et le lit est fait.

Le lecteur qui désirerait de plus amples détails techniques, devra consulter les ouvrages spéciaux (1), *l'hygiène usuelle* se borne à affirmer que le hamac est le lit le mieux approprié à la vie maritime. Il n'encombre pas, il se déplace facilement, il conserve son centre de gravité pendant les mouvements du navire, ce qui permet un sommeil tranquille en temps ordinaire, ce qui amoindrit les secousses le plus possible quand le temps est mauvais. Si la position fléchie et la difficulté de se mouvoir sont des inconvénients sérieux pour les conscrits du hamac, l'habitude les fait bientôt disparaître. Il est beaucoup d'officiers, dit le Dr Forget, qui préfèrent un hamac à leur couchette.

Je comprends cette préférence, à la condition de transporter dans le hamac le drap de la couchette. Nos braves matelots ne demandent pas, je le sais, du linge blanc pour en orner leur couche aérienne, mais les hygiénistes ont le droit — et le devoir — d'en réclamer

---

(1) Fonssagrives, *Traité d'hygiène navale*, 1856 ; Forget, *Médecine navale*, 1832 ; Pingeron, *Santé des marins*, 1780, etc.

pour eux. Donnez une paire de draps à chaque homme, monsieur le ministre, et vous verrez les maladies de la peau disparaître à peu près complètement de la marine française.

LA TABLE DE NUIT. — A côté du lit, il y a, dans toutes les chambres à coucher, une table de nuit. Un écrivain élégant, obligé d'en parler, dirait : « C'est un petit meuble de forme particulière, destiné à recevoir le bougeoir et diverses choses dont on peut avoir besoin pendant la nuit. »

L'hygiéniste n'a pas toujours le pouvoir d'user de la figure de rhétorique aimable qu'on appelle l'euphémisme. En parlant de la table de nuit, il est forcé de dire : c'est l'armoire du pot de chambre. Sa définition brutale lâchée, l'hygiéniste ajoute, pour qu'on lui pardonne son style réaliste : le vase prosaïque dont il est question devant servir à satisfaire les besoins imprévus de la nuit, — et rien que ceux de la nuit, — il faut l'éloigner de l'habitation pendant le jour.

Cette recommandation, je le sais, va étonner les ménagères parfaites, celles qui, sachant que l'entretien de la santé est étroitement lié à la propreté, veillent à ce que tout reluise dans leur maison ; mon avis ne sera peut-être pas inutile aux dames qui comptent trop sur les domestiques pour le nettoiement parfait du logis. A celles-là je suis tenté de dire : le vase de nuit n'est indispensable qu'aux malades et aux personnes âgées ; les gens bien portants et les individus jeunes devraient s'en dispenser.

Il est des collèges dans lesquels le vase, banni des dortoirs, ne devient partie constituante du mobilier qu'à l'infirmerie ; toutes les casernes sont comme ces collèges : soldats et collégiens en bonne santé savent se passer de table de nuit ; avec un peu de bonne volonté, tous les hommes valides sauraient en faire autant, jusqu'à l'âge de déclin, c'est-à-dire jusqu'à 40, 45 ou 50 ans.

A cette époque (avancée ou retardée plus ou moins, selon les prédispositions individuelles ou les maladies antérieures), l'excrétion de l'urine devient plus fréquente et il serait imprudent de résister aux envies d'uriner. Dans ces cas, il est bon d'ouvrir la table de nuit pour obéir promptement à la nature ; dans les autres, on doit prendre la peine, le soir, avant de se coucher, et le matin, en se levant, de porter soi-même aux cabinets d'aisances le contenu de sa vessie.

En parlant des aliments, j'ai noté l'odeur désagréable communiquée à l'urine par certaines substances, en dehors de tout état pathologique. Je mentionnerai ici, d'après Chopart, un phénomène du même genre, relatif à la couleur du liquide excrémentiel : un homme était au désespoir parce qu'il croyait rendre du sang par les urines ; il mangeait avec passion des betteraves rouges, on lui en donna des blanches, et il urina comme tout le monde

LE WATER-CLOSET. — Ne lisez pas ce chapitre, mesdames. Si le précédent vous a déplu, ce qui est assez probable, celui-ci vous déplairait encore davantage. J'ai osé regarder dans la table de nuit, je vais faire plus : j'ouvre la porte de l'endroit à mettre les sonnets d'Oronte.

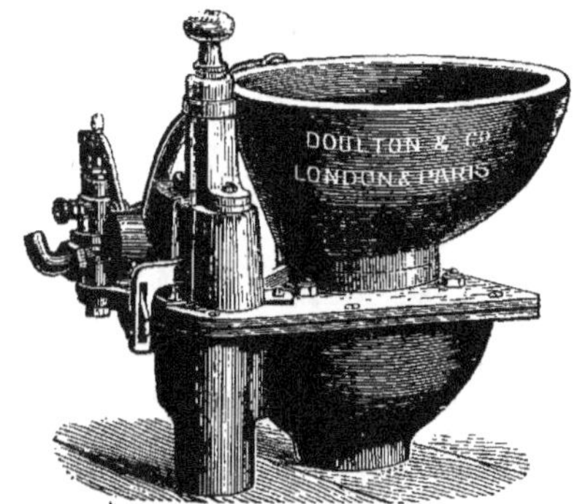

FIGURE 217. — Garde-robe parisienne à clapet.

Tous les traités d'hygiène, sans exception, consacrent de nombreuses pages aux réduits créés pour recevoir les déjections humaines ; il me serait impossible de passer sous silence cette question, aussi sérieuse que désagréable.

Je fais grâce aux lecteurs des considérations techniques relatives à la construction et à l'aménagement des fosses fixes ou mobiles, je passe sur le fort et le faible du tout à l'égout ou des tinettes filtrantes, je ne songe pas à comparer la méthode d'aspiration de Berlier aux autres systèmes de vidanges, je me borne à donner quelques conseils pratiques sur le water-closet proprement dit, en les faisant suivre de quelques considérations sur les gaz qui se forment dans ce petit local. Ces gaz ont une importance qui n'est pas petite, puisque, dans son *Instruction concernant les moyens d'assurer la salubrité des habitations*, le Conseil d'hygiène publique et de salubrité du département de la Seine a écrit ceci : « Il n'est guère de cause plus grave d'insalubrité que les cabinets d'aisances communs. Un seul cabinet mal ventilé ou tenu malproprement suffit pour infecter une maison tout entière (1). »

Je recommande donc aux propriétaires de veiller à ce que les cabinets de leurs immeubles soient bien ventilés et aux locataires de ne pas emménager dans les maisons dont les cabinets ne recevraient pas en abondance de l'air et de l'eau. Mon éminent collègue de la Société de médecine publique, M. Trélat, est plus exigeant ; il vou-

---

(1) Voici les points principaux de cette instruction :

Aération. — L'air d'un logement doit être renouvelé tous les jours le matin, les lits étant ouverts. Ce n'est pas seulement par l'ouverture des portes et des fenêtres que l'on peut opérer le renouvellement de l'air d'un logement, les cheminées y contribuent efficacement aussi ; les cheminées sont mêmes indispensables dans les maisons simples en profondeur et qui n'ont qu'un seul côté ; les chambres où l'on couche devraient toutes en être pourvues : *on ne saurait donc trop proscrire la mauvaise habitude de boucher les cheminées, afin de conserver plus de chaleur dans les chambres.*

Le nombre des lits doit être, autant que possible, proportionné à l'espace du local ; de sorte que, dans chaque chambre, il y ait au moins 14 mètres cubes d'air par individu, indépendamment de la ventilation.

Soins de propreté. — Il ne faut jamais laisser séjourner longtemps les urines, les eaux de vaisselle et les eaux ménagères dans un logement. Il faut balayer fréquemment les pièces habitées, laver une fois par semaine les pièces carrelées et qui ne sont pas frottées, les ressuyer aussitôt pour en enlever l'humidité. Le lavage, qui entraîne à sa suite un état permanent d'humidité, est plus nuisible qu'avantageux ; il ne doit donc pas être opéré trop souvent.

Lorsque les murs d'une chambre sont peints à l'huile, il faut les laver de temps en temps pour en enlever les couches de matières organiques qui s'y déposent et qui s'y accumulent à la longue.

Dans le cas de peinture à la chaux, il convient d'en opérer tous les ans le grattage et d'appliquer une nouvelle couche de peinture.

Tout papier de tenture que l'on renouvelle doit être arraché complètement ; le mur doit être gratté et les trous rebouchés avant de coller de nouveau papier.

Les cabinets particuliers d'aisances doivent être particulièrement ventilés, et, autant que possible, à fermeture, au moyen de soupapes hydrauliques.

Cabinets d'aisances communs. — Il n'est guère de cause plus grave d'insalubrité ; un seul cabinet d'aisances mal ventilé, ou tenu malproprement, suffit pour infecter une maison tout entière. On évite, autant qu'il est possible, cet inconvénient, en pratiquant à l'un des murs du cabinet une fenêtre suffisamment large pour opérer une ventilation et pour éclairer ; en tenant, en outre, les dalles et le siège dans un état constant de propreté, à l'aide de lavages fréquents. On doit renouveler souvent aussi le lavage du sol et celui des murs, qui doivent être peints à l'huile et au blanc de zinc ; chacun de ces cabinets doit être clos au moyen d'une porte ; enfin, il faut, autant que possible, éviter les angles dans la construction desdits cabinets.

Eaux ménagères. — Les cuvettes destinées au déversement des eaux ménagères doivent être garnies de *hausses*, ou disposées de telle sorte que les eaux projetées à

drait, dans ces réduits, généralement obscurs, non seulement de l'eau et de l'air, mais encore du soleil. M. Trélat a raison. De toutes les pièces de l'appartement, la mieux disposée, la mieux tenue, la plus propre, devrait être celle dans laquelle s'exécute la plus vile des fonctions organiques.

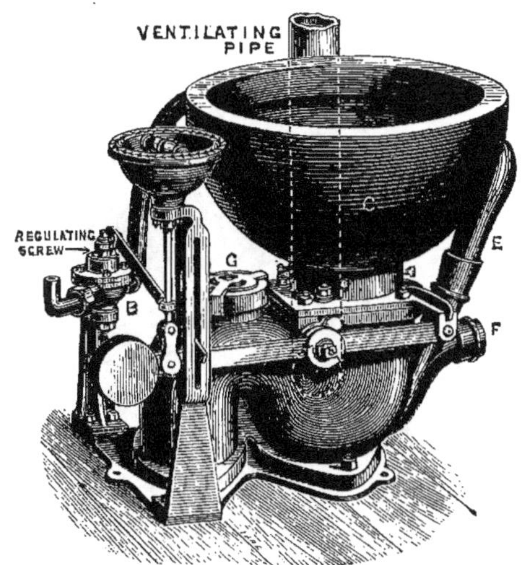

FIGURE 218. — Garde-robe siphoïde à clapet de Lambeth, avec arrivée d'eau à soupape régulatrice.

Sur une question d'alimentation, j'ai osé (page 383) ne pas être de l'avis de M. J. Arnould, professeur d'hygiène à la Faculté de médecine de Lille, mais sur le sujet de l'hygiène intime de l'habitation, nul ne me paraît avoir mieux parlé que lui. C'est pourquoi je reproduis ici les paroles du maître :

l'intérieur ne puissent jaillir au dehors. Il faut bien se garder de refouler à travers les ouvertures de la grille qui se trouve au fond des cuvettes les fragments solides, dont l'accumulation ne tarderait pas à produire l'engorgement des tuyaux.

On doit placer une grille à la jonction du tuyau avec la cuvette, afin d'empêcher l'obstruction par des matières solides.

Lorsque l'orifice d'un tuyau de descente aboutit à une pierre d'évier, on doit le tenir parfaitement fermé ; lorsque les tuyaux exhalent une mauvaise odeur, il faut les laver avec de l'eau contenant au moins 1 pour 100 d'eau de javelle.

Une des pratiques les plus fâcheuses, contre laquelle on ne saurait trop s'élever, c'est celle de déverser les urines dans les plombs d'écoulement des eaux ménagères.

« Il y a en France, dit M. Arnould, de si grands progrès à réaliser dans l'éducation hygiénique de la population sur le point qui nous occupe, que l'on ne risque rien de recommander un certain luxe dans l'installation des cabinets d'aisances. Une dalle en mosaïque, un parquet élégant, un siège vernis et ciré, des murs stuqués ou peints à l'huile, prêchent la propreté et l'imposent presque. De tels matériaux, d'ailleurs, permettent des lavages, non pour en-

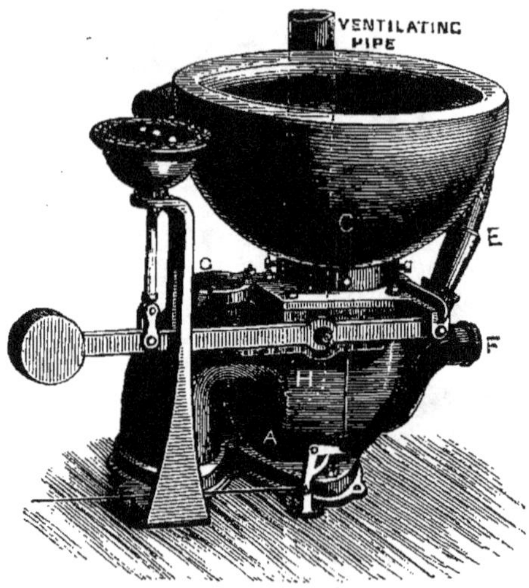

FIGURE 249. — Garde-robe siphoïde Doulton, avec alimentation par réservoir. A, siphon. — C, cuvette. — E, tuyau pour empêcher le trop plein. — G, ouverture d'inspection. — H, branchement de ventilation.

lever les souillures solides ou liquides, qui ne doivent jamais atteindre les parois du local, mais celles dont les gaz inévitables finissent par les imprégner plus ou moins. Il faut absolument que nous arrivions, même dans les habitations collectives, écoles de tout degré, casernes, hôpitaux, à supprimer ces horribles « latrines à la turque », hangars ouverts et immondes, où l'acte de la défécation s'accomplit à plusieurs, presque en public, que des lavages répétés soir et matin, n'empêchent pas d'être ignobles, et contre lesquels aucun procédé de ventilation, aucun désinfectant, ne protège l'atmosphère des demeures voisines. »

M. Arnould conclut ainsi :

« Un jour viendra où les latrines publiques, sous les ponts, dans les gares de chemin de fer, sous la sauvegarde des mœurs nationales, deviendront décentes et abordables, comme elles le sont en Belgique, par exemple, et où l'on ne reconnaîtra plus les Français à ce que les lieux d'aisances d'où ils sortent sont impraticables pour les visiteurs qui viennent après (1). »

En attendant la venue de ce jour désiré par l'hygiène, il n'est pas inutile de noter que, dans les maisons les mieux tenues, le lavage ordinaire de la cuvette des cabinets doit être complété, au moins une fois par semaine, par un lavage de désinfection spécial, au moyen d'un pinceau largement imbibé de sulfate de fer, de sulfate de zinc, de sublimé, de phénol, de permanganate de potasse, de carbonate de soude, de thymol ou de toute autre substance soluble capable de neutraliser les principes infectieux qui n'auraient pas été entraînés par les irrigations quotidiennes.

L'AMMONIAQUE. — On ne connaît pas encore très exactement la nature des principes délétères ou infectieux qui abondent dans les cabinets d'aisances, insuffisamment aérés et mal tenus, ou qui se développent au contact des matières organiques sur lesquelles un empereur romain n'avait pas dédaigné de mettre un impôt ; cependant, il en est deux, l'*ammoniaque* et l'*hydrogène sulfuré*, dont on peut parler judicieusement, et un troisième, le *miasme fécal*, dont l'action ne saurait être niée, bien qu'il y ait doute sur la façon d'interpréter sa nature intime et ses effets précis. A chacun de ces agents je vais consacrer un paragraphe.

— Composée d'hydrogène et d'azote dans la proportion de 3 volumes de l'un pour 1 volume de l'autre, condensés à 2 volumes par la combinaison chimique, l'ammoniaque est un gaz incolore, irrespirable, dont l'odeur âcre et caustique est connue de quiconque a porté des gants nettoyés à l'*alcali volatil*. Le liquide à détacher, appelé de ce nom, n'est autre chose, en effet, qu'une solution du gaz ammoniaque dans l'eau, laquelle peut en dissoudre jusqu'à 670 fois son volume.

Les décompositions qui s'accomplissent sans cesse dans les ma-

---

(1) Il est vrai que la mauvaise habitude de monter sur les sièges les expose à être fréquemment souillés. Mais, si l'on songe que cette habitude est le plus souvent contractée par la crainte même que l'on a de s'asseoir sur un siège malpropre, on comprendra que la surveillance active du bon entretien des latrines soit le meilleur moyen de la prévenir. Car, s'il est permis de le dire, rien n'est plus contagieux, quand il s'agit de lieux d'aisances, que l'exemple de la propreté ou de la malpropreté.

(Alexandre LAYET.)

tières organiques du sol versent constamment un peu d'ammoniaque dans l'atmosphère; l'air en contient donc normalement une petite quantité. Des expériences faites à l'observatoire de Montsouris indiquent une moyenne de 3 milligrammes de ce gaz pour 100 mètres cubes d'air, soit une proportion que l'on peut négliger dans les circonstances ordinaires.

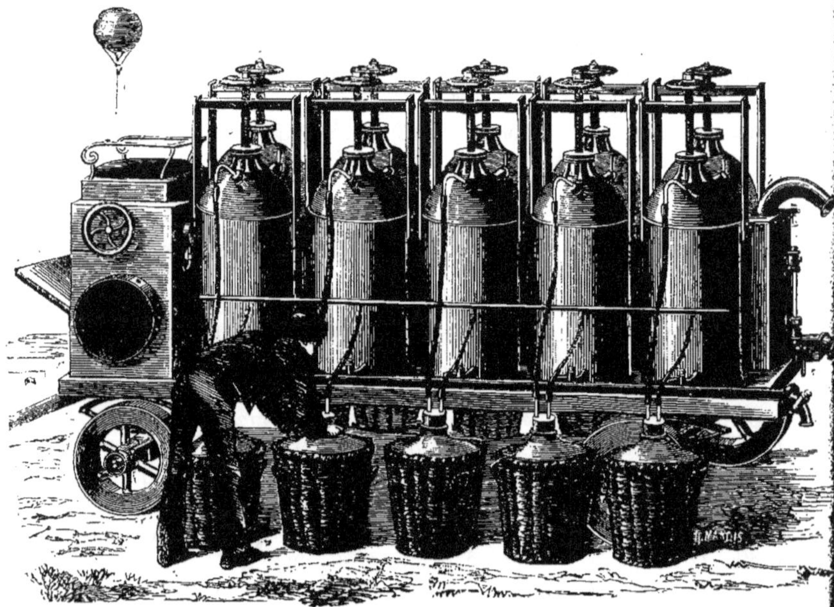

FIGURE 220. — Appareil Egasse pour la fabrication de l'hydrogène des ballons.
(Les sous-produits, constitués essentiellement par du chlorure de zinc, fournissent un désinfectant économique des cabinets.)

Quand il s'agit des gaz qui se développent aux endroits appelés, selon les temps, sterquilinium, necessaria, chambre aisée, fosse coise, retrait, garde-robe, etc., ce n'est plus avec des fractions minuscules que l'on représente l'ammoniaque produit. Erisman a trouvé qu'une fosse de 10 pieds carrés, remplie à la hauteur de 6 pieds, en tout 18 mètres cubes, laisse dégager, en vingt-quatre heures, 2 mètres 67 centimètres cubes d'ammoniaque. Cette proportion énorme d'un produit volatil nuisible mérite d'être prise en sérieuse considération : les pauvres ouvriers attaqués par la mitte ne le savent que trop.

Les travailleurs nocturnes, chaussés de grandes bottes, appellent *mitte* l'exhalaison ammoniacale qui s'élève des fosses, se fait sentir dans les cabinets et cause une irritation vive des yeux (1), du nez et de la gorge. Voici, d'après Raige-Delorme, quelques détails sur ces accidents : suivant les ouvriers, ils sont, dans quelques cas, annoncés par un sentiment de fraîcheur aux yeux, des picotements se font sentir à ces organes presque toujours tout à coup. Ils sont bientôt accompagnés et suivis d'une cuisson qui peut devenir extrême en quelques minutes ; le globe de l'œil et les paupières deviennent rouges ; en même temps il survient un enchifrènement semblable à celui du coryza commençant, et une douleur qui, partant du fond de l'orbite, se propage au-dessus des yeux. Souvent il se joint à ces symptômes une cécité, qui dure un, deux ou trois jours. Les douleurs sont alors telles que les malades ne peuvent supporter la moindre lumière, et qu'ils sont dans une agitation extrême. Ces douleurs continuent avec la même intensité jusqu'au moment où les larmes coulent. Alors les souffrances diminuent, il se fait une sécrétion abondante et limpide de mucus nasal, et tous les symptômes disparaissent graduellement.

Les effets de la mitte sont devenus rares depuis que les méthodes d'enlèvement des déjections se sont perfectionnées, cependant il m'a paru nécessaire de les indiquer, pour bien montrer combien il est utile de se mettre à l'abri des vapeurs ammoniacales. Le moyen le plus sûr de les neutraliser, dans les cabinets d'aisances des appartements, consiste à faire de fréquents lavages au moyen d'une solution étendue de chlorure de zinc ou d'hypochlorite de soude, substances que leur bas prix met à la portée des plus petites bourses.

— Il ne faut pas s'étonner si l'ammoniaque brûle les yeux des ouvriers exposés à ses émanations, puisque l'action caustique de cette substance est maintes fois mise à profit par l'art de guérir. On cautérise avec l'ammoniaque liquide les plaies venimeuses, les piqûres d'insectes et même les morsures de chien enragé. Avec le même liquide pur, étendu sur la peau au moyen d'un pinceau, on improvise des vésicatoires. Mélangée à d'autres substances, l'ammoniaque donne une foule de préparations pharmaceutiques, dont les

---

(1) En songeant aux effets de la *mitte* sur l'organe visuel, les faubouriens ont appelé *mitteux* les individus qui ont mal aux yeux.

plus connues sont : l'eau| sédative, le liniment volatil, le baume opodeldoch et la pommade de Gondret.

— *L'eau sédative*, dont quelques personnes font un usage abusif, se prépare d'après cette formule, due à Raspail :

Ammoniaque liquide........	De 60 à 100 grammes.
Alcool camphré............	10 —
Sel marin.	60 —
Eau commune.............	Un litre.

Les médecins passent pour ne pas aimer l'eau sédative. C'est une erreur. Ils reconnaissent à ce médicament les [qualités réelles qu'il possède, mais ils refusent d'admettre celles de ses vertus qu'ils jugent inadmissibles. Ainsi ils croient les applications d'eau sédative forte excellentes contre le venin de la vipère, du scorpion ou de certaines araignées; ils avouent que l'eau sédative faible est un bon résolutif des contusions; ils pensent encore que le remède du chimiste populaire peut rendre des services comme stimulant et antiputride, mais ils s'arrêtent là.

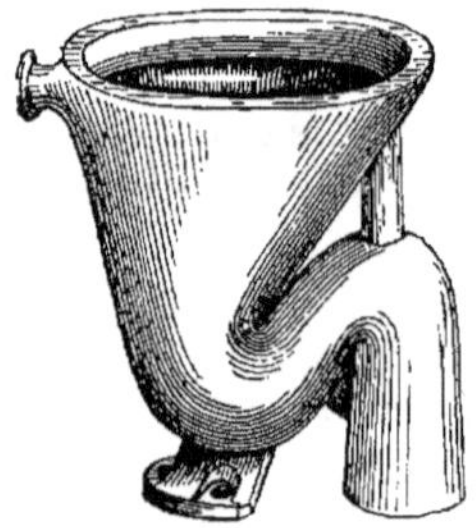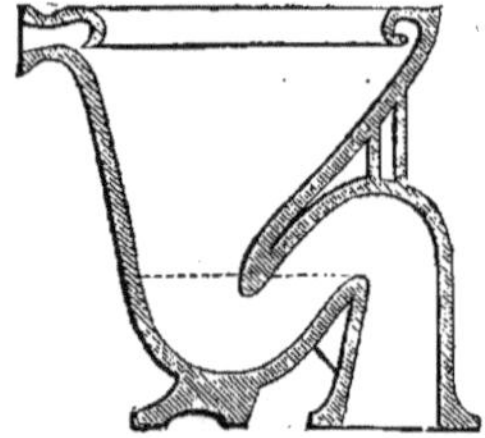

FIGURE 221. — Cuvette siphoïde, modèle adopté à Rio-de-Janeiro.

Je suis de ceux qui pensent qu'en raisonnant ainsi, les médecins éclairés respectent, mieux que les clients fanatiques de la méthode Raspail, la mémoire d'un homme qui restera dans l'histoire, parmi les grandes figures de la science et du patriotisme.

— Le *liniment volatil* ou *liniment ammoniacal* (savon ammoniacal) est un mélange d'huile d'olives et d'ammoniaque liquide, dans la proportion de un douzième à un vingtième d'ammoniaque, selon le degré d'excitation que l'on veut produire. En remplaçant l'huile d'olives par de l'huile camphrée, on obtient le *liniment volatil camphré*.

Ces deux médicaments sont employés pour combattre les fluxion articulaires ou musculaires et les douleurs qui résultent de la goutte ou du rhumatisme.

— Le *baume opodeldoch*, appelé aussi *saponule de Steers* et *savon ammoniacal camphré*, est un liniment d'origine anglaise dont la composition varie légèrement selon les pharmaciens. Voici la formule qu'en donne la cinquième édition de l'*Officine* :

Ammoniaque liquide	8	grammes.
Savon animal	30	—
Camphre	24	—
Huile volatile de thym	2	—
— de romarin	8	—
Alcool	250	—

Le baume opodeldoch est un antirhumatismal des plus employés.

— La *pommade de Gondret* ou *liparolé d'ammoniaque* est faite, d'après le *Codex*, de deux parties d'ammoniaque liquide, d'une

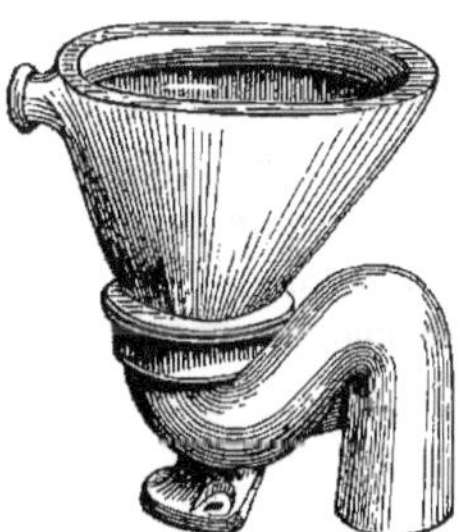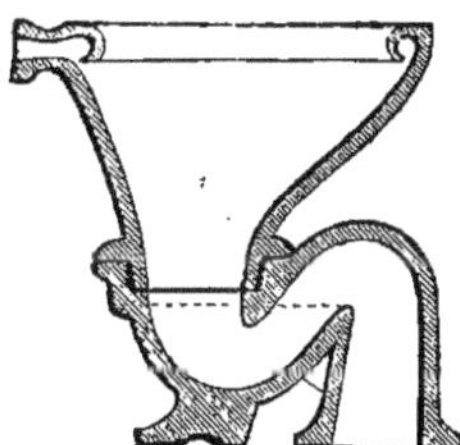

FIGURE 222. — Cuvette siphoïde, modèle adopté dans plusieurs établissements publics de Londres.

partie de suif et d'une partie d'axonge. On en frotte la peau pour produire la rubéfaction et même la vésication. C'est un médicament très actif, dont les effets sont très variables et qui se conserve fort mal. On l'a employé surtout dans certaines affections cérébrales.

— Il est d'autres applications curatives de l'ammoniaque, non seulement pour l'usage externe, mais encore pour l'usage interne. C'est ainsi que quelques gouttes de ce liquide puant sont administrées pour dissiper l'ivresse. Si je note ce détail — que mes lecteurs n'auront jamais à utiliser pour eux, j'en suis sûr — c'est afin de signaler le danger de cette médication mal comprise.

Quand un individu est ivre et qu'on veut lui faire prendre de l'ammoniaque, il ne faut pàs oublier qu'on va lui administrer un poison, dont la dose doit être sagement calculée. Cette dose est de 3 à 15 gouttes d'ammoniaque liquide, étendue dans au moins 120 grammes d'eau, sucrée ou non, que l'on boira en plusieurs fois, en ayant soin de bien agiter le mélange à chaque prise. Faute de prendre ces précautions et de bien doser le remède, on risque de le rendre pire que le mal qu'il est destiné à combattre. Si ce malheur arrivait, on se rappellerait que le meilleur antidote de l'ammoniaque est le jus de citron frais.

Encore un mot sur l'ammoniaque des pharmacies — qui nous a éloigné de l'autre — et j'en ai fini avec ce sujet peu poétique. L'ammoniaque forme avec les acides une longue série de sels, presque tous employés en médecine. Je n'en veux citer qu'un, dont la mention dans ce chapitre pourra étonner quelques personnes : le *carbonate d'ammoniaque*. J'en suis fâché pour les dames nerveuses, mais ce sel, c'est celui qu'on leur vend sous le nom de *sel volatil anglais*, celui qu'elles portent précieusement à leurs ceintures, dans un mignon flacon de cristal et d'or, pour parer aux défaillances et aux syncopes. Les marchands ont soin, il est vrai, d'y ajouter quelques gouttes d'une essence d'odeur agréable, mais en réalité c'est au carbonate d'ammoniaque — qui sent mauvais — que le petit flacon doit sa vertu. Il agit, en ce cas, exactement comme l'horrible bouteille puante qui se trouve dans la boîte de secours pour les noyés.

L'HYDROGÈNE SULFURÉ. — Que les produits gazeux désagréables du water-closet soient connus, cela est-il bien utile? Le fait suivant va le prouver.

Au mois de décembre 1876, un Italien, de passage à Paris, eut à s'enfermer dans un de ces réduits nécessaires que la prévoyance des hôteliers marque du numéro 0 ou 100. Ce voyageur étranger fumait un cigare. Le produit de la régie française lui parut-il inférieur à ceux des manufactures de son pays, ou bien eut-il l'idée qu'il ne pourrait bien faire deux choses à la fois? On l'ignore. Toujours est-il qu'il jeta son cigare, tout allumé, dans le trou béant derrière lui.

Cette action bien simple allait lui coûter cher. Le tabac en ignition s'était à peine échappé de ses mains, qu'une détonation terrible se faisait entendre, et une explosion violente se produisait, qui lançait dans toutes les directions des débris de bois, de briques et de métal. Les voisins accoururent : ils trouvèrent le voyageur gisant, mutilé et... inondé au milieu des décombres. C'est le gaz *hydrogène sulfuré* ou acide *sulfhydrique* qui avait causé ce malheur.

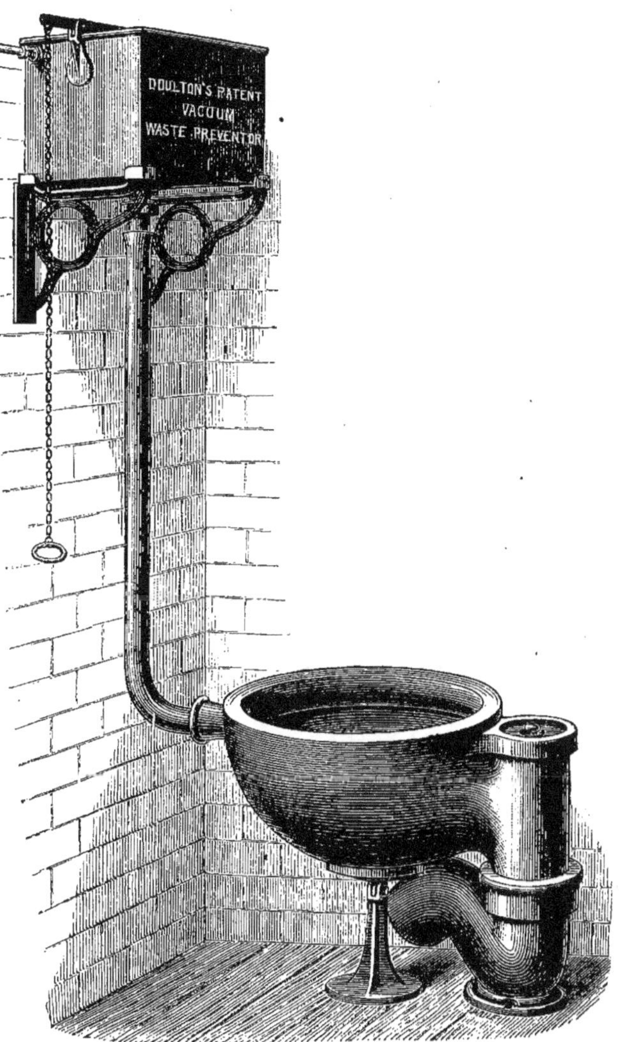

FIGURE 223. — Water-closet avec réservoir de chasse.

Le corps fluide, inflammable, incolore, composé d'hydrogène et
de soufre, dont la combustion subite en un lieu clos peut produire
des explosions, en tous points semblables à celles du gaz de l'éclairage, est très répandu dans la nature. Il résulte de la décomposition

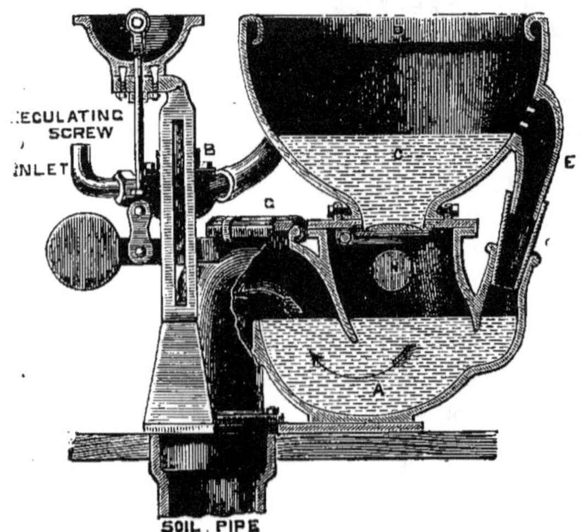

FIGURE 224. — Appareil sanitaire Doulton.

A, siphon en grès fixé au plancher, et communiquant au tuyan de descente amené à
fleur du plancher.

B, arrivée d'eau à valve régulatrice de Doulton, la quantité d'eau se règle en tournant
la vis régulatrice indiquée par la flèche *Regulating screw.*

C, bassin en faïence à effet d'eau, dont le rebord la distribue sur toute la surface intérieure et assure ainsi une propreté constante. La soupape est garnie d'un disque
en faïence qui se maintient toujours propre.

D, rebord de distribution de l'eau.

E, trop plein du bassin, rendu étanche par son accès dans le siphon au-dessous de la
surface de l'eau.

G, ouverture d'inspection à fermeture hermétique, à joint sans mastic, rendant facile
l'examen ou le dégorgement du siphon et sans qu'il y ait de joint à briser.

H, branchement permettant l'emploi d'un tuyau de ventilation communiquant avec le
dehors.

K, montre le raccord d'un tuyau de plomb reliant le siphon au tuyau de descente.

des substances végétales ou animales contenant du soufre : il se dé-
gage des latrines, de la vase, des marécages, des fosses, des citernes
gypseuses malpropres, des terrains qui avoisinent les volcans. On
le trouve en dissolution dans les sources d'Aix, de Bade, de Barèges,

de Bonnes, de Cauterets, de Bagnères, de Saint-Sauveur, d'Enghien, de Belleville, et dans toutes les eaux minérales dites sulfureuses, chaudes ou froides, reconnaissables à leur odeur plus ou moins prononcée d'œufs pourris.

Malgré sa présence dans des liquides dont les propriétés curatives ne sauraient être mises en doute, le gaz sulfhydrique est un poison violent.

Orfila l'a placé parmi les poisons « septiques ou putréfiants » : cette classe renferme les substances vénéneuses qui déterminent une faiblesse générale, la dissolution des humeurs, des syncopes, et qui n'altèrent point, en général, les facultés intellectuelles.

Chaussier et Dupuytren ont institué des expériences qui prouvent le pouvoir asphyxiant de ce gaz. Respiré pur, il tue un animal en quelques secondes, en frappant tous les organes d'adynamie et en exerçant sur le cerveau une action particulière, amenant des convulsions caractéristiques.

Nysten a noté, comme un symptôme de l'empoisonnement par l'acide sulfhydrique pur et mélangé d'air, la prompte décomposition des tissus chez les sujets morts à la suite de cette intoxication ; il a fait voir combien sont terribles les effets de l'hydrogène sulfuré, en parvenant à tuer des chiens qui respiraient un mélange composé de 299 parties d'air et d'une seule partie du gaz toxique.

Les observations que je viens de citer tendraient, d'après Fabre, à donner à l'hydrogène sulfuré une propriété délétère peut-être un peu trop énergique, puisque Parent-Duchâtelet a vu des ouvriers et lui-même ne pas être incommodés par la respiration d'une atmosphère qui en renfermait un centième.

Pourtant il n'est que trop vrai qu'exagérées ou non, les propriétés de l'acide sulfhydrique sont celles d'un poison violent.

Qu'il agisse à l'état de gaz ou en dissolution aqueuse dans le liquide connu sous le nom d'eau hydro-sulfurée, l'hydrogène sulfuré, introduit dans l'organisme humain, produit fatalement des effets pathologiques graves qu'il faut se hâter de combattre. Le grand chimiste Orfila conseillait de faire ce qui suit :

1º Exposer le malade au grand air, l'asperger d'eau froide simple ou vinaigrée, le frictionner vigoureusement, sinapiser ses extrémités.

2º Faire passer sous son nez, plusieurs fois, mais très rapidement un flacon de chlorure de chaux ;

3º Provoquer le vomissement par des substances émétiques.

L'extrême promptitude est de la plus grande importance. Pour peu qu'on tarde à donner les soins indiqués, il devient impossible de rappeler le malade à la vie.

Nous avons dit que l'acide sulfhydrique, dangereux à plusieurs points de vue, entrait pourtant dans la composition de plusieurs eaux minérales d'un usage journalier.

Il y a mieux que cela.

Ce corps, dont l'odeur est si désagréable et le lieu de naissance si dégoûtant, on a voulu en faire une substance pharmaceutique.

Forbes a employé la solution d'hydrogène sulfuré dans quelques maladies de l'estomac; Renault l'a utilisée pour combattre l'empoisonnement par l'acide arsénieux; Nieman a recommandé l'acide sulfhydrique gazeux pour calmer l'irritabilité exagérée des poitrinaires; Nysten l'a essayé dans un cas de rage, et Rollo contre le diabète.

Ces tentatives diverses n'ont point produit de résultats précis; mais elles devaient être citées; leurs auteurs ont droit à une mention honorable sur la liste des hommes de bien qui, dans le cours de leurs recherches scientifiques, ne se sont point laissés arrêter par les vilains aspects de la science.

Qu'on ne rie pas de cette phrase. Ils n'étaient pas risibles les Baumé, les Thénard, les Hallé, les Dupuytren, les Condorcet, lorsque, guidés par leur amour de l'humanité, ils se livraient à des travaux pénibles et même dangereux sur le méphitisme des milieux les plus malpropres et les plus repoussants.

Vespasien disait : « L'argent sent toujours bon »; nous disons, nous : « La science n'a pas d'odeur. »

— Avec l'hydrogène sulfuré se trouve l'*hydrogène carboné*, gaz inflammable comme lui. L'un ou l'autre, ou tous les deux ensemble ont produit diverses combustions violentes, semblables à celle dont le cigare de l'Italien de la page 584 avait été la mèche. On en trouvera la liste dans un rapport excessivement curieux de M. le Dʳ Perrin à la commission des logements insalubres.

— Ce que les vidangeurs appellent *le plomb* (1) est le résultat de la combinaison de l'hydrogène sulfuré avec les vapeurs ammoniacales

---

(1) La dénomination de *plomb* provient probablement de ce que les ouvriers, qui sont frappés par cette exhalaison, tombent tout à coup comme un plomb, ou plutôt de ce qu'ils éprouvent un sentiment d'oppression, analogue à celui que déterminerait un poids énorme sur la poitrine.

(RAIGE-DELORME.)

des fosses. Cette exhalaison a tué bien des gens autrefois; elle en tue moins aujourd'hui, mais elle en tue encore : les malheureux égoutiers morts il y a quelques années dans la rue Rochechouart, au moment où la question des odeurs de Paris passionnait tous les esprits, en sont la triste démonstration expérimentale.

LE MIASME FÉCAL. — Qu'est-ce que le miasme fécal? Est-ce un gaz impondérable, un essaim de microbes intangibles, une légion invisible de germes, une collection de corpuscules qu'on ne peut saisir avec les instruments imparfaits de la science moderne ? J'avoue que je suis incapable de répondre à ces questions d'une façon satisfaisante.

J'ignore absolument en quoi consiste le miasme fécal, mais je sais qu'il existe, qu'il affirme son existence par des faits, et c'est pour cela que je dis à mes lecteurs : méfiez-vous de cet ennemi mystérieux.

J'occupe dans la science une trop petite place pour pouvoir me permettre d'exprimer mon avis personnel sur une question aussi obscure, mais j'ai le droit — et j'en use — de me faire ici l'écho de cette opinion, formulée par le professeur Jaccoud en 1876 devant l'Académie de médecine, et admise depuis par un grand nombre de maîtres éminents : la fièvre typhoïde est éminemment transmissible par l'air et par l'eau souillés des miasmes provenant des matières fécales; il est possible que le choléra et d'autres maladies présentent un mode de propagation analogue.

Le transport de la fièvre typhoïde par l'eau souillée a été démontré expérimentalement (voir le *Bulletin de la Société de médecine publique* 1880, pages 368 et suivantes), de manière à obtenir ce qu'on a appelé l'*évidence accumulée* ; j'ai la ferme conviction que la même démonstration sera faite pour le transport par l'air imprégné de ce que j'appelle « le miasme fécal », et, en attendant l'heure de cette preuve, j'estime qu'une prescription hygiénique s'impose dans les familles : celle de détruire, par des lavages antiseptiques fréquents, le miasme fécal là où il se produit.

XLIV

LA GYMNASTIQUE. — Les anciens, jugeant de la valeur des hommes d'après leur force corporelle, avaient divinisé la puissance musculaire sous le nom d'Hercule. Dans notre siècle moderne, qui aspire à ne se laisser gouverner que par l'intelligence, le culte d'Hercule n'est pas assez en honneur.

Sans vouloir ressusciter le luxe des institutions gymniques des Grecs et des Romains, l'hygiéniste a le droit de demander qu'il ne soit pas permis d'oublier complètement les exercices propres à développer le système musculaire, pour fortifier la constitution, modifier heureusement le tempérament, stimuler l'appétit, favoriser la digestion et régulariser les fonctions de l'esprit, en vertu de l'adage antique *mens sana in corpore sano*. En même temps qu'on donne à l'enfant une instruction qui repose sur des travaux intellectuels, il est avantageux, dit Becquerel, au moyen de la gymnastique, de mettre le développement physique en harmonie avec le développement de l'intelligence, et de s'opposer ainsi à la prédominance trop grande de ce dernier, prédominance qui peut, dans quelques circonstances, exercer une influence débilitante sur la constitution de l'enfant. Notre état social opposant mille entraves au développement et au jeu régulier des organes, il est de toute nécessité de suppléer artificiellement au manque d'exercices résultant de la vie sédentaire, devenue trop tôt la condition de la jeunesse française.

Les savants illustres de l'antiquité : Hippocrate, Galien, Celse, Oribase, Dioclès, ont préconisé la régénération physique par la gymnastique, les praticiens célèbres des temps modernes ont fait de même, et c'est résumer l'opinion unanime que de transcrire ces lignes de Michel Lévy :

« La gymnastique lutte par un antagonisme de mouvements contre le vice des attitudes permanentes ou d'une série d'actes musculaires toujours les mêmes ; elle procure l'adresse, l'agilité, la fermeté, la résistance, la hardiesse avec la sécurité... elle crée et discipline la force... elle est surtout indispensable aux lycéens renfermés journellement pendant huit heures, travaillant beaucoup du cerveau et fort peu des membres ; non seulement elle procure aux jeunes générations la force et l'adresse, qui est l'emploi économique de la force, mais elle agit par les puissances contractiles sur les leviers osseux et sur les surfaces articulaires ; elle étend la limite ordinaire des mouvements, en même temps qu'elle règle en quelque sorte la nutrition et le développement du squelette, dont la configuration contribue tant à l'aisance des attitudes, à la grâce de la démarche. On peut donc considérer la gymnastique comme un des meilleurs moyens préventifs de l'imminence morbide du jeune âge. » Le mouvement, disait Tissot, peut souvent tenir lieu de remèdes ; tous les remèdes du monde ne peuvent pas tenir lieu de mouvement.

Ces vérités sont aujourd'hui *légalement* admises. Depuis l'année 1854 la gymnastique était obligatoire dans les lycées, en 1868 elle l'est devenue dans les collèges communaux et les écoles normales ; en ce moment elle fait partie officielle de l'enseignement primaire sur toute l'étendue du territoire français.

Les pères voient d'un bon œil cette initiation de leurs fils aux exercices de force et de souplesse, les mères tremblent, à l'idée des dangers que font courir à leurs enfants les haltères, les mils, le trapèze, les poutres, l'échelle, les barres et le mât. Leur tendresse s'alarme à tort en pensant à tous ces engins.

Ces machines qui vous font peur, mesdames, ont précisément pour but de faire cesser un danger réel, celui qui résulte de l'ignorance où sont la plupart des hommes de se servir utilement de leurs membres, pour se tirer d'affaire en cas de malheurs tels que chute de voiture, incendie, inondation, éboulement, etc., etc. Rassurez-vous, on ne veut faire de vos fils ni des acrobates, ni des clowns, on veut en faire tout simplement des hommes robustes et agiles, capables, quand la nécessité le commandera, d'improviser un pont avec un vieux tronc d'arbre, ou de sauter un fossé sans craindre la culbute. Voulez-vous connaître le nombre des accidents constatés à l'école de Joinville, établissement qui est comme le conservatoire de gymnastique ? Pendant une période de six ans, sur un effectif de 8,000 hommes il y a eu *deux* fractures et *trente* entorses. Cette proportion ne dépasse pas de beaucoup — si elle la dépasse — celle des accidents constatés dans les établissements d'instruction ordinaire. Enregistrez, pendant six années consécutives, les cas pathologiques observés sur 8,000 élèves de n'importe quel ordre (les séminaristes compris), vous ne trouverez pas, j'en suis sûr, moins de trente entorses et de deux fractures.

Tableaux anatomiques du gymnase Paz.

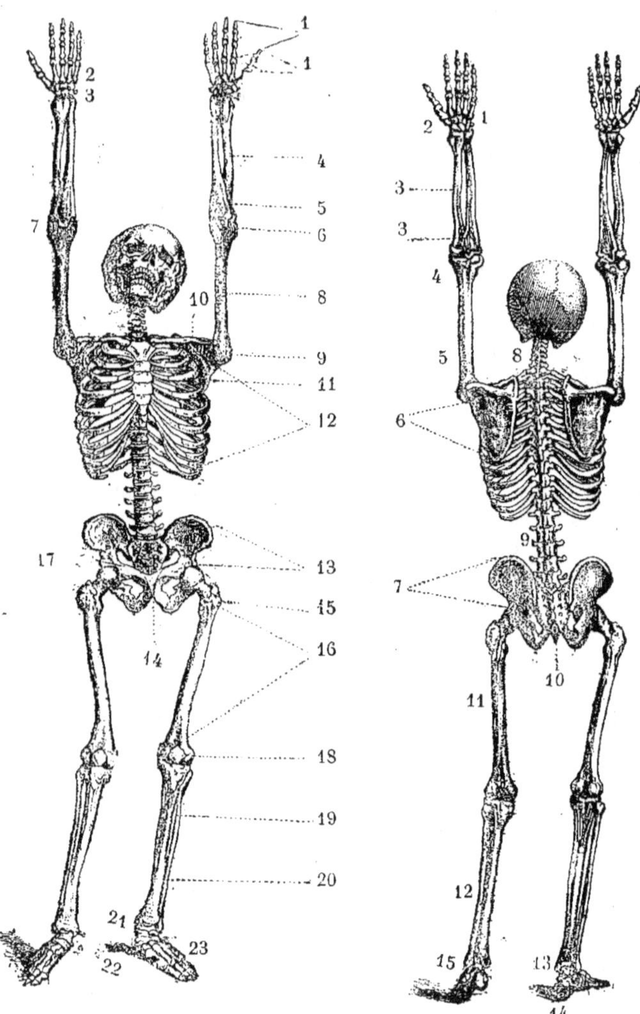

FIGURE 225.   FIGURE 226.

FIGURE 225. — *Squelette* (partie antérieure).

1, doigts : *phalangettes, phalangines, phalanges.*
2, *les 5 os métacarpiens.*
3, *les 7 os du carpe.*
4, *le radius.*
5, *le cubitus.*
6, *l'olécrane* (pointe du coude appartenant au cubitus).
7, *le condyle de l'humérus.*
8, *l'humérus,*
9, *la tête de l'humérus.*
10, *la clavicule.*
11, *le sternum,* au milieu de la poitrine, entre les côtes.
12, *les 24 côtes* (12 de chaque côté).
13, *les os iliaques.*
14, *le pubis.*
15, *le grand trochanter.*
16, *le fémur.*
17, *le condyle du fémur.*
18, *la rotule.*
19, *le tibia.*
20, *le péroné.*
21, *les 7 os du tarse.*
22, *les 5 os du métatarse.*
23, *les orteils.*

FIGURE 226. — *Squelette* (partie postérieure).

1, *main :* doigts, métacarpe, carpe.
2, *poignet,* réunion du carpe avec le radius et le cubitus.
3, *avant-bras :* radius, cubitus.
4, *coude :* radius, cubitus, humérus.
5, *bras* (humérus).
6, *épaule et omoplate.*
7, *bassin.*
8, *les 7 vertèbres cervicales* (colonne vertébrale).
   les 12 vertèbres dorsales (colonne vertébrale) correspondent aux côtes et se trouvent
     entre les cervicales et :
9, *les 5 vertèbres lombaires* (colonne vertébrale).
10, *sacrum et coccyx* (colonne vertébrale).
11, *cuisse* (fémur).
12, *jambe :* tibia, péroné.
13, *astragale* (os principal du tarse).
14, *calcanéum* (os principal du tarse).
15, *pied :* tarse, métatarse, orteils.

Tableaux anatomiques du gymnase Paz.

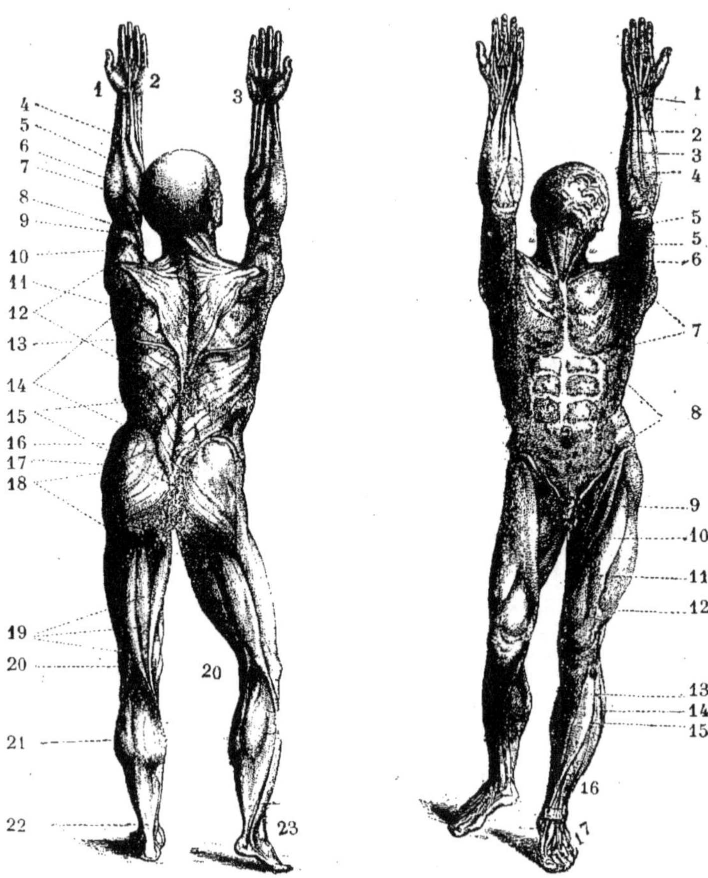

FIGURE 227.   FIGURE 228.

FIGURE 227. — *Muscles principaux* (partie postérieure).

1, *muscles thénar*. — Servent au mouvement du pouce.

2, *hypothénar*. — Servent au mouvement du petit doigt.

3, *muscles interosseux*. — Occupent les espaces intermétacarpiens et font agir les quatre derniers doigts.

4, *grand palmaire*. — Fléchit la main sur l'avant-bras en l'inclinant sur le radius.

5, *cubital antérieur*. — Fléchit la main sur l'avant-bras en l'inclinant sur le cubitus.

6,   *long supinateur.* — Fléchit l'avant-bras sur le bras et réciproquement.
7,   *rond pronateur.* — Tourne les mains en dehors.
8,   *brachial antérieur.* — Fléchit l'avant-bras sur le bras.
9,   *biceps brachial.* — Fléchit l'avant-bras sur le bras.
10,   *deltoïde* (voir partie antérieure).
11,   *dentelé.* — Porte l'épaule en avant et élève les côtes.
12,   *trapèze.* — Porte l'épaule en haut et en arrière.
13,   *sus et sous-épineux.* — Agents de la circumduction du bras.
14,   *grand dorsal.* — Porte le bras en arrière et en bas.
15,   *masses du grand dorsal* (muscles de la taille). — Portent le bras en arrière
        et fléchissent le corps latéralement (1).
16,   { *moyen fessier.* — Abducteur, fléchisseur et rotateur de la cuisse.
17,   } *petit fessier.* — Abducteur et rotateur de la cuisse.
18,   (*grand fessier.* — Abducteur, extenseur et rotateur de la cuisse.
        (*demi-tendineux.* — Fléchit la jambe, tourne le pied en dehors.
19,   ) *demi-membraneux.* — Fléchit la jambe sur la cuisse.
        (*droit interne.* — Fléchit la jambe sur la cuisse et l'amène en dedans.
20,   *biceps fémoral.* — Fléchit la jambe sur la cuisse.
21,   *muscles jumeaux.* — Étendent le pied sur la jambe.
22,   *péroniers latéraux* (voir partie antérieure).
23,   *tendon d'Achille.* — Élévateur du talon.

FIGURE 228. — *Muscles principaux* (partie antérieure).

U,   *sterno-mastoïdien.* — Incline la tête en dedans et la tourne en dehors.
1,   *muscles radiaux.* — Étendent la main sur l'avant-bras et l'aident à la supi-
        nation (c'est-à-dire à se renverser en dehors).
2,   *cubital postérieur.* — Étend la main et l'incline sur le cubitus.
3 et 4, *extenseurs des doigts.* — Ouvrent les doigts.
5-5,   *biceps brachial.* — Étend l'avant-bras sur le bras.
6,   *deltoïde.* — Soulève le bras et le porte en dehors.
7,   *grand pectoral.* — Amène le bras sur la poitrine et soulève les côtes.
8,   *muscles du ventre* (abdominaux).   Le plus important et le plus fort est le :
        grand oblique. Ces muscles compriment les viscères, abaissent les côtes,
        concourent à l'expiration et fléchissent le tronc.
9,   *couturier.* — Fléchit la jambe sur la cuisse en tournant le tibia en dedans.
10,   *droit antérieur.* — Étend la jambe sur la cuisse et fléchit la cuisse sur le bassin.
11,   *vaste interne.* — Étend la jambe sur le bassin.
12,   *vaste externe.* — Étend la jambe sur la cuisse.
13,   *extenseur commun des orteils.* — Étend les orteils.
14,   *péroniers latéraux* (vus en partie sur la gravure). — Élèvent le côté externe
        du pied et renversent la plante en dehors.
15,   *jambier antérieur.* — Fléchit le pied en élevant le côté interne.
16,   *extenseur propre du gros orteil.* — Étend le gros orteil.
17,   *ligament annulaire du tarse.* — Maintient les tendons extenseurs. Un liga-
        ment analogue, le ligament annulaire du carpe, maintient au poignet les
        tendons fléchisseurs.

____

(1) Le grand dorsal recouvre le sacro-lombaire et le long dorsal. Ces deux muscles
sont les agents les plus actifs du redressement de la colonne dans le traitement des
déviations.

HYGIÈNE USUELLE.   38

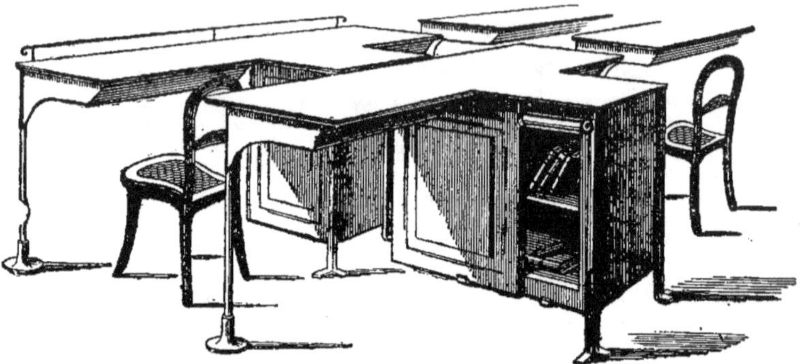

FIGURE 229. — Table d'études avec casiers latéraux (type adopté à Sainte-Barbe).

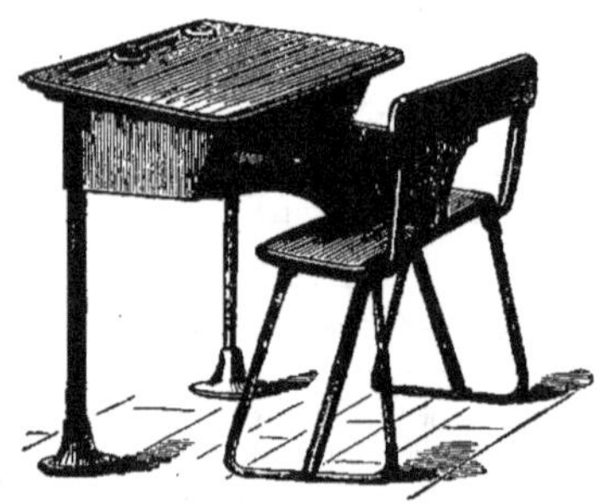

FIGURE 230. — Mobilier scolaire O. André, table-banc à deux places, adoptée par les écoles de la ville de Saint-Denis.

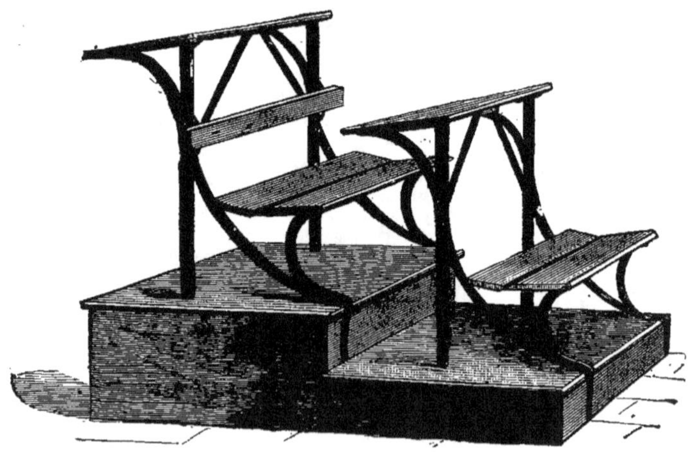

FIGURE 231. — Table-banc à deux places, pour amphithéâtre. (Modèle O. André, adopté aux écoles Lemonnier.)

En somme, disent MM. Dally et Chassagne, santé meilleure, pas d'accidents, beauté des formes, agilité et forces développées, obésité combattue ou évitée ; tels sont les avantages de la gymnastique. C'est ce qui nous fait souhaiter de lui voir donner le plus de développement possible, à la caserne ou à l'école de garçons ou de filles, partout enfin où la France a charge d'une amélioration physique, qui se traduira pour elle en augmentation de force vive, productive ou défensive. »

Il résulte d'une statistique, dressée par M. N. Laisné, inspecteur de la gymnastique dans les écoles de la ville de Paris, et reproduite dans le livre de MM. Napias et Martin (1), que le total des enfants suivant les cours de gymnastique était à Paris, en 1872, de 13,692; en 1873, ce chiffre montait à 17,113 ; en 1874, à 19,858 ; en 1875, à 26,508. En 1876, on introduisit l'enseignement de la gymnastique dans plusieurs écoles de filles, dont 204 suivirent les cours cette année-là; le nombre des garçons était de 27,697.

En 1877, il y avait 28,878 garçons et 842 filles ; en 1878, il y avait 32,287 garçons et 3,139 filles ; en 1879, il y avait 34,845 garçons et 8,789 filles ; en 1880, il y avait 35,395 garçons et 14,412 filles ; en 1881, il y avait 41,041 garçons et 28,335 filles. — Le nombre des professeurs hommes, qui, en 1872, n'était que de 117, montait, en 1876, à 183. Cette même année (1876), il n'y avait que 6 professeurs femmes. En 1881, il y a 354 professeurs hommes et 238 professeurs femmes.

L'OBÉSITÉ. — La gymnastique combattant la surcharge graisseuse ou permettant de l'éviter, il n'est pas hors de propos d'étudier en ce moment l'obésité.

— Dans son épître aux Romains, titre XII, verset III, — nous précisons pour les incrédules — saint Paul émet cette grande vérité devenue proverbe :

« Faut de la vertu, pas trop n'en faut! »

Qu'on remplace le mot *vertu* par celui de *santé*, l'adage est toujours aussi juste.

Il n'est pas bon d'être un Alceste ; il est mauvais de se trop bien porter. La vertu excessive dégénère en misanthropie, l'embonpoint exagéré devient une maladie : on l'appelle « Obésité ».

Les dames qui, pour l'amour du grec, souffrent qu'on les embrasse, n'apprendront pas sans plaisir que l'obésité se nomme encore « polysarcie ».

---

(1) *L'étude et les progrès de l'hygiène en France.* Masson, éditeur.

Les obèses sont doublement malheureux : ils souffrent et on ne les plaint pas.

Que l'on rencontre dans la rue de gros hommes au teint fleuri, promenant, lentement et avec une sorte de majesté, un thorax immense, une panse rebondie et des membres gigantesque, leur vue n'excite point la commisération ; fût-on doué de la plus forte dose de sensibilité, on reste froid devant eux. Ils sont pourtant malades, et quelquefois très gravement.

Leur face rosée indique que, chez eux, la tête se congestionne ; la lenteur grave de leur marche provient de la difficulté qu'ils ont à étendre et à fléchir les articulations ; leur poitrine de géant loge un cœur qui éprouve des palpitations au moindre exercice ; leurs membres volumineux qui, sous les vêtements, semblent être l'emblème de la force, sont à peu près impuissants et n'ont plus forme humaine. Dans son *Dictionnaire des antiquités*, Boinvilliers assure que les Lacédémoniens condamnaient au fouet ceux qui avaient trop d'embonpoint, regardant la graisse comme une preuve de paresse et de lâcheté ; il les obligeaient à se promener tout nus, pendant l'hiver, sur la place publique et de crier tout haut qu'ils étaient justement punis.

L'obésité est une affection caractérisée essentiellement par le développement excessif du tissu graisseux. Quand elle existe, la graisse peut arriver à former la moitié, les deux tiers, les trois quarts et même les quatre cinquièmes de la masse du corps de l'individu qui en est affecté. Son corps acquiert un volume énorme ; il peut atteindre des poids effrayants, allant de cent cinquante à quatre cents kilogrammes. Dupuytren, Volpré, Pardouville et Dance ont recueilli des exemples de cas de ce genre.

Les gens obèses sont généralement essoufflés ; ils sont baignés de sueur après la moindre fatigue. Quelques-uns perdent l'appétit, mais chez le plus grand nombre l'appétit s'exagère. Tous ont une tendance au sommeil remarquable.

L'état des obèses, dit Raspail, émousse leur sensibilité et par suite leur intelligence. Cette assertion est trop absolue ; il suffit de parcourir la liste des obèses célèbres, dressée par Brillat-Savarin, pour voir que la polysarcie n'entraîne pas fatalement la pauvreté d'esprit.

Les causes qui produisent l'obésité sont assez bien connues.

Il convient de noter d'abord l'hérédité comme n'étant pas sans influence sur la production de la maladie que nous étudions, mais elle est amenée le plus souvent par les habitudes oisives, la vie sédentaire, l'usage d'une nourriture succulente. Aussi est-elle plus spécialement l'apanage des riches que des pauvres. Les gens de bureau et de cabinet, les prêtres, en sont fréquemment atteints. Les bouchers, les charcutiers, les prisonniers bien nourris et les officiers de cavalerie y sont aussi prédisposés.

L'excès d'embonpoint pathologique se rencontre encore assez fréquemment dans une classe de femmes étudiée par Parent-Duchatelet. D'après lui, ces malheureuses deviendraient obèses parce qu'elles abusent des bains.

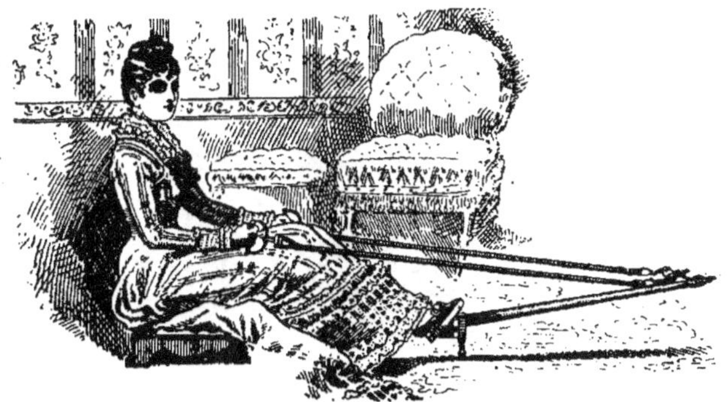

FIGURE 232. — Appareil Walcker pour gymnastique de chambre.

Cette opinion peut se rattacher, par quelque point, à cette observation que la polysarcie est commune dans les pays humides, tels que la Hollande et l'Angleterre. Il est des auteurs qui mettent la production de l'obésité, dans ces contrées, uniquement sur le compte de la bière ; les gens qui se gorgent de la boisson aqueuse fabriquée avec l'orge fermentée et le houblon sont, en effet, pour la plupart, doués d'un embonpoint caractéristique.

Terminons ce qui a trait aux causes de l'obésité, en disant que celle qui la produit le plus sûrement, c'est, avec le repos absolu des organes, l'abus des aliments féculents.

L'obésité n'est pas rare chez les enfants. Quand elle se produit dans les premières années de la vie, elle est le résultat d'une alimentation exagérée. On n'a qu'à réduire la quantité des aliments à une ration naturelle et la polysarcie disparaît assez rapidement. Chez l'adulte, les choses ne se passent pas ainsi.

C'est entre 30 et 40 ans que l'obésité débute, généralement. Tous les individus ne souffrent pas également de l'accumulation de la graisse, il en est même qui n'en sont presque pas gênés.

Le journal de médecine de Corvisart a relaté l'histoire curieuse de la femme Clay, une des plus grosses créatures humaines qui aient existé, qui faisait chaque jour ses 10 kilomètres à pied sans éprouver ni suffocation ni palpitation.

En partant de ce principe que l'obésité est produite par le repos excessif des organes, l'abus des bains et l'usage immodéré de certains aliments et de certaines boissons, nous allons dire ce qu'il convient de faire pour la guérir.

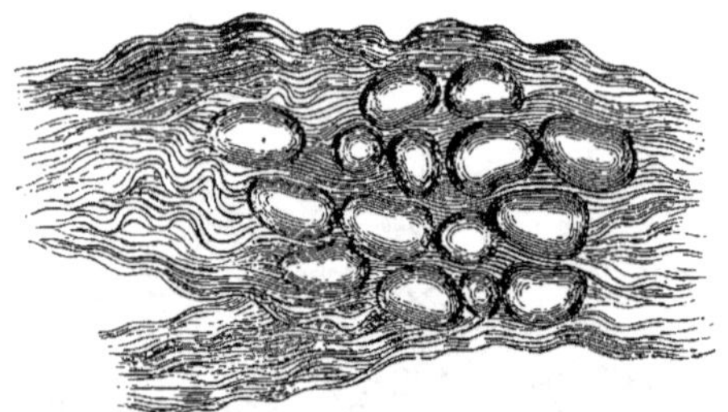

FIGURE 233. — *La graisse.*

Faisceaux du tissu cellulaire avec quelques vésicules graisseuses, vus au microscope.

Au lieu de rester au lit dix ou douze heures sur vingt-quatre, les gens prédisposés à l'obésité se coucheront un peu tard et se lèveront de bonne heure; ils ne laisseront point leurs membres oisifs, mais les exerceront par une gymnastique de tous les jours; quelque grand que soit leur amour, excusable du reste, pour la baignoire bien chaude, ils ne prendront de bains que ceux exigés par les soins de propreté. En présence des aliments les plus succulents et devant les tables les mieux servies, ils se souviendront qu'ils ne doivent pas manger à tous les plats ni boire à tous les flacons.

Ils feront bien de songer aux trois préceptes qui précèdent avant d'être devenus trop gros, car l'obésité, qui se guérit assez facilement au début, est à peu près incurable quand elle est parvenue à un degré extrême.

On a préconisé l'usage de certaines substances comme propres à agir directement sur l'accumulation de la graisse. Nous n'en citerons que deux : le vinaigre et le *fucus vesiculosus*. Le premier n'a amené, bien des femmes le savent, que des conséquences plus fâcheuses que la corpulence qu'elles voulaient corriger : le second n'a guère servi qu'à une chose : faire la fortune d'un pharmacien.

Il n'existe point de drogue ayant des propriétés anti-obésiques, quoi qu'en puisse dire le prospectus ronflant d'un industriel que je ne veux pas nommer. Le traitement curatif et surtout préventif de l'obésité consiste tout entier dans un régime et un genre de vie qui soient de nature à supprimer les causes du mal.

On peut les résumer ainsi :

Dormir modérément, agir beaucoup, peu boire et peu manger.

Au dernier précepte : « peu boire et peu manger, » il faut ajouter :

« Savoir ce que l'on mange et ce que l'on boit. »

Des expériences faites sur des animaux ayant démontré que les aliments farineux et féculents produisent les congestions graisseuses, on devra s'abstenir des farines et des fécules, qu'elles se présentent sous les noms de haricots, de pommes de terre, de lentilles, de pois, de macaroni, de tapioca et même de pain. Pour remplacer ce dernier complément obligé de notre alimentation journalière, on usera de galettes fabriquées avec une farine spéciale, dépouillée de sa fécule et connues sous le nom de pain de gluten. On évitera encore le sucre, le beurre, le fromage, le riz et les gâteaux. On se nourrira principalement de substances animales, dont on modérera les effets excitants par le moyen de quelques légumes verts.

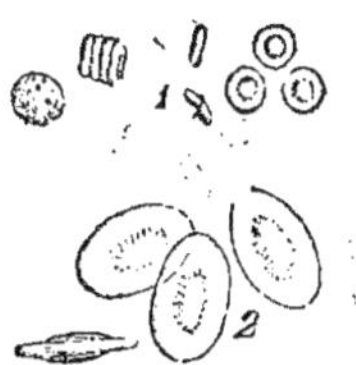

FIGURE 234.
Les globules du sang.
1, globules de l'homme, grossis 400 fois. — 2, globules des batraciens.

Tous les éleveurs de bétail savent que l'absorption des liquides en grande quantité favorise essentiellement l'engraissement. Aussi ils ne manquent point d'exciter artificiellement la soif chez les animaux destinés à la boucherie, pour les rendre plus dodus. On se souviendra de cette pratique pour régler ce que l'on doit boire. D'une façon générale, on s'efforcera de résister à la soif. L'obèse qui aura le courage de se condamner au régime sec et de subir sa peine pendant quelques mois, sera assuré de guérir. Celui qui, moins ferme, ne saura résister au besoin de boire, devra n'absorber, par petites quantités, que les liquides suivants : vin de Bordeaux, vins de Provence, xérés, madère sec, café froid sans sucre.

Jamais il ne devra se permettre la moindre goutte de bière ni de porto. Fût-il député et orateur, le verre d'eau sucrée devra lui être interdit de la façon la plus absolue.

En observant fidèlement les règles que nous venons d'établir, on pourra arriver à ce but : diminuer la distance qui sépare les Marie Colombier des Sarah Bernhardt, ces deux sœurs ennemies par la chair et par la littérature de pacotille.

— Parmi les obèses célèbres, on peut citer :

Denys, roi d'Héraclée; il était si gras, au dire d'Élien, que huit esclaves suffisaient à peine à le mouvoir, les traits de sa physionomie étaient enfouis sous une couche abondante de lard; cela le forçait à se dérober aux regards sous d'épais rideaux, lorsqu'il devait rendre la justice; Epaminondas, dont l'abdomen était si large, que trois hommes pouvaient à peine en embrasser la circonférence; Frédéric de Wurtemberg, pour lequel on dut faire une entaille à la table de l'Hôtel-de-Ville de Paris, pour lui permettre de loger son ventre lorsqu'il vint assister au mariage de Marie-Louise et de Napoléon; l'allemande Frédérique Ahrrens, âgée de 20 ans, qui se faisait voir à Paris vers 1830, qui pesait 450 livres; elle avait 5 pieds 5 pouces de haut et juste autant de circonférence à la taille; la petite fille russe de Bolischin-Grodni, village du gouvernement de Tula, âgée de 10 ans, en 1878, pesant 418 livres, ne pouvant, en chemin de fer, voyager que dans le wagon des bagages, à cause de l'étroitesse des portes des vagons de voyageurs. Sa mère la louait 70 roubles par mois à un barnum israélite; enfin, M. B..., mort à Troyes au mois d'octobre 1881. Pour le sortir de chez lui, on dut élargir l'ouverture de la porte; pour le transporter au cimetière, on le hissa sur un camion. Enfin, pour le descendre dans la fosse, il fallut avoir recours à un pied de chèvre et à des moufles.

XLV

LES BAINS. — Notre héros vient de finir sa journée. Nous l'avons accompagné partout et nous ne l'avons pas vu entrer dans un établissement de bains. C'est qu'il n'y va pas tous les jours. Y va-t-il toutes les semaines? Il répondra certainement oui demain, quand il aura lu les pages que nous avons consacrées aux bains populaires.

— Un jour d'été de 1880 je suivais les quais. Je m'étais arrêté pour m'éponger le front, lorsqu'un Gavroche vint se planter devant moi, un caleçon à la main.

— Monsieur, me dit-il, il me manque dix centimes pour aller aux bains à quatre sous : voulez-vous m'en faire cadeau? Je donnai de grand cœur le décime demandé : l'enfant, le faisant sonner avec celui qu'il avait déjà, courut joyeusement le porter au guichet du modeste établissement où l'on nage, — où l'on se lave.

Cette petite aumône, courageusement demandée, franchement acceptée, m'a fait beaucoup réfléchir.

Il y a donc à Paris, la ville de tous les luxes et de toutes les élégances, des gens qui ne se baignent pas, parce qu'ils n'ont pas les quatre misérables sous, nécessaires à quiconque veut se plonger dans l'eau, en se conformant aux règlements de police régissant la matière! Ces mêmes déshérités de la fortune, pour lesquels l'eau froide coûte trop cher, ne vont donc jamais au bain chaud, dont le prix est encore moins à la portée de leur bourse?

Sir Richard Wallace sait-il cela?

Ce philanthrope, qui fait couler, dans tous les carrefours, une eau pure et fraîche dont se régalent les gosiers démocratiques, mériterait encore une fois le titre de bienfaiteur de l'humanité s'il édifiait, sur la Seine ou ailleurs, quelques réservoirs populaires, propres à baigner les membres des prolétaires parisiens, dans le but d'entretenir la puissante vitalité de leurs organes de travailleurs.

Au mois de février de la même année, j'avais cru que ces réservoirs allaient être installés, en lisant ceci dans le journal *La Paix* :

« Le conseil municipal vient de décider la création de quatre énormes piscines, réparties sur divers points excentriques de Paris et destinées à offrir, non seulement l'été, mais encore le printemps, l'automne, l'hiver même, un lieu toujours propice aux ébats des amateurs de natation. La pleine eau en toute saison? Mon Dieu, oui. Le problème paraît insoluble : il ne l'est cependant pas, à la condition très simple qu'on garantisse l'eau contre les variations de la température, et qu'on lui assure en tout temps le nombre de degrés nécessaires pour éviter les cas toujours déplaisants de complète ou même approximative congélation. Le propre de l'hiver est de rendre la baignade impossible. Eh bien, on se baignera au mois de janvier, à la barbe du calendrier. »

« On voit d'ici la véritable révolution qu'une innovation de ce genre va produire dans l'hygiène du peuple de Paris. C'est que le projet du conseil municipal vise, avant tout, nous pourrions dire exclusivement, les intérêts populaires. Les classes aisées de la société ne sont pas embarrassées de se baigner au cœur même de l'hiver. »

De ce projet fort beau, qu'est-il advenu?

Hélas! je l'ai demandé vainement à tous les échos.

— Les anciens abusaient peut-être des bains; les modernes n'en usent pas assez.

Rappelons rapidement, à qui les aurait oubliés, les effets bienfaisants de l'immersion du corps dans l'eau, ce modificateur par excellence des surfaces d'excrétion. L'action du bain variant selon sa température et selon sa composition, trois paragraphes distincts seront consacrés : au bain chaud, au bain de rivière, au bain de mer.

Sans aller aussi loin que le fameux professeur d'Iéna, Hufeland, qui accordait au bain, pris à une température supérieure de quelques degrés à celle du corps humain, le pouvoir d'écarter toutes les maladies et de transformer les constitutions débiles en constitutions robustes, on peut hardiment déclarer que le *bain, chaud* ou *tiède*, relâche les fibres musculaires, trop tendues par un travail pénible ou une marche fatigante, qu'il apaise la circulation, qu'il restitue aux organes l'aisance de leur fonctionnement, qu'il atténue les mauvais effets des aliments trop excitants, qu'il calme l'irritabilité du système nerveux.

Le *bain froid* en rivière fortifie la peau, augmente sa tonicité et la rend moins impressionnable; il préserve, — mieux que ne le ferait toute la flanelle de Reims, — les organes thoraciques des

maladies nombreuses qui sont susceptibles de les atteindre à chaque
variation atmosphérique.

Le *bain de mer* produit une action qu'on demanderait en vain au
bain de rivière; elle est due aux éléments constitutifs du liquide
salin. Le chlore, le brome, le potassium, le sodium, l'oxyde de fer
et les autres corps que l'eau de mer contient lui donnent des propriétés spéciales. Elle stimule les papilles nerveuses de la peau et
lui rend l'énergie et la coloration perdues; elle combat l'obésité et
la paralysie; elle vient en aide aux enfants frêles et délicats, et contribue à en faire des hommes. Le bain de mer est encore précieux
dans l'anorexie, l'anémie et la chlorose. Il est béni par nombre de
gens qui, après avoir inutilement usé de drogues pharmaceutiques
de tout genre, ont trouvé, dans les flots de l'Océan ou de la Méditerranée, le moyen de tarir les plus ennuyeuses des sécrétions morbides.

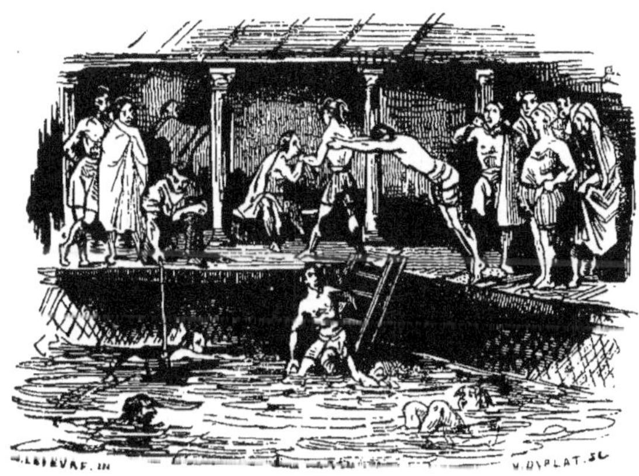

FIGURE 235. — Le bain froid.

Laissant de côté les propriétés thérapeutiques de l'eau froide ou
chaude, douce ou salée, je veux particulièrement insister sur un
point plus vulgaire, que voici :

A quelque source qu'on le puise, de quelque façon qu'on le prenne,
le bain est indispensable à la vie, parce qu'il débarrasse le corps
des impuretés qui le souillent et qui gênent le libre exercice des
fonctions tégumentaires.

Il est des êtres stupides — Mgr de Ségur les loue dans ses petits livres — qui font de la malpropreté une œuvre pie et même une vertu.

Que ces gens-là ne se lavent jamais — malgré le blâme énergique que leur inflige un autre prélat, M. de Fénelon — *peu nous en chaut;* mais, que devons-nous penser, grand Dieu! des Français qui, sans être aveuglés par le fanatisme, se méprisent assez pour négliger absolument le soin de leur personne.

Le manque d'établissements balnéaires, ouverts à tout venant, doit être pour beaucoup dans cet oubli des règles de l'hygiène.

Il faut faire cesser cela. Il est urgent que le projet annoncé par le journal *La Paix* soit mis à exécution.

Nous supplions les citoyens placés à la tête du gouvernement de se rappeler que l'eau est, après l'air, l'agent le plus important de la vie animale; nous sollicitons des honorables chargés de régler l'emploi des deniers publics qu'ils fassent fabriquer un peu moins de fusils, un peu plus de baignoires; nous invitons les édiles qui président aux embellissements des cités à nous donner quelques becs de gaz de moins et quelques thermes de plus.

Cette création de bains publics, rappelant — sans luxe — ceux des Grecs et des Romains, je ne la demande pas seulement pour les grandes villes, je la réclame, plus énergiquement encore, pour les petites localités.

En effet, dans les villages qui ne se trouvent pas au voisinage de la mer ou d'un cours d'eau, le bain est à peu près inconnu de la population pauvre. Les deux ou trois familles aisées de l'endroit ont une baignoire; les autres ignorent l'usage de cet ustensile fait pour les riches. Il est des villages que je pourrais nommer, dont plusieurs habitants avouent n'avoir pris qu'un seul bain dans leur vie; ils ont procédé au nettoyage général de leur individu en une circonstance mémorable de leur existence. Est-ce au moment de leur mariage? — non, c'est le jour qu'ils ont dû se montrer nus au médecin du recrutement militaire.

S'il est des hommes qui n'ont pris qu'un seul bain dans leur vie, il faut avouer, ô poésie! que ces hommes possèdent parfois des compagnes qui n'en ont jamais pris du tout, elles...

Mon illustre compatriote le professeur Rostan a fait le portrait de ces mammifères; je ne le referai pas ici, et pour cause. Tous les médecins qui ont exercé dans les campagnes savent de quelles couleurs naturalistes il faudrait peindre ces *femelles,* qui ne seront dignes du nom de *femmes,* que le jour où elles se familiariseront avec la baignoire. Déjà les praticiens ruraux ont appris à quelques-unes que la cuvette n'est pas un meuble inutile; ils leur feront comprendre que ce vase à ablutions ne suffit pas, quand ils pourront leur dire : Allez aux bains de la commune.

Faites-nous donc des bains, messieurs les conseillers municipaux des villages de France.

Si vous êtes riches, prodiguez le marbre; si vos revenus sont minces, contentez-vous de la fonte émaillée, du zinc ou du fer blanc; si vous êtes tout à fait pauvres, ne nous donnez que du bois; mais, de grâce, prenez des mesures pour que nous puissions nous baigner.

Deux cabines, deux cuviers, un chaudron; nous ne vous demandons que cela, si vous ne pouvez pas faire davantage; mais cela, faites-le.

Vous avez une aire sur laquelle il est permis à chacun de venir battre ses gerbes; vous possédez un moulin où tout le monde peut moudre son blé; vous avez fait bâtir un four dans lequel chaque habitant a le droit de cuire son pain. Aire, moulin, four communaux, ce n'est pas assez. Il faut encore les baignoires de la commune.

PROPRETÉ CADENASSÉE. — Avant de parler des établissements de bains futurs, je veux placer une observation sur les établissements actuels.

Il y a quelques années, le journal *le Voltaire* entreprit une campagne contre l'usage, aussi dangereux que stupide, qui consiste à enfermer dans leurs cellules, comme des fous ou des voleurs, les gens qui vont prendre un bain. L'*Intransigeant* seconda le *Voltaire* et écrivit, après lui :

Lors du fameux accident de chemin de fer de la ligne de Versailles, où Dumont d'Urville et tant d'autres périrent, les voyageurs aussi étaient enfermés dans des wagons. C'est à cette circonstance que fut due la mort de la plupart des victimes. Et c'est seulement à la suite de cette catastrophe qu'on se décida à changer le système. Attendra-t-on une catastrophe analogue, dans un établissement de bains, pour transformer du même le mode de fermeture des cabines? Nous pouvons protester, crier, signaler le danger, supprimer le pourboire des garçons; bref, puisque ce lièvre a été levé, ne pas nous lasser de lui appuyer une chasse vigoureuse. Et nous espérons bien que le jour où se fonderont des établissements dans lesquels les portes se fermeront et s'ouvriront, non à la volonté du garçon, mais à celle du baigneur, tous les gens propres leur octroyeront leur clientèle et abandonneront les établissements anciens et routiniers à toutes les horreurs d'une faillite méritée.

Ces établissements, rompant en visière avec une routine inexplicable, n'ont pas encore été fondés. Je hâterai peut-être leur création en ajoutant cet argument en faveur de la réforme proposée :

D'après la statistique, les établissements de bains de Paris, pris dans leur ensemble, administrent, chaque année, un peu |plus de deux millions de bains en moyenne; ce qui représente deux bains ou deux bains un quart par tête. C'est là, on l'avouera. un maigre coefficient de propreté : rien ne dit qu'il n'augmentera pas par le seul fait de la suppression des serrures aux portes des cabines. Quand on ne risquera plus d'être rôti ou asphyxié en allant chez le baigneur, m'est avis qu'on aura moins de raisons — ou de prétextes — pour rester malpropre, et la santé publique y gagnera.

BAINS POPULAIRES. — La question d'installation des bains à peu de frais a préoccupé plusieurs esprits éminents, tant en France qu'à l'étranger. Je vais dire un mot des tentatives faites jusqu'à ce jour.

Au mois de mai 1878, le médecin saxon William Roth (qu'il ne faut pas confondre avec l'éminent Dr Mathias Roth, de Londres) disait à Dresde, dans une communication à l'*Association allemande d'hygiène publique :*

J'éprouve quelque orgueil à parler de notre organisation de bains militaires, à laquelle S. M. le roi a bien voulu s'intéresser personnellement.

« Nous sommes, je crois, dans l'armée allemande, le seul corps dans lequel chaque soldat est lavé des pieds à la tète, tous les huit jours. Nous possédons un appareil de douches disposé de façon qu'un tuyau court sur le sol et un autre au plafond de la salle. Douze hommes viennent se ranger de chaque côté et sont entièrement nettoyés du haut en bas. En hiver, pour assurer le lavage, l'eau est chauffée. A quoi serviraient nos appareils de ventilation de nos casernes, si soignés et si dispendieux, si nos soldats revenaient indéfiniment habiter leurs chambres, les pieds sales et le corps exhalant les odeurs et les miasmes de la malpropreté? A côté de la douche commune, on a conservé quelques baignoires pour des cas spéciaux. On fait même passer d'abord à la baignoire les recrues, plus difficiles à débarrasser d'une crasse lentement accumulée; elles ne sont admises à la douche qu'après un premier nettoyage à grande eau. Il va sans dire que nos salles de douches possèdent des compartiments séparés, pour servir de vestiaires. Chaque homme apporte avec lui son morceau de savon et sa serviette. L'opération est assez rapide pour que cent hommes soient douchés en une heure, et, grâce à la division de l'eau par ce procédé, il n'en est pas dépensé plus de deux à trois litres par tête. »

N'entendant rien à la langue allemande, je ne m'arrête pas au style singulier de cette communication — qui est peut-être fort beau dans la langue de Schiller — et je vais droit au but que je me suis proposé : établir que l'armée saxonne n'a pas inventé l'installation balnéaire dont elle est si fière.

Vingt ans avant le docteur allemand William Roth, le médecin français Duval, du 33ᵉ de ligne, avait fait connaître aux soldats les bienfaits de la propreté, ainsi que M. Jules Arnould le rapporte dans le *Bulletin de la Société industrielle du nord de la France*, d'après le *Recueil de mémoires de médecine* de l'année 1861 :

« Dans un coin de la cour de la Corderie (caserne de Marseille), le général de Courtigis fit construire, en 1857, par le génie, une baraque en planches de 4 mètres carrés environ, partagée par une cloison en deux pièces distinctes. Autour de la première, on a disposé un banc surmonté d'un ratelier pour suspendre les habits; c'est dans celle-là que les hommes se déshabillent. La seconde reçoit, des réservoirs de la ville, un conduit d'eau de 3 centimètres de diamètre, muni d'un robinet et terminé par un tube long de 1 mètre, percé en pomme d'arrosoir dans toute sa longueur. Le tube-arrosoir est situé à 1 mètre 60 au-dessus du sol. Le plancher, recouvert d'une feuille de zinc, forme une vaste cuvette, dont les bords sont relevés perpendiculairement et fixés au mur. Une légère déclivité, ménagée vers l'un des angles du plancher, y réunit les eaux, qui s'écoulent rapidement dans un égout. La baraque a coûté 200 francs.

« Les hommes se déshabillent dans la première pièce et, munis d'un morceau de savon, ils vont se mettre par trois à la fois sous le tube-arrosoir; trois minutes leur suffisent pour se nettoyer de la tête aux pieds. Dès que la première série s'est retirée, elle fait place à trois nouveaux venus, préparés à l'avance, et ainsi de suite. »

On baignait ainsi, ou plutôt on douchait 350 hommes, de midi à quatre heures.

Dans d'autres casernes françaises, la propreté des soldats a été assurée par des moyens différents.

A la page 81 de son *Hygiène militaire* (1), le Dʳ J. Douillot rappelle comment son collègue le Dʳ Riolacci, du 13ᵉ chasseurs à pieds,

---

(1) Paris, V. Rozier, édit., 1860.

est parvenu, avec les seules ressources du bataillon, à faire baigner tous ses hommes.

« Le nouveau système que nous avons mis en usage, dit le Dr Riolacci, est dû à l'initiative de M. le commandant d'Avoust d'Auerstædt, et fonctionne depuis huit mois. Pendant tout l'hiver qui vient de s'écouler (1866), chaque homme a pu se baigner ou se laver tous les quinze ou vingt jours.

« Je vais exposer en quoi notre système consiste :

« Avec les faibles ressources dont un bataillon peut disposer, nous ne pouvions pas songer à donner à chaque soldat un bain complet. Au lieu de baignoires, nous avons donc fait confectionner de vastes bassins en fer battu, dans lesquels on pût commodément s'asseoir, et dans lesquels le niveau de l'eau fût à peu près ce qu'il est dans les bains de siège ordinaires.

« Ainsi qu'on le voit, une fois que l'homme, en croisant ses jambes, est assis dans le bassin, il plonge dans l'eau jusqu'à la ceinture. Six bassins pour six compagnies nous ont semblé être suffisants, pour permettre de donner un bain à chaque soldat tous les quinze ou vingt jours. Pour la régularité du service, nous avons disposé les bassins dans une chambre spéciale, qu'on a pourvue du mobilier le plus strictement nécessaire : un poêle, deux bancs pour recevoir les vêtements, des planches devant les bassins faisant office de tapis, une grosse éponge par bassin ; enfin, au-dessus de chaque bassin, un clou pour poser la serviette.

« Ce simple mobilier, qu'on peut toujours se procurer dans une caserne, est plus que suffisant.

« Voici de quelle façon les bains sont administrés : tous les jours (quand le service le permet), trois heures après le repas du matin, c'est-à-dire vers midi et demi, six hommes de chaque compagnie sont désignés et conduits par le caporal de semaine dans la salle des bains ; les bassins sont déjà remplis de la quantité voulue d'eau froide. On verse aussitôt l'eau chaude, dont la quantité est ainsi mesurée (10 litres d'eau à la température de 100° dans 20 litres d'eau froide, autrement dit deux bidons d'eau froide et un bidon d'eau chaude constituent notre bain). Pendant ce temps, les hommes quittent leurs vêtements, qu'ils déposent en ordre sur les bancs, et viennent s'asseoir dans le bassin, où, avec la main et l'éponge, ils se lavent des pieds à la tête. Vingt minutes sont accordées à chaque fournée de baigneurs.

« Une seconde escouade arrive, vide les bains, les remplit, se baigne; et ainsi de suite, de telle sorte qu'en deux heures, trente-six chasseurs peuvent prendre un bain de propreté complet.

« Voyons le surcroît de dépenses que ce système a occasionné au bataillon, car c'est là la question capitale.

« En procédant comme nous l'avons fait, nous avons pu donner trente-six bains avec 10 kilos de charbon de terre. Le prix du charbon étant de 4 fr. 50 ou 5 francs les 100 kilos, on voit que le bain revient à moins de 2 centimes. »

Il est d'autres moyens, mis en usage dans les casernes françaises, pour se procurer à peu de frais de l'eau chaude destinée à la propreté des hommes. Le D\u1D63 Luys, de l'Académie de médecine, en a, signalé un des plus ingénieux dans une lettre au *Journal d'Hygiène* (1). Je ne fais que rappeler qu'il consiste à utiliser la chaleu produite par le fumier de cheval, dans les régiments de cavalerie. Je continue ma revue des pratiques balnéaires dans l'armée.

Le travail de M. Jules Arnould mentionne encore, parmi les tentatives antérieures à celles dont le D\u1D63 W. Roth est si fier, le *modus faciendi* adopté au 69\u1D49 de ligne, sur l'initiative du colonel Louis et avec l'aide du D\u1D63 Haro.

Voici en quoi il consiste :

« M. le colonel Louis a fait l'acquisition d'une pompe d'arrosage ordinaire, munie d'une bâche ; l'eau chauffée dans une chaudièree de quatre vingt-cinq litres environ est portée à l'ébulition ; à l'aid- d'une grande louche on verse un volume d'eau bouillante dans la bâche et on y ajoute deux volumes d'eau froide, ce qui porte la tem pérature du mélange à 30° environ. Au moyen d'un tuyau flexible, muni d'un lance, dont le bout est percé d'une infinité de petits trous, on obtient une gerbe liquide constituée par de l'eau à peu près pulvérisée ; cette gerbe liquide et chaude est dirigée de haut en bas sur les hommes qui se présente par escouade à l'action de la pompe ; chaque baigneur occupe un bassin en zinc pendant qu'on l'asperge sur toutes les faces, de telle sorte que les pieds plongent, pendant ce temps, dans l'eau chaude, s'imbibent et se ramollissent, ce qui facilite singulièrement le nettoyage de ces parties.

« Après cette première aspersion, l'homme se savonne en entier ; puis il revient une seconde fois sous le jet de la pompe pour subir un nettoyage définitif ; cela fait, il se rapproche du foyer ou se trouve la chaudière ; il s'essuie, remet sa chemise, son pantalon et

---

(1) 23 octobre 1879.

ses souliers; puis il sort de la salle des bains et va dans la salle voisine, qui sert de vestiaire, où il achève de se vêtir,

« On baigne une compagnie de quatre-vingt-cinq hommes avant la soupe du matin. Le régiment tout entier se baigne régulièrement tous les quinze jours, et le prix du bain ne s'élève pas à un centime. Le prix de revient du matériel ne dépasse pas 200 francs (1). »

— Les détails qui précèdent étant exclusivement « militaires », ceux qui vont suivre seront réservés aux « civils » : Ils diront ce qui a été fait et ce qui reste à faire pour permettre à l'ouvrier des villes et aux travailleurs des campagnes de posséder ce trésor de santé qu'on appelle propreté.

Voici donc l'historique des bains populaires.

La place dont je dispose n'étant pas illimitée, je ne paye point à l'Antiquité le tribut d'admiration que l'hygiène doit à ses thermes grandioses. Je n'entre pas dans le moindre détail sur la corporation des étuvistes de la vieille France, et je fais commencer mon histoire balnéaire avec l'année 1810.

Dans le rapport général des travaux du Conseil de salubrité pendant l'année 1810, adressé à M. le baron Pasquier, préfet de police, par Deyeux, Parmentier, Huzard, Leroux, Dupuytren, Petit et Cadet-Gassicourt, je lis :

« Paris compte dans son sein beaucoup de bains particuliers; mais la classe aisée peut seule en faire usage; les bains de rivières, qui s'ouvrent dans la belle saison sur la Seine, sont mal disposés et leur prix n'est pas à la portée de la classe indigente. La défense de se baigner sur les bords du fleuve, dans l'enceinte de la ville, est fort sage, mais elle engage les baigneurs à se livrer au courant dans des endroits moins sûrs et éloignés de secours. *Déjà plusieurs architectes ou ingénieurs ont proposé d'établir des bains public gratuits*, soit à l'île Louviers, soit ailleurs; mais dans un pareil projet, il ne faut pas considérer le simple agrément, il est des considérations d'hygiène qu'il faut admettre, et le conseil vous les présentera, monsieur le préfet, si vous jugez à propos de le consulter. »

M. le baron Pasquier jugea-t-il à propos de demander cette consultation? Les documents administratifs que j'ai pu consulter m'autorisent à répondre par la négative. Les années 1811, 1812, 1813 et 1814 se passent, et il n'est plus question des bains gratuits, dans la collection des travaux du Conseil de salubrité.

---

(1) On trouvera des détails complémentaires sur cette question dans le volume de MM. Napias et Martin : *Les progrès de l'hygiène en France*, p. 121.

Dans le rapport adressé à M. le comte Anglès, en 1815, je trouve :

Nous avons proposé de régulariser les bains de rivière et de prévenir les accidents, par des mesures de police qui puissent s'accorder avec une honnête liberté.

Dans le rapport de 1819, je note :

Les nouveaux établissements de bains publics, les grandes piscines dont M. Lecour vient de construire un excellent modèle à la pompe à feu du Gros-Caillou, les bains ambulants de M. Valette, en offrant aux particuliers tous les genres d'ablution commodes, économiques et salubres, rendront, il faut l'espérer, les cas de submersion beaucoup plus rares.

Le rapport de 1830 a un petit côté commercial fort réjouissant :

« Pour vous faire apprécier, disent les membres du conseil au Préfet, les efforts et les succès de l'industrie, nous vous rappelons les bains si perfectionnés de M. Gingember (rue des Colonnes); l'école thermonautique de M. Lecour (à la pompe à feu du Gros-Caillou); les bains de vapeur donnés à domicile par M. Lemaire (3, rue Saint-Honoré), avec un appareil aussi commode qu'ingénieux, et le nouvel établissement des eaux minérales, préparées par cinq pharmaciens (tous membres de l'Académie de médecine). »

En 1821, la prose savante officielle a un caractère plus digne et témoigne d'une heureuse préoccupation, celle de faciliter les bains à la classe pauvre. Voici un extrait du rapport du Conseil de salubrité au Préfet :

Après la propreté du linge de corps vient celle de la personne elle-même, et l'unique moyen qui se présente, non seulement d'assurer cette propreté, mais encore d'en inspirer le goût, serait de créer des bains publics gratuits en pleine rivière, dans l'intérieur de Paris. Des bains de cette espèce, c'est-à-dire en eau courante et à la température atmosphérique, seraient de l'usage le plus salutaire... Il serait à propos de placer quelques-uns de ces bains dans les lieux où ils sont le plus nécessaires, c'est-à-dire dans le voisinage des faubourgs et à la portée de la population nombreuse, ouvrière, indigente et trop négligée qui les habite. Ce serait mettre à sa disposition un excellent préservatif, non seulement contre les maladies que fait naître l'inclémence de l'air et le défaut de propreté, mais encore les vices de l'âme : car un peuple ami de la propreté l'est bientôt de l'ordre et de la discipline. En attendant que de tels projets soient, nous ne dirons pas exécutés. ni même accueillis, mais seulement écoutés, le Conseil se doit à lui-même de recommander à votre protection une école de natation et de bains à eaux courantes, que l'on projette de former sur un point quelconque de cette partie de la Seine qui est comprise dans l'intérieur de Paris.

De 1821 il faut venir jusqu'en 1839 pour voir le Conseil de salubrité s'occuper encore des bains. Cette année-là, le rapport général, rédigé par Esquirol, Guérard, Bussy, Pelletier, Chevallier, Larrey, Pariset, Orfila, etc., disait :

Les établissements de bains, dont l'importance est si généralement sentie, sous le point de vue hygiénique et sous celui de la propreté, sont bien éloignés d'être aussi multipliés à Paris que l'exigeraient les besoins de la population ; cet état de choses est d'autant plus regrettable qu'il serait extrêmement facile aujourd'hui, avec la multiplicité des machines à vapeur, de se procurer des masses considérables d'eau chaude, qu'on pourrait utiliser à cet usage.

Depuis 1810, on le voit, il a été rédigé de belles phrases sur les avantages du bain, pour la population pauvre, mais ce n'est qu'en 1850 qu'on a songé sérieusement à mettre des baignoires à sa disposition. Je voudrais pouvoir reproduire *in extenso* l'exposé des motifs admirable, rédigé par M. Dumas, ministre de l'agriculture et du commerce, sur le projet de loi tendant à obtenir un crédit de 600,000 francs, pour favoriser la création d'établissements de bains et lavoirs au profit des populations laborieuses ; je dois me borner à en indiquer les arguments principaux.

« En France, disait M. Dumas, tout le monde aime à satisfaire ce besoin d'honnête et saine propreté, qui caractérise les intincts et les goûts de notre population ; mais, si le besoin existe, les moyens de le satisfaire ne sont pas jusqu'à présent en rapport avec lui.

« ... Les établissements de bains de toutes nos villes font payer trop cher les bains qu'ils administrent, pour que la classe ouvrière puisse en tirer profit.

« ... Les établissements de Paris administrent chaque année un peu plus de 2 millions de bains en moyenne, ce qui représente deux bains ou deux bains un quart par an et par tête. Mais il est facile de voir par la situation des établissements, concentrés dans les quartiers aisés, et par leur tarif toujours élevé, que la classe pauvre n'en profite pas. En Angleterre, le succès des bains à bas prix a été tel, qu'un seul établissement administre plus de 200,000 bains par an ; il est vrai que le prix du bain est réduit à 20 centimes... S'il est démontré que les bains peuvent être ramenés à un tarif très bas ; s'il l'est également que le service des lavoirs se prête à des améliorations dignes de toute la sollicitude d'un gouvernement éclairé ;

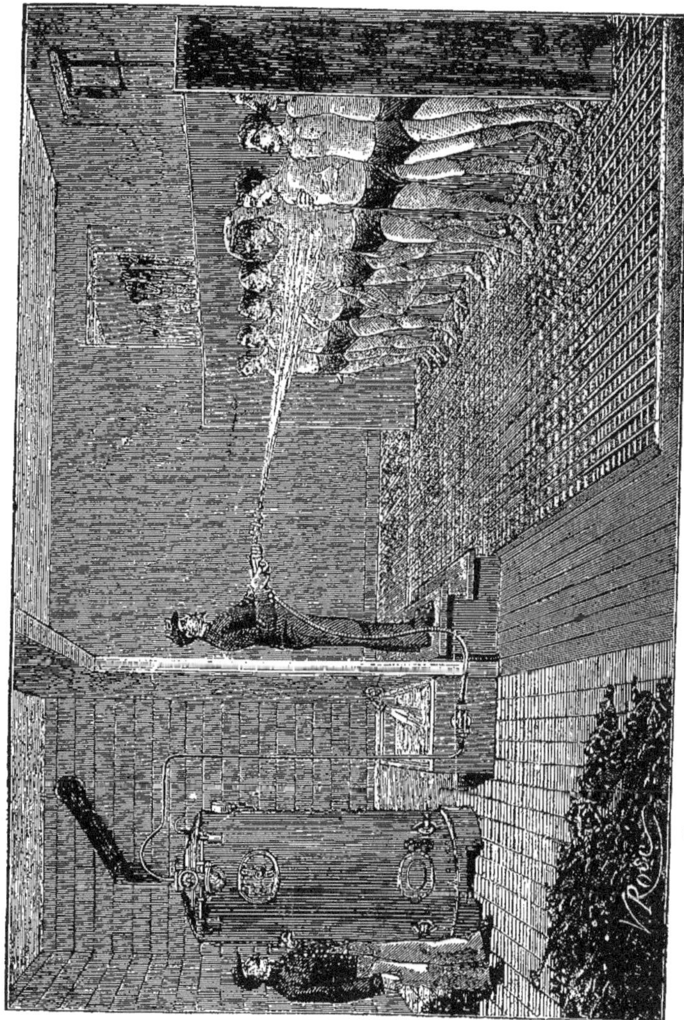

Figure 236. — Appareil à douches tièdes employé dans le 7e corps d'armée.

reste à examiner quelle est la part qui lui revient dans le mouvement qu'il s'agit d'imprimer à ce sujet. Or, l'expérience du passé prouve suffisamment que l'industrie privée n'a pu créer en France des établissements comparables à ceux que l'Angleterre possède. Elle démontre aussi qu'en Angleterre le concours du Gouvernement a été indispensable pour en assurer la fondation... Guidé par ces études le Gouvernement ne pouvait hésiter à réclamer le concours de l'État et des communes dans ce grand intérêt d'utilité publique. »

A la suite de ce travail, dont les extraits qui précèdent ne donnent qu'une idée imparfaite, une Commission d'études dont faisaient partie MM. Trébuchet, Payen, Trélat, Davenne, Darcy, etc., fut établie auprès du Ministère de l'agriculture et du commerce. M. de Saint-Léger, ingénieur des mines, alla en Angleterre étudier l'organisation et le fonctionnement des établissements de bains et de lavoirs spéciaux des classes laborieuses; l'Assemblée nationale vota les fonds demandés, et la loi du 3 février 1851 ouvrit au budget un crédit extraordinaire de 600,000 francs, sur l'exercice de l'année, pour encourager, dans les communes qui en feraient la demande, la création d'établissements modèles de bains et lavoirs publics, gratuits ou à prix réduits.

Les communes profitèrent-elles de la loi du 3 février? Hélas! non.

Les municipalités d'Angers, d'Albi, d'Epinal, de Foix, de Guéret, de Lille, de Montpellier et de Mulhouse demandèrent des subventions, mais elles n'édifièrent point les établissements philanthropiques rêvés (1) et il fut encore permis de répéter ce triste aphorisme d'Armand, de Melun, représentant du peuple pour le département d'Ille-et-Vilaine :

« Celui qui trouve à peine dans le prix de son travail de quoi se vêtir, se nourrir et s'abriter, est souvent obligé de regarder le bain comme un objet de luxe interdit à sa fortune. »

La loi du 3 février 1851, qui mettait à la disposition des municipalités de France 600,000 francs, pour la création de bains et de lavoirs populaires, fut malheureusement stérile : je l'ai rappelé plus haut. Elle avait fait naître, pourtant, nombre d'ouvrages spéciaux, fort propres en apparence, à hâter la construction de ces établisse-

---

(1) Quand cette assertion fut formulée pour la première fois dans le *Journal d'hygiène* (11 novembre 1880), l'auteur adressa un exemplaire du journal aux mairies des villes nommées, en vue de provoquer des rectifications. Malheureusement ses renseignements n'étaient que trop exacts : les rectifications sont encore à venir.

ments philanthropiques. Je dois citer, comme type de ces publications, un volume d'environ 200 pages, dû à la plume de M. Al. Bourgeois d'Orvanne, et portant ce titre alléchant : « *Lavoirs et bains publics gratuits et à prix réduits*, traité pratique à l'usage des maires, des membres des Conseils municipaux, des administrateurs des hospices et autres institutions de bienfaisance, avec plans d'un établissement modèle. »

Cette utile institution (loi du 3 février) deviendra vivace et atteindra son but, disait M. Bourgeois, surtout si « on met à son service des procédés de lessivage capables de diminuer de 50 0/0 les frais du blanchissage et le temps employé par les ménagères aux opérations qu'il nécessite » ; et, à la page 33 de son traité pratique, l'auteur avait soin d'indiquer certaine méthode *brevetée* (procédé Guillaume) au moyen de laquelle on devait obtenir les heureux résultats attendus — et faire, du même coup, la fortune de l'inventeur.

Ce côté mercantile, visible dans toutes les publications du même genre, ne fut pas, à mon avis, sans contribuer à l'indifférence générale.

J'ouvre ici une parenthèse.

Dans l'ouvrage que je viens de citer, M. Bourgeois d'Orvanne écrit ces lignes :

« Sa Majesté, pour laquelle les sacrifices ne sont rien quand il s'agit du bien-être du peuple, a donné un salutaire exemple, qui bientôt sera mis à profit dans toute la France ; elle a pris l'initiative à Paris ; elle a ordonné, en décembre 1852, la création immédiate, aux frais de sa cassette, de trois établissements modèles de lavoirs et bains publics à prix réduits. Déjà l'un s'élève majestueusement sur une partie de l'emplacement du Temple, et sera, sous peu de temps, mis à la disposition du public. »

Quelqu'un sait-il ce qu'il est advenu de ce projet impérial ?

Je ferme la parenthèse.

En 1852, il fut publié par M. Viguier, conseiller référendaire à la Cour des Comptes, ancien adjoint du quatrième arrondissement de Paris, un projet avec figures, plans, règlement intérieur, etc., qui mérite, à mon avis, d'être sérieusement examiné, parce qu'il pourrait, avec quelques modifications de détail, être réinventé et adopté un de ces jours.

Après avoir démontré, dans un chapitre préliminaire, que le bain doit être rendu accessible à tous, et concilié avec la plus grande économie de temps et d'argent, M. Viguier écrivait :

« Quel est le procédé capable de satisfaire à la question ainsi posée, qui contient le vœu du gouvernement et celui de toute philanthropie éclairée ? un procédé aussi vieux que le monde, consacré par d'antiques législations religieuses, et suggéré par l'instinct le plus vulgaire. Au lieu de plonger le corps dans un bassin de cuivre, appareil coûteux, embarrassant, difficile à entretenir, eau dont la température est réglée au hasard; au lieu de toutes ces difficultés pratiques, qui font que la prudence et l'économie semblent conspirer avec la négligence de soi-même pour éviter le bain pendant des mois et des années, faites que chaque homme puisse recevoir et répandre sur toute sa personne une eau convenablement tiède, projetée dans un temps déterminé, très court comparativement aux bains ordinaires, provoquant l'activité salutaire des bras et des mains sur le corps assis ou debout; faites en sorte, ce qui est facile, que cette purification soit offerte au moindre artisan dans des réduits toujours propres et bien tenus, pour quelques sous, sans retarder presque son chemin à l'aller ou au retour de son ouvrage, et le problème d'un grand progrès philanthropique sera résolu. »

Pour réaliser mon projet, ajoutait M. Viguier, il faut établir partout, non pas des bains, mais des *ablutoirs publics*.

Qu'est-ce que l'ablutoir? l'auteur va nous le dire :

« Dans des salles chauffées en hiver et convenablement aérées en toute saison, un cabinet à chacun pour déposer et reprendre ses vêtements ; à côté, un autre cabinet spécialement disposé pour l'ablution elle-même. L'ablution consiste à recevoir seul, pendant quelques minutes, sur le corps, à la hauteur de l'épaule, l'écoulement d'un robinet d'eau tiède, à une température appropriée à la saison, et à occuper ces quelques minutes par la friction continue de tous les membres avec les mains. Puis enfin, avec un peignoir sec et chaud, à essuyer parfaitement toutes les parties du corps. »

Remplacez le robinet par une douche en pluie, sans pression, et l'ablutoir me paraîtra bien près de l'idéal rêvé pour la propreté de l'ouvrier, si vous avez soin surtout de déclarer, comme M. Viguier que la séance ne coûtera jamais plus de quinze centimes, linge compris.

L'inventeur désintéressé des bains d'affusion terminait ainsi sa brochure :

« Nous avons la confiance que de pareils ablutoirs seront bientôt établis dans les grands centres de population ; comme il est arrivé sous mes yeux pour l'usage des voitures omnibus, inventées par Pascal, renouvelées de nos jours à Paris et installées à cette heure dans toutes les villes. »

Pascal est mort en 1672, et les omnibus n'ont roulé réellement qu'en 1828; je suis tenté de croire que l'idée de M. Viguier ne restera pas un siècle et demi sans être sérieusement mise en pratique.

A New-York, il existe, la *Science pour tous* me l'a appris, sept bains gratuits, organisés par l'administration municipale, pour le bien-être de la population ouvrière, pendant les mois d'été.

A Paris, nous n'avons rien de pareil.

L'Assistance publique délivre quelques bons de bains médicamenteux, aux personnes qui en font la demande à la consultation des hôpitaux; mais les mêmes médecins, que l'administration autorise à distribuer de l'eau chargée de sulfure de potasse, de carbonate de soude ou de colle de Flandre, à des demi-malades, n'ont pas le droit de donner un peu de simple eau chaude et de savon aux gens bien portants, mais pauvres. Bien souvent la presse médicale a signalé les avantages que l'on obtiendrait au point de vue de l'hygiène, si l'on accordait aux indigents du dehors l'autorisation de venir prendre des bains ou des douches dans l'hôpital de leur quartier; nos administrateurs n'ont pas encore suffisamment compris que cette charge apparente constituerait une économie réelle, par suite du désencombrement des salles consacrées au traitement des maladies de la peau.

Dans la plupart des villes de France, la situation est semblable à celle de Paris, sauf de rares exceptions. On m'assure qu'un établissement populaire de bains-lavoirs existe à Romorantin, depuis 1854. J'en ai vu moi-même un autre, assez intelligemment installé, à Montpellier; j'ai lu, dans un travail d'Armand de Melun, que la charité est parvenue à Rouen, avec de très modestes ressources, à créer des bains et des lavoirs à très bon marché, à l'aide de quelques souscriptions volontaires et d'un don gratuit d'eaux chaudes provenant de machines à vapeur; mon ami et collaborateur Joltrain m'a dit avoir visité, à Reims, une maison municipale de bains, dont l'entrée ne coûte que 20 centimes et qui est très fréquentée, malgré cette curieuse obligation imposée au baigneur: Dire son nom et son adresse, en entrant dans l'établissement.

Dans quelques autres localités industrielles, des chefs d'usines ont utilisé les eaux de condensation des machines pour chauffer les bains particuliers destinés à leurs ouvriers; mais, malheureusement, cette pratique ne s'est point généralisée. Son avantage a pourtant été proclamé bien des fois. Un membre du Conseil d'hygiène qui a un instant mis en doute les bienfaits des bains pour la classe ouvrière, le professeur Tardieu, a écrit :

« L'État, la ville, l'industrie privée possèdent dans l'intérieur de Paris des machines à vapeur, dont l'eau de condensation descend aux égouts, emportant, avec elle, une température moyenne de 30 degrés qui n'est point utilisée et qui pourrait l'être. La seule machine à vapeur de Chaillot fournirait un volume de 200 hectolitres par jour, ce qui permettrait de délivrer 700 bains. »

Quand viendra le jour où, par l'utilisation des eaux de condensation ou autrement, on se décidera à assurer aux pauvres le moyen de se garer de la malpropreté ?... Ce sera bientôt, si les citoyen chargés de veiller au bien-être du peuple se souviennent de cet axiome du grand démocrate Raspail : *Le malpropre est en proie à une espèce de malaise continu* (1).

— Pour me faire pardonner les longues et ennuyeuses considérations balnéaires qui précèdent, je veux vous dire l'histoire — qui n'est pas un conte — du bain à cheval.

Pour prendre un bain en chevauchant, il faut savoir ce que c'est qu'un cataplasme.

Un cataplasme, disent tous les auteurs classiques, est un bain local. Un bain, ajoute le docteur Mayor, de Lausanne, est un cataplasme général. Si donc vous voulez vous baigner sans dérangement et sans baignoire, vous n'avez qu'à vous appliquer un vaste cataplasme des pieds à la tête.

Vous ne comprenez pas très bien ? Écoutez l'explication donnée par Peisse :

« Qu'est-ce qu'un bain, dans la rigueur absolue du mot et de la chose ? L'application d'une couche d'eau sur la surface du corps. L'épaisseur de cette couche est parfaitement indifférente pour le résultat, car un corps entouré d'une pellicule d'eau d'un millimètre est aussi bien mouillé, trempé, baigné, que s'il était plongé dans

---

(1) Ce jour attendu sera bientôt arrivé, pour un quartier de Paris au moins, si les travaux en cours rue Château-Landon sont menés à bonne fin, comme il est permis de l'espérer. Le 21 mars 1883, le Conseil municipal de Paris, prenant en considération une demande de MM. Philippe et Christmann, tendant à obtenir la concession des eaux chaudes provenant de la condensation de la vapeur des machines élévatoires des eaux de la ville de Paris, à charge par les concessionnaires de créer des bains de natation à bon marché, accordait la concession demandée. L'établissement en construction aura une piscine de 480 mètres carrés, avec un fond en plan incliné de 0^m,80 à 2^m,60. La température sera de 26 degrés. Le prix total à payer pour bain, caleçon et linge, sera de 50 centimes.

la Seine ou dans l'Océan... Ceci posé, combinez les deux éléments suivants :

« 1º Une substance ou étoffe susceptible de s'imprégner facilement du liquide et de le conserver dans ses mailles, telle que éponge, papier, carton, laine, étoupe, coton, charpie, amadou, etc., cette première pièce est l'*hydrofore*, ou, en français, le *porte-liquide*; 2º une substance ou tissu ayant la propriété de ne pas se laisser traverser par l'eau, tel que le papier huilé, la baudruche, la toile cirée, le taffetas gommé, le caoutchouc.

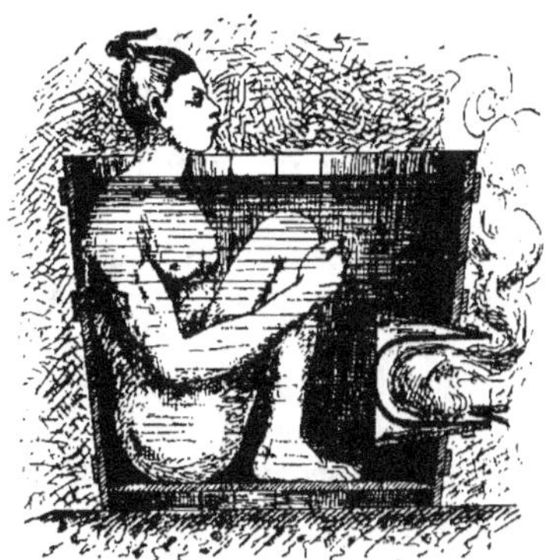

FIGURE 237. — Baignoire japonaise.

Cette seconde pièce porte le nom *d'imperméable* ou *d'hydrofuge...* »

Est il besoin, à présent, d'indiquer la manœuvre de l'appareil ? Point.

Les esprits les moins familiarisés avec les mystères de l'hydrostatique ont saisi tous les avantages du bain Mayor, dont voici une application brillante : Donnez à M. Baudry d'Asson un *complet* d'amadou mouillé, recouvert d'un deuxième *complet* fait de tissu imperméable, et cet intrépide cavalier pourra, en prenant son bain, émerveiller, comme s'il était à sec, les amateurs passionnés d'équitation violente et d'exercices hippiques périlleux. C. Q. F. D.

XLVI

ÉTUVES ET BAINS DE VAPEUR. — Les étuves sont des espaces clos renfermant de l'air ou de la vapeur dont la température est élevée pour provoquer la transpiration. Les étuves sont appelées sèches (1), dit le docteur A. Tartivel, lorsqu'elles sont constituées par un milieu d'air chaud; humides (2) lorsque le milieu est formé par de la vapeur aqueuse : une chambre, une boîte, une baignoire, un fauteuil entouré de couvertures de laine, etc., constituent les espaces clos dans lesquels l'air ou la vapeur sont mis en contact avec la peau. On peut chauffer l'air au moyen de lampes spéciales ou de soucoupes dans lesquelles brûlent, sur un peu d'étoupe, des liquides inflammables; la vapeur d'eau chaude est produite par des générateurs de divers genres :

Voici l'opinion formulée par le professeur Becquerel sur l'action des étuves sèches et des étuves humides :

« L'emploi des bains d'étuve sèche a pour conséquence d'élever au maximum les exhalations pulmonaire et cutanée, sans, pour cela, déterminer une grande perturbation dans l'organisme. C'est dans ces bains, en effet, que l'homme supporte la chaleur la plus élevée, et qu'on a vu des expérimentateurs rester exposés pendant quelques instants à une température voisine de 100 degrés (3). La facilité que l'on éprouve à supporter ce degré de chaleur tient à ce qu'une partie de l'exhalation cutanée produite, se volatilisant, rend latente une grande quantité de calorique, et empêche ainsi le corps de se mettre en équilibre avec le milieu ambiant. Ces bains sont essentiellement stimulants ; ils peuvent, toutefois, perdre ce caractère et en prendre un tout opposé, lorsque la quantité d'exhalation cutanée produite, devenant considérable et se renouvelant plusieurs fois, finit par constituer une véritable perte de liquide pour l'organisme.

---

(1) *Laconicum* des Romains.

(2) *Sudatorium*.

(3) Duhamel et Tillet ont annoncé, en 1764, que la servante d'un boulanger pouvait, sans être incommodée, séjourner, pendant dix minutes, dans un four chauffé au degré nécessaire pour la cuisson du pain. Cette expérience curieuse, à laquelle personne ne voulait croire d'abord, a été répétée plusieurs fois depuis, et notamment à Londres en 1775.

« Les bains de vapeur se trouvent dans des conditions tout opposées aux précédents, et lorsque leur température est trop élevée, on les supporte bien difficilement. En voici la raison : l'air au sein duquel se trouve l'individu qui y est exposé, étant saturé de vapeur, ne peut recevoir celle qui provient de la transpiration cutanée ; or, celle-ci est au maximum, par suite de la haute température à laquelle la peau est soumise; il en résulte une sensation de gêne, de malaise et d'anxiété, qui ne permet pas d'en subir longtemps l'influence. Les effets des bains de vapeur, en raison de cette dernière circonstance, sont moins avantageux que ceux des étuves sèches. Ce sont donc ces derniers qu'on doit toujours préférer *lorsqu'on en a besoin.* »

J'ai souligné avec intention les mots prudents qui terminent le paragraphe qui précède, pour protester, au nom de la santé publique, contre la banalité désespérante avec laquelle on prend les bains de vapeur.

Tout bon parisien va aux étuves. Qui l'y envoie? sa fantaisie seule, les trois quarts du temps. Cela ne devrait pas être. Les bains de vapeur et leur accessoire obligé, la douche, peuvent, tout le monde le sait, rendre de grands services dans un grand nombre de maladies, mais encore faudrait-il que ces procédés thérapeutiques fussent prescrits et appliqués par les hommes de l'art.

Je ne suis pas suspect d'antipathie pour les pratiques balnéaires, quelles qu'elles soient, j'use moi-même très régulièrement de la sudation et de la douche, cependant, je ne peux m'empêcher de déplorer l'insouciance avec laquelle le public se sert de la chaleur et du froid dans les établissements en vogue.

La règle pour le bain, quel qu'il soit, c'est la formule pour le médicament, selon l'heureuse expression du docteur Dutroulau. Vouloir s'en affranchir, ce serait, dit mon excellent confrère, Paul Labarthe, nier l'utilité des poids et mesures et du mode d'administration en matière médicale.

Il existe une loi sur l'exercice illégal de la médecine; j'en voudrais une, basée sur le même sentiment de respect pour la vie humaine, interdisant aux individus non munis de diplômes spéciaux, la direction des établissements dans lesquels on prend des douches et des bains de vapeur (1). Tous les moments ne sont pas bons pour

---

(1) Voici, d'après un rapport de Devergie, telles que les a enregistrées Vernois, les considérations d'hygiène générale administrative applicables aux bains d'étuve ou de vapeur :

Le baigneur ayant intérêt à prendre ses bains : 1° dans une étuve qui n'a pas été

entrer dans l'étuve ; toutes les températures ne conviennent pas indifféremment à chaque personne ; certaines régions doivent être douchées longtemps, tandis que d'autres n'ont besoin que d'une douche très peu prolongée ; un jet à haute pression est utile dans un cas, il peut nuire dans un autre. A chaque instant, il doit être tenu compte des indications spéciales résultant du tempérament du sujet et de son état normal ou pathologique ; on ne peut pas attendre cela de gens ignorant les secrets de l'organisme humain.

Cette incompétence des marchands d'eau vulgaires est plus dangereuse qu'on ne croit, c'est pourquoi j'émets le vœu qu'une direction médicale soit imposée à tout établissement, grand ou petit, possédant des salles de sudation et de douchage.

Qu'on favorise les baigneurs modestes dont les simples baignoires servent à la propreté publique, qu'on honore leur utile profession, mal notée dans les siècles passés (1), qu'on les subventionne même pour qu'ils puissent recevoir gratuitement les indigents ; mais, que l'on soit sans pitié pour les imprudents qui, transfor-

---

trop chauffée ; 2° dans une étuve assez spacieuse pour pouvoir y respirer facilement, malgré la présence de la vapeur dans l'air ambiant ; 3° à recevoir dans l'étuve une vapeur qui soit à une température fort élevée, il faudra :

1° Que les étuves *ne soient point en bois*, car le bois s'échauffe et produit une raréfaction de l'air, telle que le bain de vapeur se transforme en bain d'air chaud comme dans les boîtes à fumigation, et en a tous les inconvénients. La construction des étuves en bois procure une économie de vapeur et de combustible. Il faut les *proscrire* dans l'intérêt de l'hygiène ;

2° *Qu'elles n'aient pas moins de dix mètres cubes d'air ;* cela représente une pièce de deux mètres carrés sur deux mètres cinquante centimètres de hauteur ;

3° Qu'elles soient très *éclairées* et prennent jour par en haut, afin de pouvoir surveiller le malade, malgré la vapeur qui remplit l'espace ;

4° *Qu'à leur voûte existe un vasistas* de quarante centimètres de diamètre, et dans l'intérieur de l'étuve un robinet à eau froide ;

5° Enfin, une condition capitale est d'exiger une machine à vapeur, *uniquement destinée* au service des bains de vapeur, afin de ne jamais faire arriver dans l'étuve qu'une vapeur douce et graduée, et non brûlante et sujette aux variations, déterminées par un service commun.

Il y aura, pour le service des bains, un garçon *spécial* habitué à remplir ces fonctions. Dans l'intérieur de l'étuve, et dans un endroit très apparent, sera attaché un thermomètre centigrade à liquide coloré, qui ne devra jamais marquer plus de cinquante degrés.

Le baigneur ne sera jamais abandonné, l'eau froide sera à sa disposition, mais jamais le robinet de vapeur.

(1) En Allemagne, jusqu'à la fin du xviie siècle, les barbiers et les baigneurs ne pouvaient pas même entrer dans un corps de métier ; aucun artisan ne prenait un jeune homme en apprentissage, sans une attestation portant qu'il était issu d'une

mant en art ce qui n'est qu'un métier, rôtissent les gens ou les gè-
lent à volonté, sous prétexte de purifier le sang ou de guérir les
rhumatismes.

Un grand médecin, qui fut inspecteur général du service de santé,
professeur à la Faculté, membre de l'Académie et chirurgien en chef
des armées, Percy, était interrogé par un ami sur le médicament
qu'il croyait être le plus utile.

« L'Hippocrate anglais Sydenham, répondit-il, disait qu'il renoncerait à la médecine si on lui ôtait l'opium ; pour moi, j'aurais abandonné ma profession si l'on m'eût interdit l'usage de l'eau ! »

Par cette déclaration, Percy montrait le grand cas qu'il faisait
d'un moyen thérapeutique puissant, mis en des mains expérimentées, mais, par Hercule, patron des thermes et Dieu de la force ! il
eût appelé l'eau de quelque nom brutal, pris dans le dur vocabu-
laire des camps, s'il l'avait vue administrée à tort et à travers par
de barbares étuvistes.

---

famille dans laquelle il ne se trouvait ni barbiers, ni baigneurs (K. SPRENGEL. *Hist.*
pragm. de la médecine).

En France, au XIIIe siècle, les étuves étaient de mauvais lieux (G. B. DEPPING.
Notes sur le *Registre des métiers*).

XLVII

LA SUEUR. — Après avoir parlé des étuves il est tout naturel de consacrer un chapitre à la sueur.

Quand la température est élevée, lorsque nous nous livrons pendant un certain temps à un travail musculaire énergique, notre épiderme se baigne d'un liquide venu, malgré nous, des parties internes de l'organisme.

Pendant les grandes chaleurs, ce fluide est assez abondant pour former de grosses gouttes et ruisseler en diverses régions ; sa quantité diminue quand vient l'hiver, il paraît être réduit à néant par les grands froids : jamais il ne cesse d'exister, quel que soit l'état thermométrique de l'atmosphère. Copieux, nous l'appelons *sueur* ; à peine sensible, nous lui donnons le nom de *moiteur* ; invisible, il est désigné par le terme de *perspiration cutanée*.

La sueur présente de nombreuses variétés, relativement à son siège, à sa quantité et à ses qualités chimiques, à son odeur et à sa couleur.

Selon qu'elle se montre sur toute la surface cutanée ou qu'elle n'occupe que quelques régions particulières, la sueur est dite générale ou partielle. Les sueurs générales se rencontrent surtout dans l'état de maladie ; à l'état de santé elles sont le plus souvent locales. La paume des mains, les pieds, les aiselles, la poitrine, la tête sont ses sièges de prédilection. Emeric Smith, rédacteur de l'*Encyclopédie méthodique*, rapporte, d'après Thomas Bartholin, un fait très curieux de sueur partielle, observé chez le fils de l'anatomiste allemand Simon Paulli ; ce jeune homme, qui n'avait jamais eu la peau du tronc en moiteur, suait abondamment des mains ; mais ce qui rendait ce phénomène local singulier, c'est qu'il pouvait en provoquer l'apparition à volonté (1). Les médecins modernes n'ont rien

---

(1) Un magnétiseur poète, dont Peisse a chanté les hauts faits dans son livre « la médecine et les médecins », avait le talent de se faire suer à volonté, soit tout le corps, soit telle partie déterminée, un pied, une main, le cou, la tête, la poitrine, etc. Il a rendu témoin de ce phénomène ses *amis intimes*. J'avoue que je n'étais pas du nombre.

(F. Rado.)

observé de pareil. Ce qu'ils ont pu voir assez fréquemment, c'est des individus n'ayant la faculté de suer que d'un seul côté du corps ; cette condition dit Raige-Delorme, se rencontre parfois chez les hémiplégiques, qui ne transpirent pas ou presque pas du côté paralysé.

Le professeur Verneuil a signalé les sueurs localisées aux jambes comme un signe fréquent des varices profondes. Le docteur Bouveret. de Lyon, a noté un autre exemple singulier de sueur locale, occupant assez exactement la région de la glande parotide: elle ne paraît que pendant la mastication, chez certains sujets incomplètement étudiés. Græfe, cité par le *Journal de médecine et de chirurgie pratiques*, a constaté quatre cas de sueur partielle de la paupière.

Rien n'est variable comme la quantité de sueur susceptible de s'exhaler de la peau d'un homme malade ou bien portant ; elle peut simplement humecter la chemise ou être assez copieuse pour que plusieurs couvertures, plusieurs matelas même, en soient traversés.

C'est en général dans les fièvres intermittentes, dit Chomel, qu'on observe les sueurs les plus abondantes ; elles peuvent aller, comme dans la fièvre diaphorétique, jusqu'à épuiser les malades en quelques accès.

Les efforts de toute espèce, les exercices corporels, la fatigue, activent la sécrétion de la sueur. Pendant le travail de la digestion, cette influence s'exagère singulièrement.

Les causes morales jouent aussi un rôle dans la production du

---

Le *Journal de médecine et de chirurgie pratiques* relève, dans la thèse du Dr Debrousse-Latour, l'observation curieuse qui suit, empruntée à E. Wilson :

Il s'agit d'un acteur célèbre qui, étant jeune, parcourait l'Amérique. Il jouait, un soir d'été, dans une comédie où il eut très chaud ; il eut à peine le temps d'aller se rafraîchir, quand il fut obligé de rentrer en scène. Il jouait un rôle pour lequel il avait été obligé de changer ses traits de jeune homme en ceux d'un vieillard, au moyen du fard. Pendant qu'il jouait, il fut frappé de voir fixer sur lui, à un moment donné, tous les regards des spectateurs; il en conclut qu'il devait cette faveur à l'excellence de son jeu. Il en fut très flatté et fit ses efforts pour jouer encore mieux. Cependant, de temps en temps, il ne comprenait rien aux éclats de rire et aux applaudissements, qui éclataient aux passages les moins intéressants de la pièce.

A la fin de l'acte, après avoir fait son plus gracieux salut aux spectateurs au milieu des rires universels, il se retire, et, en rentrant dans sa loge, il s'explique le mystère.

Ce n'était point à son talent qu'il devait son succès, mais plutôt à l'aspect drôlatique de sa face, dont un côté avait été délivré de ses rides par une transpiration partielle et montrait la physionomie d'un jeune homme de 20 ans, tandis que l'autre côté représentait les traits d'un vieillard de 80 ans. Dans ce cas, ajoute Wilson, tandis qu'un côté de la face était ainsi en sueur et l'autre à sec, la poitrine se trouvait dans un état inverse. Il s'agissait là d'une transpiration alterne.

liquide dont l'existence concourt à la dépuration du sang. La joie, la colère et tous les actes dans lesquels l'état général de la vie tend à se manifester par des mouvements d'expansion, augmentent la transpiration ; elle diminue au contraire sous l'influence de la tristesse, de la peur, de la douleur, de l'anxiété, et généralement de toutes les affections morales déprimantes. Est-ce à cela, demande L'Héritier, auteur d'un fort bon livre trop peu connu, est-ce à cela qu'il faut attribuer la sècheresse de la peau que l'on constate chez la plupart des aliénés ? Ceux qui vont se coucher étant tristes, dit Sanctorius, transpirent moins la nuit.

Parmi les maladies qui affligent notre pauvre humanité, le plus grand nombre augmentent la sueur, quelques-unes la diminuent ou la suppriment. Parmi les premières nous citerons les affections inflammatoires fébriles, telles que la pleurésie, la pneumonie, le rhumatisme, les fièvres intermittentes, la tuberculose. Comme exemples des secondes, il suffira de nommer quelques affections chroniques, telles que le diabète et l'ichthyose.

Des expériences ont été faites qui permettent d'évaluer la déperdition de sueur. En général, un homme bien portant perd un kilogramme de sueur par jour; dans certains états pathologiques sa quantité peut atteindre deux litres par heure. Dans ses *Conférences* (t. IV), Théophraste Renaudot a écrit : « L'empereur Maximin, qui mangeoit ordinairement quarantes livres de viande et du dessert à l'équipollent, suoit en telle abondance qu'il en emplissoit des cruches. »

Les qualités chimiques de la sueur ont été étudiées avec le plus grand soin, et par L'Héritier — dont nous avons rapporté l'opinion plus haut — et par Fourcault, et par Favre, et par Thénard, et par Longet, et par d'autres. Ces propriétés, nous les connaissons bien mieux que ne les connaissait Galien, malgré que nous ne nous conformions plus à ses préceptes touchant la matière. Le célèbre médecin de Pergame recommandait, en effet, à ses disciples, de faire goûter la sueur aux malades, pour en tirer des indications thérapeutiques et asseoir le diagnostic ; selon que le dégustateur trouvait la chose salée, aigre, amère, acre ou fade, il fallait en conclure que la maladie passerait par telles phases prévues et qu'il y avait lieu de lui opposer tel traitement.

L'abandon absolu de ce mode d'information, par les médecins de notre temps, ne les empêche pas de savoir que la sueur est un liquide tantôt acide, tantôt alcalin, dans la composition duquel entrent neuf dixièmes et demi d'eau et des quantités variables de chlorure de sodium, de chlorure de potassium, de sulfates, de phosphates et de carbonates de soude et de potasse, d'urée, d'acide lactique et d'un produit azoté spécial, appelé par Favre *acide sudorique*. Durant quelques états pathologiques, on trouve encore dans la sueur des traces d'ammoniaque.

Chez les gens bien portants, le liquide de la transpiration n'est pas le même pour toutes les régions du corps : alcalin aux pieds, il est au contraire acide dans le creux axillaire ; on peut s'en assurer en plaçant sous le bras un morceau de papier de tournesol. Cette acidité, ainsi prouvée expérimentalement, il est des dames qui la constatent, malgré elles, par le changement de couleur qu'elle produit aux emmanchures des robes teintes avec des préparations basiques.

La sueur a ordinairement une odeur fade ou aigrelette, peu appréciable chez ceux qui prennent de leur personne un soin suffisant ; quelquefois elle est fétide et repoussante, même chez des individus dont on ne peut soupçonner la malpropreté physique. Tout Paris a connu un journaliste érotique et fleurdelysé, présentant à un haut degré cette infirmité malheureuse. Chacun saura de qui nous voulons parler, quand nous aurons dit que Léon Bienvenu l'avait baptisé du nom tintamaresque de *Pied-de-Senteur*.

Les infortunes des gens obligés — comme Pied-de-Senteur — de ne sortir de chez eux, l'été, qu'après avoir phéniqué leurs chaussettes, sont dues à la présence, dans leur sécrétion pédieuse, de deux substances qui se développent dans le rancissement du beurre. Ces produits intempestifs, trop connus dans la gendarmerie, se nomment *acide caprique* et *acide butyrique*. On les neutralise en saupoudrant les bas et les chaussures d'acide borique.

La sueur des nourrices prend l'odeur du lait aigri ; celle des individus affectés d'incontinence d'urine sent l'ammoniaque. Les mangeurs d'ail et d'oignon ont des transpirations qui rappellent au nez ce qui a passé par leur bouche. Un palefrenier, admis à la Charité, dans le service de Chomel, eut des sueurs sentant l'écurie, pendant tout son séjour à l'hôpital. Les livres classiques enseignent encore que la sueur a une odeur de souris dans le rhumatisme, qu'elle sent le musc dans la jaunisse, et les œufs pourris dans le scorbut. Je n'ai peut-être pas le nez assez fin, mais j'avoue que jamais je n'ai pu constater ces senteurs pathologiques spéciales.

SUEURS COLORÉES — Le linge imprégné de sueur prend une coloration jaunâtre, due aux particules organiques, tenues en suspension dans le liquide excrémentiel, qui, lui, est incolore. Il acquiert pourtant diverses teintes, dans quelques cas fort rares.

On a vu des sueurs orangées concordant avec l'existence d'une maladie organique du foie ; des médecins ont noté l'apparition de transpirations jaunes dans le typhus des tropiques ou mal de Siam ; la sueur noire a été observée dans la fièvre jaune ; Emeric Smith a parlé d'une sueur rosée, accompagnant les accès de goutte, mais tous ces faits sont peu connus et manquent de détails précis.

Il est une coloration anormale curieuse qui a été mieux étudiée ; c'est celle que Robin appelle *chromidrose*. Dans cet état singulier, la sueur prend une teinte ardoisée ou bleuâtre. Elle se concrète sous forme de vernis noir, à la surface de la peau qui la produit, et se détache ensuite en fragments microscopiques. Cette sécrétion anormale se rencontre surtout aux paupières, aux joues et dans l'aisselle.

Heyfelder l'a constatée sur l'abdomen ; l'hôpital de Louvain en a montré, en 1831, un cas siégeant sur les mollets ; quatre ans après le docteur Bleifuss en fut atteint lui même aux pieds. Au mois de mars 1884, le Dr Bouchut a rapporté un exemple de chromidrose, observée pendant deux années consécutives sur une jeune fille. La coloration noire se montrait sur le sein gauche et le bras droit.

Aucun de ces exemples n'a prouvé que la sueur bleue fût une maladie de nature à nécessiter la mise en œuvre d'agents curatifs spéciaux : toujours elle a cessé d'elle-même (1).

SUEUR DE SANG. — Nous ne voulons pas clore la liste des sueurs colorées sans parler de le fameuse sueur de sang à laquelle une

---

(1) Au mois de mars 1882, une curieuse observation de chromidrose a été communiquée à la Société de médecine de Nancy, par le Dr Spillmann.

Il s'agit d'une jeune femme de 26 ans, d'une constitution robuste, atteinte depuis plusieurs mois de troubles menstruels et de symptômes nerveux.

En avril 1880, cette malade s'aperçut que ses chemises de nuit, ses camisoles étaient salies tous les matins par un liquide brunâtre. Intriguée, elle chercha en vain la cause de cette coloration : ni l'oreiller, ni la chevelure, rien ne pouvait expliquer ce phénomène. La peau présentait une coloration brunâtre au niveau de la base du cou.

M. Spillmann présente à la Société une camisole de la malade, dont la portion répondant au cou offre des taches d'une teinte sépia.

M. le professeur Ritter a analysé des morceaux de papier joseph qui avaient été appliqués, pendant la nuit, sur le cou de la malade et qui avaient été colorés en brun par la sueur. La matière colorante trouvée se rapproche de la lutéine.

L'examen microscopique n'a permis de reconnaître aucun globule sanguin dans la sueur colorée.

Sous l'influence d'un traitement tonique et de quelques pratiques hydropathiques, la

tradition, passée dans l'histoire, dit que Sylla était sujet, et qui aurait, à une époque plus rapprochée de nous, signalé les derniers moments de Charles IX.

Ces prétendues sueurs ont été constatées bien des fois dans la fièvre jaune. Elles sont, en réalité, constituées par des hémorrhagies cutanées (1).

Le docteur Guyon a déclaré, dans un travail présenté à l'Académie, en 1864, qu'il lui avait été facile de reconnaître, au moyen d'une loupe, les petites excoriations cutanées laissant échapper le sang.

---

chromidrose a presque totalement disparu. De temps à autre, les linges offrent encore une légère teinte café au lait.

M. Spillmann considère cette observation comme un cas de chromidrose.

La simulation est à rejeter ainsi que l'hématidrose.

— L'*hématidrose* est l'hémorrhagie supplémentaire qui se substitue parfois à l'écoulement sanguin normal des femmes. D'après un relevé de 200 cas, dressé par le Dr Puech, l'écoulement anormal a été constaté :

Par le cuir chevelu	6	fois.
les oreilles	6	—
les yeux	10	—
le nez	18	—
les joues	3	—
les gencives	10	—
la bouche	4	—
les bronches	24	—
l'estomac	32	—
les seins	25	—
la région thoracique	10	—
l'ombilic	5	—
les voies urinaires	8	—
l'intestin	10	—
les mains	7	—
les pieds	13	—
des régions multiples	8	—

(1) La nature de ces exhalations cutanées n'échappe pas aux observateurs étrangers à la médecine. C'est ainsi que le père Labat racontant, au commencement du siècle dernier, l'histoire d'un fiévreux, administré par lui à la Martinique, dit naïvement :

« Ce qu'il y eut de particulier chez ce malade, c'est qu'environ deux heures avant de rendre l'esprit, et lorsqu'il semblait que son corps devait être épuisé de sang, il lui en vint une sueur très forte. »

Cela ne signifie-t-il point : Je fus étonné en voyant se produire une hémorrhagie chez un individu exsangue?

D'après ce savant, l'écoulement sanguin appelé *sueur de sang* est, de tout point, semblable aux pertes qui se font par les plaies des vésicatoires, les piqûres de lancette, les morsures de sangsue et la surface des muqueuses, dans la diathèse hémorrhagique.

Comme les taches de la variole noire, comme les pétéchies du scorbut, la sueur de sang reconnaît pour cause un état particulier de fluidité et de décomposition du liquide nourricier : elle n'a absolument rien de commun avec les glandes sudoripares (1).

GLANDES DE LA SUEUR. — Nous venons, pour la première fois, d'écrire le nom de *glandes sudoripares* ; ce terme nécessite quelques lignes d'explication.

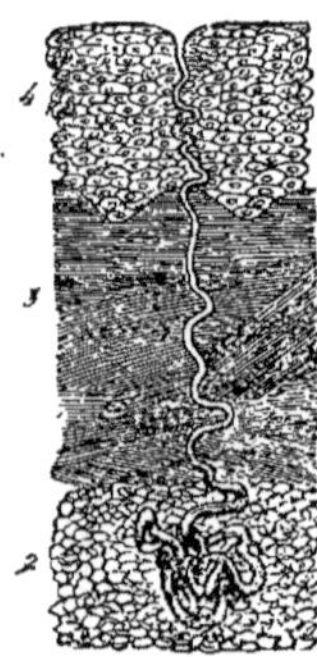

FIGURE 238.
Glande sudoripare.

1, glande. — 2, tissu graisseux. — 3, derme. — 4, épiderme.

La sueur, ce liquide rejeté hors de l'organisme comme un produit ultime et inutile, ne franchit pas les tissus tégumentaires, à la façon de l'eau filtrant à travers les parois poreuses d'un vase vivant ; elle se fait jour par des conduits spéciaux partant d'un organe glandulaire.

Cet appareil secréteur, entrevu par Nicolas Stenon il y a deux siècles, n'a été bien décrit qu'en 1835, par Gurlt. Il est constitué par une sorte de tube filiforme, contourné à son origine, et logé dans les mailles de la partie réticulaire du derme, à coté des follicules pileux : c'est l'alambic microscopique dans lequel se distille le liquide qui mouille, en été, tant de chemises.

Si quelque lecteur trouvait que nous avons consacré trop de temps à parler de la sueur, nous lui dirions :

— Avez-vous lu l'histoire de Sanctorius ?

Sanctorius est le nom d'un Italien, né en 1561, à Capo d'Istria, qui fut professeur de médecine à l'Université de Padoue. Il passa trente années de sa vie sur le plateau d'une balance, dans le seul but d'étudier ses déperditions cutanées et autres.

---

(1) Lepelletier a vu une jeune fille de la Salpêtrière chez laquelle le sang fluait mensuellement par l'une de ses pommettes. On cite encore le cas de deux sœurs qui, au sortir du bal, eurent une perspiration sanguine très abondante. Ainsi s'expliquent les transsudations sanguines que l'on observe chez diverses *stigmatisées*, entre autres chez Louise Lateau, la stigmatisée d'Anvers (Dr WITKOWSKI).

En l'honneur de ce fanatique de la science, qu'on nous pardonne la longueur de cette causerie... sudorifique.

LES SUDORIFIQUES. — La sueur, qui n'a rien d'agréable, est souvent provoquée, dans un but thérapeutique. Les agents chargés de la produire constituent les *sudorifiques*.

Ces médicaments sont nombreux, car la *diaphorèse*, ou produit de leur action, peut être déterminée par des substances appartenant à cent ordres divers, pourvu qu'elles soient administrées dans un véhicule aqueux, chaud et abondant. On pourrait en inférer, dit le Dictionnaire de Fabre (1), et c'est même l'opinion professée par beaucoup de praticiens, que l'effet obtenu doit être uniquement rapporté à l'eau employée.

Il y a du vrai dans cette manière de voir ; cependant, il est des agents pharmaceutiques dont l'action spéciale sur l'exhalation cutanée est indiscutable. Nous dirons quelques mots de chacun d'eux, après avoir parlé plus particulièrement du sudorifique par excellence, le calorique.

L'application du calorique est interne ou externe ; l'application interne se fait par les boissons chaudes ; l'application externe est obtenue au moyen des étuves ou bains de vapeur.

LES BOISSONS CHAUDES. — Il suffit d'introduire dans le canal alimentaire une certaine quantité de liquide possédant une température supérieure à celle du corps, pour déterminer un accroissement notable de la transpiration. L'effet sudorifique peut être produit au moyen de l'eau chaude, des tisanes, du thé, du café, etc. Le résultat est en généralement plus certain, dit Guersant (2), si, indépendamment de leur température élevée, les liquides jouissent de propriétés excitantes. Ainsi, toutes les liqueurs alcooliques chaudes sont encore plus sudorifiques que l'eau pure chaude.

La thérapeutique rationnelle indique les cas spéciaux dans lesquels il faut mettre à profit ces propriétés des boissons à température élevée ; la routine, la routine seule, ordonne de condamner tous les malades indistinctement aux breuvages chauds à perpétuité.

Le professeur Fonssagrives a écrit sur ce sujet une page remarquable, que je recommande à toutes les mères en quête d'une veilleuse, pour tenir la tisane *bien chaude* :

(1) *Dictionnaire des dictionnaires de médecine*, t. V, p. 533.
(2) *Répertoire général des sciences médicales*, t. XXIX.

« Le rhumatisme articulaire et les fièvres exanthématiques sont encore aujourd'hui dominés par le régime meurtrier du confinement et de l'échauffement *intus* et *extra*, contre lequel le sens pratique de Sydenham et celui de Haën se sont vainement insurgés. L'hydro-thérapie, au milieu de tout ce que ses prétentions therapeutiques ont d'exorbitant, aura du moins rendu ce service signalé, de démon-trer pratiquement l'inanité de certaines frayeurs communiquées aux médecins par le vulgaire, et de préparer la voie d'une réforme dog-matique qui, du reste, est déjà à moitié réalisée dans la pratique de chacun de nous (1). Les maladies de la poitrine sont le refuge de ce procédé thérapeutique, que le temps et l'expérience finiront par emporter. L'influence étiologique incontestable du froid, dans la production de ces maladies, l'a fait considérer à tort comme un élément d'aggravation pendant leur durée. Il n'y a cependant qu'à regarder attentivement autour de soi pour reconnaître combien ces appréhensions théoriques sont peu fondées, et pour apprendre à ne plus résister avec autant d'inflexibilité aux vives instances des fébri-citants, Tantales anxieux, qui, dévorés par la fièvre, la bouche et la gorge desséchées, demandent à grands cris qu'on les désaltère, et non pas qu'on augmente leur supplice par l'ingestion des boissons brûlantes. »

Conclusions : Bien que l'eau chaude stimule tout l'organisme, en activant la circulation et en réveillant les forces digestives, il ne faut point en inonder l'ectomac des malades. Les sudorifiques sont très utiles dans les maladies qui ont pour cause ou la suppression de la transpiration insensible, ou celle de la sueur. Ils le sont encore, dit Buchan, « dans certaines maladies contagieuses dont la matière a de la disposition à se porter vers la peau ; mais, dans les maladies aiguës, le malade s'en trouvera plus mal ».

Toutes les tisanes chaudes étant sudorifiques, on fera bien de les laisser refroidir, quand on voudra désaltérer un malade et non le faire suer.

SUDORIFIQUES PHARMACEUTIQUES. — Les médicaments le plus souvent employés pour provoquer la sueur, dans un but thérapeu-tique, sont : la bourrache, la violette, la salsepareille, le gaïac, la squine, le sassafras et le jaborandi.

Nous allons dire quelques mots de chacune de ces substances.

____

(1) Fonssagrives. *Hygiène des malades*, 2ᵉ édition, 1867.

BOURRACHE. — La bourrache officinale est une plante herbacée
annuelle, à racine longue, à tige charnue, couverte de poils blanchâtres assez rudes, qui se voient aussi sur les feuilles. Ses fleurs,
de couleur bleue ou violette, sont réunies en fausses grappes au
sommet des rameaux; elles s'épanouissent, depuis le mois de mai
jusqu'à la fin de la belle saison, dans presque tous les jardins cultivés de France, sur le bord des routes et dans les fossés.

La tisane de bourrache devrait, d'après le Codex, être préparée
par infusion de dix grammes de
feuilles sèches dans un litre d'eau.
Dans la pratique on augmente la
dose du végétal, et, au lieu des
feuilles seules on emploie la plante
tout entière. La boisson ainsi obtenue devient-elle plus sudorifique?
Bon nombre de médecins en doutent et j'avoue que je suis du nombre. Pour moi, comme pour bien
d'autres, la tisane de bourrache
fait suer, tout simplement parce
qu'on la boit chaude, quoi qu'en
puisse penser M. Pihan l'orienta-
liste, qui voit dans le nom de cette
plante les deux mots *abou* et *rach*
signifiant *père de la sueur*.

A M. Pihan et aux lecteurs dont
les illusions s'envoleraient devant
cette méchante déclaration, je dois
une parole consolatrice, la voici :

Si la bourrache sèche a usurpé
le titre de sudorifique, en revanche, son suc mérite bien d'être
appelé diurétique. Visqueux, filant
et d'une saveur qui n'a rien de

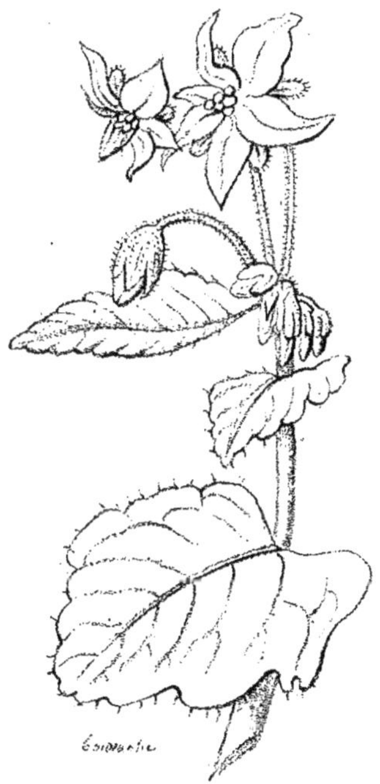

FIGURE 239. — Bourrache.

désagréable, ce suc contient divers sels minéraux, parmi lesquels
le nitrate de potasse domine; la chimie se joint donc à la clinique
pour certifier son action évidente sur l'appareil urinaire.

Le botaniste Richard assure que dans certaines provinces de
l'Italie on mange des feuilles de bourrache, quand on n'a pas de
feuilles d'épinards.

Bien que les plats de la cuisine italienne me soient assez connus, j'avoue que, si j'ai mangé de la bourrache en fricot, c'est comme Monsieur Jourdain faisait de la prose, c'est-à-dire sans le savoir.

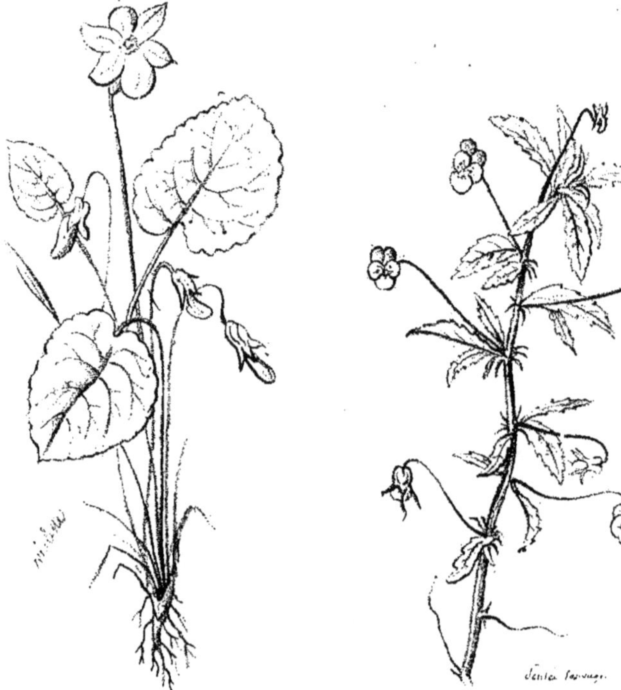

FIGURE 240. — Violette.

FIGURE 241. — Pensée sauvage.

VIOLETTE. — La violette, au parfum suave, n'est guère plus sudorifique que la bourrache.

Robin et Littré écrivent : « Elle passe pour adoucissante. » Ils n'affirment donc pas cette propriété. La prudence de ces maîtres me paraît chose respectable.

Déjà Desbois, de Rochefort, dans son *Traité de matière médicale*, avait déclaré ne pas trop croire aux vertus purgatives de l'émulsion de semences de violettes; en 1828, les auteurs du *Dictionnaire de médecine* en 20 volumes avouaient que le traitement de la gravelle par les graines de violette était tombé dans un juste oubli; de nos jours, le *Formulaire magistral* de Bouchardat, donne la formule du sirop de violette, mais il oublie d'indiquer à quel usage il sert. M. Guibourt, professeur à l'Ecole de pharmacie, enseigne d'autre part que la fleur de violette ne se trouve pas dans le commerce et qu'elle est remplacée, chez les marchands, par de la fleur de pensée tricolore, récoltée dans le Midi et séchée avec son calice; de tout cela, je suis tenté de croire que la violette ne tient pas une place bien grande dans la thérapeutique sérieuse et qu'on pourrait, sans grand inconvénient, la mettre à côté des onguents miton-mitaine.

Cependant, la chimie a fait voir que la racine de violette contient une petite proportion de principes émétiques. On vomirait infailliblement si l'on en absorbait une certaine quantité. Rochefort assure que c'est pour cela que l'humble fleur des champs est l'emblème du bonapartisme (1).

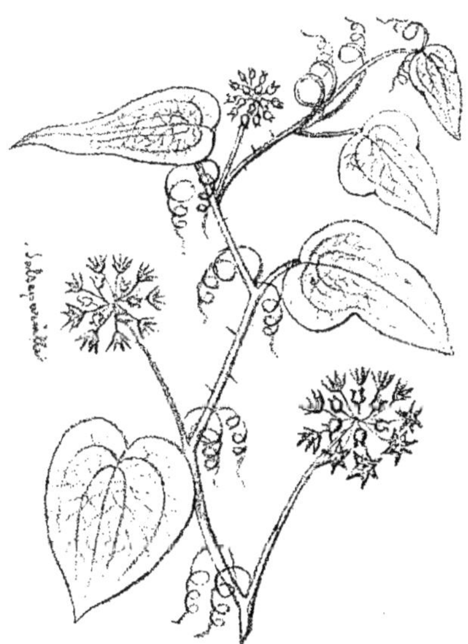

Figure 242. — Salsepareille.

SALSEPAREILLE. — On donne le nom de *salsepareilles* à plusieurs racines exotiques, très peu distinctes les unes des autres et

---

(1) D'après une statistique récente, la ville de Paris consommerait en violettes pour plus d'un demi-million par an.

A certaines époques de l'année, il s'en vend pour 15,000 francs par jour. Malgré cette énorme consommation, il ne faut pas oublier que les émanations de la violette ne

fournies par diverses espèces du genre *smilax* (1), qui fait partie de la famille des asparaginées.

La salsepareille a fait son apparition dans la matière médicale française au seizième siècle, en pleine épidémie syphilitique. C'est un sudorifique non douteux, qui a rendu et rend encore des services dans le traitement des affections vénériennes constitutionnelles, de la goutte et du rhumatisme.

Vantée outre mesure autrefois, la salsepareille n'est peut-être pas estimée à sa juste valeur aujourd'hui. Je suis loin de prétendre qu'on pourrait, avec cette substance seule, traiter les pensionnaires de l'hôpital du Midi. Mais j'estime que la décoction de salsepareille, donnée conjointement avec les préparations mercurielles, accélère la guérison des maux semés par les Vénus de carrefour. Duplanil disait : « Indépendamment des sueurs qu'elle produit, la salsepareille a la vertu de fortifier l'estomac et d'agir en qualité de restaurant. » Il y a du vrai dans cette assertion, et c'est agir sagement que d'administrer le *sirop de Cuisinier*, doublement utile, dans l'état de faiblesse et d'épuisement causé par la syphilis.

Voici la formule du *sirop de Cuisinier*, appelé aussi *sirop dépuratif* ou *sirop de salsepareille composé :*

Salsepareille coupée	1.000
Fleurs de bourrache	60
Fleurs de rose pâle	60
Feuilles de séné	60
Fruis d'anis verts	60
Sucre	1.000
Miel	1.000
Eau	Q. S.

GAÏAC. — Dans l'histoire de la médecine, le *gaïac* ou *gayac* est contemporain de la salsepareille. Alphonse Ferrier, médecin italien qui mourut en 1575, a composé un livre sur ses vertus. Le « *saint-*

sont pas sans danger, quand elles sont concentrées dans un petit espace. Triller cite le cas d'une jeune fille qui a été asphyxiée par un énorme bouquet de violettes qu'elle avait gardé la nuit dans sa chambre, qui était peu spacieuse.

. (Dr F. Noirot.)

(1) Tous les smilax croissent sur les bords des fleuves ou dans les bois humides des anciennes possessions espagnoles de l'Amérique. Les principales sortes commerciales de salsepareilles sont :

1. *Salsepareille de Honduras*. — Elle est en racines fort longues, de la grosseur d'une plume d'oie, ridée longitudinalement ; l'épiderme est grisâtre, terreux ; son odeur est nauséeuse ; sa saveur fade et visqueuse. Poudre grise. Elle nous arrive en

bois », tel est le nom qu'il donne à ce végétal, qu'il représente comme un spécifique propre à guérir plusieurs maladies et particulièrement la syphilis.

Le gaïac (*gayacum officinale*) est un arbre qui croît principalement à la Jamaïque. Il appartient à la famille botanique des Rutacées et jouit de propriétés sudorifiques incontestables, résidant dans un principe résineux spécial, qui peut être extrait du bois, de l'écorce ou de la racine.

Dans la route suivie par l'art de guérir, pour arriver au traitement rationnel des maladies vénériennes, le gaïac marque une étape remarquable : celle de la réaction contre l'abus du mercure. Il fut un moment, dit Lancereaux, où les malades, accablés de frictions mercurielles fortes et répétées, périssaient parfois par le fait du remède ; ceux qui avaient assez de force ou de bonheur pour résister à sa violence restaient épuisés par la salivation, la diarrhée, les ulcères de la bouche, etc., ou ne recouvraient la santé qu'après bien du temps et des souffrances longues et inexprimables.

En venant à cette heure, le gaïac devait être reçu favorablement. Il le fut trop bien, et, comme cela arrive dans toutes les réactions, le but à atteindre fut dépassé. Il fallait user des mercuriaux avec précaution, on les abandonna complètement, et d'éminents médecins de la valeur de Fallope déclarèrent que le saint-bois seul pouvait triompher des véroles les plus invétérées.

Cette opinion, trop absolue, fit des victimes comme celle qui l'avait précédée et ce ne fut guère qu'en 1700 qu'un sage éclectisme vint mettre fin à ce fâcheux état de choses. Au chapitre troisième de son livre sur *les maladies des artisans*, Ramazzini écrivit : « Comme le mercure est le vainqueur du virus, le gaïac, par sa vertu fondante et sudorifique, remédie aux maux que ce demi-métal peut causer ; ainsi ces deux remèdes réunis guérissent très-bien la syphilis. »

Ils pensent à peu près comme Ramazzini, les médecins de nos

---

bottes de près d'un mètre de longueur, formées par les racines repliées et garnies de leurs souches. C'est la salsepareille officinale.

II. *Salsepareille rouge ou de la Jamaïque.* — A part sa couleur rouge terne, à part sa netteté, son odeur et sa saveur plus prononcées, elle est en tous points semblable à la précédente. C'est la sorte la plus estimée, mais elle est rare dans le commerce.

III. *Salsepareille du Brésil ou de Portugal.* — Elle vient de Bahia, de Para et de Maharam au Brésil, par la voie de Lisbonne. Elle est rouge comme la précédente, mais elle est plus petite, chevelue, est en longues bottes serrées par une liane disposée en spirale, et est privée de ses souches. Elle est inférieure aux deux précédentes. (Dorvault. L'*Officine*, 5e édition, p. 540.)

jours qui traitent leurs clients syphilitiques par quelque remède mixte, tel que les pilules de Biett, dont voici la composition :

<pre>
Proto-iodure de mercure................ 1 gramme.
Extrait de gaïac....................... 2   —
Thridace.............................. 1 gr. 50
Sirop de salsepareille........ Q. S. pour 36 pilules.
</pre>

Les praticiens qui agissent ainsi se conforment au vieux proverbe « deux sûretés valent mieux qu'une » et s'en trouvent bien. Les malades s'en trouvent encore mieux.

LA SQUINE. — Racine ligneuse d'un arbuste sarmenteux originaire de la Chine, la squine est un sudorifique rarement employé seul. On l'associe généralement à la salseparcille, au gaïac ou au sassafras. Elle entre dans la composition de la célèbre tisane de Vinache et de la fameuse boisson antisyphilitique de Pollini.

La *tisane de Vinache* s'obtient par la macération et l'ébullition dans un litre d'eau de :

<pre>
Salsepareille coupée............ 16 grammes.
Squine....................... 16   —
Gaïac........................ 16   —
Sassafras.. 5   —
Séné......................... 5   —
Sulfure d'antimoine............ 20   —
</pre>

La *boisson de Pollini* renferme de plus 5 grammes de brou de noix par litre.

Le contact avec les princes ayant suffi souvent pour anoblir les choses les plus viles, la squine pourrait avoir droit à des lettres de noblesse, tout comme son cousin le mercure, et voici pourquoi : Pendant la guerre douloureuse de Charles-Quint et de François Ier, les deux monarques ennemis eurent à combattre un même adversaire intime : la vérole. Le roi de France la traitait par le mercure : la racine de squine plaisait mieux à l'empereur d'Allemagne.

LE SASSAFRAS. — Originaire de l'Amérique du Nord, le sassafras (*laurus sassafras*) est un sudorifique plus actif que la squine. Son infusion, qui est le meilleur mode d'administration, se fait, d'après Trousseau et Pidoux, avec 30 à 60 grammes du bois pour un demi-litre à un litre d'eau. On en retire aussi une huile essentielle employée à la dose de quelques gouttes. Elle a une odeur spéciale, tenant le milieu entre l'anis et l'estragon.

Le bois de sassafras nous est expédié du Nouveau-Monde en

grosses bûches. Il faut, après les avoir fendues, râper les fragments pour l'usage pharmaceutique. Le légendaire « J'en ai du bon et du râpé » n'est donc pas seulement le refrain des priseurs, il peut encore être chanté par les rhumatisants et les autres malades utilisant les qualités sudorifiques du sassafras.

Le sassafras peut venir en France, même sans culture. Guibourt dit qu'on en a eu la preuve, il y a un certain nombre d'années, par un très gros sassafras qui s'est trouvé abattu dans la coupe d'un bois près de Corbeil.

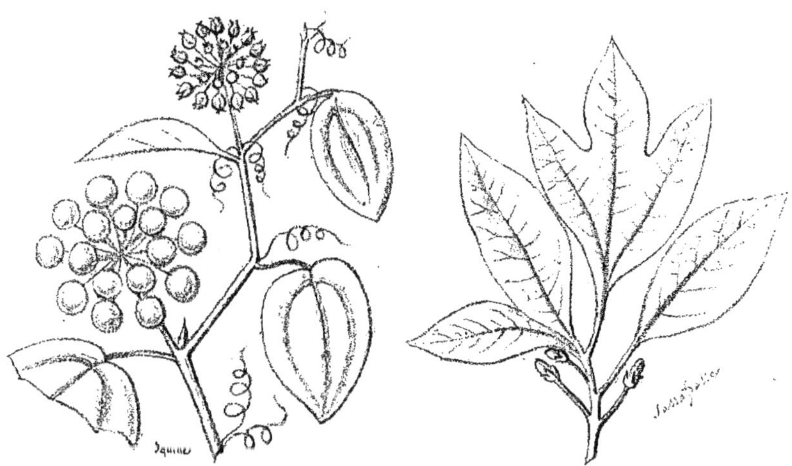

FIGURE 243. — La Squine.　　　FIGURE 244. — Le Sassafras.

LE JABORANDI. — Sur cette substance, qui clôt ma liste des sudorifiques pharmaceutiques, les traités de thérapeutique classiques sont muets.

Apporté en France, depuis quelques années seulement par le Dr Coutinho, de Pernambuco, le jaborandi (*pilocarpus pinnatus*) est une plante de la famille des rutacées. Ses feuilles sont employées en infusion, à la dose de 5 grammes pour 200 grammes d'eau. Voici, d'après le *Journal de pharmacie et de chimie*, les effets de ce breuvage aromatique :

« Quelques minutes après son ingestion elle donne lieu à des picotements, d'abord au visage, qui se colore vivement, et peu après sur le reste du corps ; la sueur ruisselle bientôt de toutes parts. En même temps que ces phénomènes se manifestent, la salive afflue dans la bouche et s'écoule en telle quantité, que la parole est embarrassée et que le patient se trouve obligé de prendre une position inclinée, pour faciliter l'écoulement de la salive. La température générale du corps s'élève sensiblement, puis peu à peu ces phénomènes diminuent et ne laissent plus, au bout de deux heures environ, qu'un peu d'abattement, de soif et de sécheresse de gorge. Ces effets sont plus marqués à une première dose qu'aux suivantes. »

Le professeur Gubler, qui a tant travaillé à augmenter la liste des médicaments modernes, avait pris le jaborandi sous son patronage ; il l'ordonnait souvent contre la goutte, le rhumatisme et la syphilis.

En 1875, le Dr Gerrard, de l'*University College Hospital* de Londres, découvrit dans le jaborandi un principe spécial, la *pilocarpine*, fort à la mode en ce moment chez les grands oculistes. La pilocarpine est l'antagoniste de l'atropine. Avec l'atropine on dilate la pupille ; avec la pilocarpine on la contracte : en maniant alternativement l'une ou l'autre de ces substances, les Hubert et les Gorecki donnent à volonté aux dames les grands yeux étonnés de l'Italienne ou les petits yeux clignotants de la Chinoise.

POST-FACE.

Voici, amis lecteurs, notre voyage hygiénique terminé. Pour vous éviter le malheur de trop vous ennuyer en route, votre cicerone a cru pouvoir rester *sérieux*, sans se condamner à être toujours *grave*.

Pardonnez-vous à l'auteur cette allure, ennemie de la solennité?

J'ose l'espérer, voici pourquoi : Vous êtes du pays de Voltaire, il vous est impossible d'en vouloir à un écrivain qui a pris pour règle cet aphorisme du *Dictionnaire philosophique* :

« UN FRANÇAIS QUI N'EST PAS GAI EST UN HOMME HORS DE SON ÉLÉMENT. »

La forme étant admise, que direz-vous du fond?

Reprocherez-vous à mon livre de répéter généralement ce que d'autres ont dit avant lui? Vous en avez le droit, mais vous n'en userez peut-être pas, si vous voulez bien admettre que les vulgarisateurs complètent les inventeurs, dans toutes les branches des connaissances humaines.

En hygiène, les savants qui font des découvertes se rendent illustres ; ceux qui mettent ces découvertes à la portée du public se rendent utiles.

C'est à cette dernière tâche que je me suis voué. J'ai distribué, en petites pièces commodes, l'or peu maniable des maîtres illustres. Ils étaient les banquiers, je n'ai été que le changeur. Mon but aura été atteint si ma menue monnaie, acceptée par vous, amis lecteurs, n'est pas assimilée aux vieux jetons inutiles.

Dr Félix BREMOND.

TABLE DES MATIÈRES

FIN DE LA TABLE DES MATIÈRES.

Paris. — A. PARENT, imp. de la Fac. de médec., A. DAVY, successeur,
52, rue Madame et rue M.-le-Prince, 14.

NOTES

SUR LES

ANIMAUX ET PLANTES NUISIBLES

QUI VIVENT AUTOUR DE LA MAISON

Par le Dr Félix Bremond,

Professeur d'hygiène à l'Association polytechnique.

Figures par M. Delahaye,

Dessinateur au Muséum, membre de la Société zoologique de France.

ANIMAUX NUISIBLES

ABEILLE ou MOUCHE A MIEL. (*Apis mellifica.*)

(Planche 3, figure 1.)

Il m'en coûte de mettre en tête de la liste des animaux nuisibles, vivant autour de la maison, l'insecte qui produit le miel; mais, quelque cas que je puisse faire de l'aliment parfumé, agréable et salubre, que l'abeille élabore pour nous avec le pollen des fleurs, il m'est impossible d'oublier que les citoyennes des ruches possèdent un appareil à venin, dont les effets sur l'homme méritent d'être pris en sérieuse considération.

Les organes dangereux de l'abeille se composent des pièces suivantes :

1º Deux glandes qui sécrètent le venin ;

2º Un réservoir à venin, poche à parois contractiles, dans laquelle se rendent deux canaux conducteurs, venus des glandes ;

3º Un aiguillon, terminé par un dard double, placé dans un étui pointu, qui perce la peau et met le derme en contact avec le venin, venu des glandes.

De cette description sommaire, il résulte que c'est le venin de l'abeille,

F. B.   1

et non sa piqûre, qui détermine la douleur et l'inflammation du point atteint par l'animal.

Les accidents produits par la pénétration de l'aiguillon dans les tissus et par l'imprégnation du venin sont variables. En général, tout se borne à une douleur vive et à une rougeur disparaissant assez vite ; cependant, s'il y a plusieurs piqûres ou si des filets nerveux ont été atteints, il peut se développer une inflammation intense ; M. Vanoye assure qu'on la fait avorter au moyen du jus de tabac.

On a cité des exemples de mort survenue à la suite de piqûres d'abeilles ; un de ces cas a été publié par le D\u02b3 Dagaud, en 1851 : il s'agissait d'un enfant de 6 ans, très nerveux, piqué à la tête et mort une demi-heure après la piqûre. D'autres faits de ce genre ont été rapportés, en 1860, par le D\u02b3 Casarès, dans le journal espagnol *el Siglo medico*.

Dans son *Traité de pathologie externe*, voici ce que Vidal de Cassis dit des accidents causés par les abeilles : « Ces insectes traversent la peau avec leur dard, qu'ils laissent dans la plaie si on les chasse brusquement. La piqûre est caractérisée par une douleur vive et brûlante, une tumeur, ou, pour mieux dire, une élevure de la peau, qui est ronde, dure et circonscrite, une auréole érysipélateuse ou une rougeur diffuse. Cependant ces symptômes disparaissent bientôt, il reste seulement l'élevure qui pâlit et disparaît plus tard. Aucun mouvement fébrile n'accompagne ces petites plaies, quand elles sont uniques et qu'elles n'atteignent pas des tissus très sensibles. Mais si des essaims de ces insectes fondent sur un enfant et attaquent les yeux, la bouche, il peut être exposé à de graves dangers. Un jardinier de Nancy porta à la bouche une pomme dans laquelle une abeille s'était cachée, elle piqua le palais ; de là, gonflement considérable, interruption de la respiration, mort dans l'espace de quelques heures. »

C'est probablement dans un de ses trop rares moments de gaieté que Dupuytren a laissé répéter, dans un livre sur les plaies par armes de guerre, la mésaventure des Croisés qui assiégeaient Massa. Les assiégés auraient fait assaillir les assiégeants par des bataillons d'abeilles ; ils précipitèrent du haut des brèches des ruches qui, en temps de paix, faisaient leur richesse. Les soldats, dit Dupuytren, furent gravement incommodés par ce nouveau genre d'ennemis !

Presque toujours, les lotions froides et les onctions huileuses guérissent les piqûres d'abeilles. Dans tous les cas, il faut bien se garder de procéder sans précaution à l'extraction du dard resté dans la plaie, car le venin de l'abeille étant logé dans un renflement situé à la base de l'aiguillon, ce serait augmenter la quantité du venin que d'exercer une pression quelconque sur cette base. La première chose à faire c'est de couper la vésicule avec des ciseaux fins ; on retire ensuite, avec des pinces, telles que la pince à épiler, l'aiguillon privé de sa vésicule et on applique sur la petite plaie de l'eau fraîche, chargée de quelques gouttes d'ammoniaque ou d'eau blanche.

ARAIGNÉES.

(Planche **1**, figures 2 et 3.)

Les araignées de nos climats sont inoffensives suivant les uns, dange-reuses suivant les autres. Devant cette divergence d'opinion, je me borne à transcrire ici, en le résumant, le chapitre consacré aux arai-gnées par mon excellent maître A. Moquin-Tandon, dans sa *Zoologie mé-dicale*.

La nature a donné aux araignées deux antennes-pinces, ou chelicères, placées au devant de l'appareil buccal. Ce sont les organes du venin. Les glandes qui préparent l'humeur toxique se trouvent à la base de ces pinces. Ce sont des tubes flexueux, plus ou moins recourbés, se rétré-cissant brusquement à leur partie antérieure et formant un conduit excréteur grèle, qui travers e longitudinalement l'antenne-pince et se rend à son extrémité. Cette extrémité offre une petite fente pour la sortie du ve-nin. Quand une araignée mord, elle enfonce ses deux griffes dans le tissu de sa victime. Une gouttelette de venin est déposée en même temps au fond de chaque piqûre.

Est-il vrai que la morsure des araignées a été suivie de résultats fâcheux et même de la mort? Martin Lister a vu des piqûres accompa-gnées d'inflammation. Le fait est-il bien sûr? Schurig cite un cas de morsure ayant déterminé la chlorose. Cromstock parle d'un autre cas qui produisit la danse de Saint-Guy. Mais ces auteurs et ces exemples me paraissent bien suspects! Turner, Scaliger, Flacourt, Brogiani, etc., regardent aussi les araignées comme des animaux très dangereux!

D'un autre côté, François Bon rapporte qu'il a été piqué plus d'une fois, et qu'il n'en est jamais résulté le moindre mal. En conséquence, il ne croit pas ces animaux venimeux. Robert Boyle et Amoreux partagent cette opinion. Cependant il est bien certain que, dans les pays méridio-naux, les araignées peuvent déterminer, surtout chez les enfants et les femmes, d'abord une douleur locale, plus ou moins vive et plus ou moins passagère, et ensuite une petite enflure livide, quelquefois même une phlyctène. Dans certains cas, on ne trouve qu'un point rouge à peine perceptible; d'autres fois il se produit une véritable tumeur. Rarement, il est vrai, les morsures sont accompagnées de symptômes généraux.

Aux détails qui précèdent, je n'ai qu'à ajouter cette indication cura-tive : il faut opposer aux piqûres d'araignées des lotions avec de l'eau froide chargée de quelques gouttes d'ammoniaque.

BOURDONS.

(Planche **3**, figure 3.)

On appelle bourdons des insectes velus, à vol lourd et bruyant, semblables aux abeilles et possédant un appareil à venin qui ne diffère de celui des mouches à miel que par un aiguillon plus fort. Les espèces principales sont : le *bourdon des pierres* (*apis lapidarius*), qui est de couleur noire avec des anneaux fauves sous le ventre ; le *bourdon des mousses* (*apis muscorum*), qui est jaune ; le *bourdon souterrain* (*apis terrestris*), qui est noir avec l'extrémité postérieure du corselet jaune.

La piqûre des bourdons offre les mêmes dangers et réclame les mêmes soins que celle des abeilles. Les applications de persil mâché, d'eau vinaigrée, ou de phénol sont recommandées plus spécialement contre les atteintes de ces animaux.

CANTHARIDE.

(Planche **2**, figure 1.)

La cantharide de France (*lytta vesicatoria*), qui sert à faire les vésicatoires, est un insecte d'un vert doré, qui a de 14 à 23 millimètres de longueur et de 5 à 7 de largeur. Son odeur est forte, vireuse et très désagréable. Les cantharides, dit Guibourt, paraissent sous le climat de Paris vers le solstice d'été ; elles se rassemblent ordinairement en troupes sur les peupliers, les troënes, les rosiers et par préférence sur les frênes, dont elles dévorent les feuilles. On les trouve aussi sur les lilas, les sureaux et les noyers.

Les cantharides sont éminemment âcres et corrosives ; il est dangereux de reposer sous les arbres qu'elles habitent ; il est plus dangereux encore de les toucher.

Le contact de la cantharide produit des ampoules, de la rougeur, ou simplement une démangeaison désagréable. Un cataplasme de farine de lin tiède guérit les ampoules ; la rougeur et la démangeaison disparaissent par un lavage à l'eau savonneuse, avec quelques gouttes d'alcool camphré.

La cantharide n'est pas un animal venimeux ; son action nuisible est due à la présence d'un principe spécial appelé *cantharidine*, découvert en 1812 par Robiquet.

C'est à tort qu'on a prétendu que la cantharidine se trouvait dans le liquide citrin suintant des pattes de la cantharide ; la vérité c'est que ce principe se trouve dans toutes les parties du corps de l'insecte.

CHENILLES.

(Planche 2, figure 4.)

On donne le nom de « chenille », en entomologie, à la larve des insectes lépidoptères ou papillons. Quelques-unes de ces larves sont nuisibles, ce sont : la *processionnaire (phalæna processionea)*; le *pityocampe (bombyx pityocampa)*; la *chenille du chêne (phalæna quercus)*, et la *chenille du pin (phalæna pinus)*.

Lorsque ces chenilles sont mises en contact avec la peau elles produisent un effet semblable à celui que fait naître le contact de l'ortie; cet effet est dû à la présence de petits poils, aigus comme des aiguilles, qui traversent l'épiderme et impressionnent douloureusement les papilles nerveuses du derme.

Les processionnaires sont ainsi nommées, dit Laboulbène, parce que le soir elles sortent du nid en procession véritable, commençant par une chenille, suivie de rangées augmentant chacune d'une chenille, jusqu'à une largeur égalant celle du nid. Les poils de ces chenilles sont dentelés et terminés en pointes très acérées. Ils pénètrent dans les tissus, où leur extrémité se brise facilement; aussi causent-ils de très vives cuissons et des démangeaisons insupportables, s'accompagnant de réaction générale, de fièvre, etc.

On redoute beaucoup, et avec raison, ajoute le même auteur, les chenilles processionnaires dans les environs de Paris ; on est obligé, presque chaque année, au bois de Boulogne, d'interdire l'accès de plusieurs allées où les processionnaires ont placé une grande quantité de leurs nids.

Les pityocampes produisent des effets semblables à ceux des processionnaires. Leur action est purement mécanique. Les démangeaisons et les ampoules qui résultent de leur contact ne sont pas, comme on l'a cru, le résultat d'un venin ou d'une liqueur animale caustique quelconque.

Les chenilles du chêne ont été minutieusement étudiées par Réaumur et lui ont procuré entre les doigts et sur la figure, notamment aux narines et autour des yeux, des démangeaisons cuisantes. Une fois, dit Moquin-Tandon, ce célèbre naturaliste occasionna innocemment un exanthème, autour du cou et aux épaules de quatre dames qui avaient voulu assister à ses expériences. Cependant ces dames n'avaient touché ni les chenilles ni les nids.

Les chenilles du pin produisent des enflures et des cuissons très fortes, avec des éruptions ne se bornant pas aux parties découvertes, mais pouvant gagner toute la superficie du corps.

Contre l'action urticante des chenilles, on mettra en œuvre les applications locales de compresses, acidulées au moyen du vinaigre ou du jus de citron, les onctions de glycérine neutre, les bains tièdes et même les cataplasmes de fécule laudanisés. Lorsque la réaction générale sera très vive, on donnera un gramme de chloral en potion. Parfois il sera nécessaire d'administrer un purgatif énergique.

COUSIN.

(Planche 3, figure 4.)

Les *cousins* ou *moustiques* (*Culex pipiens*) sont des insectes diptères, longs de 5 à 6 millimètres, à corps brun varié de jaune, très répandus au bord des eaux stagnantes et dans les endroits humides et ombragés. Les larves des cousins fourmillent dans les eaux croupissantes des mares et des étangs, surtout au printemps ; leur grand nombre s'explique par la fécondité extraordinaire de ces animaux, dont chaque femelle pond environ 300 œufs par année. Fort heureusement, les hirondelles et les poissons en détruisent plus de la moitié.

Les cousins font entendre, à la fin du jour et pendant la nuit, un bourdonnement aigu très ennuyeux, moins désagréable pourtant que les piqûres dont ils tourmentent l'homme et les animaux domestiques.

La piqûre du cousin est produite par une trompe saillante très grêle, composée : 1° d'un tube cylindrique, terminé par deux petites lèvres produisant un petit renflement ou bouton ; 2° d'un suçoir ou aiguillon, formé de cinq petits filets, dont les bouts sont lancéolés ou ressemblent aux dents d'une scie. Au moyen de cet appareil buccal, le moustique perce la peau de l'homme : l'aiguillon s'enfonce dans le derme pendant que la trompe reste appliquée sur l'épiderme.

Cette action mécanique, complétée par une action chimique (imprégnation de la petite plaie par un liquide irritant venu des glandes salivaires du cousin) cause une douleur, légère au début, horriblement agaçante au bout de quelques instants. Il n'est pas rare de la voir persister pendant plusieurs jours, avec une tuméfaction des parties atteintes. Quand le nombre des piqûres est considérable, il y a de l'insomnie et de la fièvre, avec des envies irrésistibles de se gratter, qui ne font qu'augmenter la démangeaison.

On a vu des personnes entièrement défigurées par les rougeurs, les enflures — et les coups d'ongle — dont les cousins avaient été la cause.

Le meilleur remède contre les piqûres des moustiques serait, d'après Buchan, l'huile d'olives chaude. D'autres auteurs conseillent l'eau salée, l'eau vinaigrée, l'eau alcoolisée, le cresson écrasé, le lait chaud, le bicarbonate de soude en solution légère, l'eau blanche, etc. M. le professeur Laboulbène ne fait pas grand cas de tous ces remèdes. D'après lui, il vaut mieux se préserver des piqûres que de compter sur des agents curatifs souvent infidèles. Malheureusement, cette préservation n'est pas toujours chose facile, même avec les *moustiquaires* ou *cousinières*, sorte de rideaux spéciaux, faits de gaze ou de mousseline très fine, entourant le lit de toutes parts. Il faut croire que les insectes nocturnes pénètrent parfois dans l'espace clos par le tissu léger de la cousinière, puisque les localités dans lesquelles cet abri du lit est en honneur sont, en même temps, celles où il est fait le plus grand débit de *clous fumants*.

Les clous fumants ont quelque analogie avec les petits cones noirs appelés *pastilles du sérail*. Comme ces trochisques odorants, on les brûle dans les appartements, en les allumant par la pointe ; la fumée qu'ils produisent aurait la propriété de chasser les diptères qui sont les visiteurs incommodes de la chambre à coucher, pendant les nuits d'été. Je ne crois pas beaucoup, je l'avoue, à ces sortes de préparations culicides, très vantées à la quatrième page des journaux du littoral méditerranéen, pourtant je donne ici une formule de clous fumants, qui me paraît assez rationnelle :

Nitrate de potasse....................	3 grammes.
Acide phénique......................	2 —
Benjoin............................	1 —
Poudre de racine de pyrèthre........	15 —
Poudre de charbon..................	25 —
Gomme.............................	Q. S. pour lier toutes ces substances.

FOURMIS.

(Planche **4**, figure 4.)

La vieille médecine employait jadis un emplâtre irritant préparé avec des fourmis écrasées. Ce fait seul suffit à expliquer pourquoi les fourmis figurent sur la liste des animaux nuisibles à l'homme. Il est vrai que, en général, les fourmis de France sont peu dangereuses, cependant, il est bien démontré que toutes exhalent une odeur forte, provenant de l'acide formique qu'elles contiennent. Sans être un venin, ce liquide volatil exerce une action évidente sur nos organes.

L'expression de *fourmillement*, employée à chaque instant pour indiquer l'existence de picotements désagréables sur un grand nombre de points très rapprochés, fait voir que cette action est admise par tout le monde, au moins dans sa forme légère. Les médecins ayant exercé à la campagne savent que tout ne se borne pas toujours à une démangeaison particulière. Il y a parfois de petites ampoules à la peau et même des accidents plus graves. On assure, dit Moquin-Tandon, qu'un grand nombre de fourmis réunies sur un même point, ou bien la vapeur produite par une fourmillière, sont capables de donner une sorte d'érysypèle.

Les accidents causés par le contact des fourmis se dissipent très rapidement au moyen de lotions avec le liquide suivant :

Sulfate de magnésie......... 50 grammes.
Eau de fontaine............. 1 litre.

Les principales espèces de fourmis vivant dans nos climats sont :

La *fourmi rousse* (*formica rufa*), qui vit dans les lieux sablonneux. La femelle seule est roussâtre, le mâle est noir.

La *fourmi sanguine* (*formica sanguinea*), qui est d'un rouge vif, avec l'abdomen noir cendré ; elle vit dans les bois, comme la fourmi rouge, avec laquelle elle ne doit pas être confondue.

La *fourmi fuligineuse* (*formica fuliginosa*), longue de 8 à 12 millimètres, vivant en sociétés nombreuses sur les vieux arbres. Elle est souvent très incommode pour les ouvriers qui travaillent en forêt, parce qu'elle s'introduit jusque dans leurs vêtements. Sa couleur est noir cendré.

La *fourmi noire* ou *des jardins* (*formica nigra*), qui fait son nid dans des trous du sol ou sous les pierres. Quand on manie la terre de sa fourmilière, il se produit sur les mains une sorte de vésication.

La *fourmi rouge* (*myrmica rufa*), seule pourvue d'un aiguillon particulier dont la piqûre cause du gonflement, les autres ne faisant que mordre.

La *fourmi fauve* (*formica fulva*), très grande et très odorante ; elle fait de gros nids dans les bois.

GUÊPES.

(Planche 3, figure 2.)

Les guêpes sont des insectes hyménoptères, vivant en société comme les abeilles et construisant des ruches appelées *guêpiers*. L'expression vulgaire « tomber dans un guêpier », indique assez que le contact de ces animaux est dangereux. Ils sont armés, en effet, d'un aiguillon versant un liquide empoisonné dans les piqûres qu'il a faites.

Les deux espèces à craindre en France sont la guêpe commune (*vespa vulgaris*) et le frelon (*vespa crabro*).

La *guêpe commune* comprend deux variétés, dont l'une établit son nid dans la terre et l'autre sur les arbustes. La première est noire, jaunâtre devant la tête, avec une bande jaune et trois points noirs au bord postérieur de chaque anneau, elle est longue d'environ 18 millimètres ; la deuxième est rousse, plus petite que la précédente.

Le *frelon* est de couleur ferrugineuse, avec une tache entre les antennes et une autre à la base des ailes. Sa longueur est d'environ 3 centimètres, son nid, fait de fibres de bois mort, se trouve dans les trous des murailles, les creux des arbres et les greniers.

La piqûre du frelon est plus redoutable que celle de la guêpe. L'une est cuisante, dit Amoreux, mais l'autre est terrible.

Si Cooper, le Dupuytren de l'Angleterre, a écrit, dans son *Dictionnaire de chirurgie pratique* : « Les guêpes occasionnent des piqûres suivies d'une douleur très aiguë et d'un gonflement inflammatoire presque subit, qui *généralement se dissipe de lui-même* fort peu de temps après son apparition », les médecins français sont moins optimistes. Sachant que l'aiguillon des guêpes est plus fort que celui des abeilles, et que la vésicule à venin, dont il est le conduit excréteur, est plus grande et munie de muscles plus puissants propres à faire pénétrer profondément le liquide empoisonné, ils sont d'accord sur ce point que la piqûre de la guêpe est redoutable. A ceux qui en douteraient, il suffira de rappeler les observations suivantes, recueillies par Fabrice de Hilden, Cloquet, Richerand, Lansoni et autres auteurs dignes de foi :

Une piqûre de frelon sur la main fut suivie de la perte subite et instantanée des mouvements du bras avec desquamation générale ;

En 1776, un jardinier ayant porté à sa bouche une pomme dans laquelle une guêpe s'était logée, en fut piqué près du voile du palais, et mourut de suffocation, en l'espace de quelques heures ;

En 1816, un cultivateur et son fils moururent, dans la campagne, piqués l'un et l'autre par des guêpes, près de la demeure desquelles ils travaillaient ;

Une femme s'étant assise au pied d'un arbre dont le tronc recélait un nid de frelons, fut piquée sur le sein droit, ce qui, selon le Dr Champneuf, occasionna un gonflement érysipélateux considérable, de fréquentes lipothymies, avec froid des extrémités, gêne de la respiration, petitesse du pouls et même développement d'un point gangreneux ;

Une dame fut piquée par un frelon sur le doigt médius, en quelques secondes son corps entier se tuméfia, la peau devint rouge et boutonneuse et une fièvre ardente se développa ;

Un jeune homme ayant porté à sa bouche un verre contenant une guêpe, en fut piqué à la gorge et mourut suffoqué. Le même malheur arriva, en 1858, à un habitant de Montbard.

Fort heureusement, la piqûre des guêpes ne produit pas toujours des effets terribles comme ceux qui précèdent. En général, les troubles qu'elle amène sont d'autant plus sérieux que la plaie contient une plus grande quantité de venin, ainsi que Réaumur l'a démontré expérimentalement.

« Etant piqué d'une guêpe, dit le grand naturaliste, je crus qu'il valait autant prendre mon mal de bonne grâce : Je la laissai achever de me piquer tout à son aise. Quand elle eut elle-même retiré son aiguillon, je la pris et la posai, en l'irritant, sur la main d'un laquais aguerri, et qui n'était pas à une piqûre près ; la piqûre ne lui fit que très peu de douleur. Je repris aussitôt la guêpe et je me fis piquer moi-même, pour la seconde fois ; à peine sentis-je la piqûre. La liqueur venimeuse avait été presque épuisée dans les deux premières expériences ; enfin, j'eus beau irriter ensuite la guêpe, elle ne voulut pas faire une quatrième plaie. »

Les piqûres de guêpe doivent être traitées par l'eau ammoniacale ou alcoolisée et la douleur combattue par les applications de laudanum pur. Si des symptômes généraux se montrent, il est parfois utile de mettre en œuvre des moyens curatifs énergiques, tels que les saignées locales ou générales, pour lesquels la présence de l'homme de l'art est absolument indispensable.

MÉLOÉS.

(Planche 2, figure 2.)

Les méloés sont des insectes sans ailes, voisins des cantharides, dont ils ont les qualités et les défauts, à un plus faible degré.

Trois espèces vivent en France :

Le *méloé proscarabée* ou *escarbot onctueux* (*meloe proscarabeus*), noir, avec des reflets violets, que l'on rencontre dans presque tous nos départements ;

Le *méloé rugueux* (*meloe rugosus*), noir mat, commun aux environs de Montpellier ;

Le *méloé varié* (*meloe variegatus*), noir avec des reflets verdâtres, assez fréquent dans le bois de Vincennes.

(Voir *Cantharides*.)

MOUCHES.

(Planche 2, figure 3.)

Tout le monde connaît les insectes diptères appelés mouches ; chacun trouve ces animaux importuns, mais on ne sait pas assez, en général, que la vulgaire mouche des habitations, elle-même, celle que Linné nommait *mouche domestique* peut être la cause ou l'occasion de diverses maladies dont quelques-unes sont terribles. Avant de passer en revue ces fâcheux effets, je vais dire un mot des animaux qui les produisent.

Les mouches de nos climats se rapportent toutes à une des espèces suivantes :

La *mouche domestique* (*musca domestica*), longue d'un demi-centimètre, a le corselet cendré, l'abdomen cendré en dessus et jaunâtre en dessous, les ailes transparentes. Elle recherche les objets sucrés, les gâteaux, le miel, etc., mais elle ne dédaigne pas les matières animales ou végétales en décomposition. Elle ne se pose pas seulement « sur la tête des rois et sur celle des ânes » ainsi que l'a noté le bon La Fontaine, elle rend volontiers visite encore aux cataplasmes et autres pièces de pansement des plaies ainsi qu'aux déjections humaines. Dans ces voyages divers, sa trompe, ses antennes, ses pattes, ses poils, peuvent très bien transporter des particules organiques au loin, et aller les semer sur des terrains nouveaux, par un procédé semblable à celui de la grive, qui est le semeur ailé du gui.

La *mouche à viande* ou *mouche bleue* (*musca vomitoria*), longue de près d'un centimètre, a le thorax noir, la tête brune et l'abdomen d'un bleu métallique. Ses poils sont plus longs et plus durs que ceux de la mouche domestique. Elle fait entendre, en volant, un bourdonnement assez fort. Elle dépose ses œufs dans la viande, qu'elle sent de très loin. Sa larve s'appelle *asticot*. La mouche bleue est commune dans tous les endroits où l'on fait séjourner de la viande, à l'étalage des bouchers, et dans les chambres des campagnes, où pendent aux plafonds les provisions de lard de l'année.

La *mouche dorée* (*musca cæsar*) est de la grandeur de la mouche domestique. Son ventre est vert doré, tandis que la tête et le corselet sont bleus. La mouche dorée, qu'on appelle encore *mouche des cadavres*, pond principalement sur les charognes.

Ces trois espèces sont à redouter, à l'état de larves et à l'état parfait. Les larves introduites dans l'organisme humain causent des désordres épouvantables, exceptionnels heureusement pour les personnes soucieuses de la propreté du corps (1); les mouches parfaites, non venimeuses

---

(1) Voici quelques exemples de cette pénétration, empruntés à divers auteurs :

— Une femme d'Aix-en-Provence s'étant endormie aux champs fut assaillie par des mouches qui déposèrent leurs larves dans son nez. — Pendant trois jours, elle ressentit une douleur légère, mais sourde, qui semblait partir des sinus frontaux et s'étendre jusqu'à la tempe droite. Cette douleur était suivie d'un fourmillement important et d'un bruit tout particulier qu'entendaient la malade et les assistants, lequel était comparable à celui des vers qui rongent le bois. Les deux jours suivants, à la suite d'une épistaxis, la malade rendait 113 larves de mouches. (D^r D'ASTROS.)

— Un vieux paysan, de Soto, après avoir ressenti de fortes douleurs dans l'oreille gauche, avec issue d'un liquide sanguinolent, pendant quatre jours, fut traité par une injection de décoction de tabac et rendit 34 larves de mouches. (Dr DANIEL.)

— En 1826, à l'Hôtel-Dieu de Montpellier, un interne enleva une trentaine de larves de mouches d'un cancer qui avait rongé le bas-ventre d'un pauvre moribond. Saltzmann a recueilli, à l'hôpital de Strasbourg, un jeune homme dont la peau était labourée sur tous les points par des milliers de larves. A l'aine et aux jambes, des plaques entières de chair avaient été détruites. L'œil gauche était dévoré. Le malade succomba. Andry, Panarolus, Lieutaud, Bertrand, Bianchi, Alibert, etc., ont rapporté des exemples analogues. (Dr A. MOQUIN-TANDON.)

— Un chiffonnier fut trouvé endormi dans un fossé du boulevard, près de Montfaucon, et porté à l'hôpital Saint-Louis. Il avait le cuir chevelu soulevé par des tumeurs arrondies, avec des perforations irrégulières; à travers lesquelles on voyait la

par elles-mêmes, inoculent trop souvent la pustule maligne et les maladies charbonneuses. C'est un fait bien connu, que les mouches qui se sont repues de charogne peuvent, en venant se reposer sur un endroit dénudé du corps de l'homme, inoculer des maladies infectieuses. J'ai vu, dit H. Bocquillon, dans le même état, un berger et deux marchands de peaux, atteints de pustule maligne par ce moyen ; ils ont succombé. Des équarrisseurs, des porteurs à la halle, atteints de pustule maligne ou de charbon, attribuaient la cause de leur affection à des piqûres de mouche.

Quand on soupçonne qu'une mouche a déposé ses larves dans une

---

chair devenue purulente et fétide. Une énorme quantité de larves de mouches se remuaient, grouillaient dans ces tumeurs. Quinze à vingt de ces vers s'échappaient de ses paupières, singulièrement gonflées et rapprochées. D'autres larves sortaient par le nez et les oreilles. Ce malheureux reproduisait, dans toute son horreur, la maladie de Job. (Dr CLOQUET.)

— M. Bérard donnait des soins à un homme atteint d'une phlegmasie de l'oreille avec douleur, gonflement, écoulement purulent, etc. En l'examinant avec beaucoup d'attention, il reconnut qu'il existait dans l'intérieur du conduit auditif de ces vers qui se développent dans la viande en putréfaction et que l'on désigne sous le nom d'asticots. Il n'était pas aisé de les extraire avec des pinces, à cause de la profondeur à laquelle ils s'étaient réfugiés, et surtout du gonflement des parois du conduit auditif. M. Bérard s'avisa alors d'un moyen bien simple et qui eut un prompt succès. Il appliqua sur le pavillon de l'oreille un morceau de viande en putréfaction, et aussitôt les larves, attirées par cette chair, quittèrent le conduit auditif pour se porter à l'extérieur. (*Société de médecine de Paris*, 1841.)

— Au mois d'octobre 1850, le Dr Fantin, de Seine-Port, envoya l'observation suivante au *Journal de médecine et de chirurgie pratiques* :

Le 27 juin dernier, le nommé Chenin (Désiré), gros garçon de 19 ans, fort, vigoureux et excessivement malpropre, vint me consulter pour d'affreuses douleurs qu'il éprouvait depuis quelques heures dans le conduit auditif du côté gauche ; il lui semblait, me dit-il, que des vers remuaient dans son oreille. J'explorai aussi avant que possible, et j'aperçus, profondément logés, trois asticots que je retirai avec de fines pinces à disséquer. Chenin me raconta alors qu'il avait essuyé, il y a quatre ans, une maladie très grave, à la suite de laquelle il avait conservé un écoulement purulent et habituellement infect du conduit auditif actuellement compromis (jamais aucun moyen n'avait été employé pour le combattre) ; que le 24 juin, dans la soirée, une musca carnaria, par l'odeur alléchée, s'était introduite dans son oreille, qu'il l'y avait surprise et écrasée, mais déjà elle avait déposé des germes d'asticots chargés de venger sa mort, et, en effet, ils éclosaient dans la nuit du 27. J'en retirai donc trois, mais la sensation du prurit restant la même, je fis une injection laudanisée, et je recommandai à Chenin de recouvrir l'entrée du conduit avec un morceau de viande gâtée, d'après le conseil de M. Bérard, afin d'attirer les asticots plus profondément logés : il suivit mon conseil avec une complaisance digne d'éloge, et le 28, à six heures du matin, je retirai deux asticots beaucoup plus gros que ceux de la veille ; Chenin en retira un lui-même dans la soirée ; il l'avait senti s'approcher de l'appât qui lui restait constamment offert ; enfin, le 29, j'amenai avec mes pinces le dernier ; il avait admirablement employé son temps ; il était d'une grosseur remarquable.

plaie ou une cavité naturelle de l'organisme, il faut faire des lavages ou des injections avec une décoction de tabac, ou mieux avec un liquide dont voici la formule :

> Benzine.................... 2 grammes.
> Essence de térébenthine...... 2   —
> Alcool. 20   —
> Eau........................ 250   —

Le même mélange sera utilement employé en lavages sur les téguments dénudés, touchés par des mouches ayant volé sur des animaux

---

Je prescrivis des injections chlorurées pour combattre l'écoulement chronique : depuis quinze jours, il a complètement disparu.

— Un serrurier, âgé de 52 ans, après avoir été traité à l'hôpital Beaujon pour une luxation de l'épaule, avait passé quinze jours à Vincennes. Vers la fin de son séjour à l'asile, cet homme avait senti comme une mouche qui s'introduisait dans son oreille gauche. Armé d'un bout d'allumette, il avait essayé de la retirer, puis toute sensation particulière de ce côté avait disparu. Trois jours plus tard, étant à Saint-Ouen, il éprouva des picotements qui l'empêchèrent de dormir; le lendemain, il vient à la consultation de M. Jarjavay qui constate dans le conduit auditif externe l'existence de deux petites larves de mouches semblables à celles qu'on voit sur les cadavres. Le malade se plaignait de douleurs très vives dans l'oreille et sur le trajet d'une ligne qui, partant du milieu du front, contournait l'arcade sourcilière, passait par la tempe et allait se terminer en arrière de l'apophyse mastoïde. Il y avait, en même temps, de la céphalalgie, du larmoiement, des crampes et des fourmillements dans les bras, des tremblements dans les jambes, des envies de vomir, etc.

A la visite du soir, M. Jarjavay laissa tomber quelques gouttes d'éther dans le conduit auditif. La présence du liquide provoqua d'abord une douleur très vive, mais, quelque temps après, il y eut un soulagement appréciable. Dans la nuit, un grand nombre de larves, au moins une centaine, au dire de l'infirmier, tombèrent sur l'oreiller du malade qui s'assoupit. On était au 7. Le 8, à la visite du matin, l'inspection de l'oreille fit voir de grosses larves de *musca carnaria* (asticots des pêcheurs) qui grouillaient au fond du conduit. M. Jarjavay en retira d'abord quelques-unes avec une curette ; il fit ensuite plusieurs injections avec un irrigateur et réussit par ce moyen à en expulser une quinzaine d'autres. Le soir, instillation d'une goutte d'éther, sortie de trois larves; les douleurs sont toujours vives, insomnie. Le 9, on n'aperçoit plus de larves, mais l'on constate que la membrane du tympan est perforée, ce dont il est facile de s'assurer lorsque le malade fait des efforts pour se moucher, en même temps qu'il a soin de bien fermer la bouche. De plus, les injections faites par l'oreille pénètrent dans le pharynx. Injections d'eau de guimauve, cataplasmes. Les 10 et 11, céphalalgie persistante, battements dans l'oreille; néanmoins, le sommeil revient. Le 12, douleurs presque nulles, otorrhée et symptômes d'otite externe, cataplasmes sur la conque. Au bout de trois jours de traitement, ce malade, complètement guéri, quittait l'hôpital.

M. Jarjavay a fait remarquer, en signant l'*exeat* de cet homme, que, chez lui, l'emploi de l'éther avait eu une double action : celle de détruire les corps étrangers vivants et de calmer les douleurs dues à leur présence dans l'oreille (*Journal de médecine et de chirurgie pratiques*, 1866).

charbonneux, mais je dois ajouter que, si leur maladie a été réellement inoculée, il serait imprudent de s'en tenir à cette lotion. Pour le prouver, je n'ai qu'à rappeler que le charbon et la pustule maligne sont deux affections (1) s'étendant avec une très grande rapidité, donnant lieu, en peu de temps, à des symptômes généraux très graves, qui entraînent souvent la mort, nécessitant la prompte mise en jeu des caustiques ou des instruments chirurgicaux; c'est pourquoi, au lieu d'entrer dans des détails plus circonstanciés, qui pourraient inspirer au lecteur une confiance trompeuse, j'aime mieux lui dire ceci : Si vous voyez se développer, à l'endroit touché par une mouche, le moindre bouton douteux, la plus petite élevure louche, avec accompagnement de fièvre ou de frisson, faites appeler bien vite votre médecin. Lui seul est en état de prendre rapidement les mesures nécessaires pour arrêter à ses débuts une vésicule susceptible d'empoisonner tout l'organisme.

— Même quand elles ne sont pas soupçonnées d'apporter des germes morbides, les mouches sont si importunes qu'on a imaginé mille procédés pour en débarrasser les habitations. Parmi ces procédés, il en est qui peuvent nuire à l'espèce humaine. Divers papiers *tue-mouches* sont dans ce cas (Voir l'*Hygiène usuelle*, page 246). Le plus commun est celui dans la pâte duquel on a incorporé une petite quantité de cobalt arsenical, résidu du grillage de l'arsénio-sulfure. On place ce papier sur une assiette ou une soucoupe, en l'humectant avec de l'eau sucrée, l'arsenic métallique s'oxyde peu à peu au contact de l'air et se dissout dans le liquide sucré, qui empoisonne les mouches et qui peut aussi empoisonner les gens. En 1839, une femme du Havre voulant se suicider, ne chercha pas d'autre poison que la poudre aux mouches délayée dans de l'eau. Le docteur Langevin la rappela avec grand'peine à la vie, au moyen du peroxyde de fer hydraté.

En 1858, plusieurs médecins ayant prié M. Stanislas Martin de leur indiquer une substance inoffensive pour l'homme, mais jouissant de la propriété de faire périr les mouches, qui obsèdent certains malades et notamment les paralytiques, ce chimiste fit la réponse suivante, dans le *Bulletin de thérapeutique* :

« La substance toxique que nous proposons est le savon de Marseille, parce qu'il a la propriété d'attirer l'insecte et qu'il n'a pas les effets dangereux du cobalt arsenical, qui fait, chaque année, quelques victimes parmi nous, et surtout parmi les gallinacés qui mangent les mouches empoisonnées qu'on n'a pas eu la prudence d'enterrer. On opère de la manière suivante : on met près du lit du malade un vase contenant de l'eau très fortement chargée de savon; on recouvre ce vase d'un papier, au milieu duquel on a pratiqué un trou assez grand pour que les mouches puissent y pénétrer. L'effet de ce piège sera bien plus cer-

---

(1) Quelques médecins les confondent en une seule.

tain, si on ajoute à l'eau de savon un peu de sucre, ou mieux encore, du miel ou de la mélasse. »

POU DES BOIS.

(Planche 4, figure 3.)

Le *pou des bois*, appelé aussi *louvette*, *tique* et *puce maligne*, est un arachnide de la famille des acariens. Nous en avons en France deux espèces : l'une d'un rouge foncé, qui s'attache surtout aux chiens; l'autre grise, cendrée, avec des taches brunes, qui s'attache plus particulièrement aux moutons et aux bœufs. On les nomme encore *ixodes* (*ixodes ricinus*).

La bouche de ces animaux est munie d'un suçoir formé de trois lames cornées, la médiane porte latéralement des dents qui l'ont fait comparer à une scie. Voici ce que l'*Histoire naturelle médicale* de Bocquillon dit des poux des bois : « Ce sont ces petits animaux qui tourmentent les chiens de chasse... Une espèce particulière vit sur les genêts (1), où elle se tient accrochée avec deux de ses pattes, les autres restant libres. Que des hommes ou des animaux se frottent en passant contre ces végétaux, les poux des bois s'attachent à eux, au moyen de leurs griffes, gagnent la peau, y enfoncent leur suçoir et se gorgent de nourriture. Ils augmentent assez de volume pour devenir gros comme des pois. L'homme s'aperçoit vite de leur présence et s'en débarrasse assez facilement; mais chez les animaux, ils peuvent vivre en grand nombre et produire un amaigrissement qui conduit à la mort. »

On détruit les louvettes en faisant, sur les endroits où elles se trouvent, deux frictions avec le mélange suivant :

> Essence de lavande. . . . . . .   1 gramme.
> Huile d'olives.   100   —

On est encore plus sûr du résultat lorsque, faisant comme je l'ai fait pour mon petit chien Toto, on s'arme d'une paire de petits ciseaux courbes, et on coupe en deux l'animal parasite dont la ténacité égale la gloutonnerie. Ce procédé n'a pas la confiance de tous les gens du Nord. Les paysans de Seine-et-Oise, par exemple, affirment que cette méthode est infidèle, parce que la tique coupée (et non arrachée) repousse. Je n'ai pas besoin de dire que cette croyance est absurde.

Raspail rapporte qu'il a trouvé plusieurs fois (depuis le mois de décembre 1838, jusqu'au mois de mai 1840) des tiques jeunes, sur la tête de sa fille, âgée de trois ou quatre ans. Les atroces démangeaisons éprouvées

---

(1) Quelques chasseurs des environs de Paris m'ont assuré que la puce maligne se tenait aussi accrochée aux aulnes et aux bouleaux.

par l'enfant indiquaient suffisamment que le cuir chevelu était profondément piqué.

— Moquin-Tandon ajoute les deux faits suivants : il y a une vingtaine d'années (1862), un jeune homme, revenant de chasser dans les environs de Melun, présenta sous le bras une saillie livide, du volume d'une grosse lentille, accompagnée d'une douleur assez vive : c'était une tique énorme qu'il avait prise dans un bois.

— Le docteur Cosson se trouvant, en 1856, dans l'oasis d'Asla (province d'Oran), fut obligé de dresser sa tente près d'un village, sur un emplacement qui sert habituellement de marché aux moutons. Le lendemain matin, son domestique se réveilla, portant sur le mamelon droit trois tiques rapprochées, de la grosseur d'un pois. La présence de ces parasites lui causait beaucoup de mal.

Aux exemples qui précèdent, je peux en ajouter un des plus curieux, dont le héros est un peintre bien connu, le paysagiste René Tener. Cet artiste venait de Bruxelles, il y a quelques années, dans un wagon de la compagnie du Nord. Quelques heures avant d'arriver à Paris, il éprouva dans la région périnéale, une douleur vive qui le tourmentait et l'intriguait singulièrement. En sortant de la gare, il se rendit chez son médecin. Celui-ci constata, à son grand étonnement, la présence d'une grosse tique gorgée de sang, à l'endroit indiqué. Une légère friction mercurielle fit tomber le parasite, déposé probablement dans le wagon par le chien de quelque chasseur.

PUNAISE AQUATIQUE

(Planche 4, figure 2.)

La *punaise aquatique* appelée aussi *punaise à avirons* et *notonecte glauque* (*notonecta glauca*) a les pattes postérieures conformées comme des rames, lui permettant de nager sur le dos ; elle abonde aux environs de Paris, où on la trouve dans les ruisseaux, les fossés, les réservoirs et les eaux stagnantes. Sa tête est jaunâtre et son corps gris noir ; ses élytres sont verdâtres, ses ailes blanches, ses pattes d'un jaune un peu rougeâtre. La taille de l'animal est d'environ 15 millimètres.

Cet insecte, très carnassier, ne vit que de proie. Le *Dictionnaire encyclopédique des sciences médicales* assure que les petits animaux piqués par lui meurent vite, à cause de l'humeur venimeuse qu'il inocule.

Son action sur l'homme est infiniment moins redoutable. Bien que la punaise aquatique pique fortement quiconque la touche, une douleur, quelquefois très vive, est le seul inconvénient qui en résulte. Au point de vue pratique, je me borne donc à formuler ce conseil banal : Ne touchez pas la punaise aquatique, évitez de vous baigner dans les cours d'eau qu'elle habite — cours d'eau peu agréables du reste — et vous n'aurez pas à vous occuper de son action nuisible.

PUNAISE-MOUCHE.

(Planche 4, figure 1.)

La *punaise-mouche*, appelée aussi *réduve* et mieux *réduve masqué* (*cimex personatus*), serait ainsi nommée, d'après Dumeril, parce que « ses larves, pour ne point être aperçues des araignées, des punaises des lits et des autres insectes qu'elle détruit, se couvrent de poussière, de poils, de plâtre et d'ordures, dont elles ne se débarrassent que lorsque, munies de leurs ailes, elles peuvent attaquer leur proie à force ouverte et fondre dessus ».

La punaise-mouche est longue de 15 à 20 millimètres. Son corps, aplati comme celui de toutes les punaises, est brunâtre, avec quelques taches sur le corselet; ses jambes sont longues et grêles, ses ailes très développées. Elle vit dans les fentes des cloisons, surtout près des fours et des cheminées; elle répand une odeur de souris assez prononcée.

La piqûre de la punaise-mouche est très douloureuse, bien que cet animal ne soit pas venimeux. Il possède pourtant un suçoir à pointe lancéolée qui perce la peau assez profondément. Le naturaliste Latreille en fut atteint une fois à l'épaule; il eut sur-le-champ le bras entier engourdi, et cet état dura plusieurs heures.

Les personnes piquées par le réduve masqué souffriront moins longtemps, si elles ont le soin de laver la partie atteinte avec de l'eau fraîche chargée de quelques gouttes de laudanum.

SCOLOPENDRE.

(Planche 5, figure 1.)

Les *scolopendres* sont des insectes venimeux, de l'ordre des *myriapodes* (*mille-pieds*) ou *multipèdes*, qui inoculent leur venin au moyen de pieds-mâchoires, terminés par un crochet très pointu, percé d'un sillon conducteur. Une seule espèce est à craindre en France, c'est la *scolopendre cingulée* (*scolopendra cingulata*), assez commune dans le Languedoc et la Provence, et dont la longueur varie entre 6 et 12 centimètres.

La scolopendre se nourrit de petits insectes, elle se loge sous les pierres et les tas de bois; on la trouve aussi dans les amas de raisins, à l'époque de la vendange.

F. B.   2

Quelques auteurs affirment que la piqûre de cet animal n'a rien de sérieux ; ces auteurs se trompent. M. Paul Gervais est mieux dans le vrai quand il écrit : « Les scolopendres du midi de l'Europe ne sont pas moins à craindre que celles du nord de l'Afrique, de l'Asie mineure et des autres pays où ces animaux abondent, et l'on a souvent l'occasion d'observer les accidents qui résultent de leur piqûre. L'observation suivante, dont l'exactitude nous a été confirmée par la personne qui en avait été l'objet, a été publiée en 1843, par M. Bertrand d'Hers, dans sa thèse inaugurale, soutenue devant la Faculté de médecine de Montpellier. Robelin, appariteur de la Faculté des sciences, que j'ai eu moi-même sous mes ordres, en cette qualité, aimait à s'occuper d'entomologie ; étant à Late, aux environs de cette ville, il trouva une scolopendre de quatre pouces environ de longueur ; il voulut la mettre dans la boîte qui lui servait à enfermer les produits de sa chasse, mais il fut mordu à la face dorsale du médius, à la deuxième phalange. Une douleur très vive, analogue à celle produite par la piqûre des guêpes, s'ensuivit immédiatement et il fut obligé de rentrer en ville, portant son bras en écharpe, tant à cause de ses douleurs, que par suite de l'enflure qui s'était propagée dans tout le membre. Arrivé à Montpellier, il fit cautériser la plaie par un pharmacien, mais les symptômes se sont maintenus pendant près de huit jours. »

Moquin-Tandon affirme, d'autre part, que les morsures des scolopendres occasionnent souvent un état fébrile, accompagné de frissons plus ou moins forts. Le vieil Ambroise Paré avait dit, longtemps avant : « Les multipèdes engendrent grande démangeaison, rougeur et tumeur au lieu où elles mordent. »

De ce qui précède, il ne faudrait pas conclure que les scolopendres de France sont, comme celles de Cayenne (1), capables de donner la mort, mais il serait imprudent de nier l'action nuisible de leur venin (2). Si donc on a le malheur d'être atteint par la scolopendre, on devra s'empresser de neutraliser son virus par une cautérisation au moyen de l'alcali volatil.

---

(1) Vers 1828, un officier du 16e léger, en garnison à Cayenne, sortit d'une salle de bal et alla boire de l'eau à une petite cruche. C'était dans l'obscurité. Une scolopendre, logée dans le goulot de la cruche, pénétra dans sa bouche et s'attacha fortement à son pharynx. Le chirurgien du corps retira l'insecte par morceaux. La douleur était vive et l'enflure énorme. Des accidents nerveux effrayants en furent la suite, et l'officier mourut au bout de peu de temps. (V. Mougeot.)

(2) Des faits authentiques démontrent que ces animaux, lorsqu'ils sont fort petits, peuvent s'introduire dans les fosses nasales, s'y établir et déterminer des douleurs atroces. (H. Bocquillon.)

SCORPION.

(Planche 5, figure 2.)

Les scorpions sont des arachnides à forme étrange, ayant quelque ressemblance avec certains crustacés. Pour donner une idée générale de cette conformation, on peut dire, avec Duméril, que le corps du scorpion, en général allongé, aplati, porte en avant deux pattes ou palpes en forme de pinces ou serres, formées de deux crochets, dont un seul est mobile sur l'autre ; que son abdomen se prolonge en une queue mobile, faite de six articulations anguleuses, mais susceptible de se mouvoir en dessus ou de se redresser pour diriger le dernier anneau, armé d'un crochet venimeux, dans tous les sens que l'animal désire.

D'après Moquin-Tandon, voici comment est fait l'appareil à venin occupant le dernier article de la queue du scorpion :

On y remarque un renflement et un dard.

Le renflement, improprement appelé *ampoule*, est une espèce de nœud ovoïde, roussâtre, hérissé de quelques poils rares, convexe en dessous, offrant dans cette partie une légère rainure médiane, longitudinale, qui indique la séparation des deux glandes vénénifiques dont se compose l'appareil.

Le dard ou aiguillon est une sorte de griffe terminale, assez dure, allongée, légèrement arquée et très pointue. Il offre, près de son extrémité, qui est brunâtre, deux petites fentes. Quand le scorpion est près de frapper, on voit une toute petite goutte de venin, venue de ces fentes, perler à l'extrémité de l'aiguillon.

Les scorpions sont d'autant plus dangereux qu'ils sont plus gros et qu'ils habitent des climats plus chauds. Les espèces connues en France et en Algérie sont les suivantes :

Le *scorpion ordinaire* (*scorpio europæus*); le *scorpion palmé* (*scorpio palmatus*); le *scorpion roussâtre* (*scorpio occitanus*), et le *scorpion tunisien* (*scorpio tunetanus*).

Le scorpion ordinaire est d'un brun plus ou moins foncé. Long de 27 millimètres, il est assez commun dans le midi de la France. On le trouve dans les celliers, les caves, les greniers, les cuisines et les citernes. Il reste caché durant le jour ; quand vient la nuit, il fait la chasse aux cloportes et aux araignées. Il se creuse parfois une sorte de terrier sur la pente des terrains exposés au midi.

Le scorpion palmé est semblable au scorpion ordinaire ; il habite l'Algérie, où il se cache sous les pierres, dans les lieux sombres et frais et dans les crevasses des vieux murs. On l'aperçoit parfois dans les plis des rideaux et aux plafonds des appartements.

Le scorpion roussâtre, appelé aussi *scorpion blond, scorpion fauve* ou *scorpion de Souvignargues*, a de 80 à 85 millimètres de long. Il abonde dans tous les pays où croît l'olivier. Sa couleur générale est d'un fauve rougeâtre, avec les pattes et la vésicule d'un jaune plus pâle.

Le *scorpion tunisien* est d'un brun noirâtre. Il a jusqu'à 15 centimètres de long.

Tous ces scorpions sont dangereux, ainsi que le prouvent les faits suivants :

Un ecclésiastique de Beaucaire se présentant à la garde-robe se sentit piqué sous la cuisse ; il aperçut un scorpion sur le siège ; il éprouva de la douleur avec rougeur et gonflement pendant quelques heures ; il eut mal au cœur ; mais tous ces accidents disparurent en peu de jours, par l'application de cataplasmes émollients et des embrocations d'huile d'olive (Dr Amoreux).

Une dame dormant, pendant l'été, les bras croisés sur la tête, fut éveillée en sursaut par la sensation d'un animal passant sous sa main, qu'elle secoua vivement. Un instant après, elle fut piquée au cou et éprouva une vive douleur. Il se forma rapidement un phlegmon sur l'endroit où siégeait la piqûre ; la peau, fortement tendue, était soulevée par le gonflement, jusqu'à l'épaule et au voisinage des seins. Le lendemain matin, en se levant, elle trouva un scorpion caché sous son lit. Les symptômes disparurent au bout de quelque temps, sans entraîner d'accidents fâcheux (Dr Amoreux).

Le Dr Maccari, ayant été piqué par un scorpion du Languedoc, à l'extrémité de la dernière phalange de l'index de la main gauche, en éprouva tout à coup une si vive douleur que, contraint de s'asseoir, il tomba presque en défaillance. Après avoir sucé et exprimé fortement le doigt, de manière à en faire sortir quelques gouttes de sang, il éprouva un soulagement général ainsi qu'une diminution de la douleur locale ; mais celle-ci se propagea à la main et au bras, en suivant le trajet des nerfs médian et cubital. En cinq ou six minutes, cette douleur devint très forte et presque intolérable, le long du muscle biceps, qui semblait traversé par un stylet. Revenu un peu à lui-même, le Dr Maccari voulut rentrer à son domicile, dont il était éloigné d'environ un quart d'heure, mais, pendant ce court trajet, il se sentit défaillir deux fois et fut souvent obligé de s'asseoir. Rentré chez lui, une heure après, son corps se couvrit d'une sueur froide, ses yeux devinrent abattus et une pâleur extrême se répandit sur son visage. Une forte dose d'eau-de-vie et un bain local de la même liqueur calmèrent un instant ses douleurs et relevèrent un peu ses forces. Profitant de cet instant de calme, il se rend chez un pharmacien, son voisin, où il se fait préparer une potion avec une once et demie d'alcool étendu d'eau, quatre grains d'opium et un gros d'ammoniaque liquide. Il avala un quart environ de la potion et se servit du reste pour baigner le doigt et frictionner le bras, devenu d'un froid glacial. Rentré chez lui, il n'eut pas le temps de se déshabiller pour se coucher. Il éprouvait dans tout le corps des douleurs violentes et comme de violents coups d'aiguillon ; la fièvre était très intense. Une nouvelle dose d'ammoniaque ne put calmer ses souffrances, qui se prolongèrent encore pendant deux heures. Le bras perdit toute espèce de sensibilité; l'extrémité du doigt piqué devint enflée, livide et roide; une humeur froide transsudait de la seconde phalange; la bouche était sèche, la soif ardente; il survint des vertiges, des visions obscures et un léger délire. L'administration d'un litre de bon vin fut suivie d'un moment de calme et de lucidité, pendant lequel le Dr Maccari se fit appliquer sur le doigt un vésicatoire camphré, et bientôt après il absorba une nouvelle quantité d'ammoniaque. Au bout d'une demi-heure, une légère chaleur se fit sentir à la partie blessée et se propagea au bras; la mémoire reprit son énergie, mais le bras, la main et le doigt furent saisis de convulsions effrayantes; à une heure après midi, la piqûre avait eu lieu à huit heures du matin), il arriva encore une défaillance à la suite de laquelle le malade poussa des cris lamentables; le pouls était intermittent, petit, la face cadavéreuse. Un sommeil, avec une sueur abondante qui survint et dura jusqu'à deux heures, termina le délire, apaisa les douleurs générales et les borna à la partie blessée. Sur le soir, le malade voulut quitter le lit; mais une défaillance excessive, surtout dans les jambes, le força à le reprendre. La douleur du doigt ne disparut que vers la moitié de la journée du surlendemain et la blessure entra en suppuration le cinquième jour. Le septième, une teinte jaune était répandue sur tout le corps; la faiblesse musculaire persista pendant six jours encore, et un appétit dévorant se fit sentir pendant vingt jours (Dr H. Cloquet).

L'observation qui précède est trop longue pour que je puisse citer d'autres faits circonstanciés.

Aux personnes — il s'en trouve — qui contestent le danger de la piqûre du scorpion, je me borne à recommander un travail officiel de M. Guyon, dont voici le résumé:

En 1864, M. Guyon a communiqué à l'Académie des sciences onze observations *authentiques* de mort occasionnée par le scorpion androctone (*S. roussâtre* et *S. tunisien*). Ces observations ont pour sujets quatre hommes, dont trois encore adolescents, quatre jeunes femmes et trois enfants du sexe masculin. Il ressort des recherches de M. Guyon: 1° Que les enfants, en raison sans doute de leur taille plus petite que celle des adultes, et sans doute aussi à raison de leur sensibilité plus grande que celle des derniers, sont ceux qui offrent le plus de cas de mort, et qu'après eux viennent les femmes, qui s'en rapprochent généralement sous ces deux rapports; 2° que parmi les adultes, ceux qui offrent le plus de cas de mort sont ceux piqués à la tête, cas dans lequel la mort peut être considérée comme produite, non par une action générale de venin ou poison, mais par une extension au cerveau de la tuméfaction locale, à laquelle la piqûre donne ordinairement lieu.

Le danger, pour l'homme, de la piqûre du scorpion, paraît ressortir suffisamment de ces faits. La mort est rare, sans doute, mais si l'homme a peu à craindre pour sa vie du venin du scorpion, il en est tout autrement et pour le chien et pour le lapin, parmi les mammifères, et pour la poule et le pigeon, parmi les oiseaux, animaux qui, eux, au contraire, succombent fréquemment et rapidement.

On a indiqué mille remèdes contre la piqûre des scorpions. Un grand nombre sont absurdes : huile de scorpions, poudre de crapauds, etc. Le temps a fait justice de toutes ces malpropretés thérapeutiques. Aujourd'hui, les auteurs sérieux recommandent simplement la succion du point atteint par le venin, l'application d'une ventouse sur la plaie, l'action d'une ligature faite entre la plaie et le cœur, plus des lotions vinaigrées, ammoniacales ou phéniquées.

Des cataplasmes laudanisés, des bains généraux, des sudorifiques, des boissons antiseptiques peuvent encore être utiles, lorsque des phénomènes généraux se produisent. Je ne fais qu'indiquer ces médicaments, laissant le soin d'en régler l'administration au médecin qu'on se sera hâté de faire appeler, si la personne piquée s'évanouit, si elle est prise de frissons ou de tout autre symptôme de quelque gravité.

TARENTULE A VENTRE NOIR.

(Planche 1, figure 1.)

La tarentule à ventre noir (*lycosa melanogastra*) est une sorte d'araignée que l'on rencontre dans le midi de la France. Semblable à la *tarentule d'Italie (lycosa tarentula)*, sur le compte de laquelle on a débité tant de sornettes, la tarentule de France est un peu plus petite (1). Le centre de son ventre est noir et les bords en sont rouges. Elle habite les fentes des murs, les fissures des rochers ou des trous creusés dans la terre.

La piqûre de la tarentule n'a rien de grave. Elle produit une douleur assez vive, s'accompagnant généralement d'une légère inflammation locale et quelquefois de petites phlyctènes. L'application d'un cataplasme de riz ou de graines de lin suffit pour dissiper ces accidents.

Cette symptomatologie bénigne et cette thérapeutique anodine ressemblent fort peu, on le voit, aux interminables et terribles histoires d'autrefois sur le tarentisme. Dépouillant cette affection de tout son attirail merveilleux, Littré l'a simplement appelée une névrose, se rattachant par certains côtés à la chorée ou danse de Saint-Guy épidémique. Cette névrose a régné dans une partie de l'Italie du xv° au xviii° siècle. « Elle était particulièrement déterminée par la piqûre de la tarentule, mais aussi par celle d'autres insectes, la piqûre ne paraissant agir en ce

____

(1) La tarentule d'Italie est longue de trois centimètres.

cas que comme exerçant une influence sur le système nerveux. Elle résultait aussi de l'imitation, la vue des malades affectés de tarentisme développant la maladie chez d'autres personnes. Elle consistait en une sorte de mélancolie qui se dissipait au son des instruments. La musique et surtout les airs de danse ranimaient ces malades ; alors ils se mettaient à danser jusqu'à ce qu'ils tombassent de fatigue, baignés d'une sueur profuse, ce qui les soulageait. Ils témoignaient aussi un vif désir de se baigner dans la mer. » (Nysten.)

VIPÈRE.

(Planche 5, figure 3.)

Constant Dumeril a fait, en 1807, une description de la vipère, disant, en peu de mots, à peu près tout ce qu'il est nécessaire de savoir sur l'organisation de cet animal. Je l'emprunte au tome II de son *Traité élémentaire d'histoire naturelle*.

Les *vipères* ont reçu ce nom, dit Dumeril, parce qu'on a cru longtemps que ces serpents étaient les seuls dont les petits sortaient vivants (1) du corps de leur mère. Le véritable caractère des vipères consiste dans la présence des *crochets à venin*. On désigne sous ce nom des espèces de dents surnuméraires (fig. 3 *a* et 3 *b*), portées sur des os particuliers, qui peuvent se redresser ou se cacher dans la bouche, à la volonté de l'animal. Ce sont des épines courbes, sur la convexité desquelles on aperçoit une petite canelure, qui conduit à un canal où se trouve une humeur particulière produite par un organe placé à la base. Il y a plusieurs germes de ces crochets ; mais on n'en remarque ordinairement qu'un ou deux qui peuvent se redresser ; les autres sont destinés à remplacer les premiers lorsqu'ils tombent. Il semble que la nature ait voulu accorder à ces serpents, qui sont, en général, des êtres très faibles, les moyens de dompter presque subitement les animaux beaucoup plus agiles ou plus forts qu'eux, dont ils doivent cependant se nourrir. L'humeur du venin est, en effet, de nature à engourdir ou à tuer, presque subitement, les animaux sous la peau desquels il en pénètre une petite quantité par les blessures.

Cette humeur se dissout dans l'eau et dans l'alcool : elle se conserve liquide et sèche, pendant trois ou quatre ans, avec toutes ses propriétés (2). Un quart de milligramme de venin de vipère suffit pour tuer un oiseau du poids de 2 décagrammes. La vésicule à venin de la vipère ne

(1) Les petits naissent nus, avec les fragments de leur enveloppe. Les œufs, un peu avant le moment de l'éclosion, sont gros comme ceux des roitelets. (Moquin-Tandon.)

(2) Ceci prouve que le proverbe « morte la bête, mort le venin » est faux, comme

contient guère qu'un décigramme de cette humeur, qui est très lente à se séparer. Ce poison ne produit aucun effet sur les animaux qui l'avalent. Les accidents qui accompagnent la morsure varient beaucoup : quelquefois ils causent l'assoupissement; dans d'autres circonstances, des convulsions, la jaunisse, la gangrène, une fièvre extrême, des dépôts purulents, très rarement la mort.

Nous avons, en France, trois espèces de vipères : la *vipère commune* ou *aspic* (*coluber aspis*), la *vipère ammodyte* (*coluber ammodytes*) et la *vipère peliade* (*coluber Berus*).

Les vipères communes vivent sous les pierres et dans les buissons. Très communes à Montmorency et à Fontainebleau, elles se rencontrent à peu près dans tous les départements. Les Cévennes, la Lozère, l'Aveyron et la Haute-Marne ont été cités comme possédant le triste privilège d'en compter plus que les autres départements. Dans la Haute-Marne seule, il n'a pas été tué moins de quarante mille de ces animaux venimeux en l'espace de trois ans.

Longue de 35 à 70 centimètres, large seulement de 15 à 27 millimètres, la vipère commune est brune ou roussâtre en dessus, grise avec des tons ardoisés en dessous. Son dos est marqué d'une ligne irrégulière, foncée ou complètement noire; on trouve sur les flancs quelques points inégaux de même couleur. La tête, dont la forme rappelle à la fois un triangle et un cœur de carte à jouer, est couverte d'écailles granulées, sur lesquelles on remarque deux bandes noires réunies en V. Deux taches noirâtres se voient sur le museau : ce sont les narines. Les yeux sont très petits et brillants avec une bordure noire. La langue est grisâtre et fourchue.

La vipère ammodyte est aussi appelée *vipère à museau cornu*, parce que son museau est prolongé en pointe molle, formant comme un nez relevé ou une corne. Elle habite les montagnes du Dauphiné.

La vipère peliade ou *petite vipère*, commune aux environs de Paris (Montmorency, Sénart, Vincennes, Fontainebleau, etc.), a une longueur qui ne dépasse pas 20 centimètres. Sa tête est reconnaissable en ce que, au lieu d'écailles granulées, elle porte à son sommet trois plaques adjacentes, l'une en avant, les deux autres en arrière; de plus, la tête, un peu convexe, est marquée de deux lignes noires, dont l'arrangement a quelque ressemblance avec la forme de la lettre Y.

D'après Valleix (*Guide du médecin praticien*, tome V), la morsure de la vipère donne lieu aux symptômes suivants :

Douleurs ordinairement vives, souvent extrêmes, dans toute la longueur du membre blessé ; autour des piqûres, rougeur et gonflement, envahissant une plus ou moins grande étendue du membre, et donnant lieu à un engorgement pâteux, luisant, d'un rouge livide, quelquefois couvert

---

bon nombre de proverbes. Il y a longtemps que Mangelli, cité par Grisolle, a écrit : « Le venin de la vipère peut conserver ses propriétés vingt ou vingt-cinq mois après la mort de l'animal, lorsque, desséché, on le conserve à l'abri du contact de l'air. »

de phlyctènes. Plus tard, douleur plus vive; puis se manifestent les symptômes généraux suivants : douleur, pesanteur de tête, anxiété, nausées, souvent des vomissements bilieux, lipothymies, syncopes. Au bout de quinze ou vingt heures ordinairement : membre très volumineux, teinte ictérique sur tout le corps, sueurs froides, visqueuses, refroidissement des extrémités, somnolence, soif vive, ralentissement du pouls, syncopes plus fréquentes. Au bout de deux ou trois jours, quelquefois moins et quelquefois plus, les symptômes s'amendent, une transpiration plus ou moins abondante s'établit, et la guérison a lieu. Dans quelques cas, cependant, la mort peut survenir par l'aggravation de tous les symptômes précédents.

— Le 1er juin 1734, un homme dont le métier était de prendre et de vendre des vipères, se fit mordre au pouce et au poignet de la main droite, en présence de Mortimer et de plusieurs membres de la Société de Londres, par une vipère vieille et noire, fort irritée, de sorte que des gouttes de sang sortirent des plaies. Il dit qu'il sentit aussitôt une douleur violente et piquante, qui pénétrait jusqu'à l'extrémité du pouce et qui se répandait par tout son bras, même avant que la vipère fût détachée de sa main, et que, peu après, il sentit une douleur semblable à l'action d'un feu qui se glissait le long de son bras. En peu de minutes, ses yeux commencèrent à paraître rouges, et comme en feu, et à verser beaucoup de larmes. En moins de deux heures, il s'aperçut que le venin se saisissait de son corps, par des douleurs aiguës, qui furent accompagnées de faiblesse et de difficulté de respirer, et suivies de sueurs froides et abondantes. Peu après, le ventre commença à enfler, avec des tranchées fort aiguës et des douleurs aux reins, accompagnées de vomissements et de déjections très violentes. Il déclara que, pendant la force de ces symptômes, il perdit la vue deux fois de suite, qu'il se sentait très mal et que la tête lui tournait. Enfin, les vomissements et les déjections par le bas continuant avec violence, son pouls devint si petit et si intermittent, qu'on jugea à propos de lui administrer des remèdes. (*Mémoires de l'Académie des sciences.*)

— Aux environs de Blain, Civel, âgé de 34 ans, fut mordu, en 1858, par une vipère commune, de couleur rouge, pendant qu'il saisissait dans ses mains une gerbe de blé. Le Dr Sortais, arrivé au moment de l'accident, appliqua une ligature, suça la plaie, qui siégeait au pouce droit, et administra l'ammoniaque *intus* et *extra*. La piqûre suivit la marche des plaies simples et, le lendemain, le malade était complètement guéri. (*Journal de médecine et de chirurgie pratiques*, 1861.)

— Un jeune faucheur des environs d'Angers, mordu à plusieurs reprises par une vipère, mourut en peu d'heures. (*Béclard.*)

— Une femme, blessée à la cuisse, succomba au bout de trente-sept heures. (*Moquin-Tandon.*)

— Une femme, âgée de 58 ans, d'une forte constitution, sujette aux affections hystériques, fut mordue au petit orteil du pied gauche par une

vipère (*Coluber berus*). Il faisait alors un temps très chaud et fort
orageux. Cette femme prit un bâton et tua le reptile ; mais bientôt elle
se sentit mal à l'aise, éprouva un engourdissement général et des douleurs très vives dans l'abdomen. Elle marcha en zig-zag pendant environ
dix minutes, puis elle tomba. Des laboureurs, qui avaient observé ses
mouvements, la croyaient ivre ; mais voyant qu'elle ne se relevait plus, ils
vinrent à son secours. Les symptômes devinrent bientôt de plus en plus
violents ; les convulsions, les douleurs abdominales augmentèrent, et, deux
heures après l'accident, elle rendit le dernier soupir sur la grande route,
sans qu'il eût été possible de lui donner aucun secours médical. (*Bulletin
de thérapeutique*, 1836.)

— Le 30 juin, me trouvant par hasard dans un village voisin de ma
résidence, je fus invité par le curé à me rendre au cimetière pour voir le
cadavre d'une fille de 11 ans, morte au bout de trois heures, après avoir
été mordue par une vipère. Ce curé me priait d'examiner si elle était réellement morte, et si, comme le prétendait son père, elle répandait une
odeur cadavéreuse insupportable, quoiqu'elle n'eût succombé que depuis
quarante-huit heures.

Arrivé au cimetière et ayant fait ôter le couvercle du cercueil, je trouvai
que la putréfaction avait déjà fait des progrès considérables, par l'aspect
du visage de cette fille, par l'odeur pénétrante qu'elle répandait, et par
le ballonnement du ventre. En examinant le cadavre avec plus de soin,
je trouvai, immédiatement au-dessus de la malléole interne du pied
droit, dans la largeur d'un écu de six francs, un léger gonflement d'une
couleur olive-verdâtre. Au milieu de ce gonflement, on apercevait une
goutte de sang sèche, qui indiquait l'endroit où la vipère avait appliqué
sa dent. Ni le pied, ni la jambe n'étaient gonflés, et ils avaient conservé
leur couleur naturelle.

Les parents de la fille racontaient que l'enfant, immédiatement après
avoir été mordue par la vipère, avait éprouvé des vertiges, des nausées,
des vomissements, à la suite desquels elle avait été soulagée. Elle ne
voulait rien prendre, et ne but que de l'eau et du petit-lait. Elle succomba
au bout de trois heures, éprouvant des étouffements et une vive anxiété.
(Dr Thomas. *Journal de Hufeland*, 1832.)

— J'ai constaté la mort d'un domestique qui, par inadvertance, s'appliqua, sur une égratignure de la main, le venin d'une vipère qu'il avait
trouvée tout à fait engourdie, pendant l'hiver, et dont il examinait les
dents. (*Samuel Cooper.*)

Le traitement rationnel des morsures de vipère a été fort bien indiqué
par un médecin de grand mérite, le Dr Viaud-Grandmarais, dont les travaux ont été publiés en 1861, dans le *Bulletin de la Société de médecine
de Nantes*. Après de patientes recherches, portant sur 203 cas de piqûres
sur l'homme, le Dr Viaud-Grandmarais est arrivé aux conclusions pratiques qui suivent :

Une morsure de vipère, comme toutes les plaies envenimées, exige des soins immédiats ; car il importe surtout de neutraliser le poison avant qu'il ait pénétré dans le torrent circulatoire. Trois indications se présentent donc tout d'abord : *interrompre la communication de la partie blessée avec la circulation générale*; *faire sortir le venin de la plaie*; *le détruire sur place.*

La première chose à faire lorsqu'on a été piqué, c'est de placer une ligature entre le cœur et la plaie, à 5 à 10 centimètres de celle-ci. On se sert d'une cravate, d'un mouchoir, d'une jarretière ou de toute autre bande un peu large, de préférence à un lien étroit. La ligature doit être assez serrée pour faire gonfler les veines, comme cela se pratique pour la saignée, mais jamais de façon à produire un sillon dans les chairs, car elle augmenterait l'engorgement inflammatoire et exposerait à la gangrène. Ce moyen n'est que temporaire et ne doit pas être prolongé plus de trois quarts d'heure à une heure. Le lien constricteur sera même relâché ou porté plus haut sur le membre, s'il paraît aggraver les accidents locaux. Quand la partie atteinte par les crochets (par exemple, la tête, le cou ou le tronc) ne permet pas l'application d'une ligature, on exerce avec les deux mains, une compression autour de la plaie, pendant qu'on a recours aux autres moyens de traitement.

Pour remplir la seconde indication, on favorise l'écoulement sanguin et la sortie du venin par une incision, qui élargit les piqûres, et par des pressions sur les parties voisines. La succion est aussi un excellent moyen d'entraîner le poison au dehors, soit qu'on l'exerce avec la bouche, soit qu'on se serve d'une ventouse pour la pratiquer. L'aspiration, produite de cette manière, fait sortir le venin mêlé avec le sang, et l'on a soin de cracher chaque fois. Le venin est d'ailleurs sans action sur les muqueuses saines; s'il y avait des ulcérations de la bouche, il faudrait recourir à l'intervention d'une ventouse.

Pour détruire le venin sur place, on introduit dans les piqûres un agent chimique capable de le décomposer. L'ammoniaque n'est qu'un moyen illusoire. Les succès de MM. Brainard et Green doivent lui faire préférer la solution aqueuse d'iodure de potassium et d'iode. On instille dans la plaie agrandie une quantité suffisante de cette solution, que le Dr Viaud-Grandmarais formule ainsi :

Iode métallique..........	1 gr. 25
Iodure de potassium.....	4 grammes.
Eau.	50 —

Si l'on n'avait pas à sa disposition cette solution, et que le temps pressât, que le malade se refroidît, il faudrait faire chauffer au rouge un couteau, un clou, un fer à gaufrer, et se hâter de cautériser profondément la plaie.

Une fois les vomissements arrivés, la cautérisation est inutile; ce n'est plus que par des moyens généraux : des sudorifiques, des toniques, l'alcali à la dose de quelques gouttes dans une tasse de thé, l'esprit de Mindérérus, le vin, le café, combinés avec l'emploi immédiat du coton cardé et du taffetas gommé sur la partie malade, des couvertures et des bouteilles d'eau bouillante, qu'on peut espérer de triompher de l'intoxication.

— Le danger inhérent aux piqûres de la vipère fait qu'on s'effraie quelquefois à tort. On a été mordu par un reptile qui n'est pas venimeux, la couleuvre (pl. 5, fig. 4), et l'on tremble, parce qu'on ne sait pas au juste quel était l'animal auteur de la blessure.

Quiconque peut regarder à loisir une couleuvre et une vipère constate immédiatement que ces deux animaux n'ont qu'une ressemblance grossière. Malheureusement, les gens mordus n'ont pas toujours le temps de faire cette constatation utile ; qu'ils s'en consolent en sachant que les blessures produites par la vipère présentent un aspect particulier, qui permet de les reconnaître à la simple inspection.

Quand l'homme a été mordu par une couleuvre, on constate sur lui deux rangs de piqûres semblables, formant deux lignes courbes régulières ; dans les morsures de vipère, au contraire, on trouve, sur la ligne correspondant à la mâchoire supérieure, une piqûre non semblable à ses voisines, plus large et plus profonde, produite par le crochet, et apparente de chaque côté. Ces deux piqûres changent d'aspect très rapidement, deviennent rouges ou s'entourent de phlyctènes et de petites cloques.

PLANTES NUISIBLES

ACONIT NAPEL.

(Planche 6, figure 1.)

L'aconit est une plante vénéneuse dont la racine ressemble à celle du navet (*napus*, d'où son nom de *napel*. On l'appelle aussi *coqueluchon* et *tue-loup*. L'action physiologique de l'aconit est ainsi décrite par le professeur Héraud : « Si on l'applique sur une région où les téguments sont fins, ou si l'on a préalablement frictionné la peau, on observe une chaleur intense, des picotements, des démangeaisons, puis un engourdissement avec sentiment de pesanteur et de tension. A l'intérieur, l'aconit détermine une action irritante locale sur les voies que la plante traverse, une impression de chaleur à l'estomac, des nausées, des coliques, une sensation d'engourdissement sur les nerfs périphériques, de la sensibilité et spécialement sur le *trijumeau*, de la faiblesse musculaire, une diminution du pouls et du mouvement respiratoire, des sueurs générales, du refroidissement, la dilatation de la pupille. Si la dose est toxique, il y a paralysie, convulsions tétaniques, coma, mort.

Le nom d'*aconit* vient, d'après Théophraste, de la ville d'Acon, près d'Héraclée, où cette plante croît en abondance. — La mythologie fait naître l'*aconit* de l'écume de Cerbère, ce qui prouve que les propriétés vénéneuses de ce végétal sont connues depuis longtemps. Elles sont indiquées d'une façon assez curieuse dans ce passage de Plutarque : « Hyrodès étant tombé malade d'hydropisie, Phraate, son fils, qui voulait se défaire de lui, lui donna de l'aconit; mais le mal s'étant emparé du poison, ils se détruisirent l'un l'autre, et le malade éprouva du soulagement. » Ce prétendu combat fait voir que l'aconit doit être employé en médecine. Il l'est, en effet, — trop souvent peut-être — contre la *goutte*, le *rhumatisme*, les *névralgies*, l'*infection purulente* et diverses affections des voies respiratoires.

Nous ne connaissons, écrit O. Reveil, aucun cas d'empoisonnement criminel par l'aconit, mais il existe des faits nombreux qui démontrent l'action toxique de cette plante, lorsque par mégarde on a mangé de ses feuilles, de ses racines ou de ses fleurs. Il arrive assez souvent, dit A. Isabeau, que les plates-bandes du jardin d'une ferme, ou même d'une maison de campagne, sont bordées d'oseille ou de chicorée sauvage, et que ces mêmes plates-bandes sont ornées de diverses plantes, parmi lesquelles figure l'aconit. Les feuilles de l'aconit peuvent très aisément se trouver mêlées, par inadvertance, à l'oseille de la cuisine ou à la chicorée des lapins.

Giacomini rapporte, dans sa thérapeutique, les phénomènes morbides observés sur quatre larrons qui lui avaient été livrés, et qu'il avait soumis, à Rome et à Prague, à l'action de 8 grammes environ d'aconit napel. Cette dose amena la mort en trois heures, tandis que la moitié n'avait déterminé que des désordres dissipés au bout de sept heures.

Le même auteur ajoute qu'un imprudent chirurgien, pour prouver à un de ses malades que l'aconit n'est pas un poison, en prit une bonne dose et en mourut en peu de temps, après un profond assoupissement; son cadavre ne présenta que des taches livides autour du col, au dos et sur quelques autres parties du corps.

On lit dans *The engl. Cour.* du 10 janvier 1822, qu'une dame mangea de la racine d'aconit au lieu de raifort; elle éprouva bientôt une faiblesse dans les jambes, suivie d'anxiété et de vomissements répétés. Lorsque le médecin arriva, la malade était agitée, mouillée d'une sueur froide; son cœur et son pouls semblaient avoir cessé de battre. Elle eut ensuite des convulsions, qui cessèrent quelque temps après, et un état de calme paraissait avoir lieu lorsqu'on lui administra de l'émétique. Trois heures après, elle avait cessé de vivre.

Pour les gens empoisonnés par l'aconit, on ne peut tracer aucune règle précise. Dans cet empoisonnement, il faut, dit O. Reveil, faire de la médecine des symptômes, favoriser les vomissements par l'administration de boissons huileuses ou mucilagineuses; chercher à ramener la chaleur à la peau par des frictions excitantes; administrer à l'intérieur les excitants diffusibles, les antispasmodiques et même l'opium.

BELLADONE.

(Planche 6, figure 2.)

La belladone (*atropa belladona*) est ainsi décrite par le botaniste Richard : « Plante vivace, qui croît dans les lieux incultes, sur le bord des chemins, la lisière des bois, etc. Sa racine est rameuse, d'un jaune brunâtre à l'extérieur, blanchâtre en dedans; elle répand une odeur vireuse et désagréable ; sa tige est herbacée, rameuse, haute de trois à quatre pieds; ses feuilles sont alternes, grandes, ovales, aiguës, entières, d'un vert foncé; ses fleurs sont solitaires, axillaires, d'une couleur pourpre obscure. Il leur succède des fruits charnus, d'abord verts, puis rougeâtres et presque noirs, quand ils sont parvenus à leur état parfait de maturité, ayant à peu près la grosseur d'une cerise. »

Cette ressemblance de la baie de belladone avec le fruit du cerisier a donné lieu à plus d'une méprise funeste. Une des plus curieuses a été citée par le Dr Godemer, de Domfront :

Le 10 du mois de novembre 1831, pendant la récréation, les femmes de l'hôpital de Domfront, passant dans le jardin de l'établissement, s'arrêtèrent près d'un pied de belladone chargé de fruits ; onze de ces femmes, depuis l'âge de quinze ans jusqu'à soixante-huit, en mangèrent, les unes plus, les autres moins, et personne ne s'en aperçut dans le moment. Sur les neuf heures du soir, lorsqu'elles furent rentrées, elles se plaignirent d'envies de vomir, de maux de tête, de gorge, d'éblouissements, d'angoisses ; quelques-unes furent prises de convulsions, de douleurs de bas-ventre, de bâillements, de vomissements, de vertiges, avec soif ardente, bouche sèche, délire, etc. Le Dr Godemer fut appelé sur les dix heures ; il ordonna immédiatement de l'émétique, de l'eau vinaigrée pour boisson et des lavements d'eau de mauve vinaigrée. Plusieurs femmes vomirent quelques-uns de ces fruits presque dans leur entier, aucune ne succomba.

Le fait suivant, enregistré en 1848, par le *Journal d'Indre-et-Loire*, eut une fin plus terrible : un vieillard de soixante-douze ans, que les travaux habituels de sa profession appelaient dans les bois, découvrit par hasard un pied de belladone. Ne connaissant pas cette plante, il fut tenté d'en goûter le fruit. Or, ce qu'on ne sait pas et ce qu'il est bon aussi qu'on n'ignore pas, c'est que ces fruits sont aussi agréables au goût qu'à la vue, ils ressemblent à cette variété de cerise appelée *guigne*. Alléché par cette première épreuve, il lui vint dans l'idée de la compléter en mélangeant avec une petite provision de mûres destinées à faire son repas, une certaine quantité de ces fruits, dont le goût et la bonne mine l'avaient séduit. On évalue à vingt environ le nombre de ces funestes auxiliaires. Le malheureux n'eut pas même le temps de terminer son repas ; foudroyé en quelque sorte, il tomba pour ne plus se relever. Appelé près du mourant, un médecin de Tours tenta vainement de le rendre à la vie ; il était trop tard, le mal était sans remède.

— Un enfant de quatre ans mangeait des mûres, quand sa vue se porta sur des baies noires de belladone ; il en goûta ; son père s'en aperçut aussitôt, et sur le dire de l'enfant, qui affirma n'en avoir mangé qu'une graine, il n'attacha aucune importance à ce fait. L'enfant soupa comme à l'ordinaire, mais il était à peine couché qu'il se plaignit de violentes douleurs à l'estomac. Le médecin fut mandé sur-le-champ, et malgré les remèdes qu'il prescrivit, l'enfant expirait, le lendemain matin, dans d'atroces souffrances (*L'Écho de l'Est*, 1867).

M. E. Gaultier de Claubry a rapporté l'exemple le plus remarquable d'empoisonnement par les baies de belladone, c'est celui de 150 soldats français ayant mangé de ces fruits (*Manuel de médecine légale*, 1863).

Quand il en est temps, quel remède faut-il opposer à l'empoisonnement par la belladone ?

La première indication est de vider le tube digestif, par en haut et par

en bas, au moyen d'un vomitif et d'un purgatif associés. On donnera
ensuite quelques cuillerées d'iodure de potassium en solution, pour neutraliser la substance toxique non expulsée ; enfin, on calmera les accidents, au moyen du thé, du café ou de l'opium. Dans certains cas, il
sera utile de pratiquer une saignée du bras.

CIGUË.

(Planche 8, figure 2.)

La ciguë dont il est ici question est la *petite ciguë*, ou *ciguë des jardins* (*æthusa cynapium*), dangereuse surtout parce qu'on la confond parfois avec le persil (1). Ces deux plantes diffèrent pourtant en bien des
points, dont voici l'indication :

Pour la ciguë.	Pour le persil.
Durée : annuelle.	Bis-annuelle.
Odeur : nauséeuse.	Aromatique.
Racine : sèche.	Renfermant du suc.
Tige : tachée de brun.	Non tachée.
Fleurs : blanches.	D'un jaune verdâtre,
Fruit : globuleux.	Allongé.

Sans avoir étudié la toxicologie, il suffit de savoir comment est mort
Socrate, pour connaître l'action fâcheuse de la ciguë. En voici les détails
principaux, d'après le professeur Tardieu : une heure environ après l'ingestion de la ciguë, surviennent des éblouissements, des vertiges, des
maux de tête violents. La personne empoisonnée titube comme si elle
était ivre... La gorge se sèche, la soif est vive, la déglutition difficile ou
impossible. Le vomissement ne survient pas toujours, la face est pâle et
la physionomie profondément altérée ; mais l'intelligence reste nette. Les
malades entendent, quoique ne pouvant parler ; le regard est fixe, les
pupilles dilatées, la vue troublée et parfois abolie. Des mouvements
spasmodiques, des contractions tétaniques agitent les membres et alter-
nent avec des défaillances répétées ; puis une sorte de stupeur s'empare
du malade, le corps se refroidit, la tête se gonfle, les yeux sont saillants,
la peau livide. Dans quelques cas, on voit éclater un délire furieux et des
convulsions épileptiformes. La mort est toujours très rapide, et il ne faut

---

(1) Notre dessinateur, M. Delahaye a placé ces deux plantes l'une à côté de l'autre
pour bien montrer leurs différences. Il ne se passe guère d'années qu'on n'entende
parler, dit Duplanil, de personnes empoisonnées pour avoir mangé des racines de
ciguë au lieu de panais, ou des feuilles de cette plante au lieu de persil.

pas plus de trois, quatre ou six heures, pour que l'empoisonnement se termine d'une manière funeste.

La mort arrive parfois dans un temps encore plus court. Le 12 janvier 1830, Londe fit un rapport à l'Académie de médecine sur deux cas d'empoisonnement par la petite ciguë, observés par le Dr Lalé. Cette plante, mangée en salade, produisit, au bout d'une heure seulement, des vertiges, des nausées, un état comateux, des sueurs froides, le refroidissement des extrémités et la mort.

Devant cette rapidité d'action, il n'y a aucun temps à perdre. Il faut se hâter d'administrer au malade 10 centigrammes d'émétique, avec 1 ou 2 grammes de poudre d'ipéca, et favoriser le vomissement au moyen de plusieurs tasses d'infusion de camomille, ou de toute autre boisson chaude. Si les convulsions se montrent, on donnera de l'éther; si la paralysie domine, on aura recours aux boissons alcooliques et aux frictions excitantes.

La racine de la *grande ciguë* (*conium maculatum*) a quelquefois donné lieu à des cas d'empoisonnement, à cause de sa ressemblance avec la carotte blanche à collet vert.

COLCHIQUE D'AUTOMNE.

(Planche 7, figure 2.)

Le colchique d'automne ou *égorge-chien* (*colchicum autumnale*), qui émaille les prés de ses belles couleurs rosées ou lilas tendre, est un poison violent signalé déjà du temps de Galien. Les troupeaux le laissent intact dans les prairies; s'ils en mangent dans les étables, lorsqu'il est mêlé à d'autres herbes, ils en éprouvent un flux de ventre sanguin qui leur est fatal. Agricola et Ammonius, cités par Giacomini, rapportent que deux enfants sont morts pour avoir mangé du colchique. Une demoiselle succomba également, avec des coliques très aiguës qui durèrent pendant trois jours, pour avoir mangé trois ou quatre fleurs de colchique, dans l'espoir de se débarrasser d'une fièvre intermittente. Un individu, ayant mangé une soupe dans laquelle on avait fait cuire des bulbes de colchique, éprouva comme un feu violent dans les entrailles; il ne put plus se tenir debout; il eut une soif ardente, des vomissements de matières liquides jaunâtres, et il expira trois jours après, au milieu de douleurs et d'angoisses terribles.

Le colchique a une tige courte et des feuilles qui ne se montrent qu'en hiver, en touffe dressée. Elles sont, dit Moquin-Tandon, engaînantes, larges, lancéolées, atténuées au sommet, obtuses, luisantes. Les fleurs, qui paraissent avant les feuilles, sont au nombre de deux ou de trois; elles ont un calice en entonnoir, offrant huit lobes lancéolés, les intérieurs plus courts que les extérieurs. Le colchique possède un bulbe souterrain,

F. B. 3

grand comme un marron; chaque année, il s'en forme un nouveau. Le nouveau bulbe, qui est de la grosseur d'un haricot au printemps, s'accroît et arrive à son développement complet en trois mois; pendant ce temps, le bulbe primitif se flétrit et il a disparu quand l'autre est complètement formé.

Faire vomir sans délai, telle est l'indication à remplir dans l'empoisonnement par le colchique d'automne. Si tout n'est pas expulsé, et une fois l'intoxication déclarée, il n'y a plus guère qu'à combattre les symptômes, au moyen des boissons émollientes, de l'opium, du vin chaud, de la cannelle, du café et de la chaleur. Le Dr Leroy des Barres, médecin de l'hôpital de Saint-Denis, recommande l'eau iodée, dont l'emploi lui a donné un succès remarquable.

Le colchique d'automne, appelé aussi *safran sauvage* et *safran des prés*, est ordonné dans plusieurs maladies, malgré cette déclaration du vieux Jacques Grevin (dans son *Livre des venins*, dédié à la reine Élisabeth d'Angleterre, en 1568) : « Ce poison est ennemi de la nature de l'homme, en tout et partout. » Aux goutteux et aux rhumatisants qui en font usage de nos jours, il est bon de rappeler que les préparations colchitiques, quelles qu'elles soient, doivent être administrées avec une extrême prudence, le nombre étant très grand des gens empoisonnés par le remède qui devait les guérir.

COLOQUINTE.

(Planche 7, figure 1.)

La coloquinte (*cucumis colocynthis*) est originaire des îles de l'Archipel; on la cultive en Espagne, dans le nord de l'Afrique et en France. C'est une plante de la famille des cucurbitacées, à tige herbacée, couchée ou s'élevant sur les végétaux voisins au moyen de vrilles cylindriques nombreuses, couvertes de poils très rudes. Les feuilles sont alternes, pétiolées, aiguës et dentées : elles ont cinq lobes, celui du milieu plus prononcé que les autres. Les fleurs, solitaires, sont jaunes, avec un calice campanulé. Le fruit (*péponide*) a quelque ressemblance avec une petite orange ; sous une écorce dure assez mince, il contient une pulpe blanche spongieuse et de nombreuses graines roussâtres.

Le fruit, dépouillé de son enveloppe, constitue la coloquinte des pharmaciens. C'est un purgatif violent, que les médecins doivent manier avec la plus grande prudence, et auquel les personnes étrangères à l'art de guérir ne devraient jamais toucher. Bien d'autres substances pharmaceutiques sont dans ce cas, sans que j'aie songé à mettre les végétaux qui les fournissent dans ma liste des plantes nuisibles. J'y place la coloquinte, parce que ce végétal, dont Orfila disait : « C'est le plus fort irri-

tant que l'on puisse se permettre de porter dans les voies digestives »,
est manié avec une insouciance complète par certaines nourrices. Quand
le jour est venu de sevrer un enfant, elles trouvent tout naturel de se
barbouiller le bout des seins avec une infusion de coloquinte, dont l'amertume très prononcée doit décourager le pauvre bébé encore altéré de lait.
Je proteste de toutes mes forces contre cette application à la puériculture
d'une substance si énergique, qu'on a proposé de bannir de la thérapeutique (1).

Contre les accidents pouvant résulter de l'ingestion de la coloquinte,
on ne peut que recommander les émollients par en haut et par en bas,
les bains prolongés et les préparations opiacées. Ces moyens sont trop
souvent impuissants, malheureusement; on en a la triste preuve dans
les cas mortels relatés par Orfila, Hermann, Murray, etc.

DIGITALE.

(Planche 7, figure 3.)

La digitale pourprée (*digitalis purpurea*), appelée aussi *gant notre-dame*,
gant de bergère, *queue de loup*, *doigtier*, *gandis* et *herbe aralde*, qui
croît en abondance au milieu des terrains sablonneux, et que l'on cultive dans les jardins à cause de la beauté et de l'éclat de ses fleurs
rouges, est un agent thérapeutique précieux, que les médecins ordonnent
souvent dans diverses affections circulatoires: mais c'est, en même
temps, un poison énergique. Cette plante bisannuelle, haute de 60 à 90
centimètres, fleurit aux mois de juin et de juillet ; sa racine, fibreuse et
brunâtre, donne naissance à une touffe de feuilles radicales, courtement
pétiolées, ovales, aiguës, dentées, sinueuses, blanchâtres et tomenteuses
à leur face inférieure, d'un vert clair supérieurement. Du centre de
ces feuilles s'élève, dit A. Richard, une tige simple, haute de 18 pouces
à deux pieds, portant des feuilles alternes, plus petites que les précédentes, et terminée par un long épi de belles et grandes fleurs pourpres.
La corolle, qui est très ouverte, est divisée en cinq lobes arrondis : sa
face interne est tigrée de petites taches noires, entourées d'un cercle
blanchâtre.

Dans son excellent petit livre sur *les remèdes des champs* le Dr Saffray
note ceci: la digitale n'a presque pas d'odeur, mais sa saveur est amère
et âcre. Elle agit sur l'économie, à la manière des poisons narcotico-âcres,
irrite d'abord l'estomac, puis cause des nausées, des vertiges, des désor-

---

(1) L'action purgative de ce médicament est si énergique et si pénétrante qu'elle
s'exercerait même à travers la peau. On aurait vu cette action se produire chez les
individus qui triturent et manient la coloquinte. (DELIOUX DE SAVIGNAC.)

dres visuels, de la somnolence et du délire. A dose médicinale, elle est diurétique et se fait remarquer par sa propriété spéciale de ralentir les battements du cœur, surtout lorsqu'ils ne sont pas accélérés par un trouble nerveux.

La digitale doit son action à un principe spécial, la *digitaline*, dont on s'est beaucoup occupé en 1864, à l'occasion d'un procès retentissant. On a eu souvent à déplorer ses effets sur des personnes qui avaient confondu les feuilles de digitale avec celles de la grande consoude, dont l'infusion passe pour combattre la diarrhée, ou du bouillon blanc, vanté contre le rhume.

Dans les cas d'empoisonnement par la digitale, on recommande l'eau de cannelle, le vin, l'alcool et l'opium.

EUPHORBE.

(Planche **12**, figure 2.)

En pharmacie, on appelle *euphorbe* le suc gommo-résineux, rubéfiant et vésicant, de trois arbrisseaux étrangers (*euphorbia antiquorum, offici-narum* et *canariensis*) qui croissent, le premier dans l'Inde, le second dans les déserts de l'Afrique, et le troisième aux Canaries. Ici nous appelons *euphorbes* des végétaux indigènes, cultivés dans nos jardins comme ornements, à cause de leurs formes bizarres, et que bien des gens ne connaissent que sous le nom de « plantes grasses ».

Toutes ces plantes contiennent un suc laiteux, acre et caustique. Les personnes qui les touchent doivent soigneusement éviter de porter la main au visage et particulièrement aux yeux. En effet, sans cette précaution, le suc laiteux dont les doigts sont imprégnés, détermine une irritation extrêmement vive et un gonflement considérable dans les parties externes de l'œil. De là, dit Richard, le nom vulgaire de *réveil-matin* donné à ces plantes, et spécialement à celles qui croissent dans les jardins et les lieux cultivés, telles que les *euphorbia helioscopia*, *euphorbia peplis* et *euphorbia lathyris*. Cette dernière, appelée vulgairement *épurge*, est la plus commune dans nos climats. Elle couvre souvent de grands espaces sur les terrains sablonneux incultes.

Scopoli mentionne qu'une personne perdit l'œil pour s'être frotté les paupières avec le suc de cette plante ; ce qui nous fait voir que le conseil de se servir du suc des euphorbes contre la cataracte, donné par les anciens, est pernicieux, à moins qu'on n'affaiblisse ce suc par son mélange avec l'eau. Lamotte a vu une femme périr pour avoir pris un lavement préparé avec de l'euphorbe.

Tous les bestiaux, même lorsqu'ils sont affamés, rejettent au pâturage l'*euphorbe-épurge*, laquelle empoisonne assez souvent les lapins domestiques. Le suc de ce végétal vert, à fleurs jaunâtres, a été employé comme dépilatoire. Les mendiants peu scrupuleux s'en servent quelquefois pour se donner des plaies artificielles, destinées à exciter la commisération des passants. Le passage suivant du livre de Mérat et Delens fait voir que les mauvais plaisants usent aussi de l'euphorbe. « On doit blâmer sévèrement, disent ces auteurs, le jeu de quelques personnes qui mettent de l'euphorbe en poudre dans une salle de danse, pour provoquer un éternuement général, car il peut en résulter les plus graves accidents. Murray a vu une femme avoir une inflammation de la vessie et les pieds enflés, pour avoir couché dans un lit où on avait mis de l'euphorbe. »

GAROU.

(Planche **10**, figure 2.)

Dans son histoire naturelle des drogues simples, le professeur Guibourt décrit ainsi le *garou* ou *sain-bois* (*Daphne gnidium*): arbrisseau du midi de la France, qui s'élève à la hauteur de 6 à 10 décimètres. Ses rameaux supérieurs sont garnis, sur toute leur longueur, de feuilles étroites, aiguës, sessiles, rapprochées les unes des autres et glabres. Les fleurs sont petites, d'un blanc sale, disposées au sommet des rameaux et dans les aissolles des feuilles supérieures, en petites grappes serrées. Le fruit est une baie, du volume d'un gros grain de poivre, avec une amande blanche et huileuse ; toute cette semence est pourvue d'une âcreté considérable ; elle était usitée autrefois comme purgative, sous le nom de *grana gnidia* ou de *cocca gnidia*, d'où les habitants du Midi ont donné au garou le nom de *coquenaudier*, et aux semences celui de *semences de coquenaudier*. Les feuilles et surtout l'écorce du garou sont pourvues d'une causticité remarquable et elles sont souvent employées comme exutoires, à l'état récent, par les gens de la campagne.

Le garou croit spontanément dans les terrains secs et arides de la région méditerranéenne. De Narbonne à Nice (1), on en faisait autrefois un usage véritablement abusif, dans le but de soustraire les enfants à l'influence des « humeurs ». Dans les mêmes régions, on se sert encore quelquefois

(1) De la frontière espagnole à la frontière italienne, le garou change plusieurs fois de nom. On l'appelle non seulement *garou* et *sain-bois*, mais encore *Trintanelle*, *Thymelée*, *bois d'oreilles*, *Camélée noire*, *lin bâtard*, *lauréole*, etc.

des fruits du garou pour produire une action dépurative. Cette médication n'est pas heureuse. Le vieux médecin Antoine du Pinet en disait ainsi la raison en 1572 : « Nos païsans voulans éviter despense, et la main des médecins et apothicaires, usent souvent de ce poyvre de montagne pour se purger, voire ès plus grosses maladies. Mais les pouvres gens, ignorans le danger qu'il y a, le plus souvent y demeurent. Ce que je peux acertener pour l'avoir veu, et secouru plusieurs montagnars, qui estoyent en danger de mourir, pour avoir prins et mangé de ce poyvre, sans les préservatifs et défensifs que je leur donnay. »

JUSQUIAME.

(Planche 9, figure 2.)

Nous avons en France trois espèces de jusquiames, fréquentes sur le bord des chemins, les lieux incultes et les décombres; ce sont : la *jusquiame noire* (*hyosciamus niger*), la *jusquiame blanche* (*H. albus*) et la *jusquiame dorée* (*H. aureus*).

La jusquiame noire, appelée aussi *hanebanne, potelée, porcelet, herbe caniculaire, herbe de Sainte-Apolline*, est une herbe annuelle qui fleurit de mai à juillet. Sa tige est rameuse, couverte de poils glanduleux. Les feuilles sont molles, velues et sinueuses; les fleurs sont d'un jaune sale, veinées de lignes pourpres. Le calice a 5 dents, la corolle est en entonnoir et a 5 lobes. Le fruit est une capsule ventrue, s'ouvrant par un couvercle pour donner passage à de nombreuses graines réniformes; la racine est pivotante, mince, longue et blanchâtre à l'intérieur, elle a été prise quelquefois pour de la racine de panais ou de chicorée.

La jusquiame blanche, appelée aussi *careillade*, diffère de la précédente par ses feuilles toutes pétiolées, son calice irrégulier et ses fleurs sans taches. Elle est commune dans le midi de la France. Ses feuilles, plus dangereuses que la racine, ont été confondues avec la feuille du pissenlit (*Ancien Journ. de méd.*, t. IV).

La jusquiame dorée a des feuilles aiguës et dentées ; ses fleurs sont striées de violet.

Les trois espèces ont une odeur désagréable, qui enivre et peut, au dire de Giacomini, plonger l'homme dans un assoupissement mortel. D'après les observations communiquées par Ingenhouze à la *Gazette de santé*, aucune plante n'a une influence plus nuisible sur l'atmosphère, surtout pendant l'été.

Les cochons, les vaches, les brebis mangent la jusquiame sans inconvénient (Haller). Alibert dit en avoir fait manger pendant plus de huit jours à trois cabiais sans qu'ils en aient été incommodés. Les cerfs, cependant, et les gallinacés, ne touchent point à cette plante, et, s'il leur arrive d'en manger ils en éprouvent des effets toxiques (Mathiole).

Les effets de la jusquiame sont un sentiment d'ardeur dans la bouche et dans la gorge, des vertiges, des hallucinations, l'aphonie, la somnolence, le délire, les convulsions rappelant l'épilepsie et le tétanos.

En 1573, Antoine du Pinet écrivait : J'ai vu de jeunes enfants qui avaient mangé des graines de jusquiame, être devenus si insensés que leurs parents et voisins les croyaient possédés du diable.

En 1851, le Dr Coudray publiait l'observation suivante :

Quatre frères de Vaison (Vaucluse) ayant cru recueillir du panais, prirent de la jusquiame et en firent, avec de la viande, un plat qu'ils mangèrent. Deux heures après, l'un était en démence, l'autre ressemblait à un idiot, un autre était tombé dans un accès de fureur, et il fallait six hommes pour le contenir ; le quatrième fut atteint moins gravement, ayant mangé moins que les autres. De prompts et abondants vomissements, provoqués par de l'émétique, parvinrent à arrêter les progrès du mal. Un chien, qui avait mangé du même plat, avait pris la fuite, et avait été retrouvé le lendemain, à une demi-lieue de là, dans un état de stupeur.

Voici une observation d'empoisonnement plus complète :

Des ouvriers, en faisant des travaux de terrassement près d'Aigues-Mortes, mirent à découvert une grande quantité de racines blanches ressemblant au navet. Ils les jetèrent d'abord sans y faire attention ; mais, quelques jours plus tard, un d'entre eux en emporta environ un kilogramme dans l'intention de les manger ; or ces prétendus navets n'étaient autre chose que des racines de jusquiame noire.

Deux femmes et un homme en mangèrent. Ils trouvèrent ces racines très bonnes, mais avant que la dernière bouchée fut avalée, les trois convives eurent simultanément la langue paralysée. En même temps le gosier se trouva tellement contracté, qu'ils furent obligés de retirer le bol alimentaire avec les doigts.

Aussitôt, l'une des femmes, celle qui avait mangé le moins de racines, se mit à rire, à danser, à courir dans son logement, cherchant à saisir avec les mains des objets qu'elle ne touchait jamais. Elle regarde les assistants avec des yeux fixes, elle n'entend pas et ne répond à aucune question. Il fallut plusieurs hommes pour la maintenir dans son lit.

L'autre femme, dès la fin du repas, s'était assoupie sur sa chaise et restait plongée dans un sommeil léthargique. Enfin, son mari, qui avait mangé plus de racines encore que les autres, se leva de table et se dirigeant machinalement vers son lit, y tomba et resta complètement immobile. Sa respiration était stertoreuse et très pénible ; sa figure était pâle ; il avait les yeux fermés, les pupilles tellement dilatées, que les bords se cachaient derrière la cornée. Son corps était froid et raide comme un morceau de bois. Le pouls était petit, filiforme et très précipité. La contraction tétanique des muscles cervicaux était telle, qu'il fut impossible de faire reposer la tête du malade sur son traversin. M. le Dr Philippi, appelé presque sur-le-champ, s'empressa d'administrer l'émétique à ces trois malades. Des vomissements abondants ayant débarrassé l'estomac, il donna une forte décoction de café acidulé et appliqua des sinapismes aux extrémités inférieures. Au bout de quelques heures, les deux malades sortirent de leur léthargie et se livrèrent aux mêmes divagations et aux mêmes actes de folies, qu'on avait observés chez la femme qui n'avait mangé qu'une faible portion de la substance vénéneuse. Cette agitation et ce délire durèrent toute la nuit. Le lendemain, les malades étaient assez calmes, et il suffit de quelques fortifiants et de quelques antispasmodiques pour les rétablir entièrement. (*Journal de chimie médicale*, 1854.)

LAURIER-CERISE.

(Planche **11**, figure 2.)

Tout le monde connaît le laurier-cerise ou *laurier-amande* (*Prunus lauro-cerasus*). C'est un bel arbrisseau, toujours vert, haut de 5 à 8 mètres, à branches étalées, à feuilles luisantes, à fleurs blanches dont l'odeur rappelle celle des amandes amères, à fruit ovoïde noir pourpre, muni d'un noyau lisse. Les feuilles et les noyaux du fruit contiennent de l'acide prussique, qui leur donne des propriétés vénéneuses très actives.

Depuis longtemps, on se sert des feuilles de laurier-cerise pour donner un goût agréable au lait, aux crêmes et à diverses liqueurs telles que le rossolis de ménage. Il ne faut point oublier, dans ces circonstances, qu'on emploie un poison pouvant faire naître un danger sérieux. Le Dr Héraud permet deux feuilles de laurier-cerise pour chaque litre de lait ou de liqueur à aromatiser; le Dr Duplanil, qui écrivait en 1789, était plus sévère : La prudence, disait-il, veut qu'on s'abstienne de l'usage de cette plante, dont il est si facile de se passer. La sévérité de Duplanil s'explique par les malheurs qu'il avait constatés et par ceux qu'ont enregistrés divers auteurs après lui. L'usage des feuilles de laurier-cerise pour aromatiser le lait a quelquefois produit des empoisonnements, surtout chez les enfants très jeunes (Foussagrives). Vater a vu des accidents très graves se produire chez une personne qui avait pris du lait dans lequel on avait laissé infuser trois ou quatre feuilles; une autre personne, moins impressionnable, en fut quitte pour des vertiges (Loiscleur-Deslongchamps). En Corse, deux soldats furent empoisonnés pour avoir fait usage de broches en bois de laurier-cerise pour rôtir leur viande (Gaspard Robert).

Un médecin et l'un de ses amis, convalescents d'une fièvre grave, burent, avec du thé, une certaine quantité de lait dans lequel on avait fait infuser trois ou quatre feuilles de laurier-cerise. L'ami éprouva bientôt une défaillance et tomba à terre ; le médecin ressentit des vertiges et une forte anxiété précordiale (Lucas-Championnière).

Dans son *Histoire des drogues d'origine végétale*, le professeur Flückiger écrit : « En 1631, Madden, de Dublin, attira l'attention de la Société royale de Londres sur quelques cas d'intoxication produits par l'usage d'une eau distillée des feuilles du laurier-cerise. Il dit que cette eau était depuis plusieurs années fréquemment employée en Irlande, par les cuisinières, pour parfumer les puddings et les crèmes, et qu'elle était très en vogue, parmi les buveurs, qui l'ajoutaient au brandy, sans qu'aucun accident eût encore été noté. Les cas de mort signalés provoquèrent beaucoup de recherches, mais la véritable nature du poison ne fut révélée que par Schräder, en 1803.

— Faire vomir le poison, au moyen de l'ipéca, de l'émétique ou autrement, telle est la règle unique à suivre en cas d'empoisonnement par le laurier-cerise.

Il est peu de poisons, dit Devergie, pour lesquels autant d'antidotes aient été proposés et aussi infructueusement. Lait, albumine, ammoniaque, potasse, soude, eau de savon, huile d'olives, huile essentielle de térébenthine, chlore, thériaque, infusion de café et beaucoup d'autres substances : tels sont les contre-poisons tour à tour conseillés et toujours sans succès.

ORTIE BRULANTE.

(Planche **12**, figure 3.)

L'ortie brûlante (*urtica urens*) est aussi appelée *petite ortie, ortie grièche, ortie folle* et *ortuge folle*. C'est une plante herbacée annuelle, haute de 10 à 50 centimètres, dont il faut apprendre aux enfants à se méfier, à cause des poils acérés dont elle est hérissée. Ces poils brûlants ont une organisation fort curieuse, ainsi indiquée par le professeur Baillon : Les poils ou *stimuli* des orties sont essentiellement constitués par un long sac conique, à sommet aigu ou renflé en petit bouton, et un peu incliné à angle obtus sur le corps même du poil. C'est une cellule épidermique dont les parois sont minces et dont la cavité est remplie par un suc irritant. Ce suc se trouve inoculé quant le poil est brisé et que l'extrémité s'insinue dans la peau.

L'ortie brûlante pullule dans toute la France, parmi les décombres, les jardins et les champs en friche ; elle fleurit au mois de juin. Bien que Trousseau ait conseillé d'en faire usage pour faciliter l'éruption des rougeoles qui « sortent mal », j'ai cru utile de signaler l'irritation locale, la demangeaison cuisante, la rougeur et les élevures exanthématiques que produit le contact de l'ortie.

Le plus souvent l'irritation locale causée par les orties disparaît d'elle-même en quelques heures, quelquefois elle amène de l'agitation et même de la fièvre. Un grand bain et quelques verres de limonade suffisent généralement pour faire cesser les démangeaisons ou les cuissons les plus pénibles.

PAVOT ET COQUELICOT.

(Planche 11, figures 1 et 3.)

Lorsqu'on fait une incision sur le fruit de la belle plante d'ornement appelée pavot (*papaver somniferum*), il en sort un suc laiteux qui prend ensuite une teinte brunâtre ; ce suc est l'opium, l'un des plus précieux médicaments utilisés dans l'art de guérir, celui dont l'Hippocrate anglais Sydenham disait : Je renoncerais à exercer la médecine si je n'avais plus d'opium.

C'est parce que le pavot et le coquelicot contiennent cette substance précieuse que je les ai classés parmi les plantes nuisibles. En effet, autant sont grands les services que peut rendre l'opium entre des mains exercées, autant sont grands les maux produits par le suc de pavot manié par des ignorants. Les cas d'empoisonnement résultant de son usage ne se comptent plus, sans parler de l'intoxication des fumeurs d'opium de l'Inde et de la Chine (1). Les nourrices de profession — je devrais dire les *nourrisseuses* — ont l'habitude de faire la bouillie des enfants avec une décoction de tête de pavot, soit pour calmer leurs coliques, soit pour les endormir et s'assurer à elles-mêmes un sommeil tranquille ; en opérant ainsi, ces mères mercenaires empoisonnent souvent les enfants. De nombreux exemples de ce mode d'intoxication ont été cités par Wilermay, Petit, Wendt, etc.

Il me suffira, je crois, de les avoir indiqués pour faire comprendre à tout le monde qu'il faut se méfier du pavot et ne l'employer que sur l'ordonnance d'un médecin.

Le coquelicot (*papaver rhœas*) n'est autre chose qu'un petit pavot sauvage de couleur rouge. C'est le plus puissant des végétaux entrant dans la composition de la *tisane des quatre fleurs*. Il calme incontestablement la toux, mais c'est à la façon de l'opium : on n'en saurait douter depuis que Chevallier a démontré l'existence de la morphine dans les

---

(1) L'habitude vicieuse de fumer l'opium commença à dominer en Chine vers la seconde moitié du xviiiᵉ siècle, et pendant le siècle suivant, elle s'est étendue, comme une plaie, sur ce vaste empire. Le premier édit contre cette habitude fut lancé en 1796. Depuis cette époque, on a publié un grand nombre d'ordonnances et d'arrêtés, mais tout a été impuissant contre ce vice, qui s'accroît encore dans des proportions énormes. (*Pharmacographia* des Anglais, trad. DE LANESSAN.)

diverses parties de cette plante. Les bonnes préparations de coquelicot, dit le Dr Ernest Labbé, peuvent être considérées comme l'opium des enfants et des personnes délicates. On ne saurait mieux dire, mais on doit ajouter qu'il faut se méfier du coquelicot comme du pavot.

Toutes les fois qu'il s'agit de procurer du calme, d'endormir doucement le système nerveux, c'est au sirop ou à l'extrait de coquelicot que les médecins devraient s'adresser — mais les médecins seulement.

L'opinion que j'émets ici est contestée par plusieurs de mes confrères. Quelques-uns vont jusqu'à nier la valeur du pavot rouge; d'après eux, la tisane de coquelicot est sans action.

Je dois leur répondre que l'inefficacité dont ils ont pu être témoins tenait à la mauvaise qualité des fleurs employées. Le coquelicot est très hygrométrique et se détériore promptement. Quand on n'a pas le soin de le conserver en lieu très sec, il perd ses propriétés. Il s'en trouve malheureusement de celui-là dans les officines mal tenues; c'est à l'une d'elles qu'avait dû s'adresser le client enrhumé, non soulagé par les éléments actifs de la tisane des quatre fleurs.

RICIN.

(Planche 10, figure 1.)

Dans l'Inde, le ricin ou *palma-christi* (*ricinus communis*) est un arbre ayant l'aspect d'un platane, et dont le tronc ligneux peut atteindre jusqu'à 15 mètres. En France, le ricin est un végétal herbacé dont la hauteur dépasse rarement 2 mètres. Ses feuilles, larges, à sept ou neuf divisions, sont d'un beau vert au dessus, plus pâle au dessous. Le même pied donne des fleurs mâles et des fleurs femelles : les premières forment des houppes jaunes, les secondes des pinceaux d'un rouge obscur. La floraison a lieu aux mois de juillet et d'août. Le fruit est composé de trois coques épineuses, renfermant chacune une seule graine.

La graine du ricin ou *catapuce* ressemble grossièrement à un haricot aplati. Sa surface est lisse, luisante, grisâtre, avec des marbrures brunes. La pression de ces graines, seule ou aidée de la chaleur, donne le purgatif doux connu de tout le monde sous le nom d'huile de ricin.

Détail curieux : l'huile de ricin étant un des agents les plus inoffensifs et les plus utiles de la médication évacuante, la graine qui produit cette huile est un médicament dangereux. Ces semences ont une action émétocathartique considérable; il suffit souvent d'une seule pour déterminer des vomissements et des effets drastiques (Delioux de Savignac); trois ou quatre ont pu mettre la vie en péril (Bergius, Lanzoni). Mialhe a vu dix grammes de graines de ricin produire un effet qui persista pendant près de trois jours, sans que les opiacés, les boissons gazeuses froides, les cataplasmes pussent parvenir à le maîtriser.

En 1869, on pouvait lire dans l'*Annuaire pharmaceutique* de Parisel :

« Chaque année nous avons à raconter des empoisonnements par les semences de ricin. Les formes morbides de cet empoisonnement sont tout à fait celles du choléra asiatique. Les derniers accidents ont eu lieu en Sicile, aux environs de Misterbianco. Huit paysans sont morts dans moins de vingt-quatre heures pour avoir voulu se purger avec les semences pilées du *ricinus communis*, depuis quatre semences jusqu'à onze. Les souffrances furent très grandes. Aucun homme de l'art ne fut appelé. »

En 1871, le professeur Chevallier a rassemblé, dans les *Annales d'hygiène*, un assez grand nombre d'observations qui démontrent toutes l'action violemment émétique et purgative des semences de ricin, prises à très faible dose. M. Chevallier a cité plusieurs cas d'empoisonnement suivis de mort, par les semences de ricin et par le tourteau provenant de leur expression. Ce tourteau représente la semence, moins la plus grande partie de son huile ; à poids égal, il est plus actif que la graine elle-même, car c'est lui qui retient la matière, encore inconnue, qui est le principe toxique de la semence brute. Des porcs, des volailles et d'autres animaux ont été empoisonnés par ces résidus de la préparation de l'huile de ricin.

L'empoisonnement par les graines de ricin a été fort bien étudié par le professeur Pecholier, de Montpellier. D'après lui, cette intoxication est constituée par trois périodes qui se déroulent suivant la gravité des cas : 1° indigestion ; 2° gastro-entérite ; 3° accidents ataxo-dynamiques. Les principaux symptômes sont : l'absence de mauvais goût et de chaleur dans la bouche et l'œsophage, au moment où l'on mange le fruit du ricin ; une douleur épigastrique et abdominale survenant un temps variable après l'ingestion du poison ; une chaleur ardente ; une fièvre vive ; la suppression des urines ; plus tard, le refroidissement général, les crampes, la voix éteinte, le pouls misérable, la prostration.

Aux individus empoisonnés par les semences de ricin, il faut administrer de l'huile de ricin ou de la manne dans du lait. Les vomitifs aideraient aussi à expulser la substance toxique, mais on ne doit y avoir recours que si l'on ne peut pas faire autrement, à cause de l'inflammation violente du tube digestif. Cette inflammation est si vive qu'elle rend la convalescence pénible, dans les cas les plus heureux ; dans les autres, elle laisse au malade une gastralgie opiniâtre, qui nécessite l'usage prolongé des émollients et des opiacés.

RUE.

(Planche **12**, figure 1.)

La rue des jardins, *herbe de grâce* ou *rue fétide* (*ruta graveolens*), est une plante bisannuelle, à souche ligneuse ramifiée, à feuilles triangulaires parsemées de points glanduleux transparents, répandant une odeur désagréable. Ses fleurs sont jaunes et pédonculées; elles se montrent aux mois de juin et de juillet; le fruit est capsulaire, à quatre ou cinq valves; les graines sont brunes, rugueuses et réniformes. La plante entière a une hauteur de 40 à 60 centimètres; elle croît spontanément dans les terrains secs et pierreux du midi de la France.

La rue est l'abortif banal manié par les ignobles mégères appelées « faiseuses d'anges ». Elle tue plus souvent qu'elle ne délivre les femmes criminelles qui en font usage : il n'y a rien à dire sur cette action, que feu mon vieil ami le D\u02b3 Buisson qualifiait volontiers de « providentielle ». Il est plus utile d'indiquer le danger de la rue pour les honnêtes gens.

D'une façon générale, la rue, vantée autrefois contre cent maux divers, est une plante fort active qu'on ne doit employer qu'avec prudence. En poudre ou en décoction, elle tue les poux (1); macérée dans l'huile d'olives, elle guérit la gale; frottée sur les verrues, elle les flétrit et les fait disparaître; elle est encore utile contre les taies de la cornée et dans bien d'autres cas; mais, malgré ces propriétés, — et d'autres que je passe sous silence, — les lecteurs de l'*Hygiène usuelle* ne doivent pas toucher à la rue.

Les raisons de cette interdiction résultent des exemples que voici :

Un étudiant allemand s'étant couvert la tête avec un paquet de feuilles de rue pour se préserver du soleil, dans une herborisation aux environs de Montpellier, eut la face couverte de papules érysipélateuses (Ch. de l'Ecluse).

— Un pharmacien recueillit une quantité considérable de rue et en sépara les feuilles des tiges. Le lendemain, ses mains étaient rouges et brûlantes; le troisième jour, l'épiderme se soulevait en certains points, comme si les mains eussent été exposées à la vapeur d'eau bouillante; dans la soirée, l'extrémité des doigts semblait avoir été soumise à une vraie vésication. Le quatrième jour, les parties étaient encore très enflées et, entre les vésicules ou phlyctènes, la peau avait une couleur rouge. Du cinquième au sixième jour, le gonflement s'étendit jusqu'au coude.

---

(1) Cazin a vu une vieille femme se débarrasser de la phthiriase en portant une chemise qu'on avait fait bouillir dans une décoction de rue. Larrey en a mis heureusement à profit les propriétés parasiticides dans la campagne d'Egypte, pour détruire les larves de la mouche bleue qui pullulaient sur les plaies. (HAMELIN.)

Des cataplasmes de camomille et de sureau furent appliqués et les ampoules ouvertes. Pendant quatre semaines encore, les mains et les bras se desquamèrent. Les enfants de ce pharmacien, qui avaient joué avec la plante, eurent la face et les mains enflées (Buchner).

— Un jardinier ayant manié plusieurs pieds de rue eut les doigts couverts de pustules nombreuses. Des pustules semblables se développèrent sur toutes les parties de son corps où il porta les mains; en même temps la tête se gonfla et il fut en proie à une fièvre considérable (Guérin de Baugé).

De nombreux faits analogues ont été enregistrés par Pline, Dioscoride, Haller, Monti, Barbier, Soubiran, etc., etc.

Conclusion : On conseillait autrefois aux personnes obligées, par profession, de récolter la rue, de ne cueillir cette plante qu'avec les mains gantées, en se servant de ciseaux pour détacher les tiges, et en évitant de porter les doigts au visage. Je conseille tout simplement aux personnes qui me lisent de ne jamais toucher à la rue, ni avec des gants, ni autrement.

SABINE.

(Planche 9, figure 3.)

La sabine (*juniperus sabina*) partage avec la rue le triste privilège de tenter les mères criminelles et de les tuer le plus souvent, au lieu de les débarrasser de ce qu'elles considèrent comme un fardeau gênant. Ce végétal, appelé aussi *genevrier savinier*, est un arbre pyramidal, toujours vert, couvert d'une écorce rougeâtre, pouvant atteindre une hauteur de 4 mètres, croissant dans le midi de la France, et cultivé dans plusieurs jardins comme arbre d'ornement. Ses feuilles sont très petites, très serrées les unes contre les autres et appliquées sur ses rameaux, de manière à paraître imbriquées; elles répandent une odeur forte et pénétrante. Plusieurs espèces de genévriers ont une grande ressemblance avec la sabine.

Les propriétés de la sabine sont semblables à celles de la rue. Semblables aussi sont ses défauts. Qu'il s'agisse de faire disparaître les verrues, de chasser les vers ou de guérir la gale, le médecin seul devra décider s'il y a lieu de se servir de ce végétal vénéneux, contre lequel il n'existe pas d'antidote.

STRAMOINE.

(Planche 9, figure 1).

La stramoine (*datura stramonium*), appelée aussi *pomme épineuse, herbe aux sorciers, endormie, herbe du diable* et *herbe des magiciens*, appartient à la famille des solanées, comme le tabac. C'est une plante herbacée, haute de 30 à 90 centimètres, assez commune en France sur le bord des chemins, au milieu des décombres et dans les champs incultes. Elle est reconnaissable à sa tige cylindrique, glabre, très rameuse ; à ses feuilles grandes, ovales, dentées irrégulièrement, d'une odeur forte et vireuse ; à ses longues fleurs à cinq dents, blanches ou violettes, venant en juillet et août, placées aux angles de bifurcation des rameaux ; à ses fruits verts, hérissonnés, gros comme une petite pomme, s'ouvrant en quatre valves par le haut ; à sa racine fibreuse, blanche, assez grosse.

La stramoine est un poison violent, souvent mis en usage par les criminels (sorciers, voleurs, courtisanes, etc.). C'est aussi une cause trop commune d'empoisonnements accidentels, ainsi que le prouvent les faits suivants, empruntés à divers auteurs :

Fait rapporté par le Dr Lucien Lantier :

M. Lantier, étant âgé de 14 ans, eut la mauvaise idée, un jour qu'il se promenait dans la campagne, de goûter les graines du datura. Leur trouvant une saveur agréable, il en avala un certain nombre, qu'il évalue à celui que peut renfermer une pomme-épineuse. Ceci se passait vers quatre heures du soir. Au bout d'une demi-heure, il se sent une ivresse particulière, avec bien-être, excitation intellectuelle, besoin de mouvement, gorge sèche, bouche empâtée, troubles de la vue, empêchant la lecture d'un livre, par suite d'une dilatation pupillaire excessive. A sept heures du soir, c'est-à-dire trois heures après l'ingestion du poison, commencent les hallucinations de la vue. Le malade, à table, aperçoit des toiles d'araignée sur son pain ; on lui verse à boire, le vin se répand à flots du verre sur la table, etc. Bientôt l'intelligence, d'abord surexcitée, s'affaiblit. A peine couché, il voit par les fenêtres des tourbillons de flammes ; des hommes à l'aspect sinistre marchant vers lui. Saisi de frayeur, il s'échappe de son lit, appelle à son secours, et va se cacher dans un coin obscur. On le recouche. A peine est-il dans son lit depuis quelques minutes qu'il a les mêmes visions étranges et d'autres encore du même ordre. Il entend des voix menaçantes et cherche à fuir. Pendant douze heures, ces hallucinations le poursuivent. Puis l'intelligence revient et, sauf un léger trouble de la vue, caractérisé par l'impossibilité d'y voir de près, la guérison était complète, vingt-quatre heures après le début de l'empoisonnement. (Dr Labbée, *Dict. encycl. des sciences médic.*, 1re série, t. XXVI.)

L'observation qui suit a été donnée par Duffin, qui a eu la douleur de perdre sa propre fille, âgée de 2 ans et 3 mois, empoisonnée par la stramoine.

L'enfant avait ingéré des graines sans qu'on s'en aperçût. Bientôt elle devint irritable, se plaignit de démangeaisons sur tout le corps et se comporta comme une personne ivre. Puis la face devint rouge, ainsi que les yeux ; les mouvements ne furent plus coordonnés ; expression maniaque, efforts de vomissements, paroles incohérentes et rapides, cris, efforts pour atteindre des objets imaginaires, efforts pour se soustraire à des visions effrayantes. Puis délire furieux, l'enfant cherche à pincer, à mordre les personnes qui l'entourent; pupilles énormes. Au bout de deux heures et demie l'enfant n'a plus de voix, elle ne peut plus avaler; toux sonore, spasmes du larynx, insensibilité, convulsions, pouls petit, extrémités inférieures froides. Pendant trois heures l'enfant fut en proie à ces accidents terribles, puis elle tomba dans le coma pendant deux heures. A la suite, les convulsions reparurent, le pouls battit 200 fois par minute, le ventre se ballonna, l'enfant retrouva du calme par épuisement et elle succomba vingt-quatre heures, juste, après l'ingestion du datura.

—Au mois de juin de l'année 1838, un vieillard cueillit et prépara, par erreur, une douzaine de jeunes tiges de datura stramonium ; il sortit bientôt après les avoir mangées, puis, étant rentré au bout de quelques instants, il tomba sur le parquet comme foudroyé. Il fut relevé immédiatement et placé sur un lit. Quand M. le Dr Dubreuilh arriva, il le trouva plongé dans un demi-sommeil. La face était assez colorée, le pouls fort et dur, mais sans trop de fréquence ; la sensibilité était perçue dans tous les membres. Les pupilles étaient dilatées, et le malade offrait toutes les apparences de l'ivresse, que ses habitudes de sobriété ne pouvaient pas faire supposer. Ignorant l'ingestion d'une substance vénéneuse, M. le Dr Dubreuilh crut n'avoir affaire qu'à une congestion cérébrale, il pratiqua immédiatement une saignée et prescrivit un bain de pieds sinapisé. Deux heures après, le malade était fort agité ; il voulait se lever, cherchait machinalement de côté et d'autre, se découvrait et balbutiait quelques phrases incohérentes. Une seconde saignée fut faite, et le malade recouvra presque instantanément ses facultés intellectuelles; il semblait sortir d'un songe, et ne ressentit plus que de l'engourdissement et une fatigue extrême. Ce fut alors que son médecin apprit la cause de ces accidents, et qu'il se convainquit, par l'examen des tiges restantes, que le malade avait effectivement mangé des tiges de datura stramonium. (*Journal de médecine de Bordeaux.*)

—Le 20 septembre 1840, un garçon de 4 ans et une petite fille de 2 ans jouaient avec des fruits de datura stramonium qu'ils avaient cueillis sur pied. Après en avoir écrasé un entre deux cailloux, ils en retirèrent les petites graines encore blanches qu'il contenait, et en mangèrent. Ce repas durait depuis une demi-heure, lorsque ces enfants, effrayés par quelques sensations extraordinaires, coururent vers leur mère en poussant des cris. Leur démarche était chancelante ; ils sautaient plutôt qu'ils ne marchaient. La face était rouge, animée ; les yeux hagards. Ils se plaignaient l'un et l'autre d'une grande douleur au fond de la gorge, et buvaient l'eau pure avec avidité. Bientôt survinrent des nausées ; et, malgré les plus vives contractions de l'estomac, une bave filante s'échappait seulement de la bouche. Les pupilles étaient excessivement dilatées. Les deux enfants, agités de mouvements convulsifs, poussaient des cris rauques sans suite et souvent inarticulés.

Au milieu de cette scène de désolation, quelques spectateurs soupçonnèrent un empoisonnement, et administrèrent sur-le-champ de l'huile d'olives ; le petit garçon vomit beaucoup et fut soulagé presque à l'instant. La petite fille fut moins heureuse, et entra, peu de temps après, dans un délire furieux. On avait de la peine à la contenir. Son cœur battait avec force, et, dans son agitation extrême, elle égratignait et mordait les personnes qui voulaient la retenir dans son lit. Les sangsues derrière les oreilles, des cataplasmes sinapisés aux jambes, pour boisson l'eau sucrée, furent prescrits par un médecin auquel on laissa ignorer la cause de tous ces désordres, et ramenèrent rapidement le calme. Le jeune garçon semblait guéri ; seulement il parlait avec volubilité et souvent avec incohérence.

Vers le soir, les accidents se renouvelèrent avec fureur, chez la sœur comme chez le frère. Ce furent pendant la nuit des cris violents. Les yeux du petit garçon s'animèrent de nouveau ; son cœur battait à rompre sa poitrine ; il était dévoré par la soif, et urinait à chaque instant. La lumière lui faisait pousser des hurlements affreux ; il déchirait son visage, et était mangé, disait-il, tantôt par des serpents, tantôt par des poissons. Chez la petite fille, les mêmes phénomènes avaient lieu, mais avec moins de violence. Elle était plus accablée, suait de tout son corps et n'urinait presque pas. Le lendemain matin, son frère semblait presque guéri, mais elle restait immobile et presque froide ; la respiration était courte, le pouls petit et accéléré. M. Dassier prescrivit alors au petit garçon de l'eau vinaigrée administrée par tasse tous les quarts d'heure, et, à la petite fille, dont la situation paraissait plus grave, il fit appliquer des sinapismes aux cuisses et aux jambes, et administrer des lavements rendus purgatifs par l'addition du sulfate de soude. La petite malade eut bientôt quelques selles écumeuses, au milieu desquelles on constata la présence d'une douzaine de graines de datura qui n'avaient pas été altérées par la digestion. L'amélioration ne tarda pas à se prononcer, et, au bout de quelques jours, ces deux enfants étaient rétablis. (*Société de médecine de Toulouse*).

Le Dr Paul Rodet indique ainsi, dans son *Manuel thérapeutique* (1), ce qu'il convient de faire dans les cas d'empoisonnement par la stramoine : 1° vider l'estomac par des vomitifs ou par la pompe stomacale ; 2° si le

____

(1) Lauwereyns, édit., 1884.

F. B. 4

poison a été déjà absorbé, administrer l'opium contre le délire, l'agitation, l'état maniaque.

Contre le coma on donnera le café. S'il y a des signes de congestion de l'encéphale ou de la moelle, on fera des injections de bromhydrate de quinine, des affusions froides sur la tête, on appliquera des sangsues derrière les oreilles, des révulsifs sur la peau. Enfin la *daturine* (principe actif de la stramoine) s'éliminant par l'urine, on favorisera cette élimination par les diurétiques.

Cette médication étant des plus délicates, j'ai à peine besoin d'ajouter que le médecin devra seul l'instituer. En attendant sa venue, on se bornera à provoquer les vomissements.

PLANTES DIVERSES.

La liste qui précède est loin d'être complète, bien qu'elle contienne le nom de végétaux qu'on ne s'attendait pas à y trouver, le ricin, par exemple, qui, fournissant une huile précieuse pour les malades, peut être, par les fruits mêmes qui contiennent cette huile, une cause sérieuse de maladie.

Nombre d'autres végétaux sont dans le même cas. Dans l'impossibilité de les énumérer tous, je me borne à indiquer quelques-uns de ces Janus de la botanique, qui, vus du bon côté, se montrent utiles et bienfaisants, vus de l'autre côté, apparaissent menaçants et nuisibles. En regard du nom de chacun d'eux, je mets un fait justifiant sa présence dans cette annexe de la galerie des végétaux nuisibles, galerie qui, on le voit, peut être, à volonté, développée ou rétrécie et qui n'est guère, ici, qu'à l'état d'ébauche.

PÊCHER (*amygdalus persica*). — Un homme d'une trentaine d'années était atteint depuis quelque temps d'une fièvre intermittente. D'après le conseil d'un ami, il prit une poignée de feuilles de pêcher, et, les ayant fait bouillir dans une bouteille d'eau jusqu'à réduction d'un tiers, il avala cette décoction concentrée. Bientôt il se manifesta des accidents qui obligèrent de faire appeler M. le Dr Soret. Ce médecin le trouva en proie aux plus vives souffrances. Les yeux étaient injectés, la face rouge et animée, la respiration entièrement gênée, le pouls dur et petit, l'épigastre douloureux, le ventre contracté. Il y avait de vives et fréquentes coliques accompagnées d'envies de vomir.

M. Soret fit administrer de suite une infusion de tilleul et de fleurs d'oranger avec quelques gouttes de laudanum. Il prescrivit aussi, dans l'éloignement de tout secours, plusieurs lavements avec une forte décoction de têtes de pavots et de graines de lin. Des fomentations huileuses et émollientes furent pratiquées et répétées pendant toute la nuit, et le malade but plusieurs pintes de lait.

Le lendemain, les douleurs étaient beaucoup moins vives, elles ne tardèrent pas à se calmer, et tout rentra dans l'ordre, sans qu'on eût besoin de recourir à une autre médication. (*Journal de médecine de Nantes*, 1836.)

AMANDIER (*Amygdalus communis*). — Deux enfants ayant mangé ensemble un sac d'amandes amères, dont le contenu pouvait être d'environ 100 grammes, éprouvèrent immédiatement les accidents caractéristiques de l'empoisonnement par l'acide cyanhydrique. Ainsi, le plus jeune de ces enfants, qui présenta au plus haut degré les symptômes de l'intoxication, fut trouvé dans l'état suivant : abattement, teint pâle, face grippée, défigurée, pupille dilatée, respiration suspirieuse, somnolence continuelle et résolution de tous les membres. Plusieurs vomissements spontanés procurèrent l'expulsion d'une grande quantité d'amandes grossièrement mâchées et dont la nature était facilement reconnaissable à l'odeur qu'elles exhalaient.

Le Dr Schlesier, qui fut appelé, prescrivit un vomitif énergique, fit faire extérieurement des lotions vinaigrées, froides, et administrer à plusieurs reprises de l'eau sucrée avec quelques gouttes d'ammoniaque, les petits malades furent d'ailleurs placés au grand air, et en quelques heures leur rétablissement fut complet. (*Journal de chimie médicale*, 1843.)

LAURIER-ROSE (*Nerium oleander*). — Un officier, en garnison à Milianah, avait imaginé de se faire une alcôve avec des branches de laurier-rose entrelacées, pour se garantir des cousins. Sa chambre étant hermétiquement fermée, il s'abandonna au sommeil dans cette alcôve où, le lendemain, on le trouva mort asphyxié. On ne doute pas que des émanations d'acide prussique, substance qui se trouve en assez grande proportion dans le laurier-rose, soient la cause de cette catastrophe. (L'*Akhbar*, 3 septembre 1843.)

FAUX ÉBÉNIER (*Cytisus laburnum*). — A Carlisle, une douzaine d'enfants qui avaient mangé des graines de faux ébénier, dont les fleurs jaunes font l'ornement de nos jardins au printemps, furent pris de vomissements abondants qui mirent plusieurs d'entre eux en danger de mort. (*Annuaire pharmac.*, 1871-1872.)

Une famille de Rouen, composée de sept personnes, prit à la fin du repas des beignets préparés avec de la fleur de cytise. La ressemblance de cette fleur avec celle de l'acacia avait fait penser à la cuisinière qu'il n'y avait aucun danger dans leur usage. Huit grappes du poids de 60 grammes environ furent cueillies par la cuisinière ; les fleurs seules furent employées. Deux personnes seulement mangèrent des beignets froids. Quinze minutes après le repas, trois dames furent prises d'un léger malaise, puis de vomissements, de vertiges ; à des sueurs froides, qui durèrent un certain temps, succéda un léger mouvement de fièvre et la face redevint pâle ; une accélération de la respiration, les traits fortement contractés annonçaient de vives souffrances accompagnées de brusques contractions musculaires. Après neuf heures, il y eut un moment de langueur, de tendance au sommeil, mais cet incident dura peu, et l'insomnie fut générale dans la nuit qui suivit l'accident. Tous ces phénomènes se reproduisirent chez les cinq personnes qui furent malades (sur sept), mais à des degrés d'intensité différents ; l'effet purgatif fut aussi très variable. Chez un homme de constitution vigoureuse, et dans la force de l'âge, les accidents furent légers et ne se déclarèrent que deux heures au moins après le repas ; chez la servante, qui avait mangé les beignets froids, ils ne survinrent qu'au bout de dix heures environ. Chez aucun des malades il ne s'est déclaré d'accidents sérieux d'asphyxie, mais des effets narcotiques.

Paris. — Typographie A. PARENT, A. DAVY, successeur,
5⁹, rue Madame et rue M.-le-Prince, 14.

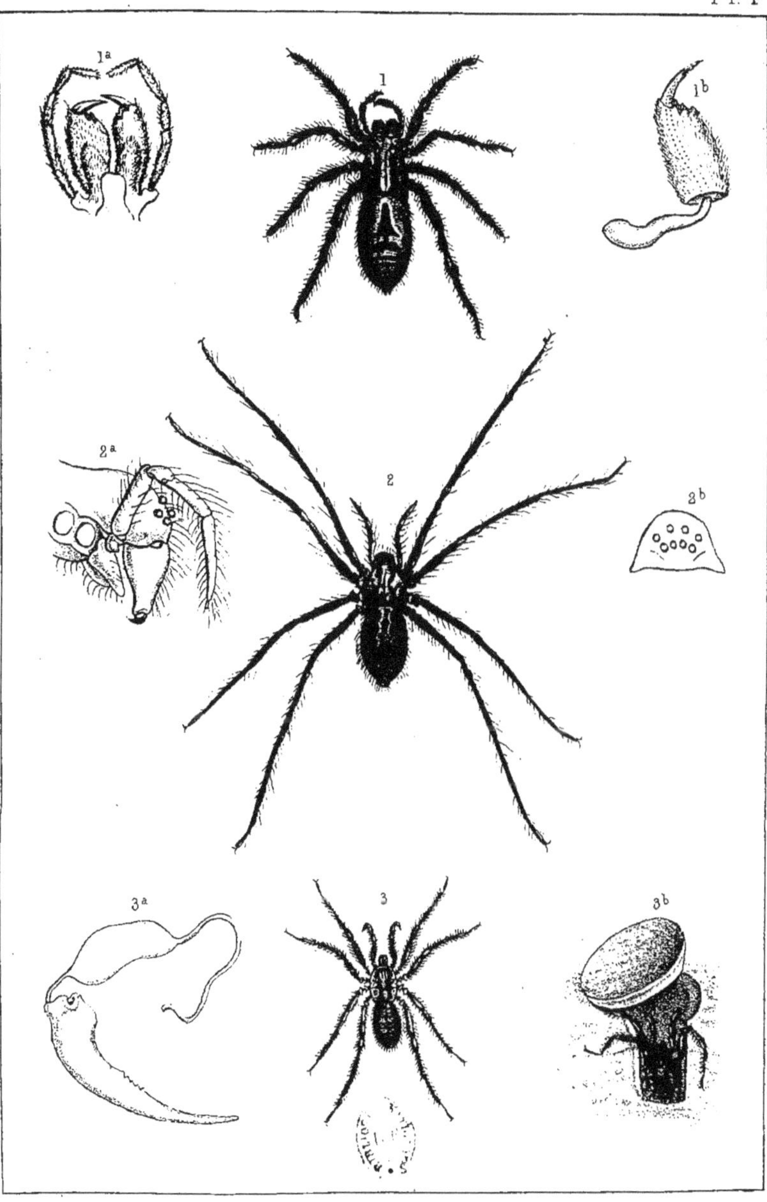

1 TARENTULE à ventre noir.
1a. Appareil buccal des Araignées à venin.
1b. Glande et griffe des mêmes.
3. ARAIGNÉE domestique.   3a. Crochet mandibulaire.   3b. Son nid

2. ARAIGNÉE domestique.
2a. Sa tête vue de profil.
2b. Disposition des yeux.

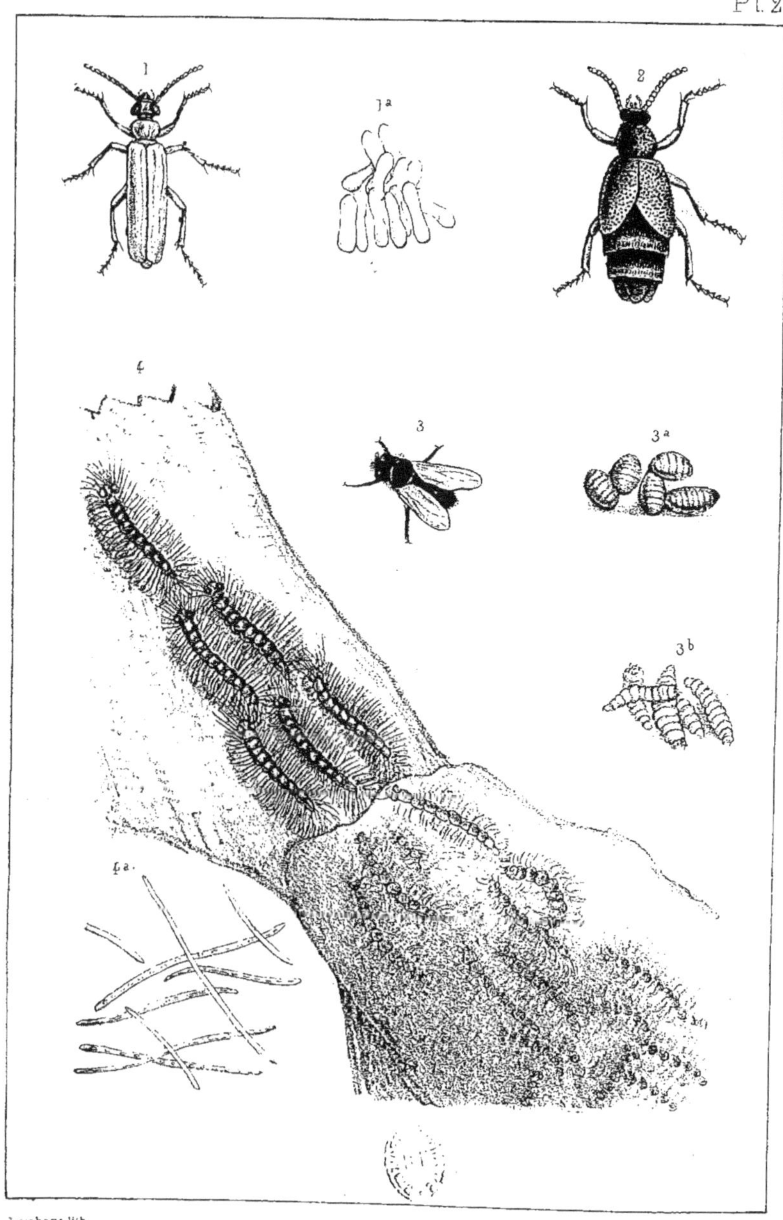

1. CANTHARIDE
1*a*. Ses œufs

2. MÉLOÉ.

3. MOUCHE à viande.
3*a*. Pupes ou nymphes.
3*b*. Larves.

4. CHENILLES processionnaires.
4*a*. Ses poils urticans.

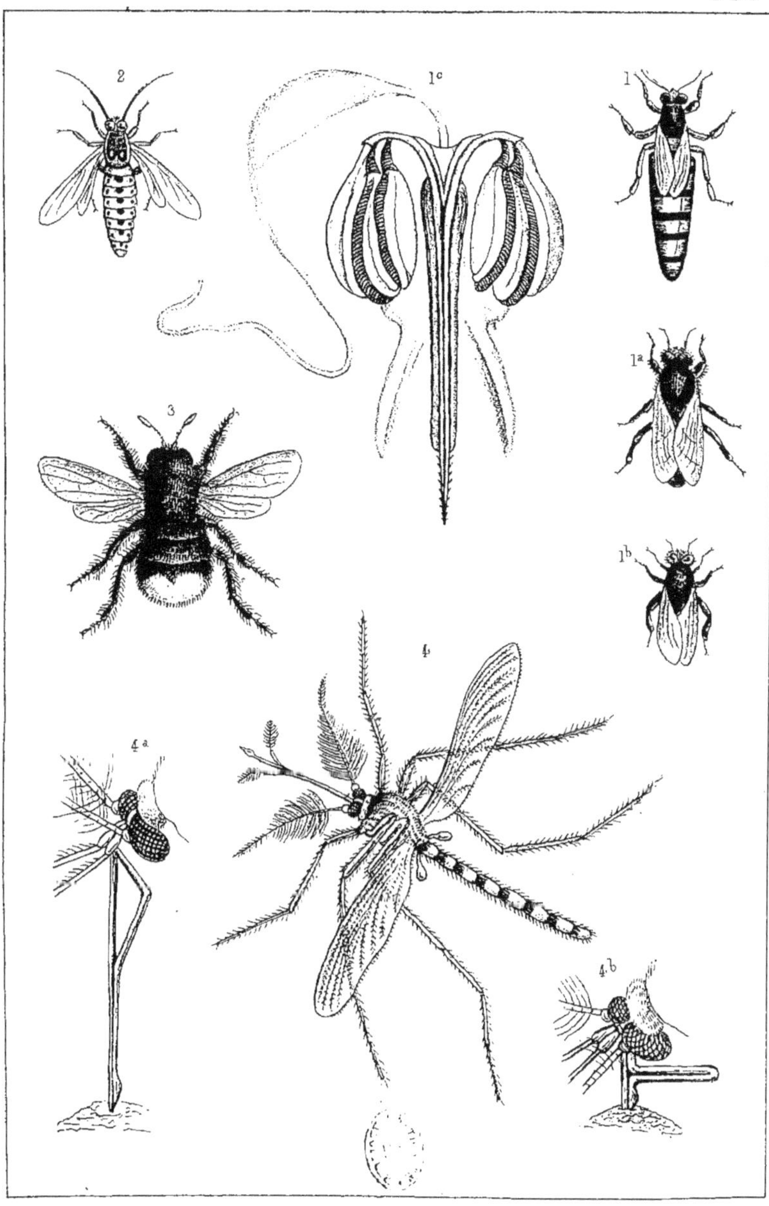

1. ABEILLE femelle (reine).
1ᵃ. Abeille mâle.
1ᵇ. Abeille ouvrière.
1ᶜ. Appareil venimeux.

2. GUÊPE.

3. BOURDON.

4. COUSIN.
4ᵃ. Sa trompe commençant à piquer.
4ᵇ. Trompe totalement enfoncée, et
    fourreau replié.

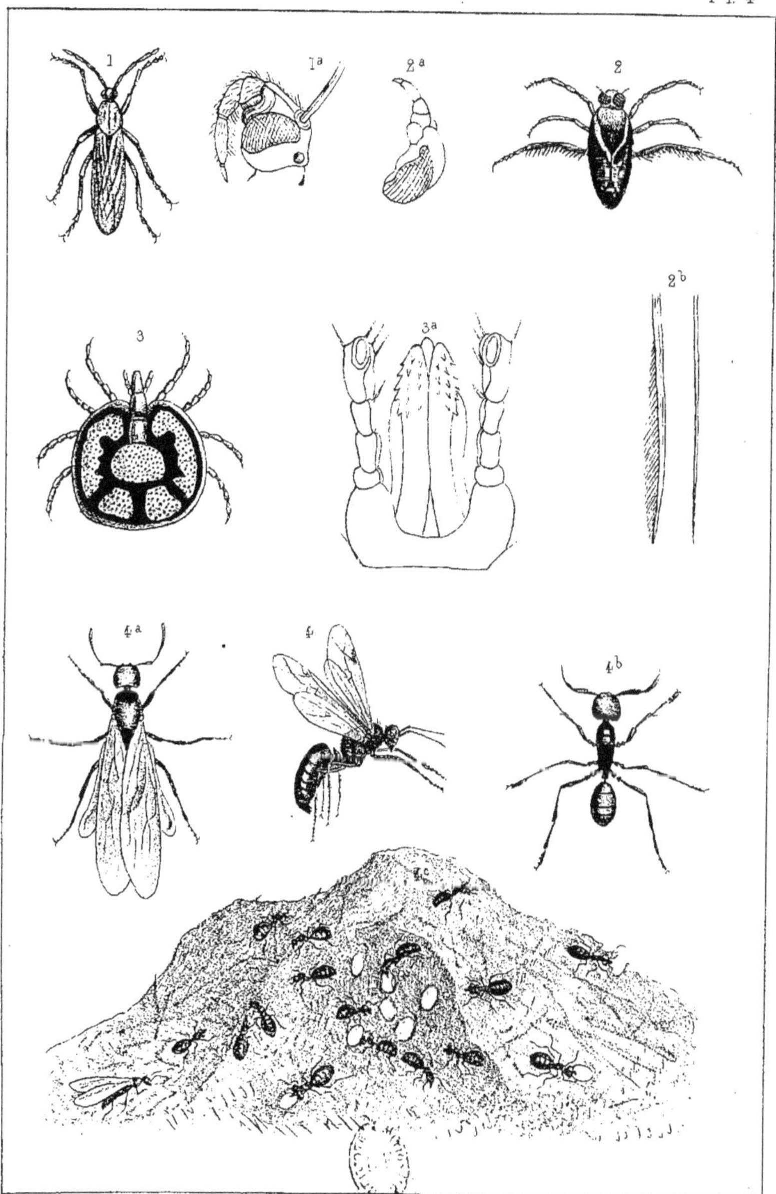

Delahaye lith

Lemercier et C.ie Imp. lith.

1. PUNAISE Mouche
   (reduve)
1a. Sa tête vue de profil.
2. PUNAISE aquatique,
   (notonecte glauque).

2b. Soie étroite et à bord
   plumeux.
3. POU des bois (Louvette).
3a. Appareil buccal

4. FOURMI rousse mâle.
4a. Fourmi femelle.
4b. Fourmi femelle.
4c. Fourmilière.

Pl. 5

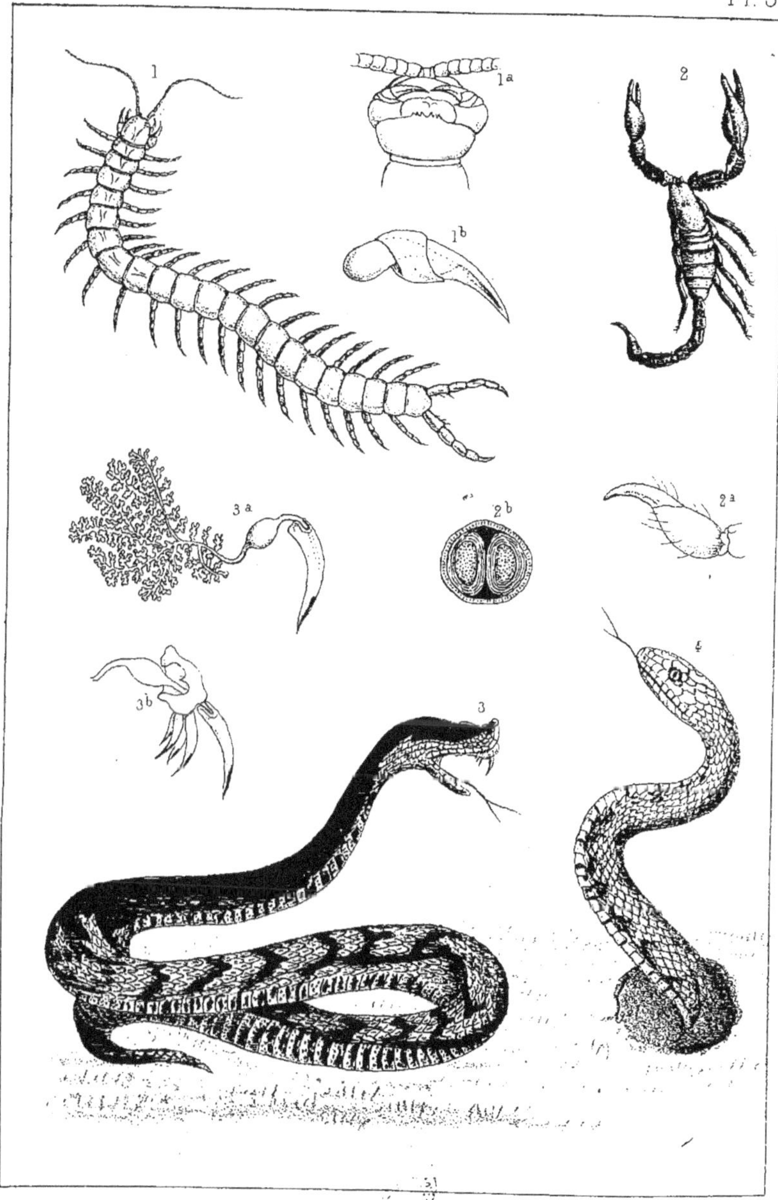

Delahaye lith

Lemercier et Cⁱᵉ. Imp. lith.

1. SCOLOPENDRE.
1a. Tête de la Scolopendre.
1b. Son crochet.

2. SCORPION.
2a. Dard
2b. Coupe du même.

3. VIPÈRE.
3a. Appareil vénéneux (glande et crochet).
3b. Crochet vénéneux et crochets de remplacement.

4. COULEUVRE.

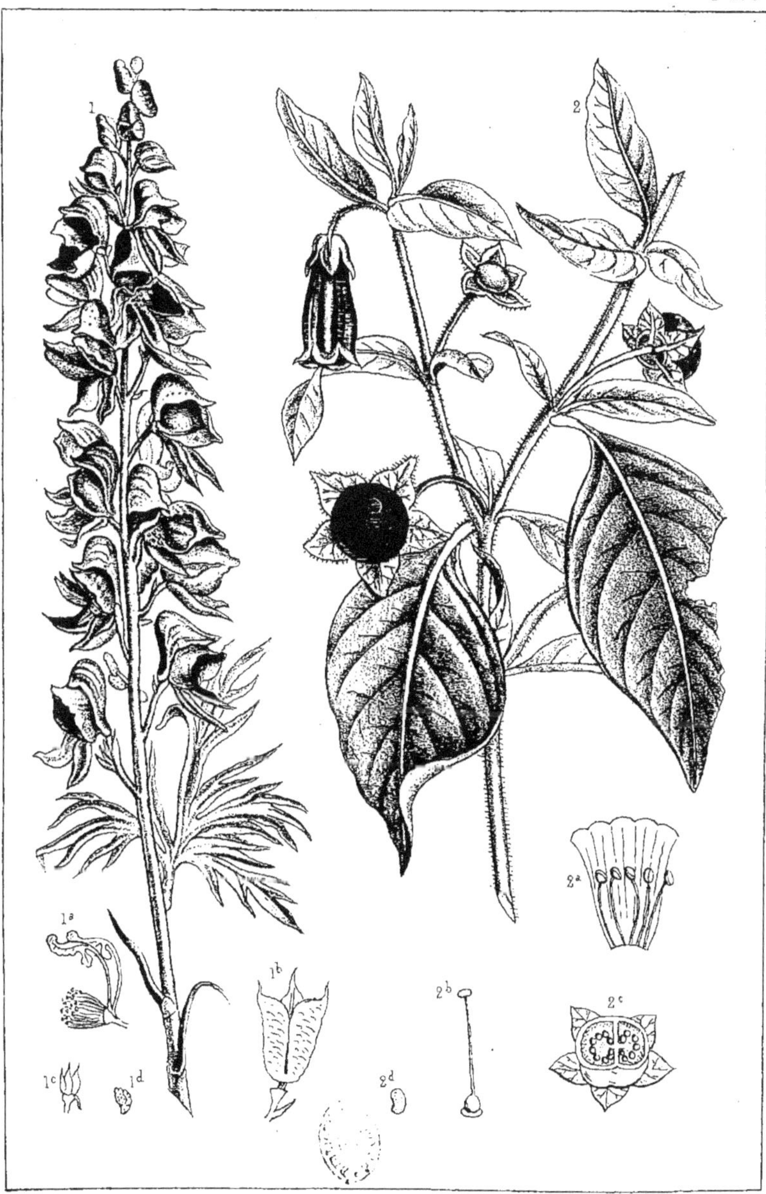

1. ACONIT.
1a. Étamine et les deux corps qui tiennent lieu de corolle.
1b. Ovaire.
1c. Capsule.
1d. Graine.

2. BELLADONE.
2a. Corolle ouverte, insertion des 5 étamines.
2b. Pistil.
2c. Fruit coupé horizontalement.
2d. Graine grossie.

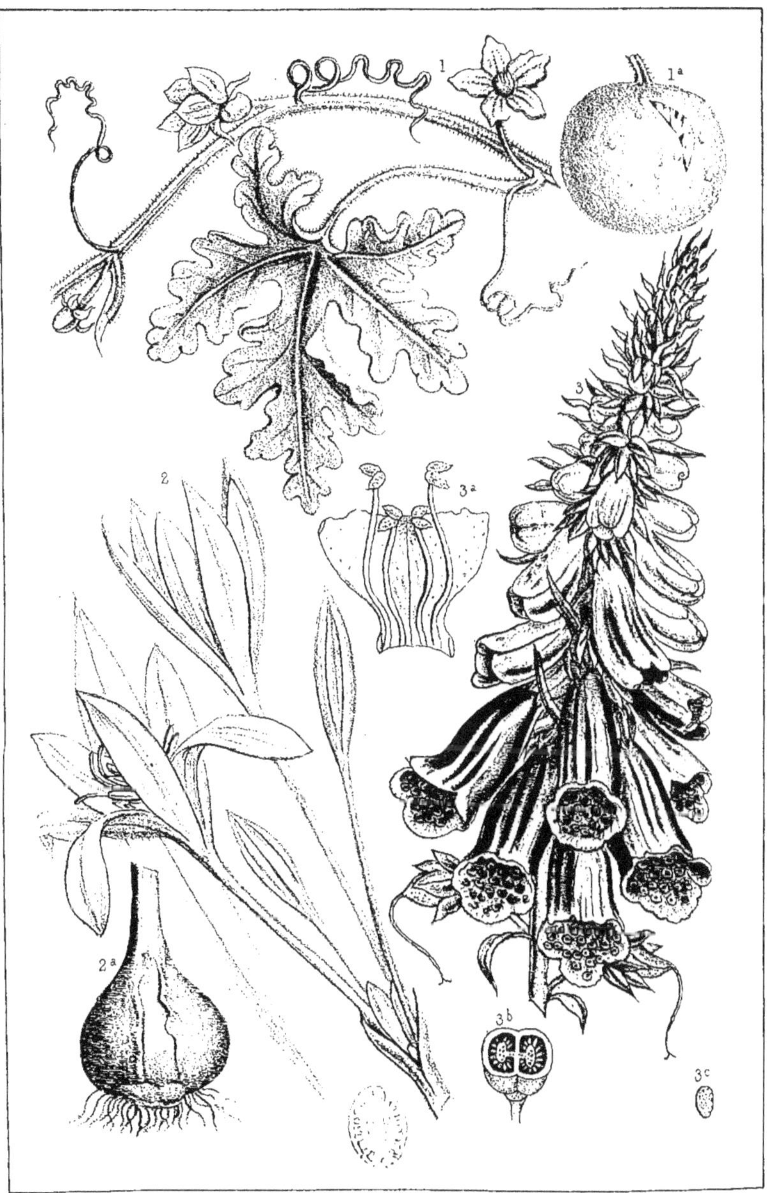

Delahaye lith

Lemercier et Cⁱᵉ. Imp. lith.

1. COLOQUINTE.
1a. Fruit.

2. COLCHIQUE.
2a. Son bulbe.

3 DIGITALE.
3a. Portion d'une corolle,
    insertion des 4 étamines.
3b. Fruit coupé horizontalement.
3c. Graine grossie.

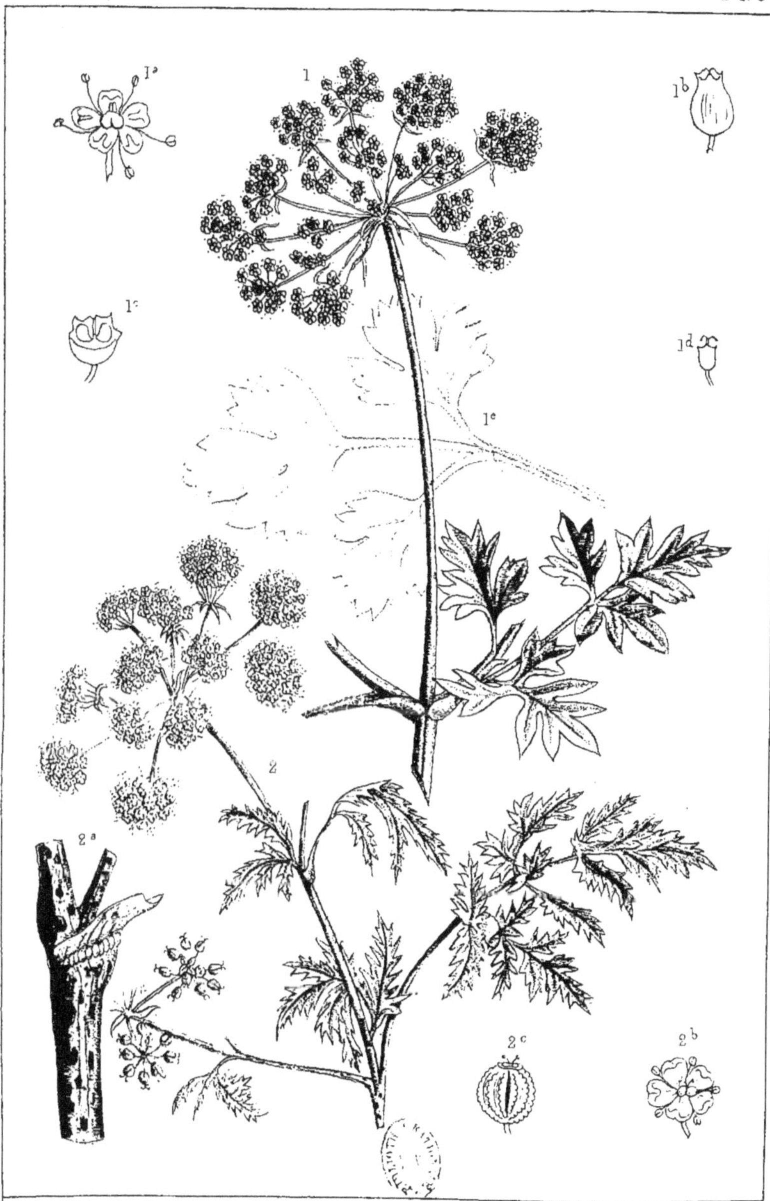

Delahaye lith.

Lemercier et Cⁱᵉ. imp. lith.

1. PERSIL.
1a. Fleur grossie.
1b. Fruit grossi.
1c. Fruit coupé horizontalement.
1d. Graine grossie.
1e. Feuille radicale.

2 CIGUË.
2a. Tronçon d'une tige montrant les macules dont elle est bigarrée.
2b. Fleur grossie.
2c. Fruit grossi.

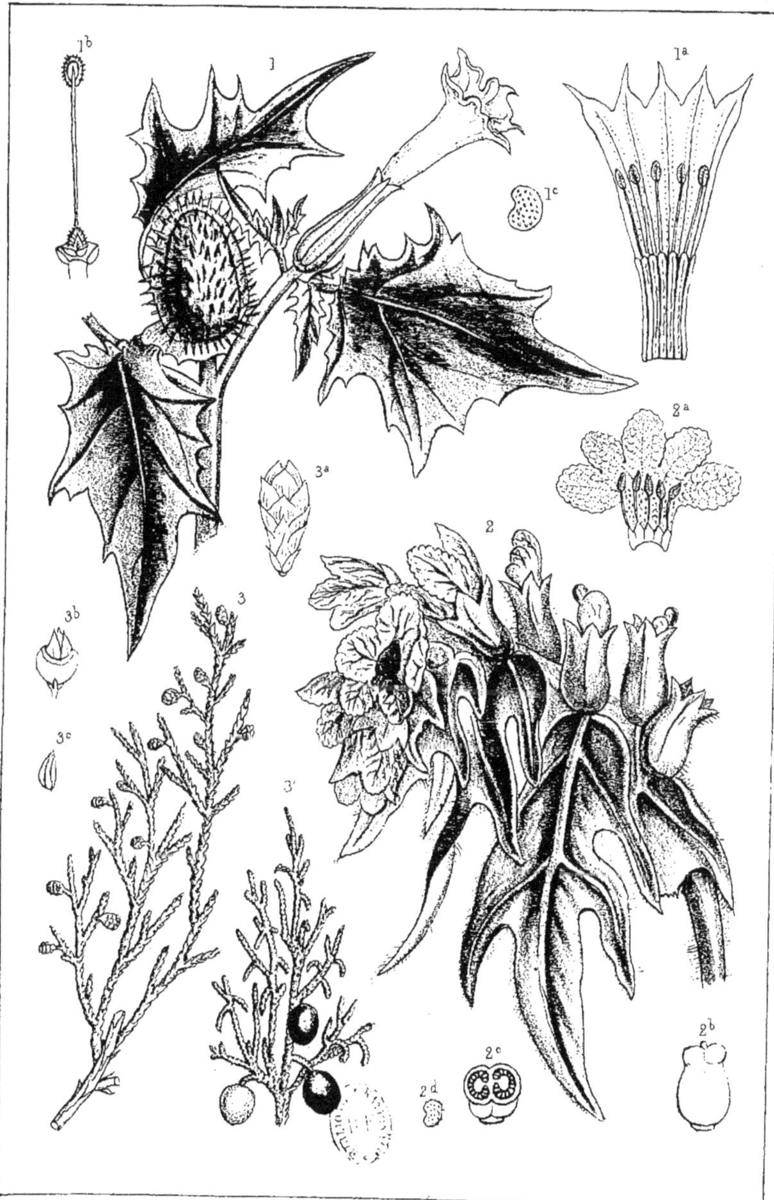

1. STRAMOINE.
1a. Corolle ouverte montrant
l'insertion des 5 éta-
mines.
1b. Pistil.
1c. Graine.

2. JUSQUAIME.
2a. Corolle ouverte.
2b. Fruit.
2c. Fruit coupé horizontalemᵗ
2d. Graine grossie.

3. SABINE 3ᵉ var.
3a. Chaton.
3b. Fruit coupé horizontalement pour montrer les
3 osselets.
3c. Osselet isolé.

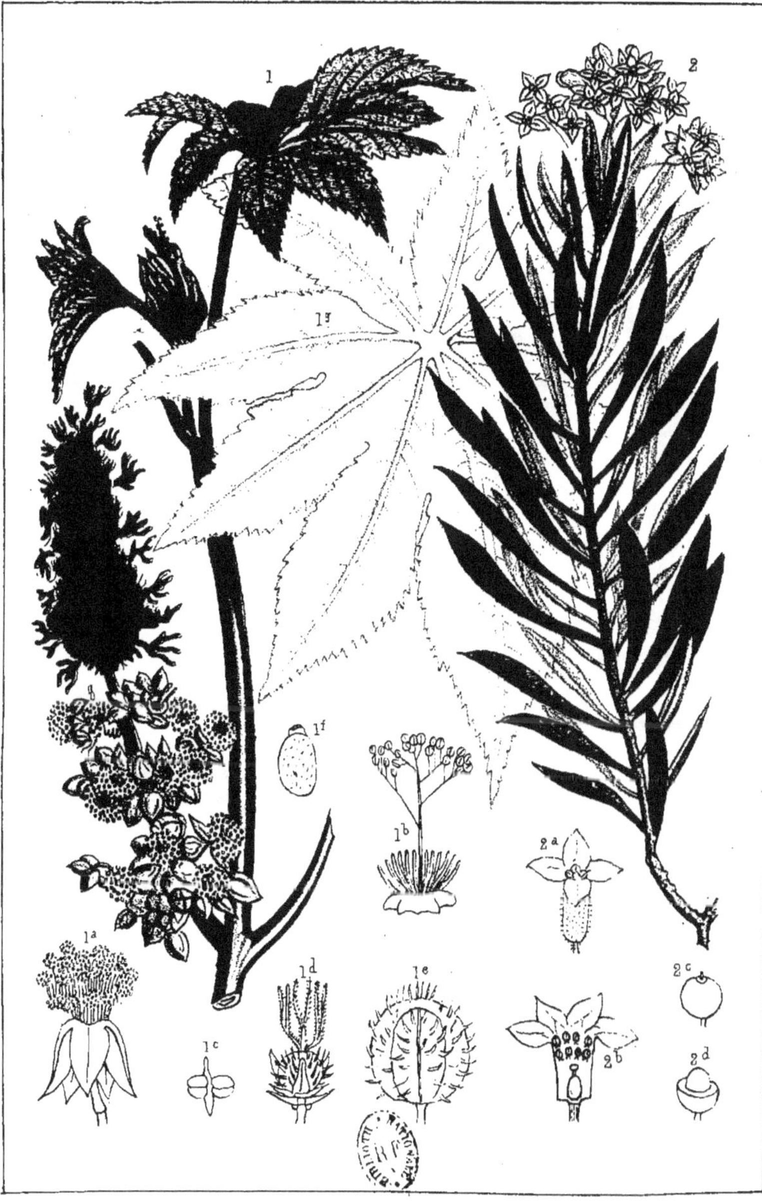

1. RICIN.
1a. Fleur mâle (gr. nat.)
1b. Paquet d'étamines soudées.
1c. Anthère.
1d. Fleur femelle.
1e. Fruit mûr.
1f. Graine surmontée d'un caroncule.
1g. Feuille radicale.

2. GAROU.
2a. Fleur entière.
2b. Pistil et calice montrant l'insertion
    des 8 étamines.
2c. Fruit.
2d. Le même coupé horizontalement pour
    montrer son noyau.

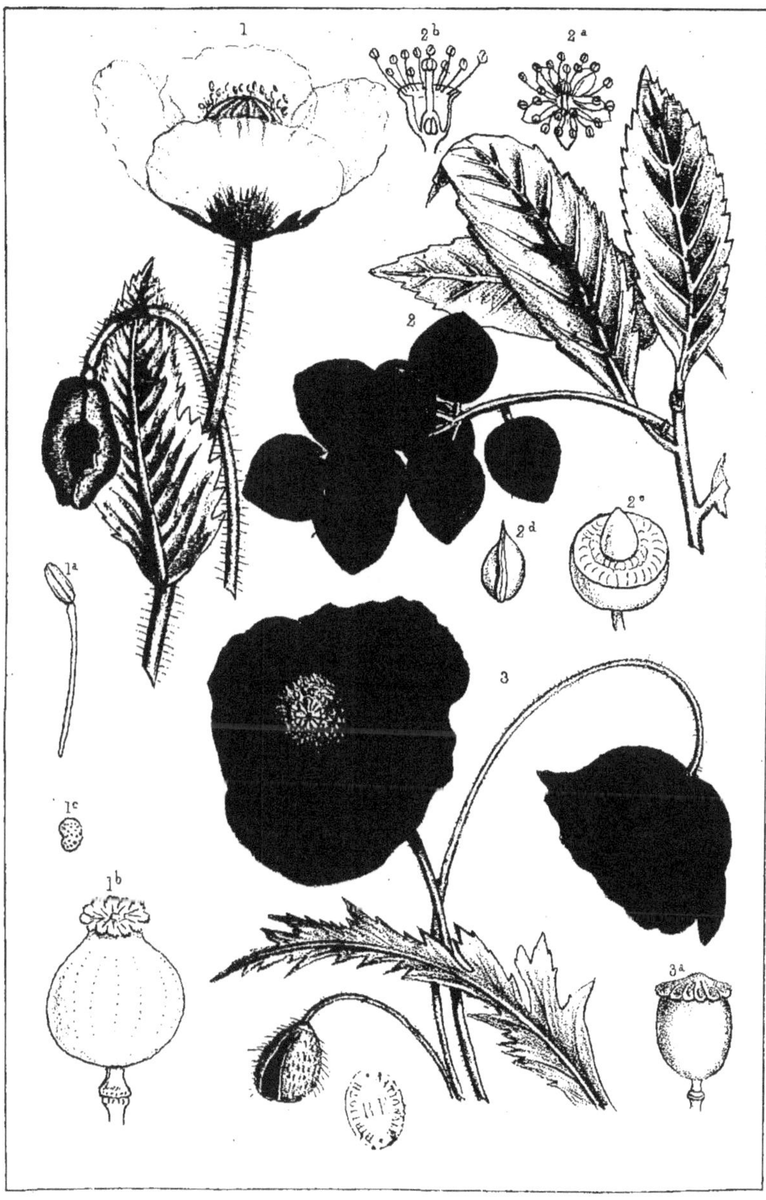

1. PAVOT.
1a. Etamine grossie.
1b. Fruit.
3c. Graine grossie.

2. LAURIER CERISE.
2a. Fleur (gr. nat.)
2b. Calice, étamines et pistil
   montrant deux ovules
   dans l'ovaire.
2c. Coupe d'un fruit.
2d. Son noyau.

3. COQUELICOT.
3a. Fruit.

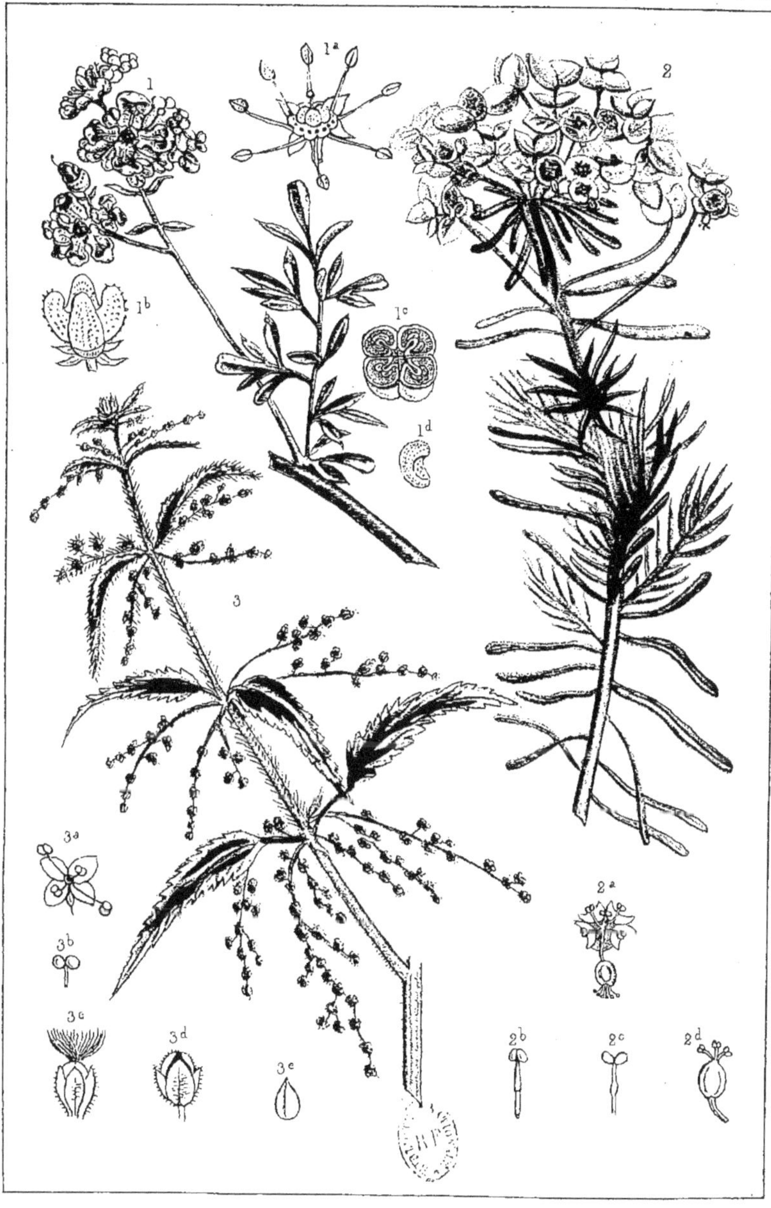

1. RUE.
1a. Fleur grossie (sans les pétales.)
1b. Fruit.
1c. Fruit coupé transversalement.
1d. Graine grossie.

2. EUPHORBE.
2a. Fleur entière grossie.
2b. Pétale grossi.
2c. Étamine avant l'épanouissement de l'anthère.
2d. Pistil composé surmonté d'un ovaire stipité.

3. ORTIE.
3a. Fleur mâle grossie.
3b. Étamine grossie.
3c. Fleur femelle grossie.
3d. Fruit accompagné d'un calice persistant.
3e. Fruit dépouillé du calice.

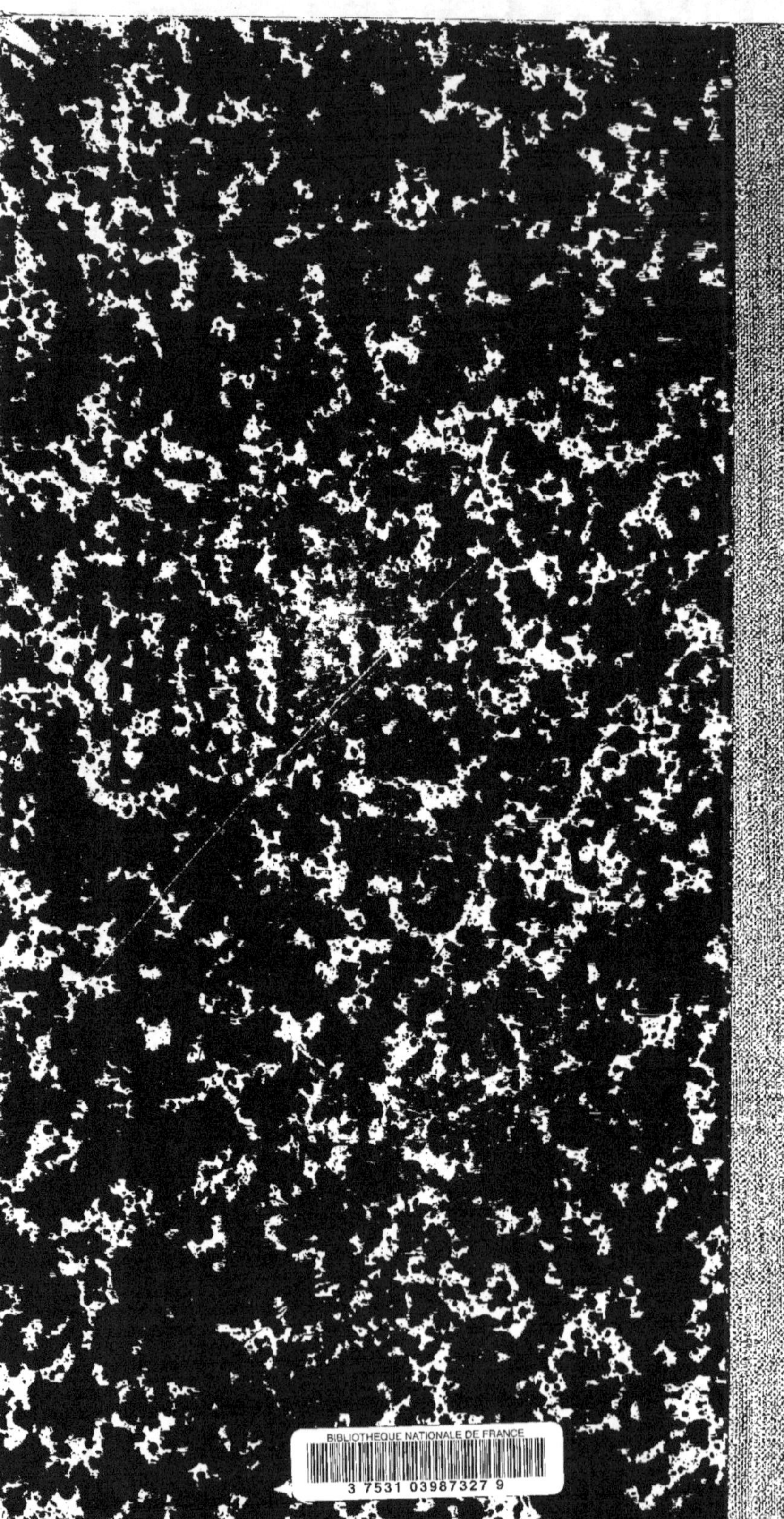

www.ingramcontent.com/pod-product-compliance
Lightning Source LLC
Chambersburg PA
CBHW051224050726

47594CB00001B/15